DAS SPUTUM

VON

PROFESSOR DR. HEINRICH von HOESSLIN
BERLIN

MIT 66 GRÖSSTENTEILS FARBIGEN TEXTFIGUREN

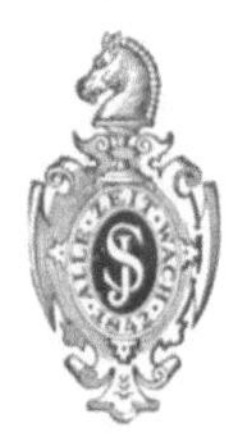

Springer-Verlag Berlin Heidelberg GmbH

1921

ISBN 978-3-662-24366-4   ISBN 978-3-662-26483-6 (eBook)
DOI 10.1007/978-3-662-26483-6

Copyright 1921 by Springer-Verlag Berlin Heidelberg

Ursprünglich erschienen bei Julius Springer in Berlin 1921.

Vorwort.

Seit Biermers „Lehre vom Auswurf" aus dem Jahre 1855 ist kein Werk erschienen, das ihm in seiner Eigenart und Vollständigkeit zur Seite gestellt werden könnte. Wohl sind später einzelne Abschnitte dieses Teiles der medizinischen Diagnostik zusammenfassend bearbeitet worden und größere Werke von dauerndem Werte entstanden — ich nenne hier nur die vorzüglichen Darstellungen von Albert Fränkel und Francis Troup —, wohl sind neue Gebiete — die ganze Bakteriologie — hinzugetreten, das Biermersche Buch blieb in gewissem Sinne unerreicht.

Für den weiteren Ausbau der Lehre vom Auswurf haben dann besonders Traube und seine Schule befruchtend gewirkt. Auch Traubes Schilderungen sind unübertroffen. Sein und Biermers Interesse hat sich auf C. Gerhardt und dessen Schüler, besonders Friedrich Müller und Adolf Schmidt, meine beiden Lehrer, übertragen und so ist, zumal auf Anregung des letzteren, der Plan entstanden, den seit Biermers Zeit gewaltig vermehrten Stoff von neuem zu sammeln.

Das Buch lag im Sommer 1914 so gut wie vollendet vor. Krieg und andere Verhältnisse verzögerten die Herausgabe und ich danke es dem Herrn Verleger besonders, daß er auch unter den jetzigen schwierigen Verhältnissen das Erscheinen in vorliegender Form ermöglicht hat. Soweit angängig, wurden aber auch die neuesten Forschungen berücksichtigt, alle im Laufe der Kriegsjahre entstandenen Arbeiten konnten indes keine Aufnahme mehr finden.

Die vorzüglich ausgeführten Originale der Abbildungen stammen von Fräulein Erler-Breslau. Ich schulde ihr für ihre Mühe großen Dank. Verpflichtet bin ich auch Herrn Professor Kathe, Vorstand des Medizinaluntersuchungsamtes in Breslau für mannigfache Hilfe.

Berlin, Weihnachten 1920.

H. v. Hoesslin.

Vorwort

Inhaltsverzeichnis.

I. Betrachtung nach allgemeinen physikalischen und chemischen Eigenschaften.

1. Menge.

Allgemeine Bemerkungen. Unter Menge des Sputums verstehen wir selbstverständlich die in 24 Stunden ausgeworfene Masse, die in einem trockenen und vor Verdunstung schützenden Gefäße gesammelt werden muß. Kleinere Zeitperioden der Berechnung zugrunde zu legen, ist unzulässig, da die Entleerung des Sputums nicht immer gleichmäßig erfolgt. Häufig wird nur morgens durch Räuspern etwas Auswurf zutage gefördert, wie bei chronischen Pharyngitiden oder es füllen sich Hohlräume in der Lunge während des Schlafes und werden dann beim Erwachen innerhalb weniger Minuten entleert. In der Bezeichnung „maulvolles Sputum" haben wir schon eine gewisse Abschätzung der Menge sowie der Plötzlichkeit der Entleerung. Die den übrigen Teil des Tages ausgeworfene Menge kann dann verschwindend klein sein, es ist aber auch möglich, daß sich bei genügender Füllung des Hohlraumes der gleiche Vorgang mehrmals im Tage wiederholt.

Sehr häufig wird die Quantität des Sputums durch Beimengungen vergrößert, sei es infolge abnorm reichlichen Speichelflusses, sei es, daß durch Erbrechen Magensaft, Nahrungsbestandteile oder Blut in geringerer oder größerer Menge beigemengt sind. Auch aus der Nase stammendes und in den Rachen geflossenes Blut ist hierher zu rechnen.

Eine Vermehrung kann ferner durch reichliche Vermischung mit Luftblasen vorgetäuscht werden; durch Wägung oder Erwärmung wird dann leicht die wahre Menge des Sekrets erkannt.

Umgekehrt haben wir auch stets daran zu denken, daß der zutage geförderte Auswurf nicht immer die ganze Menge des Sekrets darstellt. Bei Kindern erhalten wir allgemein wenig oder gar kein Sputum, da sie es nicht herauszubefördern vermögen, sondern verschlucken. Nichts wäre falscher, als aus diesem Grunde eine geringere Sekretion anzunehmen, wie beim Erwachsenen! Will man von Kindern Sekret zu Untersuchungszwecken erhalten, so tut man am besten, mit der Schlundsonde ein kleines Stück in den Rachen hinabzufahren, an der Sonde wird dann stets etwas Auswurf festhaften.

In weitem Maße abhängig ist die Menge des Sputums auch von dem Kräftezustand des Kranken; dem geschwächten kann die physische Kraft fehlen, die zur Erzeugung eines genügenden Luftdruckes nötigen Muskelbewegungen auszuführen, während ein kräftiger Mensch Sputum von derselben Konsistenz ohne viele Mühe entleert. Eine andere Ursache einer zu geringen Expektoration ist die, daß Patienten infolge Benommenheit den durch das Sekret auf die Schleimhaut ausgeübten Reiz nicht mehr verspüren und so das Auswerfen unterlassen. Man denke nur daran, wie wenig Typhuskranke auch bei ausgebreiteter Bronchitis aushusten! Der beste Beweis dafür, daß es sich um ungenügende

Anregung handelt, ist der, daß solche Kranke in einem kühlen Bade fast stets reichlicher Sputum entleeren. Vielfach treffen auch beide Momente zusammen. In solchen Fällen ist in dem Geringerwerden des Auswurfs bei unverändertem Fortbestehen der übrigen Krankheitserscheinungen daher ein Signum mali ominis zu erblicken.

Zweifellos gibt es auch wieder Fälle, in denen die Menge des Sputums durch vieles Husten und Räuspern im positiven Sinne beeinflußt wird. Durch den ständigen Abfluß von Sekret ist die Möglichkeit gegeben, daß der Zufluß oder die Sekretion reichlicher wird, wie bei Höhlenbildungen; zudem übt häufiges Ausspucken speziell auf die Schleimhaut des Rachens und Kehlkopfes, vielleicht auch der Trachea, einen ständigen Reiz aus, der mit lebhafterer Sekretion beantwortet wird.

Ein wichtiger Faktor für die Menge des entleerten Sputums ist die Körperlage des Kranken. Stets ist die aufrechte Lage zur Herausbeförderung bequemer wie die liegende wagerechte; ein hustender Patient setzt sich, wenn er bei Kräften ist, regelmäßig auf oder hebt allerwenigstens den Kopf. Von weit größerem Einfluß ist aber die Lage, wenn es sich um die Entleerung sekretgefüllter großer Hohlräume handelt, besonders der mittleren und unteren Lungenpartien. Die Lage des abführenden Bronchus zu dem Kavum ist hier maßgebend; fällt er in dem Schwerpunkt der darin befindlichen Masse, so vollzieht sich die Entleerung ohne weiteres. Liegt er jedoch oberhalb desselben, so muß naturgemäß zur Ermöglichung der Entleerung eine Umlagerung eintreten. Sekretansammlungen in der rechten Lunge werden sich leichter bei Linkslagerung, in der linken Lunge bei Rechtslagerung entleeren, eventuell bei gleichzeitiger Erhöhung der unteren Körperhälfte. Da die Patienten meist lieber auf der erkrankten Seite liegen, um mit der gesunden Lunge besser atmen zu können, so ist es nötig, sie dazu in die richtige Lage zu bringen. Auf die diagnostische Bedeutung eines Wechsels der Sputummenge bei Lageänderung braucht nicht ausführlicher hingewiesen zu werden; häufig ist hier nicht so sehr die absolute Menge, wie gerade der Wechsel derselben nach Lageveränderung maßgebend.

Die Lage des Patienten kann auch insofern einen Einfluß auf die Auswurfmenge haben, als sie einen Reiz auf die Pleura ausübt, der zur Expektoration Veranlassung gibt. Solche Patienten können mehr entleeren, wenn sie auf der erkrankten Seite liegen. Man hat auch Gelegenheit, öfters Patienten zu beobachten, die regelmäßig nach dem Zubettegehen einige Zeit husten und dabei kein oder wenig Sekret entleeren; hier handelt es sich nur um eine reflektorische Reizung von der Pleura aus. Andererseits ist es wieder möglich, daß Patienten lediglich aus Furcht vor Schmerzen nicht husten und so das Sekret in ihren Luftwegen behalten. Man findet diese am häufigsten bei Erkrankungen der Pleura — man denke an die zuweilen außerordentlichen Schmerzen im ersten Stadium der Lungenentzündung — aber auch bei Interkostalneuralgien, bei Entzündungen des Bauchfells, überhaupt in allen Erkrankungen, bei denen Husten Schmerzen auslöst.

Inwieweit die erhöhte Körpertemperatur von Einfluß auf die Sputummenge ist, läßt sich nicht bestimmt sagen, da keine größeren Zahlenreihen zur Verfügung stehen; so weit die Erfahrung lehrt, ist der Einfluß nicht groß. Ebensowenig sind Pulszahl und Atmung von Bedeutung, wie folgende Tabelle von H. Biermer zeigt, in der Mittelwerte für einzelne Wochen bei einem Fall von putrider Bronchitis angegeben sind:

	Menge des Auswurfs	Körperwärme	Puls	Atmung
3. Woche	260	38,2	98	20
7.—8. „	355	37,0	90	21
6. „	516	38,2	98	20

Da Patienten mit kopiösem Auswurf stets an Durst leiden, könnte man meinen, daß reichliche Zufuhr von Flüssigkeit die Auswurfmenge vermehren würde, doch scheint dies nicht in erheblichem Maße der Fall zu sein, wie einige daraufhin angestellte Untersuchungen bei Bronchiektasen ergaben und folgendes Beispiel zeigt:

Datum	Menge ccm	NaCl g	P_2O_5 g	Bemerkungen
10. VI. 13.	182	0,724	0,364	Gewöhnliche Kost
11. „ „	215	0,882	0,280	
12. „ „	219	0,920	0,350	
13. „ „	239	1,090	0,456	
14. „ „	184	0,792	0,259	
15. „ „	241	0,973	—	+ 2000 Wasser
16. „ „	273	1,228	0,467	Gewöhnliche Kost
17. „ „	272	1,169	0,419	

Von anderer Seite wurde gelegentlich ein gewisser Einfluß beobachtet, der zu der Einschränkung der Flüssigkeitszufuhr speziell bei Bronchiektatikern führte.

Bei der Beurteilung der Sputummenge ist endlich noch stets an den Einfluß von Arzneimitteln zu denken, von förderndem wie hemmenden. Bei ersteren müssen wir unterscheiden, ob sie eine direkt sekretionsbefördernde Wirkung besitzen und gleichzeitig damit zur leichteren Lösung des Sekretes dienen; oder ob zweitens die Expektoration nur durch eine stärkere Aktion der glatten Muskelfasern in den Bronchien und Bronchiolen, vielleicht auch durch Anregung der Ziliarbewegung erleichtert, oder ob endlich ein die Entleerung hindernde Kampf der Muskeln behoben wird. Im ersteren Falle allein wird die Menge des Sekrets vermehrt, in den übrigen bezieht sich die Wirkung nur auf die Menge des ausgeworfenen Sputums. Zur ersten Gruppe müssen wir die Wirkung von Salzen, wie von Kochsalz, Alkalikarbonat, Ammoniumsalzen, Jodkali rechnen, dann die in geringen Dosen angewandten Emetika, Apomorphin, Ipekakuanha, Antimon, Pilokarpin, sowie Radix Senegae und Cortex Quillajae. Die Wirkung von einhüllenden schleimigen Mitteln, wie Radix Althaeae, Gummischleim und von heißer Milch dürfte ähnlich sein, bei letzterer auch die Wärme lösend wirken. In die zweite Gruppe fällt Strychnin, in die dritte Atropin und Lobelin; diese zwei wirken zugleich sekretionshemmend. Gleichfalls sekretionshemmend ist das Morphium und die ihm verwandten Präparate. Die Wirkung der flüchtigen Öle (Terpentin-, Latschen-, Pfefferminzöl) auf die Sekretion der Bronchialschleimhaut scheint nach dem Experiment nicht ganz sichergestellt. Roßbach fand bei direktem Aufbringen von Terpentinöl in 1—2%iger Lösung starke Zunahme der Sekretion, bei Einatmen von terpentingeschwängerter Luft dagegen Abnahme. Die klinische Erfahrung lehrt, daß Einatmung dieser balsamischen Mittel anfangs eine reichlichere Expektoration hervorruft, im weiteren Verlaufe scheint sie eher abzunehmen. — Wie groß indes der Einfluß aller dieser Mittel auf die Menge des Auswurfs in Wirklichkeit ist, läßt sich zahlenmäßig wohl schwer festlegen.

Kurz zu erwähnen ist hier noch der Einfluß von heißen Wasserdämpfen oder auch nur von feuchter Luft, die beide sekretionsfördernd und sekretionslösend wirken, also auch die Menge des Auswurfs vermehren, während Einatmung von trockener Luft den gegenteiligen Erfolg hat.

Eine deutliche Vermehrung des Auswurfs sehen wir endlich zuweilen bei positiver Tuberkulinreaktion.

Neben dieser Abhängigkeit von den verschiedenen Faktoren, die weniger in der Natur der Erkrankung liegen, als durch äußere Umstände bedingt sind, kommen noch in Betracht für die Menge des Auswurfs:

1. die Art des Sputums (Konsistenz, Zusammensetzung),
2. das Stadium und die Ausbreitung der Erkrankung,
3. die Art der Erkrankung.

Zu 1. Ganz allgemein kann man sagen, daß ein Auswurf von schleimiger oder schleimähnlicher (wie bei Pneumonie) Konsistenz stets spärlich ist. Zum Teil hat dies seine Ursache in der geringen Sekretion der Luftwege, zum Teil auch darin, daß er infolge seiner klebrigen Beschaffenheit sich schwierig von der Schleimhaut löst. Mit der Änderung des Schleimgehaltes oder der Verflüssigung des Schleimes, sowie mit dem Hinzutreten anderer Bestandteile wird die Menge größer. Sonst hängt die Menge des Auswurfs im wesentlichen mit seinem Wassergehalt zusammen; ein dünnflüssiges Sputum finden wir zumeist in reichlicherer Menge als ein eingedicktes, z. B. bei der Bronchoblennorrhoe, doch kommen auch hier zahlreiche Ausnahmen vor; es sei nur das seröse Sputum erwähnt, das trotz seines relativ geringen Wassergehaltes meist in größeren Massen ausgeworfen wird. Wir dürfen dabei aber nicht vergessen, daß es sich bei diesem nicht um ein Sekret der Schleimhaut, sondern um ein Transsudat aus dem Blute handelt.

Zu 2. Im Verlaufe mancher akuten Erkrankung treten typische Änderungen in der Menge des Auswurfs ein, die eng mit dem Charakter desselben zusammenhängen. Man kann daher aus der Quantität zuweilen Schlüsse auf das Stadium der Erkrankung ziehen. Nehmen wir z. B. an, es handele sich um eine einfache Bronchitis, um einen Asthmaanfall oder um eine Lungenentzündung, so wird zu Beginn der Erkrankung in der Regel nur wenig Auswurf von schleimiger Beschaffenheit entleert; einen normalen Verlauf vorausgesetzt, stellt sich mit der Fortdauer und noch mehr mit der Lösung des Prozesses eine Vermehrung des Auswurfs ein, verknüpft mit einer Abnahme und Verflüssigung des Schleims und Zunahme der körperlichen Elemente. Mit dem Fortschreiten der Heilung verschwindet der Auswurf nach und nach wieder.

Bei T r a u b e finden wir ein gutes Beispiel hierfür an einem Kranken mit Lungenabszeß:

Tag	Menge	Art des Auswurfs	Tag	Menge	Art des Auswurfs
1.	50	zäh, klebrig	16.	30	
2.	15		17.	115	
3.	55		18.	100	
4.	20		19.	30	sehr übelriechend, wieder
5.	130	leichtflüssig bis dick			zähflüssiger
6.	70		20.	60	
7.	230		21.	85	
8.	215		22.	24	dick, zähe
9.	260		23.	15	
10.	220	zweischichtig	24.	25	
11.	200		25.	35	
12.	150	wie dicker Bindegewebs-eiter	26.	30	dünnflüssig
			27.	20—40	
13.	40		28.	,,	
14.	70		29.	,,	
15.	30		30.	,,	

Dagegen zeigt sich bei chronischen Erkrankungen mit geringer Heilungstendenz häufig eine auffallende Gleichmäßigkeit der entleerten Sputummengen.

Renk stellte bei einem alten Bronchitiker, der im Laufe von 3 Monaten 2 mal zur Beobachtung kam, folgende Tageszahlen fest: 188,7, 131,8, 117,9, 99,0, 140,0, und 135,5, 146,1, 129,4, 131,0 g. Bei einem Phthisiker schwankten in einer 16 tägigen Beobachtungsreihe die Werte zwischen 117,1 und 192,5, lagen dabei aber meist in der Mitte dieser Zahlen.

Plötzliche Vermehrung des Sputums im Laufe einer Erkrankung sowie periodisch wiederkehrende Expektoration weisen stets auch auf bestimmte Prozesse hin. Es wurde schon erwähnt, daß solches Auftreten von reichlichem Auswurf auf das Bestehen einer mit einem Bronchus kommunizierenden Höhle deutet. Wir finden sie daher bei Bronchiektasien, Abszessen, Kavernen, dann aber auch bei dem plötzlichen Durchbruch eines Empyems, bei Hämoptoen, endlich bei Ruptur eines Aneurysmas und Entleerung in die Luftwege.

Schlüsse aus der Menge des Sputums auf die Ausbreitung eines bestimmten Prozesses sind nur mit Vorsicht zu ziehen. Es mag erlaubt sein, dies bei einer einfachen Bronchitis zu tun, man kann auch auf die Größe bronchiektatischer Höhlen bis zu einem gewissen Grade schließen, doch zu welchen absurden Vorstellungen es führen würde, z. B. aus der Sputummenge allein eines Phthisikers den Grad der Zerstörung seiner Lunge zu beurteilen, leuchtet ohne weiteres ein. Man kann höchstens unter Berücksichtigung der oben erwähnten Umstände sich von der Ausdehnung des Entzündungsvorganges in den Bronchien und Bronchiolen, sowie der mit diesen kommunizierenden Herde und dem Fortgang der Einschmelzung tuberkulöser Massen ein Bild machen. Daß auch ausgebreitete Prozesse, wie z. B. peribronchitische Herde ohne Kommunikation, ohne oder mit nur geringer Expektoration verlaufen, erscheint nach dem anatomischen Vorgang selbstverständlich.

Zu 3. Die Diagnose auf bestimmte Erkrankungen aus der Sputummenge allein zu ziehen, ist nur bedingt zulässig; indes werden uns für manche Prozesse doch wichtige Fingerzeige gegeben.

Wenig, oft auch keinen Auswurf finden wir in unkomplizierten Fällen von kruppöser Pneumonie vor der Krise. Lanz fand für einige Fälle zwischen 60 und 135 g Tagesmenge, ähnlich Renk. Nach der Krise, ferner bei Fällen mit verzögerter Lösung, bei Pneumonien, die nicht durch den Fränkelschen Diplokokkus verursacht sind, sowie bei septischen Prozessen, ist die Menge zumeist größer. Ebenso ist bei einfacher Bronchitis, im Asthmaanfall zu Beginn der Erkrankung die Menge nur unbeträchtlich, nach Infarzierung meist dauernd. Überall da wo der Husten nur durch einen indirekten Reiz und nicht durch primäre entzündliche Vorgänge in der Schleimhaut der Luftwege erzeugt wird, wird gleichfalls sehr wenig Auswurf produziert. So sehen wir bei Tumoren der Lunge unter ungeheuren Hustenanfällen oft nur ein Minimum sich entleeren. Keuchhustenkinder fördern, zumal im Beginn der Erkrankung, fast nichts zutage (Neumann).

Auch das morgens von Leuten mit chronischer Pharyngitis und Laryngitis herausbeförderte Sputum ist stets spärlich, wie überhaupt bei allen Erkrankungen der oberen Luftwege.

Mittlere Mengen sehen wir meistens bei einfachen Bronchitiden, bei Stauungsbronchitiden etwas mehr, bei Bronchopneumonien, ferner bei Tuberkulose. Renk fand bei einem Emphysematiker 135,5 g im Mittel, nach Lanz schwanken die Zahlen zwischen 50 und 120 g. Für drei Phthisiker stellte Renk als Mittelzahlen 145,9, 144,2, 82,3 g fest, Lanz berechnete Zahlen ziwschen 36 und 245 g. Auch nach Abklingen asthmatischer Anfälle steigen die Mengen häufig etwas, aber nicht entsprechend der Schwere der vorangegangenen Erscheinungen.

Sehr reichliche Sputummengen treten bei der sogenannten Bronchitis pituitosa, Bronchoblennorrhöe, Bronchiolitiden, häufig bei Lungenödem, bei der hämorrhagischen Entzündung (Grippe, Pest), ferner bei der Entleerung von Kavernen, von bronchiektatischen und Abszeßhöhlen, sowie bei Durchbruch von Empyemen, Abszessen der Umgebung der Lungen, von Echinokokkuszysten auf. So finden wir bei H. Biermer für putride Bronchitis Zahlen zwischen 180 und 750 g. bei Thissen für Tuberkulose zwischen 300 und 500 g, bei Lumniczer bis 1000 ccm; für Lungengangrän bei Orszag zwischen 40 und 644 g, bei Lanz zwischen 65 und 445 g, für Aktinomykose bei Finckh bis 1500 ccm; letzteres dürften Ausnahmen sein. Nach Brauer und Geckler hustete ein tuberkulöser Patient täglich 300 bis 500 ccm aus einer Kaverne aus, nach Laennec ein Bronchiektatiker tägliche Mengen bis zu 2000 g. Lenhartz maß bei einem Patienten mit diphtherischem Bronchialkrupp, nachdem schon die Tage vorher massenhaft Sputum entleert worden war, vom Tage der Entfernung der Hauptgerinnsel an 420, 180, 40, 30, 10 und 5 ccm; in einigen Fällen von Bronchialasthma 500—750 ccm. Eine sehr reichliche Entleerung, 1050 ccm in 24 Stunden, konstatierte Fleischer bei einem Falle von Lungenödem. Bei Empyemdurchbruch erlebte Lenhartz 4—5 l!

Bei Hämoptöen ist die Menge des Auswurfs außerordentlich wechselnd, sie braucht die gewöhnliche Tagesmenge nicht zu überschreiten, kann aber nach bis zu einem oder zwei Liter und mehr betragen. Mit die größten Mengen werden wir wohl bei Entleerung eines Aneurysmas in die Luftwege finden.

2. Spezifisches Gewicht.

Das spezifische Gewicht des Sputums ist außerordentlich schwankend; es richtet sich hauptsächlich nach der Menge des im Auswurf enthaltenen Eiters und des aus dem Blute transsudierten Serums, weniger nach dem Schleimgehalt, also nicht, wie man glauben sollte, nach der Konsistenz des Auswurfs. Kossel, dem wir die ausführlichsten Untersuchungen darüber verdanken, fand für:

	Maximum	Minimum	Mittel
Reinschleimige und fast reinschleimige Sputa	1008,0	1004,3	1006,0
Schleimig-eitrige	1014,0	1008,0	1011,0
Eitrig-schleimige	1017,7	1013,0	1015,5
Fast rein eitrige	1026,0	1015,5	1019,8
Ein seröses Sputum			1037,5
Pneumonie-Sputum	1020,4	1010,4	1014

Es weist also das seröse Sputum das höchste spezifische Gewicht auf. Die Erklärung dafür ist, daß man es bei diesem nicht mit einem Sekret der Bronchialschleimhaut, sondern mit einem Transsudat aus dem Blut zu tun hat. Die Ursache des erhöhten spezifischen Gewichtes des pneumonischen Sputums ist gleichfalls in dem vermehrten Eiweißgehalt zu suchen.

Abgesehen vom serösen und pneumonischen Sputum lassen sich für die einzelnen Krankheiten keine typischen Zahlen aufstellen, da mit der Zunahme des Eitergehaltes das spezifische Gewicht steigt. Wir geben hier die nach Erkrankungen geordnete Tabelle Kossels wieder:

	Maximum	Minimum	Mittel
Bronchitis	1014,0	1004,3	1008,3
Emphysem	1013,0	1006,2	1010,6
Lungenabszeß	1018,0	1015,5	1016,7
Vitium cordis	1037,5	1006,0	1021,5
Phthisis pulmonum	1026,0	1008,0	1012,0
Pneumonie	1020,4	1010,4	1013,9
Bronchitis fibrinosa (Lépine)	—	—	1008,0

Die unter Herzfehler angeführte Maximalzahl stammt von dem obenerwähnten serösen Sputum, das sich nach einem Lungeninfarkt einstellte.

Auch im Laufe einer Erkrankung kann sich das spezifische Gewicht des Auswurfs ein und desselben Patienten in weitem Maße ändern, was nicht weiter auffällig ist, wenn wir uns an das verschiedene Aussehen des Auswurfs in verschiedenen Stadien der Krankheit erinnern. F. Müller fand z. B. auf der Höhe der Pneumonie 1021,9, drei Tage nach der Krisis 1022,7, zwölf Tage nachher 1011,2, Beale vom 5.—8. Tag 1014 bis 1032,8.

Methode der Gewichtsbestimmung.

Prinzip: Das spezifische Gewicht wird nach Kossel mittels Pyknometer bestimmt, wohl die einzige einigermaßen genaue Methode, obwohl auch sie nicht ganz fehlerfrei ist. Um eine gleichmäßige Mischung zu erhalten, ist es notwendig, das Sputum auf 60° zu erwärmen, wodurch nach F. Müller eine Verflüssigung durch Zerlegung des Mucins eintritt und gleichzeitig die Luftblasen entfernt werden.

Ausführung: Das Sputum wird unter Temperaturkontrolle in einem Wasserbad langsam erwärmt, unter Verhütung der Verdunstung durch einen Rückflußkühler. Zur genügenden Mischung muß öfters umgeschüttelt werden. Man steigert die Temperatur des Wasserbades bis auf ca. 60°, aber nur wenig höher, bis das Sputum konfluiert, läßt auf 15° abkühlen und wägt die gemischte Masse in einem kleinen Pyknometer mit nicht zu eng durchbohrtem, sich nach unten kegelförmig erweiterndem Stopfen (da sonst leicht Luftblasen adhärieren). Wie bekannt, zeigt der Quotient aus dem gefundenen Gewicht und dem Gewicht des mit destilliertem Wasser gefüllten Röhrchens das spezifische Gewicht der Substanz an.

3. Farbe und Transparenz.

Wiewohl die Farbe des Auswurfs von großer Wichtigkeit für die Beurteilung der in den Luftwegen sich abspielenden pathologischen Prozesse ist, sind wir über die chemischen Unterlagen der Farbstoffbildung, vielleicht abgesehen vom ursprünglichen Blutfarbstoff, und vom Gallenfarbstoff, nur äußerst mangelhaft unterrichtet; es wäre daher wünschenswert, hier genaueres zu wissen. Eine ganze Reihe von Momenten ist an der Farbbildung beteiligt; einzeln oder in Kombination können sie die verschiedensten Färbungen hervorrufen. Versucht man eine Einteilung nach der Herkunft der einzelnen die Farbe erzeugenden Substanzen, so wird sich die folgende vielleicht am ehesten rechtfertigen lassen.

Die Farbe des Auswurfs ist abhängig:

1. von dem Vorhandensein einer homogenen Grundsubstanz, das ist vor allem von dem Vorherrschen des Schleimes oder dünner seröser Flüssigkeit.
2. Von der Menge der beigemischten zelligen Bestandteile:
    a) der weißen Blutkörperchen (eitrige Beschaffenheit),
    b) der Erythrozyten, d. h. von der Menge des in ihm enthaltenen frischen Blutes,
    c) seltener und in geringerem Maße von der Menge abgestoßener Epithelien der Luftwege.
3. Von körpereigenen Beimengungen, die als abnorme Transudations- oder Exsudationsprodukte zu betrachten sind; es kommt neben Blutserum hier wohl ausschließlich Fett in Frage.
4. Von Farbstoffen, die sich durch Umwandlung des Blutfarbstoffes nach Zerstörung der roten Blutkörperchen bilden und diffundieren, sei es, daß der Farbstoff noch im Lungengewebe selbst (Beispiel Herzfehlersputum) oder erst im Alveolar- und Bronchiallumen (Beispiel Pneumonisches Sputum) entsteht.
5. Von Farbstoffen, die aus anderen Organen stammen; es handelt sich hier fast ausnahmslos um Gallenfarbstoff; daneben können gelegentlich Farbstoffe in Betracht kommen, die ihre Entstehung Neubildungen verdanken (Chlorome, Melanosarkome).

6. Von Farbstoffen, die durch die Lebenstätigkeit von Bakterien gebildet werden, und zwar entweder zu einer Zeit, als sich das Sekret noch an Ort und Stelle befindet, oder durch nachträgliche Farbstoffbildung nach Entleerung des Sputums; im letzteren Falle wird es sich hauptsächlich um die Wirkung von Mikroorganismen handeln, die ursprünglich nicht im Sputum vorhanden waren, sondern erst nachträglich hineingelangt sind.

7. Von körperfesten fremden Substanzen, die vor der Erkrankung in größeren Mengen in die Lungen aufgenommen worden sind und dann bei Gelegenheit wieder aus ihnen hinausbefördert werden (sogenanntes „falsches Lungenpigment").

8. Von Substanzen, die als Nahrungsreste ohne weiteres zu erkennen sind, von Genuß- und Arzneimitteln.

9. Vom Luftgehalt.

Da die Ausführung dieser Einteilung indessen auf Schwierigkeiten stoßen und zu Wiederholungen führen würde, so erfolgt die Schilderung aus praktischen Gründen lediglich nach dem Farbeneindruck auf das Auge; wir müssen uns dabei nur klar sein, daß es uns vielfach unmöglich ist, bei der Beschreibung nicht homogener Substanzen die Charakterisierung nach einer einzigen Eigenschaft vorzunehmen. Wir werden also nicht z. B. die Farbe des Auswurfs allein abschätzen, sondern gleichzeitig Transparenz, Luftgehalt, Konsistenz, Beimengung zelliger Bestandteile und anderes mit zur Beurteilung heranziehen. Analogien folgend, sprechen wir daher sogar kurz von einem pneumonischen, einem Herzfehler-, einem Tumor-Sputum. Der Farbeeindruck überwiegt allerdings und ist häufig so charakteristisch, daß wir schon aus ihm eine bestimmte Diagnose stellen können.

Die gewöhnliche weißliche Farbe des Auswurfs ist hervorgerufen durch den die Grundsubstanz bildenden Schleim, der, an und für sich farblos, durchscheinend, oft von glasiger Beschaffenheit ist, infolge seiner Zusammensetzung aus verschiedenen dicken Schichten und seines Luftgehaltes das Licht aber unregelmäßig bricht und so eine weißliche Tönung erhält. So können stark lufthaltige Sputa, oft auch nur ihre oberen Schichten, unter Zurücktreten der Grundfarbe, einen vollkommen weißen Eindruck machen. Weiße Streifen sind gelegentlich auch auf stellenweise Gerinnung von Schleim oder in anderen Fällen von Fibrin zurückzuführen. Von der Bedeutung der Gerinnung für die Entstehung der weißen Farbe kann man sich durch Zusatz von etwas Essigsäure leicht überzeugen.

Aus diesen Gründen sehen wir den schleimigen Auswurf bei Rachenkatarrh im Beginne der akuten, bei der chronischen Bronchitis, bei asthmatischem Anfall, bei Keuchhusten fast nie völlig farblos, sondern mehr weißlich durchscheinend und mit einzelnen weißen Streifen durchsetzt, ganz abgesehen davon, daß stets mehr oder weniger zellige Bestandteile beigemischt sind.

Völlig farblos ist am ehesten noch reiner Speichel, sowie ausgehusteter Inhalt von Echinokokkusblasen, falls er plötzlich und in großer Menge entleert wird. In seltenen Fällen mag infolge reichlicher Luftbeimengung auch der Auswurf bei der sogenannten „expectoration albumineuse" vollkommen farblos erscheinen, häufiger aber einen auf der Farbe des Serums beruhenden Stich ins gelbliche oder einen leichten hellroten Schimmer infolge der Beimengung roter Blutkörperchen erkennen lassen.

Auswurf von ausgesprochen weißem Aussehen, erzeugt durch reichliche Beimengung eingeatmeten Mehles, schilderten C. Gerhardt und Lublinski bei Müllern. Fett kann einen ähnlichen Eindruck hervorrufen; so beobachtete Oppolzer auf der Oberfläche eines bei fibrinöser Bronchitis entleerten Auswurfs eine milch- und rahmähnliche Schicht, die aus Fett und Fettsäuren bestand (der Auswurf enthielt 0,27 °/₀ Fett auf die Gesamtflüssigkeit berechnet). Als „chylusähnlich" schildert Model das Sputum in einem ähnlichen Falle. Oppolzer nahm als Ursache in seinem Falle Durchbruch von gestauten Lymphgefäßen in die Lungen infolge Thrombose der Vena subclavia an. Nach Traube soll das Sputum von Lungentumoren, besonders Medullarkarzinomen infolge Beimengung von Fett häufig von auffallend weißlicher Farbe oder Streifung sein.

Durch die Beimengung von weißen Blutkörperchen und sonstigen zelligen Bestandteilen (Epithelien der verschiedensten Herkunft) wird die farblose schleimige Grundsubstanz mehr und mehr verdeckt, die Transparenz schwindet,

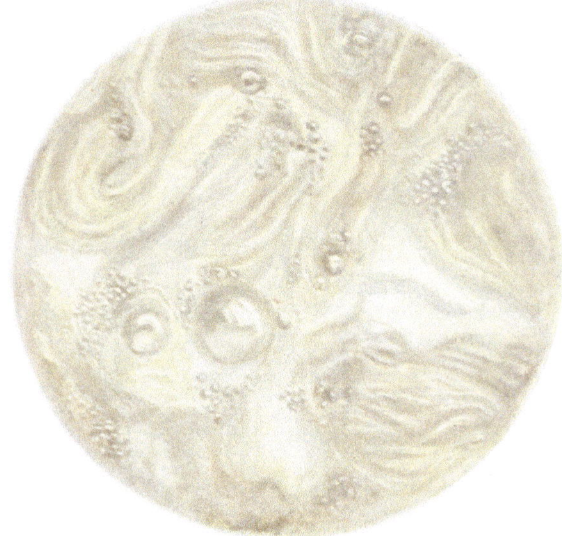

Abb. 1. Eitriger, schmutzig-gelbgrüner Auswurf bei Phthise.

das Aussehen wird mehr gelblich, häufig mit einem leichten Stich ins grüne, der Auswurf nähert sich je nach der Menge der zelligen Bestandteile und dem Zurücktreten des Schleims dem Aussehen von Eiter. (Abb. 1.) Die Farbtöne sind außerordentlich wechselnd, bald heller, bald dunkler, oft in das grünliche oder bräunliche, seltener ins rötliche hinüberspiegelnd. Wir sehen diese Farben, vor allem die gelbe, daher bei allen Erkrankungen, die mit eitriger Entzündung in den Luftwegen verlaufen. Die alleinige Anwesenheit der weißen Blutkörperchen ist sicher nicht die Ursache der Gelbfärbung, denn im Blut setzen sie sich als ausgesprochen weißliche Schicht ab; sondern sie muß teils in einer sehr geringen Beimengung umgewandelten Blutfarbstoffes liegen, dessen Aufbau uns noch unbekannt ist, teils in der Anwesenheit von Bakterien. Pansini hat die Arten der letzteren zusammengestellt, die zur Bildung eines gelblichen oder gelbroten Farbstoffes befähigt sind. Wir finden von ihm den Bacillus aureus, den Bacillus squamosus, einen Bacillus Nr. 14 und 17, die Sarcina lutea, aurantiaca, variegata aufgezählt. Auffallenderweise führt Pansini die verschiedenen Staphylokokkenarten nicht an, von denen man gleichfalls annehmen muß, daß sie bei reichlichem Vorkommen dem Auswurf eine gelbliche Farbe in verschiedenen Abstufungen verleihen können. Die wechselnden Farbtöne kann man zum Teil wohl auch auf die Verschiedenartigkeit des Nährbodens, wie er im Sputum geboten wird, zurückführen.

Eine gelbe Farbe des Sputums braucht also nicht unbedingt nur mit dem Eitergehalt zusammenzuhängen; sie kann auch auf anderen Ursachen beruhen, doch ist dann die Transparenz in der Regel eine größere.

Einen eigentümlichen eigelben Schaum an der Oberfläche eines Sputums sahen Leyden und Jaffe; die Färbung war mit großer Wahrscheinlichkeit auf die Anwesenheit von Pilzen zurückzuführen. Einen ähnlichen sehr merkwürdigen Fall beschreibt Löwer; das anscheinend von einem Tuberkulösen stammende schleimig-eitrige Sputum war mit einer starken eigelben Schaumschicht bedeckt; verschwand diese, so ging auch die gelbe Farbe verloren. Die Färbung trat meistens nur im Sommer auf, seltener an warmen Frühjahrstagen, und war an die Anwesenheit kleiner Körnerhaufen, welche Sporen von Lepto-

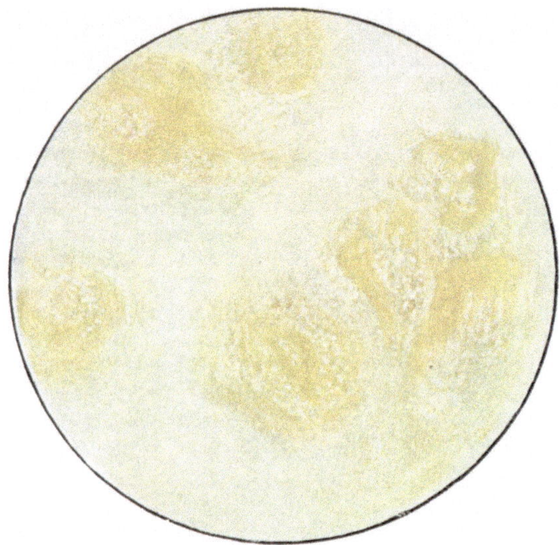

Abb. 2. Zitronenfarbener Auswurf bei Pneumonie.

thrix buccalis sehr ähnlich sahen, gebunden; es hat sich also wahrscheinlich um eine sehr rasche Entwicklung eines schon vorher im Sekret vorhandenen oder erst nachträglich hinzugekommenen Mikroorganismus gehandelt. Die Färbung war übrigens ohne diagnostische und prognostische Bedeutung. — Auch durch Gallenfarbstoff kann ein eidotterähnliches Aussehen hervorgerufen werden; Schulze sah solches bei Durchbruch eines perihepatitischen Prozesses in die Lungen; mikroskopisch enthielt der Auswurf reichlich Hämatoidin-(Bilirubin ?-) Kristalle.

Nach Sticker sollen gelbe Sputa zuweilen nach Gebrauch von Antimon-Präparaten entleert werden.

Eine ausgesprochen zitronengelbe Farbe bei starker Transparenz und schleimartiger Beschaffenheit des Auswurfs sieht man am häufigsten im Verlaufe von kruppösen Pneumonien, meistens zu Beginn derselben (Abb. 2); einmal konnte Verfasser ein typisches zitronengelbes Sputum bei einer eigentümlichen tuberkulösen Infiltration der Lunge beobachten. Auf die Entstehung und Bedeutung dieser Farbe wird bei der Besprechung der rostfarbenen Sputa und ihrer Variationen eingegangen werden. Auch das sogenannte Herzfehlersputum ist nicht selten gelb gefärbt, wenn sich die Färbung auch nur auf einzelne Teile, nicht die Gesamtmasse bezieht.

In manchen Sputis fallen einzelne Teilchen durch ihre gelbe Farbe auf; am bekanntesten ist die eigentümliche gelbe Sprenkelung mancher Curschmannscher Spiralen oder einzelner Körnchen, am ähnlichsten kleinen Stück-

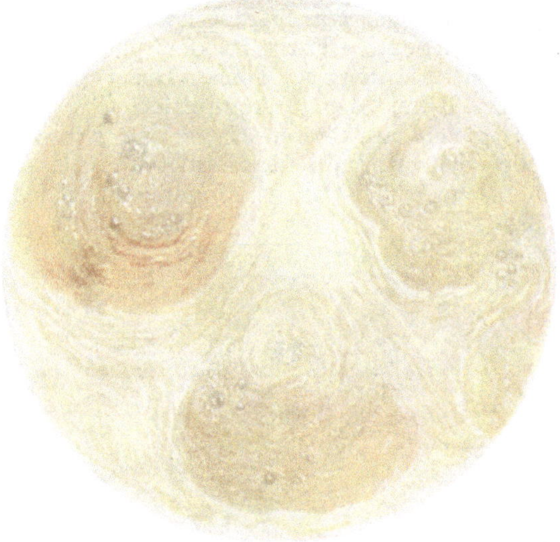

Abb. 3. Gelblich brauner Auswurf bei kruppöser Pneumonie.

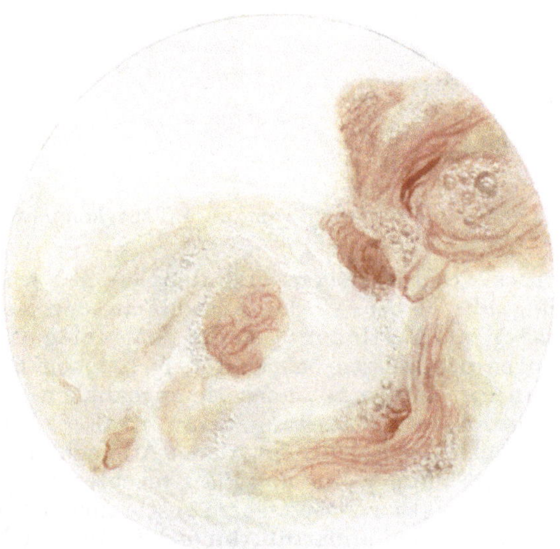

Abb. 4. Gelblich bis rostfarbener Auswurf bei kruppöser Pneumonie.

chen von Weißbrotkruste, mit denen sie im ersten Augenblick auch leicht verwechselt werden; reichliche Anwesenheit weißer Blutkörperchen und Charcot-Leydenscher Kristalle zeichnen die Spiralen dann regelmäßig aus. — Auch die Aktinomyzesdrusen enthaltenden Körnchen sind durch ihre intensive Gelbfärbung häufig aus dem Eiter rasch herauszufinden.

Von den gelben Sputis beobachtet man alle Übergänge zu ro ten sowie
braunen Farben, so daß es hier kaum Farbtöne gibt, die man nicht gelegentlich findet. Für die Beurteilung ist hier auch maßgebend, ob der Farbstoff
in einer mehr schleimigen oder einer mehr eitrigen Grundmasse gelöst, ob das
Sputum also mehr oder weniger transparent ist.

Eine gelb- oder orangerote Farbe ist den pneumonischen Sputis eigen,
nicht selten auch mehr braunrote Töne. Die typische Rostfarbe des
Auswurfs ist in der Regel der unkomplizierten kruppösen Pneumonien
eigen, nicht immer gleich am ersten Tage der Erkrankung, sondern oft
erst am zweiten oder dritten; mit der Lösung des Exsudats verschwindet
sie wieder ziemlich rasch. Sie ist nicht immer ganz gleichmäßig im Sputum

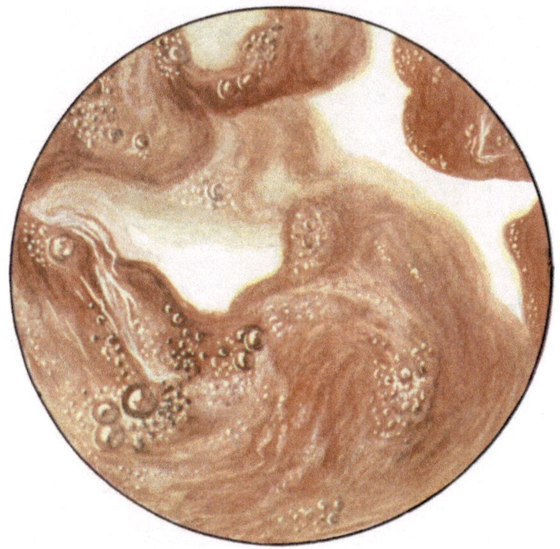

Abb. 5.   Blutig-rostfarbenes Infarktsputum vom 3.—4. Tage (komplizierende Pneumonie?).

verbreitet, sondern es wechseln hellere und dunklere Partien, oft in streifen-
förmiger Anordnung ab; dabei ist der Auswurf in der Mehrzahl der Fälle
deutlich transparent. Rostbraune Farbe hat man ferner auch bei
anderen Erkrankungen der Lungen beobachtet, in seltenen Fällen bei Strepto-
kokken-, Friedländer-, Influenza-, auch Meningokokken-, Staphylokokken-,
Koli-Pneumonien mit lobärer Ausbreitung. Banti sah sie bei einer Reihe von
Fällen sogenannter infektiöser Pneumonie, deren Ätiologie nicht geklärt wurde,
wo sie einer anfänglichen blutigen Färbung Platz machten (Typhuspneumonie?).
Ferner berichtet Sokolowski von typischem rostbraunem Sputum bei akuter
Tuberkulose, Jürgensen bei Miliartuberkulose, Fräntzel bei käsiger Pneumonie, Finkler bei Miliartuberkulose, Epstein und Betschart bei Tumoren.
Sogar nach Empyemdurchbruch kann das Sputum eine Farbe annehmen, die
der rostbraunen pneumonischen ähnlich ist, nur ist infolge der Eiterbeimengung
die Konsistenz hier weniger zäh und die Transparenz verschwunden. — Endlich
hat man eine rötlich braune Farbe bei Bronchiolitis obliterans (A. Fraenkel)
beobachtet; bräunliche Sputen erhält man nicht so selten auch bei Herzfehlern
(Lenhartz); hier kann die Farbe gleichmäßig über das ganze Sputum verteilt
sein, oder — was das häufigere ist — man findet einzelne rostbraune Stippchen
und Pünktchen, ähnlich Schnupftabakkörnchen, auch einzelne Ballen von der

gleichen Farbe. In diesen Teilen entdeckt man dann reichliche blutpigmenthaltige runde Zellen (s. Abb. 6). Erwähnt mag noch werden, daß aus der
Nase entleertes oder dem Rachen entleertes Sputum nach vorausgegangenen
kleinen Blutaustritten häufig von einer ähnlicher Farbe ist (s. Abb. 14, S. 45).

Was die Entstehung der zuletzt geschilderten Farben betrifft, so hat Andral zuerst
die Ansicht ausgesprochen, daß die verschiedenen Färbungen, ganz speziell des pneumonischen Sputums, durch verschieden starke Beimengungen von Blut zustande kommen sollten.
Schon Traube hat indes diese Ansicht als irrig zurückgewiesen. Brachte er Gummi- oder
Eiweißlösung mit Blut in verschiedenem Mengenverhältnis zusammen, so wechselte nur die
Intensität der ursprünglichen Blutfarbe, nie änderte sich die Farbe selbst. Traube nahm
daher an, daß die Farbe auf Umwandlungsprodukten des roten Blutfarbstoffs beruhe, und
zwar sollte das die roten Blutkörperchen veranlassende Hämatin nach seiner Lösung in der

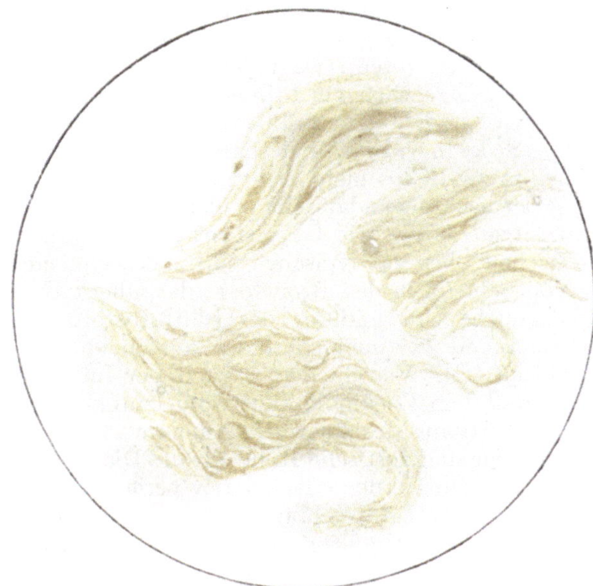

Abb. 6. Bräunlicher Auswurf mit dunkel pigmentierten Schollen bei Herzfehler.
„Herzfehlersputum".

Grundmasse des Sputums unter dem Einfluß des Sauerstoffs dasselbe Farbenspiel
durchlaufen, welche in das Gewebe der Kutis ausgetretenes Blut nach und nach annähme.
Es ist wohl richtig, daß Abbauprodukte des Blutfarbstoffes die verschiedenen Farbab-
stufungen dieser Sputa erzeugen, doch kennen wir weder diese Produkte genauer, noch ist
es bisher überhaupt gelungen, die verschiedenen Modifikationen außerhalb des Körpers
zu erzeugen. Etwas wird auch die innige Beimengung von noch erhaltenen farbstofftragen-
den roten Blutkörperchen ausmachen, insbesondere finden wir sie in den roten Stufen.
Wodurch der Abbau des Blutfarbstoffes hervorgerufen wird, ob es lediglich autolytische
Prozesse sind, oder ob Bakterienwirkung dabei im Spiele ist, wissen wir nicht, wahrscheinlich ist es beides. Es lag nahe, hier an eine ganz spezielle Wirkung des Fraenkelschen
Pneumoniediplokokkus zu denken, da wir weitaus am häufigsten die gelben bis rotbraunen
Farben bei dieser Erkrankung vorfinden. Fränkel sucht Untersuchungen von Fawitzky
auch in diesem Sinne zu deuten. Fawitzky komnte nämlich beobachten, daß in Bouillon
und nur in diese überimpfte Kulturen von Pneumokokken, die aus Kaninchen- oder Mäuse-
blut gezüchtet waren, eine rotbraune Färbung annahmen; im Verlauf einiger Tage senkte
sich der Farbstoff als ziegelroter Niederschlag zu Boden; er schien den Bakterienleibern
oder den umhüllenden Kapseln anzuhaften. Der Farbstoff löst sich nicht in Wasser, Alkohol,
Äther, Chloroform, Benzol, dagegen in 30%iger Kalilauge, sowie etwas in Eisessig und
Karbolsäure. Seine Bildung schien Zufälligkeiten unterworfen zu sein, da geringe Wachs-
tumsänderungen von Einfluß waren, nicht dagegen Sauerstoff und Kohlensäure. A. Fränkel
bemerkt dazu, daß es nicht unwahrscheinlich sei, daß die Hämoglobinumwandlung, welche
der Rostfarbe der pneumonischen Sputa ebenso wie der eigentümlichen rotbraunen Färbung

der hepatisierten Lunge zugrunde liegt, eine Folge der unmittelbaren Einwirkung der Pneumokokken auf die roten Blutkörperchen ist. Bevor indes nicht weitere Beweise für eine solche ausschlaggebende Rolle der Pneumokokken geliefert sind, insbesondere es auch nicht gelungen ist, auf künstlichem Wege ähnliche Änderungen des Blutfarbstoffes durch Pneumokokken zu erzeugen, muß diese Ansicht nur eine Annahme bleiben. Übrigens ist der von den Pneumokokken gebildete Farbstoff auf bluthaltigen Nährböden, nach Obermayer und Popper gar nicht Bilirubin.

Pansini schreibt gelbliche oder rötliche Farben folgenden Mikroorganismen zu: dem Bac. aureus, Bac. squamosus, Bac. 14,17; der Sarcina lutea, aurantiaca, variegata.

Über die Beziehungen des Gallenfarbstoffes zu den genannten Färbungen siehe Seite 18.

Was die diagnostische Bedeutung der gelben, rotgelben bis rostbraunen durchscheinenden Sputa betrifft, so sieht man sie als pathognomonisch für die krupp̈öse Pneumonie an; jedenfalls handelt es sich um seröse Exsudation in die Alveolen; damit ist schon gesagt, daß sie nicht ausschließlich bei der Pneumokokkenpneumonie auftreten, wenngleich diese auch die Hauptzahl liefert, sondern daß sie gelegentlich bei Influenza-, Meningokokken-, Staphylokokken-, Streptokokken- und anderen Infektionen, auch bei Tuberkulose, vorkommen können. Sokolowski will deshalb ihre ganze Bedeutung eingeschränkt wissen; das ist zweifellos nicht richtig, denn es spielt sich in den genannten Fällen, die ja Ausnahmen darstellen, gleichfalls ein kruppöser Prozeß ab und für diesen besitzen wir — wie Leichtenstern ausdrücklich betont — nur ein klinisches Zeichen, eben das typische Sputum croceum oder ferrugineum. Die Ausscheidung von Schleim in den Bronchien, der Übertritt von Blut in die Alveolen, die eigentümliche Umwandlung des Blutfarbstoffes und das Fehlen der eitrigen Infiltration sind zusammen mit der Ausscheidung des Fibrins das gemeinsame Merkzeichen. Die Verschiedenartigkeit der Infektionserreger weist uns auch darauf hin, daß dem Pneumokokkus wohl kaum eine besondere Rolle bei der eigentümlichen Färbung des Auswurfs zukommt.

Eine besonders wichtige diagnostische Rolle für die Diagnose spielt die Farbe natürlich bei zentral gelegenen Herden oder abortiv verlaufenden Erkrankungen. Ob die Farbe mehr ins gelbe, safran, orange oder ins blutrote überspielt, ist für Diagnose und Prognose gleichgültig, solange die Beschaffenheit des Auswurfs nicht eitrig wird. Wie sehr typischer „pneumonischer‟ bzw. rostfarbener Auswurf mit einem günstigen Verlaufe der Erkrankung verbunden wird, beweist die Bezeichnung „gesundes Sputum‟, die wir bei Korczynski antreffen.

Häufig trifft man — und zwar sind das fast ausschließlich undurchsichtige Sputa mit reichlichem Eitergehalt — Farben an, die aus dem Gelb mehr in das Oker oder Braun überspielen; mit der Zunahme des veränderten Blutfarbstoffes werden sie intensiver braun. Die okergelbe Farbe ist daher bei allen möglichen Erkrankungen angetroffen worden, bei Bronchiektasien, Abszeß, Tuberkulose, Echinokokkus, Tumoren; auch das Sputum nicht ganz nach dem Schema verlaufender kruppöser Pneumonien kann ein solches Aussehen haben.

Alle diese gelben bis braungelben undurchsichtigen Sputa sind also keiner bestimmten Erkrankung eigentümlich, sie finden sich da, wo Eiter und Blut dauernd vermischt werden, der Blutzufluß aber nur gering ist.

Die okergelbe Farbe kann auch andere, exogene Ursachen haben; Merkel beobachtete okergelbe Sputa bei tuberkulösen Leuten, die in Goldblattbüchlein-fabriken längere Zeit vorher Eisenstaub (Fe_2O_3) eingeatmet hatten.

Endlich rührt in seltenen Fällen die Farbe von abgebautem Gallenfarbstoff her. Maliwa wies im Auswurf eines Patienten mit nach der Lunge durchgebrochenem Leberechinokokkus ein Gemisch von Choleprasin und Bilifuszin nach, während unveränderter Gallenfarbstoff nur mikrochemisch gegen Ende der Erkrankung in einzelnen Flöckchen zu entdecken war.

Sehr charakteristisch sind die sogenannten pflaumenbrühartigen Sputa (Crachats jus des pruneaux von Andral), die gleichfalls in den verschiedensten Variationen auftreten können. Einmal sieht man hier Sputa von braunroter Farbe, häufig mit einem leichten Stich ins grünliche und von durchscheinender Beschaffenheit, anderenmals überwiegt der grünliche Ton, die Transparenz ist geringer oder fehlt vollkommen. Ein solcher Übergang aus dem gewöhnlichen rostbraunen Sputum kommt nicht selten im Laufe einer pneumonischen Erkrankung vor, der Prozeß in den Lungen wird dann zu einem mehr eitrigen oder eitrig-jauchigen. Am häufigsten treffen wir ihn bei kruppösen Pneumonien, die nicht nach dem Schema verlaufen, sondern sich langsam lösen oder in Abszedierung übergehen; der häufig gleichzeitig bestehenden Herzschwäche scheint hier nicht die früher dabei zugeschriebene Rolle zuzukommen.

Auch bei anderen abszedierenden Erkrankungen kann der Auswurf pflaumenbrühartige Beschaffenheit annehmen, vor allem bei Gangrän, bei Abszedierung von Echinokokkuszysten, zerfallenden Tumoren, hier aber stets mit stärkerer Eiterbeimengung wie bei der kruppösen Pneumonie.

Nach Lenhartz sollen gelegentlich pflaumenbrühartige Sputa bei eintretendem Lungenödem Herzkranker vorkommen, die zelligen Bestandteile dürften dann aber zurücktreten. Auch hier wird reichlichere Anwesenheit von Blut und Schleim vorausgesetzt werden müssen. Zu erwähnen ist hier noch eine Bemerkung Nothnagels, der zufolge bei Tollwut der abgesonderte Speichel von bräunlicher Farbe sein kann.

Zur diagnostischen Deutung der eben geschilderten Sputa ist nach dem Gesagten nichts mehr hinzuzufügen. Sie sind uns das hervorstechendste Merkmal des in den Lungen sich abspielenden Prozesses und machen uns zuerst auf den ungewöhnlichen und schweren Verlauf aufmerksam. Bei genauerem Zusehen wird man indes bemerken, daß die Infektion in der Regel von Anfang an schwer verläuft; die Kranken sind auffallend prosterniert, oft benommen, die Gesichtsfarbe ist livide und vor allem läßt die Beschaffenheit des Pulses zu wünschen übrig.

Auch in den rotgefärbten Sputis bestehen die mannigfachsten Abstufungen, vom eben rosa gefärbten Auswurf bis zu dunkel schwarz- und braunroten Tönen. Die Beimengung von Eiter ist hier ebenfalls von Bedeutung für die Art und Intensität der Farbe.

Ein hellgraurosa gefärbtes Sputum mit gleichmäßiger Verteilung der Farbe in dem dünnen Schleim erfolgt häufig bei geringen Blutungen aus dem Zahnfleisch und reichlichem Speichelfluß; das sogenannte „hysterische Sputum", welches Wagner bei einer Patientin, die Lungenblutungen vortäuschte, beobachtete, gleicht diesem. — Sputa, die in einer mehr weißlichen oder schwach gelbweißlichen Grundmasse ein gleichmäßig verteiltes Hellrosa erkennen lassen, sind typisch für Lungenödem. Von dem vorgenannten unterscheiden sie sich durch ihre infolge des Eiweißgehaltes mehr klebrige Beschaffenheit und die zahllosen in ihnen enthaltenen kleinen Luftbläschen. (Achtung bei künstlicher Schaumbildung durch Wasserstoffsuperoxyd!)

Die typische blutrote Farbe tritt in Sputis nur nach frischen Blutergüssen auf, bei schwachen Blutungen in einzelnen Streifen, bei stärkeren gleichmäßig verteilt oder sich überhaupt nicht mehr von der des reinen Blutes unterscheidend. Die Farbe allein ist nur bis zu einem gewissen Punkte ein Anhalt dafür, aus welchem Teile der Luftwege das Blut stammt, es ist hier die Art der Vermischung mit den übrigen Sputumbestandteilen mit Luft maßgebend. Ebenso ist die Frage, ob das Blut aus dem Respirationstraktus oder aus dem Verdauungskanal stammt, oft schwer zu lösen.

Durch Umwandlung des Blutfarbstoffes können die verschiedensten Veränderungen der roten Farbe hervorgerufen werden. Am häufigsten sind dunkelrote, in das schwarze oder auch braune übergehende Farben. Für das Zustandekommen einzelner Nuancierungen ist ihr Eitergehalt von Einfluß. Eine der bekanntesten Umwandlungen sehen wir bei Lungentumoren; außerordentlich häufig wird hier über das Erscheinen von Himbeer- oder Johannisbeergelee-ähnlichen Sputis berichtet (s. Abb. 7). Mit dieser Bezeichnung ist gleichzeitig auch über die Konsistenz und Transparenz ausgesagt; es sind zähklebrige, mehr oder weniger durchscheinende, hellere oder dunkel- bis schwarzrote Sputa, ja sie werden sogar direkt als schwärzlich bezeichnet; dem Gelee aus schwarzen

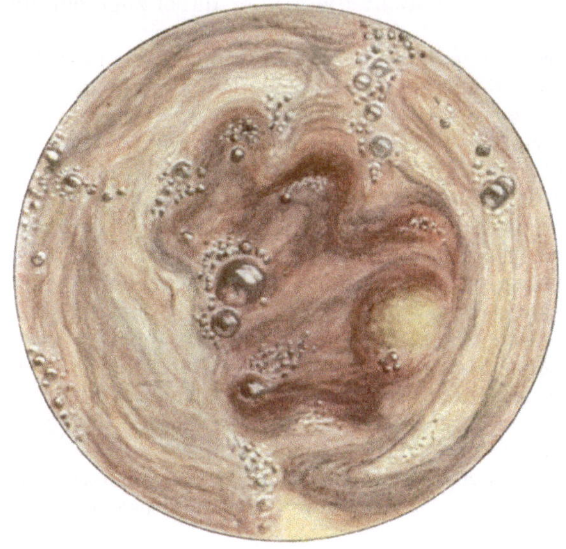

Abb. 7. Himbeereisfarbener Auswurf bei Lungenkarzinom.

Johannisbeeren kommt tatsächlich auch eine fast schwarze Farbe zu (Mac Donell, black currant jelly colour). Diese letztere Farbe ist aber nicht nur Tumoren eigen, sondern wir sehen sie und sogar ziemlich häufig bei ausgiebigeren Embolien (s. Abb. 16, S. 49); sie tritt hier nicht gleich zu Beginn der Erkrankung auf, sondern erst im Laufe einiger Tage nach und nach immer intensiver werdend. Ähnlichen Auswurf hat Kannenberg in einem Falle von Lungenquetschung beschrieben, doch war sie hier nicht so einheitlich, wie sie bei Embolien stets zu sein pflegt. Nach Kannenberg handelte es sich um eine mehr grauschwarze gelatinöse Grundmasse mit eingestreuten schwarzen, teilweise konfluierenden Flecken von Stecknadelkopfgröße. Auch bei Bronchitis fibrinosa obliterans (Lange) und in seltenen Fällen von Phthisen (Darolles) sind solche Farben beobachtet worden.

Wesentlich häufiger, besonders bei der letzteren Erkrankung und bei Tumoren, sind Farben, die durch die gleichzeitige Anwesenheit von Eiter und die damit wohl andere Wege gehende Zersetzung des Blutes erzeugt werden. Der Auswurf ist dann nicht durchsichtig, also auch nicht einer Geleemasse vergleichbar, sondern ähnelt mehr der Beschaffenheit von Himbeermus oder Erdbeereis; bei Vorhandensein brauner Töne kann er auch einer Anchovissauce (Powell und **Hartley**) verglichen werden. Nach Erfahrung des Verfassers trifft man ein so gefärbtes, durch die innige Vermengung von Blut und Eiter in der geschilderten Weise verfärbtes Sputum besonders bei Tumoren sogar sehr viel öfter an als das leukozytenarme geleartige. Einmal wurde ein seltener Fall schwerster eitrig-hämorrhagischer Bronchitis, die sich über den größten Teil beider Lungen erstreckte, mit ähnlichem Auswurf gesehen. Auch bei Vereiterung von Echinokokkuszysten wurde ähnlicher Auswurf beobachtet (**Sendler**).

Die letzt beschriebenen Farben kommen also den Lungentumoren nicht allein zu, wir finden sie aber bei anderen Erkrankungen so selten, daß wir sie immerhin als pathognomonisch für erstere ansehen, und nicht wie **Georgi**, ihnen jede Bedeutung in dieser Hinsicht absprechen dürfen.

Mehr in das **dunkelbraune** gehende Farben sind sehr häufig; wir treffen sie im Verlaufe vieler Blutungen an; auch hier müssen wir zwischen den mehr gedeckten und den durchscheinenden Farben unterscheiden. Am häufigsten sehen wir rot- bis dunkelbraune Ballen im Morgenauswurf von Personen mit chronischem Rachenkatarrh bei leicht blutender Schleimhaut (s. Abb. 14 S. 45); es kann sich aber auch der anfangs rein blutige Auswurf nach Embolien, bei Tumoren, auch bei phthisischen Blutungen in dieser Weise verändern.

Nicht ganz selten stoßen wir auf eine **grüne** Farbe; sie wechselt von hellgrünen Tönen mit gelblicher Beifärbung bis zum Dunkel- oder Lauchgrün, seltener auch Olivengrün. Der Gehalt an Eiterkörperchen ist auch hier für die Farbe mitbestimmend. So hat **Traube** als erster eine grüngelbe oder grüne Farbe bei putrider Bronchitis und Gangrän beschrieben, **Muck** eine hell-olivengrüne bei Lungenabszeß; auch bei atypisch verlaufenden kruppösen Pneumonien wie bei subakuten käsigen Lungenentzündungen kommen sie gelegentlich vor. Nach **Traube** soll die grüne Farbe den rost- oder zitronenfarbenen „pneumonischen" meist vorausgehen, seltener nachfolgen. Verfasser hat einige Male bei glatt verlaufenden Pneumonien ohne Ikterus schleimiges grasgrünes Sputum gesehen; in einem Falle verschwand es und an seine Stelle trat schwachbraunes; man konnte sich nicht ganz des Eindruckes erwehren, als sei dieses nun von einer ganz anderen Stelle gekommen. Ein anderes Mal (in dem schon oben erwähnten Falle tuberkulöser Infiltration) stellte sich nachträgliche rasche Grünfärbung des gelblichen Sputums bei Stehen an der Luft ein. Auch nach **Huxham** kann die grüne Farbe im Laufe der Erkrankung in eine mehr gelbliche übergehen; gelegentlich dauert sie auch bis zu Ende an. Das Auftreten von grünem Auswurf bei ikterischen Pneumonikern ist bekannt; der Ikterus ist Vorbedingung dafür (**Traube**, **F. Müller**).

Dunkel- und **braungrüne** Sputa bei verminderter Transparenz fanden **Sendler** und **Muck** nach Durchbruch von Leberabszeß und vereiterten Echinokokkuszysten in die Lungen. Bei Aktinomykose kann die Farbe weißlich-grün, auch ausgesprochen grün oder lauchgrün sein (**Epstein**); von **Israel** wurde letztere sogar als charakteristisch angesehen. Eine eigentümliche Sprenkelung beschreibt bei der gleichen Erkrankung **Canali**. Bei Tumoren, Karzinomen wie Sarkomen werden zuweilen ähnliche Sputa entleert (**Epstein**); entweder waren sie diffus grün oder es befanden sich in einer mehr schleimigen grauweißen Grundsubstanz grüne, etirig-schleimige Ballen. Auch sonst kann man beobachten, daß schleimige Sputa mehr diffus gefärbt sind, in eitrigen die Farbe mehr an die Eiterballen gebunden ist.

Hell- bis **dunkelgrüne** Färbung asthmatischer Sputa findet man nach längerem Stehen derselben an der Luft, ja es scheint sogar, als ob bei ihnen die grüne Farbe besonders leicht auftritt. Diese nachträgliche Verfärbung soll nach **Curschmann** bei anderen Sputis nie vorkommen; sie kann es aber gelegentlich auch bei organischen Stenosen der Luftwege. Escherich erwähnt sie bei fibrinöser Bronchitis; nach Zusatz von Salpetersäure trat sie sofort auf.

An eine Grünfärbung des Speichels durch gefärbte Leckereien hat man auch gelegentlich zu denken.

Die Ursache der Grünfärbung kann verschiedener Natur sein. Tritt die Färbung nachträglich — und das ist am häufigsten der Fall — auf, so liegt die Annahme eines Einflusses von Lebewesen am nächsten. Rosenbach konnte in der Tat nachweisen, daß in asthmatischen Sputis, die längere Zeit der Luft ausgesetzt wurden, der Farbstoff in leicht grüngefärbten, freiliegenden Sporen, seltener von weißen Blutkörperchen und Epithelzellen aufgenommen war. Die Grünfärbung beschränkte ich in seinen Fällen nur auf die Flüssigkeit, während die eitrigen Ballen nur unbedeutenden grünen Schimmer zeigten und die Schaumschicht fast weiß war. Auch die Charkot-Leydenschen Kristalle hatten die Farbe angenommen. Daß die Färbung auf diese Weise erzeugt war, bewies Rosenbach durch Überimpfung grünen Sputums, auf schleimig-eitrige tuberkulöse Sputa, die gleich-

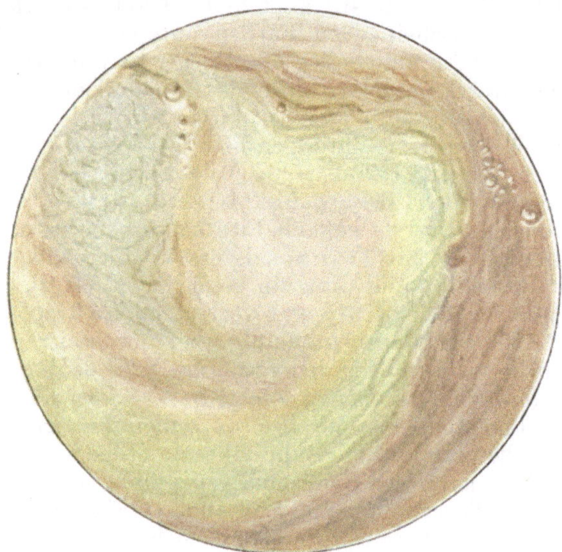

Abb. 8. Auswurf bei Lungenkarzinom. Die grünen Teile sind mehr schleimig, die braunen (blutpigmenthaltigen) mehr eitrig.

falls eine leichte grüne Färbung annahmen und die grünen Körnchen enthielten. In Milch überimpft entwickelten sich nach 12 Stunden Borken, die auf Zusatz von Kalilauge grasgrüne Färbung annahmen, welche auch wieder auf der Anwesenheit von Sporen beruhte. In frischen Sputis bewirkte Kalilauge eine Zunahme der Färbung. Galle oder umgewandelter roter Blutfarbstoff waren in diesen Sputis niemals zu finden.

Frick konnte in Sputis, die nach einigen Tagen Grünfärbung angenommen hatten, einen Bazillus nachweisen, der wahrscheinlich identisch ist mit den von Rosenbach gefundenen „Vibrionen". Frick fand aber nicht Sporenhaufen als Träger des Farbstoffes, sondern die Sputa zeigten eine diffuse grüne Farbe. Den Farbstoffbildner nannte Frick Bacillus virescens; er fand ihn bei verschiedenen Erkrankungen im Sputum von Asthma, Bronchiektasen, Pneumonien, Empyem, Tuberkulose, dagegen gibt Frick im Gegensatz zu Traube an, daß die rostfarbenen Sputa der kruppösen Pneumonie beim Stehen niemals Grünfärbung annehmen.

Pansini hat die Bakterien zusammengestellt, die eine nachträgliche Grünfärbung hervorrufen können, den „Bacillus pyocyaneus α, Fluorescens non liquefaciens, Fluorescens (putrefaciens), Liquefaciens, Viridis pallescens, einen Bazillus Nr. 11 und 12, einen Kokkus Nr. 6; dazu kommt nach Frick noch der Bacillus virescens".

Über die Natur dieses Farbstoffes sind wir nicht unterrichtet; er geht in absolutem Alkohol sowie Chloroform über, wird nach Zusatz von Kalilauge, in anderen Fällen von Salpetersäure (Escherich) deutlicher; Rosenbach fand Säuren wirkungslos. An das

Vorhandensein von Blut scheint er nicht geknüpft zu sein, es müßten denn schon minimale Mengen genügen.

Wie man sieht, kann nachträgliche Grünfärbung also bei einer Reihe von Erkrankungen durch verschiedene Bakterien hervorgerufen werden. Die Art des Sputums scheint hierbei ziemlich gleichgültig zu sein, doch neigen schleimige Sputa mehr dazu wie die eitrigen; in blutigen Sputis scheint eine Ansiedelung von solchen farbstoffbildenden Bakterien entweder nicht zu erfolgen oder erst solange Zeit nach der Entleerung, daß man sie für gewöhnlich nicht beobachtet. Es hat demnach die nachträgliche Grünfärbung nichts für eine Erkrankung Charakteristisches an sich.

Gallenfarbstoff. In seltenen Fällen ist Anwesenheit von Gallenfarbstoff die Ursache der Grünfärbung; es ist dies aber kein reines Grün, sondern ein mehr okerbraun- bis schmutziggrüner Ton, der im Laufe der Erkrankung sich auch häufig ändert. Die Farbe rührt hier von dem Biliverdin her, das durch Oxydation des Bilirubins entsteht, mittelst Alkohol oder Chloroform ausgezogen wird und sich mit Hilfe der Gmelinschen Reaktion nachweisen läßt (S. 204). Oft geben nur einzelne Flöckchen eine mikrochemische Reaktion. In besonders stark gefärbten Partien oder in rotbraunen eingestreuten Stippchen treffen wir auch rostbraune Bilirubinkristalle an.

Handelt es sich um Erkrankungen, in deren Entwicklung ein Durchbruch von der Leber in die Lunge erfolgt ist, so liegt die Sache klar. Der Nachweis von Gallenfarbstoff im Auswurf kann dann diagnostisch äußerst wichtig sein. Auch bei Ikterus, wenn farbstoffhaltiges Serum in den Auswurf übergeht, erklärt sich die Färbung desselben (Bettelheim, F. Müller); also bei Pneumoniekranken, die gleichzeitig an Ikterus leiden. Bei Pneumonien ohne Ikterus sollen nie grüne Sputa vorkommen, was Traube damit erklärt, daß in solchen Fällen hämatinhaltiges Sputum expektoriert wird, bevor es die letzte Pigmentmetamorphose durchgemacht habe. Nun trifft dies doch nicht so genau zu. Es kommen einmal grüne Sputa bei pneumonischen Patienten ohne Ikterus nicht ganz selten vor, wenn auch nur für kürzere Zeit, und dann wurde mit Hilfe der neueren, feineren Untersuchungsmethoden Gallenfarbstoff im Auswurf sehr viel häufiger vorgefunden (Obermayer und Popper, Herzfeld und Steiger), im typischen Sputum croceum sogar regelmäßig (Pollak). Ferner erhielt Verfasser in dem schon oben erwähnten gelbbraunen Auswurf einer tuberkulösen Infiltration ohne Ikterus eine unzweifelhafte positive mikrochemische Reaktion auf Gallenfarbstoff.

Häufiger glauben wir aber auch aus der okergelben oder grünbraunen Farbe des Auswurfes auf die Anwesenheit von unverändertem Gallenfarbstoff schließen zu dürfen, sind aber nicht in der Lage, diesen nachzuweisen. Noch Neisser macht darauf aufmerksam. Auch dies findet statt bei unzweifelhafter Kommunikation zwischen Leber und Lunge, wie die ausführliche Mitteilung von Maliwa beweist. Dieser fand jedoch weder Biliverdin noch Bilirubin (nur gegen das Ende zu in kleinen Flöckchen), dafür Abkömmlinge desselben, ein Gemisch von Choleprasin und Bilifuscin. Zur Begründung nimmt Maliwa eine fermentative Umwandlung des ursprünglichen Farbstoffes in der Abszeßhöhle an, da auch im Reagensglase in einem Gemisch von Galle und eitrigem Sputum der anfangs deutlich positive Nachweis von Gallenfarbstoff nach und nach nicht mehr gelang. Ähnlich mag es bei dem Patienten mit Leberabszeß von Sendler gewesen sein; in dem braungelben Auswurf war anfangs kein Gallenfarbstoff nachzuweisen, sondern erst nachdem der Durchbruch in einen Bronchus erfolgt war, also mit dem reichlicheren Übertritt von Galle; auch hier war eine Umwandlung der kleinen anfangs durchgesickerten Mengen, wohl möglich; zur verdachterregenden Färbung des Auswurfes hatten sie genügt.

Ganz ist die Frage der Entstehung der Farbe solchen Auswurfs damit aber noch nicht erledigt, denn die Färbung kann unmöglich allein von dem meist nur in Spuren nachgewiesenen Bilirubin herrühren; auch geben gerade grüne Sputa von Pneumonikern die Reaktion nicht (Pollak). Es müssen also noch andere Stoffe daran beteiligt sein. Um verändertem Blutfarbstoff handelt es sich auf alle Fälle, doch sind die Produkte der Umwandlung uns nicht genau bekannt; es kann vielleicht ein dem Gallenfarbstoff sehr nahestehendes sein, gibt aber noch nicht oder nicht mehr seine typische Reaktion. Wir wissen ja auch, daß Biliverdinkristalle kaum zu unterscheiden sind von den sogenannten Hämatoidinkristallen. Die Untersuchungen von Maliwa lassen ferner daran denken, daß etwa an Ort und Stelle gebildeter Gallenfarbstoff sogleich weiter zu dem von ihm gefundenen Choleprasin und Bilifuscin umgewandelt wird. Endlich könnte es sich um ein Produkt handeln, das vielleicht dem aus Hämatoporphyrin durch Reduktion entstandenen Phylloporphyrin (Nencki) nahesteht.

Die Herkunft des Gallenfarbstoffes ist auf verschiedene Möglichkeiten gegründet. Die nächstliegende ist, daß er aus gallenfarbstoffhaltigem Blutserum stammt, wie auch Pollak annimmt, und für Fälle mit ausgesprochenem Ikterus auch sicher zutrifft. Doch wurde auch da Bilirubin im Auswurf nachgewiesen, wo es im Serum nicht zu finden war (Herzfeld und Steiger). Hier käme also eine lokale Entstehung in den Lungen aus zerfallendem Blute in Frage. Hierfür spräche auch, daß die letztgenannten Forscher zweimal Gallenfarbstoff in den anfiltrierten Lungenteilen nachweisen konnten, und zwar erheblich mehr als in den gesunden Partien (in normaler Länge überhaupt nicht). Pollak gelang dagegen der Nachweis nicht. Weitere Beobachtungen und Versuche über die ganze Frage der lokalen Entstehung von Gallefarbstoffen sind also noch nötig. Die Fawitzkysche Anschauung der direkten Farbstoffbildung durch Pneumokokken läßt sich nicht halten (s. S. 13); der durch Pneumokokken auf bluthaltigen Nährböden gebildete Farbstoff hat mit dem Gallenfarbstoff nichts zu tun.

4. Pigmentierung.

Unter pigmentierten Sputis versteht man solche, in denen färbende Substanzen nicht aufgelöst und gleichmäßig verteilt, sondern in kleinen Anhäufungen enthalten sind, die sofort durch ihre Farbe auffallen und je nach ihrer Menge ein charakteristisches Aussehen erzeugen können. Ist das Pigment außerordentlich fein und reichlich, so ist nebenbei stets noch eine leichte diffuse Färbung wahrnehmbar.

Man unterscheidet zwischen echtem, aus dem Körper stammenden, und falschem, von außen her in diesen gelangtem Pigment. Als ersteres kommen nur das Blutpigment und seine Derivate in Betracht; wiederholt ist schon auf das Auftreten von Hämatoidinschollen hingewiesen worden, die sich bei einer Reihe von Erkrankungen nach Blutungen in das interstitielle Lungengewebe oder in die Alveolarlumina selbst sowohl innerhalb wie außerhalb von Zellen zeigen; Anhäufungen der sie tragenden Zellen, der sogenannten Herzfehlerzellen, fallen durch das Auftreten rötlicher oder braunrötlicher Pünktchen und Stippchen auf. Sind sie in großen Mengen vorhanden, so erscheint der Auswurf wie mit feinstem Tabak gesprenkelt (s. Abb. 6 S. 13). Seltener fällt in ähnlicher Weise kristallinisches Pigment in Sputum aus alten Blutungen und Abszeßherden auf. Von diesem letzteren nicht sicher zu unterscheiden, mit ihm vielleicht sogar identisch ist das Bilirubinpigment, das meist in mehr gelblich gefärbten Kristallen auftritt. Über die Bedeutung dieser wird später die Rede sein (s. S. 169ff).

Wesentlich häufiger trifft man die zweite Art der Pigmentierung an, die von dem **Eindringen gefärbter Substanzen in die Luftwege** herrührt. Man muß sich von vornherein klar sein, daß diese farbigen Substanzen nur einen Teil aller in die Lungen aufgenommenen kleinsten Partikelchen darstellen, daß daneben unter Umständen viel größere Mengen nichtgefärbter Elemente aspiriert werden. Da sie trotz ihrer oft sehr reichlichen Anwesenheit — wie man bei Autopsien konstatieren kann — im Auswurf nicht besonders auffallen, so hat man auch nicht weiter auf sie geachtet. Hirt erwähnt eigens, daß bei Pheumonien, die durch Staub verschiedener Herkunft hervorgerufen waren, niemals Partikelchen davon aufgefunden worden seien. So haben alle die nicht oder nur ganz schwach gefärbten Steinpigmente keine Berücksichtigung gefunden, wiewohl sie theoretisch unter den gleichen Umständen im Auswurf zu finden sein müßten, wie z. B. die gefärbten Kohleteilchen; höchstens besteht die Möglichkeit, daß sie wesentlich rascher infolge ihrer oft scharfen Beschaffenheit in das Lungengewebe eindringen und dort fest bleiben andere wieder aufgelöst werden.

Daß sehr große Mengen körperfremden Pigmentes in den Lungen aufgespeichert werden können, beweisen außer der einfachen Betrachtung und der Vermehrung des Gewichtes chemische Untersuchungen (Zenker, Merkel, Langguth), bei denen z. B. nach Einatmung von Eisenstaub 3,9 bis 7,9$^0/_0$ Fe_2O_3 und 12,0$^0/_0$ Kieselsäure der Trockensubstanz gefunden wurden. Merkel gewann aus frischer Steinhauerlunge 0,74$^0/_0$ Tonerde, 0,74$^0/_0$ Kieselerde, 0,15$^0/_0$ Eisenoxyd, 0,15$^0/_0$ Sand. Thorel fand in einer Lunge 3,25$^0/_0$ Gesamtasche, davon 2,43$^0/_0$ Speckstein (Magnesiumsilikat nebst etwas Al und Fe). Nur von dem eingeatmeten Kalkstaub wird nach v. Ins der größte Teil aufgelöst und verschwindet so.

1. **Kohle- und Rußpigment.** Tagtäglich sieht man bei Erkrankungen der Luftwege sowie auch bei Gesunden, die in verrußten Städten leben und die morgens etwas schleimigen Auswurf entleeren Sputa mit leicht grauer, diffus erscheinender Tönung schwarzen Pünktchen und Streifen. Diese können in manchen Fällen so dichtgedrängt sein, daß der Auswurf völlig schwarz wird. Ohne weiteres erkennt man, daß es sich hier um massenhafte kleine Kohlenteilchen handelt, die — wie die mikroskopische Besichtigung lehrt, teils innerhalb von Zellen, teils frei in der Sputummasse liegen. Je nach der Art der Kohle wechselt auch die Farbe; Steinkohle erzeugt intensiv schwarze Färbung, Braunkohle eine mehr braunschwarze. Auch aus der Verteilung des Pigmentes lassen sich Schlüsse ziehen; sind die Sputa wie mit einem Hauch überzogen, oder die Pünktchen nur ganz minimal, so handelt es sich höchstwahrscheinlich um feinverteilten Ruß oder Staub; etwas gröbere Partikelchen rühren zumeist von aufgenommenem Kohlenstaub her, ganz grobe Stückchen entstammen der Holzkohle, die heutzutage allerdings mehr und mehr verschwindet.

Die Vermengung des Pigmentes mit dem Auswurf und die daraus resultierende Farbe hängt natürlich auch mit der Art der Grundsubstanz des Sputums zusammen. Wir finden das Pigment sowohl in rein schleimige Sputa eingelagert, die ihrem Aussehen nach dem Rachen entstammen; in anderen Fällen dunkle Partikelchen einem schleimig eitrigen oder auch rein eitrigen Auswurf beigemengt, hier häufiger in Streifenform oder in ganzen zusammenhängenden Ballen, seltener mit ausgehusteten Teilen des Lungenparenchyms noch fest verbunden.

Sehr ähnlich dem eben besprochenen Kohlensputum kann dasjenige von Graphitarbeitern sein; es fällt außerdem dadurch auf, daß es sich fettig anfühlt (Rosenthal). Man denke aber auch daran, daß Bleistiftteilchen durch die Unsitte des Anfeuchtens in den Mund gelangen können.

Gleichfalls eine schwarze Pigmentierung kann nach Merkel bei Einatmung von Eisenblechstaub (FeO) entstehen.

In seltenen Fällen wird eine durch Steinstaub verursachte, mehr schiefergraue oder blaugraue, auch schwarzbraune Färbung angetroffen.

Eine rötliche bis rotbraune Pigmentation oder auch mehr diffuse Färbung wurde mehrfach bei Arbeitern konstatiert, die Roteisensteinstaub (Fe_2O_3 enthaltend) eingeatmet hatten oder in sogenannten Goldblattfabriken, in denen Eisenoxydstaub Verwendung findet, beschäftigt waren (Merkel, Zenker).

Auch durch roten Sandstein kann gelegentlich eine Sprenkelung erzeugt werden (Panizza), doch ist oben schon bemerkt worden, wie selten Steinstaub gefunden wird.

Blaue Pigmentierung oder Ganzfärbung ist bei Ultramarinarbeitern von Merkel beobachtet worden. Als Kuriosum berichtet Dickson Violettfärbung durch einen in ein Gebiß eingeklemmten Anilinstift.

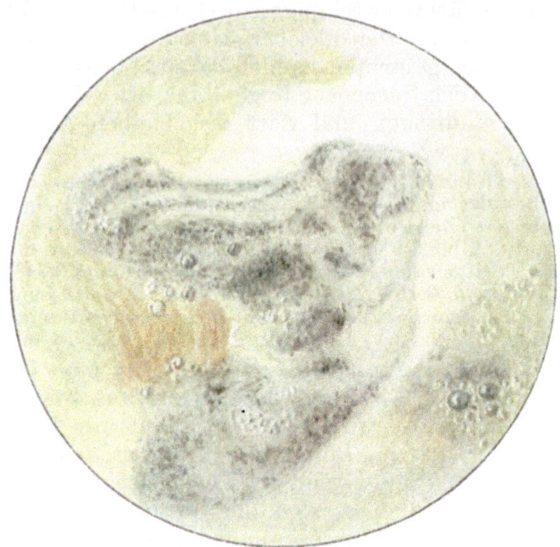

Abb. 9. Schleimig-eitriger Auswurf bei Bronchitis. Die aus dem Rachen stammenden schleimigen Teile enthalten reichlich Kohlepigment.

Nicht unerwähnt soll die Pigmentierung durch Tabak bleiben, der meistens wohl aus dem Nasenrachenraum stammt. Über das Schicksal tiefer eingedrungener Partikelchen ist anscheinend nichts bekannt.

Um Ursache und Bedeutung pigmenthaltiger Sputa richtig einzuschätzen, muß man auf ihre Entstehung zurückgehen, d. h. auf das Verhalten eingeatmeten Pigmentes im Respirationstraktus. Ist jemand der Einatmung von Pigment ausgesetzt, so bleibt zunächst ein Teil desselben auf der Schleimhaut der Nase, des Rachens, der Trachea und der Bronchien sitzen, ohne in die Schleimhaut selber einzudringen; einen anderen Teil findet man, wie zahlreiche klinische Beobachtungen und experimentelle Untersuchungen gezeigt haben, in den Alveolen wieder und von diesen aus in das peri- und interalveoläre Bindegewebe eingedrungen und den Lymphbahnen entlang bis zu den zunächst gelegenen Lymphdrüsen, ja häufig noch viel weiter in entferntere Drüsen des Bronchialbaumes aufgespeichert; die Einlagerungen in Drüsen des Abdomens stammen nach neueren Untersuchungen von Lubarsch dagegen aus dem Darmtraktus. Die schwarze Verfärbung solcher Lungen, die Ansammlung ganzer Pigmentlager in den Interstitien und Drüsen, die Vermehrung des Gewichtes ist ein bekanntes Beispiel dafür. Bis zu 50 g Kohlenstaub wurden in 1000 g Lunge gefunden. Was nun von dem eingeatmeten Staub auf der Oberfläche der Schleimhaut liegen geblieben ist, übt einen Reiz auf diese aus, der zu einer wenn auch nicht starken Mehrproduktion von Schleim führt; auch ohne eine solche kann durch die nach dem Munde zu gerichtete Bewegung des Flimmerbesatzes der Bronchial- und Trachealepithelien das Pigment in kurzer Zeit wieder nach außen befördert werden. Dies geht verhältnismäßig rasch vor sich; man kann annehmen, daß, falls die Einatmung nicht zu lange Zeit hindurch stattgefunden hat, höchstens 14 Tage (für Ultramarin nach Merkel) bis einige Wochen dazu nötig sind. Dem entsprechen auch die experimentellen Untersuchungen. Nun hat man aber weiter beobachtet, daß Personen, die sich längere Zeit hindurch, wochen- und monatelang nach der Entfernung aus staubiger oder rußiger Luft in einer reinen Atmosphäre aufgehalten hatten, trotzdem andauernd Pigment in geringen Mengen entleeren, in der Regel in dem schon öfter erwähnten schleimigen Morgensputum. Man hat deshalb einen retrograden Transport des Pigments aus dem Bindegewebe heraus in das Lumen der Alveolen angenommen; in der Bronchial- und Trachealschleimhaut selbst sind nur ganz vereinzelt zwischen den Zellen Pigmentkörnchen gefunden worden, von denen man vermuten konnte, daß sie sich auf dem Rücktransport befanden, meistens wird ihr Vorkommen dort ganz in Abrede gestellt. Finden nun stärkere Entzündungsprozesse der Schleimhaut aus anderen Ursachen statt, so erscheint gleichzeitig mit dem Auftreten eines reichlicheren eiterhaltigen Sputums auch mehr Pigment, infolge einer Beschleunigung des Lymphstromes in dieser Richtung. Es liegt dann zum größeren Teile frei, ist zum Teil aber auch in große runde Zellen oder in polymorphkernige weiße Blutkörperchen aufgenommen. Die vermehrte Ausscheidung ist in solchen Fällen also als eine Folge der Entzündung anzusehen; die Voraussetzung einer Zerstörung von Lungengewebe ist nicht nötig. Nicht jeder Reiz braucht aber zur Ausscheidung von aufgespeichertem Pigment zu führen. Den im Asthmaanfall produzierten Auswurf finden wir regelmäßig frei von Pigment, es sei denn, daß der Patient unmittelbar zuvor solches eingeatmet hatte. Diese Tatsache ist ein weiterer Beleg dafür, daß sich das Pigment niemals in den Bronchialepithelien aufhält, es müßte sonst mit dem äußerst zellreichen Schleim zutage kommen. Auch der pneumonische Auswurf ist frei davon, zumal in den Anfangsstadien.

Bei manchen sehr akut verlaufenden Krankheiten können nun dauernd oder während ihres Verlaufes ganz plötzlich größere Mengen von Pigment auftreten, entweder in dichteren Streifen oder in ganzen Haufen zusammengebacken; sehen wir näher zu, so finden wir sie zuweilen in Verbindung mit Lungenteilchen, mit verkästen Drüsen, Käsebröckelchen, elastischen Fasern und Blut. Erst dann zeigt uns ein solcher Pigmentreichtum Zerstörung von Lungensubstanz an. Die große Menge des Pigments allein genügt noch nicht zu einer solchen Annahme.

Die pathognomonische Bedeutung pigmenthaltiger Sputa ist nach dem Gesagten also eine außerordentlich verschiedene. In dem einen Fall ist darin das Bestreben des Organismus zu erblicken, sich frisch eingedrungener fremder Körper sofort wieder zu entledigen, im anderen erkennen wir einen stärkeren Entzündungs- und damit reichlicheren Sekretionsprozeß, im letzten endlich sehen wir die Zerstörung von spezifischen Bestandteilen der Lunge.

Von diagnostischem Wert ist, wie schon vor Jahren Soltmann erkannt hat, das Auswerfen pigmenthaltiger Sputa also nur dann, wenn der betreffenden Person schon längere Zeit keine Gelegenheit zur Aufnahme von Pigment gegeben war, da dann sicher ist, daß sich keines mehr auf der Schleimhaut der Luftwege befindet, sondern es bereits überall in das interstitielle Gewebe oder in die Drüsen aufgenommen wurde. Auch nach sehr langen Pausen, Soltmann erwähnt fünfzehnjährige Intervalle, kann es durch einfache entzündliche Prozesse auf die oben geschilderte Weise wieder nach außen gelangen.

Ein Punkt bedarf noch besonderer Erwähnung, nämlich die Bedeutung des Einatmens von kleinen Fremdkörperteilchen für das Zustandekommen von Veränderungen des Lungengewebes. Es ist schon oben erwähnt worden, daß durch dauerndes Einatmen größerer Mengen ein leichter Reizungszustand der Schleimhaut sich einstellt. Die Wirkung des in die Interstitien eingedrungenen und dort in größerer Masse abgelagerten Pigments kann jedoch auch eine wesentlich tiefere und nachhaltigere sein. Es setzt ein reaktiver Entzündungsprozeß ein, der — wir denken zunächst an das am häufigsten vorkommende Kohlepigment — zu einer Vermehrung des interalveolaren und peribronchialen Bindegewebes mit strang- und knotenförmigen Verdickungen führt, in denen das Pigment sich eingelagert findet, also zu dem als Anthrakosis bezeichneten Zustande. Die weitere Folge ist Schwinden des Lungenparenchyms durch Verödung der Alveolen und späterhin in den verödeten Teilen Erweiterung der Bronchien, in den noch gesunden Erweiterung der Alveolen. In ähnlicher Weise vollzieht sich der Prozeß bei Einatmung von Gesteinsstaub. Holzkohle ruft nach Traube-Muck keine derartigen Veränderungen hervor.

Noch wichtiger ist die Frage, ob und inwieweit diese Fremdkörpermassen auf die Entstehung von Lungenerkrankungen durch bestimmte Mikroorganismen Einfluß haben, sei es direkt oder infolge der eben gestreiften Prozesse, oder schon bestehende Erkrankungen ungünstig beeinflussen.

Daß Einatmung von stark reizenden Staubarten Infektionen begünstigen, beweisen die Versuche von Duerck. Es gelang ihm, durch Insufflation verschiedener Staubarten (Straßenstaub, Thomasphosphat, Schmiergel) katarrhalische Pneumonien hervorzurufen, mit und ohne vorangegangene Einverleibung von Bakterien; letztere allein blieben wirkungslos.

Beim Menschen kann die Einatmung verschiedener Staubarten momentan schwere kruppöse Lungenentzündungen auslösen; bekannt ist diese Wirkung besonders vom Thomasphosphat (mit Eisen verunreinigtes Kalziumphosphat) (Enderlen, Ehrhardt). Auch dem jetzt viel als Dünger verwendeten Kalkstickstoff scheint nicht selten eine ähnliche Wirkung zuzukommen. Die Einwirkung „staubiger Orte" auf die Bronchien ist ja längst gefürchtet.

Ob das Festsetzen von Tuberkelbazillen in gleicher Weise erfolgt, scheint nicht sicher, ist auch wohl schwer zu beweisen; in der Regel nimmt man an, daß dies erst später in dem schon veränderten Lungengewebe geschieht. Die disponierende Wirkung der verschiedenen Gesteinsarten ist hier sehr ungleichartig. So war man früher allgemein der Ansicht, daß sich Anthrakosis und Tuberkulose bis zu einem gewissen Grade ausschließen, da in manchen Gebieten auffallend wenig Kohlenbergarbeiter der Schwindsucht zum Opfer fielen. Neuere Erfahrungen haben indes gelehrt, daß dieser Satz in solchem Umfange nicht richtig ist. Schmaus fand bei 13% von ihnen tuberkulöse Veränderungen. Man kann aber wenigstens so viel sagen, daß Einatmung von Kohlenstaub die Entstehung einer Tuberkulose nicht sichtlich begünstigt (A. Fränkel); auch ein Einfluß auf eine schon bestehende Erkrankung läßt sich nach Papasotiri nicht erkennen.

Andere Gesteinsarten gelten als direkt ungünstig, aber auch sie sind nach Struktur, Härte, chemischer Zusammensetzung von verschiedener Wirkung; als besonders gefährlich wird Glas-, Porzellan-, Quarzsand angesehen, ebenso metallhaltiger Staub. Im Tierexperiment macht sich nach Lubenau ein einwöchentliches Einatmen solcher Staubarten schon ungünstig bemerkbar. Verhältnismäßig günstig wird Kalkstaub $(CaCO_3)$ beurteilt, ja es ist ihm sogar eine heilende Wirkung auf bestehende Tuberkulose zugeschrieben worden. Vielleicht läßt sich diese eigenartige Stellung damit erklären, daß er nach v. Ins in den Lungen aufgelöst und abtransportiert wird.

Die folgende Zusammenstellung von Petersen mag eine genügende Übersicht über die verschiedene prädisponierende Wirkung verschiedener Staubarten geben. Es starben an Tuberkulose von

Kohlenarbeitern	1%
Müllern	10%
Glasarbeitern	80%
Nadelschleifern	70%
Feilenhauern	62%
Steinmetzen	40%
Mühlenstein-, Siebmachern, Glasschneidern, Lithographen, Bürstenbindern	40—50%.

Kurz sei hier bemerkt, daß der ungünstige Einfluß organischen Staubes auf die Entstehung von Tuberkulose bekannt ist (von Wolle, Bürstenhaare, Baumwolle, besonders auch von Kunstwollstaub), ganz abgesehen davon, daß mit dem Staub auch andere Infektionserreger, z. B. Milzbrandbazillen, eingeatmet werden können. Auffallenderweise ist nirgends in der Literatur das Vorkommen solcher Fasern, abgesehen von zufälligen Beimengungen, erwähnt.

5. Konsistenz.

Die Konsistenz des Auswurfs hängt ab von der Art seiner Grundsubstanz; durch Beimengungen verschiedener Natur kann sie erheblich modifiziert werden. In dem pathologisch-anatomischen Prozeß der einzelnen Krankheiten liegt es begründet, daß die Konsistenz in der Mehrzahl der Fälle sich umgekehrt verhält wie die Menge des Auswurfs; ein zäher Auswurf wird meist nur spärlich sein, ein dünnflüssiger reichlich.

Die Konsistenz des Auswurfs ist vor allem bedingt durch sein Gehalt an Schleim. Wir unterscheiden zwischen zähem dickem, und mehr dünnem, leichter flüssigen Schleim mit allen Zwischenstufen. Ersterer wird nur mit Mühe aus den Luftwegen herausbefördert; sucht man Teilchen zwecks Untersuchung mittelst Nadel oder Pinzette auf einen Objektträger zu bringen, so entgleiten sie oder ziehen sich in lange Fäden aus, die nur mühsam zu trennen sind. In extremen Fällen ist die Konsistenz so zäh, die Oberflächenspannung so groß, daß die Massen sich bei dem Versuch, sie auseinanderzureißen, sofort wieder zusammenziehen, und am bequemsten mit einer Schere durchschnitten werden. Die große Zähigkeit eines solchen Auswurfs läßt sich leicht auch an den eingeschlossenen Luftblasen erkennen, die nicht wieder frei gegeben werden, und nicht platzen, auch wenn sie nur noch von einer ganz dünnen Hülle umgeben sind. — Indes sind nicht alle Sputa, die man als schleimig bezeichnet, von so zäher Konsistenz; der schleimige Charakter wird sich jedoch nie verleugnen. Ist man beim ersten Anblick des Sputums im Zweifel, ganz besonders wenn es sich um reichlichen Auswurf handelt, ob es mehr schleimiger oder mehr seröser Natur ist, so kann man sich rasch durch Übergießen aus einer Spuckschale in die andere von seiner Beschaffenheit überzeugen; im gemischten Auswurf erkennt man die schleimigen Teile leicht durch Ausgießen auf einen schwarzen Teller.

Wie Friedr. Müller nachgewiesen hat, handelt es sich bei diesen schleimigen Sputis um echtes Muzin, das aus den Schleimdrüsen des Rachens, des Kehlkopfes, der Trachea und der Bronchien (herunter bis zu 1 mm Durchmesser) abgeschieden wird. Der Schleimgehalt des Sputums weist also auf eine Beteiligung dieser Organe an der Erkrankung hin.

Sehr zähschleimiges Sputum finden wir im Anfangsstadium der akuten Bronchitis, häufig auch bei der chronischen Bronchitis. Auch im asthmatischen Anfall ist der Auswurf außerordentlich zäh, besonders einzelne Teile. Handelt es sich um ein reichliches, dünnschleimiges Sputum, so spricht man von pituitösem Sputum, das bei dem gleichbenannten Katarrh der Bronchien entleert wird.

Schon Traube hat eine gewisse Klebrigkeit des Sputums von der zähen Beschaffenheit unterschieden; sie ist daran zu erkennen, daß das Sputum außerordentlich fest an der Wand des Spuckgefäßes haftet. Im Gegensatz zu den vorhergenannten Sputis kann man die Ballen unschwer mit zwei Nadeln trennen. So ist der aus dem Rachen stammende Auswurf auffallend klebrig. Vielleicht ist das in ihm enthaltene Myelin mit die Schuld. Diese charakteristische Eigenschaft ist indes nicht immer vom Schleimgehalt abhängig, sondern es kommen hier noch zwei andere Substanzen in Betracht, nämlich Nuklein und Eiweiß. Kossel hat gefunden, daß bestimmte sehr klebrige Sputa sich weniger durch ihren Gehalt an Muzin auszeichnen als durch den an Nuklein. Diese Substanzen nehmen auf Zusatz von Alkali — und das Sputum reagiert meistenteils alkalisch — eine zäh klebrige Beschaffenheit an. Dies gilt vor allem für das Sputum der kruppösen Pneumonie. Wie weit hier der Eiweißgehalt dafür in Frage kommt, ist nicht sichergestellt. Speziell bei dem hämorrhagischen Infarkt der Lungen könnte man daran denken, daß das beigemengte Eiweiß bzw. das Blut maßgebend für die Konsistenz des Auswurfs ist, denn auch dieses

Sputum zeichnet sich durch seine Klebrigkeit aus. Nach einigen Tagen ist ihm aber regelmäßig auch Schleim beigemengt. Ebenso ist das Sputum bei der Lungenpest, bei Lepra und Sklerom der oberen Luftwege von zähklebriger Beschaffenheit. Möglicherweise kommt auch noch Lezithin- oder Cholesteringehalt in Betracht, vielleicht handelt es sich aber auch nur um eine besondere physikalische Eigentümlichkeit des Schleims oder seine Verbindung mit Eiweiß.

Gallertähnliche Konsistenz wird gelegentlich bei ausgehustetem Echinokokkenblasen-Inhalt gefunden (Behrenroth), auch wenn keine essigsäurefüllbaren Stoffe darin enthalten sind, oder nur Spuren.

Einen anderen Charakter zeigt der Auswurf, wenn er Schleim nicht oder nur in sehr geringer Menge, dagegen Eiweiß sehr reichlich enthält und in profusen Massen ausgeschieden wird. Das gilt vor allem für das Sputum bei Lungenödem und, was diesem gleichzusetzen ist, für die sogenannte Expektoration albumineuse, die nach Entleerung großer pleuritischer Ergüsse früher häufiger beobachtet wurde. Wir finden hier ein dünnflüssiges, aber noch immer etwas klebriges Produkt.

Beimengung von Eiter beeinflußt die Konsistenz in den meisten Fällen nur insofern, als infolge Abnehmens des katarrhalischen Schleim produzierenden Prozesses der Gehalt an Schleim geringer wird, wie z. B. beim Übergang aus den ersten Stadien der akuten Bronchitis in das der eitrigen Entzündung. Bei manchen Sputis, besonders wenn sie sehr zum Zerfall neigen und längere Zeit in Bronchien oder Lungengewebe stagnieren, mag die Abnahme des Schleimgehaltes durch eine Verdauung des Schleimes zu erklären sein, wie z. B. beim gangränösen. Während im ersteren Falle in der Verflüssigung des Auswurfs also ein Heilungsvorgang oder zum mindesten normaler Ablauf eines Prozesses zu sehen ist, ist eine Verflüssigung (Kolliquation) des Auswurfs da, wo man Resorption erwarten sollte, unter Beimengung von Eiter und Blut von schlechter Vorbedeutung, da sie uns rasche Gewebseinschmelzung anzeigt. Man denke z. B. an den Übergang eines typisch zähen pneumonischen Sputum in das dünne zwetschgenbrühartige. Eine ganz abnorme Zerfließlichkeit wurde vom Verfasser einmal bei einer eitrigen Pneumonie beobachtet. In Wasser entleert, verschwand der Auswurf in mehreren Sekunden vollständig und hinterließ nur eine gleichmäßige milchige Trübung. Eine festere Konsistenz zeigt ausgehusteter eingedickter Empyemeiter. Zuweilen findet man auch Teile eines rein eitrigen Sputums von mehr bröckeliger Beschaffenheit bei verkäsenden Prozessen der Tuberkulose. Solche Teile lassen sich unter dem Deckglas ohne weiteres zerdrücken, während beim gewöhnlichen eitrigen Sputum einer Bronchitis oder einer Bronchiektasie der Zusammenhang der einzelnen Teilchen stets gewahrt wird.

Gleichbedeutend mit der Zähigkeit eines Sputums ist die sogenannte Viskosität desselben. Es ist auffallend, daß so selten Versuche gemacht worden sind, sie zu messen, da dies die einzige Möglichkeit ist, die Konsistenz bzw. die Zähigkeit eines solchen objektiv zu beurteilen.

Nur von Neumann stammen für das Sputum von Keuchhusten hierüber genauere Angaben. Neumann ging dabei von der Frage aus, ob die Heftigkeit der Anfälle mit der Zähigkeit des Sputums irgend etwas zu tun habe. Zur Untersuchung bediente er sich hierbei einer Modifikation des Apparates von Bottacci.

Eine kugelförmige Flasche von 40 ccm Inhalt läuft in ein Kapillarrohr von $2^1/_4$ mm lichter Weite aus, das unmittelbar unterhalb der Ansatzstelle rechtwinkelig abgebogen ist. Die Kugelflasche ist mittelst durchbohrten Stopfens und Glasrohres in Verbindung mit einem Manometer gebracht, welches zur Herstellung des erforderlichen Druckes dient. Zur Vermeidung von größeren Druckschwankungen wird zwischen Manometer und Kugelflasche eine mehrere Liter fassende starkwandige Flasche mit dreifach durchbohrtem Gummipfropfen, durch welchen drei Glasrohre führen, eingeschaltet, welche die Verbindung mit der Kugelflasche und mit dem Manometer herstellen. Von dem dritten, durch einen Hahn abgeschlossenen Rohr aus wird vermittelst einer Handluftpumpe der Druck im Manometer hergestellt. Zwei luftdicht schließende Quetschhähne, welche eine momentane Öffnung und Schließung der Leitung gestatten, werden dicht vor der Kugelflasche und am Ende der Kapillare angebracht.

Zur Ausführung des Versuchs wird die Sputummenge in einem Maßzylinder gemessen und dann in die Kugelflasche gegossen. Hierauf wird durch Aufsetzen des Gummipfropfens die Leitung mit dem Manometer hergestellt und die horizontale Stellung des Kapillarrohres mittelst einer Wasserwage kontrolliert. Nun wird in dem Manometer ein positiver Druck von 20 mm Quecksilber, der sich in allen Fällen als ausreichend erwies, hergestellt und zunächst der Quetschhahn unmittelbar vor der Kugelflasche geöffnet. Dann wird der zweite Quetschhahn am freien Ende des Kapillarrohres geöffnet und die Zeit bestimmt, welche die gesamte Sputummenge zum Passieren einer Marke in der Mitte der Kapillarröhre braucht. Die Division der erhaltenen Zahl von Sekunden durch die Menge des untersuchten Sputums in Kubikzentimetern ergibt die mittlere Geschwindigkeit für 1 ccm Sekret. Diese wird, in Sekunden ausgedrückt, als Viskositätsgrad des Sputums bezeichnet. Eine Temperaturschwankung von ein bis zwei Grad ist nicht von Bedeutung, so daß man sich einer konstanten Zimmertemperatur bedienen und auf ein Wasserbad verzichten kann. Von Neumann angestellte Kontrollversuche ergaben genügend genaue Resultate.

Die Resultate sind sehr bemerkenswert. Zunächst konnte Neumann eine ganz außerordentliche Verschiedenheit der Viskosität des Auswurfes bei ein und demselben Kinde konstatieren. Der gemessene Viskositätsgrad schwankte in einem extremen Falle zwischen 2 und 24 000, aber auch bei anderen Untersuchungen wurden ganz außerordentliche Differenzen beobachtet. In der Mehrzahl der Fälle gingen sie jedoch nur bis zu einigen Hundert, was aber immer noch Werte von enormer Verschiedenheit bedeutet. Der Viskositätsgrad steht ferner weder in konstanter Beziehung zur Menge des Auswurfs noch zur Schwere der Anfälle. Die Abnahme der Heftigkeit der Hustenparoxysmen ist also nicht bedingt durch eine Verflüssigung des Sputums. Nur bei einem von sieben Fällen wurde eine geringe Abnahme der vorher sehr hochgradigen Viskosität im Stadium decrementi festgestellt, bei zwei anderen dagegen erhebliche Zunahme; bei wieder anderen Sputis blieben sich die Zahlen gleich. In einigen Fällen nahm kurz vor dem plötzlichen Aufhören der Sekretion die Viskosität ab, sie fiel aber auch nicht mit dem Leichterwerden der Anfälle zusammen. Bei zwei innerhalb weniger Stunden expektorierten Sputis des gleichen Falles ergab das des leichteren Anfalles einen höheren, das des schwereren einen geringeren Viskositätsgrad; zwei als gleichwertig bezeichnete Anfälle desselben Kindes lieferten häufig Sputa ganz verschiedener Viskosität.

Diese Ergebnisse sind immerhin sehr auffällig und stehen, wie gesagt, im Widerspruch zu einer vielfach geäußerten Annahme. Sie sind aber auch für die Therapie insofern von Bedeutung, als man sich fragen muß, ob durch Darreichung von Mitteln, die eine Verflüssigung des Bronchialsekretes erstreben, auch der erwünschte Erfolg, nämlich eine Abschwächung der Anfälle erzeugt werden kann. Dies erscheint nach Neumanns Untersuchungen wenig aussichtsreich; die Erfahrung hat längst in diesem Sinne entschieden.

6. Luftgehalt.

Die Sputa zeigen einen sehr wechselnden Gehalt an Luft, der sich durch Blasenbildung auf der Oberfläche, etwas spärlicher auch im Inneren der ausgehusteten Massen dokumentiert. Je nach ihrer Konsistenz sieht man große oder kleine Blasen, große stets im schleimigen Sputum vorherrschend, da hier die große Oberflächenspannung ein Platzen verhindert, kleine im mehr dünnflüssig-wässerigen oder serösen, auch noch eitrig-schleimigen Auswurf. An ausgezogenen dickeren Schleimzügen kann man deutlich die eingebetteten Luftblasen erkennen. — Der Luftgehalt ist von Einfluß auf das Aussehen; wenn auch der jedem Sputum eigene Grundton in der Farbe vorherrscht, so verleiht ihm doch die untermischte Luft je nach ihrer Menge infolge der vielfachen Lichtbrechung einen weißlichen glänzenden Schimmer. In anderen Fällen, besonders beim dreischichtigen Sputum, breitet sich auf der Oberfläche eine Schicht größerer und kleinerer Blasen aus, die infolge ihrer Undurchsichtigkeit die darunterliegenden Massen dem Anblick entzieht; sind alle Teile des Auswurfs gleichmäßig mit Luftblasen durchmengt, z. B. beim Lungenödem, so kann das Sputum ein Aussehen erlangen, welches, wenn man von der Farbe absieht, geschlagenem Eierschnee ähnelt. Sehr feinverteilter weißlicher Schaum läßt auch an die Entstehung der Blasen durch Wasserstoffsuperoxyd denken!

Mehr noch wie die Konsistenz, aber vielfach mit dem Charakter des Sputums Hand in Hand gehend, ist der Ort der Luftbeimengung für Zahl und Größe der Luftblasen bestimmend. Wie Sahli sagt, ist „unter sonst gleichen Verhältnissen der Luftgehalt der Sputa um so beträchtlicher, aus je feineren Bronchien dieselben kommen, weil bei der aus kleineren zu größeren Bronchien stattfindenden Vereinigung kleinerer Sputumpartikelchen zu größeren Klümpchen am leichtesten Luft eingeschlossen wird". Die Luftbeimengung erfolgt aber sicher nicht allein auf diesem Wege durch Einschließung von Luft in konfluierende Sputumteilchen, sondern und vielleicht sogar hauptsächlich dadurch, daß bei der Ein- und Ausatmung Luft durch die das Lumen der Luftröhren verschließende Flüssigkeit hindurchgepreßt wird, wobei Blasen entstehen, die je nach der Zähigkeit des Sekrets und der Weite des Lumens, in dem sie sich ausspannen, von verschiedener Größe sind und mehr oder weniger zäh von der Flüssigkeit festgehalten werden. Diese Art der Entstehung wird sehr instruierend veranschaulicht durch eine Abbildung von Friedr. Müller (Erkrankungen der Bronchien, S. 272), auf welcher man in einem längsgetroffenen sich verjüngenden Bronchus hintereinanderliegende Luftblasen verschiedener Größe, die durch das anscheinend zähe Sekret dort festgehalten werden, ohne weiteres erkennt. So ist auch die innige Vermengung der Luft mit dem Sputum zu verstehen, so erklärt sich auch, daß abgesehen von der Konsistenz des Sekrets, bei Vermischung von Flüssigkeit und Luft in den Lungenalveolen das von dort stammende Sputum stets ein feinschaumiges ist, wie wir es in typischer Weise beim Lungenödem antreffen, und daß es bei Erkrankungen der Bronchien neben kleineren stets auch größere Luftblasen, nur nicht so reichlicher Zahl wie das Alveolarsputum, enthält. Sehr geringe Zähigkeit besitzender und leicht konfluierender Auswurf endlich weist verhältnismäßig wenig Lufteinschlüsse auf, wie zum Beispiel die unterste Schicht des bronchiektatischen Auswurfs, auch in großen Mengen entleerter hämoptoischer, zuweilen auch rein eitriger, aus Kavernen stammender oder nach Durchbruch eines Empyems entleerter Auswurf. Es ist hier nicht allein die geringere Konsistenz für den Gehalt an Luft maßgebend, sondern auch die Massenhaftigkeit der Entleerung, wodurch der raschen Weiterbeförderung nach außen ein schwächerer Widerstand entgegengesetzt und die Möglichkeit der Vermischung mit Luft verringert wird.

Der beste Gradmesser für die Beurteilung des Luftgehaltes eines Sputums ist sein Gewicht; läßt man den Auswurf in einen mit Wasser gefüllten Spucknapf entleeren, so ist die Schwere der entleerten Ballen sofort zu erkennen; die lufthaltigen schwimmen obenauf, die luftleeren sinken unter (Sputa fundum petentia). Erstere sind fast regelmäßig die mehr schleimigen, geballten, letztere die eitrigen mit Neigung zum Auseinanderfließen.

Aus dem Luftgehalt diagnostische Schlüsse zu ziehen, ist natürlich nur mit Berücksichtigung der übrigen Eigenschaften erlaubt. So hat man dem rein eitrigen, münzenförmigen, zu Boden sinkenden Sputum eine besondere Bedeutung als Kavernensymptom beigelegt und es läßt sich auch verstehen, daß in

Kavernen abgesetztes Sekret wenig lufthaltig ist, da die Sekretion dort oft eine massige ist und der Entleerung infolge des geringen oder fehlenden Schleimgehaltes kein wesentlicher Widerstand entgegengesetzt wird; man kann bis zu einem gewissen Grade also tatsächlich hier den Luftgehalt diagnostisch verwerten. Sahli weist aber darauf hin, daß auch rein katarrhalisches Sekret die gleiche Eigenschaft zeigen kann; doch ist dies verhältnismäßig selten der Fall, und zwar bei der akuten eitrigen Bronchitiolitis (bzw. Bronchopneumonie), wie das während der Grippe-Epidemien häufig beobachtet werden konnte; doch führt auch solcher Auswurf immer noch Luftblasen. Eher sind gelegentlich Sputa bei putrider Bronchitis oder Lungenabszeß frei von Luft.

Von wesentlicher Bedeutung ist die Luftbeimengung für die Beurteilung, ob durch den Mund entleertes Blut aus Lunge, Magen und Ösophagus oder aus einem geplazten Aneurysma stammt, da bei ganz frischen Blutungen die Diagnose aus der Farbe nicht immer gleich gestellt werden kann. Kleinere, aus arrodierten Gefäßen der Lunge stammende Blutungen sind stets mehr oder weniger mit Luftblasen durchsetzt, also schaumig, bei heftigeren Hämoptöen ist der Luftgehalt dagegen wesentlich geringer oder kann bis auf vereinzelte Luftblasen ganz fehlen, was mit der ohne Schwierigkeit erfolgenden Expektoration in Beziehung zu bringen ist. Solches Blut braucht sich in seinem Luftgehalt überhaupt nicht von Blut unterscheiden, welches aus der Nase, dem Verdauungstraktus oder einem rupturierten Aneurysma entstammt; denn auch in solchen Fällen gelangt außerordentlich leicht etwas Blut bis zum Kehlkopf, oder sogar in die Trachea hinein und wird von dort wieder durch Hustenstöße entleert, wobei Vermengung mit Luft erfolgt. Es ist also hier die Diagnose aus dem Luftgehalt allein, wie so häufig angegeben wird, nicht immer mit Sicherheit zu stellen.

Frisch in den Mund ergossener, sofort entleerter Speichel ist abgesehen von einigen Bläschen luftleer, kann aber durch längeres Verweilen im Mund und geeignete Bewegungen leicht mit Luft vermischt werden. Mit der Zähigkeit, die zuweilen hohe Grade erreichen kann, nimmt der Gehalt an kleinen Luftblasen zu. So kann man ein fast schaumiges Aussehen des zähen, klebrigen Sputums in den seltenen Fällen von mangelhafter Funktion der Speicheldrüsen, sogenanntem Aptyalismus, beobachten.

Ob Gasbildung innerhalb des Sputums noch in den Lungen oder erst bei längerem Stehen an der Luft vermehrten Schaum bedingt, ist nicht bekannt. Theoretisch läßt es sich jedenfalls nicht ausschließen, daß bei Fäulnis, also ganz besonders bei Lungengangrän und Bronchitis foetida, eine reichliche Bildung von Kohlensäure, Schwefelwasserstoff und Ammoniak eine leichte Schaumbildung hervorruft; Kohlensäurebildung durch Gärung ist bei dem geringen Kohlehydratgehalt ziemlich ausgeschlossen. Ebenso ist nicht bekannt, ob durch Übergang der alkalischen in eine saure Reaktion Abscheidung von Kohlensäure durch niedere Fettsäuren erfolgt. Im allgemeinen nimmt aber beim Stehen des Auswurfs der Luftgehalt mit der Verflüssigung zusehends ab.

7. Schichtung.

Bei manchen in großen Massen entleerten Sputis fällt auf, daß sie sich im Spuckglase ziemlich rasch in drei Schichten absetzen, in eine oberste undurchsichtige, mehr weißliche oder grüngelbliche, die durch die Vermengung mit großen und kleinen Luftblasen schaumiges Aussehen erhält; bei genauerem Zusehen erkennt man, daß sie von lockeren, eitrigen, stets mit mehr oder weniger Schleim und Luft vermischten Ballen gebildet wird, aus denen einzelne Fetzen in die zweite Schicht herunterhängen. Diese besteht aus einer reichlichen,

etwas trüben, gelbgrünen Flüssigkeit von mäßiger Durchsichtigkeit und dünnflüssiger Konsistenz; größere Formbestandteile enthält sie nicht, höchstens
einige wenige lufthaltige und mit Eiter vermischte Schleimflocken suspendiert.
Die dritte unterste Schicht bildet eine gelbliche, bei Vorhandensein von Blut
mehr pflaumenbrühartig aussehende zusammenfließende Masse, die sich ziemlich scharf von der überstehenden Flüssigkeit trennt; sie ist zusammengesetzt
aus Eiterkörperchen und Detritus, zwischen die neben Speiseresten zuweilen
gröbere Bröckel von abgestoßener Lungensubstanz oder die bekannten Dittrichschen Pfröpfe eingebettet sind.

Nach Eichhorst sollen diese Sputa eigentlich aus vier Schichten bestehen;
er trennt die von Traube so zutreffend geschilderte oberste Schicht in zwei,
in eine Schaumschicht und die der herunterhängenden Ballen. Diese Trennung
erscheint aber überflüssig, die Dreiteilung erscheint dem Auge natürlicher.

Das Verhältnis der einzelnen Schichten zueinander kann wechseln, bei sehr
reichlichem dünnflüssigen Auswurf ist meistens die mittlere die größte; die
Dicke der oberen Schicht richtet sich vor allem nach dem Schleim- und Luftgehalt, die der unteren nach dem Eitergehalt. Obere und untere Schicht können
sich gelegentlich beinahe berühren. Bei geringem Luft- und Schleimgehalt
sowie sehr dünnflüssiger Konsistenz des Schleims kann auch Sonderung in zwei
Schichten erfolgen, eine obere schleimig-seröse und eine untere eitrige, wie es
von Lenhartz besonders für Bronchiektasien geschildert worden ist.

Bei längerem Stehen solcher Sputa verkleinert sich regelmäßig die oberste
Schicht durch das Zergehen der Luftblasen, wodurch anfangs schwimmend
gehaltene Teile nach unten sinken und den Bodensatz vergrößern. Zum Teil
werden sich mit der Zeit die Bestandteile der obersten Schicht auch mehr verflüssigen und mit der mittleren vereinen.

Dieser Schichtung begegnen wir bei einer kleinen Zahl von Erkrankungen,
für die sie ziemlich typisch ist, obwohl auch Ausnahmen existieren. Bereits
Traube hat sie in Fällen von Lungengangrän und putrider Bronchitis ausführlich beschrieben, ebenso ist sie bei Bronchiektasien, sobald der Auswurf reichlicher geworden ist, regelmäßig zu finden, zuweilen bei Tuberkulose mit starker
Beteiligung der Bronchien, seltener bei Lungenabszeß; Munk erwähnt sie
in einem solchen Falle und gibt auch zugleich an, daß hier die unterste Schicht
die mächtigste sei, dicker als die beiden anderen zusammen. Auch bei entleerten
vereiterten Echinokokkuszysten kann Schichtung erfolgen. Bei den übrigen
Erkrankungen der Lungen scheint eine Schichtung nur ganz ausnahmsweise
vorzukommen, was in der Konsistenz und Zusammensetzung des Sputums begründet ist. Nur Pel beschreibt Schichtung eines asthmatischen Sputums,
welches sich in eine oberste Schicht aus rosa gefärbtem Schaum, eine mittlere
aus blutig gefärbten Sputumballen schleimig-citriger Natur und eine unterste
schied, die aus einer wenig gefärbten Flüssigkeit bestand, in der zahlreiche
kleine Klümpchen und Fädchen suspendiert waren, die teilweise bis auf den
Boden hingen, ihn zum Teil auch bedeckten.

Eine eigentümliche Schichtung von Sputumbestandteilen entsteht gelegentlich dadurch, daß ausgeschiedenes Fett bei längerem Stehen einen rahmartigen
Überzug bildet. Oppolzer berichtet von einem solchen „milchähnlichen"
Auswurf bei Bronchitis fibrinosa.

Ferner kann nach längerem Aufbewahren eine Schichtbildung auch noch
durch Ansiedelung eines dicken zusammenhängenden Pilzrasens, meist aus
Schimmelpilzen, auf der Oberfläche eintreten.

Diagnostische Bedeutung der Schichtung. Ganz allgemein zeigt
uns die Schichtung stets einen Prozeß an, der mit reichlicher Sekretion einer

nicht zu dicken eiter- und schleimhaltigen Flüssigkeit verknüpft ist. Diese Bestandteile zusammen können nur von den Bronchien geliefert werden; reines Alveolarsekret oder Transsudat, reiner Höhleneiter wird nie eine Schichtung eingehen, da für die oberste Schicht der Schleimgehalt, in welchem sich die Luftblasen befinden, eine Notwendigkeit ist. Fehlt der Eiter, so kann höchstens eine Zweischichtung erfolgen. Insofern ist die Schichtung zweifellos von diagnostischer Bedeutung. Die spezielle Diagnose, ob einfache Bronchiektasie, putride Bronchitis, Abszedierung, Gangrän oder ein tuberkulöser Prozeß vorliegen, kann im einzelnen Falle nur aus den übrigen typischen Merkmalen solcher Sputa, wie Farbe, Geruch, Beimengung von Lungenbestandteilen, Dittrichschen Pfröpfen, elastischen Fasern gestellt werden.

8. Geruch und Geschmack.

a) Geruch.

So außerordentlich verschieden und oft typisch der Geruch des Auswurfs bei den verschiedenen Erkrankungen der Luftwege ist, so wenig sind wir über die Natur der den Geruch erzeugenden Substanzen unterrichtet. Nur in einzelnen Fällen sind solche Stoffe nachgewiesen worden; es sind dies vor allem die bei der Fäulnis entstehenden Substanzen, auch einige Riechstoff bildende Bakterienarten hat man züchten können. Es handelt sich somit um Substanzen, die schon innerhalb der Lunge entstehen und es ist ohne weiteres klar, daß Stagnation des Auswurfs in Erweiterungen der Bronchien und Höhlenbildungen des Lungenparenchyms besonders günstige Gelegenheit dazu bietet. Vielfach stellt sich ein stärkerer Geruch erst in entleerten und längere Zeit der Außenluft ausgesetzten Sputis durch weitere Zersetzung ein. Umgekehrt ist es nach Sahli sehr wohl möglich, daß der Auswurf durch Abdunsten der oberflächlichen Schichten beim Stehen rasch den Geruch verlieren kann, wenn er nicht umgerührt wird. Endlich ist auch noch stets daran zu denken, daß der Geruch seine Ursache in Arzneimitteln haben kann, die gelegentlich in das Sekret mit übergehen, oder in der Mundhöhle der Patienten beigemischt werden — es sind dies hauptsächlich Arzneistoffe oder Mittel, die zur Mund- und Zahnpflege benutzt worden waren. Auch durch die Beimengung von Mageninhalt kann der Geruch des Auswurfs wesentlich beeinflußt werden. Sahli weist darauf hin, daß der Geruchträger sehr häufig nicht der Auswurf selbst, sondern die Atemluft, die sich infolge ihrer höheren Temperatur leichter mit Riechstoffen belädt als die kalte Außenluft über dem Spuckglase, oder die Haut oder die Umgebung des Patienten sei; der Geruch hafte dann dem Auswurf höchstens nur oberflächlich an oder verschwinde bei dem Entfernen des Spuckgefäßes aus der Nähe des Patienten.

Aus dem Rachen stammende oder bei Bronchitis entleerte rein schleimige Sputa sind für gewöhnlich geruchlos; stehen sie längere Zeit an der Luft, so entwickelt sich oft ein recht intensiver, unangenehm leimartiger Geruch, der bei eitrigen Sputis stets fehlt. Zuweilen sollen solche, besonders im asthmatischen Anfall entleerte Sputa dann nach Sperma riechen. Nach Lewy ist dieser Geruch nicht an das Vorhandensein der Charcot-Leydenschen Kristalle gebunden, sondern es handele sich vielleicht um die freie Basis der in den Kristallen an das phosphorsaure Salz gebundenen Schreinerschen Substanz (C_2H_4N) — eine Annahme, die sicher nicht richtig ist, da nach neueren Untersuchungen die Charcot-Leydenschen Kristalle nichts mit den Spermakristallen zu tun haben.

Sowie Eiter dem Sputum beigemengt ist, tritt der Geruch etwas mehr hervor, wiewohl er nicht sehr intensiv zu sein braucht; häufig von unangenehmem süßlichen Charakter; ganz besonders ist dies bei eitrigen tuberkulösen Sputis der Fall, wo er oft außerordentlich frühzeitig und sehr intensiv vorhanden ist; allerdings ist gerade hier daran zu denken, daß die Patienten selbst sehr bald, oft bevor deutliche Krankheitssymptome sich nachweisen lassen, einen eigentümlichen Geruch an sich tragen, der jedem Untersucher sofort auffällt. Die Ursache dieses Geruches ist nicht festgestellt; es läßt sich auch nicht sagen, wieweit er von der Zerstörung des Lungengewebes und Stagnation des Sekrets abhängig ist. In vorgeschrittenen Fällen ist er manchmal geringer als in ganz beginnenden.

Von einem hefeartigen Geruch berichtet Frühwald in einem Falle eines eiternden karzinomatösen laryngealen Geschwüres, Hertel bei einem Druckgeschwür der Trachea. Bei einiger Aufmerksamkeit kann man öfter diese Wahrnehmung machen.

Bluthaltiges Sputum läßt häufig einen eigentümlichen süßlichen Geruch erkennen, wohl zu unterscheiden von dem Geruch des tuberkulösen eitrigen Sputums. Er ist am ehesten dem Geruch des normalen Lochialblutes zu vergleichen. — Dagegen tragen die schleimigen Sputa, in denen eine Umwandlung geringer Mengen von Blutfarbstoff erfolgt ist, meistens nur einen schwachen Geruch an sich. Auch die bronchoblennorrhoischen Sputa sind fast geruchlos, solange keine Mischinfektion mit Fäulniserregern erfolgt.

Wesentlich intensiver sind die Geruchserscheinungen bei Sputis, die aus großen Höhlen stammen, ganz besonders wenn Fäulnisprozesse eingesetzt haben. Der Eiter allein braucht noch nicht die Ursache zu sein, denn wir finden an Sputis, die aus durchgebrochenen Empyemen oder nicht mit Fäulniserregern infizierten Abszeßmassen stammen, häufig nur einen geringen Geruch, jedenfalls sind sie nicht von Anfang an übelriechend, worauf schon A. Fränkel aufmerksam machte. In anderen Fällen kann aber der Geruch so aashaft und ekelerregend werden, daß es Überwindung kostet, sich in die Nähe von Patienten zu begeben, die solchen Auswurf entleeren. Die Ursache des Geruchs ist verschiedener Natur. In dem einen Falle ist es infolge Überwiegens von niederen Fettsäuren, besonders Buttersäure, ein mehr säuerlich-ranziger Geruch, in anderen ist er wieder mehr laugenhaft, nach Petters herrührend von Ammoniumkarbonat, wieder in anderen kann der Geruch von Schwefelwasserstoff überwiegen. Sehr häufig ist er auch durch die Anwesenheit von Indol verursacht und der Vergleich mit dem Geruch von Jasminblüten, den Friedrich Müller anführt, ist wohl gerechtfertigt. Auch diese riechen, sowie man ihren Duft intensiv einzieht, ausgesprochen nach Indol und es hat sich sowohl in ihnen, wie in zersetzten Sputis Indol nachweisen lassen. Bezeichnend ist auch eine Schilderung der verschiedenen Komponenten, aus denen sich ein solcher Geruch zusammensetzt, durch Laycock; der Auswurf eines an putrider Bronchitis leidenden Patienten roch, wie er angibt, nach „Maiblumen" oder „Apfelblüte", war aber mit einem Beigeruch versehen, „der an Fäzes erinnerte". Dieser konnte sich nur auf die Anwesenheit von Indol beziehen. Von Noica wurde die Ursache des indolartigen Geruches auf die Anwesenheit von Kolibazillen zurückgeführt, die bekanntermaßen Indol bilden. Er ist nicht einer bestimmten Erkrankung eigentümlich, sondern kommt verschiedenen Affektionen zu, Bronchiektasien, Gangrän, auch Bronchopneumonien und Tuberkulose; Noica fand, solange der Geruch andauerte, regelmäßig Kolibazillen im Auswurf, mit der Abnahme des Geruchs verschwanden auch sie wieder. Es ist aber sicher, daß das Bacterium coli nicht der einzige Indolbildner ist, sondern daß das Indol sich auch aus den zerfallenden Massen infolge Einwirkung von verschiedenartigen Fäulnisbakterien bildet. Lumniczer konnte aus solchen Sputis ein kleines

Stäbchen isolieren, dessen Kulturen am 6. und 7. Tag einen fötiden, dem des Sputums analogen Geruch entwickelten.

Nach Wanzen soll zuweilen der Auswurf bei Ozaena riechen.

Einen eigentümlichen aromatischen, fruchtähnlichen, am meisten an Pflaumenmus erinnernden Geruch der dem Durchbruch eines Echinokokkus in die Luftwege und dem Auftreten von Membranen vorausging, beschreibt Eichhorst. Verfasser beobachtete einen ähnlichen Geruch bei einem Patienten, der des öfteren verkalkte Echinokokkusmembranen aushustete. Daß bei schwer kranken Diabetikern, die an interkurrenten Lungenerkrankungen leiden, sich häufig ein Obstgeruch dem Sputum beimengt, wird durch das Vorhandensein von Azeton in der Atmungsluft leicht erklärt.

In ähnlicher Weise nimmt der Auswurf zuweilen den Geruch von eingeatmeten Stoffen wie Terpentinöl, Eukalyptusöl, Myrthol, Äther, Paraldehyd, (Jod, Brom?), alkoholischen Getränken an (Sahli). Es ist hier eben zu unterscheiden zwischen Substanzen, die wirklich in den Lungen ausgeschieden werden, wie die erstgenannten, und solchen, die nur der Atmungsluft ihren Geruch mitteilen; so wird der Alkohol nicht in merklichen Mengen auf den Lungen abgeschieden, sondern im Munde zurückgebliebene Reste, besonders seine geruchtragenden Substanzen, die Ester, verleihen der Exspirationsluft und eventuell auch dem Auswurf den spezifischen Geruch.

b) Geschmack.

Über den Geschmack des Sputums hört man wenig, wohl deshalb, weil es den meisten Patienten widerwärtig ist, darüber zu reden. Oft scheinen sie sich auch gar keiner Geschmacksempfindung bewußt zu werden, falls sie nicht eigens darauf achten, sondern eine Empfindung wird erst nach Entleerung des Auswurfs durch seinen Geruch ausgelöst. Es finden sich daher auch so gut wie keine positiven Angaben über den Geschmack des Sputums. Canstatt gibt aus eigener Erfahrung an, daß die bronchiektatische Sputia bald süß, bald salzig schmecken, zuweilen schmeckten sie auch wie wenn man Kork kaue, dann auch wieder so, wie wenn Blut kommen sollte, ohne daß wirklich eine Blutung stattfand. Nach Pancritius soll das Sputum bei Lungensyphilis zuweilen „fettig, fischtranartig, oder wie fauler Käse" schmecken, doch dürfte dies kaum eine spezifische Bedeutung haben. Einer meiner Patienten mit langsam durchsickerndem Empyem gab an, der Auswurf schmecke ähnlich wie Sauerkohl.

Blut verleiht dem Auswurf einen süßlichen Geschmack, der von den Patienten verhältnismäßig rasch neben dem Gefühl der Wärme bemerkt wird.

Das schleimige Sputum fällt vielen als salzig schmeckend auf.

Von einem galligen bitteren Geschmack berichten Sendler und Schlesinger sowie Vissering bei Anwesenheit von Galle im Auswurf (Fälle von Leberabszeß). Es soll sogar ein eigentümliches Brennen im Munde bei solchen Sputis empfunden werden (Zervos); auch das pneumonische Sputum soll bitter schmecken.

Bei Bestehen einer Magen-Lungenfistel kann ausgesprochener saurer Geschmack vorhanden sein; ein Patient Loebs gab sogar an, daß er sich nach der Höhe der Verdauung richte.

Auch von anderen Empfindungen, die der Auswurf im Munde auslöst, wird nur gelegentlich berichtet. Aktinomycesdrüsen sollen das Gefühl von Sandkörnern im Munde bewirken (Rütimeyer), der Leberegel das Gefühl, als ob man ein Stück Leber im Munde hätte. Lungensteine fallen sofort durch ihre Härte auf.

II. Betrachtung nach der Zusammensetzung.

1. Der schleimige Auswurf.

Die im vorangegangenen wiedergegebene Betrachtungsweise des Auswurfes nach bestimmten allgemeinen Eigenschaften wird ergänzt durch die seit langem gebräuchliche Einteilung, die sich lediglich auf die makroskopisch sichtbare Zusammensetzung aus den Hauptbestandteilen Schleim, Eiter, Blut und Serum (dies eigentlich nur auf chemischem Wege nachweisbar) gründet. Diese alte Biermersche Einteilung wird auch den jetzigen klinischen Anforderungen völlig gerecht und soll daher beibehalten werden.

Der schleimige Auswurf ist die Folge einer vermehrten Sekretion der Schleimdrüsen der Atmungswege, also von Nase und Mund abwärts bis zu den kleinen Bronchien von 1 mm Durchmesser. Die Mehrproduktion wird ausgelöst durch einen Reiz auf die Schleimhaut selbst, den die Infektion erzeugt, und das ist die Regel, ferner durch Kälteeinflüsse, chemische Agenzien, mechanische Insulte; sehr viel seltener durch eine direkte Beeinflussung der die Sekretion fördernden Nerven. In letzterem Falle ist der Sympathikus beteiligt; ob auch der Vagus, ist noch ungewiß. Da letzterer die Schleimhaut mit sensiblen Fasern versorgt, so wirkt er vielleicht auf indirektem Wege; einige unten ausführlicher mitgeteilte klinische Beobachtungen lassen keine sicheren Schlüsse zu.

Daß Kältereiz allein zu vermehrter Schleimabsonderung führen kann, zeigen Versuche von F. Müller im Verein mit Nebelthau und Zillesen. Kaninchen wurden nach Durchnässung starkem kühlen Luftzuge ausgesetzt. „Tötete man die Tiere bald nach der Abkühlung, so ließ sich nachweisen, daß in den Bronchien eine sehr vermehrte Sekretion von Schleim stattgefunden hatte, der den Becherzellen in zierlichen Tröpfchenreihen aufsaß und die feineren Luftröhrenäste zum Teil vollständig verstopfte. Eine eigentliche Entzündung der Bronchialschleimhaut war dagegen nicht nachweisbar, d. h. es fehlte die Leukozyteninfiltration." Die Alveolen waren mit Ödem erfüllt, die Alveolarepithelien in diesen zum Teil abgestoßen, auch fand sich hin und wieder Fibrin, auch Blut. Bakterien fanden sich entweder nicht oder nur vereinzelt. „Es handelte sich also um einen nicht durch Bakterien bedingten, rasch wieder vorübergehenden Krankheitszustand der Respirationsorgane."

Die Schleimsekretion ist geknüpft an eine vermehrte Produktion der Schleim- oder Becherzellen. Ist der ganze Epithelbelag und mit ihm die genannten Zellen, zerstört, so hört auch jede Schleimabsonderung auf. So erleben wir Abnahme des schleimigen Bestandteiles des Auswurfes bis zum fast völligen Verschwinden bei langedauernden Bronchiektasien.

Das rein schleimige Sputum ist farblos; alle Tönungen rühren von Beimengungen her; fein verteilte Luftbläschen verleihen ihm ein weißliches Aussehen. Seine Konsistenz kann bei den einzelnen Erkrankungen außerordentlich verschieden sein; ob dafür verschiedene Innervation wie etwa bei der Submaxillardrüse verantwortlich zu machen ist, kann nicht gesagt werden, mancher spricht dafür. Wir bezeichnen die Konsistenz als dick- oder dünnflüssig und kennen als weitere Eigenschaften die Klebrigkeit und Elastizität. Diese beiden dürfen wir nicht miteinander vermengen; ein schleimiges Sputum kann sehr wohl elastisch sein, es zieht beim Versuche, ein Teilchen mittels Pinzette zu entfernen, lange Fäden, bei dem Versuche des Übergießens in ein anderes Gefäß wird die ganze schlüpfrige Masse nachgezogen wie z. B. die mittlere Schicht des Bronchiektatiker Auswurfes; dagegen klebt dieses Sputum nicht wie das Expektorat aus dem chronisch entzündeten Rachen eines Rauchers oder Trinkers, das seinerseits wieder kaum Fäden zieht und sich leicht zerteilen läßt. Kurz sei hier auch nochmals bemerkt, daß die schleimartige Konsistenz mancher Sputa nicht auf die Anwesenheit echten Muzins zurückzuführen ist, sondern, wie des pneumonischen, auf Nukleinsubstanzen, oder auf beigemengtes Eiweiß. Dünnflüssiges schleimiges Sputum dürfen wir nicht mit dem serösen verwechseln.

Man faßt also unter der Bezeichnung des „schleimigen Auswurfes" eine Reihe von Sputis zusammen, die das gemeinsam haben, daß sie durchsichtig oder besser gesagt durchscheinend sind und daß sie eine mehr oder weniger schleimige oder auch nur schleimähnliche Konsistenz besitzen, ohne sich zunächst darüber klar zu werden, wodurch diese Konsistenz bedingt ist und wodurch sie sich im einzelnen unterscheiden. Nach dem Vergleich mit dem ungekochten Eiereiweiß wurde es als Sputum crudum bezeichnet, im Gegensatz zu dem undurchsichtigen geballten, wenig Schleim und viele Eiterkörperchen enthaltenden Sputum coctum.

Die Verschiedenheit dieses Auswurfes ist hervorgerufen durch die zugrunde liegenden Erkrankungen; ebenso und vielfach in typischer Weise ändert sich die Beschaffenheit während des Krankheitsverlaufes.

Jedermann bekannt ist der dicke, zähe, fest klebende Auswurf, der aus dem chronisch entzündeten Rachen des Trinkers, Dauerredners, Rauchers mühsam entleert wird, der sich in geringerer Menge aber auch bei jedem Städtebewohner oder jedem chronischen beruflichen Schädlichkeiten ausgesetzten Arbeiter einstellt. Sein meist trockenes, körniges Aussehen, als ob es von massenhaft Kügelchen zusammengesetzt wäre, hat zu dem passenden Vergleich mit Froschlaich geführt, nur daß dieser bei weitem nicht so klebrig ist. Jedermann weiß auch, daß dieser Auswurf, der sich in der Regel durch Pigmentierungen verschiedener Art und Stärke auszeichnet, nichts zu bedeuten hat.

Ein Expektorat von zähschleimiger Konsistenz wird während der Akme des akuten Asthma-Anfalles entleert, sofern es überhaupt dazu kommt; fast regelmäßig wird man indes schon bei genauerem Zusehen eingesprengte gelbliche oder graugelbe Partien mit reichlichem Gehalt an Zellen und Kristallen und weiße oder grauweiße Fäden, die Curschmannschen Spiralen oder nahestehende Gebilde, erkennen. Im weiteren Verlaufe des Anfalles wird der Auswurf reichlicher und weniger zäh, einzelne Partien gehen gleichzeitig in mehr schleimig-eitrige Beschaffenheit über.

Kleine schleimige Kügelchen werden ferner bei Keuchhusten mühsam ausgehustet, während des Anfalles oder bald nachher. Mit der Zeit kann der Auswurf dann etwas dünnflüssiger werden. Der Auswurf in engerem Sinne darf nicht mit etwa beigemengtem Speichel verwechselt werden.

Die akute Tracheobronchitis liefert wohl nur zu Beginn rein schleimigen Auswurf; die Sekretion ist so gering, daß es im ersten Stadium kaum zum Auswurf kommt. Anders bei der chronischen Bronchitis alter Leute. Hier kann wochen- und monatelang, besonders in den Morgenstunden, zähschleimiger Auswurf mit nur spärlichen Eiterkörperchen zutage gefördert werden. Stärkere Rezidive verwandeln den anfänglichen schleimigen Auswurf bald in einen mehr schleimig-eitrigen, der beim Abklingen wieder zellärmer und damit mehr reinschleimig wird. Mit größeren individuellen Verschiedenheiten der Menge und Konsistenz muß man natürlich rechnen. So findet sich bei dem von Laënnec sobenannten Catarrhe sèc (nach Sticker eigentlich eine Contradictio in adjecto), eine spärliche, äußerst zähflüssige, stark fadenziehende Masse in der Spuckschale vor. Friedrich Müller macht darauf aufmerksam, daß dieses Sputum nicht eigentlich durchsichtig ist, sondern infolge reichlicher Anwesenheit von weißen Blutkörperchen mehr opak, ohne daß es den Charakter eines schleimig-eitrigen oder eitrigen Sputums annimmt. Recht häufig wird ferner in dem langedauernden Schrumpfungsstadium, das der komplizierten Influenza-Pneumonie folgt, ein fast rein schleimiger Auswurf, gelegentlich noch mit eitrigen Beimengungen vermischt, entleert.

Auch das bei der Bronchitis pseudofibrinosa oder mucosa entleerte Sputum muß als rein schleimig bezeichnet werden, nachdem erwiesen ist, daß bei dieser Variante der fibrinösen Bronchitis die Gerinnsel lediglich aus Schleim, mit mäßigen Zellmengen durchsetzt, bestehen.

Wird die Konsistenz des schleimigen Auswurfes immer dünnflüssiger und zugleich weniger adhäsiv, wie es gelegentlich im Verlaufe der letztgenannten Krankheiten vorkommt, aber keinesfalls die Regel ist, so kann man allmählich von einem wäßrigschleimigen Sputum sprechen. (Meistens ist das wäßrigschleimige Sputum aber erst im Spucknapf entstanden, weniger durch Zersetzen des Schleimes infolge langen Stehenlassens, als durch konsequentes, allen Anordnungen trotzendes Zugießen von Wasser oder Desinfektionsflüssigkeiten durch das Wartepersonal oder von Mundspülwasser durch den Patienten selbst.) Für gewöhnlich ist diese Bezeichnung ganz bestimmten Zuständen vorbehalten, während welcher dauernd ein reichlicher, ganz dünnflüssiger, oft schaumiger, wasserähnlicher Auswurf entleert wird. In erster Linie ist hier die Bronchitis pituitosa (Laënnec) zu nennen, deren Sekret F. Müller mit verdünnter Gummilösung vergleicht; bei vorsichtigem Ausgießen aus der Speischale fließt es „in einem ununterbrochenen, gleichmäßigen bleistiftdicken Strang" ab. Merkwürdigerweise wie auch manche andere schleimige Sputa, z. B. des Asthma bronchiale, nimmt es auch beim Stehen den Geruch dünnen Leimes oder Gummis an. F. Müller weist ganz besonders darauf hin, daß es sich hier um das Produkt einer abundanten Sekretion handelt, nicht aber um das einer serösen Transsudation oder einer entzündlichen Exsudation. Gegen letztere spricht auch schon der geringe Zellgehalt, besonders an Leukozyten. Nach Sticker soll es sich allerdings aus Bronchialschleim und Ödemserum zusammensetzen und am häufigsten bei Jodkatarrh, seltener nach Apomorphin- oder Brechweinsteingebrauch auftreten. Sticker nimmt dabei auch Störung in der Resorption an. — In ähnlicher Weise werden bei dem sogenannten Asthma humidum während der Anfälle von Atemnot reichlich Mengen eines dünnen Sputums entleert, auf dessen Oberfläche eine mit Luft durchmischte Schicht sitzt; mit Ablauf des Anfalles wird die Beschaffenheit wieder dickschleimiger. Auch hier ist die Ursache kaum in einer bakteriellen Entzündung der Bronchialschleimhaut zu suchen als in einem abnormen Reizzustand nervöser Natur, ähnlich wie bei dem typischen Bronchialasthma.

Vielleicht ist eine ähnliche Ursache für die reichliche bis zu einem Liter und mehr täglich betragende Schleimproduktion anzunehmen, die F. Müller bei zwei Patienten mit Myasthenia gravis antraf und in ähnlicher Weise bei einem Falle von akuter schwerer Polyneuritis unbekannter Ursache; hier wurde die „Mitbeteiligung des Vagus durch die hohe Pulsbeschleunigung wahrscheinlich gemacht". Ähnliches sah v. Strümpell bei einer tuberkulösen retrobronchialen Lymphdrüsenerkrankung, wo der eine Vagus in ein Drüsenpaket eingebettet lag; auch er sieht Vagusreizung als mögliche Ursache der massenhaften Absonderung an. Umgekehrt führt Hogyes das Auftreten einer reichlichen bräunlichen, fadenziehenden und schäumenden Flüssigkeit bei Lyssa auf Erregung des Hals-

Sympathikus zurück. — Auch wo nicht Reizung oder Lähmung eines dieser Nerven nachgewiesen werden kann, wird man nicht selten reflektorische Vermehrung der Schleimproduktion annehmen müssen, so bei allen Reizzuständen von Trachea und Bronchien durch Fremdkörper, Druck, bei Lungentumoren, Echinokokkus, Aneurysmen, Strumen, solange keine Sekundärinfektion der Luftwege erfolgt ist. Erwähnung soll hier der überreichliche Speichelfluß finden, der bei Quecksilbervergiftung sowie bei direkter Reizung der Mundhöhlenschleimhaut, insbesondere durch schmerzhafte Eingriffe an den Zähnen ausgelöst wird; der ferner bei Reizung der Chorda produziert wird (im Gegensatz zu dem dickflüssigen Sympathikusspeichel); der endlich eine Zeitlang im Anfangsstadium der Atrophie der Speicheldrüsen abfließt.

Man bedenke auch, daß reichliche Schleimabsonderung bei Reizzuständen des Ösophagus und des Magens sich einstellt, am stärksten bei Verengerungen bösartiger Natur.

Gänzlich ungeklärt ist das Auftreten ähnlichen Sputums bei der Bronchitis der Nephritiker. Um Lungenödem, das natürlich auch vorkommen kann, handelt es sich hier nicht, der Auswurf müßte dann eiweißhaltig sein. Vorläufig behilft man sich hier mit der Annahme einer toxischen Ursache.

Zu erwähnen sind hier auch die Fälle von nasaler Hydrorrhöe auf nervöser Grundlage, wobei recht große Mengen einer ganz dünnen wässerigen Flüssigkeit abgesondert werden. Den Berichten über Abfluß von Zerebrospinalflüssigkeit durch Nase und Rachen muß man wohl etwas skeptisch gegenüberstehen. Freudenthal gibt für seinen Fall, den er für sicher hält, folgende Werte an: Spezifisches Gewicht 1007,2, feste Bestandteile 1,3%, Minimalbestandteile 0,31%, Zucker 0,06%, Muzin 0, Phosphorsäure 0.

2. Der eitrige Auswurf.

Mit dem Übergang der einfachen katarrhalischen Entzündung der Schleimhaut in das Stadium der eitrigen treten auch die ausgewanderten weißen Blutkörperchen vermehrt im Auswurf auf und verleihen ihm die bekannte gelbliche Farbe, der Auswurf wird eitrig. Je nach dem Grade der Beimengung von Eiterkörperchen spricht man von schleimig-eitrigem, eitrig-schleimigem, rein eitrigem Auswurf und unterscheidet die einzelnen Abstufungen lediglich mit dem Augenmaß. Von einem rein eitrigen Sputum kann man überhaupt nur in den allerseltensten Fällen sprechen, denn während des Verweilens in den Luftwegen mischt sich stets mehr oder weniger Schleim bei. Die chemische Untersuchung hat ergeben, daß selbst in den rein eitrig erscheinenden Sputis sich immer noch Schleim in nicht unbeträchtlicher Menge vorfindet; schon das Ausgießen des Auswurfs in dünner Schicht auf einen schwarzen Teller macht uns darauf aufmerksam.

Kurz erwähnt sei hier die früher von Behrend empfohlene Prüfung des Auswurfs zwischen zwei Glasplatten bei durchfallendem Licht, wobei sich die durch Interferenz entstehenden Farbenringe in verschiedener Stärke zeigen.

Dabei fällt uns sofort ein weiterer Unterschied der verschiedenen von uns als schleimig-eitrig oder sogar rein eitrig angesehenen Sputa auf, nämlich die Art der Verteilung der beiden Elemente. Das eine Mal finden wir in der schleimigen Grundmasse deutlich abgrenzbare, nicht zerfließende gelbliche Streifen in wechselnder Menge und von verschiedener Form eingelagert und es gelingt uns nicht, daraus eine homogene Masse herzustellen; das andere Mal sind gelbe rundliche Ballen alle einzeln von einer Schleimhülle umgeben und so am Ineinanderfließen verhindert; ein drittes Mal scheiden sich bei längerem Stehen die Eiterkörperchen vom Schleim in deutlich abgrenzbarer Schicht ab; ein viertes Mal

sind beide so innig und fein miteinander vermengt, daß eine Trennung überhaupt
nicht möglich ist, die Vermischung beider erst auf dem schwarzen Teller erkannt wird.

Diese Unterschiede sind zunächst durch die Verschiedenheiten in der Konsistenz des Schleimes hervorgerufen, ob er zäh- oder dünnflüssig ist, ob er frisch
abgesondert wurde oder schon einige Zeit etwa in einem Hohlraum der Zersetzung durch Bakterien ausgesetzt war. Vor allem aber ist von Bedeutung,
ob Schleim und Eiter an gleicher Stelle abgesondert werden oder der Schleim
erst nachträglich hinzutritt und so eine umschließende Hülle bildet. Der
Schleim kann abgesondert werden in den Luftwegen von oben bis zu den
Bronchien von etwa einem Millimeter Durchmesser herab, wie wir schon gehört

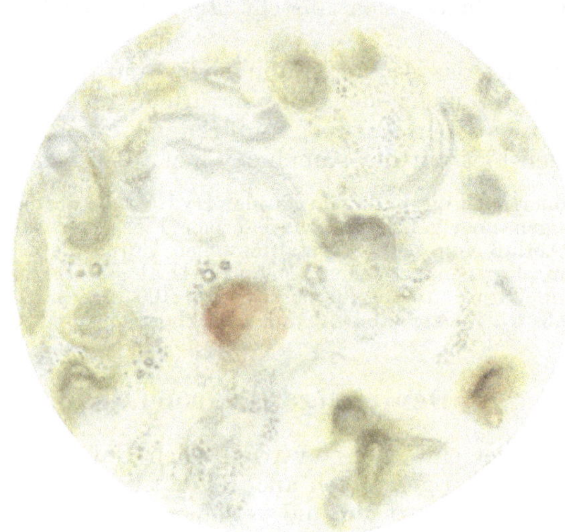

Abb. 10. Schleimig-eitriger Auswurf aus den oberen Luftwegen. Der blutige Ballen stammt
aus dem Rachen.

haben; überall da kann es aber auch zu eitriger Entzündung kommen. Das
von Schleimdrüsen freie Lungenparenchym sensu strictiori kann dagegen nur
abgestoßene Epithelien und aus dem Blut übergetretene Zellen liefern und
aller Schleim, der bei einer Erkrankung des Parenchyms gefunden wird, muß
aus höher gelegenen Teilen stammen, hat sich also erst nachträglich zugesellt.
F. Müller weist besonders darauf hin, daß bei der akuten Bronchitis das Sekret
der gröberen Bronchien mehr schleimigen, der feineren mehr eitrigen Charakter
zeigt und daraus die geballte schleimig-eitrige Beschaffenheit resultiert.
In der Tat finden wir in dem Auswurf der ausgesprochensten Parenchym-
erkrankung, der kruppösen Pneumonie, den geringsten Gehalt an Schleim
(der Eindruck des schleimigen Sputums wird hier durch Eiweiß und Nukleinkörper hervorgerufen, wie uns die chemische Untersuchung lehrt). In je
kleinerem Raume die Vermengung beider stattfindet, je längere Zeit Gelegenheit zu diesen gegeben ist, desto inniger vereint treffen wir sie an. Der
Einfluß der Stagnation wurde schon besprochen, mit ihr verringert sich die
Konsistenz des schleimigen Anteiles und wird die Vermischung erleichtert.
Ist die Bronchialschleimhaut verödet oder geschwürig zerfallen, so produziert
sie keinen Schleim mehr, sondern läßt nur mehr Eiterkörperchen durchtreten.

Die Beziehungen zwischen Schleim und Eiter sind, das geht zur Genüge hervor, also von großer Wichtigkeit für die Beurteilung des Sitzes der Erkrankung; in vielen Fällen sind sie sogar so charakteristisch, daß mit einiger Sicherheit auf die Art der Erkrankung selbst ein Schluß gezogen werden kann. Im folgenden sollen noch einzelne Formen des schleimig-eitrigen und rein eitrigen Auswurfes näher besprochen werden.

Eine mehr oder weniger deutliche Scheidung beider Bestandteile erkennen wir bei den Erkrankungen der oberen Luftwege, insbesondere der akuten Tracheobronchitis nach Überwindung des ersten Stadiums, ferner bei nicht zu weit vorgeschrittener Tuberkulose, im abklingenden Asthma-Anfall. Die dem Schleime eingelagerten eitrigen Teile erscheinen stets in Form kürzerer oder längerer

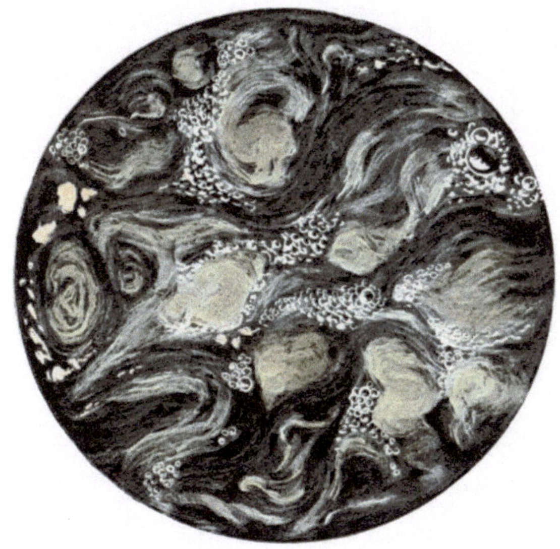

Abb. 11. Eitrig-schleimiger, geballter Auswurf bei akuter Bronchitis.

Streifen oder auch als Ballen; letztere entwickeln sich häufig bei Präparation zu längeren spiraligen Streifen, die durch Quirlung im Bronchialrohr entstehen und ganz besonders gut zu erkennen sind, wenn man den Auswurf in verdünnte Karbolsäure entleeren läßt. Je zäher der Schleim, desto schärfer die Abgrenzung — nicht einmal im Mikroskop läßt sich oft ein Konfluieren der Eiterkörperchen beobachten.

Eine ganz besondere Form nehmen nach der Beschreibung Traubes Sputa bei Empyemdurchbruch an, und zwar wenn der Durchbruch nicht in einen größeren Bronchus, sondern an zirkumskripter Stelle der Pleura pulmonalis erfolgt. „Der Eiter wird durch den Husten in Gestalt dünner Fädchen in den kleinen Bronchus hinübergepreßt, diese werden dort von einer Schleimhülle umgeben, die das Konfluieren verhindert, und dann ausgeworfen." Der Auswurf erhält so ein eigentümliches kleinflockiges, grießliges Aussehen und gilt nach Traube als charakteristisch für die beschriebene Art des Durchbruchs. Hier ist also jedes einzelne eitrige Partikelchen von einer schleimigen Hülle umgeben, die das Zusammenfließen verhindert, und aus der Anordnung läßt sich schließen, daß Eiter und Schleim nicht an der gleichen Stelle abgesondert wurden.

Anders die Sputa bei weniger zähem und spärlicherem Schleimgehalt, wie bei tiefsitzenden Bronchiolitiden, Bronchopneumonien, manchen Tuberkulosen, Bronchiektasien und auch Bronchoblennorrhöen. Die Eiterballen sind dann weniger kohärent und weniger scharf abgegrenzt, sondern mehr aufgelockert, ohne aber den Zusammenhalt zu verlieren. Die runden Formen hat man von alters her mit dem Namen des Sputum globosum (das aber nicht für Phthise pathognomonisch ist, wie ursprünglich angenommen worden war) bezeichnet. Ist das Gefüge noch etwas lockerer, so sondern sich an der Peripherie einzelne Fetzen ab. Das beste Beispiel hierfür liefert die obere Schicht des typischen bronchiektatischen Auswurfs.

Weniger zusammenhängend, aber auch noch innig mit Schleim vermischt, sind die sogenannten „münzenförmigen" Sputa (Sputa nummulosa). Diese treffende Bezeichnung rührt davon her, daß die ausgeworfenen Ballen sich ziemlich rasch auf ihrer Unterlage gleichmäßig ausbreiten und dabei abplatten. Die Form ist also eine kreisrunde und wenn wir häufig auch ovales „münzenförmiges"

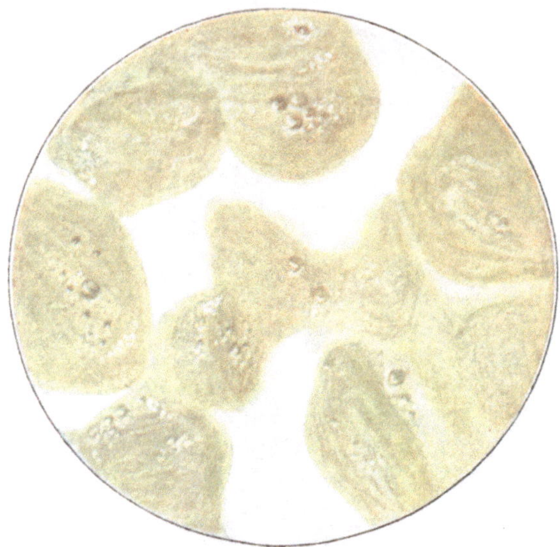

Abb. 12. Fast rein eitriger, durch Blutbeimengung bräunlich gefärbter, münzenförmiger Auswurf bei Tuberkulose.

Sputum sehen, so rührt diese Gestaltung nur von dem schrägen und mit beträchtlicher Kraft erfolgten Auftreffen auf dem Boden des Spuckglases her, wobei die Ausbreitung mehr in der Spuckrichtung erfolgt. So geformte Sputa werden seit langem als eindeutiges Kavernensymptom angesehen und führen daher auch die Bezeichnung Sputa cavernosa. Die Bronchialschleimhaut sezerniert in die Hohlräume noch etwas Schleim, der sich dort fein verteilt; beim Durchgange durch die Bronchien bildet sich auch noch eine leichte schleimige Umhüllung. Am häufigsten entsteht diese Form also in phthisischen und bronchiektatischen Höhlen, bei Abszeß, Gangrän, vereiterten Geschwülsten, soferne eben nur richtige Konsistenz und Mischung vorhanden ist. — Noch einen Grad der Verflüssigung weiter und das ganze Sputum konfluiert zu einer einheitlichen Masse; auch dafür liefern die eben genannten Erkrankungen Beispiele, am besten der bronchiektatische Auswurf in seiner untersten Schicht, in der sich in einer dünnen schleimigen Flüssigkeit alle von den einzelnen Ballen losgelösten Eiterkörperchen zu einer völlig homogenen Masse von „rein eitrigem" Aussehen vereinen. Ähnlich ist es mit dem meist geruchlosen bronchoblennorrhoischen Auswurf, der gleichfalls von dünnflüssiger konfluierender Beschaffenheit ist und trotz seiner Herkunft aus den Bronchien nur wenig Schleim enthält, eine Folge der Atrophie der Schleimdrüsen, die auch bei jahrelangem Bestehen von Bronchiektasien eintritt. — Es ist also die innige Vermengung von Schleim und Eiter ein Beweis dafür, daß der Eiter von denselben Stellen stammt wie die geringen schleimigen Beimengungen und daß weite Gebiete der Bronchien, auch der größeren, von der gleichen Krankheit befallen sind (F. Müller). Tritt der Schleim erst später zu Eiter, so legt er sich bei nicht zu dünner Konsistenz stets wie eine Hülle um diesen herum, es fehlt also die „innige Vermischung".

Wie schon betont, ist auch das dem Auge „rein eitrig" erscheinende Sputum für gewöhnlich noch mit Schleim innig vermischt. Nur da, wo Eitermassen ohne gleichzeitige oder später erfolgende Zumischung von Schleim entleert werden, wäre diese Bezeichnung gerechtfertigt, so bei Durchbruch eines Empyems in einen größeren Bronchus, wo auch die chemische Untersuchung des dicken, rahmartigen Eiters nur geringe Unterschiede im Vergleich zu Eiter anderer Herkunft ergibt. Noch kompakteres Sekret oder ganze Bröckelchen reinen Eiters liefern durchbrochene Bronchialdrüsen, und schließlich kann auch bei rasch fortschreitender Zerstörung des Lungengewebes, bei Abszeß, Gangrän, einschmelzenden Neubildungen, aus tuberkulösen Kavernen rein eitriges Sekret ausgehustet werden.

3. Der seröse Auswurf.

Das „seröse Sputum" bildet eine Ausnahme insofern, als seine Benennung nicht von dem Aussehen, wie bei allen übrigen Sputis, hergeleitet ist, sondern von seiner hervorstechendsten chemischen Eigenschaft, dem reichlichen Eiweißgehalt; damit ist auch seine Abkunft gekennzeichnet. In Wirklichkeit ist sein Aussehen verschieden, bald mehr gelblichweiß, bald mehr diffus rötlich tingiert, je nach der Beimengung von roten Blutkörperchen; stets aber ist die ziemlich dünnflüssige Masse reichlich mit feinsten Luftbläschen durchsetzt, also ausgesprochen schaumig, dabei klebrig, aber infolge Mangel an Muzin nicht oder nur wenig fadenziehend.

Seiner Herkunft nach ist das seröse Sputum als Transsudat zu bezeichnen, wenn auch nicht ganz von der Hand gewiesen werden kann, daß in manchen Fällen entzündliche Prozesse an seiner Entstehung mit Schuld tragen. Es bildet sich, wenn Lungenkapillaren und Alveolarepithelien für Blutserum durchlässig geworden sind. Hat das Epithel nach Kompression durch große Exsudate längere Zeit nicht funktioniert und entfalten sich die Lungen bei rascher Entleerung des Brustraumes wieder, so kann die Scheidewand inzwischen durchlässig geworden sein, es kommt zur Transsudation und „Expectoration albumineuse". (Scriba, Kovacs, Leichtenstern, Laboulbaine, Drivon, Dujardin-Beaumetz u. a.)

Auffallend ist, daß dieser früher oft beobachtete unangenehme Zwischenfall jetzt viel seltener geworden zu sein scheint; vielleicht ist dies ein Erfolg des immer wieder empfohlenen langsameren Ablassens und der neuerdings durch Einblasen von Luft verhinderten raschen Wiederausdehnung der Lungen. Es mag aber auch von Bedeutung sein, daß man sich heutzutage rascher zu einer Entleerung entschließt, bevor das Epithel zu sehr durch die Kompression gelitten hat und bevor der Patient allzusehr heruntergekommen ist. Inwieweit gleichzeitig vorhandene Herzschwäche den Übertritt von Blutserum fördert, scheint für diese Fälle nicht genügend geklärt, nötig scheint sie dazu nicht zu sein.

Erwähnt sei hier, daß Ribbert einmal nach Fettembolie seröses Sputum sah.

Die zweite Vorbedingung ist eine Stauung des Lungenkreislaufes. Diese allein genügt jedoch auch nicht; bei akuter Herzschwäche infolge Überanstrengung entsteht kein Lungenödem, nicht einmal bei langedauernden schweren Kompensationsstörungen kommt es häufiger dazu, sondern höchstens zu einem einfachen Stauungskatarrh. Es müssen also beide Faktoren zusammenwirken, Schädigung der Scheidewand und Kreislaufstörung. Die Bedingungen zur

Transsudation sind daher gegeben bei plötzlich eintretender Herzschwäche im Verlaufe von Lungenerkrankungen, wie bei Pneumonien, schweren Asthmaanfällen, bei Einwirkung reizender Gase, ferner bei plötzlicher Herzinsuffizienz Nierenkranker, bei denen auch Veränderungen der Lungengefäße gefunden werden. Eine Schwäche wird besonders für den linken Ventrikel angenommen, während der noch gut arbeitende rechte dauernd Blut in die Lungengefäße pumpt, und so in diesen hochgradige Stauung erzeugt.

Ein einleuchtendes Beispiel für die Notwendigkeit des Zusammentreffens dieser beiden Faktoren liefert folgende Beobachtung: Sie betraf ein Mädchen, das seit Jahren von Asthmaanfällen heimgesucht wurde, auch in den anfallsfreien Zeiten blieb ein Katarrh der kleinen Bronchien zurück. Im Verlaufe eines erneuten besonders heftigen Anfalles entleerte die Patientin an Stelle des vorher rein schleimigen, eosinophile Zellen und Charcot-Leydensche Kristalle reichlich enthaltenden Auswurfes plötzlich einen sanguinolenten schaumigen, in welchem Eiweiß in großer Menge nachgewiesen wurde. Gleichzeitig wurde leichte Verbreiterung der Herzdämpfung und Nachlassen der Herzkraft festgestellt. Also erst die Kombination Herzschwäche-Lungenerkrankung führte zur Entstehung des Ödems.

Andere Autoren, wie Riekhoff, sehen in dem Zustandekommen einer serösen Expektoration nur einen schweren Grad der Entzündung, betrachten das Sputum also nicht als Transsudat, und legen weniger Gewicht auf das gleichzeitige Bestehen einer Herzinsuffizienz. Demzufolge müßte schließlich auch das Sputum des Pneumonikers als seröses bezeichnet werden, was trotz seines Eiweißgehaltes nicht geschieht. Es kann aber wohl das pneumonische Sputum bei Sinken der Herzkraft in ein „seröses" übergehen. Mit Behebung der Herzschwäche wird wieder pneumonisches Sputum entleert.

Endlich ist noch anzuführen, daß Ortner nach klinischen Beobachtungen und Jores auf Grund von Experimenten eine Lähmung von Lungengefäßnerven als Ursache der serösen Expektoration ansehen, also eine Art angioneurotisches Ödem, das bei Hysterischen, bei Erkrankungen der Aorta und anderen Zuständen vorkommen soll. Tatsache ist, daß bei schweren Fällen von Quinckeschem Ödem auch ein solches der Lungen sich einstellen kann. Es ist ferner bei dem Ödem der Urämiker an einen ähnlichen Ursprung zu denken, wenn hier auch eine Alteration der Kapillaren wohl die wichtigere Rolle spielt. Schon Seitz hatte das Lungenödem als paralytische Transsudation aufgefaßt und es mit einer beginnenden Lähmung der Gefäßnerven in Zusammenhang gebracht. Einatmung reizender Stoffe, Einfluß von Kälte, sowie eine weitgehende Beteiligung des Nervensystems ist für manche Fälle auch nicht von der Hand zu weisen. Das gelegentliche Vorkommen bei Hysterischen spricht in gleichem Sinne. In ähnlicher Weise kann auch die Entstehung des Zustandes auf manche Reizmittel hin gedeutet werden, die für gewöhnlich vielleicht einen Katarrh, aber keine Transsudation hervorrufen, wie die Einatmung von Chlor, Salpetersäure, Äther, dann plötzliche Abkühlungen, wie in einem von Hertz beschriebenen Falle. Es ist hier auch eine gewisse Überempfindlichkeit der Befallenen für die genannten Stoffe anzunehmen, wie sie für die Entstehung des typischen Asthmaanfalles oder einer fibrinösen Bronchitis sicher vorhanden ist. Eine genauere Untersuchung der Patienten in dieser Richtung würde vielleicht noch manchen Zusammenhang aufdecken.

Ob Verdünnung des Blutes die Existenz einer sogenannten „hydropischen Blutkrase" (Niemeyer-Seitz) das Entstehen des „Stickflusses" begünstigt, ist unsicher; neuere Beobachtungen sind dafür nicht vorhanden.

Die Wichtigkeit der Erkennung des serösen Auswurfs ergibt sich zur Genüge aus dem Gesagten, ebenso seine prognostische Bedeutung.

4. Der blutige Auswurf.

Bei Besprechung der Farbe des Auswurfes wurde darauf hingewiesen, welch wichtiger Faktor für die Beurteilung das Blut ist, in welcher Form es auch beigemengt sei. Die dabei wahrzunehmenden Erscheinungsformen sind erzeugt durch Menge, Alter, Sauerstoffgehalt des Blutes, durch seine Abbauprodukte, namentlich aber auch durch die Art und Weise der Beimengung, ob es in zusammenhängenden Partien, in einzelnen Teilen oder ob in diffuser Vermischung vorhanden; endlich ob es einem schleimigen, serösen oder eitrigen Auswurf beigemengt ist. Es ist daher unmöglich, die Farbe eines bluthaltigen Auswurfes zu schildern, ohne auf seine übrige Zusammensetzung genauer einzugehen.

Schon B i e r m e r hat zwischen dem rein blutigen, hämoptoischen, dem blutig tingierten, dem innig mit Blut gemengten Auswurf unterschieden und bei letzterem eine Trennung in den schleimig-blutigen, den serös blutigen und den eitrig-blutigen vollzogen. Auch hier folgen wir ihm bis auf unwesentliche Abänderungen.

a) Der rein blutige Auswurf.

Wird frisches Blut in größeren Massen ausgehustet, so daß andere Bestandteile gänzlich fehlen oder wenigstens dem Auge nicht mehr als wesentlich auffallen, so spricht man von H ä m o p t o e ; für weniger umfangreiche Blutungen wird vielfach der Ausdruck „H ä m o p t y s e" angewendet, bei schweren gelegentlich auch der Ausdruck „H ä m o r r h a g i e", besonders nach Verletzungen[1]).

Die wichtigste Frage ist die nach dem U r s p r u n g s o r t d e s B l u t e s : stammt es aus den Lungen selbst, aus den zuführenden Luftwegen, ist es etwa von anderer Stelle in diese eingebrochen, oder handelt es sich um Blut aus dem Magendarmkanal. Das ist nicht immer auf den ersten Blick zu entscheiden. Es werden zwar einige Merkmale angegeben, welche die Unterscheidung von Blut aus Luftwegen, Lungen oder aus Ösophagus, Magen und Darm erleichtern oder sogar ermöglichen sollen, aber sie versagen auch gelegentlich. Gemeinhin sagt man, aus den Lungen kommendes Blut werde ausgehustet, sei mit Luftblasen durchsetzt und falle durch sein hellrotes Aussehen auf, während das in den Magen entleerte und erbrochene ohne Luftbeimengung, von dunkler Farbe, bei einigem Verweilen im Magen von kaffeesatzartiger Beschaffenheit sei. Stimmen die übrigen klinischen Symptome, so kann man seiner Diagnose sicher sein. Das ist aber häufig nicht der Fall. Frisch aus dem Magen oder Ösophagus stammendes Blut kann von ziemlich heller Farbe sein; es kann ja auch hier von einer eröffneten Arterie herrühren, häufiger im Magen, sehr viel seltener im Ösophagus. Es können Teile davon, ebenso wie aus der Nase durch den Rachen in die Luftröhre zurückfließen und von dort mit Luftblasen durchsetzt ausgehustet werden; die Durchmischung in den Lungen ist allerdings in der Regel eine feinere. Ist die Lungenblutung profus, so tritt auch hier die Schaumbildung zurück, noch mehr bei Trachealblutungen. Das Blut kann auch in Höhlungen längere Zeit stagnieren, bevor es ausgehustet wird und ist dann mehr oder weniger zersetzt und dunkel, allerdings kaum je von typisch-kaffeesatzartiger Beschaffenheit. Menge, Aussehen, Luftgehalt entscheiden also nicht immer sofort, ob eine Hämoptoe oder Hämatemesis vorgelegen hat.

Weiter fällt an dem hämoptoischen Blute besonders der Phthisiker die auffallend geringe Neigung zu G e r i n n u n g auf; meist bleibt es flüssig im Spucknapf und nur bei großen Ergüssen kommt es zur Bildung von Koagulis, aber nie zur Gerinnung der ganzen Masse. Gelegentlich können Koagula die Form von Bronchialverzweigungen annehmen (P o r t), die Gerinnung ist in solchen Fällen also fast an Ort und Stelle erfolgt, nicht erst nach der Entleerung. Das

---

[1]) Man wird aber zugeben müssen, daß das Wort Hämoptoe häufig auch bei kleineren Blutungen gebraucht wird, bei denen meist nicht einmal der einzelne Sputumballen rein blutig ist; und dann verstehen manche Ärzte darunter wohl nur die phthisische Hämoptoe.

sind aber Ausnahmen. Röntgenologische Untersuchungen (v. Hoesslin) erwiesen gleichfalls die mangelhafte Gerinnung in Kavernen. Im Experiment fanden Perl und Lippmann nach 12 Stunden Trachea und Bronchien frei von Gerinnseln (ohne daß eine Entleerung nach außen stattgefunden hätte), obwohl noch die ganze Lunge mit Blutkörperchen vollgestopft war. Ähnliches geht aus den Versuchen von Gluzinski hervor.

Was ist die Ursache davon? Daß weder die Vorstufe des Fibrins, das Fibrinogen, noch das die Gerinnung hervorrufende Ferment fehlen kann, beweisen die wiederholt gefundenen Fibringerinnsel und Fibrinausgüsse ganzer Bronchien, nicht nur bei der typischen fibrinösen Bronchitis und Lungenentzündung. Nach Traube erfolgt Gerinnselbildung nur, wenn der Tod durch Suffokation während der Blutung eintritt. Es muß also die längerdauernde Berührung mit besonderen Stoffen sein, die die Gerinnung hintanhält, der vermehrte Kohlensäuregehalt des Blutes ist belanglos.

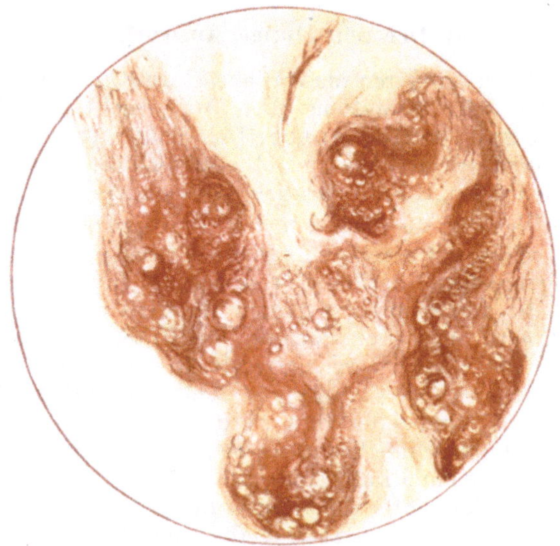

Abb. 13. Frischer hämoptoischer Auswurf bei Tuberkulose.

Auch die diesbezüglichen Untersuchungen von Magnus-Alsleben klären die Nichtgerinnung des hämoptoischen Blutes nicht völlig auf. Frisch aus der Armvene entnommenes Blut hämoptoischer phthisischer Patienten gerann in normaler Weise; das expektorierte konnte dagegen durch keinerlei Mittel (Kalksalze, Serum, Gewebsextrakte) zur Gerinnung gebracht werden. Erst bei Zusatz größerer Mengen normalen Blutes trat verlangsamte Koagulation ein. — Speichel der Patienten beförderte die Gerinnung von Venenblut, wie er es normalerweise tut.

Preßsäfte tuberkulöser Lungen verzögerten die Gerinnung oft erheblich im Gegensatz zu der stark gerinnungsfördernden Wirkung frischen Lungenpreßsaftes, aufgehoben wurde die Gerinnung jedoch nicht; ebenso verlangsamten die autolytischen Säfte der verschiedensten Organe. Man konnte also an die Bildung gerinnungshemmender Substanzen durch den tuberkulösen Prozeß denken, entsprechend der Wirkung autolytischer Veränderungen. Es handelt sich hier aber stets nur um Verzögerung, nicht um völliges Ausbleiben der Gerinnung. Daher besteht auch die Möglichkeit, und Magnus-Alsleben neigt dieser Ansicht zu, daß die Berührung des Blutes mit Epithelgewebe die Gerinnung verhindert, analog der Beobachtung, von Morawitz, daß Blut, welches in der Pleurahöhle verweilt hat oder auch nur langsam über die Oberfläche einer Lunge gelaufen ist, nicht gerinnt. Weitere Untersuchungen (Zahn und Walker) zeigten, daß dem Pleurablute weder die zur Gerinnung notwendigen Fermente fehlen, noch stark wirksame Antifermente darin enthalten sind.

Kein Auswurf wechselt so rasch in Farbe und übriger Beschaffenheit wie der rein blutige; es ist daher unbedingt die regelmäßige tägliche Betrachtung geboten.

Haben wir uns also zunächst überzeugt, daß das vorliegende Blut nicht aus der Nase oder dem Rachen, nicht aus einer arteriellen Blutung eines Magengeschwüres, einer Neubildung, nicht aus varikös erweiterten Venen des Magens (der aus Vena gastrica sup. und Coronaria ventriculi) oder der Speiseröhre (aus den zum Plexus oesophageus zusammentretenden Venae oesophageae, diaphragmaticae sup. et inf.), bei Stauungen im Pfortaderkreislauf, sondern aus den Atmungsorganen vom Kehlkopf abwärts stammt, so liegt uns das weitere Suchen nach der Quelle und Entstehungsweise ob.

Als weitaus häufigste Ursache einer „Lungenblutung" ist die tuberkulöse Erkrankung der Lungen bekannt. Aber auch hier können Blutungen auf verschiedene Weise entstehen, wir unterscheiden klinisch zwischen Früh- und

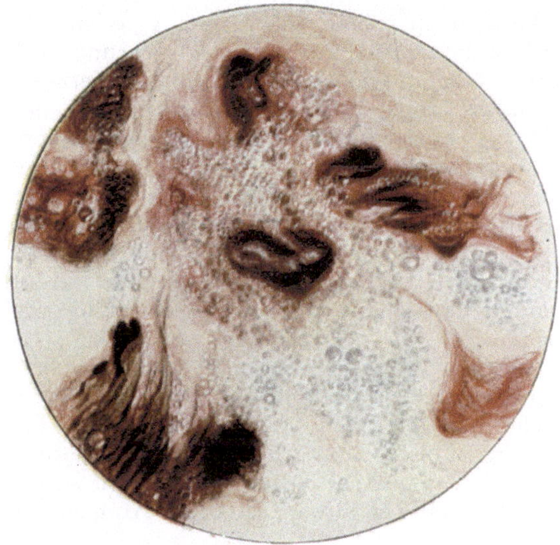

Abb. 14. Blutiger Auswurf aus Nasen und Rachen nach stärkerer Hämorrhagie.

Spätblutungen, einmaligen und wiederholten, pathologisch-anatomisch zwischen arteriellen, venösen, kapillären sowie den nicht aus dem kleinen Kreislauf stammenden aus Bronchialarterien oder -venen.

Die initialen Hämoptoen, die häufig allen übrigen objektiven Symptomen vorausgehen, deren Sitz aber durch das Röntgenbild in der Regel aufgedeckt werden kann, entstammen in der Mehrzahl der Fälle venösen Gefäßen, die von tuberkulösen Geschwüren angefressen werden und infolge ihrer dünneren Wandung geringeren Widerstand leisten als Arterien (Cornet). Nach Birch-Hirschfeld sollen sie bisweilen auch durch Arrosion von Venen in der Wand initialer tuberkulöser Bronchiektasien ihren Ausgang nehmen. Doch können auch kleinste Äste der Pulmonalarterie, die in unmittelbarer Nähe von erkrankten Bronchien liegen oder Verzweigungen der Bronchialgefäße davon betroffen werden. Auch Rindfleisch verlegt die initialen Blutungen in die kapillaren Verzweigungen der Lungenarterie. Dies trifft ganz besonders für die käsige Pneumonie zu, bei denen rein blutiges Sputum nichts Seltenes ist (Fraentzel), infolge Brüchigwerdens der Gefäßwände; der Prozeß ist also hier ein anderer, es handelt sich nicht um eine lokale Zerstörung durch ein tuberkulöses Geschwür, sondern um eitrige Einschmelzung über einen großen Bezirk. Kleinere kapillare Blutungen, die sich nur durch Verfärbung des Auswurfes zu dunkleren, mehr bräunlichen Tönen zu erkennen geben, bleiben wohl nur selten im Verlaufe einer Erkrankung aus.

Bei weiter vorgeschrittenen Erkrankungen finden nach A. Fraenkel ausnahmslos Blutungen aus Arterien statt, und zwar aus mittleren und kleineren Ästen (von 1—3 mm Durchmesser), die nicht vollkommen frei das Lumen von Kavernen durchziehen, sondern nur mit einem Teil ihrer Zirkumferenz in diese hineinragen und dort aneurysmatische Erweiterungen bilden. Zuweilen liegen sie auch ulzerierten Bronchien an (A. Fraenkel). Hyalin entartet oder der eitrigen Einschmelzung verfallen, widerstehen diese Stellen einem erhöhten Blutdruck bei Hustenanfällen, Pressen, körperlichen Anstrengungen und psychischen Aufregungen nicht mehr und platzen. Äste der Bronchialarterien können dem gleichen Schicksal verfallen sein. Frei durch Kavernen ziehende Gefäße dagegen, Arterien wie Venen, veröden infolge der entzündlichen Veränderungen, zunächst unter Thrombosierung und Verdickung der Intima, später unter völliger bindegewebiger Konsolidierung und bluten daher kaum je. — Besonders lange, zuweilen Jahre hindurch dauernde Blutungen sollen nach Sokolowski aus erweiterten, ihrer Elastizität beraubten und durchlässig gewordenen Gefäßen bei der indurierenden Form, der Phthisis fibrosa zu beobachten sein. — Übrigens können auch „initiale" Blutungen, wie neben Autopsien auch Röntgenuntersuchungen zeigen, aus großen Kavernen stammen und profus sein. Es handelt sich eben dann, wie Bäumler, Fränkel u. a. betonen, um keine „initiale" Hämoptoe, sondern nur um Blutungen, die von latenten Veränderungen ausgingen und als erstes Symptom der Erkrankung in Erscheinung traten.

Bei Kindern erfolgen Blutungen seltener und anscheinend nur bei hochgradigen Destruktionen, aber dann profus (Kasten, Lees). Henoch fand zweimal als Ursache ein geborstenes Aneurysma eines Lungenarterienastes. Auch schon bei Säuglingen bis zu 12 Wochen herunter sind sie beobachtet worden. Die bekannten Fälle sind von Hinz zusammengestellt worden. — Aufrecht weist darauf hin, daß auch bei alten Leuten Blutungen recht seltene Ereignisse sind.

Die Menge des hämoptoischen Sputums bei Phthise kann recht verschieden sein, von einigen wenigen Kubikzentimetern bis zu ein oder zwei Litern im Tage. Ist der Andrang nicht zu groß, so werden mit jedem Hustenstoß einige Kubikzentimeter eines hellroten — arterielle und venöse Blutungen lassen sich klinisch hier nicht entscheiden, was auch ganz gleichgültig ist — mit kleinen Luftblasen durchmengten, zähflüssigen Blutes entleert. Schleim oder Mundspeichel wird regelmäßig beigemischt sein. Bleibt es bei einmaliger Blutung, so erscheinen am nächsten oder übernächsten Tage nur noch einige dunklere Streifen oder Flocken enthaltende Sputa mehr schleimigen Charakters, seltener durch veränderten Blutfarbstoff für einige Tage diffus bräunlich gefärbt. Hatte schon vor der Blutung eitriger Auswurf bestanden, so kann dieser zunächst ganz zurücktreten, dann erfolgt die Entleerung innig mit Blut vermischten oder blutig tingierten Eiters, bis auch daraus das Blut unter Farbveränderungen wieder verschwindet.

Dauernd sehr geringe Blutverluste müssen überhaupt zu keiner regelrechten Hämoptyse führen, sondern von Anfang an wird mit Blut innig vermengtes, hell-schmutzig-braunes, eitriges, seltener schleimiges Sputum entleert.

Setzt eine Hämoptoe plötzlich und mit großer Gewalt ein, so erscheint die Farbe des Blutes zuweilen etwas dunkler, die Luftdurchmischung ist ungleichmäßiger, an einzelnen Stellen gering, an anderen wieder in Form großer, wohl erst in Bronchien und Trachea entstandener Blasen. Erholt sich der Patient, so sind im Sputum die gleichen regressiven Veränderungen des Blutes wie vorhin geschildert, zu beobachten, nur in größeren Zeitabständen. Gelegentlich können die blutigen Sputa auch plötzlich aufhören, wohl durch Verstopfung des Blut zuführenden Abschnittes. In Kavernen kann mit Hilfe der Röntgendurchleuchtung zuweilen noch lange nach Aufhören der blutigen Sputa flüssiges Blut nachgewiesen werden. — Besonders zu achten ist auf das Auftreten frischer, hellroter Sputa neben altem dunklem Blut, das Zeichen einer Wiederholung der eben glücklich überstandenen Gefahr.

In sehr seltenen Fällen führt Syphilis der Lungen zu Blutungen (Harris, Langerhans, Schnitzler), häufiger Aktinomykose (Finckh). Echinokokkuserkrankung soll nach Dieulafoy oft zu frühzeitiger, spärlicher, diagnostisch besonders wertvoller Hämoptyse Anlaß geben, vor Nekrotisierung des Lungengewebes durch Sekundärinfektion, vermutlich also als Folge der Kompression und Blutstauung in umgebenden Lungenteilen. Nekrose kann auch hier zu stärkeren Blutungen führen, ebenso wie bei Distomiasis (Baelz, Inouye). Bei letztererErkrankung sollen auch kapilläreBlutungen durchSteckenbleiben des Embryo oder der Cerkarie in feineren Ästen der Arteria pulmonalis (Abend) einen beträchtlichen Grad (bis zu einem Liter) erreichen können.

Bei Abszeß und Gangrän ereignen sich frische Blutungen nicht ganz selten, immerhin weniger häufig und vor allem nicht so heftiger Art als man bei dem raschen Fortschreiten der Zerstörung, zumal unter Hilfe der Fäulniserreger, erwarten sollte. Die Vermengung des Blutes mit dem flüssigen Eiter und Zerstörung des Blutfarbstoffes erfolgt hier auch außerordentlich rasch, weshalb kleinere frische Blutungen seltener bemerkt werden. Schwere Blutungen sind aber auch hier nicht ausgeschlossen. Das Blut kann aus kleinen angefressenen Gefäßen wie aus Kapillaren stammen, häufiger letzteres. In gleicher Weise können in Abszedierung übergegangene Tumoren zu Blutungen führen (Kannenberg), Karzinome eher wie Sarkome. Nach Jakobsen können sie mitunter auch das erste Anzeichen der Erkrankung sein.

Daß einer solchen Blutung nicht immer eine ausgedehnte Zerstörung von Lungengewebe vorausgehen muß, zeigt eine Beobachtung des Verfassers. Hier erfolgte nach kleineren prämonitorischen Blutungen, die zunächst als Infarktblutungen aufgefaßt wurden, sich dann aber durch ihre graurötliche Farbe verdächtig machten, eine profuse Hämoptoe, der der Patient rasch erlag. Die Autopsie ergab ein vom Hilus ausgehendes, keine Neigung zur Erweichung zeigendes Karzinom, das mit einem seiner Ausläufer in eine erbsengroße aneurysmatische Erweiterung eines kleinen Bronchialarterienastes durchgewachsen und nur hier eingeschmolzen war.

In einemViertel allerFälle vonBronchiektasien zählteThissenBlutungen; sie erfolgen entweder aus der angeschwollenen gefäßreichen Bronchialschleimhaut, also aus dem großen Kreislauf, und sind dann meistens geringfügig; oder aus spindel- und knopfförmigen kleinen Erweiterungen von Gefäßästchen, in fortgeschritteneren Fällen auch aus größeren Ästen der Pulmonalarterie; diese werden durch die fortschreitende Atrophie der Bronchialwand freigelegt, geben dem Innendruck nach und rupturieren, oder werden durch Geschwüre angefressen, bevor zu Konsolidierung ihres Lumens Zeit war. Der Blutverlust kann hier natürlich viel größer sein als aus der Bronchialschleimhaut. Ein Patient Bauers hustete aus einem aneurysmatisch erweiterten Gefäß ein Liter aus; bis dahin war der Auswurf rein eitrig und von grüngelber Farbe gewesen. Das anfangs vielleicht rein blutige Sputum vermischt sich, falls der Patient durchhält oder die Blutung bald zum Stehen kommt, rasch mit Eiter und nimmt schmutzig dunkelbraune Farbe an.

Auch vor oder bei der Herausbeförderung von Lungen- und Bronchialsteinen sind schon starke Hämoptoen beobachtet worden; wahrscheinlich

handelt es sich auch hier um Ergüsse aus arrodierten Gefäßen, die durch die
Gewalt des Losreißens vollends eröffnet werden. An Läsion vorher unverletzter
Schleimhaut durch die Steine ist weniger zu denken; sie führt höchstens zu
Blutfasern im Auswurf; auch frisch aspirierte Fremdkörper, Knochenstückchen
verursachen fast stets nur kleine Hämorrhagien, wenn es überhaupt zu solchen
kommt.

Im Verlauf des Asthma bronchiale kommt es nur selten zu größeren
Blutungen (Powellu Hartley), durch Sprengung eines Gefäßes bei der for-
cierten Atmung; kleinere aus der Schleimhaut stammende Blutstreifen durchziehen häufiger den Auswurf.

Recht heftige Blutungen können vor oder während der äußerst mühsamen
Entleerung von Bronchialgerinnseln bei der Bronchitis fibrinosa erfolgen;

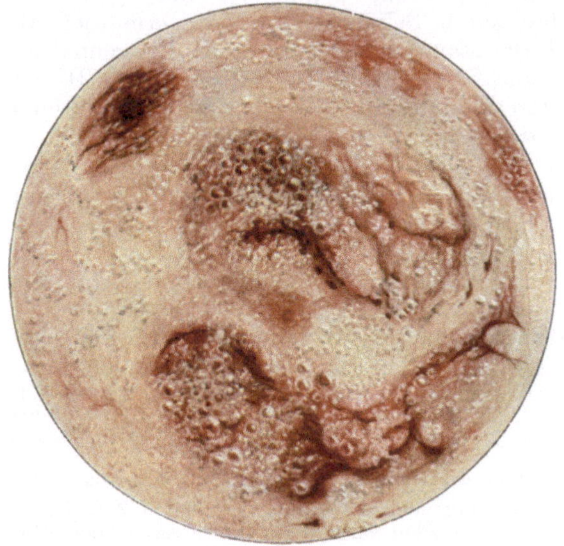

Abb. 15. Rein blutiger Auswurf bei kruppöser Pneumonie.

nicht zu verwechseln sind diese die fibrinösen Gerinnsel oft ganz umhüllenden
Blutungen mit posthämorrhagischer Gerinnselbildung. Auch sie werden viel-
fach durch Platzen eines Blutgefäßes bei der Lösung des Gerinnsels von seinem
Mutterboden erklärt, obwohl die anatomischen Untersuchungen bisher keine
Unterlage dafür gaben, daß es sich tatsächlich um Bronchialblutungen handelt.
Gleichzeitig vorhandene tuberkulöse Veränderungen lassen daher auch an das
Bersten schon vorher erkrankter Gefäße unter dem starken Überdruck denken,
A. Fränkel läßt dies sogar nur als alleinige Ursache gelten.

Während es sich bei den genannten Krankheiten stets nur um Blutungen
aus einzelnen Gefäßen handelt, tritt in anderen das Blut in größerer Fläche
aus den Kapillaren über. Ursache ist hier eine Entzündung mit besonders
starker Beteiligung und Zerreißlichkeit der Kapillarwandungen und kleinster
Gefäße. Sie können eine derartige Ausdehnung erfahren, daß reines Blut in
großen Massen entleert wird, so daß sie sich im Erfolg nicht von starken arteriellen oder venösen Blutungen unterscheiden. Das haben die Erfahrungen
bei der großen Influenzaepidemie des letzten Jahres zur Genüge gezeigt.
Da man derartige Blutungen fast nur von den Pestpneumonien kannte, führten

sie weniger erfahrene Beobachter vereinzelt zur Annahme einer solchen. Auch die Typhuspneumonie führt gelegentlich zu schwersten Blutungen. Zweifellos ist hier die Art des Erregers, ebenso wie bei der Grippe die Ursache der abnorm schweren Gefäßschädigung, denn die im Verlaufe einer Pest-, Grippe- oder Typhuserkrankung durch Mischinfektion hervorgerufenen katarrhalischen oder auch mehr fibrinösen Entzündungen führen niemals zu Blutungen. Ganz charakteristisch ist auch, daß die Blutungen sehr frühzeitig und außerordentlich plötzlich eintreten. — Auch das Fleckfieber kann Ursache hämorrhagischer Entzündungen sein.

Nicht ganz selten wird auch in den ersten Tagen — zur Zeit der blutigen Anschoppung — seltener während des ganzen Verlaufes der Fränkel-Weichselbaumschen Pneumonie ein rein blutiger Auswurf in mäßiger Menge zutage

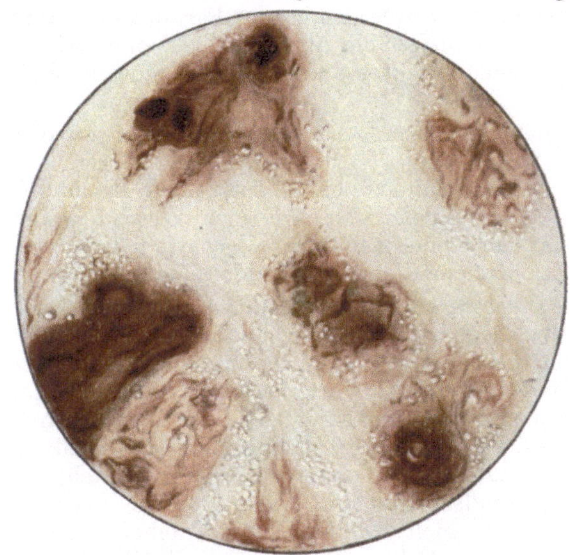

Abb. 16. Blutig-schleimiger Auswurf bei Infarkt, 3.—4. Tag.

gefördert. Die Schleimbeimengung macht sich dann erst im weiteren Verlaufe bemerkbar. Zuweilen wird angegeben, daß Kreislaufstörungen einen besonderen Anlaß dazu böten, Vorbedingung dazu sind sie aber nicht. Ebensowenig besteht Grund zur Abtrennung einer besonderen Form. Schützenberger und Sokolowski haben derartige Fälle genauer beschrieben.

Rein blutiges Sputum ist ferner ein regelmäßiges Vorkommnis beim Lungeninfarkt, falls er nicht so geringfügig ist, daß es überhaupt zu keiner Expektoration kommt. Die Ursache der Infarzierung ist dabei gleichgültig, in der Regel sind es aus dem rechten Herzen oder aus den Körpervenen in die Lungenarterie verschleppte Blutemboli, sehr viel seltener Fettemboli (v. Bergmann), während bakterielle zu klein sind. Es kann aber auch an Ort und Stelle Thrombenbildung erfolgen, namentlich bei degenerativen Prozessen in der Gefäßwand als Folge von langandauernden Kreislaufstörungen. Durch kollaterale Fluxion und Drucksteigerung in den gestauten Kapillaren oder bei Stauungszuständen auch durch rückläufige Füllung aus den Lungenvenen wird der blutleer gewordene Bezirk wieder gefüllt, doch sind seine Kapillaren nunmehr für das Blut durchlässig geworden, das nun durch ihre Wand in die Alveolen übertritt und ausgehustet wird (Kaufmann). Vielfach werden auch beide Momente, kollaterales Einströmen und Stauung, vereinigt sein.

Die Menge des so entleerten Blutes kann recht beträchtlich sein, wie schon von Laënnec hervorgehoben wurde. A. Fränkel beobachtete bei einer Patientin eine Tagesmenge von 300—500 ccm reinen tiefroten Blutes. Meist ist es aber viel weniger, zuweilen sind es nur einige wenige blutige Expektorationen.

Die Veränderungen des Auswurfes im Laufe einer einmaligen Infarzierung ist typisch und nur in den Zeitverhältnissen wechselnd, je nach der Menge des ergossenen Blutes. Das blutige Sputum tritt in der Regel nicht sofort, sondern erst nach einigen Stunden auf, ist von ziemlich dunkler Farbe und mäßigem, bei längerem Flüssigbleiben auch stärkerem Luftgehalt. Geringe Blutmengen vermischen sich rasch mit zähem Schleim. Nach zwei bis drei Tagen ist das Sputum ausgesprochen schleimig-blutig, von tief- oder schwarzroter Farbe, die nur langsam wieder etwas heller und mehr bräunlich wird. Noch später sind einzelne dunkle Streifen oder diffuse hellbraune Färbung des nunmehr der Hauptsache nach aus Schleim bestehenden Auswurfes für eine Reihe von Tagen der letzte Zeuge des ablaufenden Prozesses. Wiederholungen sind ohne weiteres kenntlich.

Hier schließen sich die Blutungen nach Verletzungen der Lunge an, die je nach Größe und Sitz des Insultes akut zum Tode führen, in anderen wieder ganz ohne Symptome verlaufen können. Erfolgt keine Mischinfektion, so ändert sich das Sputum in der eben vorhin beschriebenen Weise. — Litten macht auf das Auftreten rostfarbenen pneumonischen Auswurfs neben dem hämoptoischen aufmerksam, als Zeichen einer komplizierenden Lungenentzündung.

Auf wesentlich anderer Grundlage entstehen Blutungen bei hämorrhagischen Diathesen, also bei schweren anämischen Zuständen, perniziöser Anämie, Leukämien, besonders bei rasch verlaufender leukämischer klein- wie großzelliger Lymphadenose und bei Sarkomatosen, ferner bei luetischer Anämie, in manchen Fällen von Sepsis und Meningitis, bei Malaria-Anämie; ferner bei skorbutischen Prozessen unbekannter Ätiologie. Bei der Vielheit der Blutungen während dieser Erkrankungen ist in erster Linie darauf zu achten, ob es sich nicht um Blutungen aus Mundschleimhaut, Nase, Rachen, auch aus dem Magen handelt. Und erst wenn auch Kehlkopf und Trachea bei der Untersuchung nichts Verdächtiges ergeben haben, darf man an die Möglichkeit einer Blutung aus tieferen Teilen denken. Wie weit mit diesen Blutungen die „Verdünnung“ oder „Verschlechterung“ des Blutes direkt zu tun hat, läßt sich nicht sagen; die geänderte Zusammensetzung des Blutes allein genügt jedenfalls noch nicht zur Durchwanderung durch die Kapillarwandungen. Es werden durch die veränderte Beschaffenheit Ernährungsstörungen und degenerative Prozesse der Wandung von Kapillaren und kleinen Gefäßen hervorgerufen, die den Durchtritt von Blut erleichtern, in schwereren Fällen in Trachea und Bronchien auch zu Geschwürsbildung Anlaß geben können.

Degenerative Prozesse spielen ferner bei „arteriosklerotischen“ Blutungen eine Rolle, die nach Hampeln sehr selten, nach Ricker häufiger vorkommen. Es kann sich um Sklerose von Ästen der Arteria pulmonalis wie der Arteriae bronchiales handeln. Immerhin wird hier zu überlegen sein, ob die Arteriosklerose nicht nur als förderndes Hilfsmoment anzusehen ist.

Andere Blutungen werden mangels jeder weiteren Erklärung auf eine Hyperämie der Lungen zurückgeführt. Entweder muß hier die Annahme einer abnormen Durchlässigkeit der Gefäßwandungen gemacht werden oder eine tiefergreifende Zerstörung schon vorhanden sein, so daß bereits ein leichter Blutandrang zu einer Blutung Anlaß gibt. So erwähnt Sticker eine intermittierende Hämoptoe von quotidianem und quartanem Typus bei großer Milz, die nach Chininzufuhr sistierte, ohne nachweisliche Lungenveränderungen. —

Cornet und Loewenthal beobachteten dagegen Hämoptoen bei Phthisikern im Malariaanfall. Gerhardt führte nächtliche Blutungen Tuberkulöser auf Erhöhung des Blutdruckes im Fieberabfall zurück.

Auch reine Stauungsblutungen sollen vorkommen, so nach Hampeln in einem Falle von Mitralstenose mit fast völligem Klappenverschluß. Sklerose lag nicht vor.

Häufiger spricht man von vikariierende Blutungen zur Zeit, da sich die Menstrualblutung einstellen soll. Hier mögen ähnliche Ursachen wie die soeben erwähnten zugrunde liegen. Ein Blutandrang zu den Lungen ist an Stelle ausgebliebener Menstruation jedenfalls erklärlich. — Lungenblutungen sollen auch bei Hysterischen vorkommen (Sokolowski), sie sind vielleicht auch auf Kongestionen zurückzuführen — Wagner dachte schon an vasomotorische Einflüsse — doch wird man gut tun, allen diesen Angaben zumal solcher Patienten gegenüber skeptisch zu sein. Meist wird das schwere Leiden sich bei genauerer Beobachtung als harmlose künstlich erzeugte Zahnfleischblutung entpuppen; es wird hier ein ganz dünner hellroter Auswurf produziert.

Nicht unwichtig sind Blutungen aus der Trachea, wie sie gelegentlich beschrieben werden, so von Gerhardt eine zum Tode führende aus einer karzinomatösen Ösophagus-Trachealfistel. Im Falle von Gidionsen fanden sich varikös erweiterte Venen neben einem vermutlich tuberkulösen Geschwür dicht oberhalb der Bifurkation; in dem von Avellis Erweiterungen der obersten Ringvenen der Trachea, die zur Expektoration von ungefähr von $1^1/_2$ Eßlöffeln hellroten Blutes führten. — Luetische und tuberkulöse Geschwüre des Kehlkopfes geben nur selten zu stärkeren Hämoptoen Anlaß, kleinere Beimengungen sind häufiger.

Bei Influenza finden wir häufiger eine hämorrhagische Laryngitis (Sticker), die sogar zu stärkeren Blutungen führen kann (Leyden).

Schließlich kann auch Blut entleert werden, das weder aus dem kleinen Kreislauf noch aus dem Versorgungsgebiet der Atmungswege stammt, sondern nur seinen Weg durch diese nimmt. Es handelt sich hierbei in erster Linie um den Durchbruch von Aneurysmen der Aorta in die Trachea oder einen, gewöhnlich den linken Hauptbronchus oder dessen nächste Verästelungen. (D. Gerhardt, Hertel, Selter, Zahn). In allen solchen Fällen verblutet sich der Patient natürlich in kürzester Zeit. Seltener dauert die Blutung bei kleinen Eröffnungen tage-, ja wochenlang an. Solche Perforationsstellen können durch verdickte Bronchialschleimhaut zugedeckt werden, so daß sie der Entdeckung bei der Autopsie völlig entgehen. In der Umgebung entstehende Aspirations-Pneumonien und Infarzierungen mit folgender Hepatisierung und verstärken den Widerstand der umgebenden Lungenteile, können aber auch ihrerseits wieder die Ursache eines blutigen Auswurfes werden. Das ausgehustete Blut ähnelt dann häufig mehr dem des Infarktes. Schwächere Blutungen können aber auch, wie in dem Falle von Gerhardt, ein Vorbote bald nachfolgender profuser Ergüsse sein. Schwerere Blutungen entstehen in seltenen Fällen auch durch den Durchbruch der Arteria pulmonalis, also noch bei geschlossenem großen Kreislauf.

In vielen Fällen handelt es sich nach Hampeln um sogenannte „wandlose" Aneurysmen; das heißt, es erfolgt zunächst kein Durchbruch in Trachea oder Bronchien, sondern das Aneurysma kommuniziert mit dem Lungengewebe selbst, das sich wie ein Schwamm vor die durchlässig gewordene Gefäßwand legt. Weiter hindern die Folgen einer reaktiven Entzündung den raschen Durchbruch, so daß das Blut nur allmählich, aber ständig durchsickert. Auch diese Blutungen sollen häufig prodromalen Charakter tragen.

Daß der Durchbruch aneurysmatischer Erweiterungen leichter an Stellen erfolgt, die aus anderer Ursache, nicht erst durch die allmähliche Usurierung ihre Widerstandskraft verloren hatten, liegt auf der Hand. So berichtet Frühwald von einem Durchbruch an der Stelle einer tuberkulös erweichten Lymphdrüse, ferner von einer letalen Blutung durch Berstung eines Aneurysma spurium der abnorm gelegenen Arteria anonyma infolge Druckgeschwürs nach einem Canulement bei einem Kinde. Daß durch gleichzeitig ablaufende Erkrankungen, Tuberkulose, Gangrän, Pneumonien, der Auswurf eine wesentlich andere Beschaffenheit annehmen kann und so die wirkliche Ursache der Blutung ganz verdeckt, sehen wir bei den an Aneurysma leidenden Patienten Selters, der ein übelriechendes Sputum aus einer großen bronchiektatischen tuberkulösen Kaverne entleerte. Hampeln weist auf eine andere Möglichkeit hin, daß nämlich Blutungen auftreten könnten, die mit dem Aneurysma selber gar nichts zu tun hätten (z. B. dunkelroter bronchiektatischer Auswurf bei einem an Aneurysma leidenden Patienten, von Harmsen beschrieben).

Schmidtmann berichtet von dem Durchbruch eines verjauchten Plattenepithelkarzinoms des linken Hauptbronchus in das linke Herzrohr mit tödlicher Blutung.

Die diagnostische Bedeutung des rein blutigen Sputums geht aus dem Gesagten zur Genüge hervor. Wenige Erkrankungen der Atmungswege führen niemals zu einer Hämoptoe, eigentlich nur die einfache Bronchitis, die Bronchoblennorrhöe, die Bronchitis pituitosa, die unkomplizierte Bronchopneumonie; aus der Blutung allein kann also eine Diagnose noch nicht gestellt werden; die übrigen Krankheitserscheinungen, Aussehen, Menge, Dauer, während der Erkrankung beobachtete Veränderungen des Auswurfs führen uns schon näher, vielfach zum Ziele.

Bis zur Anwendung der Röntgenstrahlen kam eine besondere Bedeutung den Blutungen zu, die als scheinbar erstes Krankheitszeichen sich bemerkbar machten. Erfahrungsgemäß kommen sie als Frühsymptome am häufigsten bei Tuberkulose vor, nach Kraus in rund 33%, nach Reiche in $9,2\%$ aller Fälle, nach Müller bei Männern in $23,2\%$, bei Frauen in $13,8\%$; doch haben wir gesehen, daß ihnen auch bei Tumoren, Echinokokkus, Distomiasis ein ähnlicher Wert zugesprochen wird. Sie können erstes und einziges Symptom bei Infarkten bilden, sie vermögen uns vielleicht zuerst auf Erkrankungen des Gefäßsystems, Aneurysmen, Stauungen in bestimmten Gefäßbezirken hinweisen. Die diagnostische Bedeutung der „initialen" Blutung ist zwar mit der Möglichkeit, auch kleinere, der Perkussion und Auskultation entgehende anatomische Veränderungen auf die Platte zu bringen erheblich eingeschränkt, aber nicht aufgehoben, zum mindesten nicht für die allgemeine Praxis.

Daß „initiale" Blutungen nicht den Beginn einer Erkrankung darstellen, zeigen pathologisch-anatomische Untersuchungen und am Lebenden neben einer genauen Vorgeschichte die Röntgenstrahlen. Über den Umfang des Krankheitsherdes kann man nach der einen oder anderen Richtung erstaunt sein. Nicht einmal bei Verletzungen, bei Infarkten läßt sich aus der ausgehusteten Blutmenge ein sicherer Schluß auf die Ausdehnung der Läsion ziehen. Was speziell die Blutungen auf tuberkulöser Basis betrifft, so können Erkrankungen bis zum Tode verlaufen, ohne daß es zu Hämoptoen kommt. Sie wurden von Aufrecht nur in $26,4\%$ aller Fälle gezählt. Das hängt von dem mehr oder weniger destruierenden Charakter der Erkrankung ab, ob Gefäße mit einbezogen werden, ob noch rechtzeitig ihre Verödung erfolgt. Bei kindlichen Tuberkulosen sind Hämoptoen eine Seltenheit, da hier die Infiltrate wenig Neigung zum Zerfall zeigen, fehlen aber nicht ganz, bei der Miliartuberkulose tritt der Tod ein, bevor es zum Zerfall größerer Partien gekommen ist; sie können aber auch bei schwerster Destruktion des Lungengewebes bis zum Ende fehlen, wenn die Gefäße sich rechtzeitig in bindegewebige Stränge umwandeln. Im anderen Falle kann aus einer einzigen kleinen Kaverne der Patient sich tödlich verbluten; will es der Zufall, so kann eine verkäste und erweichte Drüse in Gefäß und Bronchus perforieren (A. Fraenkel). Auch indurierende Formen mit relativ gutartigem Verlauf neigen oft zu Blutungen.

Die prognostische Bedeutung des hämoptoischen Auswurfes richtet sich in erster Linie nach der zugrunde liegenden Erkrankung. Am meisten interessieren natürlich die Blutungen tuberkulösen Ursprunges. Es knüpfen sich verschiedene Fragen daran.

Auszugehen ist zunächst von der Frage, wie verhält sich körpereigenes in die Lungen ergossenes Blut überhaupt und wie wirkt es auf das umgebende Lungengewebe ein. Letzterer Punkt wird nicht ganz gleichmäßig von den Untersuchern beantwortet. Nach Gluzinski verschwindet eingegossenes Blut rasch aus Trachea und Bronchien der Versuchstiere, ohne Veränderungen in der Schleimhaut zu hinterlassen, in den Alveolen dagegen bleibt es längere Zeit liegen, Reste können sich dort wochenlang halten. Gluzinski fand dort die folgenden Veränderungen: Eine Stunde nach der Blutinfusion konnte nichts besonderes bemerkt werden, die Interstitien waren frei von roten Blutkörperchen. Nach 48 Stunden sah er neben den zerfallenden Erythrozyten Zellen („weiße Blukörperchen"), deren Aussehen an Alveolarepithelien erinnerte, nach 96 Stunden außer diesen nur mehr feinkörnigen Farbstoff. Es hatte also eine Reaktion in Form einer Aufquellung und Ablösung des Epithels(?) und Ansammlung weißer Blutkörperchen eingesetzt, die so heftig war, daß die Bronchiolen durch abgestorbene Epithelien oft gänzlich verstopft waren. Von Schleimabsonderung in größeren Bronchien wird auffallenderweise nichts erwähnt. Diese Reaktion war je nach Menge des Blutes und Individualität des Tieres vom zweiten bis vierten Tage am deutlichsten und nahm um den sechsten Tag herum ab; nach dieser Zeit bildeten sich unregelmäßige lufthaltige Hohlräume, die durch verdicktes, kleinzellig infiltriertes Interstitialgewebe getrennt waren und längere Zeit unverändert blieben. Gluzinski nimmt an, daß der ganze Prozeß in nicht normalen Lungen länger dauert. Bei phthisischen Hämoptoen träten ähnliche Veränderungen auf.

Auch nach Sommerbrodt bleibt Blut nicht indifferent auf Lungengewebe; er konnte Abschilferung, Aufquellung, Trübung der Alveolarepithelien sowie reichliche Proliferation konstatieren. Auch Nothnagel sowie Perl und Lippmann vermißten trotz des langsamen Verschwindens des Blutes und seiner Reste aus den Lungen jegliche bleibende Veränderung, kleinere braune Herde wurden restlos aufgesaugt.

Eine Reaktion des Lungengewebes auf die Anfüllung mit Blut findet also statt, wenn auch in wechselnder Stärke. Wie steht es nun mit der gefürchteten Ausbreitung der Schwindsucht nach Blutungen? Wie ist diese zu erklären? Wie weit werden Tuberkelbazillen durch sie verschleppt? Die Beantwortung dieser Fragen ist nicht ganz einfach. Wir wissen zunächst einmal nicht, ob und wieviele Bazillen dadurch in andere Lungenbezirke geraten. Experimentelle Untersuchungen hierüber sind uns nicht bekannt. Nach dem fast stets negativen Befunde im blutigen Auswurf könnte man meinen, eine Ausstreuung finde überhaupt nicht statt oder wenigstens nur in ganz beschränktem Umfange. Eine Verschleppung wird aber allgemein angenommen und ist von A. Fränkel auch autoptisch nachgewiesen. Die schlimme Wirkung der Spätblutung neben der Größe und Dauer der Blutung als einer arteriellen sieht Fränkel hauptsächlich in dem Umstand, daß infolge der stärkeren Sekretanhäufung in den Lungen mehr Ansteckungsmaterial verbreitet wird; bei den meisten venösen Frühblutungen kommen beide Faktoren nicht so in Betracht. Tatsache ist auch die weniger ominöse Bedeutung frühzeitiger Blutungen. Wir haben ferner mit der zerstörenden Wirkung des Blutes auf die Bazillen zu rechnen; wie groß diese ist, entzieht sich gleichfalls unserer Kenntnis; es erscheint aber unwahrscheinlich, daß sie völlig zu Verlust gegangen sein sollte. Eine Herabsetzung des opsonischen Index allein würde hier zur Beurteilung nicht genügen. Andererseits müssen wir damit rechnen, daß die einsetzende reaktive Entzündung das Festsetzen und die Vermehrung der Bazillen fördert. Dabei läßt sich auch folgender Weg denken, auf welchem die Ausbreitung der Bazillen stattfindet. Als Folge der Infiltration von Alveolen und Interstitien ist eine Stauung des Lymphstromes wohl möglich und jede Stauung erleichtert in den Lungen die Festsetzung von Keimen. Auch auf retrogradem Wege könnten so Bazillen in andere Gebiete gelangen. Aufrecht lehnt die Möglichkeit einer Ausbreitung durch das ergossene Blut rundweg ab und führt die Ausbreitung auf entzündliche Veränderungen in der Umgebung des tuberkulösen Herdes zurück. Fest steht also nur die Tatsache einer oft rapiden Verschlimmerung der Krankheit nach Blutungen, sei es infolge lokaler Ausbreitung um den ursprünglichen Herd, sei es in Form der käsigen Pneumonie oder auch einer akuten knötchenförmigen Ausstreuung über größere Gebiete auf dem Bronchialwege. Eine notwendige Folge ist die Verschlechterung aber nicht.

Für die relative Gutartigkeit frühzeitiger Blutungen ist möglicherweise auch der bessere Ernährungszustand und die größere Widerstandsfähigkeit des Patienten verantwortlich zu machen. Sehr auffallend ist, daß bei nicht zu großen Blutungen in Kavernen der blutige Auswurf bald aufhört und der ganze Rest nach und nach verschwindet, vermutlich durch allmähliche Resorption an Ort und Stelle, trotz der Gewebsdestruktion. Im Röntgenbild läßt sich hier nach einer Reihe von Beobachtungen keine zunehmende Infiltration der Umgebung erkennen (v. Hoesslin). Man könnte also in dem Bestehen der Kaverne sogar einen gewissen Schutz erblicken, da sie einen Teil des Blutes aufnimmt und so dessen Verbreitung auf dem Bronchialwege verhindert. — Daß Blutungen die Ausdehnung eines Herdes nicht immer zu fördern brauchen, läßt sich auch aus Beobachtungen Sokolowskis entnehmen, der auf den häufig geringen Einfluß auch langedauernder Blutungen bei der fibrösen Form der Phthise hinweist. Bei dieser spielt sich der Prozeß mehr im interstitiellen Gewebe ab und offene Kavernen bilden sich nur langsam aus. — Durchbruch eines tuberkulösen Herdes in ein Gefäß muß natürlich nicht zu einer Blutung führen, dazu ist gleichzeitige Kommunikation mit dem Bronchiallumen und Offenbleiben der Durchbruchsstelle nötig. Daher erfolgt auch die Aussaat in Venen oder in Arteriengebiete häufig, ja meistens gänzlich unbemerkt. — Bleibt es bei einer einmaligen Blutung, und das ist das häufigere — nach Fr. Müller kommen Wiederholungen in nicht mehr als 17,6% vor — so wird einige Tage lang Blut ausgehustet, wenn wir von den schweren, rasch zum Tode führenden Ergüssen absehen. Bei Spätblutungen kommt es aber doch häufig zu Wiederholungen in wechselnder Stärke. Die mangelhafte Gerinnung mag mit eine Ursache dafür sein. Die Prognose wird demnach auf alle Fälle durch jeden Blutsturz verschlechtert, sowohl in Hinsicht auf die akute Gefahr wie auf den weiteren Krankheitsverlauf; in welchem Maße, muß die Folgezeit lehren. Jede Wiederholung gestaltet die Aussichten um vieles ungünstiger: nur manche Fälle leichter chronischer oder periodisch wiederkehrender Blutungen scheinen Ausnahmen zu bilden, besonders bei vorhandener Neigung zur Schrumpfung.

Für Blutungen nicht tuberkulösen Ursprunges liegen die Aussichten im allgemeinen etwas günstiger, jedenfalls was die Gefahr einer Weiterausbreitung der Erkrankung durch sie betrifft. Sekundärinfektionen scheinen sich selten anzuschließen. Andererseits kommen bei den verschiedensten Erkrankungen auch besonders heftige Blutungen vor, bei Arrosion einzelner Gefäße (z. B. bei Neubildungen) wie bei parenchymatösen Ergüssen (z. B. bei den schweren Grippe-Formen). — Ganz schlecht sind natürlich die Aussichten jeder aneurysmatischen Blutung. Schwache prodromale Blutungen bedeuten lediglich eine geringe Verzögerung des Endes.

Eine besondere Stellung nehmen die traumatischen Blutungen ein, die im Kriege viele Opfer gefordert haben. Sehen wir von den häufigen Infektionen, — fast stets bei Verletzungen durch Sprengstücke — ab, so ist auf Grund der Größe der Blutung eine Vorhersage auch nur mit größter Vorsicht zu machen. Wieviele anscheinend ganz harmlose Blutungen haben nicht doch plötzlich noch zum Tode geführt!

Besonders sei hier noch darauf hingewiesen, daß traumatische Blutungen nicht auf alle Fälle eine direkte Verletzung beziehungsweise Perforation von Lungenteilen bedeuten. Häufig handelt es sich nur um eine starke Kompression und Drucksteigerung durch Fernwirkung. Hier sind die Aussichten selbstverständlich erheblich günstiger; große Gefäße werden nur ausnahmsweise mitbetroffen.

Kurz ist auch noch der Blutungen zu gedenken, die angeblich durch „Überanstrengung" erfolgen. Bei gesunden Gefäßen kommen sie praktisch überhaupt nicht vor, vielmehr liegt bei genauerem Zusehen wohl stets eine Krankheit zugrunde, die zu einer verminderten Widerstandskraft der Gefäße geführt hat, in der Regel also tuberkulöse Veränderungen. Die „Überanstrengung" ist nur Gelegenheitsursache gewesen.

b) Der blutig tingierte Auswurf.

Man versteht darunter Auswurf, aus dessen mehr oder minder homogenen Grundsubstanz kleine Beimengungen von Blut sich in Form von Pünktchen, Stippchen und Streifen deutlich herausheben. Wir finden sie, wie schon Biermer beschreibt, im zähschleimigen, im schleimig-eitrigen und im rein eitrigen Auswurf, häufig an oder nahe der Oberfläche, nicht selten auch von der Grundmasse ganz eingehüllt, von dieser aber stets scharf abzutrennen. Dem frischen Ursprung des Blutes entsprechend ist im Auswurf seine Farbe zunächst hellrot, dunkelt bei längerem Stehen nach und geht in die bräunlicheren Töne des Methämoglobin über. Gleichzeitig dringt in beiden Fällen durch Zerfall der roten Blutkörperchen der Farbstoff in die Umgebung, und wir haben es dann mit einem blutig untermengten Auswurf zu tun. Sind nur widerstandsfähigere körnige oder kristallische Abbauprodukte anwesend, vor allem Hämosiderin, so sprechen wir nicht mehr von einem blutig tingierten, sondern pigmentierten Auswurf (s. d.). Ein typisches Beispiel bildet das „Herzfehlersputum".

Wie der Name besagt, ist die Menge des Blutes in dem genannten Auswurf stets verhältnismäßig gering; es kann sich also stets nur um kleinere Blutungen handeln, sei es, daß Blutkörperchen per diapedesin in die Alveolen oder auf die Schleimhautoberfläche der Luftröhren durchtreten, sei es, daß es sich um Berstung von Kapillaren und kleinsten, nahe der Oberfläche liegenden Gefäßen handelt. Das Blut kann also aus allen Teilen der Atmungsorgane stammen; wir werden vor allem zu entscheiden haben, ob es mehr als zufälliger Bestandteil sich dem übrigen Auswurf zugesellt hat oder ob für alle Teile desselben der gleiche Entstehungsort anzunehmen ist. Davon hängt auch die prognostische Bedeutung ab.

Blutig tingierten Auswurf treffen wir daher gelegentlich bei allen Krankheiten der Atmungswege an, angefangen vom Katarrh des Nasenrachenraumes, (auch bei Influenza), des Kehlkopfes, der Trachea, oft weniger als direkte Folge der Entzündung als der ständigen mechanischen Reizung durch Räuspern oder Hustenanfälle. Ähnliches sehen wir gelegentlich im Verlaufe schwerer Keuchhusten- oder Asthmaanfälle, bei Erstickungszuständen durch Tumoren (aber auch bei beginnender Neubildung ohne jede Atemnot), bei vergeblichen

Anstrengungen, eingedrungene Fremdkörper wieder auszuhusten. Infolge tiefergreifender Zerstörung von Gewebe können ferner eine ulzeröse Angina, ein sich entleerender Mandelabszeß, aktinomykotische Eiterungen der Mundhöhle, tuberkulöse und syphilitische Geschwüre des Kehlkopfes und der Trachea zur Entleerung eines blutig tingierten Sputums führen; weiter abwärts Bronchiektasien, Gangrän und Abszeß, wiewohl hier sehr viel leichter innige Vermengung stattfindet.

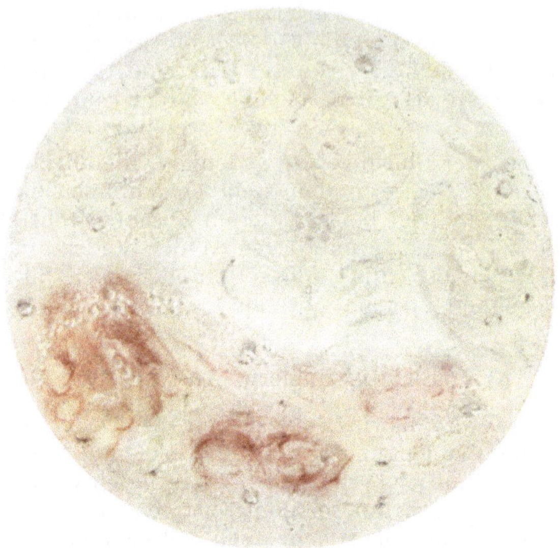

Abb. 17. Fast rein schleimiger, mit Blutfasern durchzogener Auswurf aus dem Rachen.

Ausgesprochen blutige Tinktion finden wir nicht ganz selten in den ersten Entleerungen einer kruppösen Lungenentzündung, wie bei Nachschüben; die Grundsubstanz ist dann von helleren oder dunkleren Streifen durchzogen, eine Folge der plötzlichen Anschoppung, die zu reichlicher Diapedese oder kapillaren Blutungen Anlaß gibt. Ähnlich können die ersten Entleerungen nach Infarzierung eines kleinen Lungenabschnittes aussehen; ferner bei Stauung im Lungenkreislauf, wo sie allerdings gegen die blutig tingierten Sputa zurücktreten. Neben pigmentierten (bei Anwesenheit reichlicher Hämosiderinschollen) Sputis treffen wir blutig tingierte, seltener fast rein blutige an. Der Auswurf bronchitischer Nephritiker kann aus ähnlichen Gründen Blutbeimengungen aufweisen.

Hier sind kurz zu erwähnen die in seltenen Fällen an fibrinösen Bronchialgerinnseln haftenden Blutpünktchen und Stippchen. Durch die gewaltsame Loslösung von der ihrer obersten Schichten beraubten Schleimhaut werden die dort befindlichen Kapillaren zerrissen und geben zu kleinen Blutungen Anlaß (vergleiche indes hierzu die Ausführungen S. 69 ff.); auch bei Diphtherie kann das übrige gleichzeitig entleerte schleimige oder schleimig-eitrige Sputum aus dem nämlichen Grunde von Blutstreifen durchsetzt sein.

Biemer schreibt dem blutig tingierten Auswurf nur geringe diagnostische Bedeutung zu mit Ausnahme des bei Tuberkulose entleerten, der oft Vorbote größerer Blutungen sei; er geht hierin aber doch zu weit, denn wie das recht häufige Vorkommen des blutig tingierten Auswurfes lehrt, kann er recht verschiedenen Krankheitsbildern angehören. Es ist nur besonders darauf zu achten, ob die Blutspuren oder etwas reichlicheren Beimengungen oberflächlich liegen oder inmitten der Sputummasse, und von welcher Beschaffenheit diese selbst ist. Der frische klebrige blutig tingierte Auswurf des Pneumonikers ist nicht mit dem blutig tingierten eitrigen des Phthisikers oder dem des Säufers durch Berstung einer oberflächlichen Kapillare blutig tingierten schleimigen oder dem mit blutigen Stippchen besetzten des Herzkranken zu verwechseln. Blutspuren allein entscheiden also noch nicht.

Aus den gleichen Gründen ist daher auch die pathognomonische Bedeutung sehr verschieden. Bei einfachen Katarrhen der oberen Luftwege haben Blutstreifen nichts zu sagen, obwohl sie den Laien gewöhnlich in große Angst versetzen und er daher gleich den ganzen Auswurf blutig zu sehen glaubt. Man frage daher stets genauestens nach Menge und Art der Blutbeimengung. — Treten im Auswurf eines Bronchitikers wiederholt Blutspuren auf, so achte man genau auf den Zustand des Herzens, auf die Gefäße, auf die Nieren.

c) Der innig mit Blut vermengte Auswurf.

Eine innige Vermengung von Blut mit der Grundsubstanz des Sputums erfolgt dann, wenn beide am gleichen Orte oder in nächster Nähe ausgeschieden werden, die Grundsubstanz die Vorbedingungen für eine gehörige Durchmischung bietet und genügend Zeit für diese gegeben ist. Das Mengenverhältnis zwischen beiden spielt insofern eine Rolle, als eine sehr reichliche Beimischung von Blut die Grundsubstanz gänzlich verdeckt und wir dann den Eindruck eines rein blutigen Sputums gewinnen; die Blutmenge muß also stets begrenzt sein.

Schleim, Eiter und Serum vermischen sich nicht gleichmäßig gut mit Blut. Schon Biermer gibt an, daß Schleim längere Zeit brauche, sich mit Blut zu vermischen, während eine Untermengung mit leichter flüssigem Eiter oder Serum sehr rasch vor sich gehe. Damit trotzdem eine solche stattfinden kann, muß nach Biermer die Vermischung „in einem kleinen Raume" vor sich gehen, „da wo während des Aktes der Hyperämie mit der Kapillarruptur auch gleichzeitige veränderte Exsudation auftritt und das ausgetretene Blut sich notwendig mit der exsudierten Masse vereinigt". Es „muß notwendigerweise eine Stelle im Lungenparenchym vorhanden sein, wo durch Entzündung die Bedingungen zur innigen Mischung des Blutes mit schleimigalbuminösem Sekret gegeben sind". Die günstigsten bestehen zweifellos beim Lungenödem; hier transsudieren Serum und rote Blutzellen gleichzeitig in die Alveolarräume hinein, eine Vermischung ist gar nicht mehr nötig. In ähnlicher Weise erfolgt die Vereinigung bei der kruppösen Pneumonie; auch hier werden Serum und Blutkörperchen am gleichen Orte ausgeschieden und für die verhältnismäßig geringe Schleimbeimengung ist genügend Aufenthalt in den Bronchien. In anderen Fällen ist besonders zu Beginn der Erkrankung die Vermischung allerdings keine so intensive, wir finden sich scharf abzeichnende Blutstreifen in der noch wenig gefärbten klebrigen Grundsubstanz.

Nicht so klar ist der Vorgang bei der Infarzierung: Die roten Blutkörperchen, mit ihnen ein wenig Serum, treten zweifellos in das Alveolarlumen über; das schleimige Sekret stammt aber nicht von dieser Stelle, sondern kann erst von den kleineren Bronchien ab dazutreten, die Vermischung erfolgt also dort oder man müßte ein Rückfließen des Schleimes in die Alveolen annehmen, was wenig wahrscheinlich ist. Es ist also trotz der Absonderung an verschiedenem Orte und trotz der ungünstigen Beschaffenheit des Schleimes noch eine ausgiebige Vermengung erfolgt. In allen diesen Fällen fast, das sei ausdrücklich bemerkt, wird der Eindruck der innigen Vermengung noch vermehrt durch den diffundierten roten Blutfarbstoff; auch in frischen Sputis wird man indes nur selten bei genauerem Zusehen jedwede Differenzierung vermissen.

Eine innige Vereinigung sehen wir in einer großen Zahl eitriger Sputis, besonders wenn die Masse zu Zerfall neigt und der enthaltene Schleim mit zerstört wird, wie bei gangränösen Prozessen. Überhaupt sind alle größeren Hohlräume, in denen sich das Sekret staut, naturgemäß günstig für jede Vermischung, auch wenn die Bestandteile nicht gleichzeitig oder von dem gleichen Ursprungsorte dorthinein gelangen. Daß unter solchen Umständen auch die Farbe der blutig tingierten Sputa wechselt, liegt auf der Hand.

Wir unterscheiden also mit Biermer:

α) Der schleimigblutige Auswurf. Das regelmäßigste Vorkommen des schleimigblutigen Sputums sehen wir beim Lungeninfarkt, nachdem das anfänglich blutig tingierte oder rein blutige Sputum sich mehr und mehr mit Schleim vermengt hat. Daß hier ohne den Einfluß einer Infektion Schleim abgesondert wird, ist auf Reizung der Bronchialschleimhaut durch die Blutung zurückzuführen. Die zwei bis drei Tage nach erfolgter Infarzierung meist fast schwarzrote Farbe wird allmählich heller, der Charakter des innig mit Blut gemischten Sputums wird beibehalten, wenn auch die Durchmischung nicht immer ganz homogen ist. Ein Übergang in anders geartetes Sputum tritt nur bei Komplikationen ein. Ähnliches sehen wir bei traumatischen Blutungen.

Gleichfalls den Eindruck eines innig mit Blut gemischten schleimigen Auswurfs erweckt der des Pneumonikers, wiewohl hier der Schleim, wie schon wiederholt betont wurde, neben dem Eiweiß- und Nukleingehalt nur einen verhältnismäßig kleinen Anteil ausmacht. Seine Farbe kann sehr verschieden sein, dunkelrotbraun bis zitronengelb, je nach Gestalt an Blutfarbstoff und seinen Abkömmlingen. Gegen die Krise zu oder noch mehr nach ihrer Überstehung tritt neben allmählichem Abblassen eine mäßige Verflüssigung ein, die dem Patienten die Qual des Aushustens sehr erleichtert, häufiger eine stärkere Beimengung von Eiterkörperchen, die von Anfang an nie gänzlich fehlen und alle Übergänge zu einem eitrig schleimig-blutigen Auswurf bilden können. Das können wir noch beim schulgemäßen Verlauf sehen, alle plötzlichen oder auffälligen Veränderungen, starke Verflüssigung, reichlicher Eitergehalt, Farbumschläge ins schmutzige braunrote, müssen dagegen unbedingt den Verdacht auf abnormen Verlauf erwecken. Auf das seltene Vorkommen der Aufpfropfung einer kruppösen Entzündung auf eine katarrhalische lobulär-pneumonische sei hier hingewiesen; das Auftreten eines blutigschleimigen Auswurfs kann das einzige Dokument dieser Veränderung sein. — Einmal beobachtete Verfasser auch ein rötliches bis zitronengelbes (tuberkelbazillenfreies) Sputum bei einem kaum zu Zerfall neigenden tuberkulösen Infiltrat; Lungentumoren, Echinokokken führen auch gelegentlich zu solchen Expektoraten. Bei Grippe sind blutig-schleimige Sputa nicht selten.

Auch aus den obersten Luftwegen stammen schleimigblutige Sputa und zwar in der Regel aus dem Nasenrachenraum, sei es, daß Nasenbluten vorausgegangen war und die im Rachen befindlichen Blutreste sich mit dem dort produzierten Schleim vereinen, sei es, daß das Blut aus kleinen Schleimhauthämorrhagien bei chronischen Entzündungsprozessen herrührt. Es bilden sich große, dunkelbraunrote Ballen, die meist des Morgens entleert werden. Neurastheniker glauben das Blut direkt aus den Lungen gekommen. Bei genauerem Zusehen erkennt man, daß der Schleim erst nachträglich hinzugetreten sein muß, da die inneren Partien stets dunkler, die äußeren oft rein schleimig oder nur wenig von diffundiertem Blutfarbstoff durchtränkt sind.

Zu den schleimigblutigen Sputis gehört unzweifelhaft das für Hysterische als charakteristisch beschriebene, dünne, hellrosa gefärbte sehr reichliche Sputum, das aus dem Zahnfleische stammt. Man hüte sich aber vor Verwechslungen mit dem Auswurf des Lungenödems, denn es sind Gründe vorhanden, für manche Fälle des letzteren rein vasomotorischer Entstehung anzunehmen. Wir finden bei solchen Patienten gelegentlich dann auch hysterische Stigmata.

β) Der serösblutige Auswurf. Diese Bezeichnung kommt allein denjenigen Sputis rechtmäßig zu, die sich neben ihrem Gehalt an Blut durch den von Eiweiß auszeichnen, und zwar einem größeren, als dem Eiweißanteil des beigemengten Blutes entspricht. Die Wahl der Bezeichnung nach dem Aussehen allein hat zu Irrtümern geführt, da auf der einen Seite Sputa dazu gerechnet wurden, in denen Eiweiß überhaupt nicht oder nur in Spuren vorhanden war, (wie im Auswurf der Hysterischen) andererseits der Eiweißgehalt früher ganz verkannt wurde wie im pneumonischen. Bei letzterem hat man allerdings infolge seiner klebrigen Beschaffenheit die alte Bezeichnung beibehalten.

Hierher gehören auch manche Sputa bei Stauungspneumonie. Die Farbe wird hier als ziegelrot bezeichnet. Meistens wird es sich in solchen Fällen um Lungenödem gehandelt haben, das zu der ursprünglichen Erkrankung hinzugetreten war. Die innige Vermischung der einzelnen Bestandteile ist Beweis dafür, daß alle dem gleichen Lungenteil entstammen, daß die Transsudation durch die von der Entzündung befallenen Teile vor sich geht. Bei gleichzeitigem Lungenödem im Verlaufe einer Lungenentzündung lassen sich dann verschieden gefärbte, teils luftärmere, teils luftreichere, feinschaumige Partien unterscheiden.

Auch das pflaumenbrühartige Sputum, das bei mangelhafter Lösung und schlechtem Herzen ausgeworfen wird, gehört hierzu, wiewohl der Eiweißgehalt schon ganz erheblich vermindert und der Schleimgehalt vermehrt ist. Bei vermehrter Beimischung von Eiter findet schließlich ein Übergang zum blutigeitrigen Auswurf statt.

Die große diagnostische Bedeutung der blutigserösen Sputa ist jedem bekannt; ihre Erkennung allein sichert in den meisten Fällen die Diagnose. Die Prognose richtet sich nach der Möglichkeit, Herzkraft und Infektion zu beeinflussen.

γ) Der eitrigblutige Auswurf. Der Übergang der schleimig- zu den eitrig blutigen Sputis ist häufig nicht scharf gezeichnet, da die Unterscheidung nur durch die Menge der Eiterkörperchen bedingt wird und diese auch in den für das Auge noch rein schleimigblutigen Sputis schon reichlich enthalten sind. Immerhin hat das eitrigblutige Sputum das klebrige, glasige, gelatinöse der vorgenannten verloren und ist vor allem nicht mehr durchscheinend. Auch in der Farbe verhält es sich insofern verschieden, als nach kurzer Zeit der schmutzigrote oder braunrote Ton vorherrschend ist. Infolge des raschen Zersetzungsprozesses ist die Durchmischung eine gleichmäßigere; die roten Blutkörperchen haben ihren Farbstoff abgegeben. Seltener sieht man, wie Biermer angibt, eine unreine rote Färbung im Zentrum und eine deutliche rot gefärbte „Peripherie". Diese Sputa sollten Kavernen entstammen, in denen es „noch nicht zu ausgedehnter Stagnation des Sekrets oder zu jauchiger Zerstörung der Wandungen gekommen ist". Die Beschreibung paßt auf Sputa nach nicht mehr ganz frischen spärlichen Blutungen. Vielleicht war auch schon Farbstoff diffundiert.

Bei der gewöhnlichen Bronchitis fehlt Blut, nicht selten ist seine Beimengung dagegen bei schwereren Graden des Stauungskatarrhs; sie erstreckt sich dann nicht mehr auf die Anwesenheit reichlicher Hämatoidinschollen, sondern der Farbstoff ist diffus verbreitet und verleiht dem Auswurf oft ein leicht bräunliches Aussehen. Der bronchiektatische Auswurf ist wohl in der Mehrzahl der

Fälle mit etwas Blut vermischt (das aus kleinen Gefäßen der dilatierten und atrophischen, in schwereren Fällen auch der eitrig nekrotisierenden Bronchialwand stammt). Die ursprüngliche Farbe ist hier durch die Fäulnis rasch verloren gegangen und in eine mehr grünliche umgeschlagen; nur stärkere Blutungen erzeugen eine mehr bräunliche oder okerähnliche Färbung des Eiters, die am deutlichsten in der untersten Schicht zu erkennen ist. Regelmäßig ist der Auswurf bei fötider Bronchitis, Abszeß und Gangrän der Lunge innig mit Blut vermischt, bei letzterer infolge des rascheren Fortschreitens der Destruktion, die keine Zeit zur Thrombosierung von Gefäßen läßt, reichlicher. Die Farbe ist hier in der Regel eine schmutzig braungraurote. Auch bei der sehr seltenen fötiden Bronchitis besteht eitrigblutiger, bräunlich dunkelroter übelriechender Auswurf.

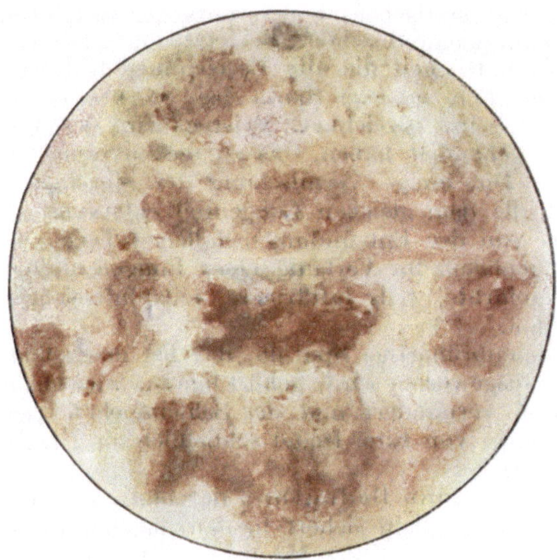

Abb. 18. Blutig-eitriger zersetzter Auswurf bei fötider Bronchitis.

Bei den übrigen zu eitriger Einschmelzung von Lungengewebe führenden Erkrankungen, Tumoren, Echinokokken, Aktinomykose, Distomiasis (Inouye) können ähnliche Sputa entleert werden; es wechseln nur die Farbtöne.

Sehr zu beachten ist der Übergang eines bisher schleimigblutigen Auswurfes in eitrigblutigen bei der durch den Fränkel-Weichselbaumschen Diplokokkus hervorgerufenen Lungenentzündung (siehe oben). Ob dabei regelmäßig die bekannten Eitererreger mit im Spiele sind, erscheint noch nicht genügend sichergestellt, im Sputum zu finden sind sie oft genug. — Ein dünneres mit Blut vermischtes eitriges Sputum trifft man zuweilen bei reinen Streptokokken- oder Friedländer-Pneumonien an.

Etwas Gewöhnliches sind eitrigblutige Sputa bei der käsigen Pneumonie (Fräntzel), auch hier von den verschiedensten Farben, wie bei allen fortschreitenden tuberkulösen Prozessen; vielfach sehen wir in ihnen nur die Reste einer stärkeren Hämoptoe.

III. Besondere makroskopisch erkennbare Bestandteile.

1. Fibringerinnsel.

Fibrin- oder Faserstoffgerinnsel hat man schon seit langer Zeit im Auswurf mancher Kranker beobachtet. Die ersten Angaben hierüber stammen wohl von Galen, der sie ebenso wie die späteren Untersucher für Blutgefäße hielt, wozu ihn die eigentümliche Bauart und verzweigte Form der Gebilde einigermaßen berechtigte. Auch als Polypen, Ausgüsse der Bronchialdrüsen oder geronnene Lymphe sind sie später vielfach angesehen worden. In Deutschland wurde erst durch Remak im Jahre 1845 die Aufmerksamkeit wieder auf sie gelenkt, nachdem er sie in größerer Anzahl bei Pneumonieerkrankungen entdeckt hatte; kurze Zeit vorher waren sie von Heinrich, der anscheinend einen Fall von Bronchitis fibrinosa vor sich hatte, einer genaueren mikroskopischen Untersuchung unterworfen worden. Biermer und Lebert führen alle älteren Beobachtungen auf.

a) Makroskopisches Aussehen.

Bei der Beschreibung können wir uns im allgemeinen an die Schilderungen von Biermer und Riegel halten, die an Vollständigkeit nichts zu wünschen übrig lassen. Die frisch ausgeworfenen Fibringerinnsel bilden meistens eine unregelmäßig geformte knäuelförmige Masse von weißgelblicher oder schwach rötlicher fleischiger Farbe. Nimmt man sie aus ihrer mehr oder weniger blutigen oder auch schleimigen Umhüllung heraus und spült sie in Wasser ab, so zeigen viele unter ihnen, besonders die festeren, eine baumförmige Gestalt, die der Verzweigung von Teilen des Bronchialbaumes entspricht. Sie stellen förmliche Ausgüsse dar, die man an manchen Exemplaren bis an die äußersten Enden, die feinsten Bronchiolen und Infundibula, verfolgen kann; sogar die Alveolen selbst sollen ab und zu an den leichten kolbigen oder knopfartigen Auftreibungen der Enden zu erkennen sein. Nur ausnahmsweise sind die kleinsten Verzweigungen durch schwimmhautartig zwischen ihnen ausgespannte Segel verbunden. An den Verästelungsstellen bemerkt man nicht selten eine geringe Verdickung entsprechend dem hier etwas erweiterten Bronchiallumen; der Hauptast ist häufig etwas weniger stark wie seine nächsten Verzweigungen. In seltenen Fällen kann man auch leichte Einschnürungen, bedingt durch die Knorpelplatten der mittleren und kleineren Bronchien, wahrnehmen, an anderen wieder leichte spiralige Drehung (Riegel); manchen Exemplaren verleihen größere oder kleinere kolbenförmige Auftreibungen eine rosenkranzähnliche Gestalt; die Auftreibungen selbst werden durch eingeschlossene Luft hervorgerufen.

Die Farbe der mit Wasser abgewaschenen Gerinnsel ist in der Regel milchweiß oder weißlich gelb, zuweilen auch rosarot oder perlmuttergrau. Sind sie mit Blut vermischt, so zeigen sie entweder eine ziemlich gleichmäßige blutige

Färbung, häufig auch nur einzelne blutige Streifen. Bettelheim erwähnt gelbliche Färbung in einem Falle von Pneumonie mit Ikterus.

Länge und Dicke ist sehr verschieden; sie hängt bis zu einem gewissen Grade von der Art der Erkrankung ab, die zu ihrer Entstehung führt. So findet man bei der kruppösen Pneumonie meist nur kleine und unverzweigte, einige Millimeter lange Gerinnsel, dafür in großer Anzahl — es sind in 24 Stunden schon ihrer 30—50 gezählt worden; dagegen werden bei der typischen Bronchitis fibrinosa häufig sehr große Exemplare sogar Abgüsse des ganzen Bronchialbaumes ausgehustet; eine Länge von 10—12 cm ist nichts Seltenes, ja bis 18 cm sind gemessen worden. Dafür werden hier täglich nur ein, höchstens zwei Gerinnsel entleert, selten mehr; nur Streets gibt an, täglich sechs bis sieben röhrenförmige Ausgüsse gezählt zu haben und Gottstein in einem Fall von Tuberkulose bis 20, die im Verlaufe der Erkrankung langsam abnahmen. Der Hauptast

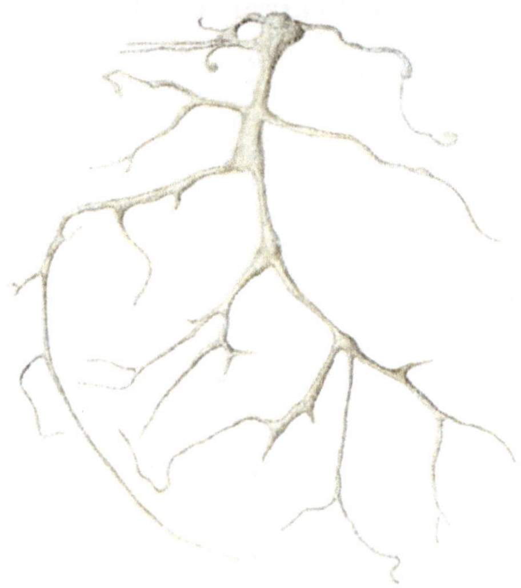

Abb. 19. Fibringerinnsel. Natürliche Größe.

solcher Gerinnsel erreicht die Dicke eines Gänsekieles oder Bleistiftes; bei einem Patienten von Riegel die eines kleinen Fingers, Kretschy maß in einem Falle regelmäßig einen Durchmesser von $1^{1}/_{2}$—2 cm; Trachealausgüsse können noch dicker sein.

Auf dem Querschnitt stellen sie runde oder etwas abgeplattete Gebilde mit glatter Oberfläche dar; ihr Inneres ist von lamellösem Bau, dessen Schichten oft nicht dicht aneinander liegen, sondern zwischen sich mit Luft oder Schleim oder auch mit Blut erfüllte Hohlräume ausgespart lassen. Die Achse fällt dann durch ihr dunkelrotes Aussehen auf, bei anderen Exemplaren ist der Farbton durch eingeschlossene schwarze Pigmentzellen mehr grauschwarz (Biermer). Die dickeren Stämme sind zumeist mehr solide, die dünneren viel häufiger hohl, die dünnsten dagegen wieder feine festen Fäden. Die Menge der eingeschlossenen Luft wechselt sehr, in manchen Gebilden kann man perlartig aneinandergereihte Luftblasen erkennen, die bei größerer Ausdehnung die Ursache der erwähnten kolbenförmigen Auftreibungen sind; andere Gerinnsel sind wieder durchweg solid gebaut. Auch die Zahl der Lamellen wechselt; Riegel gibt an, daß er in einem Falle sechs bis acht, in anderen noch mehr verschieden dicke habe ab-heben können. In größeren Stücken steht zuweilen eine zentral gelagerte, viel-

fach gefaltete Membran, durch zarte, senkrecht zur Längsachse stehende Quer-
fältchen mit der lamellösen Wand in Verbindung. — Auf Längsschnitten
kann man ferner bei vielen Exemplaren schon makroskopisch eine deutliche
Längsfaserung erkennen.

Die Konsistenz der meisten Gerinnsel ist derb, sehr elastisch, in seltenen
Fällen mehr weich und gallertartig; die feineren Zweige auch der derberen Exemplare sind häufig etwas weicher als die Hauptäste, können sogar direkt schleimartige Beschaffenheit annehmen. Die Gerinnsel, die das Kind Müllers aushustete, zeigten in der Mitte des Baumes fettige Entartung. Zuweilen werden
sie im Laufe der Erkrankung schleimiger und schmieriger (Beschorner),
besonders nach Gebrauch von Jod und Inhalation von Kalkwasser (Riegel,
Sklarek). Von den reinen Schleimgerinnseln wird später noch ausführlich die
Rede sein.

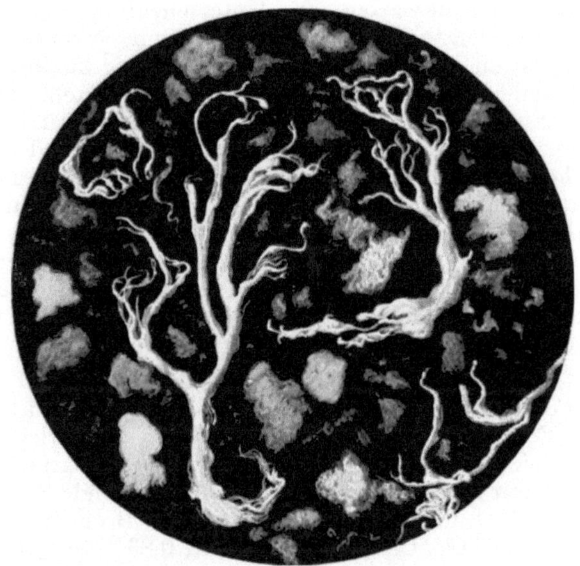

Abb. 20. Fibringerinnsel in fast rein schleimigem Auswurf. Natürliche Größe.

Außer diesen typischen, voll ausgebildeten, baumähnlichen Produkten
stößt man auch auf kleinere Stücke verschiedener Form, kurze dicke Abgüsse von Bronchialstücken, der Trachea oder auch des Kehlkopfes, oft
röhrenförmige Gebilde, die ihren Ursprungsort genau erkennen lassen (Gibb).
So beschreibt Mader einen Fall, in welchem ein vollkommener Abguß des
Kehldeckels geliefert wurde, und Schech erzählt von einem Patienten, der ein
über den anderen Tag einen Ausguß des linken Ventriculus Morgagni mit Abklatsch des linken Taschenbandes aushustete; einer ähnlichen Auflagerung auf
den wahren und falschen Stimmbändern, die allerdings nicht ausgehustet wurde,
von mehr papillärem Bau, begegnete D. Gerhardt bei einem Falle von Masern-
Pneumonie. Platte Gerinnsel stammen oft aus der Trachea, den letzten Gliedern
eines Bandwurms nicht unähnlich (Ott); auch im Pharynx können sich ähnliche bilden (Onodi). — In anderen Fällen entdeckt man wieder solide Fibrinpfropfen verschiedener Größe, oft von auffallend derber, ja knorpeliger Beschaffenheit.

Bei genauerem Durchmustern der Sputa findet man ferner häufig einzelne feine Fibrinfäden, wie bei der kruppösen Pneumonie, bei der kapillaren Bronchitis und im Asthmaanfall; zuweilen stellen sie sich beim ersten Anblick als ein Gewirr von Fäden dar, das sich erst bei Ausspülen mit Wasser in einzelne netzförmige Fasern auflöst. Über die diphtherischen Membranen siehe weiter unten.

b) Eigenschaften und Zusammensetzung.

Die Fibringerinnsel schwimmen häufig auf dem Wasser, eine Folge der in ihnen eingeschlossenen Luft. Sie sind in Wasser und Kochsalzlösung unlöslich, ebenso in verschiedenen organischen Säuren, Äther, Alkohol, auch bei höherer Temperatur. In Essigsäure quellen sie, in $1\,^0/_0$ Ammoniak und $1\,^0/_0$ Kalilauge lösen sie sich unter Flöckchenbildung auf, leichtlöslich sind sie in Chloroform, Natriumsulfat und besonders in Kalkwasser. Zur Unterscheidung von schleimigen Gerinnseln wurden diese letztgenannten Eigenschaften, besonders Quellung in Essigsäure, herangezogen, doch ist diese Differenzierung zweifellos mangelhaft, da sich auch die Schleimgerinnsel vielfach ähnlich verhalten. Das gleiche gilt vom Verdauungsversuch mit Pepsinsalzsäure, da nach F. Müller reines Muzin von kräftigem Pepsinsalzsäuregemisch gleichfalls verdaut wird; richtig ist nur, daß die mehr schleimigen Bronchialabgüsse im Gegensatz zu den diphtherischen und den bei Pneumonien gefundenen Gerinnseln langsamer und unvollkommener gelöst werden, aber sie lösen sich auch in anderen verdünnten Alkalien meist nur schwer und unvollständig. Man wird sie daher nicht mit Sicherheit als unveränderte Muzinmassen ansehen dürfen, um so weniger, als sie bei Färbung mit Thionin und anderen Farbstoffen die für Muzin charakteristische metachromatische Färbung nicht immer zeigen.

Die Gerinnsel weisen als Hauptbestandteil also Fibrin auf, in geringeren Mengen Muzin, Fett ($0,27\,^0/_0$ in einem Falle von Model; Waldenburg wies in einem anderen Fett, in freie Fettsäuren und Glyzeride zerlegbar, nach), Nukleïne (Posselt), sie geben auch eine mäßig starke Reaktion auf Phosphorsäure; nach Kochen mit Salzsäure konnte keine reduzierende Substanz gefunden werden (Gottstein). Schneider stellte in den Bronchialausgüssen eines vierjährigen Knaben $53,14\,^0/_0$ C, $6,53$ H, $13,47$ N, $0,83$ S fest; Glukosamin war nicht nachweisbar. C und H Gehalt stimmen mit dem des Fibrins ziemlich überein, der niedrigere N und S Wert ist vermutlich auf die Schleimbeimengung zurückzuführen. Mit Millon färben sie sich lebhaft rot, in heißer Salpetersäure gelb, wobei man auf Querschnitten bemerken kann, daß sich die einzelnen Lamellen stärker gelb färben wie die dazwischenliegende Substanz.

Nach Schittenhelm wird Wasserstoffsuperoxyd von ihnen rasch zersetzt, Schleim bewirkt diese Spaltung dagegen nicht. Übrigens zersetzt nach Beobachtungen des Verfassers auch rein schleimig erscheinendes Sputum Wasserstoffsuperoxyd in mäßiger Menge.

c) Mikroskopische Untersuchung.

Die mikroskopische Untersuchung zeigt entweder eine ziemlich strukturlose Masse oder eine in der Längsrichtung verlaufende faserige oder wellenförmige Streifung, zuweilen auch ein Netzwerk miteinander verbundener Fasern. Mitunter scheinen diese — wie mehrfach angegeben wird — nicht in gleicher Dichte zu verlaufen, so daß eine Schichtung erkennbar wird. Von den Fasern werden zellige Elemente in größerer oder geringerer Zahl und auch Schleimflöckchen eingeschlossen, zumal da, wo die Fasern ein weitmaschiges Netzwerk bilden. An den dichtesten Stellen der Fibrinausscheidung finden sich diese am spärlichsten; besonders starke Anhäufungen dagegen im Zentrum, sie können aber auch dort völlig fehlen (Fraentzel). Was die Art der zelligen Elemente betrifft, so sind es zunächst weiße Blutkörperchen, und zwar der Mehrzahl nach Lymphozyten, wie in den Fällen von Chvostek, Posselt (80—90%); andere Untersucher wie Herzog, Strauß, Gottstein fanden überhaupt ausschließlich Lymphozyten; in selteneren Fällen herrschen eosinophile Zellen vor (Ortner), können aber auch ganz vermißt werden. Einen auffallenden Reichtum an polynukleären neutrophilen Zellen sah Ott. — Rote Blutkörperchen werden oft in größerer Menge im Zentrum der Gerinnsel vorgefunden, deren Höhlung, schon makroskopisch sichtbar, dann ganz von ihnen angefüllt sein kann (Chvostek, Richards); andere Ausgüsse sind frei von ihnen.

Von Epithelien fallen zunächst runde, zuweilen pigmentierte und mehr oder weniger mit feinen Fetttröpfchen erfüllte Zellen mit ziemlich großem Kerne auf, die sich von den im Auswurf gefundenen in nichts unterscheiden. Manchmal (Chvostek) hängen sie nur den feinsten Verzweigungen an. Außerdem sieht man gelegentlich in reicher Menge Bronchialepithelien, die noch ihre ursprüngliche Lagerung in der Bronchialschleimhaut erkennen lassen. Man muß annehmen, daß an solchen Stellen das Gerinnsel der Bronchialschleimhaut fest aufsaß und das Epithel bei der Ablösung mit losriß, während es sich sonst ohne Substanzverlust von der Schleimhaut zurückzog. Vereinzelt oder in Konglomeraten trifft man sowohl runde wie Zylinderepithelien auch im Inneren der Gerinnsel eingeschlossen. Jedenfalls herrscht in der Ein- bzw. Auflagerung der Epithelien keine Regelmäßigkeit, bald liegen sie in größerer Anzahl mehr im Innern, bald in den äußeren Schichten des Gerinnsels. Bei der Färbung beobachtete Escherich, daß sich die an der Peripherie liegenden Zellen gut, die inneren Schichten dagegen nicht tingierten, was er mit Recht als Zeichen des Absterbens auffaßte. Auch verhornte Gebilde kommen vor (Beyer). — Bindegewebselemente und Kapillaren, wie man früher aus der roten Streifung der Gerinnsel schloß, finden sich niemals, ebensowenig elastische Fasern. Häufig entdeckt man Charcot-Leydensche Kristalle in wechselnder Anzahl; Vierordt sah sie mehr an der Oberfläche, Escherich gegen das Innere zu an Menge wie an Größe zunehmend, Saenger vermißte sie völlig. Auch andere Gebilde fallen dem Untersucher gelegentlich auf. So sah Sokolowski zwei knotenförmige Punkte, die dem Aussehen nach an große homogen glänzende Körper ohne deutlichen Kern erinnerten; er hielt sie für Zellen in Koagulationsnekrose; öfters hatten auch die Zellkerne allein ein homogen glänzendes Aussehen angenommen. Fett findet man zuweilen in feinen Tropfen oder in konfluierenden Schollen mit unregelmäßigen Konturen, vielfach auch in zugrunde gehenden Zellen angehäuft. Die in dem Waldenburgschen Falle geschilderten glänzenden Tropfen haben dagegen vermutlich aus Myelin bestanden.

Kannenberg fand in einem Fibrinpfropfen neben den gewöhnlichen Einschlüssen Bilirubin, Flint einmal Hämatoidinkristalle, also wohl das Gleiche.

Häufig sind auch Bakterien verschiedenster Natur von den geronnenen Fibrinmassen eingeschlossen, einzeln oder in ganzen Haufen, ganz abgesehen davon, daß man aus dem übrigen Sputum eine Reihe von Arten isoliert hat. So fanden Regard, Riffon, Posselt, Klein, Koch den Pneumoniediplokokkus, Magniaux züchtete aus einem frischen Gerinnsel den Friedländerschen Diplobazillus, Ott typische Kapseldiplokokken, gleichzeitig den Staphylococcus aureus, Hochhaus Streptokokken, Beyer Pyozyaneus, Proteus, koliähnliche Stäbchen, Milchsäurebazillen; einmal auch avirulente Diphtheriebazillen. Schittenhelm fand an der Oberfläche sowie in den äußeren

Schichten eines Gerinnsels Streptokokken, Claisse in den oberflächlichen Schichten Streptokokken, Staphylokokken und verschiedene Stäbchen, im Innern nur Streptokokken, letztere auch vereinzelt in Schnitten. Sokolowski stieß auf tetragenusähnliche Kokken. Tuberkelbazillen sind außerordentlich selten. Hirschkowitz konnte sie in geringer Anzahl in einem im Verlauf einer Tuberkulose ausgehusteten Gerinnsel nachweisen; in sehr großer Anzahl fand sie Gottstein im Innern seiner Gerinnsel, während in den äußeren Schichten sich nur Diplokokken und Staphylokokken angehäuft hatten. Eingebettete Aktinomycesdrusen erwähnt Finckh. Diphtheriebazillen sind in typischen Gerinnseln sowohl in Schnittpräparaten gesehen, wie in Reinkultur gezüchtet worden von Edgren und in zwei Fällen von Lenhartz. Etwas zweifelhafter Herkunft scheinen die von Picchini beschriebenen Mikroben zu sein, die aus den Sputis dreier plötzlich an schwerer fieberhafter fibrinöser Bronchitis erkrankter Arbeiter gezüchtet worden waren. Die betreffenden Mikroorganismen sollen auf der Trachea von Tieren Koagulation von Eiweiß bewirkt haben.

Bemerkenswert ist eine Angabe von R. Koch, daß er Pneumokokken nicht im fibrinösen Exsudat, sondern in von diesem eingeschlossenen Schleimflocken angetroffen habe, sowie die mehrfach erwähnte Tatsache (z. B. Finckh), daß Bakterien sich besonders in den Randpartien finden, für die Deutung des Hineingelangens der Bakterien in dieselben. Die Bakterien sind demnach nicht mit dem Fibrin ausgeschieden worden, saßen also auch nicht in der Wand der Bronchien, sondern befanden sich im Lumen derselben oder im Schleimüberzug des Epithels. Wie gleich vorweg genommen werden soll, kann man daraus schließen, daß die meisten von ihnen bei der Entstehung der Gerinnsel keine direkte Rolle spielen.

d) Färbung.

Die Fibringerinnsel lassen sich mit Weigert zum Unterschied von den schleimigen Gerinnseln und Curschmannschen Spiralen, die sich mehr violett tingieren, schön blau färben. Da sie sich im Anilinölxylol verschieden stark entfärben, so ist bei der Entfärbung besondere Vorsicht geboten. Aus dem Biondi-Heidenhainschen Farbengemisch nehmen sie die Fuchsinfarbe an, während die schleimigen Teile sich grünlich oder blaugrün färben. Mit Triazid erzielt man einen rotvioletten Farbton, der erst nach $^1/_2$—$^3/_4$ stündigem Auswässern in einen bläulichen übergeht (Strauß). Die Angaben über die Färbung mit Thionin lauten verschieden, was an der verschiedenartigen Zusammensetzung der Gerinnsel gelegen haben mag; sie färben sich entweder nicht oder nehmen eine blau-violette Farbe an, dagegen konnten keine roten Töne erzielt werden wie bei der Färbung eines künstlichen Fibringerinnsels (Hirschkowitz). Liebermeister empfiehlt sie dagegen sehr (Vorschrift s. S. 86). Nach Herzog nehmen sie van Gieson, Altmanns Säurefuchsin, Delafields Hämatoxylin an, doch nicht in allen Schichten gleichmäßig; van Gieson erzeugt eine violette bis gelbbraune, nirgends aber eine rote Färbung. Bismarck braun wird nur von den Zellen angenommen.

e) Vorkommen.

Am längsten sind die Gerinnsel bei fibrinöser Bronchitis bekannt, hier werden auch die größtverzweigten Gebilde entleert. Sie erscheinen meist erst einige Tage nach Krankheitsbeginn, manchmal auch wesentlich später, noch nach Wochen, sehr selten sofort. Mit ihrer Herausbeförderung, die den Höhepunkt des Anfalles darstellt, lassen die Beschwerden nach. Daß sie mit dem Alter weicher werden, ihre Form wohl auch etwas weniger charakteristisch wird, wurde bereits erwähnt. Meistens werden nur ein oder zwei Stück im Tag ausgehustet, in seltenen Fällen mehr, bis 6—8 Stück, angeblich sogar bis zu einem Spucknapf voll. Sie können durch Wochen und Monate hindurch Tag für Tag erscheinen und dabei jedesmal völlig gleiche Struktur, gleiche Größe, sowie gleichmäßige Verästelung erkennen lassen, so daß sie wohl stets an der gleichen Stelle entstanden sein müssen. Ja, Kisch berichtet sogar von einem Falle, in welchem 25 Jahre lang Gerinnsel ausgehustet wurden, ebenso Degen.

Auch bei chronischen Formen der fibrinösen Bronchitis werden Fibringerinnsel expektoriert, bei einfacher katarrhalischer Bronchitis dagegen niemals. A. Schmidt fand sie zweimal in Fällen kapillärer Bronchitis, das eine Mal zusammen mit Curschmannschen Spiralen. Im Asthmaanfall sind kleine Fibrinfäden von A. Schmidt verhältnismäßig oft gesehen worden, mehr oder minder zahlreich, zuweilen sogar massenhaft. Obwohl sie hier häufig deutlich spiralige Drehung zeigten, konnte man sie stets scharf von den Curschmannschen Spiralen trennen, häufig allerdings nur mit Hilfe der Schnittfärbung. Wirkliche Übergänge von Spiralen in Fibringerinnsel wurden nie festgestellt; die Fälle, in denen anfangs Fibringerinnsel, später typische Curschmannsche Spiralen entleert wurden, finden bei Besprechung der letzteren Erwähnung.

Bei der gewöhnlichen kruppösen Pneumonie erscheinen mit großer Regelmäßigkeit feine Fibrinfäden, die sehr leicht mit Schleimfäden verwechselt und daher übersehen werden (nach Saenger in 94% aller Fälle). Stets findet man sie, auch wenn sie makroskopisch nicht hervortreten, nach A. Schmidt bei der Anfertigung von Sputumschnitten und Färbung nach Weigert. Ihre Zahl ist oft außerordentlich groß, bis zu 30 und 50 im Auswurf eines Tages. Im allgemeinen herrschen — wie schon gesagt — hier die feinen Fibrinfäden und kleinere verzweigte Gebilde vor, doch hat man auch große verästelte Bronchialbäume gefunden, die sich von den bei fibrinöser Bronchitis entstandenen in nichts unterschieden (Wiedemann, Lebert, Lenhartz). Schon Remak fielen wiederholt auch weiche zylindrische, die Form der Bronchien nachahmende Gerinnsel auf, die er für Erweichungsstufen der gewöhnlichen Gerinnsel hielt. Nach der Schilderung hat es den Anschein, als ob es sich hier nicht um rein fibrinöse gehandelt hat, sondern um Kombinationen fibrinöser und schleimiger Ausgüsse. — Auch bei Kinderpneumonien findet man sie gelegentlich (Möller).

Von Nonat werden typische Gerinnsel bei katarrhalischer Pneumonie erwähnt (autoptische Befunde), ebenso bei Grippe-Epidemien. Bei einem Patienten Curschmanns stellten sie sich nach einer Influenza ein (zit. Liebermeister). Neuerdings beschreibt Meyer pseudomembranöse Beläge an Tonsillen und Gaumen von Kindern, die an epidemischer Grippe erkrankt waren; der Auswurf sei auffallend fibrinreich gewesen. Auch von anderen wurde eine fibrinöse Pharyngitis hierbei beschrieben (Rüthe, Hajek, Terry); bei der Pest-Pneumonie sollen sie fehlen (Müller-Poech).

Nicht selten sind größere Gerinnsel im Verlaufe von Tuberkulose beobachtet worden. Zum Teil handelt es sich um Fälle, bei denen kurz vorher oder gleichzeitig größere Mengen von Blut ausgehustet wurden (Biermer, Fräntzel, Hirschkowitz, Model, Port u. a.). Die Gerinnsel wiesen die typische Form auf, Tuberkelbazillen wurden in ihnen nur in dem genannten Falle von Hirschkowitz nachgewiesen. Nicht zu verwechseln mit diesen typischen Bronchialausgüssen sind die Fibringerinnsel, die sich bei der Gerinnung jeder Blutmasse bilden; bei der mangelhaften Gerinnbarkeit des ausgehusteten Blutes sind sie indes selten.

Jedoch auch ohne Blutungen hat man mehrmals typische Gerinnsel beobachtet, so Ad. Schmidt in fünf Fällen von phthisischem Kavernensputum, Rollet in einem Falle von Miliartuberkulose, bei welchem die Bronchien mit Tuberkelknötchen besetzt waren, Klein gleichfalls, und zwar täglich in einem anderen Falle frischer Miliartuberkulose mit gleichzeitigen lobulären pneumonischen Herden.

Bei Lungenaktinomykose sah sie außer Boström und Rütimeyer Finckh nach einer Blutung zwölfmal im Auswurf seines Patienten, sie hatten eine Länge von $2^1/_2$—12 cm und Dicke bis 0,5 cm; die dickeren Äste bestanden aus Fibrin, die dünneren waren mehr schleimiger Natur. Außerdem fielen sie dadurch auf, daß die in Schleimfäden endenden, aufgelockerten Äste mit den charakteristischen Aktinomyzeskörnchen besetzt waren, deren er an einem Bronchialbaum gegen 200 Stück zählte und auch die Teilungsstellen der gröberen Äste Knötchen aufwiesen. Finckh vergleicht das Gerinnsel mit einem dicht mit Früchten behangenen Aste. Manche der Ausgüsse waren zentral mit Blut gefüllt; um die Röhre herum hatte sich ein schleimiger Mantel gelegt, an dem die zäh klebenden gelben Drusen hafteten. In mikroskopischen Schnitten ließen sich die Drusen sowohl am Rande wie gegen das Zentrum der Gerinnsel zu sehr schön nachweisen.

Bei Lungenabszeß wird das Auftreten von Gerinnseln von Munk erwähnt, bei hämorrhagischem Infarkt von Starck. — Im Verlaufe der Resorption eines Empyems fand sie ganz unvermutet Hirsch.

Gerinnsel hat man auch bei Diphtherie gefunden, und zwar nicht nur wie üblich in Form ausgehusteter Rachenmembranen, auf die später noch besonders zurückgekommen werden soll, sondern auch als Ausgüsse des Kehlkopfes, der Trachea und der Bronchien (u. a. auch von Powell und Hartley). Besonders Lenhartz ist daher geneigt, manche unklare Fälle von Bronchialkrupp als an ungewöhnlicher Stelle lokalisierte Diphtheriefälle anzusehen und führt zum Beweis zwei Kranke an, aus deren typisch verzweigten Gerinnseln Diphtheriebazillen isoliert werden konnten. Gelegentliches Vorkommen (avirulenter) Diphtheriebazillen braucht indes noch nicht für die diphtherische Herkunft von Gerinnseln zu sprechen, wie in dem Beyerschen Falle.

Bei Herzfehlern wurden verschiedene Male Gerinnsel beobachtet (Bernoulli, (Curschmann, Degen, Starck u. a.), ohne daß ihre Entstehung immer auf ein Nachlassen der Herzkraft und Transsudation von Flüssigkeit in das Lungengewebe zurückzuführen gewesen wäre, ferner bei Lungenödem (besonders nach erfolgter Thorakozentese, Gonnermann, Kredel, Magenau, Ortner, Scriba u. a.), nach einem Aderlaß bei einem Herzleidenden (Escherich;) bei einem komplizierten Vitium (A. Fraenkel) erschienen sie hier wochenlang täglich im Sputum; andere Fälle sind wieder angegeben, in denen im Verlaufe einer Bronchitis Herzkranker sich plötzlich Gerinnsel ohne ersichtlichen Grund einstellten. Janssen konstatierte sie in dem grünen Auswurf eines Sarkoms.

Endlich wurden sie auch im Verlaufe anderer Erkrankungen gefunden, ohne daß sie in direktem Zusammenhang mit der Grunderkrankung gebracht werden konnten, so bei Typhus (Eisenlohr, Möller, Strümpell), bei Scharlach, Masern (v. Gerhardt), endlich bei Lues (Sax). Inwieweit sie mit Hautausschlägen in Zusammenhang zu bringen sind, ist noch unklar, wie wurden jedenfalls verschiedene Male im Verlaufe solcher beobachtet, so bei Herpes zoster (Escherich, Streets), Ekzem, Impetigo (Waldenburg); der Boden, auf dem diese entstehen, scheint auch der Gerinnselbildung förderlich zu sein; es ist der der exsudativen Diathese nervös veranlagter Individuen. Der Patient von Beyer reagierte auf eine Seruminjektion mit Exanthem.

Einen sehr interessanten Fall bei Pemphigus teilt Mager mit. Er sah hier nicht nur Gerinnsel mit baumförmiger Verzweigung, sondern auch einen deutlichen Abguß des Kehldeckels, dessen Oberfläche nach Loslösung des Gerinnsels mit blutigen Stippchen besetzt war. Die Pemphigusblasen traten erst einige Zeit später auf und sollen dadurch bemerkenswert gewesen sein, daß sich in manchen von ihnen eine dichte feste Fibrinmembran entwickelte. Gleichzeitig litt der Patient an einer Lungentuberkulose (die als sekundär aufgefaßt wurde). Die Natur dieser Maderschen Gerinnsel ist viel umstritten worden; es ist jedenfalls nicht klar, ob es sich um Abscheidungen gehandelt hat, die in eine Parallele mit dem Sekret der Pemphigusblasen zu setzen waren, oder ob sie ihre Entstehung einem nebenher laufenden Prozesse (Diphtherie, Tuberkulose?) verdankten. Das erstere erscheint das Wahrscheinlichere.

Ein ähnlicher Prozeß scheint dem Falle von chronischem Pemphigus der äußeren Haut und der Schleimhäute zugrunde zu liegen, über den Mertens berichtet. Hier wurden wiederholt weiße bis graurote Membranen aus Rachen und Nase entleert, die plötzlich unter starkem Ödem und unter kurzdauernder Blasenbildung abgeschieden worden waren. Die mikroskopische Untersuchung ergab zahlreiche Leukozyten zwischen Fibrin und nekrotischen Massen, in der Tiefe Gefäße und glänzende Bindegewebsfasern; Epithel war nicht (?) zu sehen. Bei den Gerinnseln aus der Nase waren noch mehr schleimige Massen vorhanden.

Zu erwähnen ist endlich noch, daß Heyn kruppöse Massen in den Bronchien eines bald nach der Geburt gestorbenen Kindes gefunden hat, deren Ätiologie sich nicht erklären ließ. — Wiewohl man Fibrinausscheidung in der Regel nur bei Erwachsenen unter den genannten Krankheitszuständen findet, so ist sie verschiedentlich auch bei etwas älteren Kindern beobachtet worden (Adserson, Lawrence).

Außer bei den genannten Erkrankungen bewirken auch akute Reizzustände der Lungen, meist nach Einatmung von Gasen, Fibrinausscheidung auf den Bronchien. So sahen Lenhartz und Meyersohn nach Einatmung von Ammoniak, Pramberger von heißem Rauch plötzlich große Gerinnsel aushusten. Verfasser beobachtete sie nach einer Bronchoskopie. Beschorner macht ferner intensiven Kältereiz auf die Lungen für die Entstehung der Gerinnsel verantwortlich; er erwähnt Personen, die aus der warmen Luft sich in Kühlräume begeben hatten und kurze Zeit nachher von heftigen Atembeschwerden befallen waren und Gerinnsel aushusteten. Liebermeister nimmt Beschäftigung mit Blei als mögliche Mitursache an.

Ob Arzneimittel direkt Bildung von Gerinnseln veranlassen können, erscheint nicht völlig sichergestellt. Fritzsche ist geneigt, ihr Auftreten bei einem Patienten auf Einnahme von Jodkali zurückzuführen; andere Autoren haben eine derartige Wirkung des Jodkali nicht beobachtet.

f) Entstehung.

α) Ort der Entstehung. Nach Klebs sollen sich die Gerinnsel in den kleineren Bronchien bilden und durch Anlagerung neuer Massen unter ständigem Vorschieben im Bronchialraum vergrößern. Er schloß dies daraus, daß er das Innere kleiner Fibrinfäden von Alveolarepithelien erfüllt sah und die Gerinnsel nirgends in fester Verbindung mit der Bronchialwand, deren Epithel vollkommen erhalten war, standen. Ebenso legt Hochhaus den Ort der Entstehung für die mehr schleimigen Gerinnsel in die Anfänge der feinsten Bronchien, auf Grund einer Beobachtung, in der er das Parenchym der Lunge vollkommen durch Bindegewebe ersetzt, die Alveolen verödet fand. Es konnte demnach die Bildung der Gerinnsel also nicht wohl in den Alveolen stattgefunden haben. Hochhaus wie Grandy zeigten ferner, daß die Schleimgerinnsel durch Schleimfäden mit dem Epithelbelag beziehungsweise den vergrößerten und erweiterten

Schleimdrüsen, in denen Vermehrung der Schleimzellen erkennbar war, in Zusammenhang standen.

Es erscheint jedoch nicht ausgemacht, daß die Gerinnselbildung für alle Fälle auf die kleineren Bronchien beschränkt sein sollte. Einmal sprechen dagegen die vollständigen, gleichgearteten Verzweigungen bis in die größten Bronchialäste hinein, die von manchen Patienten regelmäßig ausgehustet werden und die man bei Autopsien mehrfach in situ gefunden hat. Ferner wurde der Umstand, daß der Hauptast des Gerinnsels an seinem Ende meistens nicht gerade, sondern schräg abgeschnitten erscheint, von einzelnen Autoren für die Ansicht verwendet, daß die flüssigen Massen auch in die großen Bronchien sezerniert würden und dort außerordentlich rasch zur Erstarrung kämen. Würden sie weiter oben sezerniert und dann allmählich vorgeschoben, so wäre dieses schräge Abschneiden nicht zu verstehen. Die Geschwindigkeit, mit der die Gerinnsel sich bilden — es genügen oft wenige Stunden — spricht ebenfalls mehr dafür, daß die ganze Masse gleichzeitig in einem größeren Bronchialabschnitt ausgeschieden wird. Endlich hat man auch zahlreiche Gerinnsel gefunden, deren Inneres vollkommen frei von jeder Beimengung von Bronchialelementen war, andere schlossen in ihrem Inneren nur Blut ein, und zwar in Hohlräumen, deren Durchmesser das Lumen kleiner und kleinster Bronchien wesentlich überschritt.

Auch die Frage, ob die Alveolen an der Entstehung der Gerinnsel beteiligt sind, ist nicht vollkommen geklärt; es wird allerdings angenommen, daß die zuweilen gefundenen kolbigen ·Verdickungen der Endverästelungen Ausgüsse der Alveolen darstellen, es ist aber nicht ausgeschlossen, daß es sich in manchen Fällen nur um eine Auflockerung der mehr schleimigen Enden in den feineren Bronchiolen gehandelt hat, wie sie in dem Bilde von Finckh so vorzüglich dargestellt sind. Lebert gibt auch an, daß die von ihm bei Pneumonien gefundenen feineren Gerinnsel nicht in feinen Kapillaren endigten und daß er sie auch nicht in den Alveolen selbst vorfand. Einer Beobachtung von Boehme zufolge scheint ihre Entstehung vorzugsweise in die grau hepatisierten Lungenteile verlegt werden zu müssen, da er sie dort reichlich fand, nicht aber in den rot hepatisierten. Fraentzel legte dagegen die Abscheidung in die Alveolen selbst, da in seinem Falle das Bronchialepithel — wie übrigens auch in einer Reihe von anderen beschriebenen Fällen — intakt war; die zuerst sezernierte Flüssigkeit soll sich an die Bronchialwand angelegt und dann das Blut sich in den Innenraum ergossen haben. Man wird letzterer Ansicht nicht unbedingt beipflichten können.

Man darf übrigens nicht annehmen, daß die Gerinnsel stets einen genauen Ausguß des betreffenden Bronchialbaumteiles, in dem sie gebildet wurden, darstellen, wenigstens nicht, was die Weite des Lumens betrifft. Die Massen müssen sich bei der Gerinnung stets zusammenziehen, so daß ihr Durchmesser kleiner wird als der des Bronchus oder Bronchiolus, in dem sie gebildet wurden. Dadurch, daß sie sich von der Bronchialwand zurückziehen und Luft in den Zwischenraum eindringt, wird es ja überhaupt nur möglich, daß sie ausgehustet werden können. Gerade die verschiedene Dicke und Größe der Gerinnsel sowie die verschiedene Form sprechen unbedingt für eine Abscheidung im ganzen Bereich der Luftwege.

β) **Art und Weise der Entstehung.** Die Frage, wie die Entstehung der Gerinnsel selber zu denken sei, ist Gegenstand vielfacher Erörterungen gewesen, namentlich ob es sich um aus dem Blute transsudiertes Plasma oder um ein Zellprodukt handelt. Nach Model handelt es sich in manchen Fällen vielleicht um Lymphorrhagien. Zu diesem Schlusse fühlte er sich berechtigt durch die Beobachtung eines Falles, der sich durch großen Fettreichtum des teils milchweißen, teils rötlich gelatinös aussehenden Gerinnsels auszeichnete (nach der chemischen Untersuchung enthielt es 0,27% Fett, was dem Fettgehalt pathologischer Lymphergüsse entspricht); das Fett war zwischen die Fibrinfäden oder in die Spalten des Gerinnsels eingelagert, zum Teil als feinkörniger Detritus, zum Teil in dicht beisammenliegenden Zellen eingeschlossen, zum Teil auch in Form freiliegender Tröpfchen. Die Lymphe soll infolge erhöhten Druckes ausgepreßt werden, durch Stauung und infolge Verfettung der zelligen Elemente eine chylusartige Beschaffenheit annehmen.

Auch Remak hat übrigens schon die Annahme, daß die Gerinnsel aus exsudiertem Blute entstehen sollten, zurückgewiesen, da er nie rote Blutkörperchen fand, hielt es aber für möglich, daß sie Lymphextravasate seien.

Beschorner läßt die Frage unentschieden, ob es sich um Fibrinbildung aus transsudiertem Blutserum und Exsudation von zelligen Elementen handelt, oder um eine „eigentümliche Metamorphose des Epithels der Bronchialschleimhaut, bei welcher das Epithel durch endogene Zellneubildung die zelligen Elemente bildet und die übrigbleibende Zellsubstanz zum fibrinogenen Gerüst wird".

Kretschy führt die sehr rasche Entstehung auf aus dem Blute stammendes Fibrin zurück; die zelligen Elemente der Bronchialschleimhaut allein, die sich in den Gebilden befinden, reichen zur Bildung der Ausgüsse nicht aus, auch wenn man sie sich fibrinogen entartet denkt; es erfolgt die Bildung außerdem viel zu rasch. Doch werden bei der Bildung zuweilen junge, zellige Elemente abgestoßen.

Neueren Anschauungen zufolge beruhte die Gerinnselbildung auf einer Ausscheidung von Massen, die wohl die Vorstufe des Fibrins, das Fibrinogen, enthält und die in den Bronchien, vielleicht auch in den Alveolen, gerinnt, wobei intakte Bronchialwand und abgestoßene bzw. ausgewanderte Zellen das die Gerinnung auslösende Ferment, die Thrombokinase, bilden. Das Epithel der Bronchien wird durch diesen Vorgang, soweit die bisherigen Untersuchungen zeigen, nicht weiter berührt. Klebs, Grandy, Fränkel, Schittenhelm fanden es auf weite Strecken hin vollkommen intakt und nur an wenigen Stellen die oberflächlichen Schichten abgestoßen, Kretschy die Stellen, an denen das Gerinnsel aufgesessen hatte, von Epithel entblößt, im übrigen aber auch intakt. Selten scheint es zur Abstoßung von ganzen zylindrischen Schläuchen zu kommen (wie auch beim Asthma bronchiale); Vierordt, der davon berichtet, spricht sich aber über die Herkunft der Schläuche ungewiß aus und hält es nicht für unmöglich, daß sie Drüsenausführgänge darstellen. Allgemein findet man auch die Angabe, daß das Gerinnsel dem Epithel nicht fest aufsitzt, sondern sich, vielleicht einzelne Stellen ausgenommen, überall von diesem zurückgezogen hat. Darin könnte ein nicht zu unterschätzender Unterschied in der Entstehung der bronchialen Fibringerinnsel und der Diphtheriemembranen gefunden werden, da die letzteren, besonders im Rachen, fester anhaften. Die tiefsitzenden diphtherischen Gerinnsel scheinen sich häufig aber auch nicht übermäßig schwer loszulösen (gelegentlich findet sich aber auch Nekrose); der Grund zu dieser Verschiedenheit mag zum Teil darin liegen, daß im einen Falle das Gerinnsel einem zylindrischen, im anderen einem Plattenepithel, mit welchem es fester verbäckt, aufsitzt, hier haben wir es aber auch mit einem ausgesprochenen Entzündungsvorgange zu tun. Läsion der Epitheldecke scheint demnach keine Vorbedingung für die Fibrinausscheidung zu sein.

Fränkel ist allerdings der Ansicht, daß eine Mukosa, die ihrer epithelialen Schutzdecke nicht an irgend einer Stelle verlustig gegangen ist, schlechterdings kein gerinnbares Serum absondern könne und legt sich den Vorgang für manche Fälle so zurecht, daß gar nicht eine der Größe der Gerinnsel entsprechende Schleimhautläsion nötig sei, sondern daß vielleicht schon unscheinbare, aber einigermaßen andauernde Epithelverluste das Aussickern reichlicher Lymphmengen zur Folge habe. Das Beispiel einer ausgedehnten Gerinnselbildung nach Durchbruch einer Bronchialdrüse in das Lumen bei sonst intaktem Epithelbelag dient ihm als Beleg hierfür.

Der Einschluß von Luft in den Gerinnseln wird dadurch erklärt, daß durch die Atmung Luft zwischen die rasch entstehenden Lamellen hineingepreßt wird und bei der schnellen Gerinnung nicht mehr entweichen kann. Die soliden Anschwellungen führt Biermer auf die ungleichmäßige Ausscheidung gerinnungsfähigen Materials zurück. Es ist aber doch auffällig, daß die Luft sich meistens nur in den Bronchialabgüssen mittlerer Größe eingeschlossen findet, während die Hauptstämme und die feineren Verästelungen luftleer gefunden werden, ein Punkt, der auch gegen alleinige Entstehung in den kleineren Bronchien und das allmähliche Vorschieben unter Anlagerung neuer Massen spricht. Man wird dies Verhalten am besten so erklären, daß in den größeren Bronchien infolge der raschen Zusammenziehung der Fibrinmassen genügend Raum für das Durchziehen von Luft vorhanden bleibt, die kleinen Bronchien dagegen zunächst völlig ausgefüllt werden, während bei den Bronchien mittleren Durchmessers infolge der angestrengten Atmung eine Vermengung von Luft und gerinnenden Massen im Zentrum des Gerinnsels stattfinden kann.

Soweit die bisherigen Untersuchungen erkennen lassen, scheint der Entzündungsgrad bei der Entstehung der typischen Bronchialgerinnsel also nicht sehr intensiv zu sein, lediglich in der Umgebung der Gefäße wurden wiederholt stärkere Leukozytenansammlungen vorgefunden. Nur bei Magniaux ist in einem Falle von einer „Entzündung" der Bronchialschleimhaut die Rede. Es wäre sonst auch gar nicht zu erklären, daß manche Gerinnsel mehr oder weniger frei von jeder leukozytären Beimengung gefunden worden sind. Bei der Entstehung der pneumonischen Gerinnsel in den Alveolen und der Diphtheriemembranen findet dagegen, wie gesagt, ein recht heftiger Entzündungsvorgang statt. Bei der Bildung der mehr schleimigen Gerinnsel scheint er zuweilen gleichfalls mehr in den Vordergrund zu treten.

Wir sind auch besser über die anatomischen Veränderungen der Luftwege, die zur Absonderung der schleimigen Gerinnsel führen, unterrichtet. Hochhaus und Grandy haben in ihren Fällen die Schleimdrüsen der Bronchien außerordentlich erweitert, ferner eine vermehrte Umwandlung von Drüsen in Schleimzellen gefunden; der ausgeschiedene Schleim stand in unmittelbarem Zusammenhang mit dem Gerinnsel, das selbst aber auch nur an wenigen Stellen in Verbindung mit der Bronchialwand geblieben war. Das Bronchialepithel war überall gut erhalten, der Flimmerbesatz noch sichtbar, ebenso die Alveolarepithelien in einigen Azinis; in anderen waren sie zu Verlust gegangen. Die Bronchialwand selbst war mehr oder weniger stark infiltriert, die entzündlichen Erscheinungen aber nicht gleichmäßig auf die Bronchien verschiedenen Kalibers verteilt. Wie der Befund zeigt, läßt sich in solchen Fällen die Entstehung des Gerinnsels also auch anatomisch eher begründen, wie bei den reinen Fibringerinnseln.

In den schleimigen Gerinnseln selbst finden wir stets wesentlich mehr Leukozyten und abgestoßene Epithelzellen; sie können nach Hochhaus in den mittleren und größeren Bronchien sogar das Bild beherrschen und den eigentlichen Schleim zurücktreten lassen. Doch läßt auch hier ihre Verteilung nicht auf einen regelmäßig sich an ein und derselben Stelle wiederholenden Entzündungsvorgang schließen, da sie bald mehr an den feinsten Verästelungen und den Alveolarabgüssen, bald mehr an den stärkeren Zweigen angehäuft sind. Auch hier ist aber der Epithelverlust nach Hochhaus gering; es dürfte also die sekretorische Störung den infektiös entzündlichen Vorgang immer noch überwiegen.

Ob die Entstehung der kleineren Gerinnsel bei der kruppösen Pneumonie auf dem gleichen Vorgang beruht wie die Abscheidung der großen Bronchialausgüsse ist demnach auch fraglich; der Entzündungsprozeß ist sehr viel lebhafter, die starke zellige Beimengung fördert sicher die Gerinnung (Eppinger). Die Nekrose der Alveolarepithelien soll zur Umwandlung des Exsudats in Fibrin notwendig sein, besonders die kernlosen hyalinen Platten des Alveolarepithels. Nach Hauser soll sich der Faserstoff in diesen Platten ausscheiden und so den Anfang der Pseudomembran bilden, dann auch ihr Protoplasma fibrinöse Umwandlung erfahren. Die Hauptmasse entsteht aus dem sich in die Alveolen ergießenden Plasma. Auch nach Remak sollen sich die großen Bronchialgerinnsel unabhängig von den kleinen in den Alveolen gebildeten entwickeln; er schloß dies daraus, daß er sie schon am zweiten Krankheitstage fand, also zu einer Zeit, zu der aller Wahrscheinlichkeit nach die Pfröpfe in den Lungenbläschen sich noch nicht gebildet hatten.

Über die Bildung der diphtherischen Gerinnsel siehe S. 79.

Die Ansichten über die Beziehungen größerer Blutungen zu der Bildung der Gerinnsel sind verschieden. Für manche Fälle trifft es wohl zu, daß durch das Aushusten der Gerinnsel, das häufig nur unter großer Anstrengung erfolgt, Blutungen entstehen, zumal bei nebenherlaufenden schwereren Veränderungen. Die rote Farbe der Gerinnsel, die Einlagerung von blutigen Streifen und Auflagerungen von Blut an der Oberfläche sind beweisend genug; es fällt allerdings auch hier wieder auf, daß sich der anatomische Befund an der Bronchialschleimhaut nicht damit deckt. Vermutlich wird das Blut nur an einzelnen Stellen infolge Berstens kleiner Gefäße beigemischt. Fräntzel nahm in einem solchen Falle an, daß das Blut in die Alveolen, das Fibrin in die Bronchien ausgeschieden worden sei. Das Auftreten größerer Blutungen muß schließlich ebenso erklärt werden, wenn auch der anatomische Nachweis noch aussteht. —

Anders steht die Sache, wenn eine stärkere Blutung der Gerinnselbildung einige Zeit voran geht. Port begründet ausführlich, daß hier die Gerinnselbildung nicht das Produkt einer Entzündung sein kann, sondern ihre Entstehung ausschließlich der Gerinnung des Blutes in den Bronchien verdankt. Das häufige Vorkommen wohlerhaltener roter und weißer Blutkörperchen im Innern solcher Gerinnsel, die sich oft ganz in Blut eingebacken finden, sieht Port für eine Stütze dieser Ansicht an. Es handelt sich hier hauptsächlich um Gerinnselbildungen im Verlaufe tuberkulöser Erkrankungen.

Angeführt sei hier noch die Ansicht Waldvogels für die Entstehung eines großen Bronchialgerinnsels bei expéctoration albumineuse nach Thorakozentose in einem Falle von Scriba. Er führt aus, daß es sich hier nicht um „Lungenödem", sondern um durchgesickertes Exsudat gehandelt und aus diesem sich das Fibringerinnsel abgeschieden habe — mindestens ein ungewöhnlicher Vorgang; man wundert sich, ihn nicht öfters anzutreffen.

γ) Ursache der Entstehung. Mit diesen Erörterungen wird zugleich auch die Frage, was die eigentliche Ursache der Ausscheidung von Fibrin in die Bronchien ist, angeschnitten. Sieht man von den Fällen ab, in denen eine Blutung in die Lungen als das Primäre angenommen werden kann, so ergeben sich immer noch verschiedene Möglichkeiten.

Zunächst muß man an einen spezifischen Reiz denken, auf den in dieser besonderen Weise manche Patienten reagieren. Als ein solcher Reiz chemischer Natur ist Ammoniak, Jodkali, dann auch heißer Rauch anzusehen, die in vereinzelten Fällen Gerinnselbildung ausgelöst haben; als thermischer Reiz die Einatmung kalter Luft. Eine Verbindung von chemischem und mechanischem kann man in dem Fall von A. Fraenkel annehmen — Durchbruch einer verkästen Drüse in einen Bronchus. Nach Ott sollen auch mechanische Reize allein zuweilen das auslösende Moment bilden, so bei Polieren und Metallschleifern; bei einem vom Verfasser beobachteten Falle gab sicher die Bronchoskopie den Reiz ab.

Wichtiger noch ist die Frage, inwieweit bakterielle Reize für die Entstehung von Gerinnseln verantwortlich zu machen sind, d. h. inwieweit Bakterien eine zur Fibrinausscheidung führende Entzündung der Schleimhäute hervorrufen können. Bekannt ist dies von dem Diphtheriebazillus und dem Fraenkel-Weichselbaumschen Pneumokokkus. Das durch den Pneumokokkus hervorgerufene Exsudat wird jedoch nur in die Alveolen und die feineren Luftröhrenäste abgesetzt, obwohl er sich sicher auch auf der Schleimhaut der größeren Bronchien findet; zur Ausschwitzung großer Gerinnsel bedarf es scheinbar also noch eines besonderen Reizes und es ist von manchen Autoren (Remak) auch angenommen worden, daß die Fibrinausscheidung in den Alveolen unabhängig von der in den größeren Bronchien vor sich gehe.

Eine Reihe von anderen Bakterien ist dagegen nur in Ausnahmefällen imstande, eine fibrinöse Ausschwitzung auf der Schleimhaut zu veranlassen (z. B. Meningokokken, Staphylokokken u. a.), dem Rest wird von den Untersuchern selbst, denen das Vorhandensein mannigfacher Bakterien in den Gerinnseln aufgefallen war, nur eine untergeordnete Bedeutung zugeschrieben; auch den von Picchini gezüchteten Mikroben gegenüber muß man in diesem Punkte sehr zurückhaltend sein. Man fand stets nur Bakterien auf der Bronchialschleimhaut oder innerhalb des Bronchiallumens von den erstarrenden Fibrinmassen eingeschlossen. Abgesehen von den erstgenannten zwei Arten, beansprucht nur der Tuberkelbazillus ein besonderes Interesse, da man die fibrinöse Bronchitis besonders häufig im Verlaufe einer Lungentuberkulose hat auftreten sehen. Es fehlt allerdings auch hier an Beweisen für die Fähigkeit des Tuberkelbazillus, eine fibrinöse Entzündung auszulösen. Einzig Schittenhelm gibt an, daß er um tuberkulöse Herde herum im Lungengewebe zopfartig angeordnete Fibrinnetze gefunden habe. Es kann sich hier nur um frische Herde handeln, da sie mit zunehmendem Alter mitsamt den Fibrinmassen der Verkäsung anheimfallen. Hirschkowitz nimmt an, daß die Tuberkelbazillen oder ihre Toxine die Bildung von Fibrin verursachen, eine Tuberkulose daher unter Umständen auch die direkte Ursache einer Bronchitis fibrinosa sein könne. Ob die in seltenen Fällen gefundene Knötcheneruption auf der Schleimhaut als solche reizend wirken kann, ist gleichfalls fraglich; man könnte höchstens vielleicht eine Kombination eines mechanischen und eines spezifischen chemischen Reizes annehmen. — Nur der Vollständigkeit halber sei hier eine Ansicht von Habel wiedergegeben, nach der in den ausgeschiedenen flüssigen Massen die Bakterien eine saure Reaktion erzeugten und dadurch Ausfällung des Fibrins bewirkten. Daß diese Ansicht nicht richtig sein kann, beweist schon die Angabe von Strauß, daß das Sputum nie sauer, sondern stets alkalisch reagiere.

Wie man sieht, ist es also bisher nicht möglich gewesen, ein bestimmtes Moment für die Entstehung der Gerinnsel verantwortlich zu machen. Weder die anatomische noch die bakteriologische Untersuchung haben über diesen Punkt genügenden Aufschluß gegeben. Man wird zur Erklärung ihrer Entstehung immer noch auf einen Reiz zurückkommen müssen, auf den ähnlich wie bei Asthma bronchiale gewisse überempfindliche Personen mit einer besonderen Heftigkeit und in besonderer Weise reagieren. Die klinische Erfahrung bildet eine wesentliche Stütze für diese Ansicht, die wohl zuerst von Havilland Hall ausgesprochen und besonders von Schittenhelm vertreten wird. Stets sind es nervöse und reizbare Personen, die an den typischen Anfällen einer fibrinösen Bronchitis erkranken. Dafür sprechen auch mannigfache Kombinationen dieses Zustands mit anderen Vorgängen, z. B. Hautausschlägen, typischen Asthmaanfällen, Enteritis membranacea, Eosinophilie, also Erscheinungen, die wir als Manifestation teils der neuropathischen Anlage, teils der exsudativen Diathese anzusehen gelernt haben. Wie weit hierher auch die Fälle, in denen die fibrinöse Bronchitis mit Tuberkulose verquickt ist, gehören, bedarf noch genauerer Untersuchung.

g) Verhältnis zu den Curschmannschen Spiralen.

Bei den vielfachen Berührungspunkten der Bronchitis fibrinosa mit asthmatischen Zuständen, die zur Produktion von typischen Curschmannschen Spiralen führen, möge diese Frage hier noch etwas ausführlicher erörtert werden. Es lag natürlich nahe, die Gerinnsel daraufhin zu untersuchen, ob nicht Übergänge der reinen fibrinösen Produkte zu den Spiralen stattfänden; dies würde die gemeinsame oder wenigstens ähnliche Natur der beiden Prozesse beweisen. Tatsächlich sind auch eine Reihe diesbezüglicher Beobachtungen veröffentlicht worden. Zunächst mußte man an Beziehungen zwischen den Curschmannschen Spiralen und denjenigen Bronchialgerinnseln denken, deren nähere Untersuchung ihre Zusammensetzung aus Schleim erkennen ließ. Die häufige reichliche Beimengung von eosinophilen Zellen sowie von Charcot-Leydenschen Kristallen, also von Elementen, die wir auf das innigste mit dem Auftreten der Curschmannschen Spiralen verknüpft finden, sprechen dafür; ferner wurden, allerdings nicht häufig, Bronchialgerinnsel gefunden, deren mehr schleimige feine Verästelungen spiralige Drehung aufwiesen (Biermer) oder sogar einen Zentralfaden (Vierordt, Thenen) erkennen ließen. Liebermeister gibt an, daß die stark lichtbrechenden Fibrillen an den Enden vielfach wirbelartig umeinander herumgeschlungen gewesen und teilweise in Curschmannsche Spiralen ausgelaufen seien. Es hat sich aber in seinem Falle nicht um ein reines Fibringerinnsel gehandelt, wenn auch Fibrin darin nachgewiesen wurde. Zweifelsfreie Übergänge der einen in die anderen Gebilde sind bisher nicht beobachtet worden. Dann sind auch Fälle beschrieben worden (Vierordt, Escherich, Thenen), in deren Verlauf unter ähnlichen Krankheitserscheinungen zu Zeiten typische Fibringerinnsel, zu anderen regelrechte Curschmannsche Spiralen ausgehustet wurden oder sogar beide Gebilde nebeneinander. Ihre Trennung ist, wie besonders A. Schmidt betont, bei genauer Untersuchung stets möglich. Damit ist jedoch nicht gesagt, daß in den Sputis mit rein schleimigen Gerinnseln stets Curschmannsche Spiralen vorkommen (Grandy), sie können ebenso wie die Charcot-Leydenschen Kristalle und die eosinophilen Zellen vollständig fehlen, wie in den von Liebermeister beschriebenen Fällen. Ferner spricht für eine Ähnlichkeit beider Prozesse, daß die bei ihnen gefundenen anatomischen Veränderungen der Lungen recht gering sind. Manche Autoren sind daher auch der Ansicht, daß es sich nur um verschiedene Grade ein und desselben Prozesses handelt, z. B. Grandy, A. Fraenkel, A. Schmidt; der Prozeß, der zur Ausscheidung von fibrinösen Gerinnseln Anlaß gibt, stellt nach ihnen nur eine hochgradige Steigerung eines Vorganges dar, der in seiner milden Form zur Bildung von Spiralen, in seiner stärksten nach Fraenkel zur Bronchiolitis obliterans führt. Dem ersteren Teil dieser Annahme schließt sich Verfasser an; zum mindesten gehören die Erkrankungen einer gleichen Gruppe an; gegen eine einfache Steigerung spricht indes der sehr seltene Übergang aus dem einen in den anderen. Dabei müssen wir von der Gerinnselbildung bei kruppöser Pneumonie ganz absehen; diese ist ein rein entzündlicher Vorgang und führt für sich allein nur selten zur Bildung der verzweigten großen Gerinnsel. Die Richtigkeit des zweiten kann aus klinischen Gründen bezweifelt werden.

h) Pathognomonische und diagnostische Bedeutung.

Die Bedeutung der Fibrinausgüsse ist, darüber spricht sich schon Remak aus, darin zu suchen, daß die ausgedehnte Verlegung der Bronchien durch sie zu äußerst heftiger Atemnot, ja zu tödlichem Ausgang führen kann, falls es nicht gelingt, das einmal von der Unterlage losgelöste Gerinnsel herauszubefördern. Solange die Gerinnsel an Ort und Stelle sitzen und sich nicht über zu große Bezirke der Lunge ausdehnen, ist die mechanische Behinderung der Atmung nicht allzu groß, wie manche Krankengeschichten zeigen, nach denen Bildung und sogar Entfernung ohne Beschwerden vor sich ging. Zweifellos übt das Gerinnsel als Fremdkörper auch einen nervösen Reiz auf die Atemtätigkeit aus, der nicht eher nachläßt, als bis es aus den Luftwegen entfernt ist.

Aus der Form der Gerinnsel können wir zunächst in günstigen Fällen einen Schluß auf den Ort ihrer Entstehung ziehen, da sie einen mehr oder weniger genauen Abklatsch des Bronchialbaumes oder auch anderer Teile der Atmungswege, in dem sie gerade entstanden sind, liefern. In einer Reihe von Fällen sind Tag für Tag die gleichen Gerinnsel ausgehustet worden, sie mußten also auch von dem gleichen Lungenabschnitt stammen. Im allgemeinen bilden die Gebilde aus den oberen Lungenpartien mehr kurze, sich rasch verzweigende Äste, die aus den unteren verjüngen sich infolge der Besonderheiten der Verästelungen des Bronchialbaumes viel langsamer; der Bronchialbaum der rechten Lunge liefert kürzere und dickere Äste, der linke längere und dünnere. Auf diese Weise kann die physikalische Untersuchung wertvoll ergänzt werden. Der Ursprungsort der aus dem Kehlkopf und der Trachea stammenden Gerinnsel ist meist leicht zu erraten, erstere bilden mehr flächenförmige Abdrücke, so daß man z. B. den Kehldeckel oder auch die Sinus Morgagni mit den Stimmbändern unschwer wieder erkennt; die Gebilde aus der Trachea sind oft röhrenförmig mit zuweilen deutlich ausgeprägten Furchen von Knorpelringen.

Die Beziehungen der Gerinnsel zu einzelnen Erkrankungen sind in dem Vorhergesagten zur Genüge gewürdigt worden. Wenn sie in der Mehrzahl der Fälle auch zu dem Krankheitsbilde der „Bronchitis fibrinosa", ihre kleineren Exemplare zu dem der kruppösen Pneumonie gehören, so kann man sie doch nicht als pathognomonisch für diese Erkrankungen ansehen; sie deuten uns nur einen bestimmten Prozeß an, nämlich den der Fibrinausscheidung; die diesem zugrunde liegende Ursache kann jedoch sehr verschiedenartiger Natur sein. Entzündliche Erscheinungen treten nach den anatomischen Untersuchungen meist ganz zurück oder fehlen vollständig; am geringsten sind sie in den Fällen der typischen fibrinösen Bronchitis, merkwürdigerweise also gerade da, wo die massigste Exsudation stattfindet. Wenn man will, kann man mit A. Schmidt ganz allgemein, wie aus dem Vorhandensein von Curschmannschen Spiralen auf eine Bronchiolitis exsudativa, hier auf eine Bronchiolitis fibrinosa schließen. Ob eine sogenannte „essentielle" Bronchitis crouposa zugrunde liegt oder Diphtheriebazillen oder Pneumokokken die Ursache sind, läßt sich aus der Natur der Gerinnsel nicht entscheiden; nur in seltenen Fällen war es möglich, den Krankheitserreger aus dem Gerinnsel zu züchten und zu identifizieren; die gefundenen Mikroorganismen sind sonst lediglich als akzidentelle Gebilde zu betrachten. — Zweifellos ist aber eine Bedeutung der Gerinnsel darin zu suchen, daß ihre Anwesenheit die Aufmerksamkeit auf bestimmte Krankheiten wie auf bestimmte Disposition lenkt, als deren Begleiterscheinung der geschilderte Vorgang in den Bronchien sich abspielt.

2. Schleimgerinnsel.

Wiewohl bei der Besprechung der fibrinösen Gerinnsel schon mehrfach auf die Schleimgerinnsel hingewiesen worden ist, so sollen hier die Besonderheiten ihrer anatomischen Struktur und chemischen Zusammensetzung noch eigens Erwähnung finden. Zwar bestehen auch die sogenannten reinen Fibringerinnsel bei näherer Untersuchung vielfach nicht nur aus Fibrin, sondern es wechseln Lagen von Schleim und Fibrin ab (z. B. Fall von Schwartzkopf), doch werden ziemlich häufig auch Gebilde von überwiegend oder völlig schleimiger Beschaffenheit angetroffen.

a) Makroskopisches Aussehen.

Ebenso wie die fibrinösen Gerinnsel können sie bis in die feinsten Äste verzweigte Abgüsse des Bronchialbaumes darstellen, von einer Länge bis zu 20 cm (Klein) und einer Dicke von 1—2 cm. Der ganze Bronchialbaum einer Lunge kann von ihnen ausgefüllt werden, es kommen aber auch kleinere und unscheinbarere vor, die in den meisten Fällen wohl überhaupt übersehen werden (Rütimeyer). Die Farbe ist ähnlich derjenigen der fibrinösen, weshalb sie anfangs auch stets für solche gehalten wurden, bis Beschorner auf den Unterschied aufmerksam machte; zuweilen sind sie auch mehr glänzend und von grauer Farbe. Ihre Konsistenz ist weniger zäh und elastisch.

b) Zusammensetzung und Eigenschaften.

Freund untersuchte ein Gerinnsel des Falles von Klein und fand folgende Zusammensetzung:

Trockensubstanz	0,550 g
Gesamteiweiß	0,198 g
Globulin	0,079 g
Albumin	0,121 g
Mucin	0,325 g

Neubauer stellte durch Spaltung und titrimetrische Bestimmung des gelösten Zuckers 24,6% Glukosamin in einem Gerinnsel fest; reines Muzin der Luftwege liefert nach Fr. Müller 36% Glukosamin. Aus beiden Analysen geht also hervor, daß auch die „rein schleimigen" Gerinnsel nur zu ungefähr zwei Dritteln aus reinem Muzin bestehen, daneben in beträchtlicher Menge noch Eiweiß enthalten; Fibrin wurde, wie bereits erwähnt, in anderen Fällen durch den Nachweis einzelner Fäden mit der Weigertschen Färbung festgestellt. Manche enthalten indes auch gar keines (Färbung, chemische Untersuchung, Habel). — Die Muzingerinnsel lösen sich in Chloroformwasser auf, aus dem sie durch verdünnte Essigsäure wieder ausgefällt werden können. Über die Bewertung der chemischen Differenzierungsmethoden siehe unter Fibringerinnsel.

c) Färbung.

Die Gerinnsel färben sich nicht nach Weigert oder lassen nur einzelne blaue Streifen erkennen, mit Thionin werden sie rosarot, mit van Gieson hellblau, nach anderer Angabe braunrot, mit Bismarckbraun dunkelbraun; bei der verschiedenen Zusammensetzung dürfen Verschiedenheiten in der Färbung nicht wundernehmen.

d) Mikroskopisches Aussehen.

Hier findet sich ein bald größeres bald feineres Maschenwerk nicht immer parallel verlaufender durchscheinender Fasern, zwischen denen in der Mehrzahl der Fälle zahlreiche Leukozyten und Epithelien eingebettet sind. Mit Hilfe der Weigertschen Färbung kann man erkennen, daß nur einzelne feine Fibrinfäden dieses Maschenwerk durchziehen manchmal auch ganz fehlen. Das Verhältnis des Schleims zu den zelligen Elementen ist nicht durch den ganzen Verlauf des Gerinnsels der gleiche, es wechseln zellreiche Partien mit zellarmen ab; besonders an den feinsten Ausläufern der Gerinnsel, den kolbigen Endausbuchtungen, hat man in einzelnen Fällen große Mengen eingeschlossener Zellen vorgefunden. Die Epithelien sind oft in gequollenem Zustande, in Zerfall begriffen; im Innern der Gerinnsel sieht man an manchen Stellen nur mehr feinkörnigen Detritus. Die Leukozyten sind verschiedener Natur, bald überwiegen Lymphozyten, bald eosinophile Zellen. Im übrigen Sputum ist ihr Vorkommen gleichfalls inkonstant. — Von Bakterienbefunden werden Diplokokken von Klein, vereinzelte Streptokokken von Hochhaus eigens erwähnt, doch handelt es sich nur um zufällige Einschlüsse.

e) Vorkommen.

Die Gerinnsel, die ebenso wie die rein fibrinösen als Produkt eines Krankheiten verschiedener Art begleitenden Prozesses anzusehen sind, wurden in eitrigschleimigem rubiginösem, reichlich Tuberkelbazillen enthaltenden Sputum bei Miliartuberkulose von Klein gefunden, bei Sarkomatose der Lymphdrüsen, unter gleichzeitiger Ausbildung zirrhotischer und fibrinöser Veränderungen in den Lungen, bei Aktinomykose von Israel. In den übrigen Fällen konnte eine bestimmte Grundkrankheit nicht nachgewiesen werden.

Das Wichtigste über die Entstehung und Bedeutung der schleimigen Gerinnsel wurde bereits bei Besprechung der fibrinösen Gerinnsel gesagt.

3. Seltenere Formen von Gerinnseln.

a) Zellige Gerinnsel.

In vereinzelten Fällen hat man Gerinnsel beobachtet, die fast ausschließlich aus Zellen zusammengesetzt waren. So erwähnt Schittenhelm, daß er einmal ein nur aus Epithelien zusammengebackenes Gebilde gefunden habe; Sokolowski entdeckte inmitten von typischen Bronchialabgüssen Gerinnsel aus eosinophilen Leukozyten, die durch eine geringe Menge einer schleimig fibrinösen Masse miteinander verklebt waren; sie enthielten außerdem spärliche rote Blutkörperchen, etwas größere abgerundete, stark granulierte, sowie Myelin enthaltende Epithelien, zerstreute Zylinder und Plattenepithelien und stellenweise zahlreiche Charcot-Leydensche Kristalle; Tuberkelbazillen fehlten. In manchen Partien des Auswurfs wurden daneben noch typische große Curschmannsche Spiralen vorgefunden. Es scheint sich also um Gebilde gehandelt zu haben, die den Curschmannschen Spiralen näher standen wie den eigentlichen Fibringerinnseln.

b) Fibrinpfröpfe. Kannenberg erwähnt in einem Falle von Bronchiektasie weiche weißliche gequollene Pfröpfe von etwa Hanfkorngröße und etwas darüber, die das Aussehen weicher Eiterprpfe boten. Mikroskopisch bestanden sie in der Mitte aus einem mehr oder minder derben Faserstoffgeflecht, zum Teil sogar von auffallend fester Beschaffenheit; in dieses waren Haufen von Fettpfröpfchen, an einzelnen Stellen auch Eiterkörperchen und Lungenepithelien, sowie Detritusmassen eingelagert, dann ferner zahlreiche äußerst kleine Bilirubinkristalle. An ihrer Peripherie waren die Pfröpfe in Eitermassen eingebettet. Elastische Fasern fehlten. Es hat sich hier wohl um den Dittrichschen Pfröpfen nahestehende Gebilde gehandelt, nur mit dem Unterschied, daß sie infolge des reichlich in ihnen ausgeschiedenen Fibrins eine derbe Konsistenz erlangten, falls es sich hier wirklich um Fibrien handelte.

c) Mit kleineren Fibringerinnseln leicht verwechselt werden können feine Schleimgerinnsel oder schlauchähnliche Gebilde, ohne und mit spiraliger Drehung; mikroskopisch bestehen sie aus Schleimfäden, mit eingelagerten Zellen in verschiedener Menge. Besonders im Asthmasputum sind sie zu finden. Von Fibringerinnseln lassen sie sich oft nur durch die Weigertsche Färbung unterscheiden.

d) Blutgerinnsel. Eine besondere Art von Gerinnseln ist ausführlich von Fabian beschrieben worden, nämlich Blutausgüsse der Bronchien nach starken Blutungen eines Kranken, der an tuberkulösen Lymphdrüsen an der Porta hepatis und sich daran anschließender Allgemeininfektion zugrunde ging. Die Form dieser Gerinnsel war zylindrisch, wenig scharf, man erkannte aber auch ohne Härtung die Verzweigungen des Bronchialbaumes, ein anderes Mal den Abguß der Trachea und der großen Bronchien, des Kehlkopfes. Die Farbe war tiefrot, nach Härtung schokoladebraun. Schichtung oder lamellöser Bau war nirgends zu erkennen. An den kleinen Bronchien hafteten oft kleine perlschnurartig aneinandergereihte Luftbläschen.

Mikroskopisch bestand die Hauptmasse aus strukturlos durcheinanderliegenden Erythrozyten, wenigen Leukozyten und mäßig vielen und ein unregelmäßiges Netz bildenden Fibrinfäden. Es handelt sich hier also um reine Blutkoagula, die von älteren Autoren wiederholt beobachtet, aber nicht genügend von den rein fibrinösen Gerinnseln getrennt worden waren. Ähnliche Produkte bei verschiedenen Erkrankungen haben Peacock, West, Cybulski, Canali (bis zur Länge von 20 cm) und Port gesehen.

Ihre Entstehung verdanken sie lediglich profusen Blutungen in die Lunge mit rascher Gerinnung; es ist dies immerhin auffallend, da für gewöhnlich die Gerinnung des hämoptoischen phthisischen Blutes ausbleibt. Aus der Art ihrer Entstehung geht hervor, daß sie nur mehr zufällige Gebilde sind, denen eine weitere Bedeutung nicht zukommt.

. Diphtherische Membranen und Gerinnsel.

a) Aussehen. Abgesehen von den seltenen Fällen, in denen nach Verätzungen des Rachens und tiefer gelegener Teile der Luftwege gebildete Membranen entleert werden, sind es die Produkte der diphtherischen Entzündung, die zuweilen im Auswurf Interesse erregen. Man findet sie dort jedoch seltener, als man bei der Häufigkeit der Erkrankung annehmen könnte. Dies hat seinen Grund darin, daß die Membranen sich nicht so sehr in ganzen Stücken ablösen, als mehr an Ort und Stelle einer Verflüssigung anheimfallen; oft werden auch Stücke verschluckt und kleine Fetzchen, die zum Auswurf kommen, übersehen. Die typischen, aus dem Rachen oder auch der Nase stammenden Membranen werden in kleineren oder größeren weißlichen oder grauweißlichen, schmierigen, oft mit Blut untermischten Fetzen entleert. Ihre Konsistenz ist wechselnd je nach dem Grade des Zerfalles, meist fühlen sie sich weich an, besitzen aber manchmal auch noch einen gewissen Grad von Elastizität. Irgend welche Struktur ist nicht an ihnen zu erkennen, selten haben sie noch die Form der Unterlage, der sie aufgesessen haben, beibehalten, am ehesten noch vom weichen Gaumen und der Uvula und Nase (Gerber, Podak). Zuweilen fallen an ihrer Rückseite, mit der sie der Schleimhaut aufgesessen waren, kleine punktförmige Blutungen auf, die den bei der Losreißung eröffneten Kapillarstomatis entsprechen.

Die mikroskopische Untersuchung dieser aus dem Rachen stammenden Gebilde läßt ein dichtes Netzwerk von Fasern erkennen, die sich bei Anwendung der Weigertschen Fibrinfärbung mehr oder weniger deutlich in einzelne dichtere und losere Lagen trennen. Vielfach, und zwar besonders in den obersten Schichten sind die Membranen eine hyaline Umwandlung eingegangen, sie bilden dann schollige oder zusammenhängende Massen mit feinkörnigem Detritus, in denen sich alle Übergänge zum feinfaserigen Fibrin nachweisen lassen. In den feinmaschigen Partien, aber auch durch die ganze Membran verstreut, sind weiße, im Absterben begriffene Blutkörperchen verteilt, seltener an manchen Stellen haufenweiße Erythrozyten, Plattenepithelien aus der Mundhöhle; bei Membranen, die ihre Entstehung einem tiefer greifenden Prozeß verdanken, mögen dann und wann auch noch ganze Kapillaren und Ausführgänge von Schleimdrüsen, auch einzelne Schleimpfropfen in den untersten Lagen zu erkennen sein. In der Mehrzahl der Fälle werden sich aber bei der vorgeschrittenen Verflüssigung einzelne Teile überhaupt nicht mehr gut differenzieren lassen. Stets sind zahlreiche Bakterien der verschiedensten Arten, meist Kokken, eingeschlossen, vorzugsweise in den oberflächlichsten Schichten, ein Beweis, daß es sich nur um nachträglich festgesetzte Keime aus der Mundhöhle handelt; Diphtheriebazillen sind meist spärlich.

Von diesen Membranen unterschieden sich die Gerinnsel aus den tieferliegenden Abschnitten des Respirationstraktus in verschiedenen Punkten wesentlich. Einmal fällt schon auf, daß sie häufiger in besser erhaltenen Formen, oft als direkte Abgüsse der sie tragenden Unterlage, ausgeschieden werden. So wird

nicht selten über platte Abgüsse des Kehldeckels, des Kehlkopfes ringförmige
Ausgüsse der Trachea (Salomon u. a.) berichtet, sogar über das Vorkommen
ganzer Bronchialbäume, also über Gerinnsel, die sich in nichts von den bei
Bronchitis fibrinosa ausgehusteten unterscheiden lassen.

Lenhartz berichtet von einem Fall, in dem neben massenhaften Membranstücken
geschichtete und verästelte Bronchialausgüsse expektoriert wurden und von einem anderen,
in welchem die Sektion die Auskleidung der Trachea und des ganzen Bronchialbaumes
mit hohlen zylindrischen und soliden fibrinösen Massen ergab, ohne jede Beteiligung des
Rachens; beide Male wurden Diphtheriebazillen aus dem Gerinnsel gezüchtet. — In einem
Falle von Beyer wurde ungefähr 5 cm im Durchmesser messende flache, sich wie Knorpel
anfühlende fibrinöse Masse ausgehustet, die aus zwei zusammenhängenden Schichten bestand, einer lamellösen, an einigen Stellen rötlichen, sonst weißlichen, und einer mehr grauen
schleimigen; in der ersteren fanden sich avirulente Diphtheriebazillen, in der lockeren
Streptokokken und der Diplococcus lanceolatus. Die Zellen, die innig mit Schleim vermischt waren, waren zum großen Teil hornähnlich verändert. Ein anderes Mal hustete der
gleiche Patient einen ringförmigen Ausguß der Trachea aus. Bei Autopsien trifft man
häufiger weitverzweigte Ausgüsse an; sehr ausführlich hat über einen derartigen Fall
Marchand berichtet; die Bronchien waren mit fibrinös-schleimiger Masse ausgefüllt, ihre
Wand zeigte stark entzündliche nekrotische Veränderung.

Interessant ist ein von David berichteter Fall. Ein neunjähriges Kind erkrankte
an einer kruppösen Pneumonie, an die sich eine diphtherische aufsteigende Tracheobronchitis mit Abscheidung typischer Gerinnsel anschloß. Die Autopsie bestätigte den klinischen Befund und durch die bakteriologische Untersuchung wurde der Nachweis erbracht,
daß die kruppöse Entzündung der Lunge nur auf die (sehr virulenten) Diphtheriebazillen
zurückzuführen war.

Zuweilen sind also diese Differenzen zwischen den in den oberen und in
den tieferen Teilen des Respirationstraktus ausgeschiedenen Membranen auffallend und können nur dadurch ihre Erklärung finden, daß der Entzündungsprozeß hier in anderer Weise abläuft oder nicht so tief greift wie dort. Wie
schon an anderer Stelle hervorgehoben, sind die Gerinnsel aus Trachea und
Bronchien weniger zellreich, es überwiegen in ihnen die rein fibrinösen Massen,
ihre Farbe ist mehr weiß, sie lösen sich endlich auch wesentlich leichter von der
darunterliegenden Schleimhaut ab. Für letzteres scheint auch von Bedeutung zu
sein, ob die Gerinnsel auf einer aus Platten- oder mit Zylinderepithel bekleideten
Schleimhaut abgeschieden werden. An der ersteren haften die Membranen
fester an, da die Epithelien hier nicht einer Basalmembran aufsitzen, der
Zerstörungsprozeß auch leicht tiefer greift, so daß die fibrinösen Massen in
unmittelbarem Kontakt mit der Mukosa stehen; dagegen können sie sich von
den Zylinderepithel führenden Teilen leichter loslösen, ja es scheint, soweit man
nach den wenigen vorliegenden anatomischen Untersuchungen urteilen darf,
die Zerstörung des Epithels hältnismäßig gering zu sein, wie bei dem Falle
von David. Andere Male geht der Prozeß auch hier tiefer und führt wie im
Rachen zu nekrotischen Veränderungen; das zeigt die Betrachtung Marchands.

b) Was die Entstehung der im Rachen ausgeschiedenen Diphtheriemembranen betrifft, so werden sie nach der älteren von Virchow vertretenen Ansicht
nicht aus transsudiertem Blutfaserstoff gebildet, sondern aus an Ort und Stelle
zugrunde gehenden Gewebselementen, die eine eigentümliche Metamorphose
eingehen sollten. Steudener bekämpfte später diese Ansicht, da die Entstehung
neuer Membranen an Stelle der abgestoßenen alten nur durch eine gleichzeitige
Exsudation zu verstehen sei, nachdem hier nicht mehr genügend Zellmaterial
zur Umwandlung in ein fibrinöses Gerüst übriggeblieben sei. Heute wird allgemein angenommen, daß die Zellen jedenfalls an dem Aufbau der Membranen
neben dem aus dem Blute ausgeschiedenen Fibrin beteiligt sind. So wird auch
die verschiedene Konsistenz der einzelnen Fibrinlagen erklärt; die derben knorri-
gen Massen sollen da zustande kommen, wo die Leukozyten in der Überzahl sind
aus deren Zerfallsprodukten zusammen mit dem exsudierten Fibrinogen sie

entstehen; wo Leukozyten spärlich vorhanden sind, sollen sie sich im Exsudat auflösen und zu feinfädigem Fibrin werden, so daß hier also das aus dem Blute ausgeschiedene Fibrin vorherrscht (s. Kaufmann).

c) Der Nachweis einzelner Membranfetzen als diphtherischer Produkte dürfte im allgemein nicht schwer fallen; schwieriger ist die Frage zu entscheiden, inwieweit die Ausgüsse der Trachea und Bronchien ihnen zuzuzählen sind, falls andere Anhaltspunkte für das Vorhandensein eines diphtherischen Prozesses nicht bestehen. Auf alle Fälle muß der Nachweis der Diphtheriebazillen entweder im Gerinnsel selbst oder auf der Schleimhaut des Rachens gefordert werden; dieser ist aber — wie gesagt — nur in vereinzelten Fällen gelungen, trotzdem eine Reihe von Untersuchern (D. Gerhardt, Schwartzkopf, Schech u. a.) angeben, besonders darauf geachtet zu haben. Solange, als Diphtheriebazillen nicht öfters nachgewiesen werden, kann auch die Annahme von Lenhartz, daß eine Reihe von den sogenannten idiopathischen Fällen von Bronchitis crouposa, wie sie von Edgren, Mader, Escherich beschrieben worden sind, diphtherischen Ursprungs seien, nur eine Annahme bleiben.

Daß übrigens Diphtheriebazillen nicht immer zur Ausscheidung von Fibrin auf der Bronchialschleimhaut führen muß, sondern die Erkrankung unter dem Bilde einer einfachen katarrhalischen Entzündung verlaufen kann, ähnlich wie häufig auch im Rachen, beweisen von A. Schmidt, David u. a. beschriebene Fälle chronischer Bronchitis, in welchem in dem eitrig-schleimigem Sputum dauernd Diphtheriebazillen nachgewiesen wurden, ohne daß es je zur Ausscheidung fibrinöser Massen gekommen wäre. Auch sonst fehlen oft genug die typischen Beläge in Rachen und Nase.

5. Curschmannsche Spiralen.

Als erster hat wohl Leyden die Curschmannschen Spiralen im Auswurf eines Asthmatikers gesehen und auch näher beschrieben, er ist jedoch nicht weiter auf ihre Bedeutung eingegangen. Erst wesentlich später, im Jahre 1882, sind die Veröffentlichungen von Curschmann und Ungar erfolgt, nachdem sie auf das regelmäßige Auftreten der Spiralen bei gewissen Krankheitszuständen aufmerksam geworden waren.

a) Makroskopisches Aussehen.

Die Spiralen stellen sich, wenn wir der Beschreibung Curschmanns folgen, in den schleimigen Teilen des auf einen schwarzen Teller ausgebreiteten Asthmatikers-Sputums, als sagoartig durchscheinende, bald weniger durchsichtige, grauweißliche oder gelblich gefleckte oder ganz gelbe feine Fädchen von verschiedenem Durchmesser und verschiedener Länge dar. Mit bloßem Auge lassen sich schon häufig stärkere oder geringere Quirlung des ganzen Fadens, oder Ausziehung in pfropfenzieherartige Windungen oder Querstreifung erkennen, wodurch die Gebilde häufig ein wurst- oder schlauchähnliches Aussehen erhalten. Bei genauer Betrachtung der voll ausgebildeten Exemplare entdeckt man ferner einen die Spirale ihrer ganzen Länge nach durchziehenden weißlichen homogenen Streifen, der von Curschmann als Zentralfaden bezeichnet worden ist. Selten sind die Spiralen so fein oder so zusammengeknäuelt und mit Schleim umgeben, daß man sie übersieht, doch ist einige Übung im Erkennen nötig. Man hat sie, wie nochmals hervorgehoben sein mag und von Lewy ausführlich geschildert worden ist, in den zähen gallertigen, froschlaichartigen grauen Flocken des Sputums zu suchen und nicht in den eitrigen oder gelben bröckeligen oder zerrissenen Partien, die die Charcot-Leydenschen Kristalle beherbergen.

Die Größe der Spiralen ist sehr wechselnd, man findet mit bloßem Auge eben noch sichtbare Exemplare bis zu solchen von 10—14 cm Länge (Curschmann, Riehl) alle Übergänge, doch sind die ganz großen Exemplare selten.

Der Durchmesser beträgt bis zu einem Millimeter. Riehl hat für solche Exemplare die Bezeichnung „makroskopisch sichtbare Spiralen" gebraucht, es sind aber sämtliche gut ausgebildeten Spiralen mit bloßem Auge sichtbar.

b) Mikroskopische Untersuchung.

Zunächst seien auch hier die voll ausgebildeten Exemplare geschildert. Sie erscheinen schon bei schwacher Vergrößerung vielfach gewunden und geschlängelt, bald so, daß sie aus groben, gewundenen Bändern und Fäden bestehend erscheinen, bald aus feineren und feinsten Schleimfäden, die in äußerst zierlichen spiraligen Zügen langsam ansteigen; auch Knoten- und Schleifen werden dabei gebildet. An den Enden oder in der Mitte erfolgt häufig Lockerung oder gänzliche Auflösung der Windungen in gerade oder wellig nebeneinander verlaufende oder büschelförmig sich ausbreitende Schleimzüge und sie bilden auf eine mehr oder weniger lange Strecke hin steiler oder loser gewundene oder ganz parallel verlaufende Fäden (Curschmann). In der Mehrzahl der Exemplare fällt ein feiner glänzender Streifen auf, der sich durch die Mitte der Spiralen,

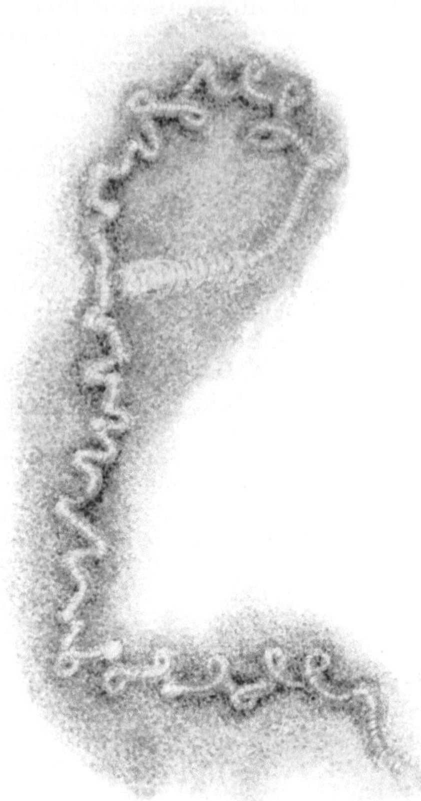

Abb. 21.   Ausgebildete Curschmannsche Spirale. Obj. 3, Ok. 1.

von ihnen aber scharf unterschieden, ihrer Länge nach schlängelt. An manchen Stellen ist dieser „Zentralfaden" von größeren Knoten unterbrochen; zuweilen sieht man ihn auch von einer doppelten Schicht von spiraligen Windungen umgeben, die man deutlich in einen aus gröberen Spiralen bestehenden Teil, die sogenannte Mantelspirale, und in einen inneren feingewundenen Teil unterscheiden kann. Der Zentralfaden ist von zäherer Konsistenz als die übrige Substanz. Seine Breite beträgt nach A. Schmidt in frischen Exemplaren je nach der Größe der ganzen Spirale 0,001—0,025 mm (nach Härtung 0,0005—0,017 mm). Bei stärkerer Vergrößerung erscheint auch er häufig aus feinsten spiralig gedrehten Fäden zusammengesetzt, die sich manchmal noch innerhalb der Hauptspirale büschelförmig auflösen; in der Mehrzahl der Fälle ist der Faden jedoch homogen glänzend, fällt dem Auge nach Troup sogar durch einen phosphoreszierenden Glanz auf. Nach manchen Untersuchern, besonders auch nach Curschmann, befindet sich inmitten des Fadens zuweilen ein Lumen oder eine lichte Stelle, doch wird dies von anderen für die typischen Fäden geleugnet. Was die spiralig gedrehten Zentralfäden betrifft, so gibt Pel an, daß man ganz besonders gut nach Pikrokarminfärbung sähe, wie die feinsten Fasern am stärksten gewunden seien und sogleich ihr eigentümliches Gepräge verlören, sowie die Fädchen infolge Eintritts von Luft oder Blut auseinander wichen. Sie seien einem Seil zu vergleichen, das an einzelnen Stellen stärker gedreht sei als an anderen, und hier und da an der Peripherie seine Windungen verloren habe.

Bei stärkerer Vergrößerung erkennt man, daß die Substanz der Spiralen fast immer mehr oder weniger stark mit spindelförmigen und Rundzellen, auch mit Alveolar- und stellenweise mit Flimmerepithelien und Pigmentzellen durchsetzt ist, die namentlich in der einhüllenden Schleimschicht enthalten und nach Curschmann hier vielfach so gedrängt sind, daß sie die Spirale vollständig verdecken. Teilweise sind die Zellen in Zerfall begriffen, man sieht daher auch häufig Myelintropfen zwischen ihnen; besonders an den Enden fällt oft die auffallend große Zahl von spindelförmigen Zellen mit langem Faden auf, die alle in gleichmäßiger Richtung gestellt sind und ein dichtes gedrehtes Geflecht bilden, in welches von außen her immer neue Fäden eingeflochten sind; auch ganze Spiralen werden von solchen Zellen gebildet.

Zwischen diesen Zellen finden sich in der großen Mehrzahl der Fälle Charcot-Leydensche Kristalle, entweder über die ganze Länge der Spirale gleichmäßig verteilt oder nur an einzelnen Stellen angehäuft. Nach Curschmann nimmt die Zahl der Kristalle gegen die Oberfläche zu ab, nach Ungar ist genau das Gegenteil der Fall. Lenhartz sah die Kristalle gleichmäßig in den Spiralen verteilt und

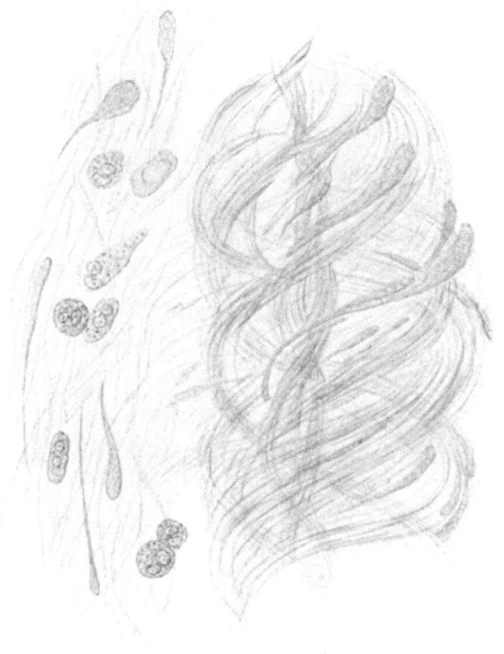

Abb. 22. Curschmanns Spirale aus Schleimfäden und in die Länge gezogenen Bronchialepithelien. Obj. 6, Ok. 3.

Lewy gibt an, daß sie überhaupt nur auf der Oberfläche der Spiralen zu finden seien, was bestätigt werden kann. Das Vorhandensein der Charcot-Leydenschen Kristalle ist übrigens schon makroskopisch zu erkennen, die Spiralen fallen dann durch ihre gelblich weiße bis gelblich grüne Farbe und ihre weniger zähe, leichter bröckelnde Beschaffenheit auf. Sind die Kristalle in Haufen beisammen, so kann die Spirale auch ein gelblich geflecktes Aussehen erhalten.

Die gewaschenen Spiralen sind nach Riekhoff bakterienfrei.

Außer diesen typischen Curschmannschen Spiralen finden sich aber auch andere Formen, die nur einen Teil der geschilderten Merkmale aufweisen: spiralige Gebilde, in ihrem äußeren Teil ähnlich wie die voll ausgebildeten Spiralen, aber ohne Zentralfaden; Schleimgebilde, die nur in einem Teil ihrer Länge eine spiralige Drehung aufweisen, während ihre Enden oder dazwischen liegenden Teile in gerade Fäden aufgelöst sind, so daß eine rosenkranzähnliche

Form entsteht. Die bauchig aufgetriebenen Teile sollen häufig mit Luft gefüllt sein. Ferner rudimentäre Gebilde, glatte leicht längsgestrichelte Fäden und Schläuche, die oft jede Andeutung einer spiraligen Zeichnung vermissen lassen; zuweilen sind sie prall mit Luft gefüllt oder sie enthalten, wie man besonders nach Härtung mit ganz verdünnter Kohlensäure sehen kann, ein Lumen oder eine zentrale Lichtung. Weiterhin noch unvollkommenere Gebilde, kleine kugelige oder länglich runde, mit Buckeln und Anhängen versehene, zähe, durchscheinende Klümpchen mit Andeutung spiraliger Drehung, spiraligen Anhängen, gelegentlich auch unregelmäßig durchlaufendem Zentralfaden. Endlich fallen Exemplare auf, die sich von den gewöhnlichen Formen durch ihren Glanz unterscheiden; besonders die umhüllende Masse soll dann stärker wie gewöhnlich Licht brechen (Lewy). — Von manchen Zentralfäden gehen senkrecht zur Achse feine Fortsätze in den Mantel über, andere Zentralfäden scheinen ganz aus solchen Gebilden zu bestehen; zuweilen soll sich auf Querschnitten auch eine Schichtung erkennen lassen (Ruge).

In einer dritten Art von Gebilden — und das in nicht zu seltenen Fällen — tritt der Zentralfaden allein, als selbständiges Gebilde, auf, ganz besonders wenn man eine der von Ad. Schmidt angegebenen Färbungsmethoden verwendet. Der Zentralfaden ist dann häufig vollkommen nackt, ohne umhüllende Spirale, in amorphe zarte Schleimklümpchen eingebettet, in anderen Fällen wieder von einem oder ganz wenig äußerst feinen Schleimfädchen umsponnen (s. Abb. 23 S. 84).

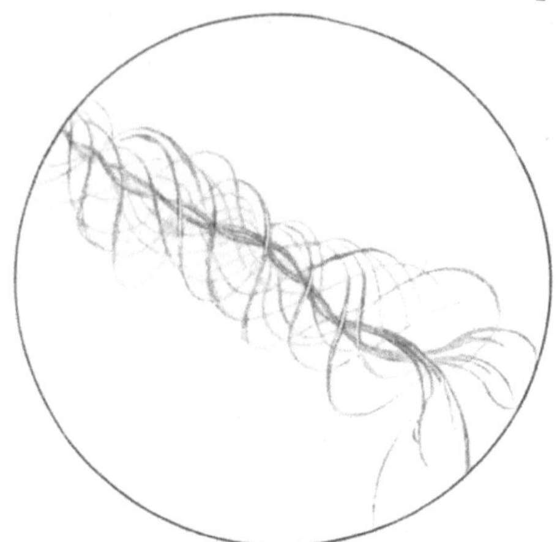

Abb. 23. Feine Spirale, nur aus gedrehten Schleimfäden bestehend, mit Zentralfaden. Obj. 3, Ok. 6.

Endlich kann man noch in die Länge gezogene Zellen mit einem langen Schleimfortsatz, der mehr oder weniger gedreht sein kann, finden, zuweilen auch Haufen von ihnen zu einem spiraligen Flechtwerk gedreht.

c) Zusammensetzung und Eigenschaften.

Was die Natur der Spiralen anlangt, so nimmt man im allgemeinen wenigstens für den Mantel an, daß die äußeren Windungen schleimiger Natur sind, da man sie mit den üblichen Schleimfärbemitteln leicht färben kann. Daß sie nichts mit den fibrinösen Ausgüssen der Bronchien zu tun haben, erwähnt schon Curschmann; dagegen spricht ihre zähschleimige elastische Beschaffenheit, ihre spiralige Zeichnung, ihr optisches Verhalten. Auch fehlt den Fibringerinnseln jede spiralige Drehung, doch ist eine solche in geringem Grade später von manchen Autoren beobachtet worden. Speziell Pel vertrat die Auffassung von der fibrinähnlichen Beschaffenheit mit der Begründung, die Spiralen fänden sich auch bei Erkrankungen, mit Fibrinausscheidung, wie bei der kruppösen Pneumonie.

Die Natur der Zentralfäden war dagegen lange Zeit strittig. Curschmann hielt die sie aufbauende Substanz für Schleim, Ungar und Leube nahmen auf Grund der stark glänzenden Beschaffenheit an, daß sie aus Fibrin bestände, Berkart entschied sich für eine mehr hyaline Beschaffenheit. Nach Pel sollen sie aus einer hyalinen Substanz, zum Teil auch aus Schleimstoff aufgebaut sein, wobei möglicherweise das tierische Gummi von Landwehr eine Rolle spiele.

Auf Grund der Untersuchungen von A. Schmidt kann man jedoch als sicher annehmen, daß auch die Zentralfäden aus Schleim bestehen; sie färben sich deutlich mit den schleimfärbenden Mitteln, dagegen nicht nach Weigert.

Marchand stellte bei einem 0,25 mm langen und 4 μ dicken langgestreckten, dabei feingeschlängelten Zentralfaden in einem Bronchiolus in parallelstreifiger Umgebung, den er als Vorstadium der Spiralwirbel ansieht, fest, daß er an

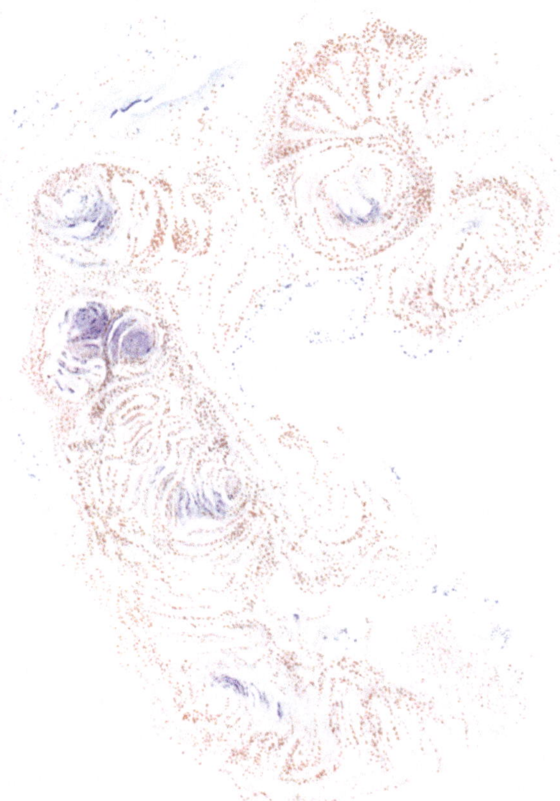

Abb. 24. Curschmannsche Spirale. Färbung nach Weigert. Die zentralen Partien entfärben sich schwerer. Obj. 6, Ok. 3.

den Enden ohne scharfe Grenze in die Schleimfäden überging. Die Zentralfäden verhalten sich indes anders wie die gewöhnlichen, oft auch in Bündeln zusammenliegenden Schleimfäden, sie sind gleichmäßig dick, drehrund und einem Lichtbrechungsvermögen, das dem der elastischen Fasern gleicht.

Färbung der Spiralen. Sehr günstige Ergebnisse liefert nach A. Schmidt hier die Färbung mit dem von Babes modifizierten Ehrlichschen Triazidgemisch. Hierbei färbt sich das Fibrin rot, das Muzin grün, die Zentralfäden nehmen grüne oder blaugrüne Farbe an, die Zellkerne werden blaugrün.

Auch die Färbung nach Gram in der Güntherschen Modifikation (Entfärbung durch 1% salzsauren Alkohol) soll nach Ruge sehr gute Bilder geben. Die Zentralfäden allein behalten eine tief bis schwarzblaue Farbe.

Bei der Anwendung der Weigertschen Fibrinfärbung konnte A. Schmidt zeigen, daß die Zentralfäden bei der Entfärbung nicht den blauen Ton des Fibrins, sondern einen violetten Ton behalten, ferner daß die Fäden auch in den dünnsten Schnitten keine Faserung zeigen, sondern ihre vollkommen homogene Natur wahrten. Die Färbung muß nur sofort unterbrochen werden, wenn das Präparat einen hellblauen Schimmer zeigt. Muzinarme Sputa entfärben sich dabei rasch, muzinreiche langsam, zum Schluß behalten nur die kompakten Schleimmassen, also besonders die Zentralfäden, die Farbe.

Auch bei Benutzung spezifischer schleimfärbender Mittel erhielt A. Schmidt das gleiche Resultat. So nehmen mit Thionin die Zentralfäden den gewünschten rotvioletten Ton an, wobei die Färbung allmählich in die Umgebung übergeht und nicht, wie bei der Weigertschen Färbung, streng auf den Zentralfaden begrenzt bleibt. Es zeigt sich hier also besonders deutlich, daß die Zentralfäden keine selbständigen Gebilde sind. Das Zellprotoplasma wird mit dieser Methode blau gefärbt. Vorschrift nach der von P. Mayer und Zimmermann angegebenen Modifikation der Hoyerschen Methode:

Färben der Schnitte in verdünnter Thioninlösung (2 Tropfen einer heiß gesättigten wässerigen Lösung auf 5 ccm Wasser) 1—15 Minuten.

Abspülen in 90% Alkohol.

Kurzes Entwässern in absolutem Alkohol.

Einbetten.

Der Schleim färbt sich hiebei rotviolett, das übrige mehr oder minder blau.

Es wurden auch noch verschiedene andere Methoden zur besseren Darstellung der Spiralen versucht. Pel wandte Pikrokarmin an; nach Berkart färben sie sich mit Eosin und Saffranin leicht rot, mit Gentianaviolett rötlich, mit Hämatoxylin schmutzig violett, mit Lugol schwach gelblich. Die Zentralfäden nehmen die Farben besonders gut an. Marchand färbte mit Muchämatein und Giemsa.

Eigenschaften.

Durch Erwärmung auf 80⁰ werden die Spiralen nicht verändert, ebenso nicht durch absoluten Alkohol. In verdünnter Essigsäure und Ameisensäure quellen sie etwas auf; gegen stärkere Salzsäure sind sie noch ziemlich resistent.

Durch Zusatz von etwas Soda oder Pottasche zum Sputum kann man sie gut sichtbar machen. Das anscheinend verschiedene Verhalten gegenüber dem Schleim, der sich in diesen beiden Mitteln auflöst, beruht wohl darauf, daß sie eine erhöhte Konsistenz besitzen, nicht aber wie früher angenommen wurde, infolge ihrer hyalinen Beschaffenheit. Kaliumhydroxyd und Bariumhydroxyd lösen sie auf, mit Essigsäure wird ihre Substanz aus der Lösung wieder ausgefällt.

v. Jacksch stellte fest, daß die Spiralen eine Kupferhydroxyd reduzierende Substanz beim Kochen mit Salzsäure abspalten. Die Reaktion wurde nur mit großen Spiralen ausgeführt, die Spiralfäden erwiesen sich dazu zu klein. — Der Versuch, die Spiralen von den Fibringerinnseln vermittelst der Eigenschaft des Fibrins, Wasserstoffsuperoxyd zu spalten, scharf zu trennen, hatte kein günstiges Resultat.

d) Entstehung.

α) Ort der Entstehung. Curschmann faßte die Spiralen als Ausgüsse der feinsten Bronchiolen auf; die feinsten spiraligen Fäden könnten ihrem Volumen nach nur aus den letzten Verzweigungen der Bronchiolen stammen, vielleicht sogar aus den Alveolen. Die sich dort bildenden Zentralfäden würden nach den gröberen Bronchiolen allmählich vorgeschoben und von den hier entstehenden Spiralen umhüllt.

Lewy pflichtet dieser Ansicht nur bedingt bei und wendet ein, daß die Tatsache, daß die Spiralen mit wenigen Ausnahmen von Anfang bis zu Ende eine stets gleiche Breite zeigten und nie verzweigt seien, dagegen spräche, sie einfach als Ausgüsse der Bronchiolen ansehen zu dürfen. Das Vorkommen von Alveolarepithelien um sie herum und an ihnen selbst weise allerdings darauf hin, daß die Lungenalveolen den Stoff zu ihrer Bildung lieferten; dort werde eine zähflüssige Masse abgesondert, die bei dem Durchtritt auch das enge Lumen eines Bronchiolus in die langgestreckte Form einer Spirale hineingedrängt werde. Daher erkläre es sich auch, daß die Spiralen aus einzelnen Fäden beständen, indem jede sich in den Bronchiolus öffnende Alveole einen besonderen Faden aussende. Der Durchmesser eines Zentralfadens sei ferner viel zu gering, als daß man sich ihn als Abguß eines Bronchiolus vorstellen könne; wenn man nach so feinen Öffnungen im Bronchialgebiet suche, müsse man auf die Mündungen der Schleimdrüsen rekurrieren. Lewy glaubt daher, daß ein Teil der Zentralfäden auch als eigentümliche zähe Absonderungsprodukte der Schleimdrüsen in der Bronchialwand aufzufassen seien. Das häufige Vorkommen von zu

Klumpen zusammengebackenen epithelialen Zellen, mitunter auch formloser Schläuche aus Zylinderepithelzellen, sollte diese Auffassung unterstützen. Nicht ganz in Einklang steht damit die Angabe, daß stets ein epithelialer desquamativer Katarrh der Alveolen und Bronchioli respiratorii zur Bildung der Spiralen führe. Auch das reichliche Vorkommen von Alveolarepithelien innerhalb der Spiralfasern braucht nicht unbedingt für das Zustandekommen der Spiralen in den Alveolen zu sprechen, sie können erst später von den schleimigen Massen eingeschlossen worden sein. Sie sind übrigens gar nicht immer so reichlich vorhanden.

Eine ganz andere Ansicht von der Entstehung des Zentralfadens und dem Aufbau der Spiralen äußert Troup. Ein beträchtlicher Teil des Fadens sei aus zylindrischen Säulen und Flimmerepithelien zusammengesetzt und durch Fibrin und albuminoides Material verkittet. Manche dieser Zellen seien von ihren eigenen gekrümmten oder gebogenen Enden umwickelt. Nachdem der Kern einmal so gebildet sei, wachse er durch Anlagerung neuen Materials, würde gesponnen und zu einem Faden gequirlt und verwickelt, der sich im weiteren Verlaufe dann verdoppelt und in der Richtung des geringsten Widerstandes dreht. Der Ursprung wird also, ohne daß es Troup direkt ausspricht, in die feineren und feinsten Bronchien verlegt. Auch Predtetschensky nimmt an, daß der Zentralfaden ein Bündel feinster, stark gewundener Muzinfäden repräsentiere; der Schleim bilde die Zwischensubstanz, welche die zelligen Elemente der spiraligen Fäden miteinander verkitte. Die Hauptmasse der Spiralen bestehe aus eosinophilen Leukozyten.

Die Ansicht der beiden letzten Autoren hat bisher wenig Anklang gefunden, obwohl man zuweilen reichlich Epithelzellen mit sehr lang ausgezogenen Fortsätzen an dem Aufbau mehr oder weniger ausgebildeter Spiralen beteiligt findet, wie in Abb. 22 (S. 83) dargestellt ist.

Entscheidend für den Ort der Entstehung können nur anatomische Untersuchungen sein. Solche liegen von A. Schmidt und A. Fränkel vor, aus neuester Zeit eine ausführliche Schilderung von Marchand. A. Schmidt fand in den von einer homogenen Schleimmasse ausgefüllten Bronchien eines im Asthmaanfall gestorbenen Patienten zahlreiche typische Durchschnitte der Spiralen, und zwar fast regelmäßig mehrere nebeneinander; jeder einzelne Durchschnitt machte nur einen kleinen Bruchteil des Lumens aus. In den etwas kleineren Bronchien fehlte die scharfe Trennung zwischen Zentralfaden und Mantel, beide gingen ineinander über; je weiter peripher man kam, um so mehr verwischt zeigten sich die Spiralendurchschnitte und in den kleinsten Bronchiolen, die sich durch die verschiedene Beschaffenheit ihres Epithels stellenweise mit Sicherheit als Bronchioli respiratorii erkennen ließen und welche die ersten Anfänge der Spiralenbildung enthielten, konnte man nur sehen, daß der Inhalt an einzelnen Stellen gedreht war, aber ohne irgendwelcher charakteristischer Form, ebensowenig wie im Inhalt der Alveolen selbst. — Was die Schleimdrüsen der Bronchialwand betraf, so zeigte nirgends der Inhalt der Ausführungsgänge eine besondere Konsistenz der Wandung. Das Vorhandensein typischer Zentralfäden schon in kleineren drüsenlosen Bronchiolen widerlegt die Annahme Lewys von der Bildung der Zentralfäden in den Schleimdrüsen. Es sind daher weder die Einmündungsstellen der Drüsen, noch die Wandbeschaffenheit der Bronchiolen für die Bildung der Spiralen verantwortlich zu machen.

Fränkel konnte den Gang der Spiralenbildung an der Lunge eines Patienten, der 36 Stunden nach dem Anfall gestorben war, verfolgen. Er fand in den Bronchien von einem Durchmesser zwischen 0,15 und 0,03 mm (?, wohl 1,5 und 0,3 mm) statt. Aus dem Leib der sehr vergrößerten Zylinderzellen drang überall Schleim hervor, welcher in Form büschelförmiger, aber den Zellen immer

noch anhaftender Massen in das Lumen des Bronchiolus hineinragte, bzw.
unmittelbar in Spiralfiguren überging. Außerdem hatten sich viele dieser vergrößerten zelligen Elemente von der Unterlage gelockert und lagen völlig frei
bis zu dreien oder vieren hintereinander. Sie waren stark verschmächtigt, zum
Teil in lange spindelförmige Gebilde ausgezogen, und zeigten an ihrem peripheren
gegen die Bronchialwand gerichteten Ende einen pfriemen- oder peitschen-
förmigen dünnen Fortsatz.

Nach diesen Untersuchungen steht also fest, daß der Beginn der Spiralen
in die feinsten Bronchien, auch schon in die Bronchioli respiratorii, zu verlegen
ist, und zwar scheinen sie dort sowohl als homogene Gebilde aus dem Schleim
entstehen zu können (A. Schmidt), wie aus den in die Länge gezogenen Zylinderepithelien, deren fadenförmige Fortsätze sich durchflechten und so den Zentralfaden bilden (A. Fränkel). Diese zweite Entstehungsart kann man noch sehr
schön an ausgeworfenen, ganz aus Gewinden solcher ausgezogener Zellen mit
ihren langen Fadenfortsätzen bestehenden Zentralfäden erkennen.

Zu einer etwas anderen Ansicht über die Entstehung bzw. Struktur der Zentralfäden ist
Mönckeberg auf Grund eines Sektionsbefundes gelangt. Er fand die Bronchien bis
0,2 mm Durchmesser entweder leer mit intaktem hohem einschichtigen Flimmerepithel
oder angefüllt mit verbundenen abgelösten Epithelien, vereinzelten Herzfehlerzellen und
Spuren von Schleim, ohne entzündliche Veränderungen der Bronchialschleimhaut, die
in den etwas größeren Bronchien in geringem Grade bemerkbar war. In den Bronchien
von 0,5—1 mm Durchmesser fanden sich meist reichlich abgestoßene lang ausgezogene
Flimmerepithelien, Rundzellen, Echinophile, Charcot-Leydensche Kristalle, Schleim,
oft auch spiralig gedrehte Fäden, „die sicher aus Kernen hervorgegangen sind“, da sie
sich mit kernfärbenden Stoffen färbten.

Der Hauptsitz der Erkrankung waren also die größeren und mittleren Bronchien, die
kleinsten und die Hauptbronchien waren intakt. Erstere zeichnen sich durch herniös-
kryptenartige Ausstülpungen der Schleimhaut durch die Muskularis hindurch aus und
nahmen in den größeren Bronchien die Ausführgänge der Schleimdrüsen auf. „Typisch
für sie ist das Fehlen der Bronchialmuskulatur ihrer Wand und die Enge ihrer „Pforte“,
die durch die Kontraktion der hier unterbrochenen Muskulatur verursacht ist.“ Infolge
der Stauung verändert der Schleim vielleicht seine Konsistenz und verklebt mit den Flimmer-
säumen der Epithelien. Diese werden dadurch bei der Austreibung des Schleimes mehr
oder minder in die Länge gezogen, was auch den Kern betrifft, auch später losgerissen
und im Bronchiallumen umhergewirbelt. Das Protoplasma scheint dabei in den umgebenden
Schleim überzutreten; die resistenteren Zellkerne dagegen dehnen sich lang aus, um schließlich in die Spiralfäden überzugehen . . . „Das Resultat ist schließlich die Bildung von
Curschmannschen Spiralen mit nukleogenen Zentralfäden und lang ausgezogenen Flimmerepithelien im Bronchialinhalt.“

Nach den neuesten Untersuchungen von Marchand ist die Entstehung
der Zentralfäden noch nicht in allen Punkten geklärt. Eine Formung der
verhältnismäßig dünnen, deutlich röhrenförmigen und anfangs glatten Fäden
durch die verhältnismäßig weiten Drüsenmündungen lehnt er glatt ab; er
fand sie auch nicht in den Ausführungsgängen der Drüsen. Dagegen sah er sie
in den kleinsten Bronchiolen, nur von einer dünnen, homogenen Schleimhülse
umgeben. „Die Möglichkeit, daß ganz feine Sekretfäden auch aus Zylinderzellen
des Oberflächenepithels der noch nicht schleimhaltigen Bronchiolen hervorgehen,
ist nicht ausgeschlossen, aber ebenfalls nicht bewiesen und für die größeren Fäden
auszuschließen. Solange eine befriedigende Bildungsweise der Zentralfäden
durch direkte Beobachtung nicht gegeben werden kann, können wir sie also
eigentlich nur als Sekretfäden von größerer Dichte und Zähigkeit bezeichnen.
Gewisse Bilder deuten darauf hin, daß sie aus dem von den Schleimzellen abge-
sonderten zähen Schleim in fädiger Form hervorgehen, oder „ausgesponnen“
werden, ähnlich wie die erstarrenden Sekretfäden, die bei niederen Tieren so
verbreitet vorkommen. Es ist selbstverständlich, daß die Zentralfäden einer
gewissen Dehnung durch den begleitenden Flüssigkeitstrom unterworfen sind
und dann beim Zerreißen zusammenschnurren und spiralig werden.“ Die Zentral-

fäden bilden sich nicht erst in den dickeren Schleimpfröpfen, sondern werden erst nachträglich in den Bronchien von Schleimmassen eingehüllt, die teils aus dem Epithel, teils aus den Ausführungsgängen der Drüsen stammen. Die Zentralfäden gehen vielfach durch Quellung in die umgebenden Wirbel über, nicht umgekehrt.

Es soll hier nochmals betont werden, daß es sich bei den zur Bildung von Spiralen führenden asthmatischen Zuständen stets um eine eigentümliche Konsistenzänderung des Schleimes bzw. des Zellinhaltes handelt, der zu diesen Formveränderungen befähigt und den anderen Reiz- oder Entzündungzuständen der Bronchialschleimhaut nicht zukommt. Auch Marchand spricht sich in diesem Sinne aus.

β) Mechanismus der Entstehung. Bei der verschiedenartigen Beschaffenheit der Spiralen läßt sich, wie A. Schmidt betont, aus ihrem Aussehen die Bildungsweise im Bronchialtraktus nicht rekonstruieren. Curschmann selbst sagte nur so viel, daß die Entstehung vielleicht zu der Art der Insertion der feineren Bronchiolen in den Bronchien in Beziehung stehe. Dies soll nämlich nach F. S. Schulze in spiraliger Anordnung stattfinden. Beim Übergang von den kleineren in die größeren Bronchien würden die Spiralen gleichermaßen gepreßt, wobei sie ihre Drehung erhalten. Pel wendet dagegen ein, daß die Untersuchungen Schulzes weiterer Bestätigung bedürften und bisher nur longitudinale Falten an der Schleimhaut der feinsten Bronchialzweige nachgewiesen seien. Ihm selbst schien der Hauptfaktor „die Fortbewegung einer zähen elastischen Masse durch einen sehr engen Kanal, das feine Lumen der Bronchioli unter dem Einfluß der Flimmerzellen, der ungleichzeitigen Kontraktion der Bronchialmuskeln und schließlich des Zwerchfells" zu sein, wobei er das erste Moment am stärksten betont. „Der Inhalt bestrebe sich, die Stellen des geringsten Widerstandes zu passieren und scheinen deshalb spiralförmige Drehungen zu machen."

Saenger erklärt das Zustandekommen der Spiralen durch einfache Drehung: er drehte den von einem Patienten mit Bronchiolitis ausgeworfenen Schleim mit einer Pinzette 20—40 mal um sich selbst, wodurch der amorphe Schleimfaden genau die Form, Zeichnung und Elastizität einer Spirale gewann. Nach 20—25 Drehungen kam auch der Zentralfaden zum Vorschein, den Saenger folgerichtig nur als optisch gesondertes Gebilde betrachtet; für alle Zentralfäden nimmt er selbst aber diese Entstehung nicht an. In ähnlichem Sinne äußert sich Lewy.

A. Schmidt ist auf Grund der bereits erwähnten anatomischen Untersuchungen zu der Ansicht gekommen, daß man nur „ganz im allgemeinen sagen könne, daß die Zentralfäden sich als Ausdruck einer besonders starken Drehung einzelner Schleimzüge darstellen, daß die Kraft, welche jede Drehung hervorbringt, ihren Angriffspunkt im Lumen selbst haben wird und entsprechend der allmählichen Bildung der Spiralen (man sieht nie an einer Stelle den ganzen Inhalt eines Lumens als einzige gedrehte Masse, sondern die gedrehten Teile machen immer nur einen kleinen Teil des Lumens aus) nicht auf eine bestimmte Stelle beschränkt sein können, sondern während der ganzen Passage des Inhalts bis zu den größeren Bronchien fortwirken muß."

Schmidt sagt weiter: Es wäre kein Grund vorhanden, an der älteren Auffassung festzuhalten, daß ein längerer Schleimstrang nach Art eines Fadens in toto um seine Längsachse gedreht werde, weil man sich die Zentralfadenbildung in diesem Falle sehr viel schwerer vorstellen könne, als wenn man sich die Kraft an der Achse selbst oder nur an einem Ende angreifend denkt. Auch bei der einfachen Drehung von Schleimsträngen trete Zentralfadenbildung auf, wovon man sich leicht überzeugen könne, wenn man zähes schleimiges Sputum in einem trockenen Glase eine Zeitlang liegen lasse, bis die unteren Teile ziemlich fest am Boden haften und es dann mit 1 %iger Kalilauge übergieße und nach einigen Stunden.

wenn die Auflösung an den oberen Partien begonnen hat, die frei flottierenden Teile mit einem Glasstabe in Rotation versetze, während die unteren Teile noch am Boden haften. Die eigentümliche Konsistenz des Schleimes begünstige die Zentralfadenbildung bei der Drillung, wofür auch das Vorkommen ähnlicher Gebilde an anderen Stellen des Organismus spreche, nämlich bei gewissen Formen von Hornhautkeratitis (Czermak). Die Kraft, welche die Drehung der Schleimmassen in den Bronchien bewirke, seien die Wirbelbewegungen in der Luft, welche sich mit Gewalt einen Weg in die zähen Schleimmassen bahnten.

Die Tatsache, daß die gedrehten Teile stets nur einen Bruchteil des Lumens ausmachen, entzieht auch der Ansicht Curschmanns den Boden, daß die Einmündungsstellen der kleinsten Bronchiolen oder die Kontraktion der Bronchialmuskeln ein maßgebender Faktor seien.

Gerlach hat die Bildung der Spiralfäden auf ähnliche Weise wie A. Schmidt zu erklären versucht. Er befestigte zwei verschiedenfarbige Fäden in einem Glasrohr und atmete durch dieses aus und ein; durch das Flottieren der Fäden im Luftstrom quirlten beide Fäden sich zu Spiralen zusammen; besonders gut gelang es, nachdem die Wände des Glasrohres sich mit Feuchtigkeit beschlagen hatten. Er stellt den Vorgang in den Lungen sich so vor, daß hier die Schleimmassen auch nicht hin und her flottieren, sondern an den Bronchialwandungen gedreht und gerollt werden und so die typische Spiralform annehmen. Der Zentralfaden entsteht durch eine hochgradige Verbackung der einzelnen Fasern infolge Achsendrehung; dabei schrumpfen die Spiralen auf ein wesentlich kleineres Volumen zusammen, als die sie bildende Schleimmasse ursprünglich einnahm, so daß die Bildung nicht in die Bronchiolen, sondern in die mittleren und größeren Bronchien verlegt werden muß. Gegen die Bildung in den feineren Bronchialverzweigungen spricht nach Gerlach auch die Forderung, daß die Spiralen zu ihrem Zustandekommen einen freien Spielraum haben müssen.

Vielfach ist die Frage erörtert worden, ob der Zentralfaden, der sich bei vielen Spiralen auf den ersten Blick so scharf von der umgebenden Mitte abtrennt, auch als selbständiges Gebilde aufzufassen sei. Curschmann selbst hat diese Auffassung vertreten und die scharfen Konturen sowie das isolierte Vorkommen der Zentralfäden im Auswurf als Beweis hierfür angeführt, ebenso ihre starke Färbbarkeit. Auch andere Autoren haben sich dieser Ansicht angeschlossen, wenigstens für einen Teil der in Frage stehenden Gebilde, wie Pel und Lewy, ebenso Troup, der nebenbei eine andere Genese des Zentralfadens durch Verbackung von Zylinder- und Flimmerepithelien annimmt. Für viele Fälle sieht Lewy den Zentralfaden nur als optische Erscheinung an, die durch größere Lichtbrechung der zentralen Partien zustande komme. Auch nach A. Schmidt ist der Brechungsindex des Zentralfadens infolge seiner größeren Konsistenz verändert, Doppelbrechung kommt ihm dagegen nicht zu. A. Schmidt führt noch andere Gründe für die Unselbständigkeit des Zentralfadens in vielen Fällen an. Nach seinen Untersuchungen stehen auch die isolierten Zentralfäden stets in irgend einer Beziehung zu ihrer Umgebung, sei es durch Auseinanderfahren an den Enden oder durch seitliche Fortsätze. In der Tat zeigen die Grenzen zwischen Zentralfaden und seiner Umhüllung nur eine relative Schärfe, wie man bei verschieden hoher Einstellung und stärkerer Vergrößerung erkennen kann. Die Zerstörung der Fäden durch Kalilauge geht gleichmäßig vor sich und läßt in keinem Moment den Unterschied zwischen Zentralfaden und Hülle stärker hervortreten. Endlich kann man bei geeigneter Färbung sehen, daß die Grenzen jedesmal verwaschen sind und daß das scheinbar isolierte Färbevermögen der Zentralfäden nur an der Methodik liegt. Trotzdem gibt auch A. Schmidt die Möglichkeit zu, daß Zentralfäden an einem besonderen Ort und unter besonderen Bedingungen gebildet werden können. Die Ansicht Marchands über die Entstehung der Zentralfäden wurde bereits wiedergegeben. Die Bildung der Spiralwirbel führt Marchand auf eine Quellung zurück, wobei sich Schlieren und Streifen senkrecht zur Längsachse bilden, die allmählich in die Umgebung übergehen und am gehärteten und gefärbten Präparat wie radiäre Fäden aussehen. Ob durch den Quellungsvorgang als solchen schon eine Drehung zustande kommen kann, läßt er unentschieden. — Nach Vinzenzo soll endlich der Zentralfaden die Folge einer schleimigen Degeneration der zentralen Partien der Spiralen sein, also auch kein selbständiges Gebilde.

e) Vorkommen.

Die typischen Curschmannschen Spiralen finden sich — wie eingangs erwähnt — in den zäh-schleimigen Partien des Sputums, häufig zusammengerollt, so daß man sie erst entfalten muß, häufig auch ausgestreckt. Sie sind stets isoliert zu finden, nie in direktem Zusammenhang mit anderen Gebilden, besonders auch nie mit Fibringerinnseln, wie mehrfach behauptet wird. Nur Vierordt gibt an, er habe in einem Falle von kruppöser Pneumonie einen von einem Fibringerinnsel ausgehenden Ast, der einen homogenen Zentralfaden enthielt, gefunden; hierher gehört wohl auch der von Liebermeister geschilderte Fall. Nach Berkart und Popoff sollen die Spiralen zuweilen in fibrinöse oder hyaline Massen eingebettet sein, die ihrerseits zuweilen auch zu Bündeln mit ausstrahlenden Zügen vereinigt vorkommen könnten.

Saenger betont dagegen nachdrücklich, er habe an den Ästen der Fibringerinnsel niemals typische Spiralen finden können; gedrehte Windungen sieht man allerdings gelegentlich.

Es kann aber vorkommen und schon Curschmann erwähnt dies, daß typische Spiralen und Fibringerinnsel nebeneinander im Sputum zu finden sind, sie lassen sich aber stets deutlich voneinander trennen. Escherich beschreibt einen Fall von fibrinöser Bronchitis, in welchem während der ersten Wochen der Erkrankung stets dicke, nicht oder nur wenig verzweigte fibrinöse Gerinnsel ausgehustet wurden, dann unter den gleichen Beschwerden plötzlich Curschmannsche Spiralen, allerdings ohne Zentralfaden und ohne Charcot-Leydensche Kristalle, während die Fibringerinnsel mit Ausnahme eines einmal konstatierten Fibrinpfropfes vollkommen verschwunden waren.

Die Menge der Spiralen kann außerordentlich wechselnd sein, manchmal finden sie sich in großer Anzahl, andere Male nur ganz vereinzelt, und dies zuweilen bei nicht minder schweren Fällen.

Als typisch gilt das Vorkommen im akuten Anfall von Bronchial-Asthma, in größerer oder kleinerer Zahl. Genauer gesagt, erscheinen sie meist nicht auf der Höhe des Anfalls, sondern erst mit dem Abklingen oder nach dem Aufhören desselben und verschwinden dann allmählich wieder. Warum sie in einzelnen Fällen vollkommen ausbleiben, ist nicht klargestellt. Zuweilen werden sie auch ohne typischen Anfall und ohne irgend nennenswerte Atembeschwerden ausgehustet, besonders von Personen mit gewisser Anlage zu solchen Zuständen, diese sich aber nicht voll entwickeln. Mehr chronische Zustände, die auf gleicher Grundlage beruhen, können zu dauernder Entleerung einzelner Exemplare führen; an sie schließen sich die Fälle „eosinophiler Bronchitis" an, bei denen Teichmüller rudimentäre Gebilde antraf, sowie Fälle akuter und chronischer kapillärer Bronchitis, mit und ohne Atemnot, mit und ohne Charcot-Leydensche Kristalle. Die Regelmäßigkeit des Auftretens fehlt hier aber.

Lewy sah sie ferner (ohne Kristalle) bei einem Patienten mit kardialen Atembeschwerden, der dauernd an Atemnot und Hustenreiz litt, dagegen nie einen wirklichen dyspnoischen Anfall durchmachte, sehr häufig, bei einem zweiten nur ein einziges Mal. Beide Patienten hatten aber früher schon richtige asthmatische Anfälle gehabt, so daß sie wohl nicht als reine Fälle von kardialem Asthma zu bezeichnen sind.

Bei Bronchitis fibrinosa treten sie zuweilen auf, entweder zusammen mit Fibrinausgüssen oder mit diesen vikariierend. Auch Schläuche von Zylinderepithelien wurden hier neben ihnen gefunden (Virchow, Escherich).

Nicht ganz selten scheinen sie bei der kruppösen Pneumonie zu sein. Virchow beschreibt einen Fall, in welchem er vom 4.—18. Tag typisch ausgebildete

Spiralen fand, die vom 7. Tage ab mehr oder weniger blutig gefärbt waren, wie isolierte Zentralfäden, in Schleim und Eiterkörperchen eingebettet; Charcot-Leydensche Kristalle fehlten. Popoff fand sie während der Dauer des Fiebers in Fibringerinnsel eingebettet. Auch v. Jaksch gibt ihr Vorkommen bei kruppöser Lungenentzündung an. Ausführlicher werden Fälle von Pneumonie von Pel mitgeteilt; in dem einen lagen sie im untersten Teil des dreischichtigen Sputums und verschwanden mit den pneumonischen Erscheinungen, während Charcot-Leydensche Kristalle noch weiter zu finden waren. Bei der Autopsie des einen Patienten wurde noch eine Spirale in der pneumonisch-infiltrierten Lunge in situ angetroffen.

Bei Gangrän konnten ferner Popoff wie Chelkowski Spiralen feststellen, Kovacs im Sputum eines nach Thorakozenthese aufgetretenen Lungenödems.

Bei Tuberkulose sind von Teichmüller gelegentlich spiralige Gebilde ohne Zentralfaden beobachtet worden, ebenso bei Bronchiektasen.

Man hat also, in einzelnen Fällen wenigstens, so ziemlich bei allen Erkrankungen Spiralen vorgefunden; bei näherem Zusehen erkennt man, daß es sich dann in der Regel um Kombinationen der betreffenden Krankheiten mit mehr oder weniger stark ausgeprägten asthmatischen Erscheinungen handelt oder daß Asthmaanfälle oder ähnliche, nur larvierte Symptome schon früher bei solchen Patienten beobachtet waren.

In Kürze sei an dieser Stelle darauf hingewiesen, daß gelegentlich auch Patienten, deren Erkrankung mit Asthma überhaupt nichts zu tun hat, sondern die höchstens an stärkeren Hustenanfällen leiden, eitrig-schleimige Massen in spiraliger Drehung aushusten; besonders wenn man den Auswurf in verdünnte Karbolsäure oder Sublimatlösung entleeren läßt, wird dies deutlich. Die einzelnen Sputumballen ähneln sich dann alle mehr oder weniger. Auf bestimmte Arten von Erkrankungen beschränkt sich dieser Auswurf nicht, wir haben ihn verhältnismäßig häufig bei Tuberkulose und Bronchitis gesehen. Nach Jnouye soll solches gedrehtes, braunrotes Sputum besonders häufig bei der Lungen- Distomeenerkrankung auftreten. Bei der mikroskopischen Untersuchung handelt es sich lediglich um aus Eiterkörperchen bestehende Gebilde, die durch nicht zu dünnen Schleim zu einem festeren Gefüge verbunden sind und nichts von charakteristischen Bestandteilen aufweisen. Die Bildung dürfte wohl, der Größe der Ballen nach zu urteilen, in den Bronchien mittleren und stärkeren Kalibers erfolgen.

f) Pathognomonische Bedeutung.

Die Frage, ob die Spiralen in direkter Beziehung zum Auftreten der asthmatischen Anfälle stehen, bejaht Curschmann und führt dafür ihre Konstanz und ihr massenhaftes Vorkommen an.

Curschmann führt weiter aus: ... Dies ist ohne Zweifel zu bejahen. Es spricht dafür ihre Konstanz und Massenhaftigkeit, die zweifellos zu konstatierende direkte Beziehung ihrer Menge zur Häufigkeit und Intensität der Anfälle, ihre besonders reichliche Expektoration nach Aufhören derselben, sowie die Verlegung der Bronchien durch sie. Sicher besteht durch ihre Anwesenheit allein eine Behinderung des Ein- und Austritts der Luft, doch genügt sie nicht, die Ausbildung des Anfalles in so großer Intensität und Plötzlichkeit zu erklären. Dazu ist die infolge Verlegung der Bronchiolen und der Alveolarblähung übertriebene in- und exspiratorische Anstrengung, sympatisch eine Kontraktion der Ringmuskulatur der feineren Bronchien nötig. Wo die Spiralen auftreten, da besteht eine Bronchiolitis exsudativa und wo diese vorhanden, die Chance zur Entwicklung asthmatischer Anfälle, zu denen es nur ganz ausnahmsweise nicht kommt, dies bei besonders geringer Ausdehnung des Prozesses und geringer Reizbarkeit des betroffenen Individuums. Umgekehrt stellen sich da, wo beide Verhältnisse am ausgebildetsten sind, auch am sichersten und intensivsten die asthmatischen Zustände ein.

Ungar hob auf Grund des gleichartigen anatomischen Baues der Spiralen und der fibrinösen Bronchialausgüsse dagegen die engen Beziehungen zur Bronchitis fibrinosa hervor, fand aber damit wenig Anklang, da von den meisten Untersuchern gerade die prinzipielle Verschiedenheit beider Gebilde betont wird.

Nach Pel ist der Zusammenhang zwischen Spiralen und Asthmaanfällen nur indirekt, da bei typischen Anfällen Spiralen fehlen, sie andererseits im Sputum gehäuft vorkommen können, ohne daß ein Anfall ausgelöst wird; gleichzeitig gibt Pel die Möglichkeit zu, daß die Spiralen beziehungsweise der Entzündungsprozeß an der Schleimhaut einen Spasmus der Bronchiolenmuskulatur hervorzurufen kaum imstande seien, die Spiralen also mehr eine passive Rolle spielen. Nach Gerlach zeigen die Spiralen dreierlei an: nämlich die Sekretion eines spärlichen aber nicht spezifischen Bronchialsekretes, sehr starke Atembewegungen, unbehinderte Wirksamkeit aller Atmungsorgane. Alle drei Faktoren seien in hervorragendem Maße beim Asthma ausgeprägt und insofern stünden die Spiralen in direkter Beziehung zum Auftreten der Anfälle.

Lewy schließt sich im allgemeinen der Ansicht Curschmanns an, doch läßt sich nach ihm aus der Menge der im Sputum erscheinenden Spiralen nicht auf die Menge der in den Luftwegen wirklich vorhandenen ein Schluß ziehen, da sicher ein großer Teil der Resorption anheimfalle. Für die Erklärung der auskultatorisch erkennbaren Stenosen seien die Gerinnsel außerordentlich bequem zu verwenden; indes seien diese nicht als vollkommene Ausgüsse der Bronchien anzusehen.

Nach A. Schmidt liegt die Bedeutung der Spiralen darin, daß man aus ihrem Vorkommen auf das Bestehen einer exsudativen Bronchiolitis schließen kann, nur wird man diesen Zustand nicht mehr als eine selbständige Krankheitsform, sondern als Begleiterscheinung verschiedener entzündlicher Prozesse ansehen müssen. In gewissem Sinne entgegengesetzt deutet Marchand seine Befunde: es geht aus ihnen hervor, „daß die Spiralfäden beim Asthma, wenn sie auch einer eigentümlichen Sekretbildung ihre Entstehung verdanken, nicht von einer „exsudativen Bronchiolitis“ herrühren, die somit auch keine „spezifische Bedeutung“ für das Asthma in dem ursprünglichen Sinne haben kann“. „Jedenfalls besitzen also die Spiralen keine Bedeutung als Merkmal einer besonderen Krankheit, sondern nur einer eigentümlichen Sekretbildung.“ Dieser letzteren Auffassung wird man sich nur anschließen können. Diese „eigentümliche Sekretbildung“ findet aber nur bei besonders dazu veranlagten Menschen statt, wie sich bei genauerem Eingehen auf Konstitution und Krankheitsgeschichte solcher Patienten in allen Fällen ergibt.

g) Diagnostische Bedeutung.

Curschmann enthielt sich ebenso wie seine Vorgänger, die das Auftreten der Spiralen in einzelnen Fällen beobachtet hatten, jeder bestimmteren Äußerung über ihre diagnostische Bedeutung. Wie sehr er mit dieser Vorsicht recht hatte, bewies, daß bald die Spiralen nicht nur in typischen Asthmaanfällen, sondern auch in einer Reihe anderer Krankheitszustände, wenn auch nur vereinzelt, aufgefunden wurden, was ihm selbst übrigens nicht entgangen war. Er hatte auch selbst schon bemerkt, daß bei allen diesen Prozessen mehr oder weniger ausgebildet eine Beteiligung der Bronchien bestand, die durch das Hinzutreten anderer Erkrankungen kompliziert, verstärkt oder auch überdeckt wurde. Die Spiralen gehören also diesen Erkrankungen nicht als Symptom zu, ihr Auftreten ist nicht als diagnostisches Zeichen einer selbständigen Krankheitsform, sondern nur als Begleiterscheinung anzusehen. Gemeinsam ist dieser nur, daß sie die kleineren und kleinsten Bronchien befällt, zur Produktion eines eigentümlichen zäh-schleimigen Sekrets führen und klinisch in der Regel, aber nicht immer, mit beträchtlicher Atemnot verlaufen. So hätte also die Auffindung der Spiralen für die Diagnose eines bestimmten Krankheitsbildes verhältnismäßig wenig Wert. Ihre Bedeutung ist mehr darin zu suchen, daß sie uns auf eine gemeinsame Grundlage des ihre Entstehung begünstigenden Prozesses hinweisen und daß wir die Eigentümlichkeiten desselben in der Regel, vielleicht sogar immer, nur bei Menschen antreffen, die mit einer gewissen Überempfindlichkeit und auf besondere Weise auf bestimmte Reize antworten. Allen diesen Menschen wird man bei näherer Beobachtung eine gewisse nervöse Veranlagung nicht absprechen können. Insofern sind die Spiralen vielleicht in eine Parallele mit den fibrinösen Gerinnseln der engeren „Bronchitis fibrinosa" zu stellen.

6. Verschiedenartige Pfröpfe und ähnliche Gebilde.

Bei genauer Betrachtung des auf einem schwarzen Teller ausgebreiteten Auswurfes wird man in nicht zu seltenen Fällen innerhalb der schleimigen oder eitrigen Grundmasse mehr oder minder gut gegeneinander abgegrenzte Kügelchen, Pfröpfe, Klumpen und Ähnliches entdecken, das sich bei näherer Untersuchung als ganz verschiedenartiger Natur und Herkunft erweist.

a) Die nach ihrem Entdecker benannten Dittrichschen Pfröpfe (1850) sind sich deutlich von der Umgebung abhebende, scharfrandige, weiße bis gelbliche, seltener schwarzgraue Bröckelchen von Hirse- bis Senfkorn-, sogar Bohnengröße, undurchscheinend und, was fast ihr Hauptmerkmal ist, von glatter Oberfläche. Infolge ihrer Schwere sinken sie in nicht zu dickem Auswurf auf den Boden; fischt man sie heraus, so machen sie sich sofort durch ihren äußerst stinkenden Geruch bemerkbar. Von der umgebenden Masse unterscheiden sie sich ferner durch ihre käsige Konsistenz, die sie zwischen Objektträger und Deckglas leicht zerdrücken läßt.

Nach Extraktion mit Wasser bleibt noch eine flockige weiße Substanz zurück (Jaffé, Leyden), mit Jodtinktur färben sie sich blau, und zwar wechseln hellere mit dunkleren Streifen ab; am tiefsten ist die Farbe an der Peripherie. Essigsäure läßt sie unverändert; auf Zusatz konzentrierter Schwefelsäure erblassen sie, ohne sich zu entfärben; Salpetersäure und Kalilauge macht sie dichter und undurchsichtiger (Traube).

Bei der mikroskopischen Untersuchung fallen zunächst in einer krümeligen, zum großen Teil aus Bakterien und Zelltrümmern bestehenden Zerfallsmasse regelmäßig feine Fettsäurenadeln von verschiedener Länge auf, einzeln oder zu Büscheln angeordnet, oft mit spindelartigen Ausbuchtungen oder auch in blattartiger Form ausgeschieden, dawischen kleinere und größere Fett-, nach Fraenkel auch Myelintropfen; drusig angeordnete Kristalle von fettsaurem Kalk sind seltener. Ferner können schwarze körnige Kohlepartikelchen, bräunliches und gelbliches aus dem Blute stammendes Pigment in ihnen enthalten sein. Leyden und Jaffé erwähnen das Vorkommen von elastischen Fasern. Was besonders ins Auge fällt, sind die regelmäßig aufzufindenden, fadenförmigen Pilze, meist Leptothrixformen, die sich mit Jod intensiv violett färben, sowie breitere, 3—4fach gegliederte Myzelfäden und gleichfalls mit Jod färbbare Sporen, so daß, wie auch Fraenkel angibt, zuweilen zoogloeaartige Anhäufungen entstehen. Auch Spirochäten mit drei bis sechs Windungen in wellenförmiger und flimmernder Bewegung werden schon von Jaffé und Leyden erwähnt, seltener Infusorien verschiedener Art, ganz abgesehen von den zahllosen Kokken und stäbchenförmigen Fäulniserregern.

Die Dittrichschen Pfröpfe kommen fast ausschließlich im Bodensatz des dreischichtigen Sputums bei Bronchiektasien und putrider Bronchitis vor, auch bei Gangrän, seltener bei chronischem Lungenabszeß und im phthisischem Auswurf (Lenhartz). Schirwindt fand sie in letzterem sogar nur ausnahmsweise.

Je nach ihrem Alter nehmen die Pfröpfe wechselnde Beschaffenheit an, die Traube (Fischer) folgendermaßen schildert: Zu Beginn sind sie weiß, bestehen auch größtenteils aus Eiterzellen in einem feinkörnigen Stroma, Fettkristalle haben sich noch nicht gebildet. Weiter vorgerückt zeigen sie eine schmutziggraugelbe Farbe, mikroskopisch in einer purulenten Masse zahlreiche Partikel eines von Fettröpfchen durchsetzten Detritus, in welchem im dritten Stadium noch zerstreut kurze feine Nadeln erkennbar sind, während sich im letzten, vierten, große Fettropfen und zahlreiche lange, zu Bündeln vereinigte, bei Druck auf das glas varikös werdende Nadeln erkennen lassen.

Die Pfröpfe entstehen hauptsächlich in den kleineren und mittleren Bronchien, deren Lumen zu verlegen sie imstande sind, vermutlich aus Massen, die in irgend einer Ausbuchtung der Bronchialwand längere Zeit liegen geblieben, in Fäulnis übergegangen und gleichzeitig etwas eingedickt sind und dann bei Gelegenheit ausgehustet werden. Das wenn auch seltene Vorkommen von elastischen Fasern in ihnen, die hier gerne mit Fettsäurenadeln oder fadenförmigen Pilzen verwechselt werden, bezeugt, daß sie sich auch direkt aus verkästem Lungengewebe bilden können, doch ist auch dann ihre Herkunft aus der nekrotischen Bronchialwand nicht auszuschließen. Ob in ihnen die elastischen Fasern besonders leicht einer Verdauung anheimfallen, ist nicht bekannt.

Schon durch ihre weichere Konsistenz von den typischen Dittrichschen Pfröpfen zu unterscheiden sind Klümpchen, die fast ganz aus einem dichten Gewirr von langen feinen Stäbchen mit dazwischenliegender krümeliger Substanz bestehen. Auf Jodzusatz nehmen diese gewöhnlich als Leptothrixpfröpfe bezeichneten Gebilde eine violette bis braune Farbe an.

Schirwindt beschreibt solche in ungefähr 40% aller tuberkulösen Sputa, zuweilen auch bei chronischer Bronchitis vorkommenden Pfröpfe, deren Hauptmasse zopfförmig angeordnete, unverzweigte, äußerst dünne, entweder nur leicht gebogene oder auch stark gekrümmt und wellenförmig verlaufende Fäden ausmachen. Bei starker Vergrößerung erscheinen diese aus 8 bis 12 kurzen, an beiden Enden abgerundeten Stäbchen zusammengesetzt, welche durch kleine, ungefärbte Zwischenräume voneinander getrennt sind. Die Zahl der Fäden wechselt von einigen wenigen bis zu solchen Mengen, daß die Pfröpfe fast ganz aus ihnen bestehen. Letztere scheinen dann „aus einer Anzahl von ungefähr rosettenförmig angeordneter, scharf begrenzter rundlicher oder ovaler kleiner Klümpchen zu bestehen, die in der Regel dadurch leichter zu erkennen sind, daß die Peripherie heller erscheint als das Zentrum und daß die Peripherie eine ausgesprochene radienförmige Anordnung der Pilzfäden aufweist". Sporen fehlten konstant. Fettsäurenadeln wurden nicht in ihnen beobachtet, dagegen im Inneren der Klümpchen „stark lichtbrechende, eigentümlich zackigbegrenzte Gebilde, die vermutlich auch als Fett anzusprechen sind" oder „unregelmäßig gestaltete, wellig begrenzte Gebilde von fettähnlichem Glanz", also wohl Rosetten aus fettsauren Kalk.

Auf Gelatine bildeten die Pfröpfe zahlreiche weißliche rundliche Kolonien, die sich rasch vergrößerten. Die meisten der Pilzfäden waren grampositiv und färbten sich nach ein bis zwei Minuten mit Lugol stark violett. Tuberkelbazillen kamen in wechselnder Menge vor, elastische Fasern niemals. Die „Linsen" beherbergten keine Fadenpilze.

Die Stellung dieser Pilze ist nach Schirwindt unklar, für ihre Auffassung als Streptothrix spricht das wellige Wachstum, dagegen die fehlende Verzweigung und der Mangel der Sporen; für ihre Auffassung als Leptothrix die spezifische Reaktion und die fehlende Verzweigung, dagegen aber das wellige Wachstum.

Kleinere ähnliche Gebilde, die im Wasser zu Boden sinken, hat Bühle im eitrigen oder eitrig-schleimigen Sputum Tuberkulöser beschrieben, ungefähr $\frac{1}{2}$ bis 1 Millimeter große fettglänzende, gelbweiße, ovale Partikelchen von glatter Oberfläche, die man zunächst am ehesten als Milchkügelchen aus der Nase ansieht, zumal sie sich stets in oberflächlichen Schichten des Auswurfs halten. Ihre Konsistenz ist geringer als die der eigentlichen Linsen. Mikroskopisch bestehen sie hauptsächlich aus strukturlosen Detritusmassen mit Bakterien der verschiedensten Art. Sie stehen den von Schirwindt geschriebenen Klümpchen zweifellos nahe, enthalten aber keine jodfärbbaren Stäbchen.

Ob die von Inouye bei Distomiasis der Lunge gesehenen weißen, spröden, reiskorngroßen Körper als verkalkte Dittrichsche Pfröpfe oder als spezifische Gebilde zu betrachten sind, steht nicht fest.

Bei all diesen Gebilden muß man sich vor Verwechslung mit Stärkekörnern, die früher von Gruby als „eigentümliche Tuberkelsphären" beschrieben worden waren, und mit Schleim überzogenen Semmelkrümmchen (Lenhartz) hüten. Die mikroskopische Untersuchung, gegebenenfalls Jodzusatz, werden sofort den Irrtum aufklären.

b) **Mandelpfröpfe.** Nicht zu verwechseln mit den Dittrichschen Pfröpfen sind die sogenannten Mandelpfröpfe, kleine, selten über hanfkorngroße, rundliche oder abgeplattete Bröckel von sehr üblem Geruch, die meist ohne eigentlichen Auswurf durch Hustenstöße entleert werden. Unter dem Deckglas lassen sie sich leicht zerdrücken, wobei ihre käsige Konsistenz besonders deutlich wird. Mikroskopisch bestehen sie aus zusammengebackenen und eingetrockneten Massen von Zelltrümmern, Fettsäurenadeln und -kugeln, reichlichen Bakterien der verschiedensten Art, Kokken, Stäbchen, Spirillen, auch Leptothrixfäden. Ältere Exemplare enthalten zuweilen sogar kalkige Kongremente.

Wie ihr Name sagt, entstehen diese Pfröpfe in den Lakunen der Tonsillen, meist bei rezidivierenden und chronischen Entzündungen, aus abgeschiedenen Epithelien, ausgewanderten Leukozyten und aus der Mundhöhle stammenden Bakterien, die sich nach und nach zu einem festen Konglomerat vereinigen, allmählich verkäsen und bei Gelegenheit ausgestoßen werden. Liegen sie lange an Ort und Stelle, was besonders bei Höhlungen mit engem Ausgang der Fall ist, so können sie sich allmählich inkrustieren und mit der Zeit völlig zu Mandelsteinen umbilden.

Ihre pathologische Bedeutung ist im allgemeinen gering, gelegentlich mögen sie aber wohl zu neuen Entzündungsprozessen Anlaß geben. Diagnostisch lassen sie höchstens Schlüsse auf abgelaufene Entzündungsvorgänge in dem zerklüfteten Tonsillargewebe zu.

Solche oder ähnliche Gebilde mögen Grund zu der alten Schilderung des „Spinnehustens“ von Stich gegeben haben; man verglich sie den Eiern von Spinnen.

c) **Linsen.** Unter den sogenannten Linsen oder Corpora oryzoidea der Alten versteht man kleine, ovale, stecknadel- bis linsengroße, gelblichweiße, undurchsichtige Gebilde, die bald mehr abgeplattet, bald bikonvex und von der Form einer Linse erscheinen. Ihre Oberfläche ist vollkommen glatt, häufig wie abgeschliffen, ihre Konsistenz etwas fester als die des umgebenden eitrigen Sputums.

Die mikroskopische Untersuchung läßt reichlichen Detritus erkennen, aus dem sich zuweilen noch einzelne Zellen sowie rosettenförmige Kristalldrüsen aus fettsaurem Kalk deutlicher abheben. Vor allem sind elastische Fasern und massenhaft Tuberkelbazillen vorhanden, die bei Färbung mehr oder minder den ganzen Inhalt der Linse auszumachen scheinen.

Ihr Vorkommen wird nur bei tuberkulösen Prozessen, und zwar bei starker Einschmelzung des Lungengewebes beobachtet, allerdings nicht so häufig (vergleiche auch die Arbeit von Schirwindt). Die elastischen Fasern, die oft ihre alveoläre Anordnung noch erkennen lassen, beweisen, daß es sich um vollkommen nekrotisierte Stücke des Lungengewebes, nicht um nachträglich zusammengebackene Massen handelt. Insofern sind sie in diagnostischer und prognostischer Hinsicht von hohem Werte.

d) **Bakterienpfröpfe.** Weiße oder gelbliche Körner von hirse- bis reiskorngröße und -form in eitriger oder blutigeitriger Grundmasse entpuppen sich in seltenen Fällen als Aktinomyzesdrusen. Von der Umgebung unterscheiden sie sich schon durch ihre Farbe, vor allem aber durch ihre harte Konsistenz. Mikroskopisch findet man in ihnen die bekannten Pilzlager (s. Seite 317). Sie werden zuweilen in großen Mengen ausgehustet (Aschoff).

Auch andere Streptothrixarten bilden zuweilen harte, meist graue Körnchen und Knollen oder auch Platten von derber Konsistenz. Sie entstammen meist dem Rachen, gelegentlich aber auch tieferen Teilen der Atmungswege, worüber später berichtet wird. Ähnliche Gebilde setzen sich aus Rasen verchiedener Schimmelpilzarten zusammen, größere Konglomerate scheint gelegentlich auch der Soorpilz zu bilden (s. Seite 329).

e) In seltenen Fällen findet man in Auswurf von Asthmatikern kleine, nicht einmal Hirsekorngröße erreichende, weißlich, wenig scharf begrenzte Ballen. Bei der mikroskopischen Untersuchung erweisen sie sich als höchst eigenartige Gebilde aus runden Nestern von Epithelzellen, deren ursprüngliche Form nicht mehr genau zu erkennen ist. Im Innern der Gebilde sind es mehr runde und längliche Zellen mit noch gut erhaltenem Kern, die sich fest aneinander geschlossen haben, von eigenartigem Glanz. Die äußeren Schichten, welche die inneren konzentrisch umlagern, sind mehr und mehr abgeplattet, so daß die an der Peripherie liegenden Zellen flache, lange und geschweifte Gebilde mit gleichfalls in die Länge gezogenem Kern darstellen. Die Kügelchen liegen entweder frei oder sind in Konglomeraten von weißen Blutkörperchen und zylindrischen Epithelien eingebettet.

Die Entstehung dieser Zellnester, die zuerst von Vierordt beschrieben und auch vom Verfasser in einem nicht ganz reinen Falle von Bronchialasthma in reichlicher Menge vorgefunden wurden, ist unklar. Am ehesten hat es den Anschein, daß sie sich durch Quirlung zusammengehäufter Zylinderepithelien bilden, also analog den Spiralen, da man zuweilen die umliegenden Zellen in angedeuteter schraubenförmiger Lagerung oder in anderen Teilen des Auswurfs Wirbelbildung findet.

Zuweilen bilden auch runde Zellen oder Plattenepithelien aus Mund und Rachen gelbe oder gelbgrüne Flocken von verschiedener Größe und geringer Konsistenz (Lewy); auch zu weißlichen Körnchen können sie sich zusammenballen.

f) Gelblich-bräunliche Pfröpfe und Krümmel, verschiedener Größe, zerrissener Oberfläche, derber oft bröckliger Konsistenz, bei starkem Aufdrücken des Deckglases zuweilen knirschend sind die bereits geschilderten Bestandteile des asthmatischen Sputums, in denen neben zahlreichen zylindrischen Epithelien, Rundzellen und eosinophilen Leukozyten die Charcot-Leydenschen Kristalle angehäuft sind.

g) Sehr häufig stellen sich die Curschmannschen Spiralen als graue, stecknadelkopfgroße und größere zusammengeballte Pfröpfe dar, die erst bei Entwirrung ihre Natur erkennen lassen.

Kleinere und größere Pfröpfe und Ballen, deren Durchmesser ein Zentimeter und darüber betragen kann, von weißlicher, grauer oder fleischroter Farbe, oft in geronnenes Blut oder in zähe schleimige oder schleimig-eitrige Massen eingebettet fallen bei bestimmten Erkrankungen sofort durch ihre zähe, stark elastische Konsistenz auf. Es sind dies zusammengerollte Fibringerinnsel, sich bei Schwenken in Wasser in die bekannte baumförmige Verzweigung die auflösen. Auch einzelne runde oder abgeplattete Fibrinpfröpfe sind dann nicht selten, stets durch ihre zähe elastische Konsistenz sich von ähnlich aussehenden Gebilden unterscheidend.

h) An dieser Stelle sollen nochmals die glasigen durchscheinenden, häufig auch Kohlepigment führenden Ballen von froschlaichartigem Aussehen und ähnlicher Konsistenz angeführt werden, die in der Regel als Morgensputum von Leuten mit chronischen Reizzuständen des Rachens, seltener bei chronischer Bronchitis entleert werden. Mikroskopisch enthalten sie zwischen sehr feinem, fast strukturlosem Schleim vor allem reichlich runde Epithelien (gewöhnlich als Alveolarepithelien bezeichnet), von denen ein großer Teil Myelinkugeln, Fettkörnchen oder auch Kohle- und Rußpigment enthält, außerdem reichliche freie Myelinkörnchen. Die Rachenepithelien treten diesen Bestandteilen gegenüber zurück, können an manchen Stellen aber auch in ganzen Haufen gelagert sein. Flimmernde Zylinderepithelien aus den Bronchien in ihnen dürften zu den Ausnahmen gehören. In diagnostischer Hinsicht haben diese Schleimkügelchen nur soviel zu sagen, daß ein Reizzustand der obersten Atmungswege mit Schleimproduktion besteht, zu denen manche Menschen besonders neigen.

Bei akuten Katarrhen mit geringer Sekretion wie auch bei chronischen Entzündungszuständen des Nasenrachenraumes, auch bei Hypertrophie des Lymphadenoidengewebes werden häufig große, zähe, fade riechende Ballen bis zu Kirschgröße, aus Schleim, Eiter und Blut in wechselnder Menge zusammengesetzt entleert, die ängstliche Patienten heftig erschrecken, aber nichts zu bedeuten haben. Mikroskopisch bestehen sie größtenteils aus zusammengebackenen Haufen von Plattenepithelien, weißen und roten Blutkörperchen, dagegen sind runde und noch mehr zylindrische Epithelien nur spärlich vertreten, Myelin ist in der Regel nicht zu finden. Bei längerer Lagerung im Rachen oder im Spuckgefäße nehmen sie durch den ausgetretenen und veränderten Blutfarbstoff eine mehr braunrote Farbe an.

Bei typischer Ozäna können grünliche, schmierige, aus Eiter und Blutmassen bestehende Borken aus Nase oder Nasenrachenraum entleert werden; mehr eingetrocknet sind sie von harter Konsistenz. Ihr unangenehm süßlicher Gestank macht sie sofort bemerkbar. Unter dem Mikroskop findet man in ihnen sehr reichlich verklebte und verhornte Plattenepithelien, weiße Blutkörperchen und Detritus; die zylindrischen Gebilde sind seltener, sie scheinen bereits mehr oder weniger zerstört zu sein. Aus den Borken lassen sich die verschiedenartigsten Bakterien, häufig auch der Abelsche Ozäna-Bazillus züchten.

7. Größere zusammenhängende Bestandteile der Lungen, Luftwege und ihrer Umgebung.

a) Lungengewebe.

Bereits Virchow hat auf Bröckel von nekrotischem Lungengewebe aufmerksam gemacht und in der Folgezeit ist dieser Befund bei verschiedenen Erkrankungen erhoben worden. Es handelt sich um kleinere und größere Stücke, Fetzen mit gezackten Rändern und von schwärzlichem Aussehen, sehr weicher teigiger Beschaffenheit. Bei genauerem Zusehen kann man erkennen, daß die schwarze Farbe die Fetzen in Streifen durchzieht; häufig sieht man diese Züge in den zentralen Partien der Fetzen deutlicher hervortreten, die äußeren Teile dagegen von mehr diffuser graugelber Farbe. Dem Zerreißen setzen die Stückchen einen mehr oder minder großen Widerstand entgegen; die Randpartien sind in der Regel weicher und entleeren auf Druck Eiter.

Durch Zerzupfen lassen sich aus manchen Stücken festere, mehr zusammenhängende Bindegewebsmassen, aus anderen verzweigte gelblichweiße Gebilde isolieren, zuweilen in dendritischer Verästelung, die sich bei schwacher Vergrößerung als feinverzweigte Gefäße mit längs- und quergestreiften Wänden zu erkennen geben. Gelegentlich findet man auch einzelne isolierte Blutgefäße, die der Zerstörung längere Zeit widerstanden haben als das übrige Lungengewebe; ferner kommen auch große geronnene Fettbröckelchen vor.

Die Größe dieser ausgehusteten Lungenstücke schwankt außerordentlich. Man sieht von einzelnen Bindegewebsfasern, hirsekorngroßen Pfröpfen an alle Größen bis zu Walnußgröße (Eisenhardt); häufiger überwiegt die längliche Form; Lenhartz berichtet von Stücken bis zu 10 cm Länge. — In der Größe dieser Lungenfetzen scheinen gewisse konstante Unterschiede zu bestehen; so wird mehrfach angegeben, daß bei Abszeßbildung zahlreiche kleine Fetzchen gefunden werden und daß ebenso bei der käsigen Pneumonie größere makro-

skopische Stücke außerordentlich selten seien (A. Fraenkel). Bei Gangrän
dagegen wird meistens von wenigen, aber großen Stücken berichtet. Die älteren
Mitteilungen über das Vorkommen von Tyrosin bedürfen der Bestätigung.

Die Sicherung des Befundes, daß es sich um aus der Lunge stammende
Gewebsteile handelt, geschieht durch den mikroskopischen Nachweis
ihrer alveolären Struktur. Bei vorgeschrittener Zersetzung ist diese nicht
in allen Teilen gleich gut erkennbar, besonders in den Randpartien kann sie
fehlen. Im Inneren sieht man reichliche elastische Fasern in netzförmiger
Anordnung; der alten Angabe von Traube zufolge sollen infolge der
Selbstverdauung das elastische Gewebe bei Gangrän nicht mehr vorhanden
sein, wohl aber noch bei Lungenabszeß; neuere Untersuchungen haben jedoch
ergeben, daß dies zum mindesten nicht die Regel ist, daß sich in größeren gangränösen Fetzen auch elastische Fasern nachweisen lassen. Ferner entdeckt man

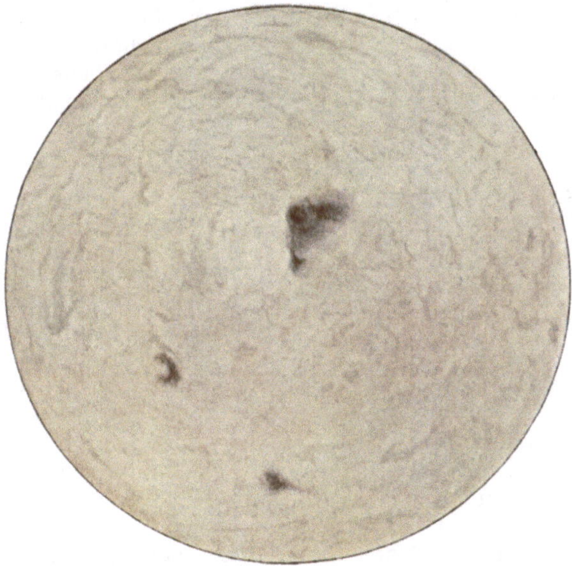

Abb. 25. Eitriger Auswurf mit kohlepigmenthaltigen Lungenfetzen bei Lungenabszeß.

regelmäßig Züge von Bindegewebe, deren Menge und Konsistenz nach der Herkunft des Stückes wechselt; bei frischen Prozessen ist es nicht vermehrt, bei
älteren mit Neubildung von Bindegewebe nimmt auch dessen Menge zu, so
daß es zuweilen den Anschein hat, als habe man es nur mit ausgehusteten Binde-
gewebsstücken zu tun. Aus der Wand von abgekapselten Kavernen, die von
neuem der Zerstörung anheimfallen, können z. B. solche Stückchen abgelöst
werden. Weiter erkennt man häufig Blutgefäße mit längs- und quergestreiften
Wänden, in deren Umgebung zuweilen zahlreiche intensiv rostfarbene runde
Körner mit strahliger Peripherie, aus rosettenartig gruppierten Kristallnadeln
zu sehen sind (Munk). Es handelt sich hier um zusammengesetzte Hämatoidinkristalle neben rotbraunen Pigmentschollen der gleichen Herkunft. Sehr auffallend ist das häufig in Streifen oder in punktförmiger Anordnung befindliche
Kohlepigment, dessen Menge je nach Beschäftigung und Aufenthalt des Patienten
wechselt. Von Kristallen findet man ferner zuweilen Cholesterintäfelchen, lange
Fettsäurenadeln, auch Rosetten von zusammengebackenen kürzeren Nadeln
(gleichfalls Fettsäure); Jaffé und Leyden zählten bei einem Patient mit Gangrän täglich 6—10 und mehr Stücke bis zu $1^1/_2$ Zoll Länge; in seltenen Fällen

Kristalle von Tyrosin (?). Das ganze Gewebe ist endlich von Massen teils noch erhaltener, größtenteils aber in Zerfall begriffener weißer wie roter Blutkörperchen durchsetzt, vor allem findet sich reichlich Detritus aus Zellresten, Fettkügelchen, Kokkenhaufen und Bazillen, sowie auch leptothrixartigen Fäden.

Das Vorkommen von Lungenstückchen beschränkt sich nicht auf Lungenabszeß und Gangrän, wenn sie hier auch am häufigsten vorkommen. Seltener sind sie bei rasch fortschreitenden Tuberkulosen und Tumoren.

Rosenthal hat darauf hingewiesen und ist von Müller bestätigt worden, daß sich in den verkästen Partien der Lungen weder mit Sudan noch mit Osmium Fett erkennen ließe. Stearin, Palmiitin und ihre Säuren geben diese Reaktionen nicht, wohl aber Olein, Ölsäure und Lezithin, die reinen Substanzen aber auch nicht so schön, wie im Gewebe.

Hoffmann erwähnt ihr Vorkommen bei Bronchitis putrida; der Prozeß hat dann auf das Lungengewebe übergegriffen und es zum Zerfall gebracht. Schuh sah bei syphilitischem Zerfall Gewebsstückchen und führt auch aus der Literatur Beispiele an (v. Cube, Pancritius). Bei den von Lutz in einem Falle von Lungensyphilis ausgehusteten fleischähnlichen, festen Stückchen handelte es sich möglicherweise um Granulationsgewebe, ebenso bei C. Gerhardt.

Die Bedeutung solcher ausgehusteter Lungenstückchen erhellt ohne weiteres aus dem Gesagten.

b) Verkäste Bronchialdrüsen.

In einer Reihe von Fällen hat man im Auswurf kleinere oder größere weiche, zuweilen bröckelige, käsige, gelbe, in eitrige Massen eingebettete Stückchen gefunden, die sich bei näherer Untersuchung als Drüsenteile erwiesen. Ganz besonders bei Kindern scheint Durchbruch verkäster Drüsen in Bronchien oder Trachea ein nicht allzu seltenes Vorkommnis zu sein. In manchen Fällen kommt es allerdings nicht zum Aushusten, sondern sie führen durch Verlegung großer Bronchialäste oder selbst der Trachea einen raschen Tod herbei (Fälle von Fronz, Loeb, Frühwald; siehe auch Petersen, Mark-Paunz).

Die mikroskopische Untersuchung der Stücke läßt zuweilen das lymphoide Gewebe noch erkennen, durchsetzt mit reichlichen Mengen von zerfallenden gelapptkernigen weißen Blutkörperchen, ferner reichlichen Detritus, schwarzes Kohlepigment. Fronz berichtet über das Vorkommen massenhafter Tuberkelbazillen in einem solchen Stück, was eigentlich selbstverständlich ist.

Die pathologische Bedeutung solchen Drüsenbefundes ist klar. Es handelt sich regelmäßig um tuberkulöse Prozesse meistens der Bronchialdrüsen, die infolge Einschmelzung der benachbarten Bronchialwand in deren Lumen durchbrechen. Daß davon hauptsächlich Kinder betroffen sind, liegt in dem häufigen Vorkommen dieser Erkrankung im jugendlichen Alter, sowie darin, daß bei ihnen zuweilen Einschmelzung von Drüsen erfolgt, ohne daß zunächst Lungengewebe in größerer Ausdehnung beteiligt und somit genügend Zeit für die Sequestrierung von Drüsenstücken gegeben ist.

Die Diagnose gründet sich hauptsächlich auf das plötzliche Aushusten der Bröckel, sowie den Nachweis von lymphoidem Gewebe; Kohlepigment findet sich nur bei älteren Leuten.

Prognostisch ist ihre Bedeutung im allgemeinen ungünstig, wiewohl auch möglich ist, daß nach Entleerung der erkrankten Drüsenpakete fortschreitende Heilung eintritt. Ob die Drüsenstückchen Kohle oder anderes Pigment enthalten, ist ziemlich gleichgültig. — Drüsenteile im Sputum müssen insofern noch zur Vorsicht in der Stellung der Prognose raten, als zuweilen ein gleichzeitiger Durchbruch von Teilchen in Äste der Pulmonalarterien erfolgt sein kann und damit die Bedingung für die Aussaat keimhaltigen Materials ins Blut gegeben ist, seltener für eine gleichzeitige profuse Hämoptoe.

c) Knorpelstückchen.

In seltenen Fällen (Gerhardt) werden kleine Knorpelstückchen, durch ulzerative Prozesse aus Kehlkopf, Trachea und größeren Bronchien losgelöst und gelangen so zum Auswurf. Zuweilen kann man aus der Form der Stückchen den Ort ihrer Herkunft erkennen. So bildet Hunter Mackenzie einen Knorpel des Processus arytaenoideus ab, der durch tuberkulösen Zerfall der Umgebung sich losgelöst hatte. In anderen Fällen hat man, wie Biermer erwähnt, ringförmige, aus der Trachea und den größeren Bronchien stammende glatte Knorpelstückchen gefunden (Sputum annulorum, Galen). Aus der Größe dieser Stückchen läßt sich die Höhe des Luftröhrenbaumes, aus der sie stammen, bestimmen; in den Bronchien sind nicht mehr Knorpelringe vorhanden wie in der Trachea, (die bekanntlich auch nicht vollkommen geschlossen, sondern an der Hinterseite durch Bindegewebe ersetzt sind), das Knorpelgerüst besteht vielmehr aus unregelmäßigen hyalinen Plättchen, die in den Bronchialverzweigungen von weniger als 0,85 mm Durchmesser sowie in den Bronchiolen völlig fehlen. Gelegentlich kann man auch bei kleineren Stücken, die ihre ursprüngliche Form verloren haben, aus der Beschaffenheit des Knorpels auf die Herkunft schließen. Die Epiglottis, die Santorinischen und Wrisbergschen Knorpel, die Processus vocales, der Giesbeckenknorpel, sowie die Stelle des Thyreoidknorpels, an der sich die Stimmbänder ansetzen, sind elastische Netzknorpel, der übrige Hauptteil des Kehlkopfknorpels sowie die Tracheal- und Bronchialringe und Plättchen dagegen hyaliner Natur. — Die Möglichkeit, daß gelegentlich Knorpelstückchen aus versprengten Keimen expektoriert werden können, hat wohl nur theoretisches Interesse.

Die zur Loslösung von Knorpelteilchen führenden Erkrankungen sind in der Regel syphilitischer Natur, seltener tuberkulöser. Vereinzelt mögen auch gangränöse, besonders von Bronchiektasien ausgehende Zerstörungen führen.

Der diagnostische Wert ergibt sich aus dem Gesagten; soweit die befallenen Teile nicht der direkten Besichtigung zugänglich sind, kann aus der Beschaffenheit der Stückchen auf den Ort der Herkunft geschlossen werden, über die Natur der Krankheit sagen auch sie nichts aus. — Selbstverständlich muß man sich vor Verwechselung von mit der Nahrung eingeführten Knorpelstückchen hüten.

d) Knochenstückchen.

Knochenstückchen sind ohne weiteres durch ihre rauhe Oberfläche und ihren lamellösen Bau als solche zu erkennen, höchstens könnten sie im einen oder anderen Falle mit Lungensteinen verwechselt werden. Meistens sind sie, frisch ausgehustet, in eitrig-blutige Massen eingehüllt, ebenso wie ihr Inneres zahlreiche Eiterkörperchen beherbergt.

In der Mehrzahl der Fälle handelt es sich um verschluckte Knochenteilchen (Gade, Wirbelknochen), es ist indes nicht immer zu entscheiden, woher sie stammen; in sehr seltenen Fällen sind es Teile des menschlichen Skelettes, vor allem kleine Sequester der Wirbelsäule, die in das Lumen von Bronchien durchbrechen. So berichtet Friedreich, daß bei Kyphoskoliotischen und Tuberkulösen mit Kavernen nicht selten bis erbsengroße, spongiöse, kariöse Knochenbröckel ausgehustet werden. Die Stückchen können beträchtliche Größe erreichen; Merscheim sah ein solches von 2 cm Länge und 1 cm Breite, das zusammen mit Blut und Eiter ausgehustet wurde. Einen ähnlichen Fall beobachtete Verfasser: eine Frau, bei der eine auch röntgenologisch nachgewiesene Karies eines Brustwirbels eine Lungeneiterung auslöste, hustete eines Tages ein kleines zackiges Knochenstückchen aus, worauf rasch Heilung einsetzte. Ossifikationen im Bereich des Respirationstraktus werden wohl nur auf dem Sektionstisch gefunden, da der neugebildete Knochen hier nicht als Fremdkörper wirkt; es müßte denn sein, daß er durch eine interkurrierende Erkrankung an den Tag gefördert wird. Nach Poulalion kann es sich hierbei um Ossifikation der Bronchialknorpel, der Tracheo-bronchial-Schleimhaut sowie des Lungengewebes handeln. Auch verdickte Partien der Pleura können ossifizieren. Die Unterscheidung von anderen Knochen dürfte schwerfallen, falls nicht gleichzeitig andere Neubildungen aus Keimresten dabei sind (Haare, Nägelstücke, Schlagenhaufer).

Die diagnostische Bedeutung solcher Knochenstückchen ist — gleichviel ob sie durch Verschlucken ihren Weg in die Lunge fanden oder ob es sich um abgesprengte kariöse Knochenstückchen handelt — jedenfalls hoch einzuschätzen. Im ersteren Falle lassen sie uns die Ursache der sich an ihr Eindringen wohl stets anschließenden Eiterung sofort erkennen; im letzteren sind sie ein Hinweis, — es kommen nur Wirbelsäule und Rippen ernstlich in Betracht — daß ein nekrotischer Knochenherd mit der Lunge durch Verwachsung und Einschmelzung des Gewebes in direktem Zusammenhang steht.

Sehr wesentlich ist ihre prognostische Bedeutung, denn die Erfahrung hat gelehrt, daß nach Aushusten des Fremdkörpers — und als solcher ist auch der durch kariöse Prozesse losgelöste und in die Lunge eingedrungene Knochen zu betrachten — außerordentlich rasch Heilung eintritt, sofern nicht noch mehr Knochenstückchen vorhanden sind oder die demarkierende Eiterung durch Mischinfektion ernstere Form angenommen hat.

e) Tumorstückchen.

In seltenen Fällen gelingt es, kleine mehr oder weniger regelmäßige, meistens in blutige Massen eingehüllte Tumorstückchen aus dem Sputum zu isolieren. Daß es sich um solche handelt, wird in der Regel beim ersten Anblick nur vermutet werden können, sicheren Aufschluß gibt erst die mikroskopische Untersuchung, eventuell unter Anfertigung von gefärbten Schnittpräparaten. Wie gesagt, wird man aber viele Kranke sehen, bis man einmal Geschwulstteilchen findet, da die Kranken meistens schon vor dem Zerfall zugrunde gehen. Wolf meint allerdings, daß das neugebildete Gewebe auch sehr rasch einschmelze, weshalb es nicht mehr abgelöst und ausgeworfen werden könne.

Solche Stückchen können aus dem Kehlkopf stammen, und zwar sind es entweder Schleimhautpolypen, papilläre Fibro-Epitheliome, oder ausulzerierte kleine Karzinomstückchen (Mackenzie). Die Ablösung scheint indes ein sehr seltenes Vorkommen zu sein.

Ebenso sind es nur ganz vereinzelte Mitteilungen, die über die Loslösung von Tumorteilchen aus Bronchien oder Lungenparenchym berichten. So beschreibt Huber einen Fall von Lungensarkom, während dessen Verlauf öfters dunkelrotbraune bis daumengroße Klümpchen in einer reichlichen Menge Blut ausgehustet wurden; die Klümpchen schienen von einer Fibrinhülle umgeben zu sein, die nähere Untersuchung ergab ein großzelliges Sarkom. In ähnlichen Befunden von Hampeln waren es gleichfalls Sarkomteilchen. In einem Falle von Karzinom sah Ehrich rötliche Klumpen vom Aussehen eines etwas ausgewaschenen Fibringerinnsels aushusten; es handelte sich hier um verschiedene Formen, zum Teil um Stückchen, welche auf einer Seite eine mehr weißliche weichere Masse darstellten, die ohne scharfe Grenze in den übrigen konsistenteren Teil überging, ferner um mehr flockige, schmutzigweiße Gebilde, ebenfalls vom Aussehen fibrinöser Gerinnsel, stellenweise mit dichteren, mehr schleimigen Teilen vermischt; endlich um Klümpchen durchscheinenden Schleims mit weißlichen Punkten durchsetzt, die sich bei der mikroskopischen Untersuchung sämtlich als Karzinomteilchen identifizieren ließen. Feldt entdeckte in einem Falle bis 20 mm lange und 3 mm dicke, fransenförmige Fetzen, die dadurch auffielen, daß ihre eine, meist die Längsseite, glatte Konturen aufwies, während die übrigen Ränder zerfetzt waren; er nahm an, daß es sich um Endstücke von Karzinomzapfen handelte, die mit der Breitseite auf ihrer Unterlage aufgesessen waren, hier also noch ein verhältnismäßig solides Gewebe bildeten, während das freie Ende dem Zerfall ausgesetzt war. A. Fränkel sah in einem Falle von Plattenepithelkrebs ein haselnußgroßes Stück von ziemlich harter Konsistenz und bohnenförmiger Konfiguration aushusten, dessen glatte Oberfläche an einer Stelle einen dicken stielartigen Anfang zeigte, so daß das Ganze den Eindruck eines polypösen Gebildes machte. Auf dem Durchschnitt erwies sich das Zentrum des Tumorstückchens hellgrau gefärbt, während das Randgebiet infolge von Blutungen eine mehr bräunliche Farbe angenommen hatte.

Eine Unterscheidung, um welche Art von Tumor es sich bei den ausgeworfenen Stückchen handelt, ist durch die makroskopische Untersuchung allein meistens nicht zu treffen. Glatte glänzende Stückchen dürften im allgemeinen von Kehlkopfpolypen stammen, unregelmäßige und ulzerierte von bösartigen, in geschwürigem Zerfall begriffenen Neubildungen. Betschart macht darauf aufmerksam, daß er wenigstens in seinen Fällen eine Unterscheidung aus der Größe der Stückchen treffen konnte; in den Fällen von Sarkom wurden größere bis mehrere Zentimeter lange makroskopisch leicht sichtbare Geschwulstpartikel expektoriert, in den Fällen von Karzinom dagegen nur kleine millimetergroße Klümpchen. Er erklärt diesen Unterschied mit der Struktur der beiden Gewebsarten, das Karzinom neige mehr zu feineren Abbröckelungen, bei Sarkom kämen diese infolge der größeren Kohärenz des neugebildeten Gewebes weniger vor, sondern es handele sich hier um größere, durch ulzerative Prozesse von ihrer Unterlage losgelöste Stückchen.

Vor Verwechselungen mit einfachem Lungengewebe schützt dessen weichere Konsistenz, sowie die häufige Imbibition mit schwarzem Pigment, während die Tumorstückchen sich in der Regel als mehr solidere, weißliche oder wenig gefärbte Klümpchen darstellen.

[Über die mikroskopische Untersuchung der Tumorstücke s. Seite 151.]

f) Konkremente.

Gelegentlich werden mit dem Auswurf Konkremente ausgehustet, deren Anwesenheit den Patienten selbst durch ihre härtere Konsistenz im Munde auffällt oder die sich durch das Aufschlagen im Spucknapf bemerkbar machen. Da sie in der Regel in eitrige oder eitrig-blutige Massen eingebettet sind, so entdeckt man sie oft erst bei genauerem Durchmustern. Nach Befreiung von der umgebenden Hülle lassen sie sich meist sofort von Knochenstückchen oder Fremdkörpern unterscheiden.

α) Größe und Aussehen der Konkremente können außerordentlich wechseln. Es sind Steine bis zu Haselnußgröße beobachtet worden, in anderen Fällen werden viele, grobem Sande ähnliche Körnchen entleert. Die größeren sind gelegentlich rund oder abgeschliffen, in der Regel aber völlig zerklüftet, mit scharfen Zacken, Ausbuchtungen und Höhlen, sogar Durchlochungen versehen. Besonders die Bronchialsteine zeigen eine derartige Zerklüftung und Mannigfaltigkeit ihrer Form; sie können sich auch ihrer Umgebung völlig anpassen und auf diese Weise Ausgüsse derselben bilden. Poulalion erwähnt solche korallenartig verzweigte Gebilde, Guibout einen Bronchialstein, von dessen Zentrum 10 bis 12 Ausläufer ausgingen. Da solche Steine sich oft nur schwer von ihrer Unterlage loslösen können, findet man sie häufiger bei Autopsien wie im Auswurf.

Je nach dem Material, aus welchem sie aufgebaut sind und nach der Fügung desselben ist ihre Konsistenz verschieden. Manche Konkremente sind „steinhart", von spröder Beschaffenheit, andere sind weicher, kreidig oder bröckelig. Silikatsteine unterscheiden sich von den anderen sofort durch ihre große Härte.

Die Farbe der von ihrer eitrigen oder blutigen Umhüllung befreiten Steine ist meist grauweiß in verschiedenen Tönen; reichliche Anwesenheit von Blutpigment kann sie oder einzelne Schichten derselben mehr braunrot erscheinen lassen, Kohlepigment mehr schwärzlich.

Auf dem Durchschnitt sehen wir wechselnde Bilder. Entweder ist die Substanz gleichmäßig kompakt und läßt höchstens im Zentrum einen weichen organischen Kern aus Detritusmassen, auch Bindegewebe erkennen, oder es besteht deutliche Schichtenbildung, je nach der Anlagerung mehr organischen oder anorganischen Materials. In anderen Fällen fehlt der weiche Kern völlig oder die Steine zeigen ein poröses, schwammartiges Aussehen, das Poulalion als „criblé" bezeichnet. Bei der mikroskopischen Untersuchung der einzelnen Schichten sieht man von dem anorganischen Gerüst größtenteils aus altem eingedickten Eiter bestehende Zerfallsmassen eingeschlossen; Pigment aus Kohleteilchen, Blut, zuweilen Cholesterintäfelchen finden sich in ihnen. Für gewöhnlich werden die Steine als bakterienfrei angegeben; die ursprünglich vorhandenen Keime werden wohl rasch zerfallen; zuweilen können sie sich auch halten, wie der Fund von Tuberkelbazillen (Hisvorlès) beweist.

β) Zusammensetzung der Steine. Aus den vielfachen Angaben über die Zusammensetzung der Steine seien nur einige Beispiele angeführt. Den Hauptanteil macht in der Regel tertiäres Kalziumphosphat aus, dazu kommt etwas Magnesiumphosphat; Karbonat- und Silikatsteine sind verhältnismäßig selten. A. Fränkel erwähnt das Vorkommen von Zystinsteinen, zu Expektoration gelangten sie aber nicht. Anorganische Bestandteile sind stets in geringer Menge vorhanden.

Hier seien zwei Analysen von Lungensteinen und die eines Mandelsteines mitgeteilt:

	Scherer	Balz und Vee	Mandelstein (Langier)
Kalziumphosphat	69,92	72,78	50,0
Magnesiumphosphat		0,94	
Natriumphosphat		0,54	
Kalziumkarbonat	9,09	5,36	12,5
Natriumsulfat, Dinatriumphosphat, Chlornatrium	0,89	in Spuren	
Fett und Cholesterin	20,10	7,18	
Ätherunlösliche Substanzen		9,82	12,5 („Schleim")
Wasser		2,84	25,0

Andere ähnliche Analysen finden sich bei Gorup-Besanez und Biermer.

Eine wesentlich andere Zusammensetzung zeigten einige von Zickgraf beschriebene Steine, mit einem Gewicht von 0,1 bis 0,49 g.

	I	II	III	IV
Siliziumdioxyd %	12,45	5,70	5,02	4,71
Kalziumoxyd %	10,54	10,4	5,98	41,08

Zum Vergleich sei hier angeführt, daß Kußmaul in der Asche normaler Lungen 4,22 bis 17,3% Kieselerde fand, Meinel bei einem Schleifarbeiter 30,71% Sand + Kieselerde, in einer Bronchialdrüse desselben Mannes 40,08%. In einer verkalkten Lymphdrüse der Lunge erhielt Robien 40—44% phosphor- und 20% schwefelsauren Kalk.

Die Mandelsteine sind von ziemlich gleichmäßiger Zusammensetzung; von den Lungenteilen unterscheiden sie sich schon äußerlich durch ihre meist sehr bröckelige Beschaffenheit, in ihrer Zusammensetzung durch das reichlichere Vorkommen von organischen Substanzen und Wasser. Sie können beträchtliche Größe erreichen; so berichtet Lange von einem 24 g schweren Stein *γ*) **Herkunft und Entstehung der Steine.** Abgesehen von Mandelsteinen, die gelegentlich bei Eiterungsprozessen der Tonsillen sich loslösen und durch Räuspern oder Hustenstöße nach außen befördert werden, stammen die Konkremente in der Regel entweder aus den Bronchien oder aus dem Lungengewebe selbst. Der Ort ihres Sitzes ist höchstens bei baumartig verzweigten Konkrementen zu erkennen. Wie oben erwähnt, sollen die aus dem Lungengewebe stammenden Gebilde oft auch eine glattere Oberfläche aufweisen.

Was zunächst die Bronchialsteine betrifft, so können sie in selteneren Fällen durch Verkalkung der Bronchialwand entstehen, deren verkalkte Partien schließlich abgestoßen werden; es wäre also ein Prozeß, der zunächst zur Kalkeinlagerung in die Schleimhaut führt und der von manchen als Alters- oder Abnutzungserscheinung oder auch als Ausdruck einer örtlich „verminderten Vitalität" angesehen wird (Kockel). Wesentlich häufiger entstehen die Steine durch Stauung und Eintrocknung von Sekret in Bronchialausbuchtungen, besonders bei Bronchiektasien; um einen organischen Kern lagert sich dann nach und nach das anorganische Gerüst an (Mager).

Ähnlich verhält es sich mit den eigentlichen Lungensteinen. Besonders Arnold und Gilbert haben darauf hingewiesen, daß ein Unterschied in der Entstehung zu machen sei, je nachdem der Stein in Kavernen gebildet wird, oder es sich um Inkrustierung von Gewebe handelt, das durch nachträgliche Nekrose der Umgebung frei wird. Arnold beschreibt ausführlich einen derartigen Fall von „lentikulärer Nekrose" einer Steinhauerlunge; der Patient hustete täglich 6—7 kleine harte fleckige, selten ganz gleichmäßig grau gefärbte Steinchen aus; auf dem Durchschnitt wechselten meist helle oder farblose Stellen mit dunklen ab. Diese bestanden aus derben, selten faserigen, meist hyalinen Massen, die mehr oder weniger konzentrisch angeordnet waren und reichlich Pigment einschlossen. Stellenweise schienen noch Kernreste vorhanden zu sein.

Bei der Autopsie fanden sich in einer Kaverne 70 solche Steinchen; einer davon war in die Kavernenwand und einen Ast der Art. pulmonalis eingekeilt.

Eine ganz besondere Ätiologie haben die Steine, die durch Zusammenschluß kleinster eingeatmeter Partikelchen entstehen; im Auswurf scheinen sie nur äußerst selten gefunden worden zu sein, etwas häufiger bei Autopsien. Hirt erwähnt steinige schwarze, bis bohnengroße Konkremente aus Schleifstaub, die ein Gemisch von Eisen und Sandsteinpartikelchen darstellen; Gilbert macht auf das Vorkommen von Bronchial- und Lungensteinen in Steinhauerlungen aus eingeatmetem Sand aufmerksam.

In anderen Fällen sind es verkäste Tuberkel, die der Verkalkung anheimfallen. Zickgraf legt Nachdruck darauf, daß die Ablagerung von Kalziumund Siliziumsalzen besonders in Narbengewebe erfolgt und meint, daß durch Aufnahme besonders von Silizium die Abscheidung befördert werden könne.

Endlich besteht die Möglichkeit, daß Stücke von verkalkten Gefäßen oder kreidige Lymphdrüsen im Sputum vorkommen; ja sogar Konkremente, die sich in der Pleurahöhle gebildet haben und sich meist durch ihre flache Form auszeichnen, sind nach Durchbruch in die Lungen mit dem Auswurf nach außen befördert worden (Sander).

Die tieferen Ursachen der Steinbildung — wenn wir von der Einatmung reichlichen Steinstaubes absehen — sind uns unbekannt, es kann aber kein Zweifel bestehen, daß bei manchen Personen eine ausgesprochene Disposition dazu vorhanden ist; Lobstein spricht direkt von einer „speziellen Diathese". Nach Poulalion liegt die Ursache möglicherweise in einer Überproduktion an phosphorsaurem und kohlensaurem Kalk oder auch an einer mangelhaften Ausscheidung desselben. Zickgraf meint, daß vielleicht durch Aufnahme von Kalzium und

Silizium (z. B. im Tee) die Ablagerung von Salzen befördert werden könne, da der Organismus Kalk und besonders Kieselsäure zur Bildung eines festeren Narbengewebes benötige. Auch Kockel ist der Ansicht, daß ein abnorm reicher Kalziumgehalt des Blutes fördernd sein könne, wenn er ihn auch nicht für absolut nötig dazu hält. Alle diese Vermutungen haben sich bisher aber nicht beweisen lassen; man kann sich eben nur mit der Annahme einer erhöhten Disposition helfen. Ein erhöhter Verkalkungsprozeß in den Lungen braucht nicht einmal mit vermehrter Ablagerung von Salzen in anderen Organen Hand in Hand zu gehen; jedenfalls ist in den mitgeteilten Krankengeschichten z. B. nicht auf das Bestehen einer hochgradigen Arterienverkalkung hingewiesen.

δ) Pathologische und diagnostische Bedeutung. Konkrementbildung kommt keiner Krankheit allein zu; allerdings disponieren manche Erkrankungen dazu, besonders die mit Höhlenbildung verlaufenden, weil sich eben hier Gelegenheit zur Stauung und Eindickung von Sekret bildet, wie Tuberkulose, Aktinomykose, Bronchiektasien, auch Abszesse.

Auf den Krankheitsverlauf selbst hat, wenn wir von diffusen Verkalkungsprozessen absehen, deren Disposition zu tuberkulöser Erkrankung bekannt ist, die Konkrementbildung anscheinend keinen besonderen Einfluß. Obwohl sie stets als reaktiver Prozeß aufzufassen ist, kommen ihre keine besonderen Vorteile gegenüber einfacher Bindegewebsentwicklung zur Abdämmung von Krankheitsherden zu. Steine können insofern Erscheinungen verursachen, als das Losreißen von ihrer Unterlage durch Hustenstöße gelegentlich zu Blutungen führt; durch Verlegung von größeren Bronchien können Atembeschwerden verursacht werden. Auch Verletzungen der Schleimhaut sind durch die scharfen Kanten und Zacken nicht ausgeschlossen, erfolgen aber wohl selten infolge der schützenden Umhüllung durch Blut und Eiter.

8. Echinokokkusblasen.

Nicht ganz selten sind bei Durchbruch vereiterter Echinokokkusgeschwülste der Leber in die Lunge in dem eigentümlich aromatisch (nach Pflaumenmus) riechenden eitrige gelb bis braun oder auch rein blutig gefärbten Auswurf ganze Blasen, Membranfetzen und Häkchen gefunden worden. Auch in dem dünnen, wasserklaren, in großen Mengen ausgehusteten Inhalt frisch geplatzter Zysten der Lunge kommen die erbsen- bis apfelgroßen Tochterblasen zuweilen in größerer Menge vor (Everson). Die Blasen sind je nach dem Zustande der Lungen von grauweißer oder gelber Farbe, auch blutig imbibiert oder mehr oder weniger verkalkt.

Die mikroskopische Untersuchung der Membranen zeigt die bekannte Streifung; sie sind durchsetzt mit weißen Blutkörperchen, Resten von roten, zuweilen sind ihnen auch Hämatoidin- (Bilirubin-) oder Cholesterinkristalle angelagert (Eichhorst, Auerbach).

Bei längerem Suchen wird man häufig, aber nicht immer, auch die Skolizes auffinden (Auerbach).

Die diagnostische Bedeutung der Gebilde ist ohne weiteres klar. Ob sie aus der Leber oder den Lungen stammen, zeigt die Anwesenheit von Gallenfarbstoff, zuweilen auch von Leberzellen an. Elastische Fasern aus der Lunge können in jedem Falle beigemengt sein.

9. Fremdkörper.

Fremdkörper sind häufig im Auswurf gefunden worden, auch ohne daß der Patient sich erinnerte, solche verschluckt zu haben. Viele interessante Beobachtungen darüber findet man von Sander zusammengestellt, darunter auch seine eigene, höchst lehrreiche Krankengeschichte.

Gefunden worden sind: Schuhnägel, Nadeln, Schieferstifte, Elfenbeinspielwaren, Glaskugeln, Münzen, Schrotkörner, Steine, künstliche Zähne, Pinsel, Schwammstückchen, Zigarrenspitzen, Bohnen, Erbsen, Obstkerne, Kornähren, Getreidekörner, Strohhalme, Knochenstückchen, Mandel- und Nußschalen, verschiedene Speisereste, kurz alles, was entweder beim Essen oder versehentlich in den Mund gelangt.

Die Folgen des Eindringens von Fremdkörpern in die Luftwege sind bekannt; fast regelmäßig folgt Abszedierung; Hämoptoen sind nicht selten. Schon nach kurzer Zeit, ja sogar nach einer halben Stunde, können Dämpfungen infolge Atelektase und wohl mehr noch Ödem der abgesperrten Lungenteile nachgewiesen werden, außerordentlich rasch stellen sich Reizerscheinungen mit Exsudation von Flüssigkeit ein, wodurch der Abschluß nur um so vollkommener wird.

Das Auffinden eines Fremdkörpers, natürlich vorausgesetzt, daß er sicher aus den Luftwegen stammt, ist für die Prognose ebenso wichtig wie für die Diagnose. Nach Entfernung des fremden Teiles erfolgt in der Regel Spontanheilung, oft überraschend schnell. Nur selten ist die Entwicklung einer Tuberkulose im Anschluß beobachtet worden, in solchen Fällen werden aber tuberkulöse Herde in der Regel schon früher bestanden haben.

10. Speisereste.

Abgesehen davon, daß Speisereste dem Auswurf infolge mangelhafter Reinigung des Mundes oder durch gleichzeitiges Erbrechen häufig beigemengt werden, kommt ihnen zuweilen doch eine tiefere Bedeutung zu. Das ist dann der Fall, wenn Kommunikationen zwischen Ösophagus und Trachea bzw. Bronchien (vor allem dem Hauptbronchus) oder — was allerdings außerordentlich selten ist — eine direkte Kommunikation zwischen den unteren Teilen des Ösophagus oder Magens (Loeb) und einer Lunge bestehen. Ein direkter Übergang aus dem Magen in die linke Lunge dürfte kaum beobachtet werden. Die Speisereste werden dann nicht erbrochen, sondern mit Hustenstößen nach außen entleert, gleichviel, ob sie in den Magen gelangt waren oder infolge von Verengung des Ösophagus ihren Weg direkt in die Bronchien gefunden hatten. Besonders luetische und karzinomatöse Prozesse, seltener gangränöse und tuberkulöse führen zu solchen Verbindungen. In der Regel unterscheiden sich Reste, die bereits im Magen der Verdauung unterlegen waren, von direkt aus dem Ösophagus in die Luftwege gelangten Speiseteilen, durch ihre saure Reaktion, das Vorhandensein von angedauten Muskelresten, Stärkekörnern, in anderen Fällen durch das Vorkommen von Milchsäure, langen Stäbchen, größeren Sarzinehaufen. Es muß aber immer damit gerechnet werden, daß bereits im Ösophagus die Speisen längere Zeit stagnieren und sich zersetzen können. Direkt von dort in die Trachea übergetretene Teilchen werden sofort oder bald nach dem Schluckakt in unverändertem Zustande wieder expektoriert.

Durch Einnahme von Methylenblau, Karmin, Lykopodium und anderen Stoffen und dem Übergang in den Auswurf läßt sich eine derartige Kommunikation rasch und sicher nachweisen.

IV. Mikroskopische Untersuchung.

Methodik.

Zur Untersuchung auf zellige Bestandteile bringt man ein Klümpchen des Auswurfs auf einen Objektträger und drückt das Deckglas vorsichtig auf, so daß man eine dünne Schicht erhält; dabei ist jedoch allzuheftiger Druck und Reiben mit dem Deckglas zu vermeiden, da die Zellformen darunter leiden. Man kann auf diese Weise die einzelnen Formen nicht nur der epithelialen Bestandteile, sondern auch der weißen Blutkörperchen ohne Schwierigkeit unterscheiden, falls diese Elemente noch ihre ursprünglichen Konturen beibehalten haben und nicht in Zerfall begriffen sind.

Dauerpräparate stellt man sich auf folgende Weise her: Man streicht eine möglichst dünne Schicht Sputum zwischen zwei Objektträgern oder Deckgläsern aus und läßt an der Luft trocknen; zum Schluß, nachdem die Schicht schon vollkommen trocken erscheint, kann man noch sehr vorsichtig hoch über der Flamme erwärmen. Die Färbung geschieht am besten entweder nach May-Grünwald mit einer methyl-alkoholischen Eosin-Methylenblau-Lösung oder nach vorangegangener Fixation (ca. $^1/_4$ Stunde in Methylalkohol oder 1 Stunde in absolutem Alkohol) mit Romanowsky-Lösung (enthaltend Eosin, Methylenblau und Methylenazur) nach Giemsa, oder man wendet die kombinierte May-Giemsa-Färbung an, wie sie für das Blut vielfach gebraucht wird. Auch die Ehrlichsche Triazidfärbung wird noch zuweilen angewendet, ebenso die Färbung nach Leishmann.

1. Färbung nach May-Grünwald.

a) Aufbringen der Farblösung[1]) auf Objektträger oder Deckglas bis zur völligen Bedeckung. Vorangehende Fixation ist unnötig. Färbung 1—3 Minuten. Vorsicht vor Eintrocknung der Farblösung.

b) Differenzierung durch Zusatz einiger Tropfen destillierten Wassers ungefähr 1 Minute.

c) Abgießen der Farblösung, vorsichtiges Abschwemmen der überschüssigen Farbe in einem mit destilliertem Wasser gefüllten Petrischälchen.

d) Absaugen des Wassers mit Fließpapier, Lufttrocknen. Festes Aufdrücken von Fließpapier ist zu vermeiden.

e) Entweder direkte Beobachtung mit der Immersionslinse oder Aufbringen eines Tropfens Kanadabalsams, Bedecken mit einem Deckglas (bzw. die Deckglaspräparate auf einen Objektträger bringen), Betrachten mit mittelstarker Vergrößerung.

Die Färbung nach Leishmann geschieht in gleicher Weise.

2. Färbung nach Giemsa.

a) Fixation in Methylalkohol oder Alkohol.

b) Färbung 10—15 Minuten. Die Farblösung muß jedesmal frisch hergestellt werden. Zu diesem Zwecke verdünnt man die käufliche konzentrierte Giemsa-Lösung in der Weise, daß man je 10 ccm destillierten Wassers je 15 Tropfen der Farblösung hinzufügt und gehörig vermischt. Deckgläser läßt man mit der Schichtseite nach unten auf der Farblösung

---

[1]) Zu beziehen durch Grübler-Leipzig. — Auf tadellose Beschaffenheit der Lösung ist zu achten. Niederschläge dürfen nicht in ihr enthalten sein.

schwimmen, Objektträger stellt man am besten mit dem einen Ende auf den Rand des mit der Farblösung wohlgefüllten Petrischälchens auf, gleichfalls mit der Schichtseite nach unten. Dadurch vermeidet man das Absetzen von Niederschlägen, die sich in dieser Farblösung sehr rasch bilden.

c) Gründliches Abwaschen in destilliertem Wasser.

d) Trocknen und Weiterbehandlung wie unter 1., nicht über der Flamme trocknen, da hierdurch die Azurrotfärbung leidet.

3. Kombinierte May-Giemsa-Färbung.

a) Fixation des Trockenpräparates mit der alkoholischen May-Grünwald-Lösung. 3 Minuten.

b) Färben in dieser Lösung durch Zusatz einer gleichen Menge Aqua destillata 1 Minute.

c) Abgießen ohne abzuwaschen und Nachbehandeln bzw. Umfärben und Nachfärben mit der frisch zubereiteten wässerigen Giemsa-Lösung 15 Minuten.

d) Gründliches Abwaschen.

e) Lufttrocknen.

f) Einlegen in neutralen Kanadabalsam oder Dammarlack.

Diese kombinierte Färbung vereinigt die Vorteile beider Einzelfärbungen in sich. Man darf aber nicht erwarten, daß man im Sputum regelmäßig die Zellformen und Färbungen findet, wie in Blutpräparaten, da sich noch andere Einflüsse (z. B. der Schleimgehalt) störend bemerkbar machen und man vor allem häufig nicht mehr die schönen wohlerhaltenen Gebilde des Blutes vor sich hat. Auf Einzelheiten dieser Abweichungen wird weiter unten eingegangen werden.

4. Ehrlichs Triazidfärbung.

Die käuflich erhältliche Lösung enthält Methylgrün, dessen drei basische Gruppen mit den beiden sauren Farbstoffen Orange G. und Säurefuchsin gesättigt sind.

a) Fixierung eine Stunde lang in absolutem Alkohol oder 5—10 Sekunden nach völliger Lufttrocknung auf der heißen Platte bei 120° (an der Stelle, wo eben das Leidenfrost-sche Phänomen auftritt).

b) Färbung 5 Minuten durch Aufbringung der Farblösung. Diese nicht schütteln!

c) Abspülen mit Wasser, bis keine Farbflüssigkeit mehr abgeht.

d) Trocknen zwischen Fließpapier, nachher vorsichtiges Erwärmen.

Die Kerne färben sich grünlich-bläulich; einzelne dunkle Stippchen sind auf nicht mehr einwandfreie Farblösung zurückzuführen. Die neutrophilen Granula färben sich violettrot, die eosinophilen leuchtend rot (s. a. bei Grünwald), die basophilen nicht. Erythrozyten orange. Für die besondere Darstellung der eosinophilen Granula sind noch mehrere Methoden angegeben worden, die indes mehr oder weniger durch die unter 1—3 angegebenen Verfahren verdrängt worden sind.

Hein empfahl Färbung mit Chenzinskischer (s. S. 137) bzw. etwas abgeänderter Lösung und folgendes Abspülen in 10% Kalilauge zur Entfernung des Eosins. Nur die eosinophilen Granula bleiben intensiv rot, der Leib der übrigen Zellen wird hellblau, der Kern dunkelblau.

Fink färbte mit Ehrlichs Hämatoxylin in folgender Weise:
Hämatoxylin,
Acidum aceticum glaciale āā 10,0,
Alkohol abs.
Glyzerin,
Aqua dest. āā 100,0,
Alaun im Überschuß.

20 Minuten färben, mit destilliertem Wasser abspülen und weitere 20 Minuten mit destilliertem Wasser entfärben.

Die eosinophilen Granula werden hierbei dunkelrot, rote Blutkörperchen und Protoplasma der übrigen Zellen, soweit es nicht granuliert ist, rosa gefärbt.

Für manche Zwecke, z. B. Darstellung größerer Zellkomplexe, auch von Curschmannschen Spiralen, wird die Härtung einzelner Sputumballen angewendet. Man kann sie dann mit dem Gefriernithrotom schneiden, wobei sie allerdings wieder leicht zerfallen oder in Paraffin oder Zelloidin einbetten.

Zur Härtung dient folgende Flüssigkeit (Drüner):

Sublimat 60,0
Kochsalz 30,0
Konz. Essigsäure 50,0
Aqua dest. ad . . . . 1000.

Zur Entfernung des Sublimats müssen die Stücke nachher wieder gewässert und dann in Alkohol von steigendem Prozentgehalt gebracht werden. Ucke empfiehlt Härtung in

4 % Formalinlösung mit nachfolgender Alkoholbehandlung; Alkohol allein bringt den Auswurf zu sehr zum Schrumpfen. Gabritschewsky verwendete auch Flemmingsche Flüssigkeit.

Rüge gibt an, das Sputum in einem Glasbeutel aufzufangen, der in einem Glas mit gesättigter Sublimatlösung hängt. Man kann aber auch die Ballen direkt in die Flüssigkeit entleeren lassen.

Als Fixierflüssigkeit dient ferner 90 % Alkohol, Sublimatalkohol (2 Teile konz. wässerige Sublimatlösung, ein Teil absoluter Alkohol) nach Schaudinn, oder Hermannsche Flüssigkeit (15 ccm 1 %iges Platinchlorid, 4 ccm 2 %ige Osmiumsäure, 1 ccm Eisessig). Fixieren einige Sekunden bis Stunden. Bei Verwendung von Sublimat Auswaschen in Jodalkohol (70 % Alkohol, dem Jodtinktur bis zur Braunfärbung zugesetzt ist) $^1/_2$—24 Stunden, eventuell unter Nachgießen von Jodtinktur.

70 %, 96 %, 99 % Alkohol (eingedicktes Zedernholzöl), Xylol, Paraffin, je ca. 24 Stunden. Schneiden, Färben.

A. Zellige Elemente.

1. Rote Blutkörperchen.

Da man gewohnt ist, dem Blutgehalt des Sputums erst dann Bedeutung beizumessen, wenn er dem unbewaffneten Auge ohne weiteres auffällt, so werden im allgemeinen einzelne vorhandene rote Blutkörperchen kaum berücksichtigt. Ihre Bedeutung ist denn auch in den meisten Fällen nicht sehr groß, da man ohnehin den Ort ihrer Herkunft häufig nicht genau bestimmen kann. So werden sie zum Beispiel durch heftiges Räuspern und Husten dem Sputum aus den oberen Teilen der Luftwege, Kehlkopf und vor allem Rachen außerordentlich leicht beigemengt. Bei einer Reihe von Erkrankungen kann man jedoch annehmen, daß sie aus tieferen Teilen der Lunge stammen, auch wenn sie nur in einzelnen Exemplaren vorkommen. Wir finden sie regelmäßig in dem rostfarbenen Sputum der Pneumoniker, bei tuberkulöser Pneumonie, im asthmatischen Anfall, wohl auch im Auswurf Herzkranker, ganz abgesehen von den Fällen, wo Blut makroskopisch nachgewiesen werden kann. Ihre Abwesenheit in vielen Erkrankungen, in denen man sie vermutet, läßt sich häufig durch die zerstörende bzw. verdauende Wirkung des Auswurfs erklären. So findet man z. B. im gangränösen Sputum, in das, wie schon aus der Farbe zu ersehen ist, zweifellos Blut eingeflossen sein muß, bei der mikroskopischen Untersuchung häufig keine Blutkörperchen mehr.

Betrachtet man die roten Blutkörperchen des Auswurfs näher, so werden einzelne Besonderheiten auffallen. Ihre Form ist meist gut erhalten, sofern es sich um frische Beimengungen handelt; besonders im schleimigen Sputum halten sie sich längere Zeit intakt. Man findet sie entweder in einzelnen Exemplaren oder — was besonder für Blutbeimengungen aus den oberen Luftwegen spricht — in ganzen Reihen und Zügen. Auch bei stärkeren, schon makroskopisch sichtbaren Blutbeimengungen wird man entdecken, daß sie nie in Geldrollenform aneinanderliegen, sondern regelmäßig sich mit den Kanten berühren oder alle einzeln liegen. Die Frage, warum die Anordnung hier eine andere ist, wie im Blut, ist mehrfach erörtert worden. Höfler erklärt die Erscheinung durch einen verminderten Salzgehalt des Sputums, da er auch durch Zugießen einer verdünnten Salzlösung zum Blut die Verklebung aufheben konnte. Biermer meinte, „daß sie durch den mechanischen Akt der Expektoration voneinander losgerissen, an ihren Flächen mit schleimigen oder anderen Auswurfstoffen sozusagen verunreinigt und zur Wiederverklebung weniger geeignet gemacht wären".

Diese Annahme erscheint plausibel; es ist wohl möglich, daß durch Schleimbeimengung die Verklebung verhindert wird; ein weiterer Grund ist vermutlich darin zu suchen, daß das expektorierte Blut eine mangelhafte Gerinnungsfähigkeit zeigt (s. unter blutigem Sputum).

Sehr viel seltener als man erwarten sollte, trifft man die roten Blutkörperchen von anderen Zellen aufgenommen. Krönig gibt an, sie einigemal in Herzfehlerzellen gefunden zu haben; sie sind dann oft nur schwer von den Hämosiderinschollen zu unterscheiden; ihr Nachweis läßt sich aber mit Leichtigkeit dadurch erbringen, daß sie keine Berlinerblaureaktion wie das Hämosiderin geben. Auch Guttmann und Smith haben blutkörperchenhaltige „Alveolarepithelien" im Morgensputum eines Mannes gefunden, der längere Zeit im Wasser gelagen hatte und bei dem ein Emphysem konstatiert wurde. In ganz vereinzelten Fällen werden sie auch, wie Verfasser beobachtet hat, von Infusorien aufgenommen. Phagozytierte Erythrozyten sind im Auswurf aber im ganzen recht selten.

Auf die Möglichkeit einer Verwechslung der roten Blutkörperchen mit Hefezellen sei auch hier hingewiesen.

2. Weiße Blutkörperchen.

Allgemeines. In jedem Auswurf finden sich Rundzellen, die man ihrer Größe, ihrer Struktur und ihrem färberischen Verhalten nach mit Sicherheit als weiße Blutkörperchen bezeichnen kann. Ihre Anhäufung bestimmt den eitrigen Charakter eines Sputums, doch kommen sie in beträchtlicher Menge auch im rein schleimig erscheinenden Auswurf vor. Gegenüber den weißen Zellen des Blutes fallen an ihnen indes eine Reihe von Verschiedenheiten auf, die durch den Aufenthalt in dem ihnen fremden Medium bedingt sind. Vielfach hat ihre Größe infolge von Quellung zugenommen; ihre runde Gestalt ist dabei meistens erhalten geblieben, zuweilen finden wir sie aber auch mehr spindelförmig, besonders die eosinophilen Zellen. In der Mehrzahl der Fälle wird diese Veränderung durch den Druck und Zug des aufgelegten Deckglases hervorgerufen sein, man beobachtet aber auch Spindelformen bei mit aller Sorgfalt angefertigten Abstrichen oder sogar Schnittpräparaten (A. Schmidt). In den frischeren Exemplaren tritt der runde oder gelappte Kern deutlich hervor, ist scharf konturiert, vielfach sogar schärfer, wie man an Blutpärparaten zu sehen gewohnt ist; in den dem Zerfall zugehenden Zellen ist er dagegen verwaschen und schlecht färbbar. Die Granulationen des Protoplasma sind außerordentlich verschieden, was Größe und Färbbarkeit betrifft. Wir finden hier alle Übergänge von eben noch sichtbaren staubförmigen Granulis und den unregelmäßigen etwas derberen, die wir bei den neutrophilen Blutzellen zu sehen gewohnt sind, bis zu den großen runden der eosinophilen. Durch besonders reichliche und deutliche Granula zeichnen sich die nicht mehr intakten Zellen aus; ist der Verfall weiter vorgeschritten, so werden die Granula wieder feiner.

Ebenso ist das färberische Verhalten außerordentlich wechselnd, speziell was die neutrophilen und eosinophilen Zellen betrifft, so daß es häufig nicht leicht ist zu entscheiden, welcher Gruppe eine Zelle angehört. Zweifellos beruhen manche unrichtige Angaben über das Verhältnis der einzelnen Arten von weißen Blutkörperchen zueinander auf mangelhafter Berücksichtigung dieser außerordentlichen Variabilität.

Sehr eingehend hat sich Grünwald in einer viel zu wenig beachteten Arbeit über das färberische Verhalten der Leukozytengranula im Sputum, besonders der genannten neutrophilen und eosinophilen, befaßt.

Grünwald, der mit einer Reihe älterer Farbgemische, besonders auch der Triazidfärbung arbeitete, unterschied folgende Arten:

a) Eosinophile grobkörnige, säurewiderstandsfähige Granula mit in Triazid deutlich gelbroter Farbreaktion und Nichtfärbbarkeit mit Ehrlichs Alphafärbung und Neutralfarbenmischung.

b) Ebensolche Granula, aber in Neutralfarbe rot tingierbar.

c) Ebensolche Granula, aber in Säuren auflösbar.

d) Eosinophile feinkörnige Granula.

c) Hypeosinophile feinkörnige Granula, gekennzeichnet durch Entfärbung des Eosins nur durch Säure.

f) Ebensolche Granula, auch durch Alkalien entfärbbar.

g) Ebensolche Granula durch Neutralfarbe rot darstellbar.

h) Ebensolche Granula in Triazid und Eosin nur schwach rot färbbar.

i) Ebensolche, mit Triazidfärbung, welche an Neutrophilie erinnert, nebenbei deutliche Eosinfärbbarkeit.

k) Ebensolche mit deutlich neutrophiler Färbung neben deutlicher Färbung in Eosin.

l) Ebensolche mit ausgesprochener Färbbarkeit sowohl in Eosin als in Methylenblau.

Grünwald kam also zu dem Resultat, daß man vornehmlich zwei Arten von Granula vorfindet. Erstens eine Form grober und bei wechselnder Einstellung bald ringförmiger, bald kompakter Körnchen, welche den Zelleib so dicht erfüllen, daß von dem Plasma nichts zu sehen ist. Diese Zellen färben sich mit Eosin intensiv karminrot, mit Triazid erscheinen sie gelbrot, bei Nachfärben mit alkalischem Hämatoxylin bleiben sie unverändert. Zweitens etwas feinere Granula, mitunter dünner gesät und einen Teil des Plasmas durchscheinen lassend, auch wohl ganz verstreut, häufig aber den Kern überlagernd. Auch diese Körnchen färben sich mit Eosin schön karminrot; färbt man mit Alaunhämatoxylin nach, so erhält sich die Färbung nicht immer, besser bei vorsichtiger Nachfärbung mit Methylenblau, indes tritt bei zu langer Einwirkung des letzteren Überfärbung mit blauem Ton ein. Mit Triazid färben sie sich karminrot, bei Nachfärben mit saurem Hämatoxylin verschwinden sie sofort. Diese zweite Körnung wird von Grünwald als pseudoeosinophile bezeichnet; im ungefärbten Zustande ähneln diese Granula den gewöhnlichen neutrophilen Granulis; sie finden sich in ein- und in mehrkernigen Zellen.

Übrigens weist auch A. Hoffmann auf das eigentümliche färberische Verhalten und die verschiedenen Formen der Granula hin. Hoffmann hält alle diese Zellen für veränderte polynukleäre Leukozyten.

Ob das Alter für die Verschiedenheiten der Färbbarkeit maßgebend ist, wagt Grünwald nicht zu entscheiden. Nach äußerer Form wie Größe ist ein Unterschied zwischen eosinophilen und hypeosinophilen Zellen fast nie anzutreffen, ebensowenig läßt sich auf die Herkunft der letzteren aus dem färberischen Befunde etwas schließen, ob sie aus Gewebszellen entstammen oder aus dem Blute ausgewandert sind. Die gleichen Zellen traf Grünwald auch in anderen Produkten entzündlicher Vorgänge der Blasen- und Harnröhrenschleimhaut, der Konjunktiva, Nasen- und Kieferhöhle sowie im Blute des Meerschweinchens an.

In jedem Sputum, besonders in dem zerfallenden, trifft man bald spärlicher, bald häufiger freie Granula mit denselben Eigenschaften an; ganz besonders deutlich markieren sich hier die großen runden, eosinophilen Körnchen. Grünwald ist der Ansicht, daß all diese Granula im Zellkörper entstanden sind, aus dem sie aber nicht infolge Zerfalls der Zelle frei, sondern durch eine Art Absonderung nach Analogie eines Exkretionsvorganges ausgeschieden wurden; die geringe Anzahl sich auflösender Zellen, um die herum sie sehr vermehrt gefunden wurden, stehe in Kontrast zu der großen Menge der Körperchen. Sehr viel wahrscheinlicher erscheint jedoch die Annahme eines Zerfalls von Zellen und Freiwerden der widerstandsfähigen Granula, die sich auch nach völligem Schwunde der Mutterzellen noch im Sputum vorfinden können.

Abstammung der Leukozyten. Die Leukozyten des Sputums werden ihrer Mehrzahl nach als aus dem Blute ausgewanderte Zellen aufzufassen sein. Man hat sie regelmäßig, wenn auch in spärlicher Anzahl, durch die intakte Schleimhaut des Bronchialtraktus hindurchwandernd gefunden; wesentlich reicher ist ihre Ausscheidung bei Entzündungsvorgängen, hier wie in den Alveolen. Ihre Entstehung aus Bindegewebszellen ist bisher nicht nachgewiesen worden, der Beweis dürfte auch infolge der Veränderlichkeit ihrer Struktur nach der Auswanderung ins Bronchiallumen auf Schwierigkeiten stoßen; jedenfalls hat man in der Gestalt ihres Kernes und in ihrem färberischen Verhalten keine sicheren Erkennungsmerkmale für eine solche Abkunft aufgefunden (Grünwald).

Ein kleiner Teil der im Sputum vorhandenen Leukozyten stammt aus dem wohl stets beigemengten Speichel, man bezeichnet sie dann als sogenannte Speichelkörperchen.

Über die Frage ihrer Stellung und Herkunft ist noch keine völlige Einigung erzielt worden. Nach Untersuchungen von Stöhr und Gulland entstammen sie aus dem adenoiden Gewebe der Tonsillen und Zungenbalgdrüsen, aus denen sie als kleine einkernige Lymphozyten aktiv auswandern und durch das Epithel der Mundhöhle in den Speichel gelangen. Sobald sie mit diesem in Berührung kommen, sollen sie eine Verwandlung durch langsames Aufquellen ihres Protoplasmas und Anfüllen derselben mit kleinen Körnern eingehen, die denen der neutrophilen Leukozyten zu entsprechen scheinen; der bis dahin einfache Kern soll in zwei oder mehr kugelförmige Kerne zerfallen, so daß schließlich eine Zellform resultiert, welche einem gewöhnlichen polynukleären Leukozyten sehr ähnlich ist. An Tonsillarschnitten soll sich nach Stöhr auch schon der Einfluß des Speichels bemerkbar machen; im Innern der Tonsillen findet man ungranulierte Lymphozyten, an der Peripherie dagegen granulierte polynukleäre Elemente. Es schließt dies nicht aus, daß daneben auch echte polynukleäre neutrophile Leukozyten in den Speichel übergehen. Die Speichelkörperchen werden also als absterbende Zellen betrachtet. Es ist aber auch das Gegenteil möglich, daß mehrlappige Kerne zu einkernigen degenerieren und ihre Granula verlieren, eine Ansicht, der Marchand beipflichtet.

Im Speichel selbst kann man zwei Zelltypen unterscheiden, zwischen denen sich alle Übergänge finden: ziemlich große runde, protoplasmareiche Zellen mit zumeist zwei, aber auch mehreren dicht beisammenliegenden Kernen und kleinere Zellen von wechselnder Form mit wenig Protoplasma und häufig nur einem Kern. Der Kern der kleinen Zellen wird durch frisch hinzugesetztes Methylenblau tiefblau gefärbt, ohne daß eine Struktur des Chromatins zu erkennen ist, die großen Formen bleiben dagegen vollkommen farblos oder nehmen bloß einen ganz leicht bläulichen Schimmer an (Goett). Mit May-Grünwald färben sich die Granula des Protoplasmas beider Formen leicht rosa bis schmutzigrot. — Nach Goett sind die größeren Formen von den polynukleären Leukozyten nicht zu unterscheiden, nach Weidenreich bestehen jedoch Differenzen gegenüber den Blutleukozyten, die sich in Kerngröße und -Struktur, größerer Homogenität des Protoplasmas, Molekularbewegung der Granula, sowie fehlender amöboider Beweglichkeit äußern, alles Unterschiede, die der Quellung im hypisotonischen Speichel zugeschrieben werden. Weidenreich nimmt demnach eine direkte Umwandlung von einkernigen lymphozytären Zellen in mehrkernige neutrophile Leukozyten an.

Wie die Stellungnahme zu der Abstammung dieser Speichelkörperchen auch sein mag, es geht jedenfalls aus diesen Untersuchungen hervor, daß sie im eigentlichen Sputum sich in praxi nicht von den übrigen Leukozyten trennen lassen, ihnen daher auch keine Bedeutung zukommt. —

Von den einkernigen Leukozyten sind vielfach auch die kleinen runden, einkernigen Wanderzellen (Mikrophagen) nicht immer zu unterscheiden, wenn auch von manchen Autoren, z. B. Fink, das Fehlen der Granula in den Epithelzellen als Erkennungszeichen angegeben wird. Auf das Vorkommen pathologischer Zellformen im Auswurf, z. B. bei Leukämie, ist bisher noch nicht geachtet worden. Im Speichel vermißte sie Verfasser.

Vorkommen und Bedeutung der einzelnen Leukozytenformen.

a) Polymorphkernige neutrophile Leukozyten.

Wie schon erwähnt, finden sich diese Zellen in jedem Sputum vor, je nach der Art desselben in verschieden guter Erhaltung. Daß sich aus der verschiedenen Größe, Zahl und Färbbarkeit ihrer Granula keine Schlüsse ziehen lassen, geht aus der Arbeit Grünwalds zur Genüge hervor. Manche Formen (hypeosinophile) sollen nach A. Hoffmann in einem gewissen Anschlußverhältnis zu den eosinophilen Leukozyten stehen; er hat die ersteren wiederholt bei Kindern, die an Keuchhusten litten, aber auch bei anderen Erkrankungen in größerer Menge beobachtet. Von Einzelheiten ist nur noch zu erwähnen, daß die neutrophilen Formen zuweilen im asthmatischen Sputum in auffallend geringer Anzahl vorkommen, wie auch manche Curschmannschen Spiralen vollkommen frei von ihnen gefunden worden sind. In verhältnismäßig geringer Menge treten sie auch in Sputis Tuberkulöser auf, solange dies noch keinen rein eitrigen Charakter angenommen hat. Der Gedanke liegt nahe, ihr gehäuftes Auftreten bei dieser Erkrankung einer Mischinfektion zuzuschreiben; es sind jedoch keine genügenden Beweise hierfür erbracht. (Siehe auch unter Lymphozyten.)

Die Auszählung nach Arneth ist den Untersuchungen Löwensteins zufolge ohne besonderen Wert.

b) (Polymorphkernige) eosinophile Zellen.

α) Vorkommen. Zweifellos haben die eosinophilen Zellen des Sputums infolge ihres gehäuften Auftretens bei verschiedenen Erkrankungen ein wesentlich größeres Interesse erregt, als die übrigen Formen. Schon im Nasensekret, besonders im akuten Schnupfen und im Rachenschleim sind sie mehr oder weniger reichlich von Hildebrand und Teichmüller nachgewiesen worden. Fuchs erwähnt ihr Vorkommen auch im Speichel, Gollasch und Verfasser haben sie dagegen dort nie angetroffen.

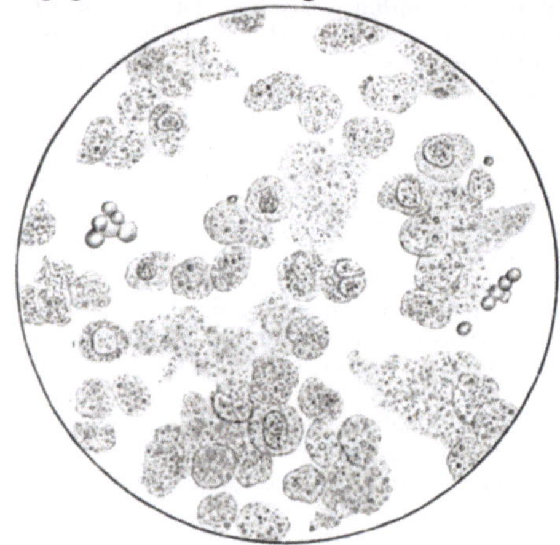

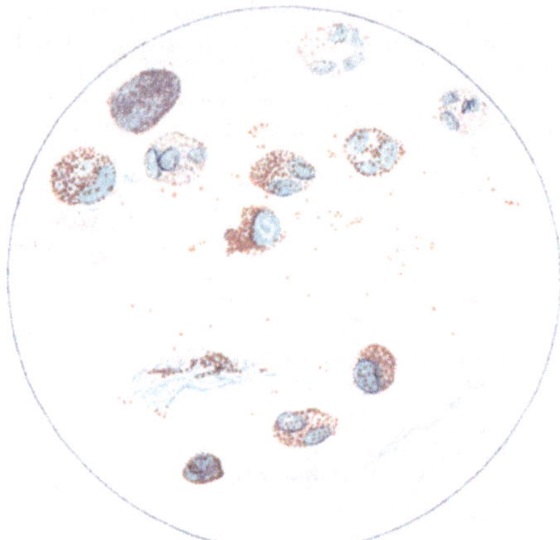

Abb. 26. Weiße Blutkörperchen im Auswurf (Polynukleäre, Neutrophile), z. T. in Zerfall. Öl-Imm. Ok. 1.

Abb. 27. Auswurf bei „eosinophilem Katarrh" mit eosinophilen und neutrophilen weißen Blutkörperchen. Öl-Imm. Ok. 1.

Vereinzelte eosinophile Zellen sind in jedem Sputum, das eine größere Anzahl von weißen Blutkörperchen enthält. Auf ihr vermehrtes Vorkommen in dem Auswurf typischer Asthmaanfälle haben zuerst Gollasch und Fink hingewiesen. Nach ersterem waren an drei verschiedenen Tagen eines Anfalls 31,6, 27,3, 40,5 % aller Sputumzellen eosinophil; in anderen Fällen wurden sogar 80—90 % dieser Art gezählt (Gabritschewsky, Leyden, Marfan, Ott, Spinak). Am dichtesten sind sie in den gelben Partikelchen angehäuft, die auch die Charcot-Leydenschen Kristalle beherbergen; manche dieser Klümpchen bestehen fast ganz aus ihnen. Nach Hildebrand sollen sich die eosinophilen Granula hier besonders schön färben — ein Zeichen, daß dies wirklich eosinophile Zellen sind und keine hypeosinophilen, die von manchen Untersuchern zweifellos auch als eosinophile angesprochen worden sind. Man sieht sie oft in großen Zügen dicht beisammen liegend, zuweilen Schleimfäden entlangziehend, während andere Teile des Sputums mehr oder weniger frei von ihnen sind. Ferner liegen sie häufig dichtgedrängt in den Curschmannschen Spiralen, die dann gar keine anderen Zellen zu enthalten scheinen, andere Male sind sie in feinen Fibrinnetzen eingeschlossen. Ihre vermuteten Beziehungen zu den Charcot-Leydenschen Kristallen sind an anderer Stelle erwähnt (s. S. 164).

Auf der Höhe des Anfalls sind sie nach Hein, wie auch jeder andere Untersucher für die meisten Fälle bestätigen kann, besonders zahlreich, mit dem Abklingen der Erscheinungen verschwinden sie allmählich wieder. Auch im Auswurf außerhalb des eigentlichen Anfalles sind sie vorhanden. Mandybur gibt an, daß auf der Höhe des Anfalls zahlreiche mononukleäre eosinophile Zellen auftreten, mit dem Abklingen sollen sie spärlicher werden und polynukleäre Beschaffenheit annehmen. Dieses Verhalten scheint jedoch keineswegs gesetzmäßig zu sein.

Teichmüller hat dann darauf hingewiesen, daß in manchen Fällen chronischer rezidivierender Bronchitis sich in dem spärlichen glasigen Auswurf häufig zahlreiche eosinophile Zellen fänden, und zwar ohne gleichzeitiges Vorkommen Charcot-Leydenscher Kristalle und spiraliger Gebilde, während sie in den Fällen, die Übergänge zu dem regelrechten Bronchialasthma bildeten, zugleich mit den Kristallen auftraten; Teichmüller hat daher das von ihm ausführlich geschilderte Krankheitsbild als sogenannten eosinophilen Katarrh von dem typischen Asthma wie von der chronischen Bronchitis abgetrennt.

Planta konnte ferner im Auswurf von Kindern, die an bronchitischen Zuständen von asthmatischem Charakter, aber nicht an ausgeprägten asthmatischen Anfällen litten, und bei denen noch andere Symptome für das Vorhandensein einer exsudativen Diathese sprachen, auffallend viele eosinophile Zellen nachweisen. Bei solchen Kindern stellten sich, wenn sie an andere Orte verpflanzt wurden oder auch erst in späteren Jahren, typische Asthmaanfälle ein.

In den Anfangsstadien der akuten Bronchitis werden in den bekannten sagoähnlichen Körnchen häufig eosinophile Zellen beobachtet; im späteren Verlaufe der Erkrankung nehmen sie mit der Umwandlung des Sputums in ein mehr schleimig-eitriges ab (Fink, Gollasch, Mandybur, Spinak). Über die Häufigkeit ihres Vorkommens bei chronischer Bronchitis lauten die Angaben verschieden; Fuchs sah sie hier häufiger wie in akuten Zuständen. Hildebrand gibt an, in manchen Fällen akuter sowie chronischer Bronchitis fast nur eosinophile Zellen gefunden zu haben, Spinak dagegen nur sehr vereinzelt und nicht regelmäßig. Ihre Zahl im Verhältnis zu allen polymorphkernigen Zellen wurde bei chronischer Bronchitis von Fink zu 17,5, von Meyer zu $11,5\%$ angegeben. Weiß bemerkt, daß in Fällen mit erschwerter Expektoration stets wesentlich mehr eosinophile Zellen auftreten, als in dem sich leicht lösenden Auswurf; Neußer hat ähnliche Beobachtungen gemacht. Es wird dies wohl mit der Beschaffenheit des Sputums zusammengehangen haben, das eosinophile Zellen enthaltende schleimige Sputum wird mühevoll entleert, das mehr eitrige, in dem sie sich nur spärlich finden, dagegen leicht. Daher auch die verschiedenen Angaben der einzelnen Untersucher.

In Fällen von Stauungskatarrh mit asthmatischen Beschwerden sind sie in wechselnder Menge gezählt worden. Fuchs fand dort bis 50%, bei anderen Kranken jedoch nicht mehr wie bei der gewöhnlichen chronischen Bronchitis; Neußer beobachtete bei Herzkranken zuweilen, daß sie erst bei einsetzender Bronchitis auftraten oder sich wesentlich vermehrten; bei anderen Kranken (z. B. in einem Falle von Dyspnoe infolge Aortenaneurysma) fehlten sie.

In den Gerinnseln der fibrinösen Bronchitis trifft man häufig, aber nicht regelmäßig, größere Mengen von eosinophilen Zellen an, ebenso in diphtherischen Membranen (A. Schmidt).

Im Sputum von Keuchhusten wurden sie wiederholt, zuweilen sogar in reichlicher Anzahl, vorgefunden (Teichmüller, Meyer).

Bei Influenza ist ihr Auftreten wechselnd; einer Angabe Mandyburs zufolge sollen sie hier manchmal nur zeitweilig auftreten.

Bei Bronchopneumonien wurden von Teichmüller nur vereinzelte Exemplare konstatiert, ebenso in der Schleimhaut (Grouven), etwas mehr im Lungengewebe.

Bei Bronchiektasien scheinen sie zumeist nur spärlich vorzukommen (Fink, Neußer, Teichmüller); bei Bronchitis foetida fehlen sie nach Gollasch und Hein gänzlich, spärlich traf sie Grünwald an, reichlich Fuchs.

Ebenso verschieden lauten die Angaben über ihr Auftreten bei der kruppösen Pneumonie; Leyden sah sie manchmal in größerer Anzahl im rostbraunen Sputum, Hildebrand dagegen nur spärlich, Hein, Mandybur, Grünwald vermißten sie gänzlich. Zuweilen scheinen sie erst nach Ablauf des Fiebers sich einzufinden, wie Fuchs und Hildebrandt angeben. Einer Angabe von Mandybur zufolge lassen sie sich im hepatisierten Lungengewebe und in den Bronchien nur vereinzelt nachweisen.

Bei Tuberkulose wurden sie früher im eitrigen oder eitrig-schleimigen Sputum entweder gar nicht oder nur vereinzelt gefunden (Gollasch, A. Schmidt, Leyden). Hein erwähnt ausdrücklich ihr Auftreten nur bei Komplikationen mit anderen Erkrankungen, vor allem mit Bronchitis und Emphysem. Spätere Untersucher wiesen jedoch auf ihr häufigeres Vorkommen auch bei unkomplizierten Fällen hin. Teichmüller konnte sie in 111 von 153 Patienten „leicht und sicher" auffinden, und zwar nicht nur in vorgeschrittenen, sondern auch in den frühesten Stadien; Hämoptoen ließen sie verschwinden, ihre Zahl nahm bei Besserung des Zustandes zu, auch wenn diese nur von kurzer Dauer war; doch wurden sie auch bei rapide verlaufenden Fällen neben Tuberkelbazillen angetroffen. Hereditäre Belastung, hohe Temperaturen, Komplikationen, besonders niedriges Körpergewicht, sollen ihr Auftreten ungünstig beeinflussen. Fuchs zählte in manchen Fällen bis 66%, in anderen nur wenige. Bei beginnender Tuberkulose traf er sie ähnlich wie bei jeder Bronchitis. Nach Ott sollen für gewöhnlich 10% nicht überschritten werden, Hildebrand macht wieder die Angabe, daß er bis zu 80% gezählt habe; vereinzelte Exemplare erwähnt Grünwald. — Entgegen der vorher erwähnten Angabe von Teichmüller sind sie bei Blutungen von Stadelmann und Bettmann oft in gewaltigen Mengen konstatiert worden. — Die Behandlung der Tuberkulose mit Zimtsäure soll auf ihr Auftreten, wie Landerer und Bettmann angeben, günstig einwirken, besonders nach den ersten Injektionen ihre Zahl steigen, im weiteren Verlauf allerdings wieder abnehmen; durch erneute Injektionen sind sie nicht mehr zu beeinflussen.

Wie man sieht, schwanken hier die Angaben ganz außerordentlich, so daß es schwer ist, sich hier ein richtiges Bild von ihrem Auftreten zu machen. Zweifellos hängt dies wieder damit zusammen, daß einmal verschieden geartetes Sputum untersucht wurde und Zellen als eosinophile angegeben worden sind, die vielleicht nur „hypeosinophile" waren. Weitergehende Schlüsse scheinen sich aus ihrem Auftreten nicht zu ergeben.

In einem Falle von hämorrhagischem Infarkt sah sie Noorden neben spärlichen Charcot-Leydenschen Kristallen so massenhaft, wie sie ihm in typischen Asthmaanfällen kaum aufgefallen waren; auch Fuchs und Hildebrand erwähnen ihr reichliches Vorkommen; spärlich waren sie in einem Falle von Teichmüller vertreten. — Bei einer Lungenblutung eines skorbutischen Patienten werden sie von Mandybur gefunden.

In reichlicher Anzahl traf sie Fuchs in einem Fall von Karzinommetastasen in den Lungen an, in sehr wechselnder Anzahl Meyer bei einem durchgebrochenen Mediastinaltumor, ein einziges Mal, und zwar nur einzelne Exemplare Teichmüller bei Sarkommetastasen. Feldbausch gibt an, daß er sie bei Epitheliomen konstant im Gewebe gefunden habe, nicht so bei Karzinomen. Je weniger zerfallen ein Karzinom sei, desto eher fände man eosinophile Zellen.

β) **Abstammung der eosinophilen Zellen des Sputums.** Gollasch wies als erster ihre Identität mit den im Blute vorkommenden eosinophilen Zellen durch vergleichende Färbung nach; Mandybur meinte dagegen, daß sie von jenen verschieden seien, ihre Granula seien oft strichförmig, dann wieder plump nach Art eines Knäuels angeordnet, sowie von verschiedener Größe. Auch A. Schmidt sowie Grünwald und Bettmann konstatierten Differenzen gegenüber den im Blut zirkulierenden Exemplaren, insoferne als sie im Sputum die Zellen in der Mehrzahl der Fälle einkernig, seltener zweikernig vorfanden; nach Schwarz sollen sie sich beim Asthma sogar besonders gut färben. Andere Untersucher, wie Fink, sahen wieder fast nur mehrkernige Formen. Ob man aus der Art des Kernes bindende Schlüsse auf die Auswanderung der eosinophilen Zellen aus dem Blute oder ihre lokale Entstehung ziehen darf, ist fraglich, zumal es gerade bei dieser Art von Zellen, wie jeder Untersucher weiß, oft sehr schwer fällt, die Form des Kernes genauer zu bestimmen. Nach Naegeli sind die mononukleären Eosinophilen des Sputums Degenerationsformen, keine Jugendstadien, wie schon der verklumpte, kein deutliches Chromatingerüst aufweisende Kern zeigt. Marchand ist der gleichen Ansicht. Pappenheim nimmt eine Einwanderung von Zellen aus dem Blute ausdrücklich für beide Formen, ein- wie mehrkernige, an.

Eine Reihe von Untersuchern kam aus verschiedenen Gründen zu dem Schlusse, daß zum mindesten neben der Auswanderung aus dem Blute noch mit einer lokalen Bildung zu rechnen sei. So führt Weiß zur Stützung dieser Annahme an, daß die eosinophilen Zellen bei verschiedenen Erkrankungen (Asthma bronchiale, Bronchitis), zur Zeit des Auftretens im Auswurf im Blute nicht vermehrt seien; Mandybur schließt sich ihm aus dem gleichen Grunde an, hält außerdem noch die erwähnten morphologischen Differenzen für einen Beweis ihrer verschiedenen Abstammung. Das häufig zu beobachtende Vorkommen der Zellen in kleineren Haufen wird von Heyn im gleichen Sinne verwertet; er geht sogar noch weiter in der Erwägung der Möglichkeit, daß die Zellen nicht allein in der Bronchialschleimhaut, sondern vorzugsweise in den benachbarten Lymphdrüsen ihre Bildungsstätte fänden. Endlich spricht sich noch Fuchs für eine lokale Entstehung neben der Auswanderung aus dem Blute auf Grund eines Befundes, den allerdings nur er allein erheben konnte; er gab nämlich an, im Zentrum der eosinophilen Zellen zuweilen homogene Massen gesehen zu haben, die aufgenommenen roten Blutkörperchen entsprechen sollten. Der nächste Schritt war der, daß er überhaupt die Entstehung der eosinophilen Granula mit zugrunde gegangenen roten Blutkörperchen in Zusammenhang brachte, wofür er noch eine Reihe anderer Gründe anführte; diese Deutung ist aber von allen übrigen Autoren abgelehnt worden. Nie hat man wieder Reste von roten Blutkörperchen in ihnen entdeckt; sieht man von dem oben erwähnten reichlichen Vorkommen bei Hämoptöen ab, (wo sie meist auch in keinem Verhältnis zur Größe derselben stehen), so treten eosinophile Zellen unabhängig von jeder Blutung auf. Schlecht fand sogar bei Meerschweinchen, die im anaphylaktischen Schock zugrunde gegangen waren, gerade in den blutreichsten Lungenpartien nicht die hochgradigste Eosinophilie. Wo in den Lungen eine Anhäufung stattfand, war sie vornehmlich in der Umgebung der kleineren und größeren Bronchien sowie Bronchiolen, sehr viel weniger in der Bronchialschleimhaut und im Alveolargewebe selbst, sowie in den bronchialen Lymphdrüsen; außerdem waren es fast ausschließlich mehrkernige Zellen, wie sie im Blute zirkulierten. Erwähnt sei noch, daß es auch nie gelungen ist, durch Zusammenbringen von isolierten weißen Blutkörperchen mit Blut (z. B. in der Leibeshöhle von Meerschweinchen die Entstehung von eosinophilen Zellen herbeizuführen; ebenso wenig spielen sie eine Rolle bei der Resorption von Hämoglobin im kutanen Gewebe (Widal, Bettmann).

Neuerdings hat sich Marchand sehr eingehend mit der Entstehung der eosinophilen Zellen beschäftigt. Er gibt an, daß es ihm nicht gelungen sei, beweisende Bilder für die lokale Entstehung der eosinophilen Zellen aus den ungranulierten Elementen, kleinen Lymphozyten und größeren basophilen Zellen zu finden; die sehr zahlreichen scheinbaren Übergangsbilder könne er bei objektiver Kritik noch nicht als solche erklären. Er weist auch auf die eigentümliche Verteilung in einem seiner Fälle hin, ,,wo man mit Sicherheit annehmen kann, daß die dichtgedrängten polynukleären Zellen im Lumen einem anderen Vorgang oder einer anderen Phase des Prozesses ihre Herkunft verdanken, als die fast unvermischt oder fast nur mit einkernigen lymphoiden Elementen durchsetzten, die äußeren Schichten der Wand und das zunächst angrenzende Bindegewebe einnehmenden großen eosinophilen Zellen, während die hier vorhandenen, stark mit Blut gefüllten Gefäße ganz frei von solchen sind."

Marchand hält es „für mindestens wahrscheinlich, daß auch in dem Fall, daß die α-Zellen ursprünglich aus den Gefäßen ausgewandert sind, sie sich an Ort und Stelle durch direkte Teilung (Fragmentierung) vermehren, wie es auch für die gewöhnlichen Exsudatzellen nachzuweisen ist."

Barbano läßt sie aus einer Umwandlung der Lymphzellen hervorgehen und nimmt den Grundsatz von der Autochthonie der lokalen Eosinophilie an.

Heineke legt im Gegensatz hierzu sehr anschaulich an der Hand einer Berechnung dar, daß die im Sputum erscheinenden eosinophilen Zellen, deren Zahl man allerdings kaum abschätzen kann, sehr wohl durch eine Auswanderung aus dem Blute geliefert werden können, und zwar auf Grund der Tatsache, daß im asthmatischen Anfall, bei dem das Auftreten der eosinophilen Zellen im Sputum am ausgeprägtesten ist, die Zahl der im Blute befindlichen eosinophilen Zellen abnimmt (in einem Falle von 21,0 auf 0,4%), wie auch von v. Hoesslin bestätigt worden ist[1]). Auf das gesamte Blut bezogen macht dies eine Abwanderung von einigen hundert Millionen solcher Zellen aus; es besteht somit keine Ursache, eine Auswanderung von eosinophilen Zellen in das Bronchialgewebe und das Lumen der Bronchien nicht anzunehmen.

γ) Ursache und patholognomonische Bedeutung der Ansammlung von eosinophilen Zellen im Bronchialtraktus und ihrer Auswanderung in das Sputum. Solange die Kenntnis des Vorkommens eosinophiler Zellen auf die asthmatischen Anfälle beschränkt war, wurde ihr Auftreten einem spezifischen Reiz zugeschrieben, und zwar sollte sich diese Reizwirkung nicht nur auf die lokale Ansammlung in den Bronchien beschränken, sondern es sollten auf dem Wege des Sympathikus ihre Bildungsstätten im Knochenmark beeinflußt werden. Nachdem aber bei einer Reihe von Krankheiten, die mit dem Bronchialasthma zunächst nichts zu tun haben, ihr häufiges, oft massenhaftes Auftreten konstatiert worden war, konnte an der Einwirkung eines einzigen Reizes nicht mehr ohne weiteres festgehalten werden. Jedoch scheint, soweit sich aus den beobachteten Fällen schließen läßt, außerordentlich häufig oder sogar vielleicht regelmäßig ein gewisser Grad oder auch eine gewisse Form von Atemnot einen Reiz abzugeben; es ist wenigstens vielfach bemerkt worden, daß gerade bei vielen Patienten mit krampfartig erschwerter Atmung, gleichviel welche Krankheit zugrunde lag, eosinophile Zellen im Sputum neu auftraten oder ihre Zahl wesentlich zunahm, z. B. bei Bronchitis, Tuberkulose, Tumoren, dekompensierten Herzfehlern. Die gewöhnliche Dyspnoe des Pneumonikers, Phthisikers, Herzkranken genügt dazu nicht. Ferner scheinen vielfach, wenn auch nicht regelmäßig, Blutungen verschiedener Herkunft (Tuberkulose, Skorbut, Infarzierung) einen ganz besonderen Reiz auszuüben. Bei dem regelmäßigen massenhaften Vorkommen der eosinophilen Zellen im Auswurf typischer Asthmaanfälle und der Plötzlichkeit ihres Auftretens muß man aber immerhin annehmen, daß es bei dieser Erkrankung wie auch bei dem nahe verwandten eosinophilen Katarrh Reize besonderer Art sein müssen, die einen derartigen Effekt hervorzurufen vermögen. Allerdings welcher Art sie sind, dafür hat man bis jetzt noch wenig Hinweise. Die Vermutungen, daß es sich um autonomo- oder sympathikotrope Reize handeln könne, sind durch die Ver-

---

[1]) Die eosinophilen Zellen im Blute nehmen im Beginn des Anfalls ab oder verschwinden fast ganz, steigen aber kurz nachher an. Auf der Höhe des Anfalles sind sie vermehrt.

suche von Schlecht und Schwenker widerlegt; weder Adrenalin noch Pilokarpin und Physostigmin erzeugten lokale Eosinophilie in den Lungen. Dagegen findet im anaphylaktischen Schock eine lokale Anhäufung in der Umgebung der Bronchien und Auswanderung von eosinophilen Zellen auf die Bronchialschleimhaut bei gleichzeitiger Bluteosinophilie auf[1]). Schlecht und Schwenker sprechen sich über die Bedeutung dieser Erscheinung noch sehr vorsichtig aus; sie halten es zwar für möglich, daß der bei der Auflösung der zahlreichen in das Gewebe übergetretenen roten Blutkörperchen stattgehabte Eiweißzerfall als Ursache der Eosinophilie aufzufassen sei, ohne daß dabei eine Aufnahme von Hämoglobin oder Erythrozytentrümmern in andere Zellen stattfindet, glauben aber mehr an eine Einwanderung der eosinophilen Zellen aus dem Blut, aus welchem sie durch ein lokal angreifendes chemotaktisches Toxin herbeigelockt würden. Auch weisen sie auf die vielfachen Ähnlichkeiten zwischen anaphylaktischem Schock und dem Asthmaanfall hin. Auch Ströbel hält ihre Beziehung zum Asthmaanfall für unzweifelhaft und denkt dabei an eine proteinogene Infektion. Hildebrandt hat sich schon früher dahin ausgesprochen, daß bei der kruppösen Pneumonie, in deren Sputum er eosinophile Zellen antraf, entweder „keine Lähmung des Lungensympathikus" bestehe, oder der Sympathikus überhaupt nichts mit dem Auftreten dieser Zellen zu tun habe. —

Die klinischen Erfahrungen sprechen, ähnlich wie beim Auftreten der Charcot-Leydenschen Kristalle, dafür, daß es besonders nervöse, diathetische Menschen, bei Kindern solche mit ausgesprochener exsudativer Diathese sind, die auf solche uns noch unbekannte Reize mit einer Ansammlung von eosinophilen Zellen am Orte der Reizwirkung reagieren; es muß also eine gewisse Prädisposition, die das Angreifen und die starke Wirkung solcher für den Normalen unschädlicher Reize ermöglicht, bestehen. Daß sie dann bei interkurrierenden Erkrankungen vermehrt auftreten, kann nicht mehr Wunder nehmen. Die Annahme einer „eosinophilen Diathese" Stäublis geht entschieden zu weit; es handelt sich hier nur um eine Teilerscheinung.

Mehr läßt sich über die Bedeutung der eosinophilen Zellen im Sputum vorläufig nicht aussagen. Die von Teichmüller geäußerte Vermutung, daß sie speziell bei Lungentuberkulose ein Gradmesser für den Erfolg der Abwehrbestrebungen des Organismus gegenüber der Infektion darstellten, hat wenig Anklang gefunden, ist auch durch die späteren Untersuchungen nicht bestätigt worden. Ebensowenig hat die Ansicht Mandyburs, nach der die Eosinophilie das eine Mal als pathologisches, das andere Mal als ein physiologisches Symptom aufzufassen sei, das uns die Wiederkehr der normalen Sympathikusfunktion verkünden soll, nachdem sie vorher infolge eines abnormen Sympathikusreizes (Adrenalin) verschwunden war, Geltung gefunden.

ð) Die prognostische Bedeutung ist unter diesen Umständen natürlich auch nicht sehr hoch einzuschätzen, die meisten Autoren lehnen eine solche überhaupt ab, besonders für Tuberkulose (Bettmann, Turban, Stadelmann u. a.). In dem einen Falle sind trotz Verschlechterung des Befindens, ja bis zum Tode, eosinophile Zellen zu finden, in anderen leichteren Fällen treten sie nur selten auf; ebensowenig geht ihr Erscheinen parallel dem der Tuberkelbazillen (Ott). Auch bei „Reinkulturen" derselben im Sputum sah Fuchs reichliche eosinophile Zellen, andere Male war es gerade umgekehrt. Eine bakteriolytische Eigenschaft gegenüber den Tuberkelbazillen ist nicht zu konstatieren. — Sogar in akuten und chronischen Fällen von Bronchialasthma

---

[1]) Bei sensibilisierten Tieren fanden übrigens Friedberger wie Ströbel typische pneumonische Herde nach Einführen von Serum in die Lungen, wie nebenbei erwähnt werden soll.

ist ihr prognostischer Wert nicht hoch einzuschätzen. Da sie häufig mit dem Beginn des Anfalls verschwinden, so könnte man ja darin ein gewisses Zeichen erblicken, doch sieht man sie auch in anfallsfreien Intervallen oft in reichlicher Menge. Mit der Schwere der Anfälle stehen sie in keinem Zusammenhang.

ε) Die ihnen anfangs zugeschriebene diagnostische Bedeutung (Neusser) hat gleichfalls sehr an Wert verloren, nachdem man sie,. wie ausgeführt, auch bei anderen Erkrankungen, die mit dem typischen Asthma nichts zu tun haben, entdeckt hat (Fuchs, Hildebrand, A. Schmidt). Sie sind bei dyspnoischen Zuständen verschiedenen Ursprungs wiederholt gefunden worden, wie bei kardialen Beklemmungszuständen oder durch Tumoren ausgelöster reflektorischer Dyspnoe (Spinak). Zwischen einfacher Bronchitis und beginnender Tuberkulose gestatten sie gleichfalls keine Unterscheidung, nur der sogenannte eosinophile Katarrh hebt sich durch die Menge der in seinem Sputum vorkommenden eosinophilen Zellen wie durch manche klinische Symptome deutlicher von diesen Erkrankungen ab. Es wäre indes unrecht, wenn man dem Vorkommen der eosinophilen Zellen jede Bedeutung absprechen wollte, zumal wenn man sie in größeren Massen auftreten sieht (vorausgesetzt, daß es sich wirklich um eosinophile Granulationen in den Zellen handelt). Sieht man vom „essentiellen" Asthma bronchiale ab, so ist die Eosinophilie weniger zur Diagnose bestimmter Erkrankungen verwertbar, als zur Erkennung bestimmter Konstitutionseigentümlichkeiten, die in sehr wechselnder Stärke vorhanden sein und durch Gelegenheitsursachen (konditionelle Bedingungen), also hier durch die verschiedensten Erkrankungen der Luftwege verstärkt zum Ausdruck gebracht werden können. Die Eosinophilie des Sputums kann als ein Symptom für eine ganze Klasse von Individuen aufgefaßt werden.

c) Mastzellen.

Die Mastzellen, also Zellen mit mehr oder weniger deutlich gelapptem Kern und ausgesprochen basophilen, sich mit May-Grünwald blauviolett, zuweilen mit einem mehr rötlichen Unterton färbende Granulis finden sich im Sputum in der Regel nur in einzelnen Exemplaren, so daß man oft mehrere Präparate durchsuchen muß, bis man eine einzige zu Gesicht bekommt; meistens werden sie überhaupt nicht weiter beobachtet. A. Schmidt sah sie in der Mehrzahl seiner untersuchten Asthmafälle, ferner bei Bronchitis fibrinosa und der gewöhnlichen katarrhalischen Bronchitis, einmal bei Pneumonie. Lenhartz und Mandybur trafen sie gleichfalls im asthmatischen Sputum zusammen mit eosinophilen Zellen an, Hildebrandt in geringer Anzahl auch bei Lungentuberkulose, sowie im Sputum des hämorrhagischen Infarktes. — Eine besondere pathognomonische oder diagnostische Bedeutung kommt ihnen nicht zu.

d) Große mononukleäre Zellen und Übergangsformen

mit ihrem großen runden oder ausgebuchteten, schwach färbbarem Kern mit breitem, nicht granuliertem, mit May-Grünwald sich schwach blau oder mit leicht rötlichem Ton sich färbenden Protoplasma werden bei Sputumuntersuchungen nicht eigens angeführt, da sie sich nicht genügend von den anderen einkernigen Zellen, die im Auswurf häufig ja auch ihre ursprüngliche Form verändern, differenzieren lassen. Besonders schwer ist die Unterscheidung von den sogenannten Alveolarepithelien; allenfalls könnte man die Myelindegeneration und das häufige Vorhandensein von Pigment in den letzteren als Unterscheidungsmerkmal anführen, doch sind gerade auch die in Rede stehenden Formen befähigt, Fremdkörper aufzunehmen. Von den Epithelien des Mundes und Rachens unterscheiden sie sich durch die Größe und häufige Lappung sowie schwache Färbbarkeit ihres Kernes.

e) Lymphozyten.

Zweifellos fallen manche Sputa schon bei oberflächlicher Betrachtung durch ihren Reichtum an kleinen runden einkernigen Zellen mit schmalem Protoplasmasaum und starker Färbbarkeit des Kernes auf; in zersetzten Sputis sieht man nicht selten auch freie Kerne, die nur durch ihre geringe Größe und ihre starke Färbbarkeit, sowie das wenig deutlich ausgeprägte Chromatingerüst sich von Kernen unterscheiden, die aus den Mundepithelien frei geworden sind. Auf die Möglichkeit der Verwechslung mit Degenerationsformen der neutrophilen Zellen wurde bereits hingewiesen.

Am häufigsten werden lymphozytenreiche Sputa bei beginnender Tuberkulose beobachtet, und zwar solange der Auswurf noch nicht rein eitrigen Charakter angenommen hat. Ob sie zu der sogenannten Mischinfektion in ausschließendem Verhältnis stehen, kann nicht mit Bestimmtheit gesagt werden. Wolff-Eisner fand in solchen Fällen 50—80% Lymphozyten; auch dem Verfasser ist in den mehr schleimigen Teilen des tuberkulösen Sputums vielfach das Vorherrschen von Lymphozyten aufgefallen. In dem fast rein eitrigen Sputum zweier weiter vorgeschrittener Tuberkulosekranker hatte Fink zwischen 2,0 und 13,75% gezählt, im schleimig-eitrigen Sputum einer Bronchiektasie 5—10%, bei chronisch im schleimigen Sputum der chronischen Bronchitis 6—30%, bei Asthma an verschiedenen Tagen 6,75—7,33%. Nach Arnheim soll bei Keuchhusten nach anfänglicher Leukozytose ein lymphozytenreiches Sputum auftreten. — Von einer Reihe von Untersuchern wird ferner das häufige ausschließliche Vorhandensein von Lymphozyten in den Curschmannschen Spiralen berichtet, ebenso wie in den Fibringerinnseln der fibrinösen Bronchitis. Es sind aber darunter alle einkernigen Zellen eingerechnet worden.

Die Frage, ob Lymphozyten analog ihrem Auftreten in Exsudaten, mehr bei chronischen wie bei akuten Prozessen vorkommen, wird von Fink dahin beantwortet, daß der Befund von mononukleären Zellen keinen Schluß auf den chronischen oder akuten Charakter einer Erkrankung zuläßt. Wolff-Eisner schätzt in dieser Hinsicht ihre Bedeutung etwas höher ein; sie seien manchmal ein Hinweis auf das Vorhandensein von Tuberkelbazillen oder auch auf eine später auftretende Tuberkulose; ihr Auftreten erklärt er durch chemotaktische Reize. Bei dem Reichtum der Tuberkelknötchen an Lymphozyten wäre es ja wohl möglich, daß hier lymphozytenreiche Sputa aufträten. Sie könnten dann in solchen Fällen von einiger diagnostischer und prognostischer Bedeutung sein.

Die Angaben über ihr Vorkommen bei Keuchhusten wechseln, Eisen und Hatzfeld fanden fast rein neutrophile Leukozytensputa bei rein schleimigem Charakter.

3. Epithelien.

Der Auswurf kann sämtliche Epithelien der Atmungsmenge einschließlich Mund, Nase und Rachenhöhle enthalten. Ein Teil derselben läßt seinen Ursprungsort mit Sicherheit erkennen, bei anderen ist dies unmöglich, bei den sogenannten Alveolarepithelien bestehen sogar berechtigte Zweifel, ob es sich hier um Gebilde handelt, die tatsächlich dem Epithelüberzug entstammen oder ob es nicht zugewanderte Zellen sind, die durch äußere Einflüsse ihre ursprüngliche Form aufgegeben haben.

Der Epithelbelag des Respirationstraktus ändert sich je nach der Funktion außerordentlich. Im Mund finden wir typisches Plattenepithel, große Zellen mit 4—7 Ecken und Kanten von ungleicher Seitenlänge, sowie ziemlich kleinem runden in der Mitte liegendem Kern; ebenso im Rachen, nur in der Nähe der Choanen besteht mehrteiliges flimmerndes Zylinderepithel, das bei Neugeborenen das ganze Cavum pharyngo-nasale überzieht. Der vordere Teil der Nase ist mit geschichtetem Pflasterepithel überkleidet, die Pars respiratoria mit flimmerndem Zylinderepithel. — Die Drüsen der Mundhöhle zeigen in ihren einzelnen Abschnitten verschiedenartigen Epithelbelag, die Hauptausführgänge hohes Zylinderepithel, die in sie mündenden Speichelröhren gleichfalls sehr hohes basalgestricheltes Epithel, das Schaltstück niederes Epithel, das Hauptstück der Drüse kubische bis zylindrische Zellen mit verhältnismäßig großem Kern. In den Schleim produzierenden Drüsen finden wir außerdem sogenannte Schleimzellen. Im ganzen wird es sehr selten vorkommen, daß man solche aus Drüsen stammende Zellen der Mundhöhle vorfindet, am ehesten noch im reinen Speichel. — Die Schleimhaut des Kehlkopfes trägt flimmerndes Zylinderepithel, die hintere Fläche der Epiglottis sowie ihr Rand, die wahren Stimmbänder, die Vorderfläche der Giesbeckenknorpel sind dagegen mit geschichtetem Pflasterepithel bedeckt das etwas kleiner wie das des Mundes sein soll, doch sind diese Differenzen in praxi belanglos. Trachea, Bronchien, Bronchiolen sind von flimmerndem Zylinderepithel überzogen, dessen Schichtendicke peripherwärts abnimmt; das Epithel der noch kleineren Bronchioli respiratorii ist abwechselnd flimmernd und flimmerlos und geht schließlich in ganz flimmerloses Epithel über, das sich mehr und mehr dem Alveolarepithel nähert, indem es kubische Form annimmt. Das Alveolarepithel selbst besteht aus polygonalen Platten; bei Neugeborenen ist es noch kubisch und wird erst bei der Ausdehnung der Alveolen durch die Atmung nach und nach abgeplattet. Der Kern ist klein und häufig wenig sichtbar. Bei Funktionsstörungen mit Aufhören des Luftdruckes können diese abgeplatteten Epithelien nach und nach wieder zu ihrer kubischen Gestalt zurückkehren. — Die Schleimdrüsen reichen bis zu den Bronchialverzweigungen von 1 mm Durchmesser herunter, also ungefähr ebenso weit wie die Knorpeleinlagerungen, die in diesen feinen Verzweigungen nur mehr in Form von Ringen und Stützen besonders an den Teilungsstellen der Bronchien zu treffen sind. Nach Fischer und Biermer sind in den erweiterten Azinis der Schleimdrüsen der Trachea Epithelien anzutreffen, die sich in Form, Größe und sonstiger Beschaffenheit vom Alveolarepithel nicht unterscheiden, während in den normalen Drüsen das Epithel mehr zylindrisch bis kubisch ist; auch die jüngeren Epithelschichten des Pharynx, der Vorderfläche der Epiglottis, der Stimmbänder, der Giesbeckenknorpel, sowie das seiner Flimmern beraubte Trachealepithel sind gleichfalls häufig nicht von den aus den Alveolen stammenden Zellen zu differenzieren. Man kann schon hieraus erkennen, wie schwierig, ja unmöglich es oft ist, die Herkunft solcher Epithelien zu bestimmen, die von ihrer Basis losgelöst und dem Zerfalle zugehend, ihre ursprüngliche Form wesentlich verändert haben.

a) Plattenepithelien.

Die im Sekret des Mundes enthaltenen und fast regelmäßig dem Sputum in geringerer oder größerer Menge beigemischten Plattenepithelien stellen große, die weißen Blutkörperchen um das 10—15fache an Durchmesser übertreffende, runde oder mehr polygonale flache Zellen mit verhältnismäßig kleinem Kern dar, der sich mäßig intensiv färbt, ein deutliches Chromatingerüst aufweist und nur verhältnismäßig selten etwas aufgequollen ist. Ihr Protoplasma ist wenig und fein granuliert, Fettröpfchen sieht man nur selten in ihm, Myelintropfen niemals. Häufig sind die Ränder umgeschlagen, wodurch ihre Form mannigfach variieren kann und sie als längliche, an beiden Enden zugespitzte, häufig gefältelte Zellen imponieren. Man trifft sie entweder einzeln oder fast noch häufiger in ganzen Verbänden an; ältere Exemplare zeigen einen mehr glasigen hornartigen Charakter, verlieren ihre Kerne und schrumpfen; es kann vorkommen, daß man sie bei oberflächlicher Betrachtung dann mit Haufen von elastischen Fasern verwechselt, da in diesem Zustande ihre Randkonturen besonders deutlich hervortreten.

In dem nach May-Grünwald gefärbten Präparat erkennt man zumeist ihre ziemlich deutliche Kernstruktur; ein Kernkörperchen fehlt; der Farbton des Protoplasmas ist ziemlich gleichmäßig hellblau, zuweilen mit leicht rötlichem Schimmer. Sehr häufig sind sie mit Mikroorganismen besetzt, es handelt sich hier indessen nicht um aufgenommene, sondern nur um aufgelagerte Gebilde. In zersetzten Sputis trifft man auch Kerne an, um die herum nur noch ein Rest des Protoplasmas zu entdecken ist oder freie Kerne; eine besondere Bedeutung kommt ihnen nicht zu.

Plattenepithelien finden wir regelmäßig im Speichel, besonders wenn durch mechanische Manipulationen, z. B. mit der Zunge, reichlicher Speichelfluß erzeugt und gleichzeitig die Mundschleimhaut lädiert wird. So erwähnt

Lenhartz einen Fall von „hysterischem Sputum", in welchem wochenlang reichliche Mengen von Pflasterepithelien neben roten und weißen Blutkörperchen und Mikroorganismen ausgespuckt wurden. Eine Abkunft der Plattenepithelien aus den von ihnen besetzten Teilen des Kehlkopfes kann man nur bei isolierter Erkrankung des Kehlkopfes annehmen, wenn durch sorgfältiges Ausspülen des Mundes Vermischung mit Mundepithelien verhütet wird. Stets finden wir sie nur in den mehr schleimigen Teilen des Sputums, selten oder gar nicht im rein eitrigen Auswurf, wo sie dann wohl stets als nebensächliche Beimengung aufzufassen sind. Ihr reichliches Vorhandensein weist nur auf eine reichliche Abschilferung des Epithelbelages der des Mundes und der oberen Luftwege hin, am häufigsten im Beginne akuter Rachen- und Kehlkopfkatarrhe. Im Auswurf des chronischen Rachenkatarrhs treffen wir sie dagegen verhältnismäßig spärlich, aber auch regelmäßig an; gelegentlich bestehen aber auch hier Pfröpfe nur aus ihnen und dem zusammenkittenden Schleim.

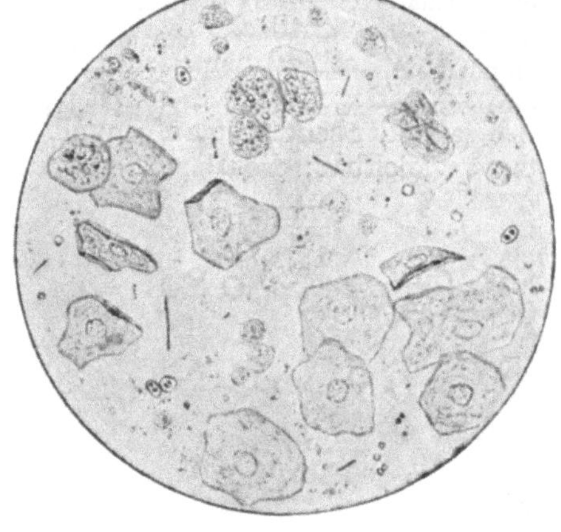

Abb. 28. Plattenepithelien aus der Mundhöhle, einzelne körnige Rundzellen. Obj. 6. Ok. 1.

In großen Mengen werden sie bei mangelhaftem Speichelfluß, bei Aplasie der Speicheldrüsen wie einfacher Austrocknung des Mundes abgestoßen. Verhornte längliche Zungenepithelien mögen sich ihnen dann beimischen.

Nach dem Gesagten ist klar, daß ihnen eine besondere diagnostische Bedeutung nur in den seltensten Fällen zukommt.

b) Zylinderepithelien.

α) Morphologie. Zylinderepithelien kommen in verschiedenster Form und Größe vor, doch wird der zylindrische Charakter stets mehr oder weniger beibehalten, kubische Formen sind sehr selten. In den typischen Exemplaren besteht es aus länglichen Zellen mit ausgezogenem oder geschwänztem Ende, die großen um das Doppelte und mehr länger als die kleinsten. Häufig ist das basale Ende in einen langen dünnen geschlängelten Faden ausgezogen, dessen Entstehung sich Berkart so denkt, daß der schwerere von der Unterlage bereits losgelöste Teil des Zellkörpers an dem noch inserierten Ende zieht und dieses so in die Länge streckt. Bei den größeren noch gut erhaltenen Zellen ist der breite, dem Bronchus zu gelegene Teil durch eine deutliche Membran mit Flimmerbesatz abgegrenzt. Frische Zellen lassen in der Wärmekammer die Flimmerbewegungen noch gut erkennen, häufig erst nach einiger Zeit des Anwärmens und der Beobachtung (Lenhartz). Hat der Auswurf schon längere Zeit im Spuckgefäß gestanden, oder ist er ein Produkt länger bestehender katarrhalischer Entzündungen, so fehlt der Flimmerbesatz. — Das Protoplasma der Zellen ist feinkörnig, der Kern rund oder leicht oval, zuweilen in Teilung begriffen; er liegt gegen das basale Ende der Zelle zu und läßt sich oft nur schwer von dem umgebenden Protoplasma abtrennen. Pigment findet sich niemals in ihnen abgelagert, zum Unterschied von pigmentführenden sogenannten Alveolarepithelien und weißen Blutkörperchen.

Frisch ausgeworfene Zylinderepithelien sieht man nach Troup zuweilen in amöboider Bewegung, es fehlt aber bisher jede Bestätigung dieser Erscheinung.

Die Färbung mit May - Grünwald liefert in der Regel keine sehr schönen Resultate, besonders bei den gequollenen Exemplaren. Das Protoplasma nimmt einen rot-violetten Farbenton an, der Kern einen ziemlich diffusen blauen. Die Flimmerhärchen sind nur in günstigen Fällen zu erkennen. Bessere Erfolge erhält man bei der Färbung von Bronchialsekret, welches bei Autopsien gewonnen worden ist. Hier ist der Flimmerbesatz in rotvioletter, etwas diffuser Färbung noch deutlich vorhanden, ebenso der aufgetriebene Zelleib, der zuweilen in scharfen Bogen verläuft, so daß das Schwanzende der Zelle fast neben die Flimmern zu liegen kommt. Der basale Kern hebt sich als blasiges Gebilde mäßig deutlich vom Protoplasma ab.

Sehr häufig entdeckt man weitgehende Veränderungen an den Epithelien, die sich in verschiedener Richtung äußern können. Befindet die Zelle sich in schleimiger Degeneration, so ist der gegen das Bronchiallumen zugewandte Teil blasig oder schaumig aufgequollen, einem feinen, kaum granulierten Wabennetz vergleichbar; die Basalmembran ist wenig oder gar nicht mehr sichtbar

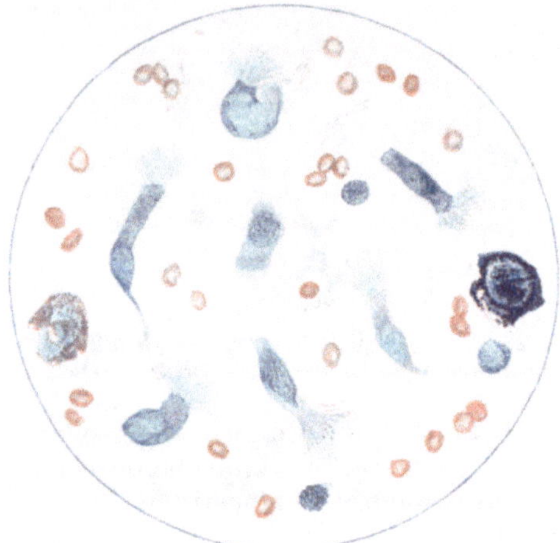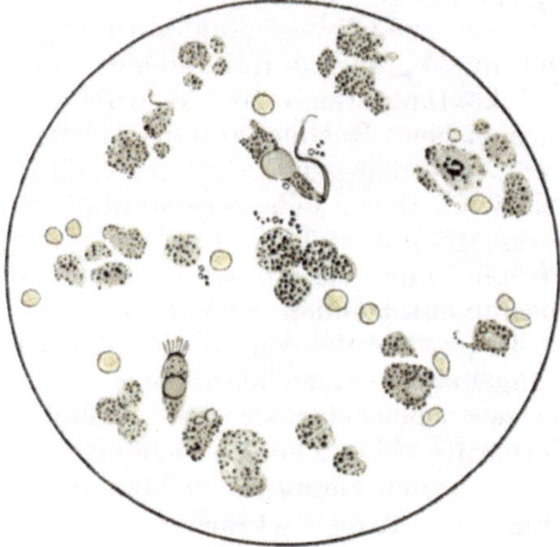

Abb. 29. Abstrich aus einem mittleren Bronchus bei Pneumonie mit flimmernden Zylinderepithelien, einem neutrophilen Leukozyten, einer Mastzelle; roten Blutkörperchen. Öl-Imm. Ok. 1.

Abb. 30. Auswurf bei kruppöser Lungenentzündung. Flimmerepithelien, weiße Blutkörperchen, „Körnchenzellen", rote Blutkörperchen, Diplokokken in Ketten. Öl-Imm. Ok. 1.

und die Zellmasse tritt aus dem Lumen der Zelle hervor. Andere Zellen sind wieder zu langen Gebilden mit einem fädigen Fortsatz ausgezogen, der an Länge die Zelle um ein Mehrfaches übertreffen kann; in solchen Zellen fehlt oft der Ziliarbesatz, der Kern ist gestreckt. Auch noch in situ sind solche Zellen zu finden (Marchand). Die längsten Gebilde dieser Art hat man im asthmatischen Anfall vorgefunden, wo sie in größerer Anzahl einzeln liegend vorkommen, aber auch zu dichtem Netzwerk verflochten, die Grundmasse der Curschmannschen Spiralen bilden können, so daß diese fast nur aus solchen Zellen zusammengesetzt erscheinen (siehe Abb. 22, S. 83). Mönckeberg weist besonders darauf hin, daß hierbei auch die Kerne außerordentlich ausgezogen werden und an der Bildung des Zentralfadens beteiligt seien. Bei der gleichen Erkrankung trifft man sehr häufig auch eine weitere Umwandlung an, die darin besteht, daß die Konturen der Zellen schärfer hervortreten, ihr Inhalt dagegen homogener, heller und glänzender wird, so daß schließlich jede Spur von Granulation verschwunden und auch ein Kern nicht mehr zu entdecken ist. Gleichzeitig nimmt die Größe häufig etwas ab. In diesem Zustande nähern sich die Zellen Form und Aussehen nach den Charcot-Leydenschen Kristallen, es fehlt ihnen nur noch die scharf ausgeprägte Kristallform, doch kann man in manchen Präparaten einen ununterbrochenen Übergang zwischen wohlausgebildeten Zylinderepithelien und Kristallen antreffen. Nach Lewy steht ihre Zahl im umgekehrten Verhältnis zu der Zahl der Kristalle, er nimmt daher eine Umwandlung in die letzteren an, eine Ansicht, der auch Lenhartz und der Verfasser für einen Teil der Kristalle beipflichten. Daß sie allerdings im umgekehrten Verhältnis zu den Kristallen stehen sollen, kann nicht behauptet werden, man findet sie aber fast regelmäßig in größeren Haufen in der Umgebung der Zellen und meistens in der beschriebenen Degenerationsform.

β) **Vorkommen.** Wie gesagt, finden sich die Zylinderepithelien am häufigsten im akuten Asthmaanfall, solange das Sputum eine glasig schleimige Beschaffenheit zeigt, oft in außerordentlich großen Mengen. In der Regel liegen sie einzeln; sie sind von sehr wechselnder Größe und lassen häufig die oben beschriebenen Abweichungen erkennen. Man kann indessen auch Konglomerate beobachten, auch Schläuche von zusammengebackenen Zylinderepithelien, die äußerlich kleinen Gerinnseln gleichen können (Schittenhelm und Fraenkel). Fraenkel fand diesen Befund auch in autopsia bestätigt; in den mittleren und kleineren Bronchien eines im akuten Asthmaanfall verstorbenen Mannes traf er auf „eine so beträchtliche Abstoßung.in die Länge gezogener Zellen, daß deren zahlreiche wirr durcheinander geworfene und spindelig aussehende Elemente eine vollkommen pfropfartige Verstopfung des Lumens bewirkt hatten." Auch Berkart gibt eine Abbildung eines ähnlichen sich verzweigenden Ausgusses. In selteneren Fällen kommen auch ganze Nester aus solchen abgestoßenen Zellen vor, kreisrunde Konglomerate, an deren äußeren Partien eine spiralige Drehung ganz deutlich zu erkennen ist. Die inneren Zellen sind mehr kubischer Natur, die nach außen liegenden flachen sich mehr und mehr ab, so daß die äußersten dünnen spindeligen Gebilden mit in die Länge gezogenem Kern, soweit ein solcher überhaupt noch sichtbar ist, gleichen. Zuweilen scheinen sie auch in die zylindrischen Zellen der Umgebung überzugehen. Das Protoplasma der inneren Zellen ist leicht gekörnt, das der äußeren zeigt nur einige feine Granula oder ist völlig homogen. Die Gebilde gleichen am ehesten Krebsnestern, nur daß bei diesen die Umformung der Zellen gerade umgekehrt, also gegen die Mitte zu, stattfindet. Aus der spiraligen Anordnung der Zellen kann man auf eine Zusammenbackung durch starke Wirbelbewegung schließen, wie sie auch für die Entstehung der Curschmannschen Spiralen angenommen wird. (Eigene Beobachtung.)

Bei der **fibrinösen Bronchitis** werden gleichfalls reichlich Zylinderepithelien ausgestoßen, zuweilen ganze Schläuche, die Vierordt für Drüsenausführgänge hielt, deren Entstehung aber wohl auf eine Abschilferung des Bronchialepithels in den kleineren und kleinsten Bronchien zurückzuführen ist; man hat wenigstens bei Sektionen keine Anhaltspunkte dafür gefunden, daß es sich um ganze Drüsenausführgänge handelt. Ihre Menge ist übrigens sehr wechselnd, wie auch schon aus den Ausführungen über die Entstehung der Gerinnsel hervorgeht (s. S. 69). Ferner treffen wir Zylinderepithelien, und zwar meistens gut erhaltene, in den Anfangsstadien der **akuten Bronchitis**, und überhaupt bei frischen katarrhalischen Erkrankungen der oberen Luftwege. Sie können also auch aus der Nase oder der Choanengegend stammen, von wo sie durch starken Inspirationszug in den Rachen gerissen und ausgehustet werden. Die Exemplare liegen fast stets einzeln, selten einmal zwei oder drei nebeneinander; epitheliale Zellreihen, wie man sie im anatomisch-pathologischen Präparat von der Schleimhaut abgehoben antrifft, sind Ausnahmen.

Bei **Bronchiektasien** fehlen in der Regel die wohlausgebildeten, mit Flimmern besetzten Formen, da hier infolge der zunehmenden Atrophie das zylindrische Bronchialepithel in ein mehr kubisches übergeht und die Flimmern verliert. Selten sieht man Zylinderepithelien bei Lungentuberkulose, nach Lewy am ehesten noch bei sehr raschem Verlauf, da hier die Abstoßung sehr häufig erfolgen soll. Solange Schleim vorhanden ist, wird man sie antreffen, wenn auch nur spärlich.

In mäßiger Menge sind sie zuweilen beim Lungeninfarkt vorhanden.

Bei der kruppösen Pneumonie sieht man sie meist nur in spärlichen Exemplaren, was wohl auf die verhältnismäßig geringe Beteiligung der Schleimhaut der größeren Bronchien an der Erkrankung zurückzuführen ist. Häufiger sind sie im Beginn und Endstadium katarrhalischer Lungenentzündungen, seltener in ihrem eitrigen Auswurf.

γ) Die Bedeutung der Zylinderepithelien ist darin zu suchen, daß sie, sofern es sich nicht um eine Erkrankung der Nase oder des Rachens handelt, uns mit Sicherheit eine katarrhalische Erkrankung der Trachea und der Bronchien anzeigen, sei es daß diese selbständiger Natur oder nur Begleiterscheinung einer tieferliegenden Entzündung ist. Der gleichzeitige Schleimgehalt des Auswurfs bestätigt dies nur. Eine spezifische Bedeutung kommt den Zylinderepithelien streng genommen daher nicht zu; die erwähnten schlauch- oder pfropfenförmigen Gebilde lassen vielleicht noch auf eine erschwerte Expektoration und außerordentlich starke Abstoßung des Epithels schließen. Sowie die katarrhalische Entzündung in eitrige übergeht, so verschwinden sie. Die eigentümliche glänzende Umwandlung und die Übergänge zu den Charcot-Leydenschen Kristallen finden aber nur beim typischen Asthma bronchiale oder verwandten Zuständen statt. Woher sie im speziellen Falle stammen, wird nur schwer zu ermitteln sein; im allgemeinen müßte man annehmen, daß die höheren und schmäleren Epithelien aus der Trachea und den großen Bronchien, die niedrigen, sich mehr der kubischen Form nähernden, aus den feineren Bronchialverzweigungen stammen.

c) Rundzellen („Alveolarepithelien").

α) Morphologie. Streicht man mit einem Messer den Saft einer normalen Lunge ab und untersucht ihn, so sieht man nach Guttmann und Smith sehr zarte schleierartige, geknitterte membranartige Gebilde, die in ungefärbtem Zustande keine Zellgrenzen und einen Kern oft nur undeutlich zeigen, letzteren aber bei Färbung etwas kräftiger hervortreten lassen. Fertigt man ferner Präparate aus ödematösen Lungen an, so findet man, daß in einigen der Membranen die Zellkerne besonders dicht stehen, sie erscheinen voller, um sie herum sind Körnchen aufgetreten, die sich mit Methylviolett lebhaft färben; die Zellen sind durch scharfe Grenzlinien getrennt, so daß man das Bild eines polygonalen Plattenepithels vor sich hat. Bei fortschreitender Quellung trennen sich die einzelnen Zellen und runden sich sphärisch ab, die Granulationen treten etwas deutlicher hervor. Diese hydropische Quellung und Formveränderung von Alveolarepithelien ist von Friedländer auch experimentell bewiesen worden. Nach Guttmann und Smith sind es diese sphärisch gestalteten Formen, in welchen wir die abgestoßenen Alveolarepithelien im Sputum antreffen.

Bizzozero nimmt zwei Arten von Zellen an, große körnige protoplasmareiche Zellen, die er im Alveolarlumen vorfand und lamellöse, die Alveolen auskleidende Zellen. Die ersteren sollen aus letzteren hervorgehen, die im Sputum erscheinenden mit ihnen übereisntimmen.

Tatsache ist, daß man außerordentlich häufig Rundzellen im Sputum sieht, meist in einzelnen Exemplaren, seltener in zusammenhängenden Verbänden; fast regelmäßig sind sie gruppenweise, oft dicht nebeneinander in manchen Partien des Sputums angeordnet, vorzugsweise in den schleimigen, in anderen fehlen sie ganz. Es sind kleinere und größere Zellen, die gewöhnlichen Eiterkörperchen um das 2—4fache überragend, oft auch nur wenig größer wie diese, mit einem verhältnismäßig großen, runden, seltener ovalen oder ausgebuchteten Kern; nicht zu selten lassen sich auch zwei dicht aneinander gelagerte Kerne, die eben durch Teilung hervorgegangen zu sein scheinen, erkennen, den Teilungsvorgang selbst hat man indes noch nicht beobachtet. Meistens gelingt es auch, ein oder mehrere Kernkörperchen in ihnen zu entdecken. Das Protoplasma ist nur sehr fein granuliert, solange es sich um frischere Exemplare handelt; nach Fink und v. Noorden soll zum Unterschied von den Leukozyten in ihnen überhaupt keine Spur von Granulation anzutreffen sein.

Nach einigen Beobachtern (Guttmann, Heitler) führen die Zellen amöboide Bewegungen aus, doch fehlt hierfür die Bestätigung von anderer Seite.

Der oft etwas aufgelockerte Kern nimmt Farben mäßig gut an; das Protoplasma läßt mit May-Grünwald sich verschieden stark, aber nie sehr intensiv blauviolett färbende feine Granula erkennen, häufig fehlt auch jede Granulation.

Eine Reihe dieser Zellen, in manchen Sputis sogar ihre große Mehrzahl, zeichnet sich durch Einschlüsse aus, die zum Teil als Degenerationsprodukte, wie Fettkörnchen, Myelinkügelchen, aufzufassen, zum Teil aber auch ohne Mühe als Einlagerungen verschiedener Art zu erkennen sind; sie sind also zu Pigmentzellen geworden; von ihnen wird später besonders die Rede sein.

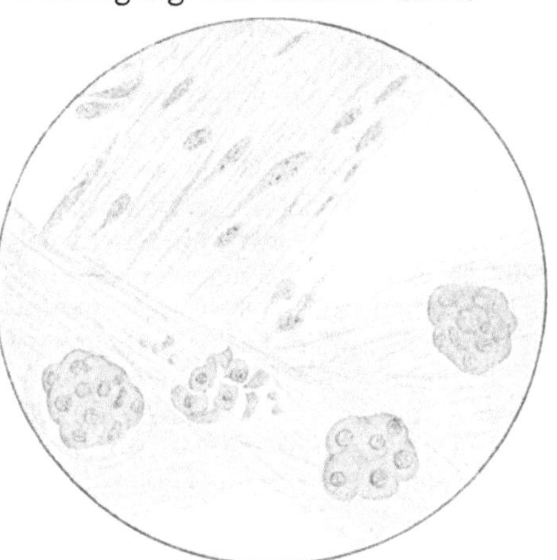

Abb. 31. Haufen von Rundzellen. Obj. 6. Ok. 1.

β) Herkunft (allgemeine Bemerkungen). Während die ersten Untersucher, die sich näher mit dem Studium dieser runden Zellen befaßt hatten, der festen Überzeugung waren, daß sie nichts anderes wie abgestoßene und gequollene Alveolarepithelien sein könnten, wozu sie sich durch den Vergleich mit den abgestrichenen Lungenepithelien berechtigt glaubten, ist man bald darauf über ihre Herkunft in Zweifel geraten und schließlich auf dem Standpunkte angelangt, daß Alveolarepithelien überhaupt nicht mit Sicherheit als solche zu erkennen sind, es daher überhaupt fraglich ist, ob man in diesen Gebilden Alveolarepithelien vor sich hat. Es ist ihnen hier daher auch der nichts präjudizierende Name „Rundzellen" gegeben worden, zum Unterschiede von den leicht erkennbaren Platten- und Zylinderepithelien, sowie den durch geringeren Umfang, Kernform oder deutliche Granulation ohne weiteres auffallenden weißen Blutkörperchen. Zuweilen mögen es auch Bronchialepithelien der tieferen Schichten sein.

Sämtliche Merkmale, die den in der beschriebenen Weise veränderten Alveolarepithelien zukommen, können nämlich auch anderen Zellen zukommen, vor allem manchen Zellen des Blutes oder Zellen, die sich aus fixen Bindegewebszellen ableiten, ferner den aus den kleinsten Bronchien stammenden kubischen Zellen (insbesondere den zwischen und unter den Basalfortsätzen der Flimmerzellen liegendem Ersatzzellen. [Senator]). Auch die Aufnahme von Pigment sowie die fettige und myeline Degeneration sind keine Eigentümlichkeit der Alveolarepithelien, so daß, wie alle neueren Forscher, an ihrer Spitze Panizza und Grünwald betonen, eine sichere Unterscheidung überhaupt nicht möglich ist, eine Ansicht, die allein Fischel früher stets vertreten hatte. Da der Streit sich gleichzeitig darum dreht, ob die pigmentführenden Zellen als Alveolar-epithelien oder Gebilde anderer Herkunft anzusehen sind, so wird die Frage ihrer Abstammung später bei der Besprechung dieser Zellen weiter erörtert werden (s. S. 134). Im folgenden ist daher vorläufig auf die Pigmentation dieser Zellen sowie das Vorkommen von Fett und Myelin in ihnen nur soweit als notwendig Rücksicht genommen.

γ) **Vorkommen.** **Guttmann** und **Smith** fiel schon auf, daß Rundzellen fast regelmäßig bei ganz gesunden Individuen jenseits des 30.—35. Lebens-jahres vorkamen; sie führten dies auf eine Desquamation von Alveolarepithelien zurück, die nach ihrer Meinung im früheren Alter unter normalen Verhältnissen nicht stattfindet, sondern erst bei Zirkulationsstörungen oder Quellung der Epithelien infolge Aspiration von Bronchialsekret in das Lungenparenchym. Tatsache ist, daß wir besonders in dem dickschleimigen schwarzpigmentierten Sputum, das viele Erwachsene am Morgen entleeren, regelmäßig zahlreiche dieser Zellen vorfinden, oft in großen Haufen zusammengedrängt, alle mehr oder weniger mit Fettkügelchen, Myelintropfen oder Pigmentkörnern erfüllt.

Bei **Bronchitiden** treffen wir solche Zellen weniger häufig an und wenn, dann nur im wenig eitrigem, mehr schleimigem Sputum der akuten wie chroni-schen Bronchitis. Dagegen erscheinen sie regelmäßig in verschiedener Anzahl bei Katarrhen, die im Gefolge von Stauungszuständen sich einstellen; sie fallen hier dadurch auf, daß ein Teil von ihnen mehr oder weniger Blutpigment ent-hält (siehe unter „Herzfehlerzellen"). Ähnlich ist es beim hämorrhagischen Infarkt. In ganz vereinzelten Fällen sollen sie bei letzterer Erkrankung auch rote Blutkörperchen in sich aufnehmen (**Guttmann** und **Smith**), Verfasser ist es jedoch, wie anderen Untersuchern, nie gelungen, derartiges einwandfrei zu beobachten.

Zuweilen hat man ähnliche Zellen im Asthmasputum, besonders reichlich im Mantel der **Curschmann**schen Spiralen vorgefunden, doch stehen sie nach v. **Noorden** nicht in konstanter Beziehung zu denselben; auch ganze Schläuche sollen, ähnlich wie aus Zylinderepithelien, bei der **fibrinösen Bronchitis** von ihnen gebildet werden. Es läßt sich jedoch auch hier nicht unterschei-den, ob die hieran beteiligten Zellen wirklich „Alveolarepithelien" sind; es ist oben bereits darauf hingewiesen worden, daß auch andere Zellen die gleichen Formen annehmen können. Bei näherer Betrachtung erscheinen sie weniger granuliert, pigmentarm, sehr häufig in kleineren oder größeren Verbänden, an den aneinander liegenden Seiten leicht abgeplattet; es ist also sehr viel wahrscheinlicher, daß es sich hier um Bronchialepithelien handelt und an-derslautende Angaben auf Verwechslungen beruhen.

Bei **hypostatischen Prozessen** finden sie sich nach **Guttmann** und **Smith** reichlich im schleimigen Auswurf, die Beschreibung dieser Autoren paßt indes genau auf das schleimige Morgensputum, so daß es fraglich er-scheint, ob sie hier wirklich Sputum aus dem eigentlichen Lungenparenchym vor sich hatten. **Heitler** fand bei der Autopsie eines Falles, in dessen Auswurf ständig „Alveolarepithelien" getroffen wurden, das Lungenepithel vollkommen normal; die Zellen konnten also nicht wohl dem Lungengewebe selbst ent-stammen, wenn man nicht normale Aufwärtswanderung abgestoßener Zellen annimmt.

Bei **Lungenödem** sieht man sie in den späteren Stadien des serösen Aus-wurfs, wie **Heitler** angibt, reichlich in intaktem Zustande oder in myeliner Degeneration.

Während nach **Amberger** „Alveolarepithelien" bei der **kruppösen Pneu-monie** nur als akzidentelle Gebilde vorkommen, oder zum mindesten lediglich

die Folge eines chronisch-pneumonischen Prozesses sein sollten, fanden sie
Guttmann und Smith hier regelmäßiger, hauptsächlich „in dem Kranz
hirsekorngroßer, weißlich durchscheinender, grau bestäubter Klümpchen, der
sich um den rostbraunen oder zitronengelben Kern herumlegt", während sie in
den mehr eitrigen, aus den Bronchien stammenden Massen wie nur mehr zufällig
vorkamen. Die ersten Tage der Erkrankung waren sie stets spärlich, dagegen
auch nach Ablauf des Prozesses noch wochenlang in großer Menge anzutreffen.
Sie kommen aber regelmäßig auch in den typisch pneumonischen Sputum-
teilen vor.

Auffallend häufig wurden die in Frage stehenden Zellen von Buhl bei
Spitzenkatarrh sowie bei Spitzeninduration vorgefunden, bei Exazer-
bation der Erkrankung sollten sie infolge des begleitenden Bronchialkatarrhes
seltener werden, im eitrigen und im Kavernensputum überhaupt ganz fehlen.
Letzteres wäre wohl erklärlich, da das Lungenepithel hier mehr oder weniger
zerstört ist und auch die in den Randzonen vorgefundenen gequollenen Epithelien rasch der Vernichtung anheimfallen. Im phthisischen Auswurf sollen
sie vorzugsweise denn auch nur in den schleimigen Teilen gefunden werden.
Verfasser hat sie in dem schleimig-eitrigen Auswurf bei dieser Erkrankung
manchmal in auffallend großer Anzahl, die Mehrzahl von ihnen in fettiger
Degeneration, aber fast ohne Pigment gesehen, im rein eitrigen nur selten.
Sieht man also genauer zu, so wird man „Alveolarepithelien" überhaupt in
jedem Sputum, besonders in dessen schleimigen Teilen, vorfinden. Panizza
hat hierauf schon mit Nachdruck hingewiesen.

δ) Pathognomonische Bedeutung. Die älteren Beobachter hatten den
„Alveolarepithelien" infolge ihres angeblich gehäuften Vorkommens bei manchen Erkrankungen eine große pathognomonische Bedeutung zugesprochen, besonders den myelinhaltigen Exemplaren. Nach Guttmann und Smith sollte
diese jenseits des 30. Lebensjahres erloschen sein und ihr Vorkommen nicht
mehr als eine Abstoßung von Lungenepithel beweisen, die bei Gesunden im
späteren Alter regelmäßig erfolge; keinesfalls aber Beweis einer „Desquamativ-
pneumonie", wie bei Leuten unterhalb der angegebenen Altersgrenze. Da
es im einzelnen Falle aber nicht zu entscheiden ist, ob die vorgefundenen
runden Epithelien tatsächlich Alveolarepithelien oder eingewanderte Zellen
sind, so dürfte ihre Bedeutung im allgemeinen, wenn sie sich nicht durch besondere Eigentümlichkeiten, zum Beispiel durch Aufnahme von Blutpigment,
auszeichnen, nur gering sein. Keinesfalls lassen sie einen Schluß auf einen
spezifischen Prozeß in den Lungen, wie es Buhl wollte und neuerdings in einer
Arbeit von Doctor vertreten wird, oder in den Bronchien zu. Auch wenn sie
in größeren Haufen zusammengedrängt auftreten, ist es noch nicht gestattet,
sie als Alveolarepithelien anzusprechen. Sie müßten dann auch bei der kruppösen Pneumonie, bei dem Ödem der Lungen stets in größeren Massen zu finden
sein; gerade hier sehen wir aber sie nur spärlich und jedenfalls ihre Zahl nicht
entsprechend der massenhaften Abstoßung in den Alveolen.

Auf der anderen Seite besteht in der großen Mehrzahl der Fälle, in denen wir
sie vorfinden, sicher keine Erkrankung des Lungenparenchyms, sondern oft
nur ein einfacher Rachenkatarrh; auch konnte bei Autopsien die Intaktheit
des Lungenepithels bestätigt werden. Sie sind demnach, soweit man sie bei
Erkrankungen der Lunge — gleichviel woher sie auch stammen — vorgefunden
hat, stets nur einem begleitenden Katarrh zuzuschreiben, eine Ansicht, der
schon früher Heitler Geltung zu verschaffen suchte. Senator dehnt ihr
Vorkommen auch auf entzündliche Infiltration, seröse Durchtränkung, sowie
destruktive Prozesse aus, sie kommen also schließlich überall vor und sind

keiner Erkrankung eigentümlich. Es ist daher auch ohne weiteres verständlich, daß ihnen eine besondere diagnostische Bedeutung nicht zukommt.

Manche der eben beschriebenen Zellen zeigten nun, wie schon angedeutet wurde, verschiedene Eigentümlichkeiten, die ihnen eine gesonderte Stellung zuweisen und daher auch eine besondere Besprechung erfordern. Es sind dies die Zellen mit Pigment-, Myelin- und Fetteinschlüssen. Wie weit es sich dabei um Aufnahme von zunächst außerhalb der Zellen gebildeten Substanzen oder um Umbildung von Zellbestandteilen handelt, wird im einzelnen erörtert werden. Da sich vielfach die genannten Körper auch außerhalb von Zellen vorfinden, seien die freiliegenden Substanzen mit in die Besprechung eingeschlossen, zumal ihnen eine prinzipiell verschiedene Bedeutung nicht zukommt.

4. Pigmentzellen und freies Pigment.

a) Körpereigenes Pigment. „Herzfehlerzellen".

α) Morphologie. Bei gewissen Erkrankungen ist man auf das Vorkommen von Zellen aufmerksam geworden, in deren Protoplasma Pigment eingeschlossen

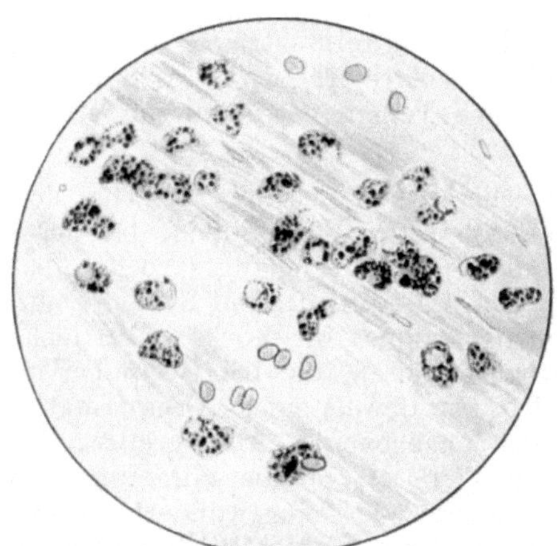

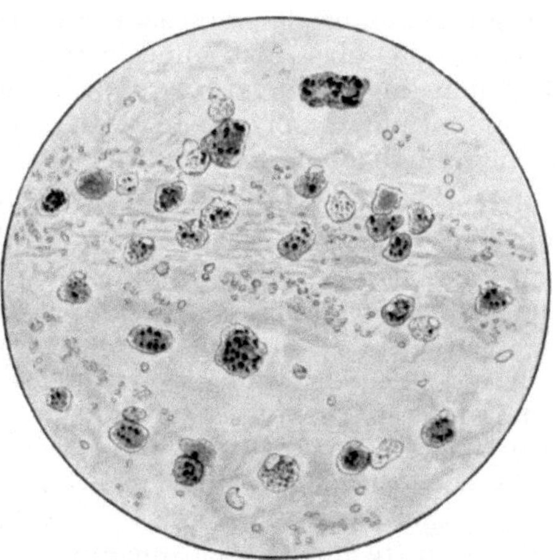

Abb. 32. Auswurf bei Lungeninfarkt (4.—5. Tag). Blutpigmenthaltige Zellen. Hauptsächlich gekörntes Pigment. Obj. 6. Ok. 1.

Abb. 33. Blutpigmenthaltige Zellen bei Mitralstenose. („Herzfehlerzellen"). Berlinerblau-Färbung. Obj. 6. Ok. 1.

ist, die sich sonst aber zunächst in nichts von den sogenannten Alveolarepithelien zu unterscheiden scheinen. Die Pigmenteinlagerung ist nicht gleichmäßig; entweder zeigen sie einen schwachen, diffusen, hellgelben Farbton, oder — das häufigere — gelbliche, hell- bis dunkelbraune oder rubinrote, unregelmäßig gestaltete und gelagerte Körnchen. Zahl und Größe dieser wechseln ganz außerordentlich, von einigen wenigen bis zu dicht gehäuften Massen, die den ganzen Zelleib verdecken. Daneben können mehr oder weniger Myelintröpfchen in ihnen enthalten sein.

Cohn hat diese pigmentführenden Zellen in zwei Größenklassen eingeteilt, größere von 35—40 μ und etwas darunter und kleinere von 12 μ Durchmesser; bei letzteren, in der Minderzahl befindlichen, hat es sich vielleicht um pigmenthaltige Leukozyten gehandelt. Die Zellen liegen vereinzelt, häufiger zu Zügen geordnet, selten in unmittelbarem Zusammenhang. Nach stärkeren Blutungen ist auch reichlich freies Pigment zwischen den Zellen eingelagert.

Aber auch Zellen anderer Natur können das gleiche Pigment führen. So hat v. Noorden durch vorangehende Granulafärbung nachgewiesen, daß ungefähr die Hälfte aller pigmentführenden Zellen neutrophile Körnchen enthielt, also sicher leukozytärer Natur war; eine kleine Anzahl mit eosinophilen Granulis entstammte gleichfalls dem Blute; die meisten eosinophilen Zellen — es handelte sich bei den Untersuchungen um Asthmafälle — waren indes pigmentfrei; nur ungefähr die Hälfte der Pigmentzellen wies überhaupt keine Körnchen auf, war also epitheloiden Gebilden zuzurechnen. v. Noorden schlägt daher vor, den Namen „braune Alveolarepithelien" aufzugeben, da er falsche Vorstellungen von der Art und Abkunft der blutpigmenthaltigen Zellen erwecke. Auch Senator ist der Ansicht, daß nicht ausschließlich die großen runden Zellen das Pigment enthalten, ebenso Krönig. In Flimmerzellen ist nie solches Pigment gefunden worden (Krönig), nach F. Müller sind auch die kleinen Leukozyten stets pigmentfrei.

Das in den Zellen enthaltene Pigment ist von Neumann als Hämosiderin bezeichnet worden zum Unterschied von dem in rhombischen Täfelchen, in Form grober Büschel und auch in Schollen frei vorkommendem Hämatoidin, das eisenfrei ist. In den Zellen eingeschlossen findet man nach Lenhartz solche Hämatoidinkristalle niemals. Orth gibt indessen an, kristallinische Einschlüsse gesehen zu haben. Das Vorhandensein von unveränderten roten Blutkörperchen in den Zellen ganz vereinzelter Fälle (Krönig, Guttmann und Smith) gehört nicht zum Begriff der „Herzfehlerzellen". Auffallend ist auch, daß man bei experimentellen Untersuchungen nach Einbringen von körpereigenem Blut in die Lungen niemals intakte rote Blutkörperchen in gequollenen Alveolarepithelien eingeschlossen gefunden hat (E. Neumann, Sommerbrodt). M. B. Schmidt und Ott machen noch

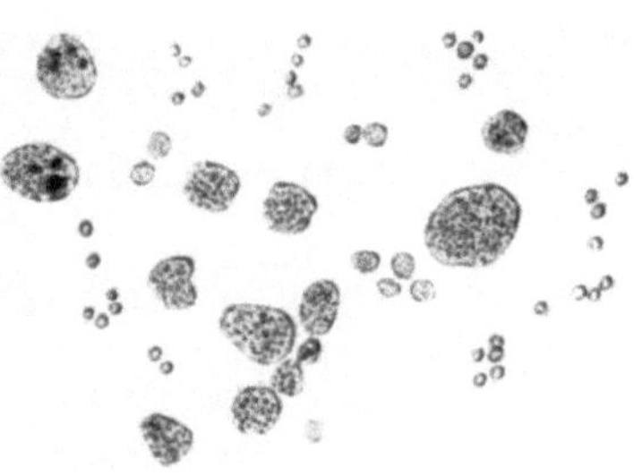

Abb. 34. Blutpigmenthaltige Zellen, ungefärbt, Pigment größtenteils diffus die Zellen färbend. Obj. 6. Ok. 1.

besonders darauf aufmerksam, daß Erythrozyten von nicht mehr intakter Beschaffenheit leicht mit Pigmentklumpen zu verwechseln sind. Man sieht in der Tat bei geeigneten Fällen auch große runde oder ovale Einschlüsse, sie unterscheiden sich von Erythrozyten aber durch ihre dunkelgelbrote Farbe, ihre verschiedene Größe und ihren scharfen Rand, vor allem durch eine intensive Berlinerblau-Reaktion. Es handelt sich also auch hier um wie zusammengesinterte oder auseinandergeflossene Pigmentklumpen. Einwandfreie rote Blutzellen hat Verfasser bisher noch nicht entdecken können, auch keine Degenerationsformen.

Fettkügelchen sind selten in ihnen, myeline Degeneration kommt nicht vor.

β) Nachweis. Sind die Zellen nur diffus mit Pigment bestäubt oder enthalten sie Körnchen, die durch ihre braungelbe oder ins rötliche spielende Farbe auffallen, so kann man ihre Natur meistens ohne weiteres erkennen. Rötliches Pigment findet man nur noch in scholliger Form in Zellen eingeschlossen im Auswurf von Arbeitern, die feinen Eisenstaub eingeatmet haben (Eisenoxydstaub, Merkel). Schwieriger ist die Unterscheidung von amorphem Kohlepigment, wenn auch dessen braunschwarze bis schwarze Farbe meist ein ziemlich zuverlässiges Merkmal bildet. Noch mehr erschwert wird die Untersuchung, wenn — worauf Neumann hinweist — ein schwarzer kohlepigmenthaltiger Kern von einem Mantel von Hämosiderinpigment umgeben ist. Die bräunliche oder rötliche Farbe des letzteren hebt sich besonders dann, wenn die umgebende

Schicht schmal ist, nur schlecht von dem schwarzen Zentrum ab. Um zu konstatieren, ob ein solcher Mantel vorhanden ist, setzt man etwas konzentrierte Schwefelsäure zu, die das Blutpigment auflöst, die Kohlekörnchen dagegen intakt und ihre Konturen schärfer hervortreten läßt. Zur Sicherung weist man ferner noch in bequemer Weise den Eisengehalt des Blutpigmentes nach, indem man zu einem kleinen auf einen Objektträger gebrachten (frischen oder aufgetrockneten) Partikelchen Sputum einen Tropfen verdünnte ($1\,^0/_0$) Salzsäure bringt und einige Augenblicke darauf einen Tropfen einer $2\,^0/_0$igen Ferrozyankaliumlösung; in kurzem nehmen die bestäubten Zellen einen feinen blaugrünen Schimmer an, die Schollen färben sich intensiv blaugrün bis blau, während die Kohlepartikelchen keine Farbveränderung eingehen (Reaktion von Perls). Nach Lenhartz kann man statt dessen auch einen Tropfen Schwefelammonium-

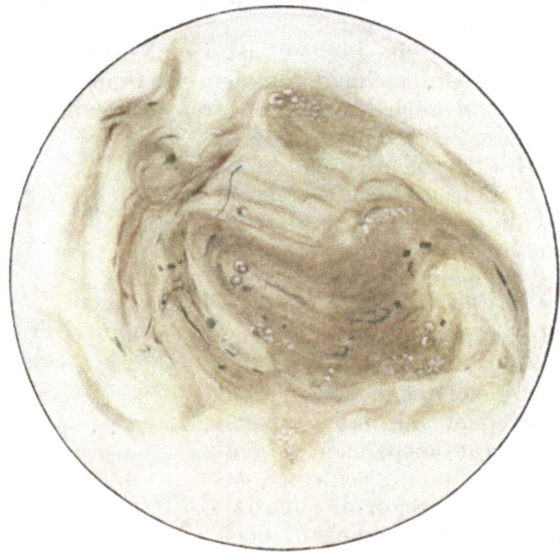

Abb. 35.   Blutpigmenthaltiger, eitrig-schleimiger Auswurf bei Lungeninfarkt.   Makroskopische Berlinerblau-Reaktion.

lösung zusetzen, das eine grünschwarze Färbung des eisenhaltigen Pigmentes erzeugt. v. Noorden bemerkt, daß man durch Anwendung der Farbreaktion regelmäßig mehr pigmenthaltige Zellen erkennen kann, als bei einfacher Betrachtung.

Handelt es sich um größere Konglomerate eisenhaltiger Zellen, so kann man die Reaktion auch makroskopisch anstellen, indem man das ganze Sputum mit Salzsäure und Ferrozyankalium behandelt. (5 Tropfen konz. Salzsäure auf 10 ccm $2\,^0/_0$ Ferrozyankaliumlösung) mindestens 10 Minuten. Während die Masse des Sputums sich hierdurch nur schwach grün färbt, nehmen die das Blutpigment enthaltenden Partien eine wesentlich intensivere blaugrüne bis blaue Farbe an und heben sich als dunkler gefärbte kleine Klümpchen und Stippchen deutlich von dem helleren Untergrunde ab. Noch schöner werden die pigmenthaltigen Teile dargestellt, wenn man mit Maiers Karmin nachfärbt. Es soll hierbei noch eigens bemerkt werden, daß man bei der Untersuchung des Auswurfs zum Nachweis von eisenhaltigem Blutpigment nicht die gewöhnlichen häufig angerosteten Metallnadeln benutzen darf, sondern Nadeln aus Platin oder überhaupt nur Glasinstrumente.

γ) Vorkommen. Lenhartz gibt an, daß er die „Herzfehlerzellen" ausschließlich nur bei Herzfehlerkranken, sonst dagegen niemals gefunden habe; unter diesen nähmen die Kranken mit den chronischen Mitralfehlern und Myokarditis die erste Stelle ein, aber auch bei Aorten- und Pulmonalfehlern seien sie zu treffen; am regelmäßigsten und schönsten sei ihr Vorkommen bei Mitralstenosen. Lenhartz schließt sich hier vollkommen der Ansicht Wagners an. Diese Beobachtungen sind vielfach bestätigt worden, spätere Untersucher haben die gleichen Zellen indes auch noch bei anderen Zuständen getroffen, in denen die genannten Veränderungen des Herzens nicht vorlagen, so besonders reichlich beim hämorrhagischen Infarkt, allerdings nicht in dem frischen blutigen Auswurf, sondern erst nach einer Reihe von Tagen (Fr. Müller). Es findet ja hier auch eine lokale Stauung statt. Bei Blutungen anderer Herkunft sollen sie nach F. A. Hoffmann und Cohn nie vorhanden sein, doch hat sie Verfasser auch hier beobachtet. Hier wie beim Infarkt fällt auf, daß sich regelmäßig auch reichliche Zellen finden, die kein körniges Pigment enthalten, sondern nur eine diffuse hellgelbe Färbung aufweisen. Es scheint, daß dies mit der Menge des ausgetretenen Blutes zusammenhängt. Lenhartz weist ausdrücklich darauf hin, daß bei Stauungszuständen stets nur körniges Pigment sich findet; ob man daraus den Schluß ziehen darf, daß in dem einen Falle Blutungen nur in das interstitielle Gewebe, in dem anderen auch in das Lumen der Alveolen hinein stattgefunden haben, ist fraglich. Ein prinzipieller Unterschied zwischen Zellen mit körnigem und mit diffus verteiltem Pigment kann kaum gemacht werden, wenn auch das Vorherrschen von körnigem Pigment bei Herzfehlern ausfällt.

Bei akuter Bronchitis sind „blutpigmenthaltige Zellen" in reichlicher Anzahl von Lewy gefunden worden, seltener bei chronischer Bronchitis; bei letzterer Erkrankung ist der Zustand des Herzens für ihr Auftreten häufig maßgebend gewesen (Lenhartz, Wirsing). Für gewöhnlich fehlen sie.

v. Noorden traf sie in einer Reihe von Asthmaanfällen an, besonders zu Beginn derselben, im späteren Verlaufe wurden sie spärlicher, obwohl die Heftigkeit der Anfälle nicht abnahm. Verfasser beobachtete sie regelmäßig bei einer an chronisch-asthmatischen Beschwerden leidenden Patientin, die durch längere Zeit hindurch stark mit Blut vermischtes Sputum auswarf.

Ferner erscheinen sie gelegentlich, aber erst nach Ablauf des eigentlichen Anfalles und mit dem Schwinden des Auswurfes beim Ödem der Lungen.

Bei Pneumonien ohne Herzveränderungen sind sie nach Krönig sehr selten und nur in vereinzelten Exemplaren vorhanden; das gleiche geben auch F. A. Hoffmann und Peyer an. Cohn beobachtete bei einem Herzkranken während einer interkurrierenden Pneumonie eine wesentliche Vermehrung. Auch die Grippe-Pneumonie führt oft zu starken Blutungen und Pigmentaufnahme.

Bei Tuberkulose sind sie selten, im eitrigen Auswurf fehlen sie ganz, da die Zellen rasch verfallen und das Pigment aufgelöst wird; bei stürmischem Verlauf hat Lewy dagegen außerordentlich viele vorgefunden. Nach Hämoptoen sollen sie nach älteren Untersuchern nicht auftreten, kommen aber auch hier zweifellos vor. Man wundert sich indes oft, sie nicht häufiger zu sehen.

δ) Pigmentbildung. Die Frage, wie das Blutpigment in die Zellen gelangt, ist seit Virchow verschiedentlich erörtert worden. Es kommen drei Möglichkeiten in Betracht: erstens Aufnahme roter Blutkörperchen in die Zellen und Umwandlung in körniges Pigment; zweitens Bildung von Pigment außerhalb der Zellen durch Zerfall der roten Blutkörperchen und Aufnahme in Form von Körnchen; drittens völlige Auflösung der roten Blutkörperchen außerhalb der Zellen und Aufnahme der gelösten Substanz, wobei sich diese im weiteren Verlaufe in den Zellen als körniges Pigment niederschlägt. Gegen erstere hauptsächlich von Langhans vertretene Ansicht, nach welcher die Umformung nur in der Zelle vor sich geht, wird von den meisten Autoren, besonders von Fleiner und E. Neumann, eingewendet, daß niemals intakte rote Blutkörperchen in den Alveolarepithelien vorgefunden worden seien (ver-

einzelte Ausnahmen wurden oben angeführt). M. B. Schmidt hat zwar nach
Einbringen von Hammelblut in die Lunge von Kaninchen häufig eingeschlossene
rote Blutkörperchen gefunden, ist aber trotzdem der Ansicht, daß freie Pigmentbildung möglich sei. Das was als Erythrozyten imponiere, sei in der Mehrzahl
der Fälle schon der aufgelöste Farbstoff, tropfenförmiges Hämoglobin; was
nur bestätigt werden kann. Gegen die zweite Annahme spricht, daß man den
Blutfarbstoff nicht nur in Form von Körnchen in den Zellen vorfindet, sondern
sie vielfach nur von dem Farbstoff diffus durchtränkt sieht oder beides nebeneinander — diffuse Imbibition und körnige Pigmentanhäufung. Orth läßt
die Frage offen, ob das Pigment aus diffusem Blutfarbstoff oder im Inneren
von roten Blutkörperchen entsteht. Aus seinen Untersuchungen geht jedenfalls hervor, daß sich Pigment auch direkt ohne Vermittlung von Zellen bilden
kann, denn er hat bei Stauungslunge reichlich freies Pigment im Lumen feinster
Gefäßendigungen gesehen, das aus zerfallenen roten Blutkörperchen stammte.
In den Interstitien traf Orth sowohl pigmenthaltige große Zellen wie freies
Pigment an.

Man muß also annehmen, daß der Hauptsache nach die Zellen den gelösten
Farbstoff aufnehmen. Ganz in diesem Sinne spricht auch das häufige Vorkommen diffus gefärbter Zellen bei reichlichen Blutungen, während bei sehr
geringen Blutungen, wie z. B. in der Stauungslunge, sich häufiger nur Zellen
mit körnigem Pigment vorfinden. Es ist also nicht, wie M. B. Schmidt
annimmt, die diffuse Pigmentierung immer nur der Ausdruck des völligen Unterganges des aufgenommenen körnigen Pigmentes, sondern im Gegenteil das
Zeichen einer sehr geringen Pigmentaufnahme. Für die Aufnahme des
gelösten Farbstoffes und seine Niederschlagung in der Zelle spricht ferner nach
E. Neumann ganz besonders auch die schon erwähnte Tatsache, daß er um
einen Kohlepigmentkern den Farbstoff niedergeschlagen fand. Bekanntermaßen erfolgt eine solche Niederschlagung aus Lösungen um einen Kern sehr
häufig, während nicht einzusehen ist, warum sich schon vorhandenes körniges
Pigment an Kohlenteilchen anlagern soll. Um trügerische Dispersionserschei-
nungen hat es sich wohl kaum gehandelt.

F. A. Hoffmann ist auch der Ansicht, daß die Pigmentbildung aus gelöstem Blutfarbstoff vor sich geht, und zwar kämen bei kleineren Hämorrhagien
in der Lunge die roten Blutkörperchen unter den Schutz des Lungenepithels
zu liegen, wo dann außerhalb der Zelle aus dem gelösten Farbstoff Pigmentbildung erfolge; dieses würde dann den Lungenepithelien an ihrer Unterfläche
angeboten, häufig übernähmen auch Leukozyten den Transport des Pigmentes
zu den Epithelzellen.

Nach M. B. Schmidt soll übrigens die Eisenreaktion des Farbstoffs nur zu
gewissen Zeiten auftreten, nämlich ungefähr in der Mitte des Umwandlungs-
prozesses, während sie bei Weiterbildung zu dem sogenannten melanotischen
Pigment wieder verschwindet. Daß die roten Blutkörperchen und aus ihnen
ausgetretenes Hämoglobin die Reaktion noch nicht geben, ist allgemein bekannt.
Neumann nimmt gegen diese Annahme einer Umbildung in melanotisches
Pigment Stellung, indem er einwendet, daß M. B. Schmidt fremdes Blut in die
Kaninchenlungen eingebracht habe, hier also möglicherweise ein anderer Prozeß
vor sich gehe, wie bei Zerstörung des körpereigenen Blutes; so sollen z. B. auch
die Malariaparasiten einen Farbstoff aus dem Blute herstellen, der schwarz ist
und die Eisenreaktion nicht gibt. — Bisher ist nicht bekannt geworden, daß man
im Sputum schwarzes, durch Schwefelsäure zerstörbares Pigment gefunden
hat, das die Eisenreaktion nicht gibt.

ε) Abkunft der pigmentführenden Zellen. Mit der Frage nach dem
Orte der Entstehung der blutpigmentführenden Zellen ist auch die Frage auf

das engste verknüpft, ob es sich bei den großen Rundzellen mit blasigem Kern tatsächlich um Alveolarepithelien handelt, die zu Pigmentaufnahme bzw. Pigmentbildung befähigt sind und die sich nach Ablösung von ihrer Unterlage als sogenannte Herzfehlerzellen im Auswurf vorfinden, oder ob es aus dem Blute zugewanderte Zellen oder Bindegewebsabkömmlinge sind, denen diese Fähigkeit zukommt. Wie schon hervorgehoben wurde, ist es im Sputum ganz unmöglich, nach Form und übrigen Eigenschaften ihre Herkunft zu erkennen: Es handelt sich hier also nicht um die Differenzierung der pigmentführenden granulierten kleinen Formen, deren leukozytäre Natur v. Noorden unzweifelhaft feststellen konnte, sondern lediglich um die großen ungranulierten Gebilde, die gewöhnlich als „Alveolarepithelien" bezeichnet werden.

Da die Lösung dieser Frage nicht allein durch Versuche über Blutpigmentbildung in den Alveolarzellen entschieden werden kann, sondern mit dem Problem der Aufnahme von körperfremdem Pigment in Zellen überhaupt eng verknüpft ist, so sei hier näher auf sie eingegangen.

Was den ersten Teil betrifft, nämlich die Aufnahme und Bildung von Blutpigment in Alveolarzellen, so sind die wichtigsten Versuche wohl von Sommerbrodt unternommen worden. Sommerbrodt injizierte Hunden vorsichtig Blut in die Trachea, so daß sie am Leben blieben und untersuchte die Schleimhaut des Respirationstraktus in gewissen Abständen. Schon drei Stunden nach der Infusion fand er zwischen den Blutzellen in den Alveolen einzelne blasige Zellen vom 2—3fachen Durchmesser der roten Blutkörperchen, mit deutlichem Kern und trübem, etwas körnigen Zellinhalt; nach sechs Stunden war die Menge dieser Zellen wesentlich vermehrt. Nach 24 Stunden hatten sie eine Größe von 6—15 μ und zeigten runde Form. Am 4.—5. Tage war die größte Größe mit 24 μ erreicht, bis ungefähr zu eben dieser Zeit nahm ihre Zahl zu. Am 5. und 6. Tage konnte man außerdem in ihnen rote Blutkörperchen entdecken. Von dieser Zeit ab begannen viele der großen Zellen ihre Rundung zu verlieren, ihre Formen wurden unregelmäßig, ihre Menge nahm ab. Erst vom 10. Tage ab zeigte sich in ihnen der Beginn einer diffusen bräunlichen Färbung, wenig später erschien ihr Inhalt oft braun gekörnt. Nach 5 Wochen waren diese braunen Zellen wieder völlig verschwunden. Sie unterschieden sich in nichts von den im menschlichen Auswurf von Guttmann und F. A. Hoffmann beschriebenen großen runden Zellen. Sommerbrodt sah sie für Alveolarepithelien an, denn die mikroskopische Untersuchung der noch in ihrem Verbande befindlichen Epithelien lehrte ihn, daß 3—6 Stunden nach der Blutinfusion Trübung des Alveolarbelags eintrat, einzelne Epithelkerne, die vorher nicht färbbar waren, sich zu färben begannen und in den nächsten Stunden starke Trübung und mäßige Vergrößerung einsetzte; nach 24 Stunden waren alle Übergänge von kleinen polygonalen zu größeren, mehr runden Zellen zu erkennen, die sich schließlich aus dem Rahmen der Epithelfläche heraushoben und das Alveolarlumen füllten. Analog diesem Vorgang soll nach Sommerbrodt bei Blutungen in die Alveolen hinein die Bildung der sogenannten Herzfehlerzellen bei Menschen vor sich gehen. Auch Perl und Lippmann geben auf Grund ähnlicher Versuche an, daß das Pigment „möglicherweise" in den Alveolarepithelien entstehe. Gluzinski fand nach Infusionen körpereigenen Blutes normale Lungenbläschen vollständig mit desquamierten, reichlich goldgelben Farbstoff enthaltenden „an die Herzfehlerzellen erinnernden" Epithelien gefüllt, umgeht es aber, sie mit Bestimmtheit als Alveolarepithelien anzusprechen.

F. A. Hoffmann hält ebenfalls diese Zellen für alveolärer Abkunft und führt zur Begründung die Möglichkeit ihrer Quellung an, ferner ihr vorzugsweises gehäuftes Vorkommen in den Alveolen, während sie im Lungengewebe niemals mit Sicherheit zu sehen seien. Das Pigment liege dort entweder in den Spalträumen oder in kleinen meist spindelförmigen Zellen. Endlich führt Hoffmann die myeline Degeneration ihres Inhalts als Beweis an, die bei den weißen Blutkörperchen nicht beobachtet wird, dabei läßt er auch die Möglichkeit offen, daß sich die Leukozyten an der Pigmentbildung beteiligten. Im Gegensatz zu Sommerbrodt und Guttmann, die die Pigmentbildung in das Lumen der Alveolen hinein verlegen, läßt er es in den noch fest auf ihrer Unterlage aufsitzenden Epithelien sich bilden.

Lenhartz nimmt gegen die ausschließliche Beteiligung der Alveolarepithelien an der Pigmentaufnahme und -bildung Stellung. Ausgehend von den vielfachen älteren Untersuchungen, welche zeigten, daß aus der Gefäßwand ausgetretene rote Blutkörperchen von großen einkernigen Zellen bzw. von Riesenzellen aufgenommen und hier zu Pigment umgebildet werden, schloß er, daß auch bei Blutungen in das Lungengewebe eine lebhafte Tätigkeit der großen Leukozyten eingreift und stützte diese Ansicht durch die Beobachtung, daß er in den Lungen oder im Auswurf bei Stauungszuständen nur scholliges oder körniges Pigment fand. Der letztere Grund erscheint angreifbar, denn es ist unwahrscheinlich, daß den diffus gefärbten Zellen, die man außerordentlich häufig bei stärkeren Blutungen antrifft, eine andere Bedeutung zukommt wie den nur körniges Pigment führenden Zellen. In den Epithelien, die das Lumen der feinsten Bronchiolen erfüllten, fand sich anscheinend kein Farbstoff. Lenhartz führt ferner für seine Ansicht Versuche von Tchistowitsch an, die zur Klärung der Frage über die Abstammung von Rußzellen unternommen worden sind, also von Zellen, die sich außer durch die Art des Pigments in keiner Weise von den eben genannten Zellen unterscheiden. Tchistowitsch setzte neugeborene Meerschweinchen längere Zeit der Einatmung von Lampenruß aus, fand aber niemals Pigment im Inneren der Bronchial- und Alveolarepithelien; nach 14 Stunden sah er im Lumen der Alveolen mono-, seltener polynukleäre weiße Blutkörperchen und Makrophagen, welche Rußkörnchen aufgenommen hatten, aber auch jetzt waren die Alveolarepithelien noch völlig frei von ihnen. In den Gefäßen kamen ganz ähnliche Zellen vor. Die in die Alveolen eingewanderten Zellen vergrößerten sich mit der Zeit und platteten sich ab, so daß sie mit Alveolarepithelien verwechselt werden konnten. Pigment fand sich nur in den Zellen innerhalb der Alveolen, sowie in dem interstitiellen Gewebe und in den Lymphräumen. Die Leukozytennatur dieser Zellen bewies Tchistowitsch durch einen weiteren Versuch. Ein Kaninchen erhielt gleichzeitig intratracheal eine Schweinerotlaufkultur und intravenös eine Karminaufschwemmung; nach 24 Stunden fanden sich in den Alveolen karminhaltige Lymphozyten, sowie große bazillenführende Zellen, die für desquamierte Epithelien gehalten werden konnten; sie bewiesen indes ihre Herkunft aus dem Blut durch den Einschluß von Karmin. In den an Ort und Stelle gelegenen Alveolarepithelien war kein Karmin zu entdecken. Gegen die Versuchsanordnung von Tchistowitsch könnte geltend gemacht werden, das Karmin sei zu den Alveolarepithelien hintransportiert und dann von diesen aufgenommen worden, etwa wie sich F. A. Hoffmann die Aufnahme von Blutpigment in dieselben vorstellt (s. o.). Nun waren aber die noch in ihrem Verbande festsitzenden Alveolarepithelien pigmentfrei, sie konnten also erst nach ihrer Ablösung phagozytäre Eigenschaften angenommen haben. Die Rolle des noch im Zusammenhang mit seiner Unterlage befindlichen Epithelgewebes für die Aufnahme toter und lebender Fremdkörper scheint aber verhältnismäßig gering zu sein. Daß zum mindesten auch weiße Blutkörperchen oder Wanderzellen an der Aufnahme von Pigment beteiligt sein müssen, beweist das häufige Vorkommen pigmentführender Zellen zwischen den Bronchialepithelien, die sich in nichts von den „Alveolarepithelien" unterschieden. Auch im strömenden Blute sind pigmenthaltige Zellen angetroffen worden, wie aus einer Angabe von Dirksen hervorgeht. In gleichem Sinne sprechen Versuche von Slaviansky, der intravenös injizierte Zinnoberkörnchen zusammen mit intratracheal eingeführten Indigokörnchen intrazellulär im Alveolarlumen wieder fand; allerdings enthielten hier auch festsitzende Alveolarepithelien Zinnober; man kann also wenigstens für bestimmte Zellen einen leukozytären Ursprung annehmen.

Die Ansichten, wie weit überhaupt die Alveolarepithelien, solange sie an Ort und Stelle liegen, zur Aufnahme von Pigment befähigt sind, weichen übrigens sehr voneinander ab. v. Ins sah Kieselstaub und ebenso Zinnober zwar in Zellen aufgenommen, die den Lymphozyten des Blutes sehr ähnelten, sich allmählich vergrößerten und die Gestalt der gewöhnlichen großen Pigmentzellen annahmen; in den Alveolarepithelien selbst vermißte er dagegen das Pigment, fand auch nie Übergänge von diesen in Staubzellen. Schestopal traf eingeatmetes Zinnober nie wieder in den Alveolarzellen an, sondern nur in die Lymphräume durchgewanderte freie Pigmentkörnchen, hält aber trotzdem die Aufnahme in Epithelien nicht für unmöglich. Auch Ruppert war es schon aufgefallen, daß nur wenige Alveolarepithelien eingeatmeten Ruß aufnahmen, jedenfalls nicht, solange sie ihrer Unterlage fest aufsaßen, daß dagegen zahlreiche Staubkörnchen zwischen den Epithelien lagen, wohin sie infolge der Saftströmung gelangt sein mußten. Daneben fand er auch rußhaltige Zellen, die nur als Leukozyten gedeutet werden konnten. Ebenso gibt Fleiner an, daß die Alveolarepithelien nur ausnahmsweise chinesische Tusche absorbierten, niemals rote Blutkörperchen in ihnen zu finden seien. Bennecke und Aschoff versichern dagegen, eine große Menge von rußbeladenen Alveolarepithelien angetroffen zu haben, und zwar fügt Aschoff eigens bei, daß die Rußkörnchen erst da im Epithelbezug auftreten, wo zwischen den zylindrischen Epithelien der kleinsten Bronchien niedrige platte respiratorische Zellen sichtbar werden. In den Gefäßen fehlten ähnliche Zellen. Damit bestätigten sie die alte Angabe von Arnold, der gleichfalls in den Alveolarepithelien stets Staub, häufig Teilungsvorgänge und Desquamation gefunden hatte. Arnold nahm übrigens auch schon zwei Arten von Staubzellen an, kleine lymphoide und größere epitheloide mit einem großen hellen Kern, sowie alle Übergänge der einen Art in die andere. Auch Slaviansky hat Pigmentkörnchen in den Alveolarepithelien gesehen.

Die Ansicht, daß abgestoßene Alveolarepithelien als Phagozyten fungieren können, scheint dagegen allgemein zu sein; schon Knauff und Arnold hatten diesbezügliche Beobachtungen gemacht und Ruppert sprach sich deutlich dahin aus, daß festsitzende Alveolarepithelien pigmentfrei seien, von der Unterlage losgelöste aber solches enthielten. Ähnlich ging es Sommerfeld mit der Aufnahme von roten Blutkörperchen.

Wie man sieht, stehen sich also zwei Auffassungen gegenüber; nach der einen sind alle großen runden Zellen, also auch die pigmentführenden, als losgelöste Alveolarepithelien anzusehen, wobei die Art der Aufnahme des Pigmentes zunächst nicht berücksichtigt wird, und ebensowenig, ob die Aufnahme in festsitzende oder schon losgelöste Epithelien erfolgt; die andere, die besagt, daß sowohl Alveolarepithelien wie zugewanderte Zellen, inbegriffen die zu Wanderzellen gewordenen Gewebselemente, sich an der Pigmentaufnahme beteiligen. Jede dieser Auffassungen wird durch experimentelle Untersuchungen gestützt, aber auch damit kein endgültiges Resultat erzielt. Aus Form und Größe der Pigmentzellen im Auswurf Schlüsse zu ziehen, ist unmöglich, nachdem wir gesehen haben, wie weitgehende Veränderungen Zellen beiderlei Herkunft allmählich erleiden. Es ist bisher nicht einmal gelungen, in den Alveolen selbst eine absolut einwandfreie Differenzierung beider Kategorien zu treffen. Immerhin scheint folgendes einigermaßen gesichert zu sein: Alveolarepithelien nehmen Pigment in der Regel erst dann auf, wenn sie von ihrer Unterlage losgelöst sind [1]). Sicher sind sie nie allein an der Pigmentaufnahme beteiligt, sondern man sieht pigmentführende, ihnen völlig gleichende Zellen regelmäßig auch im interstitiellen Gewebe eingelagert. Wie hoch der Prozentsatz der zugewanderten Zellen sein kann (oder ob diesen nicht doch allein die Pigmentaufnahme zukommt), läßt sich schwer bestimmen. Nach v. Noorden wäre zuweilen die Hälfte der Pigmentzellen leukozytärer Natur, nachdem sie Granula aufweisen. F. Müller gibt dagegen an, daß die Leukozyten des Sputums fast immer frei von Ruß gefunden würden. Dies kann bestätigt werden.

Die klinischen Erfahrungen sprechen entschieden dagegen, daß es sich regelmäßig und nur um Alveolarepithelien handelt. Am reichlichsten treffen wir die großen runden Zellen bei Zuständen an, bei denen wir nicht den mindesten Anlaß haben, eine Beteiligung des Alveolarepithels anzunehmen, z. B. beim einfachen Rachenkatarrh. Autoptische Untersuchungen von Heitler haben dies bestätigt, das Alveolarepithel saß völlig intakt an Ort und Stelle; dagegen wurden in den Alveolen gequollene pigmenthaltige Leukozyten wie vielkernige Riesenzellen gefunden (Thorel). Es wären indes weitere Untersuchungen notwendig, um festzustellen, ob nicht dauernd einzelne Alveolarepithelien sich loslösen und aufwärts wandern, gefördert durch die Flimmerbewegung der Bronchialepithelien. Auf der anderen Seite vermissen wir sie, wenigstens in größerer Zahl, bei Erkrankungen, die gerade das Alveolargewebe betreffen, bei der kruppösen und katarrhalischen Pneumonie, beim Lungenödem. Man müßte höchstens annehmen, daß sie größtenteils an Ort und Stelle schon zugrunde gehen. Einzelne Exemplare sind indes auch hier im Auswurf zu finden. — Regelmäßig sind die großen runden Zellen dann vorhanden, wenn es gilt, körperfremde oder durch Zerfall frei gewordene körpereigene Stoffe zu entfernen, also nach Blutungen, nach Staubinhalation. — Sicher ist, daß die phagozytierenden Zellen nicht von dem Bronchialepithel abstammen, man hat niemals in seinen Zylinderepithelien Pigment gefunden; als Wanderzellen scheinen sie nicht aufzutreten (Bennecke).

Vorläufig müssen wir also eine doppelte Herkunft der großen runden Zellen annehmen, können uns daher auch nicht auf die Bezeichnung „Alveolarepithelien" festlegen. Von klinischen Gesichtspunkten ist auch die Tatsache der Phagozytierung wesentlich interessanter und wichtiger als die Frage nach der Abstammung dieser Zellen; eine stärkere Ablösung der Alveolarepithelien — in Form des alten „Desquamativkatarrhes" wäre nur dann von Bedeutung gewesen, wenn sie nun als Frühzeichen einer spezifischen Erkrankung der Lungen aufgetreten wäre. Nachdem dies nicht der Fall ist und wir im Auswurf nicht die Abstammung feststellen können, so verbleibt der Frage nur theoretisches Interesse.

ζ) **Pathognomonische Bedeutung.** Die Bedeutung dieser Zellen ist zunächst darin zu suchen, daß sie Blut, welches in Alveolen oder in Bronchien oder in die Interstitien der Alveolen, in das peribronchiale und perivaskuläre Bindegewebe ausgetreten ist, aufnehmen bzw. dessen gelösten Farbstoff zu Pigment verarbeiten. Ein Teil der Zellen wird nach außen befördert, der größte Teil jedoch verbleibt im Organismus und wird Milz und Leber zugeführt. Damit die Zellen nach außen gelangen, ist nötig, daß sie von ihrer ursprünglichen Stelle fortgetragen werden, wobei vermehrte Saftströmung wohl eine Rolle spielt. Inwieweit hier für das interstitielle Gewebe eine aktive Auswanderung in das Alveolar- bzw. in das Bronchiallumen in Frage kommt, ist nicht sicher gestellt.

Da man die blutpigmenthaltigen Zellen vorzugsweise und mit großer Regelmäßigkeit bei Stauungszuständen im kleinen Kreislauf vorfand, war es zunächst

---

[1]) W. Heubner gibt in einer soeben erschienenen Arbeit allerdings an: „Spärliche Kohleteilchen liegen auch deutlich auf oder in Alveolarzellen, die noch im Verbande der Auskleidung der Alveolen verblieben sind".

gerechtfertigt, sie als pathognomonisch für die im Gefolge chronischer Stauung auftretenden Veränderungen der Lungen anzusehen; sie sollten ein Zeichen der sogenannten braunen Induration der Lungen sein, eines Zustandes, der auf Zunahme des interlobulären und periarteriellen Bindegewebes beruht und mit zahlreichen parenchymatösen Blutaustritten verbunden ist. Nach F. A. Hoffmann gibt die Blutung in die Lungen sowie die Ablösung von Alveolarepithelien allein noch keine genügende Erklärung für das Auftreten der pigmenthaltigen Zellen, sondern Vorbedingung ist eben die diffuse Erweiterung der Kapillaren und die braune Induration. Da sich dieser Zustand im Gefolge lange bestehender Herzfehler entwickelt, so hat man diesen blutpigmentführenden Zellen den Namen „Herzfehlerzellen" gegeben, und zwar erstreckte sich die Bezeichnung zunächst nur auf die mit körnigem Pigment beladenen Zellen. Dieser Name ist auch beibehalten worden, obwohl später die gleichen Zellen auch bei Erkrankungen ohne nachweisbare Stauung im Lungenkreislauf gefunden worden sind, in denen aus verschiedenen Ursachen einfache Blutaustritte in das Lungengewebe und in das Lumen der Alveolen erfolgten, wie z. B. bei Embolien, Verletzungen, Pneumonien und bei tuberkulösen Blutungen. Ob hierbei das Auftreten von Zellen mit diffuser gelblicher Färbung in anderem Sinne zu verwerten ist wie das Vorkommen von Zellen mit körnigem Pigment, ist nicht weiter erörtert worden. Krönig sieht die ersteren nur für Vorstufen der körnerhaltigen Zellen an und wohl mit Recht; F. A. Hoffmann und M. B. Schmidt haben die diffuse Gelbfärbung als letzten Rest des aufgenommenen Pigmentes betrachtet. Die ersteren kommen nach eigenen Erfahrungen hauptsächlich bei mehr abundanten sich zweifellos auch in das Alveolarlumen hinein erstreckenden Blutungen vor, während bei den typischen Herzfehlerlungen, wie Lenhartz ausdrücklich betont, nur das gekörnte Pigment gefunden wird. Dies mag seinen Grund darin haben, daß hier genügend Zeit zur Umwandlung von aufgenommenem gelösten Blutfarbstoff in feste Niederschläge gegeben ist und die Bedingungen zur Pigmentbildung infolge der allgemeinen Stauung mit Verkleinerung der Alveolarräume und Nischenbildung durch die kulissenartig vorspringenden, erweiterten Kapillarschlingen besonders günstig sind, während bei starken Blutungen sehr bald die Weiterbeförderung nach außen eintritt. Man sieht auch ganz besonders schön die diffus gefärbten Zellen, z. B. bei Infarkten, als Vorläufer der typischen Herzfehlerzellen auftreten.

Die Bedeutung der Herzfehlerzellen muß also wesentlich weiter gegriffen werden als die ersten Untersucher beabsichtigten. Der Name „braune Alveolarepithelien" ist zu verwerfen, da es sich, wie wir gesehen haben, nicht nur um Alveolarepithelien handelt, sondern auch um Wanderzellen, die wahrscheinlich sogar den Hauptanteil bilden. Man wählt also am besten die Bezeichnung: große runde blutpigmentführende Zellen.

η) Diagnostische Bedeutung. Die diagnostische Bedeutung ergibt sich aus den bisherigen Erörterungen von selbst. Ihr Auftreten wird von manchen Forschern für die Diagnose chronischer Stauungszustände noch immer sehr hoch bewertet, ganz besonders wenn es sich um die Unterscheidung zwischen einfacher und Stauungsbronchitis handelt. Besonders Lenhartz setzt sich mit aller Macht dafür ein, daß die blutpigmentführenden Zellen charakteristische Zeichen der Herzfehlerlunge seien und hier ganz besonders für das Bestehen einer Stenose und Insuffizienz der Mitralklappe sprächen. Auch die übrigen Forscher erkennen ihre Bedeutung für die Diagnose der Herzfehlerlunge an, ja sie sollen manchmal sogar eine latent bestehende Stenose des Mitralostiums aufdecken. Da die Blutungen bei solchen chronischen Stauungen meistens sehr gering sind, so kommt den Herzfehlerzellen hier tatsächlich eine Bedeutung zu. Sie sind oft auch in solcher Menge und in solcher Anordnung vorhanden, daß sie dem Auswurf das typische bräunlich oder rötlich gesprenkelte Aussehen verleihen. Gelegentlich sehen wir sie auch als Symptom spärlicher Blutungen anderen Ursprunges; in eitrigen Sputis kommt es jedoch rasch zur Auflösung und Umbildung des Farbstoffes, so daß hier pigmentführende Zellen zu den Ausnahmen gehören. Auch als Rest starker Blutungen mag ihr Nachweis auch sonst gelegentlich von Wert sein.

b) Seltenere Formen aus dem Körper stammenden Pigmentes.

Von verschiedenen Beobachtern sind Pigmentformen gefunden worden, die sich von dem gewöhnlichen Blutpigment, dem Hämosiderin, unterscheiden, die aber auch aus dem Blut- bzw. dem Gallenfarbstoff abgeleitet werden müssen. So sah Böhme am 17. Tag einer Pneumonie ein gelbes Pigment von eckigen und runden Formen, das er für Bilirubin ansprach, ein ähnliches in einem Falle tuberkulöser Pneumonie. In seltenen Fällen hat man auch gelben Farbstoff, der sich durch den positiven Ausfall der Gmelinschen Reaktion auszeichnete, intrazellulär angetroffen. Grünes Pigment traf Böhme im grünen Sputum eines Ikterischen an; es handelte sich hier vielleicht um Biliverdin. Im allgemeinen trifft man solche Pigmente jedoch häufiger frei und in Kristallform an (siehe unter Kristalle).

c) Körperfremdes Pigment.

α) Formen des Pigmentes. Staub- und Kohlepigment. Bei Leuten, die der Einatmung von Staub, Ruß und Kohlenstaub ausgesetzt sind, finden wir in den meistens schon makroskopisch erkennbar geschwärzten Partien des Auswurfs zahlreiche Zellen, die in ihrem Äußeren den blutpigmenthaltigen Zellen vollkommen gleichen, die aber durch die Natur des eingeschlossenen Pigmentes streng von ihnen zu trennen sind. Es handelt sich also in der Mehrzahl um große runde Zellen mit blasigem Kern, auch fettig oder myelinentartetem Protoplasma. Die Zellen sind entweder von einem diffusen rauchgrauen Hauch überzogen, wie besonders nach Einatmung von feinen Rußteilchen beobachtet worden ist, oder es liegen in ihnen dunkelbraune bis schwärzliche Pigmentkörner, auch ins rötliche spielende Partikel mit deutlichem gelbroten Saum (wohl nur Farberscheinungen infolge Lichtbrechung). Braunkohlepigment zeichnet sich mehr

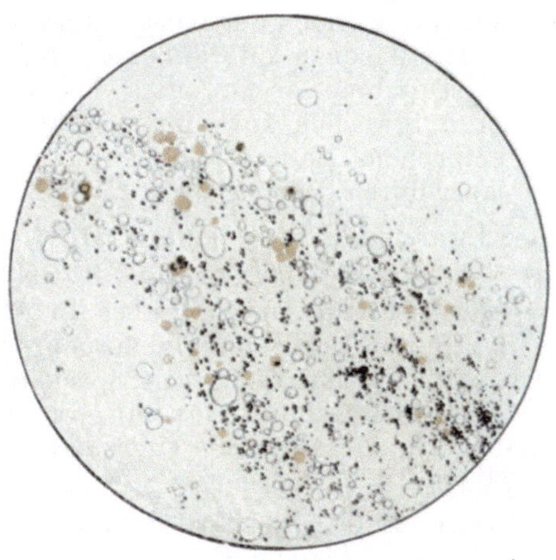

Abb. 36. Lungenabszeß. Hämatoidin und Kohlepigment. Zerfallsmassen. Ob. 3, Ok. 2.

durch seine runde und körnige Form aus, Steinkohlepigment durch schärfer konturierte zackige, oft auch längliche und eckige Partikelchen; auch in Form polygonaler Plättchen tritt es auf (Traube). Feine Graphitkörnchen sind von Rosenthal gesehen worden. Nicht zu verwechseln mit anderem Pigment sind Holzkohleteilchen. Sie bilden scharfkantige, längliche, oft rechteckige Formen von beträchtlicher Größe mit quer abgeschnittenen oder scharf zugespitzten Enden. Was sie besonders auszeichnet, sind die vielfachen in einer Reihe liegenden, scharf ausgeschnittenen Löcher von immer gleichem

Umfang, oder halbmondförmige Aussparungen an den Kanten; es sind dies die Porenkanälchen der Holzzellen, um die herum zuweilen noch deutlich ein Tüpfelkreis zu sehen ist. Auch an beiden Seiten eingekerbte Stäbchen kann man finden, die den vereinigten Wänden zweier Markstrahlenzellen gleichen. Traube ist es zuerst gelungen, die Identität dieser Kohlepartikelchen mit den Holzzellen von Pinus silvestris nachzuweisen.

Die kleineren Formen aller dieser Pigmentpartikelchen sind vollkommen in den Zellen eingeschlossen, nehmen auch den ganzen Durchmesser ein; bei den größeren Holzkohlenteilchen schienen die spitzen Teilchen häufig wie in die Zellen eingebohrt oder tangential an deren Rand angelegt.

Die Unterscheidung des mehr runden körnigen Kohlenpigmentes von dem Blutpigment macht bei Ausführung der Eisenreaktion keine größeren Schwierigkeiten (s. o.). Es sei hier nochmals darauf hingewiesen, daß sich in Zellen sowohl Blut- wie Kohlepigment entweder nebeneinander vorfinden kann, oder wie Neumann beschrieben hat, daß sich Blutpigment um einen Kohlepigmentkern herumgelagert findet.

Eisenpigment (Eisenoxyd) hat man, abgesehen von dem fetthaltigen Hämosiderin, in verschiedenen Formen im Sputum vorgefunden. Merkel entdeckte in den feinroten Streifen des Sputums von Arbeitern, die dauernd der Einatmung von fein pulverisiertem Eisen ausgesetzt waren, kleine unregelmäßige rote, auch ockerfarbene Körnchen von Ferrioxyd (Fe_2O_3) eingeschlossen; besonders deutlich war ihre rote Farbe im auffallenden Licht; die Körnchen gaben intensive Berliner Blau-Reaktion.

Mehr stabförmige oder rhombische, rotglänzende Körnchen, frei und in Rundzellen liegend, hat Langguth nach Einatmung von Roteisenstein (Fe_2O_3) gefunden; die Enden der Körner sind oft scharf begrenzt, auch flache schuppenartige Partikelchen mit äußerst scharf erscheinenden Seiten und Ecken von 1—2 μ Durchmesser kommen vor; zuweilen sind auch ganze Klümpchen aus kleineren Stäbchen zusammengesetzt. Das Pigment ist von kristallinischem wie amorphem Hämatoidin häufig nur schlecht zu unterscheiden, es zeichnet sich aber durch den positiven Ausfall der Berliner Blaureaktion vor diesem aus.

Schwärzliches Pigment traf Merkel nach Einatmung von Eisenblechstaub an. Es handelte sich hier um Einschlüsse von Eisenoxydul (FeO).

Zwar nicht im Auswurf, aber im Alveolarlumen hat Thorel länglich-ovale, an der Spitze unregelmäßig ausgebrochene, manchmal auch mehr dreieckige oder schollige Kristalle von Speckstein, auch in Rundzellen aufgenommen, gefunden (Magnesiumsilikat mit geringem Aluminium und sehr geringem Eisengehalt). Die Gesamtasche einer Lunge betrug 3,25 g, davon 2,43 g Speckstein (= 74,4 %).

In dem blauen Auswurf von Arbeitern in Ultramarinfabriken sah Merkel Körnchen von blauem Pigment, häufig auch in Zellen eingeschlossen. Weitere Reaktionen wurden nicht mit ihm angestellt; mit der Zeit wird das Pigment in der Lunge entfärbt (Dreßler).

Nach Einatmung von Mühlsteinsand fand Merkel rhombische tafelförmige Kristalle mit ausgebrochenen Ecken und Kanten in Rundzellen ihr Durchmesser betrug 0,075—0,125 mm. Sie ließen sich durch kein chemisches Reagens beeinflussen. Merkel faßte die Kristalle als Glimmerplättchen auf, die eine gewöhnliche Beimengung des Tons bilden.

Hirt erwähnt das Vorkommen von Baumwollstaub in kleinen flockigen Fasern, welche mit dem in dem Raum herrschenden Staub identisch waren, in welchem die betreffenden Personen gearbeitet hatten.

Freies Pigment kann endlich auch aus Speiseresten stammen (Krönig); es wird sich hier entweder um Blutpigment handeln oder — das häufigere — um Chlorophyll aus Gemüseresten. In Zellen aufgenommen wird es anscheinend nicht.

Weitere Arten von Pigment hat man bisher im Auswurf nicht gefunden, zum Teil vermutlich, weil die Untersuchung sich nicht genügend darauf konzentrierte, zum Teil weil möglicherweise manche Arten von Staub in den Lungen liegen bleiben und resorbiert werden (z. B. Kalkstaub). Hirt weist noch besonders auf die auffallende Tatsache hin, daß bei Leuten, die infolge Staubinhalation an Lungenentzündungen erkrankten, die betreffende Staubart im Auswurf nicht vorgefunden worden sei. Es beweist also das Fehlen von Staubteilchen im Auswurf nicht, daß kein Staub eingeatmet worden ist. Bei der Beurteilung von Berufs- oder Unfallserkrankungen ist dies wohl zu berücksichtigen.

β) **Aufnahme und Abgabe des Pigmentes. Ort der Aufnahme in die Lunge.** Wie bei Besprechung des Blutpigmentes schon ausführlich erörtert worden ist, wird ein Teil des eingeatmeten Staubes in Zellen aufgenommen, und zwar erfolgt die Aufnahme anscheinend nur im eigentlichen Lungengewebe. Im Bronchialtraktus hat man Pigment nur in dem den Epithelbelag bedeckenden Schleim gefunden, die Bronchialepithelien dagegen regelmäßig frei (Ruppert, Fleiner) und nur ganz vereinzelt mit Pigment beladene Zellen auf der Durchwanderung zwischen den Bronchialepithelien; doch ist stets der Zweifel laut geworden, ob es sich dabei nicht um Täuschungen gehandelt hat. Neuerdings gibt W. Heubner bestimmt an, Kohleteilchen zwischen der Schleimhaut zwischen Epithelzellen (oder in Zellen des Schleimhautbindegewebes und der Follikel) gesehen zu haben. Unmöglich ist es ferner zu entscheiden, ob diese Zellen sich auf der Ein- oder Auswanderung befanden. Das Alveolarlumen ist dagegen oft von Pigmentzellen vollgestopft. Von einigen Forschern wird auch angegeben, daß sie in den in situ belegenen Alveolarepithelien Pigment gesehen hätten, und zwar von den Stellen ab, wo das zylindrische Bronchialepithel in das mehr kubische respiratorische Epithel übergeht (Aschoff, Bennecke, Slavianski, neuerdings W. Heubner). Von anderen wird dieser Befund ebenso strikt negiert (v. Ins, Ruppert, Schestopol) die Pigmentaufnahme nur für die abgestoßenen Epithelien bestätigt. Tatsache ist, daß eingeatmetes Pigment sehr bald die Alveolarwand passiert und in das perialveoläre, interalveoläre und dann in das perivaskuläre und peribronchiale Bindegewebe gelangt; von Ins betont, daß diese Durchwanderung nicht im Grunde der Alveolen geschieht, sondern an der Mündung der Infundibula, da wo mehrere Alveolarwände zusammenstoßen und eine vorspringende Leiste bilden (Knotenpunkte der Septa von Nothnagel). Vermutlich erfolgt die Einwanderung durch die Stomata zwischen den Epithelien und nicht aktiv, sondern nur mit Hilfe von großen runden Zellen, die sich mit dem Pigment beladen; v. Ins sah wenigstens stets nur pigmentbeladene Zellen auf der Wanderung, nie freies Pigment. Im Bindegewebe findet dann wohl mehr oder weniger Ablagerung statt. Auch nach Thorel gelangen Staubkörnchen nie im freien Zustande in die Lungen hinein, außer wenn „durch pathologische Prozesse die normale Widerstandsfähigkeit der Wand beeinträchtigt oder Lockerung ihrer Elemente eingetreten ist". Andere Untersucher nehmen aktive Durchwanderung an, da sie freies Pigment schon zwischen den Alveolarepithelien antrafen. Die staubführenden Zellen sind größtenteils die bereits geschilderten epitheloiden Gebilde mit großem blasigen rundlichen Kern. Vermutlich wird man mit beiden Möglichkeiten zu rechnen haben, je nach Menge und Art des eingedrungenen Materials, sowie auch der Reaktion des Organismus und der Beschaffenheit des Epithelbelages.

Findet keine weitere Aufnahme von Pigment statt, so erfolgt allmählicher Rücktransport in das Alveolarlumen und damit nach außen. Auch hierzu wird wieder die Hilfe von Zellen beansprucht, aber nicht in dem Sinne, wie Knauff sich ursprünglich vorgestellt hatte, daß sich die ruß- bzw. pigmenterfüllten Alveolarepithelien langsamer von ihrem Substrat ablösen als der Epithelbelag der übrigen Schleimhaut und so nur ganz allmählich zur Expektoration gelangen. Es ist wohl möglich, daß zunächst aus dem Bindegewebe eine Beförderung durch den Lymphstrom gegen das Alveolarlumen zu stattfindet, und zwar ganz besonders bei verstärkter Strömung, also auch bei entzündlichen Prozessen. Vielleicht durchdringt das Pigment auch noch allein die Epithelschicht und wird dann erst in Zellen aufgenommen. So lassen sich noch am besten die Beobachtungen von Ruppert und Thorel deuten, die in den Saftkanälchen und auch noch innerhalb der Alveolarwände niemals oder wenigstens fast nie, sondern erst im Lumen der Alveolen mehr pigmenthaltige Zellen vorfanden. Merkwürdig ist, daß Ruppert die Wanderung nicht bis zwischen die Epithelzellen hinein verfolgen konnte, während dies Thorel gelungen ist. Bei geeigneten Objekten findet man aber stets zahlreiche pigmentführende Zellen in den Interstitien der Alveolen wie im peribronchialen Bindegewebe.

γ) **Diagnostische Bedeutung.** Lassen sich nun aus der Erscheinung, daß wir in manchen Sputis Pigment fast nur in Zellen eingeschlossen finden, in anderen dagegen zum guten Teil frei, Schlüsse auf den Krankheitsprozeß selbst ziehen? Vor nicht zu langer Zeit und nicht in zu großen Massen aufgenommenes Pigment finden wir in der Regel intrazellulär; bei reichlicher Aufnahme können auch freie Partikelchen erscheinen. Jedenfalls muß man annehmen, daß durch die Flimmerwirkung des Bronchial- und Trachealepithels auch freie Pigmentkörnchen wieder nach außen befördert werden, bevor sie in die Tiefe gelangen. Auch die Art des Pigmentes kann von Bedeutung für die Aufnahme in Zellen sein; so wird von Mannkopff die Aufnahme von Holzkohleteilchen überhaupt ganz geleugnet im Gegensatz zu Traube; stets habe es sich nur um angelagertes Pigment gehandelt. Braun- und Steinkohlenstaub wird dagegen sehr leicht aufgenommen. Handelt es sich also nicht um besondere Entzündungsprozesse, so ist es ziemlich gleichgültig, ob das Pigment sich innerhalb oder außerhalb der Zellen vorfindet; stets wird man aber einen großen Teil phagozytiert sehen. Besteht heftigere Entzündung, erfolgt reichlichere Zuwanderung von weißen Blutkörperchen, können wir vermehrte Saftströmung nach dem Alveolarlumen annehmen, so werden wir regelmäßig auch freies Pigment in größerer Menge im Auswurf antreffen. Die größeren epitheloiden Zellen treten dann zurück und in den polymorphkernigen Leukozyten des eitrigen Sputums sind nur selten Pigmentkörnchen zu finden. Reichliches Vorkommen von freiem Pigment braucht also nicht unbedingt auf Zerstörung von Lungengewebe und benachbarte Drüsen schließen zu lassen; erst wenn kompakte Pigmenthaufen in einem rein eitrigen Sputum plötzlich entleert werden, ist man berechtigt, eine Destruktion vorauszusetzen; Abszeß, Gangrän, Tuberkulose bieten genug Beispiele dafür. Häufig wird diese Vermutung durch das Vorhandensein ganzer Gewebstücke oder wenigstens elastischer Fasern sich dann als richtig erweisen.

5. Myelinhaltige Zellen und freies Myelin.

α) **Aussehen.** Unter den vornehmlich im glasigen schleimigen Sputum enthaltenen großen runden Zellen und nur unter diesen fallen solche auf, die von ziemlich hellen, perlmutterartig glänzenden Tröpfchen verschiedener Größe erfüllt sind; die Form dieser Einschlüsse ist rund oder oval, auch nierenförmig

und paßt sich den Zellkonturen an. Häufig füllen die Tröpfchen die Zelle so
aus, daß diese ganz aus ihnen zu bestehen scheint, Kern und Protoplasma
kaum oder nicht mehr in ihnen zu entdecken sind. Zuweilen scheint die Zelle
schon geplatzt zu sein, so daß die Kugeln sich über einen größeren Raum ausbreiten, aber noch die ursprüngliche Zugehörigkeit zur Zelle durch ihre Anordnung erkennen lassen. Sind viele solche Zellgebilde vorhanden, so trifft man
stets auch reichlich freies Myelin in charakteristischen Formen an, als runde,
häufig ovale, oft auch keulen- oder hantelförmig auseinandergezogene Gebilde,
zuweilen mit einer helleren Achse im Innern, oder in konzentrischer, die äußere
Konfiguration widerspielender Schichtung. Gelegentlich erkennt man auch ver-

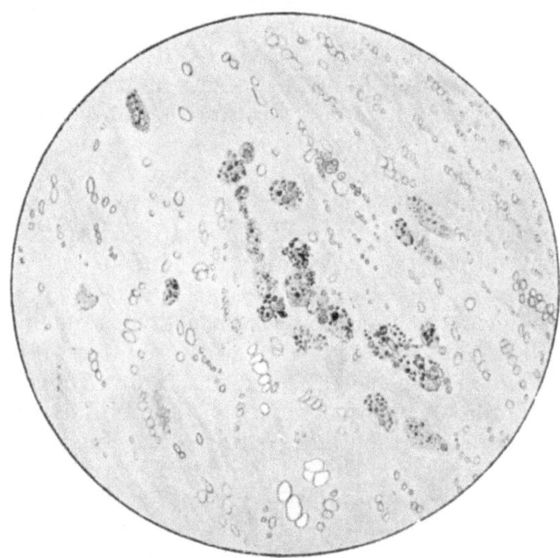

Abb. 37. Myelin und myelinhaltige Zellen. Letztere auch Kohlepigment führend.
Obj. 6, Ok. 3.

schiedene Schichtungszonen mit Haupt- und Nebenzentren (Panizza), die sich
durch das Zusammenfließen einzelner Tröpfchen erklären lassen. Die Konturen
dieser Myelinformen sind zart und unterscheiden sich unschwer von den viel
ausgeprägteren und stärker lichtbrechenden der Fettkugeln. Während sie innerhalb der Zellen, wohl infolge des gleichmäßig auf sie wirkenden Zelldruckes
mehr rund sind, passen sich die freien Gebilde ihrer Umgebung an. Drückt man
auf das Deckglas, so kann man erkennen, wie die Tröpfchen aus den Zellen austreten, sich zwischen einzelnen Zellen unter Veränderung ihrer Form durch-
pressen, bei Nachlassen des Druckes jedoch wieder bestrebt sind, zu ihren alten
Formen zurückzukehren. Vielfach tragen Zellen in ihrem Inneren zu gleicher
Zeit schwarzes Pigment und Myelintröpfchen.

β) Reaktionen. Im Wasser quillt das Myelin auf, ohne sich zu lösen. In Kochsalzlösung und bei Zusatz von Essigsäure koaguliert es zu einer weißlichen, undurchsichtigen
Masse, in der man das Myelin geschrumpft, seine Formen stärker ausgeprägt sieht. Läßt
man Essigsäure dagegen vom Rande des Deckgläschens aus zufließen, so werden nach
Panizza die Tröpfchen vollkommen durchsichtig, ohne ihre Konturen zu verlieren.

Durch konzentrierte Mineralsäuren und konzentriertes Alkali werden sie zerstört.
Bei vorsichtiger Einwirkung konzentrierter Schwefelsäure vom Rande her färben sie sich
rot, zuweilen auch violett, nach A. Schmidt nur braun. Nach Zusatz verdünnter Kali-
oder Natronlauge zu frischen in einem Spitzglase befindlichen myelinhaltigem Sputum
oder durch die Auflösung in Alkohol erhaltenem Myelin kann man beobachten, daß die
Formen zunächst erhalten bleiben, sich aber dann zu Boden senken und an ihrer Stelle
feine Kristalle auftreten, die den Tröpfchen direkt entsprossen.

Chloroform, Äther, Terpentin lösen Myelin größtenteils auf unter Rücklassung kleiner körniger Reste, von Alkohol werden sie schneller und vollständig gelöst.

Vorsichtiges Erhitzen auf 100° zerstört nach A. Schmidt die Myelingebilde nicht.

Färbung. Anilinfarben werden von Myelin schlecht aufgenommen, es überzieht sich höchstens mit einem leichten Schimmer. Mit Thionin und Triacid läßt es sich überhaupt nicht färben. Durch Jod wird es gelblich (Benecke), durch Überosmiumsäure im Gegensatz zu Fett mehr grau gefärbt, häufig bleibt die Färbung auch ganz aus, doch wiedersprechen sich hierin die Angaben.

γ) Zusammensetzung Henle, der wohl zuerst das Myelin im Sputum sah, hielt es für Fett, Funke und Meißner sahen es für Corpora amylacea an. Dikanow und Zoja erklärten es als Lezithin. Benecke hielt seinen Aufbau undenkbar ohne Cholesterin, da es bei Versetzen von Cholesterin und Seifenwasser sowie bei Verseifung von Neutralfett in Gegenwart von Galle typische Myelinformen erzeugen konnte. Nach Liebreich entsteht das Myelin aus dem Protagon, das er aus Neurin (Cholin), Glyzerinphosphorsäure und Fettsäuren zusammengesetzt ansah; die einzelnen Bestandteile desselben zusammen gaben jedoch nicht die typischen Formen; vermischte er dagegen reines Protagon mit Fettsäuren unter einem geringen Zusatz von Neurin (Cholin), so konnte er die typischen Formen künstlich hervorrufen, und zwar, wie er annahm, durch Verseifung der Fettsäuren. Vermischung mit Wasser blieb ohne Wirkung. Das so erhaltene Myelin war cholesterinfrei, auch der Phosphorsäuregehalt stand nicht in Beziehung zu seiner Bildung. Der Grund der von Virchow beschriebenen Veränderungen nach Kochsalzzusatz ist nach Liebreich in der aufgehobenen Quellbarkeit oder in der Verseifung der Fettsäuren zu suchen. Neubauer bekam die gewünschten Formen schon durch Zusammenfließenlassen von Ölsäure und Ammoniak. Panizza hielt das Myelin für eine Modifikation des Muzins. Da man also unter den mannigfaltigsten Umständen und bei Anwendung verschiedener Substanzen Gebilde entstehen sah, die als Myelin angesprochen wurden, sprach man auch nicht von Myelin als einer einheitlichen Substanz, sondern von „Myelinformen".

Friedrich Müller und A. Schmidt stellten dagegen mit ziemlicher Sicherheit fest, daß in dem Myelin als Grundsubstanz das Protagon (ein Gemenge von Phosphatiden und Zerebrosiden), vorherrschend sei, daneben seine Spaltprodukte, also Fettsäuren, Glyzerinphosphorsäure, Cholin und Zerebrin sich vorfänden. Obwohl es nur in schleimhaltigem Sputum auftritt, hat es nichts mit dem Schleim zu tun. Eine Umwandlung des Myelins in Osmiumsäure schwärzende Fette konnte Müller nie beobachten. Ob es bei krankhaft vermehrter Fettbildung eine Rolle spielt (Benecke), ist nicht erwiesen.

Die Darstellung siehe Seite 215.

δ) Vorkommen. Am schönsten und zahlreichsten trifft man myelinhaltige Zellen und freies Myelin im Morgensputum, das jeder Gesunde entleert, Leute mit chronischem Rachenkatarrh in vermehrter Menge auswerfen, und zwar in den zähen froschlaichartigen grauweißen Klümpchen, die die Hauptmasse dieses Sputums ausmachen. Panizza fand bei 500 ohne Unterschied des Gesundheitszustandes untersuchten Personen freies oder in Zellen gebundenes Myelin in 54%. Suchte er die serös-schleimigen Sputa heraus, so ergaben sich 60%, in allen des Morgens entleerten Sputis 75%, in dem typischen zähen Morgensputum 86% und in 93% der Morgensputa, die von Schmieden, Schlossern, Schreinern, Bäckern und Köchinnen entleert wurden, also von Personen, deren Luftwege zum Teil besonderen Schädlichkeiten ausgesetzt waren. Besonders reichlich sah er es im Sputum von Rauchern, Trinkern und Rednern. Ebenso fanden Guttmann und Smith bei allen untersuchten Personen von über 30 Jahren Myelin, bei Leuten unter diesem Alter dagegen weniger konstant. Im Nasen- und Choanenschleim soll es nicht vorkommen.

Auch bei akuten und chronischen Bronchitiden findet man im schleimigen Sekret meist myelinhaltige Zellen in mäßiger Menge; sowie das Sekret eine mehr eitrige Beschaffenheit annimmt, tritt das Myelin ganz auffallend zurück. In dem schleimigen Asthmasputum ist verhältnismäßig wenig Myelin zu finden, wiewohl es auch hier vorkommt; zu den typischen Gebilden des Asthmasputums steht es in keiner Beziehung.

In Herzfehlersputum wurden zuerst von Krönig zahlreiche myelinhaltige Zellen angetroffen; es fällt bei der Untersuchung solcher Sputa auf, daß die blutpigmenthaltigen Zellen in der Regel vollkommen frei von Myelin sind im Gegensatz zu den Kohlepigment tragenden; doch lassen sich vorläufig irgend welche Schlüsse auf die Entstehung des Myelins noch nicht daraus ziehen.

Großes Interesse erweckte das von Buhl berichtete Vorkommen von myelinhaltigen Zellen bei der Tuberkulose; gerade auf das Myelin legte hier Buhl besonders Wert. Nach seiner Ansicht sollte es sowohl im Beginne der Tuberkulose, bei Spitzenkatarrhen auftreten, als auch bei mehr chronischen Erkrankungen, bei vorgeschrittenen Prozessen dagegen mehr und mehr verschwinden.

Panizza hat schon aufmerksam gemacht, daß das Myelin in den mehr schleimigen Teilen des tuberkulösen Sputums sich vorfindet, dagegen nicht in den eitrigen. Zweifellos ist es hier von Bedeutung, welche Teile des Sputums man zur Untersuchung heranzieht. Verfasser konnte in einem für diese Zwecke sehr günstigen Falle einer ausgebreiteten, sehr geringe Neigung zu Zerfall zeigenden Tuberkulose die myelinhaltigen Teile von den myelinfreien sehr gut trennen. In den eitrig-schleimigen, tuberkelbazillenreichen Partien waren nur ganz vereinzelte Myelintröpfchen in Zellen zu finden, dagegen kamen sie in großer Menge in den geballten, fast rein schleimigen und tuberkelbazillenfreien oder -armen Partien vor, die allem Anschein nach aus dem Rachen stammten.

Im rein eitrigen Empyemsputum findet sich Myelin niemals (auch nicht im punktierten Empyemeiter, so daß man nach Friedrich Müller eine Verletzung der Lunge bei der Punktion annehmen kann, falls sich Myelin in ihm findet). Dagegen ist es von A. Fränkel in Dittrichschen Pfröpfen gesehen worden.

Bei Aktinomykose fand Rütimeyer mit Myelin durchsetzte Alveolarepithelien.

Auch in dem bei Tumoren entleerten Sputum ist es wiederholt gefunden worden. A. Schmidt erwähnt besonders einen Fall, der ständig myelinhaltiges Sputum entleerte. Bei der Autopsie wurden die Alveolen völlig frei davon gefunden, dagegen kam es in der Trachea und bis zu den feinsten Bronchien herunter in reichlichen Mengen vor.

Im pneumonischen Sputum ist Myelin, wenn überhaupt, so nur in geringen Mengen gefunden worden. Kannenberg erwähnt dagegen sehr reichliches Vorkommen von myelinhaltigen Alveolarepithelien in dem auf eine Lungenquetschung folgenden blutigen Auswurf.

Ganz kann man sich übrigens des Gedankens nicht erwehren, daß von manchen Untersuchern Fett und fettkörnchenhaltige Zellen als Myelin außer- und innerhalb von Zellen angesehen worden ist.

ε) Entstehung. Über den Entstehungsprozeß des Myelins ist nichts bekannt. Knauff läßt es als Fremdkörper von den aus der Tracheal- und Bronchialschleimhaut austretenden und im Schleim frei schwimmenden Becherzellen aufgenommen werden, nimmt also eine Entstehung außerhalb der Zelle an. Nach Zoja soll sich das Lezithin in den Alveolarepithelien als normaler Bestandteil in loser Verbindung mit Albuminoiden vorfinden, nach dem Absterben der Zellen sich von diesen trennen und in Form von Körnchen und freien Tropfen auftreten.

Was den Ort der Herkunft des Myelins, speziell der myelinhaltigen Zellen betrifft, so ergeben sich hier die gleichen Schwierigkeiten, wie bei der Beantwortung der Frage nach der Herkunft der gewöhnlichen myelinfreien oder pigmentierten Rundzellen. Es seien hier nur noch einige Versuche und Arbeiten erwähnt, die sich speziell mit der Herkunft der myelinhaltigen Zellen befaßt haben.

So ließ Panizza Hunde feinen Lampenruß einatmen und fand in den die Alveolen erfüllenden Zellen, soweit nicht das Rußpigment die übrigen Zellbestandteile zu sehr überdeckte, Myelintröpfchen. Die flimmernden Bronchial- und Trachealepithelien waren im Gegensatz zu den mit mehr plattigem Epithel ausgekleideten Bronchiolendästen so gut wie frei von Pigment und Myelin. Ferner beobachtete Panizza in der mit Flimmerepithelien besetzten Mundschleimhaut des Frosches den Austritt von jungen Zellen sowie zahlreichen durchscheinenden, zart konturierten, glänzenden freien Kugeln, die zusammenflossen und Myelinreaktion gaben. Er kam daher zu der Ansicht, daß „die Myelinzellen und freies Myelin das normale Produkt der auf der Flimmerepithel tragenden Respirationsschleimhaut aller Säugetiere und Amphibien sich findenden Becherzellen seien" und es lag auch nahe, daß er das Myelin als eine Modifikation des Muzins betrachtete. — Diese ausgetretenen Myelinzellen nahmen unter lebhaften Bewegungen den eingeatmeten Farbstoff auf; es sollten also auch die pigmenthaltigen Myelinzellen von den die Becher verlassenden Myelingebilden abstammen und sich zu Körnchenzellen umwandeln. Setzte Panizza ferner frisches glasiges Morgensputum der Berußung aus und hielt es einige Zeit bei Körperwärme, so führten alle sichtbaren Zellen, Myelinzellen, Eiterkörperchen, Schleimzellen und Pflasterzellen zuerst amöboide Bewegungen aus, nahmen Rußpartikelchen auf und verwandelten sich dann ohne Aufgabe ihrer ursprünglichen Formen in myelinhaltige Körnchenzellen. Panizza nahm daher weiter an, daß „die Aufnahme von kleinsten Fremdkörperchen einen Reizzustand involviere, auf den die Zelle mit Umwandlung ihres Protoplasmas in Muzin antworte", daß aber das Muzin innerhalb der Zelle Myelinform annähme.

Die von ihm in den Alveolarepithelien an Ort und Stelle beobachtete myeline Umwandlung schließt nach seiner Ansicht nicht aus, daß die Alveolarepithelien außerdem bei ihrer Wanderung in Bronchien und Trachea Myelintröpfchen aus den Becherzellen aufnehmen; eine myeline Umwandlung ohne Staubaufnahme läßt sich aber auch nicht ausschließen. Die Bildung erfolgt also entweder in den Alveolarepithelien — eine Entstehung, die Panizza selbst in den Hintergrund treten läßt — oder in den Becherzellen der Bronchial- und Trachealschleimhaut. Auch v. Ins gibt an, in den intraalveolären pigmenthaltigen Zellen Myelin gefunden zu haben; er hält diese Zellen aber nicht für Alveolarepithelien, sondern für veränderte weiße Blutkörperchen. Von Myelin in den in situ belegenen Alveolarepithelien erwähnt er nichts.

Aus diesen Untersuchungen würde also hervorgehen, daß Zellen verschiedenster Herkunft myelin degenerieren können; es muß indes zweifelhaft erscheinen, ob tatsächlich in allen Zellen eine solche Umwandlung stattfindet und ob das, was Panizza gesehen, wirklich alles Myelin und nicht Fett oder Schleim war.

Die anatomischen und klinischen Erfahrungen stimmen insofern damit überein, als man auch aus ihnen einen verschiedenen Ursprung des Myelins ableiten kann. Vor allem kommen hier die Untersuchungen von Hochheim in Betracht, der in den Alveolarepithelien Neugeborener ziemlich reichlich Myelin vorfand, ein Befund, der durch den Nachweis von Protagon in der normalen Schweinelunge durch Grund bestätigt und ergänzt wird. Im Alveolarlumen fand er nur aspirierte Flimmerepithelien oder zugewanderte Leukozyten; das Myelin konnte also nicht durch Aspiration in die Alveolen gelangt sein, sondern seine Entstehung mußte in die Alveolarzellen selbst verlegt werden. Nach Hochheims Ansicht spielt hierbei ein entzündlicher Vorgang, bedingt durch die Anwesenheit von Bakterien, eine Rolle; vielleicht gibt schon die Anwesenheit von Fruchtwasser allein einen genügenden Reiz ab, geradeso wie die Anwesenheit von infundiertem Blut Reaktionserscheinungen hervorruft; im übrigen sieht er die Myelinbildung als postmortalen Vorgang an.

Jedenfalls kann also das Myelin in den Alveolarepithelien selbst entstehen. Schon Buhl ist dafür eingetreten, auch Guttmann und Smith nehmen diesen Ursprung an, und Senator spricht sich sogar dahin aus, daß das Myelin nur in solchen und in keinen anderen Zellen gebildet werde. Ebenso verlegt Friedr. Müller seine Entstehung in die Alveolen. Von den klinischen Untersuchungen wäre wohl die größte Beweiskraft dem schon zitierten Fall von Kannenberg zuzuschreiben, in welchem er nach einer Lungenquetschung zahlreiche myelinhaltige Alveolarepithelien im Sputum auftreten sah. Auffallenderweise hat sie bisher keine Bestätigung erfahren, auch Verfasser konnte sich nicht von dem regelmäßigen Vorkommen von Myelin nach Lungenverletzungen überzeugen.

A. Schmidt bringt dagegen die Entstehung des Myelins auf Grund klinischer Beobachtungen in Zusammenhang mit der Schleimabsonderung, und kommt demnach, was den Ort der Entstehung betrifft, wieder auf die Panizzasche Ansicht zurück. Er fand myelinhaltige Zellen nur in den schleimigen Teilen des Sputums, also nur bei Erkrankungen, die mit Entzündungsprozessen in Trachea und Bronchien verliefen; in den anderen, besonders eitrigen Teilen fehlten sie.

Die Frage der Herkunft des Myelins kann also noch keineswegs als gelöst betrachtet werden. Faßt man die Rundzellen als veränderte Alveolarepithelien oder als in das Alveolarlumen eingewanderte Zellen auf, so muß man nach den vorliegenden Untersuchungen entweder annehmen, daß das Myelin an Ort und Stelle in ihnen entsteht, oder daß bei der Wanderung dieser Zellen nach oben das Myelin von ihnen aufgenommen wird. Nach Panizza und Schmidt ist seine Entstehung dagegen in Bronchien und Trachea zu verlegen. Es ist indes sehr auffällig und spricht nicht gerade für die Entstehung des Myelins in der Schleimhaut der Bronchien und der Trachea, daß man nie eine myeline Umwandlung der von dort stammenden zylindrischen Epithelien im Sputum findet (auch nicht beim Asthma bronchiale), und daß außerdem das Myelin mit dem Schleim nicht das geringste zu tun hat. Außer Panizza hat auch niemand die direkte Ausscheidung des Myelins aus Becherzellen gesehen und es frägt sich, ob man die an Fröschen gewonnenen Resultate auf die Schleimhaut der menschlichen Luftwege einfach übertragen kann. Es erscheint sehr wohl möglich, daß ein Teil der myelinhaltigen Zellen erst in den obersten Teilen des Respirationstraktus, vornehmlich im Rachen auf die Oberfläche desselben ausgewandert ist, es sich also um Wanderzellen handelt, die bei einer Reizung der Schleimhaut dort auftreten. Das besonders häufige Vorkommen von Myelinzellen bei chronischen Rachenkatarrhen spricht in diesem Sinne.

Sehr auffallend ist das häufige Zusammentreffen von Kohle- oder Staubpigmentkörperchen und Myelintröpfchen in ein und derselben Zelle; man könnte hier mit Panizza annehmen, daß die Aufnahme von Pigment einen Reizzustand hervorruft, auf den die Zelle mit der Bildung von Myelin antwortet; es ist aber ebensowohl möglich, daß kein kausaler Zusammenhang besteht. Das gleichzeitige Vorkommen von Pigment und Myelin spricht jedenfalls auch gegen die Herkunft der myelinhaltigen Zellen aus der Tracheal- und Bronchialschleimhaut, denn wie oben ausgeführt worden ist, hat man nie Pigment in den von dort stammenden Zellen gefunden. Auch ist von der Ausstoßung von freien Myelintröpfchen auf der Bronchialschleimhaut außer von Panizza noch von niemand berichtet worden.

ζ) Pathognomonische und diagnostische Bedeutung. Eine besondere pathognomonische Bedeutung wurde den Myelinformen nicht zuerkannt, da
man sie nicht als chemisch einheitliche Substanz ansah, bis Buhl die Lehre von
ihrer Bedeutung für den phthisischen Prozeß aufstellte. Besonders bei beginnenden Prozessen, die sich in einer sogenannten Desquamativ-Pneumonie (das
ist einer Exsudation von Flüssigkeit und Leukozyten in die Alveolen mit Abstoßung und Degeneration der Alveolarepithelien),äußerten, sollten myelinhaltige
Alveolarepithelien regelmäßig im Sputum auftreten. Ähnlich sei es bei chronischen Formen der Tuberkulose, während bei den akut verlaufenden progredienten
und mit Destruktion des Lungengewebes einhergehenden Prozessen sie weniger
vorhanden seien. Aus der Menge des Myelins im Auswurf sollte man auf
die Dauer des Prozesses schließen können, ganz besonders „die kleinsten
Herde, welche der Auskultation und Perkussion noch entgingen, den Spitzenkatarrh als den Ausdruck einer desquamativen Pneumonie statt einer gewöhnlichen katarrhalischen Bronchitis erkennen, und zwar zu Zeiten, wo Kavernen
noch nicht gebildet seien; ebenso solle man die Miliartuberkulose wie die genuine
reine und käsige Pneumonie schon in den ersten Tagen daraus zu ermitteln
imstande sein“. Nach den Untersuchungen von Friedländer ist die Desquamation von Alveolarepithelien indes nur von der serösen Durchtränkung
der Alveolarwand abhängig, die Abschilferung erfolgt also durch rein mechanische Momente, wofür Friedländer auch die Einwirkung der Staubinhalation
als Beweis anführt. Die seröse Durchtränkung muß aber nicht immer zur
Desquamation führen, wie Untersuchungen bei Zirkulationsstörungen erwiesen.

Guttmann und Smith haben noch später, obwohl in der Zwischenzeit
die Buhlsche Lehre auch von klinischer Seite lebhaften Widerspruch erfahren
hatte, noch daran festgehalten, daß die myelinhaltigen Alveolarepithelien als
Ausdruck einer desquamativen Pneumonie aufzufassen seien. Auf Grund der
späteren Untersuchungen, bei denen man die Lungen von Menschen, die dauernd
myelinhaltiges Sputum entleert hatten, vollkommen gesund fand und den vielfach gemachten Beobachtungen, daß Myelin fast in jedem schleimhaltigen
Sputum auftritt, ist man davon abgekommen, ihm eine besondere Bedeutung
zuzuschreiben, ja, man kann es nach F. Müller „kaum mehr als Zeichen krankhafter Prozesse ansehen,“ sondern es ist als ein normales Degenerationsprodukt
der Alveolarepithelien zu betrachten (Zoja) oder, um nichts durch diesen
Namen zu präjudizieren, besser als ein Degenerationsprodukt, das sich sowohl
frei wie in einer ganz bestimmtern Zellart, nämlich in den großen runden Zellen.
vorfindet. Dabei ist die Frage offen gelassen, ob das Myelin in diesen Zellen
selber entsteht, oder ob es erst von diesen Zellen aufgenommen wird. Warum
das Myelin sich gerade in diesen Zellen findet, ist unbekannt; jedenfalls deutet
es auf einen ganz bestimmten Degenerationsprozeß hin, der nicht allen Zellen
eigen ist. — Von A. Schmidt ist die Ansicht geäußert worden, daß möglicherweise das im Sputum vorkommende Myelin aus sich ständig abspielenden
degenerativen Prozessen verschiedener Organe, ganz besonders des Nervensystems, stammt und den erwähnten Rundzellen zum Transport nach außen
übergeben wird. Untersuchungen über das Vorkommen von Myelin im Blut,
die hier vielleicht Auskunft geben würden, sind bisher nicht gemacht worden.

Ob der diagnostische Wert nach Klarstellung seiner Herkunft sich steigern
wird, bleibt abzuwarten, wahrscheinlich erscheint es bei dem vielfachen Vorkommen gerade nicht.

6. Fettzellen. freies Fett und Lipoide.

α) Aussehen. In den meisten Sputis, vor allem den eitrigen und zerfallenden,
sieht man sowohl in Zellen wie in freiem Zustande runde, glänzende, stark licht-

brechende, farblose Kügelchen, die scharf umgrenzt und von sehr wechselnder Größe sind. Besonders in den großen Rundzellen liegen sie zuweilen dicht, seltener zu größeren Massen zusammengeschlossen. Diese Zellen sind schon frühzeitig aufgefallen und als „Körnchenkugeln" beschrieben worden. Ähnlich wie das Myelin können die Fettkügelchen den ganzen Zelleib überdecken, zuweilen sieht man sie auch in einer Anordnung frei liegen, die die ursprünglichen Zellkonturen noch deutlich erkennen läßt. Auch in den zerfallenden weißen Blutkörperchen treten sie häufig auf, wenn auch nie in so großer Menge wie in den Rundzellen, dagegen fehlen sie in Zylinder- und Plattenepithelien.

Handelt es sich um stark zersetzte Sputa, so trifft man regelmäßig freie Fettkügelchen meist von sehr geringer Größe an, in älteren Sputis auch neben den eigens zu erwähnenden Fettsäurekristallen und Schollen. An den Fettsäurenadeln sieht man zuweilen Ausbuchtungen; vermutlich hat es sich ursprünglich hier auch nur um tropfige Gebilde gehandelt, aus denen die Nadeln aufgeschossen sind. In anscheinend modifizierter Form sieht man Fetttröpfchen auch um elastische Fasern herum angelagert, so daß diese vollkommen verdeckt werden (siehe unter elastische Fasern).

Wie sich im Sputum vorkommendes Fett auf Neutralfett, Fettsäuren und Seife verteilt, läßt sich durch die mikroskopische Untersuchung schwer feststellen, da die üblichen Färbemethoden keine genügend genauen Resultate liefern. Scharf lassen sich nur die Fettsäurekristalle von den kugeligen Formen des Fettes unterscheiden, von denen aber nicht mit Bestimmtheit erwiesen werden kann, ob sie aus Neutralfett oder Fettsäuren bestehen.

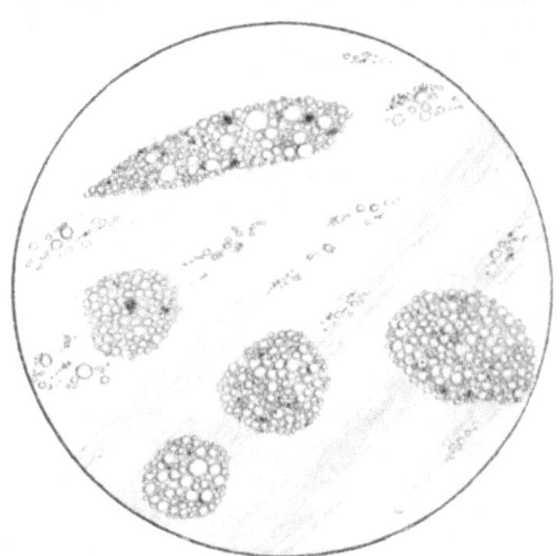

Abb. 38. „Fettkörnchenzellen", mit wenig Pigment, bei Lungentumor. Öl-Imm., Ok. 1.

β) Nachweis. Der Nachweis des Fettes ist im ungefärbten Präparat infolge der glänzenden, stark lichtbrechenden Beschaffenheit der Fettkügelchen unschwierig, wenn sie nicht zu klein sind; Fettsäureschollen oder -nadeln unsicherer Herkunft kann man leicht dadurch nachweisen, daß man das Präparat vorsichtig über einer kleinen Flamme erwärmt, wobei diese Gebilde zu runden Kugeln umschmelzen, die bei Abkühlung rasch erstarren und auf ihrer Oberfläche häufig leichte Zeichnung erkennen lassen. Über die Gesamtmenge des Fettes kann man sich am besten dadurch orientieren, daß man auf dem Objektträger einen Tropfen Sputum mit etwas Eisessig verreibt und unter dem Deckglas vorsichtig erwärmt; etwa vorhandene Seifen werden dadurch in freie Fettsäuren übergeführt und erscheinen nunmehr in Kugelform. Bei der zweifellos geringen Menge Fettseifen, die sich im Sputum vorfinden, kann man jedoch ohne diese Reaktion auskommen.

Mit den gewöhnlichen Fettfärbungsmethoden läßt sich meistens mehr Fett nachweisen, als man nach dem ungefärbten Präparat vermutet, ihre Anwendung stößt jedoch auf Schwierigkeiten, da die meisten Farbstoffe die zelligen Elemente mitfärben, die Differenzierung des Fettes also erschweren. Am bequemsten ist noch Überosmiumsäure, die zu dem frischen Präparat zugesetzt, das Fett graubraun bis schwarz unter einer Reihe von Nuancierungen färbt. Gut kann man auch Sudan III anwenden, durch welches Neutralfett ziegelrot, Fettsäurekügelchen heller rot gefärbt werden. Karbolfuchsin ist wegen

seiner starken Affinität zu den übrigen Elementen nicht gut zu verwerten. Mit konzentrierter
wäßriger Nilblausulfatfärbung zur Differenzierung von Neutralfett und Fettsäuren angestellte Versuche, wie sie für die Fäzes von Lohrisch empfohlen worden sind, haben vorläufig zu keinem Resultat geführt.

Über den chemischen Nachweis des Fettes s. S. 216.

γ) Vorkommen. Über das Vorkommen von Fett in den Sputis einzelner
Erkrankungen fehlen, einige quantitative Analysen ausgenommen, systematische Untersuchungsreihen vollkommen. In den schleimigen Sputis trifft man
für gewöhnlich Fett nicht oder nur in wenigen feinen Tröpfchen innerhalb der
Zellen an; erst mit Zunahme des Eiters wird es etwas reichlicher. Mit dem
Zerfall von Gewebe nimmt seine Menge ganz erheblich zu. Ganz besonders
ist es in den Käsebröckelchen angehäuft, hier zum Teil auch in Form von Fettsäurenadeln. Für gewöhnlich werden hier wohl die bei diesen Prozessen sich
bildenden, später zu erwähnenden Lipoidtröpfchen mit eingerechnet. Es ist
auch schon darauf hingewiesen worden, daß gelegentlich Fett, sich an die
elastischen Fasern anlagert.

Reichlich trifft man Fettkügelchen (wohl stets mit Lipoidkügelchen vermischt) in dem Sputum bei Lungenabszeß (zuerst von Munk beschrieben)
und vor allem bei Lungengangrän an; ebenso bei Bronchiektasien, hier besonders auch in den Dittrichschen Pfröpfen, wie überhaupt in allen pfropfigen,
aus Zelldetritus zusammengesetzten Gebilden (z. B. in den Tonsillarpfröpfen).
In großer Menge findet man es in den ausgehusteten Parenchymfetzen, wo neben
Kristalldrusen und einzelnen langen Fettsäurenadeln Fetttröpfchen zu sehen
sind; Fettkörnchenzellen sind besonders zahlreich im Auswurf von Fettembolien.

In besonders schöner Ausbildung, zuweilen in auffallend großen Exemplaren,
hat man „Körnchenkugeln" bei Tumoren angetroffen, und zwar handelt es
sich hier um Zellen, die nach ihrer Herkunft entweder als Lungenepithelien
bzw. Bindegewebsabkömmlinge anzusprechen sind oder als verfettete Tumorzellen. Um welche von beiden es sich im einzelnen Falle handelt, ist infolge
der hochgradigen Formveränderung meist unmöglich festzustellen; die Herkunft
aus dem Tumor ist überhaupt recht fragwürdig.

Bei Pneumonien stellten sich Fettkörnchen erst während der Lösung in
vermehrter Zahl ein; auch im oder kurz nach dem asthmatisehen Anfall sind
sie zuweilen zu sehen.

δ) Herkunft des Fettes. Das im Sputum gefundene Fett in Kugelform
stammt sehr häufig aus der Nahrung, insbesondere der Milch; es ist daher
bseondere Sorgfalt bei der Gewinnung des Sputums zu verwenden. — Im übrigen
ist bekannt, daß das Fett bei der Degeneration der Zellen in diesen entsteht.
Ob gleichzeitig eine Zufuhr von Fett, solange die Zellen an Ort und Stelle sitzen,
stattfindet, ist noch unentschieden, auf Grund experimenteller Untersuchungen
aber wohl möglich. Sicher werden auch Fetttröpfchen in freier Form bei Zerstörung des Lungengewebes ausgeschieden. Nach Erich Meyer entstehen sie
hier wohl aus der Umwandlung des Zerebrins und Lezithins der Zellen, es
handelt sich aber dann wohl nicht um Fett, sondern um Lipoide. — Bei
Stagnation in Hohlräumen wird das Fett zum Teil gespalten und aus ihm Fettsäuren gebildet. Außerdem stammt das Fett zu einem kleinen Teil aus den
Bakterien, wo es teils Vorrats-, teils Hüll- oder Schutzstoffe darstellt (Kruse).
Zu erwähnen ist hier besonders die wachsartige Hülle der Tuberkelbazillen,
die einen recht beträchtlichen Anteil der Trockensubstanz ausmacht. Es
handelt sich um Gemische, zusammengesetzt aus freien Fettsäuren, Neutral-
fetten, Fettsäureestern, höheren Alkoholen (Lezithin, Cholesterin) und außerdem eine große Menge von Extraktivstoffen (vgl. auch chemische und
bakteriologische Untersuchung).

ε) **Diagnostische Bedeutung.** Eine besondere diagnostische Bedeutung kommt einzelnen Fettkügelchen oder „Körnchenkugeln" für gewöhnlich nicht zu. Ist es frei in reichlicherer Menge vorhanden, finden sich besonders auch Fettsäurenadeln neben runden, als Neutralfett anzusprechenden Kügelchen, so kann mit Sicherheit auf Stagnation von Sputum in Bronchien oder Lungengewebe gerechnet werden. Eine besondere Bedeutung hat Lenhartz nur den in Zellen angehäuften Fettkörnchen, den sogenannten „Körnchenkugeln" zugemessen, da er sie regelmäßig und in großer Anzahl bei Lungentumoren vorfand, bei anderen Erkrankungen dagegen sehr viel seltener und spärlicher. Lenhartz zweifelt nicht, „daß solche Zellen auch sonst wohl vorkommen können"; im Sputum hat er sie aber nur bei Krebs angetroffen. Auffallend ist, daß man ähnliche Zellen, wie auch Verfasser bestätigen kann, in der Punktionsflüssigkeit von Pleuraexsudaten bei Tumoren in reichlicher Menge und in sehr schöner Ausbildung findet; dieses spricht gegen ihre Abstammung aus dem Geschwulstgewebe selbst.

Lipoide. Von F. Munk ist darauf hingewiesen worden, daß Lipoide sich im Sputum als Körnchenkugeln einzeln oder zu Haufen zusammengeordnet finden können; ihr Nachweis geschieht durch das Polarisationsmikroskop, in dem sie sich im Gegensatz zu den reinen Fettkügelchen als Sternchen darstellen. Die Myelinschollen des Sputums sollen diese Form nicht immer zeigen, also nicht doppeltbrechend sein, da sie erst in den abgestoßenen Epithelien abgeschieden, während die Lipoide bei chronischen Prozessen langsam innerhalb der Zelle gebildet würden; sie seien also nicht identisch.

Die Lipoidkügelchen entstehen nach Munk in den Alveolar- und Bronchialepithelien; ihrer chemischen Natur nach sind sie wohl Cholesterinester, vermischt mit Lezithin, soweit sich aus Reaktionen ähnlicher, aus dem Urin dargetsellter Körperchen schließen ließ. Sie finden sich bei chronischen Prozessen in den Lungen, so bei Bronchiektasen, worauf auch Erich Meyer hingewiesen hat; zuweilen treten sie auch bei chronischer Bronchitis im zähschleimigen Sputum auf, im Asthmaanfall sogar in großen Mengen, oft in Ketten geordnet, die Munk als Ausgüsse der feinsten Bronchiolen auffaßt. Ihr reichliches Erscheinen soll hier eine Folge der reichlichen Epitheldegeneration der Bronchien sein, insofern nicht die Lipoide beim Asthma eine besondere Rolle spielen.

Munk faßt also die Degeneration als ein Zeichen einer höhergradigen Schädigung und des Unterganges von Zellen auf; aber nur bei allmählichem Absterben der Zellen werden sie gebildet.

Die Erklärung als Ausgüsse der feinsten Bronchiolen stößt indes doch auf Schwierigkeiten; als Zellen können nur die Bronchial-, nicht die Alveolarepithelien in Frage, doch läßt sich der Umwandlungsprozeß nicht ohne weiteres verfolgen. Sicher ist, daß noch ein großer Unterschied zwischen den besonders beim Asthma eigentümlich entarteten Bronchialepithelien und den von Munk beschriebenen Kügelchen besteht; diese können bei einiger Übung unschwer von ihnen geschieden werden. Die Zahl der Munkschen Gebilde ist immer noch sehr gering gegenüber den in der beschriebenen Weise veränderten Epithelien.

Eine wesentliche diagnostische Bedeutung kommt dem Nachweis der Lipoide bisher nicht zu.

7. Riesenzellen.

Biermer erwähnt das Vorkommen großer, mit zahlreichen 5—12 Kernen gefüllter Zellen, ähnlich wie sie in tuberkulösen Massen von Virchow beobachtet worden seien. Da auch Thorel das Vorkommen von großen mehrkernigen, mit Pigment beladenen Zellen in einer tuberkulösen Speckstein-Lunge anführt, außerdem von verschiedenen Beobachtern bei malignen Neubildungen im Inneren der Lungenalveolen solche Zellen gefunden worden sind, so liegt das Auffinden solcher Zellen im Auswurf durchaus im Bereiche der Möglichkeit. Gabritschewsky sah sie auch in drei Fällen von Tuberkulose: Ovale oder runde Zellen, 40—60 μ groß und mit 5—8 und mehr bläschenförmigen, schwach färbbaren Kernen und körnigem, matt aussehendem Protoplasma, oft schwer von zusammengesinterten Epithelzellen zu unterscheiden. Ihr Auftreten weist stets auf das Vorhandensein eines tuberkulösen Prozesses hin, sofern sie nicht im Verbande mit anderen Zellen ihre Abkunft aus Tumoren erkennen lassen.

8. Leberzellen.

In günstigen Fällen findet man, auch ohne durch die Anwesenheit größerer Gewebsstücke aufmerksam gemacht worden zu sein, Zellen des Leberparenchyms im Auswurf. Sie zeichnen sich durch ihre typische polyedrische Gestalt mit großem blasigen Kern aus, falls es sich nicht um im Zerfall begriffene Exemplare handelt, außerdem durch ihre häufige Imbibition mit Gallenfarbstoff, der sich durch Zusatz von salpetriger Säure in mikrochemischer Reaktion nachweisen läßt.

Wolfes beschreibt einen derartigen Fall, in welchem nach Durchbruch eines Leberabszesses in die Bronchien guterhaltene wie zerfallene Leberzellen im gelblich gefärbten Auswurf erschienen; auch Powell und Hartley erwähnen ihr Vorhandensein; ihr Fehlen ist aber kein Gegenbeweis gegen eine Kommunikation zwischen Leber und Lunge. — Zu verwechseln wären die Leberzellen am ehesten mit größeren Haufen zusammenhängender, aus dem Respirationstraktus stammender runder Zellen (sogenannter Alveolarepithelien) sowie mit Tumorenzellen. Die gleichzeitige Anwesenheit von Gallenfarbstoff wird stets auf die richtige Spur führen.

9. Tumorzellen.

Das Vorkommen einzelner aus Neubildungen stammender Zellen im Sputum gehört zu den größten Seltenheiten; in der Mehrzahl der Fälle liegen sie noch in größeren Komplexen vereinigt, die schon bei der makroskopischen Untersuchung des Auswurfs auffallen können, ihre wahre Natur aber erst bei der mikroskopischen Besichtigung erkennen lassen. In den beschriebenen Fällen handelt es sich entweder um karzinomatöses oder sarkomatöses Gewebe, welches neben den typischen Zellen, besonders in den Randpartien, noch reichlich Leukozyten, Erythroztyen, Fetttröpfchen, seltener Hämatoidinkristalle enthält.

a) Karzinome. Hampeln entdeckte in einem Falle eines primären Lungenkarzinoms in einem rundlichen gelatinösen Ballen oft pigmentfreie, fettkörnchenhaltige, polymorphe oder spindelförmige Zellen von einem Durchmesser von 24—25 μ. Ferner beschreibt Betschart einzelne oder zu größeren Zellgruppen vereinigte Zellen von polygonaler oder mehr rundlicher Form mit feinkörnigen pigmentfreien, in der Umgebung des Kernes dichter als in der Peripherie granulierten Protoplasma. Die Zellen enthielten entweder einen oder drei bis vier Kerne, jeder Kern ein bis vier Kernkörperchen. Bei der Autopsie des Falles fanden sich im Lumen der Alveolen die gleichen Zellen; sie lagen hier locker aneinander, so daß sie bei freier Verbindung der Alveolen mit ihren Bronchien leicht ausgehustet werden konnten. In einem weiteren Falle sah er zahlreiche kugelige oder spindelförmige Zellen von auffallender Größe und körniger Trübung; der Durchmesser der Zellen maß 120—125 μ, der der Kerne 20—25 μ. Es handelte sich hier — wie die Autopsie bewies — um ein von den Bronchien ausgehendes alveoläres Karzinom. — Ähnliche Fälle beschreiben auch Ehrich und Feldt, sowie Jakobson, Weinberger, einen Fall von Plattenepithelkrebs A. Fränkel.

Auch Vorkommen ganzer Krebsnester im Auswurf gibt Fränkel an. Ehrich erwähnt in einem seiner Fälle konzentrische Schichtung der Zellmassen, eigentliche Verhornung fehlte.

b) Sarkome. Sarkomzellen im Auswurf sind erstmals von Huber beschrieben worden, es lag ein typisches Riesenzellensarkom vor. Auch Betschart erwähnt ein Riesenzellensarkom, dessen Zellen 10, 20—40 Kerne aufwiesen, in der Mehrzahl waren es aber kleinere Rundzellen mit nur einem großen Kern, an dem er vielfach Teilungsfiguren entdeckte.

Von einem weiteren Falle eines sehr gefäßreichen Riesenzellensarkoms berichtet Feldt mit Zellen der verschiedensten Größe, alle Übergänge zu Riesenzellen enthaltend, zum Teil vakuolisiert, viele in mitotischer und amitotischer Kernteilung begriffen. Längsschnitte ließen ein Gewebe erkennen, in dem die meisten mit einer Art Endothel ausgekleideten Bluträume nur 1 bis 2 Zellagen zwischen sich ließen; in anderen Teilen traten die Gefäßdurchschnitte gegen das übrige Gewebe zurück.

Die pathognomonische Bedeutung solcher aufgefundener Tumorzellen bedarf keiner weiteren Erklärung, ebenso ihr diagnostischer Wert. Es kann nur iusofern eine Schwierigkeit entstehen, als Tumorzellen nicht mit Sicherheit als solche erkannt und vor allem größere Verbände von runden ein- oder mehrkernigen Zellen für Produkte einer pathogenen Neubildung angesehen werden. Ganz besonders ist eine Verwechslung möglich, wenn die Zellen nicht mehr ihre ursprüngliche Gestalt besitzen und das Protoplasma sich in fettiger Degeneration befindet, was gerade bei Tumorzellen außerordentlich oft der Fall zu sein scheint, ebenso wie häufig Vakuolen in ihnen entstehen. Die Größe der Zellen sowie ihre Vielkernigkeit ist für die Diagnose bis zu einem gewissen Grade zu verwerten, speziell für Sarkomzellen. Von einiger Wichtigkeit scheint nach verschiedenen Untersuchern (Hampeln, Feldt, Betschart), daß die Tumorzellen entweder pigmentfrei sind oder nur geringe Mengen von Pigment führen, während die runden Epithelien zur Aufnahme von Pigment außerordentlich befähigt sind. Japha gibt dieses Merkmal auch zur Differenzierung der Krebs- und der normalen Lungenzellen an. Melanotische Geschwulstzellen bilden davon natürlich eine Ausnahme. — Die in seltenen Fällen im Sputum vorgefundenen Krebsnester können mit Zellnestern verwechselt werden, die sich zuweilen im Asthmasputum vorfinden. Sie unterscheiden sich von ihnen dadurch, daß die verschollten und abgeflachten Zellen sich in ihrem Inneren befinden, während umgekehrt bei den Asthmaepithelnestern die im Zentrum befindlichen Zellen runde oder polygonale Konturen zeigen, die an der Peripherie gelegenen Zellen dagegen homogene und abgeflacht sind.

Über die Herkunft der Zellen läßt sich aus ihrer Struktur wenig sagen; man kann wohl annehmen, daß sie geschwürigen Zerfallshöhlen des Tumors, die mit den Luftwegen kommunizieren, entstammen. In der Regel finden sich dann gleichzeitig zahlreiche große pigment- und fettkörnchenhaltige Zellen im Auswurf.

B. Elastische Fasern.

α) Aussehen. Die von Schröder van der Kolk entdeckten, später von Remak genauer beschriebenen elastischen Fasern des Auswurfs stellen sich als doppelkonturierte, elegant geschwungene, oft hakenförmig oder wellig verlaufende Gebilde dar, die meist zu mehreren nebeneinander liegen und häufig den Bau ganzer Lungenalveolen erkennen lassen, deren Gerüst sie bilden. Sie fallen durch ihre starke Lichtbrechung auf, durch ihr regelmäßiges Aussehen und vor allem durch ihre gleichmäßige Dicke, die durch den ganzen Verlauf der glatten Faser hindurch beibehalten wird. Nur die Enden sieht man leicht zugespitzt verlaufen. Häufig bilden sie ein verzweigtes Maschenwerk; es wird auch allgemein angegeben, daß sie sich dichotomisch verzweigen; bei genauerem Zusehen sieht man aber, daß sich die einzelnen Fasern aus dem Geflecht loslösen, in welchem sie vorher mehr oder weniger parallel zueinander gelagert waren. Die aus dem Kehlkopf stammenden Fasern weichen etwas

von den beschriebenen aus dem Lungengewebe stammenden ab, sie sind
feiner und verlaufen mehr wellenförmig, ohne die charakteristische graziöse
Schwingung. Die elastischen Fasern der Bronchialwand gleichen ihnen vollkommen. Elastische Fasern aus der Nahrung bilden breite, feste Bänder.

Bei spärlichem Vorkommen lassen sie sich häufig nur schwer von anderen
Gebilden unterscheiden, die dem Auswurf zufällig beigemengt sind, auch wenn
man durch Kalilauge die umgebende organische Substanz zerstört. Vor allem
sind es Woll- und Baumwollfasern, die dem Ungeübten als die gesuchten Gebilde imponieren. Erstere fallen durch ihre Haarstruktur sofort auf. Die Baumwollfasern sind wesentlich dicker, von unregelmäßigen Konturen, an den Faser-
abschnitten leicht ausgebuchtet und an ihren Enden häufig aufgesplittert; an
längeren Stücken erkennt man auch die einzelnen Zellabteilungen. Die feinen
Haare, mit denen sie besetzt sind, rollen sich beim Trocknen auf oder ziehen
sich zusammen. Vielfach sind die Baumwollfasern schon auf den ersten Blick
durch ihre Färbung zu erkennen. Zuweilen sieht man auch Haare, Federn, Holz-

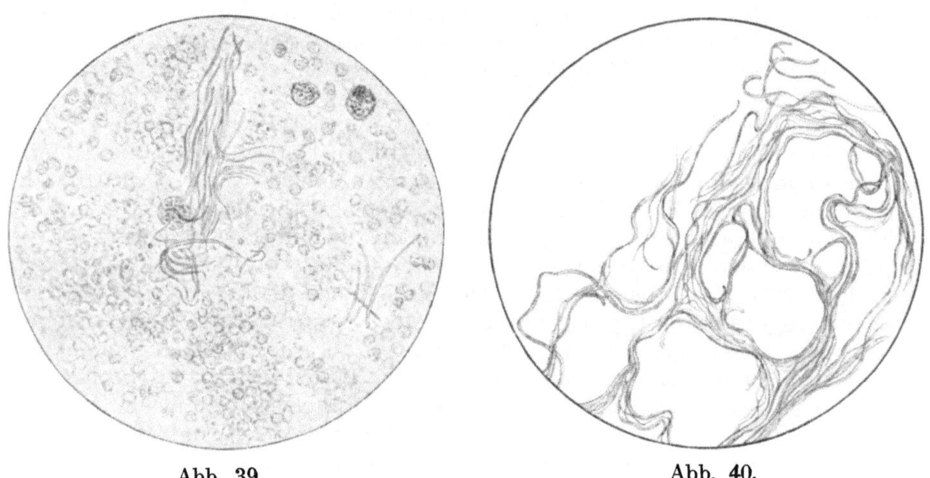

Abb. 39.Abb. 40.

fasern dem Sputum beigemischt und zu Verwechselungen Ursache gebend.
Seidenfäden besitzen mehr zylindrische Form, laufen spitz zu und sind unverzweigt; Fäden von Flachs fallen durch ihre ungleichmäßigen zerrissenen Enden
auf, die oft aus bürstenförmigen Konglomeraten von Fibrillen bestehen; sind
sie vom Stamm losgelöst, so können sie dem elastischen Gewebe außerordentlich
ähneln. Zuweilen sieht man auch zerbrochene Fasern, die, wie Makenzie
schildert, wie zerbrochene Stecken, im Mikroskop gesehen, herumliegen.

Häufiger werden Bündel von Fibrin oder Schleimstreifen, die auch netz-
förmiges Aussehen gewinnen können, von Anfängern als elastische Fasern angesehen. Behandlung mit Essigsäure oder mit Kalilauge wird hier den Unterschied
sofort klarlegen. Von Fettsäurekristallen unterscheiden die elastischen Fasern sich
vor allem durch ihre gleichmäßige Dicke, oft wellige Beschaffenheit, während
die Fettsäurenadeln stets eine gewisse Starrheit und Unbiegsamkeit erkennen
lassen und bei Zusatz von Äther oder heißem Alkohol sofort verschwinden.
Nicht so selten werden die elastischen Fasern ferner mit Konglomeraten von
wirr durcheinanderliegenden langen leptothrixartigen Fadenpilzen verwechselt.
Jodzusatz färbt diese zum Unterschied blauviolett, auch lassen sie bei näherem
Zusehen stets die geschwungenen Formen vermissen. Zuweilen sind es auch
ganze Haufen von mehr oder weniger zusammenhängenden und verhornten

Plattenepithelien, deren Konturen dadurch, daß die Zellränder sich umbiegen oder die ganzen Epithelien von der Seite gesehen werden, zu Verwechslungen Anlaß geben. Behandlung mit Kalilauge sowie verschieden hohe Einstellung des Objektes werden hier sofort entscheiden.

Es mögen hier noch einige Besonderheiten von elastischen Fasern erwähnt werden, die den meisten Untersuchern weniger bekannt sind. — Ob zunächst eisenimprägnierte elastische Fasern im Sputum vorkommen, wie sie von Gigon in einer Stauungslunge gefunden worden sind, ist nicht bekannt. Sie gaben eine schöne diffuse Berlinerblau-Reaktion, die rascher auftrat als in den Herzfehlerzellen. Nach Schwefelsäurezusatz schossen Gipskristallen ähnelnde Gebilde auf, die Gigon für sekundäres oder primäres Kaliumsulfat ansah.

Powell und Hartley erwähnen das Vorkommen von kalkinkrustierten elastischen Fasern.

Von Coppen Jones und später von Engel sind im zerfallenden Auswurf, besonders reich aber in ausgehusteten Käsebröckeln Gebilde beschrieben worden, deren Natur zunächst verborgen bleibt. Leyden hat sie entsprechend ihrem Aussehen als Korallenfasern bezeichnet. Nach Coppen Jones handelt es sich um rauhe, aufgetriebene, oft deutlich gelb gefärbte Fasern, die häufig in kolbige Enden auslaufen und so das Aussehen von Aktinomyzesdrusen erhalten; zuweilen bilden sich auch ganze Sternchen aus solchen Kolben, die dann Gerstenähren mit feinen langen Grannen ähnlich sehen. Manchmal zeigen die Kolben Neigung, zu einem Myzel wirr verzweigter Hyphen sich zu verbinden, doch fehlt bei mikroskopischer Untersuchung die feinere Struktur derselben, wie überhaupt die Homogenität ihres Inneren auffällt. Selten läßt sich die Kontur der von diesen Massen eingehüllten elastischen Fasern verfolgen. In ähnlicher Weise werden sie von Engel beschrieben, nur sah er mehr Gebilde mit wärzchen- oder kolbenförmigen Auftreibungen oder mit glänzenden Perlchen besetzte Stränge, die sich bald zu Traubenform und Ährenbüscheln aneinanderlegten, bald täuschend das Bild eines Maiskolbens mit dicht gedrängten Kernen wiedergaben. Der Durchmesser dieser Gebilde schwankte zwischen 5 und 15 μ.

Die frischen Gebilde quellen in Wasser nicht, in absolutem Alkohol erfolgt geringe Lösung, etwas bessere in Äther und Chloroform, dagegen keine in Benzin und Terpentin. Essigsäure bleibt ohne Einwirkung auf sie, in Natronlauge und konzentrierter Schwefelsäure lösen sie sich bis auf die eingehüllte elastische Faser auf. Mit 1 %iger Osmiumsäure nach Vorbehandlung mit Alkali färben sie sich stark schwarz, Sudann III nehmen sie in der Kälte nicht an, bei Erhitzung bildet sich ein rosa Hof um die geschrumpften Körperchen. Jod sowie Jod mit Schwefelsäure färben sie nicht. Setzt man das Sputum für längere Zeit in den Brutschrank, so zerfallen die Gebilde in feinste Tröpfchen und die elastischen Fasern werden frei sichtbar.

Coppen Jones hielt diese merkwürdigen Gebilde anfangs für Fadenpilze, erkannte aber später, daß es elastische Fasern sind, deren Konturen durch Auflagerung einer fremden Substanz stellenweise ganz verdeckt werden und die so ein wechselndes, oft bizarres Aussehen erlangen. Auf Grund der erwähnten Reaktionen nimmt Engel an, daß die fragliche Substanz ein Fettkörper sei, und zwar ein fester mit einem Schmelzpunkt von 62 bis 70⁰ und Erstarrungspunkt zwischen 45⁰ und 58⁰. Das Fett soll sich in solchen Fällen „organisieren", wozu nötig ist, daß die Lunge ein bei Körpertemperatur festes Fett entstehen läßt; dies geschieht bei dem Verkäsungsprozeß, daher ist die Entstehung der Gebilde auch an reine Formen chronischer Lungentuberkulose mit Verkäsung geknüpft; bei einfacher starker Eitersekretion findet keine solche Umbildung statt, ebensowenig stellen die Gebilde Fäulnisprodukte dar. Ihr Auftreten wechselt auch bei ein und demselben Kranken, je nach Herkunft des Auswurfes (Engel). — Es wären hier Untersuchungen erwünscht, ob die beschriebenen Massen tatsächlich nur aus Fett allein bestehen oder ob ihnen nicht nur andere Substanzen beigemengt sind, die ihr chemisch etwas abweichendes Verhalten erklären.

Wie gesagt, wurden die „Korallenfasern" bisher nur bei Tuberkulose beobachtet, und zwar vorzugsweise in den erwähnten Käsebröckeln oder zwischen fast reine Tuberkelbazillenmassen eingebettet; Engel sah sie in 30 %/₀ aller Fälle, bei Erkrankungen mit rapidem Zerfall sogar in 75—80 %/₀.

β) Nachweis. Man bringt einen Tropfen Sputum auf einen Objektträger, vermischt ihn eventuell mit etwas Wasser und drückt das Deckglas fest auf, um eine dünne Schicht zu erhalten, in der die elastischen Fasern schon bei schwacher Vergrößerung dem Geübten erkennbar werden; dicke Sputumschichten sind zu vermeiden, da die Fasern leicht durch ihre Umgebung verdeckt werden. Die Erkennung kann man sich dadurch sehr erleichtern, daß man einen Tropfen konzentrierte Kalilauge gleich auf dem Objektträger zusetzt, etwas verreibt und dann mit dem Deckglas zudeckt; durch den Zusatz von Kalilauge werden die zelligen Bestandteile des Sputums mehr oder weniger zerstört, so daß eine feinkörnige Masse übrig bleibt, aus der sich die elastischen Fasern deutlich hervorheben. Baumwoll- und Wollfasern, starkwandige Pflanzenzellen, sowie verhornte Epithelien werden durch die Kalilauge indes auch nicht angegriffen.

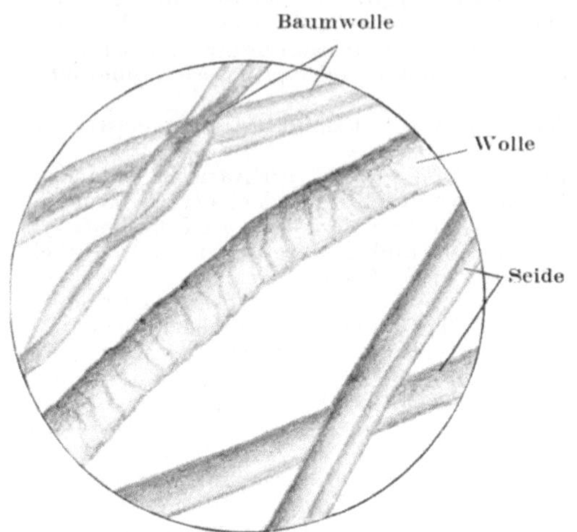

Abb. 41. Baumwolle, Wolle, Seide.

Sind elastische Fasern nur in geringer Anzahl vorhanden, so bedient man sich im allgemeinen folgenden, von Fenwick angegebenen, mehrfach etwas abgeänderten Verfahrens: Man kocht ungefähr 10 ccm Sputum mit der gleichen Menge $10^0/_0$iger Kalilauge unter ständigem Umrühren, bis zur Umwandlung in eine homogene Masse, was meistens in 3—5 Minuten der Fall, verdünnt mit der vierfachen Menge Wasser und zentrifugiert oder läßt in einem Spitzglas ruhig stehen, bis sich ein deutlicher Bodensatz angesammelt hat. Die organischen Bestandteile sind bis auf die elastischen Fasern mehr oder weniger zerstört und erscheinen im Mikroskop als feinkrümelige Detritusmassen. Die vorher erwähnten Gebilde bleiben aber auch bei dieser Prozedur erhalten, die elastischen Fasern selbst sind etwas aufgelockert und gequollen; zu langes Kochen ist zu vermeiden, da auch sie schließlich zerstört werden.

Mehrfach ist auch versucht worden, die Fasern durch Verdauung zu isolieren. Man überläßt den Auswurf nach Zusatz von Thymol entweder im Brutschrank sich selbst oder fügt nach Hinzugabe von etwas $1^0/_0$iger Natriumkarbonatlösung etwas Pankreatin hinzu und läßt einige Stunden verdauen. Im Bodensatz wird man dann die elastischen Fasern finden, da sie der Pankreatinverdauung widerstehen.

Färbemethoden. Um die elastischen Fasern leichter von anderen Gebilden unterscheiden zu können, hat man ihre isolierte Färbung angewendet. Zweifellos ist sie da am Platze, wo man der Diagnose nicht sicher ist, bei einiger Übung wird man in den meisten Fällen ihrer wohl entraten können.

1. Orceinfärbung nach May. a) Lösung. Das Sputum wird mit der gleichen Menge $10^0/_0$iger Kalilauge versetzt und unter fleißigem Umrühren auf dem kochenden Wasserbade bis zur Lösung erwärmt; längeres Erhitzen als zur Lösung unbedingt nötig, ist zu vermeiden. Die Lösung wird zentrifugiert, die überstehende Flüssigkeit vom Sediment abgegossen.

b) Färbung. Zum Sediment fügt man ungefähr 2 ccm Unna-Taenzersche Orceinlösung hinzu und färbt einige Minuten.

Zusammensetzung der Lösungen:

zur Färbung Orcein 1,0
    Alcoh. abs. 80,0,
    Aqua dest. 40,0,
    Acid. hydrochl. conc. gutt. 40

zur Entfärbung: Acid. hydrochl. conc. 5,0,
    Alkoh. $95^0/_0$ 1000,0,
    Aqua dest. 250,0.

Die Farblösung nimmt zunächst durch die restierende Kalilauge violette Farbe an; man setzt nun noch einige Tropfen Salzsäure zu, bis bei Schütteln die ursprüngliche weichselrote Farbe der Unnaschen Lösung bestehen bleibt. 3—5 Tropfen genügen. Hierauf kommt das Zentrifugenröhrchen 2—5 Minuten in kochendes Wasser. Erwärmt man nicht, so erfordert die Färbung zwei oder mehr Tage.

c) Entfärbung. Man gießt den Salzsäurealkohol zu, schüttelt einige Male um und zentrifugiert kurz; das gleiche Verfahren wird mit frischem Salzsäurealkohol noch zweimal wiederholt.

Das Sediment kann man frisch untersuchen oder Dauerpräparate anfertigen, indem man einige Tropfen auf dem Objektträger verdunsten läßt und dann mit Kanadabalsam einschließt. Die elastischen Fasern erscheinen mehr oder weniger intensiv braunrot-violett, Staubfasern sind, da sie wieder entfärbt werden, farblos. Schwach gefärbt erscheinen noch krümelige Detritusmassen; am zähesten halten noch Pflanzengebilde das Orcein fest.

2. **Färbung nach Sahli.** Sahli schlägt vor, die Färbung mit Fuchsin nach Weigert zu versuchen, nachdem man das Sputum auf dem Glas einige Minuten in absolutem Alkohol oder eine Stunde lang in 4%iger wäßriger Aldehydlösung mit Nachspülen von Alkohol fixiert hat.

Die Lösung wird folgendermaßen hergestellt: 200 ccm einer wäßrigen Lösung von 1%igem Fuchsin und 2%igem Resorcin werden in einer Porzellanschale zum deutlichen Kochen gebracht, dann setzt man 20 ccm Liquor ferri sesquichlorati zu, läßt unter Umrühren noch 3—5 Minuten kochen, wobei sich ein schleimiger Niederschlag bildet, dann abkühlen und filtriert. Das Filtrat wird weggegossen, der auf dem Filter zurückgebliebene Niederschlag mit dem Filter getrocknet und wieder in die zum Kochen verwendete Porzellanschale gebracht, in der sich auch noch etwas Niederschlag befindet. Der ganze Niederschlag wird dann unter fortwährendem Umrühren mit 200 ccm 94%igem Alkohol im Wasserbad gekocht (Vorsicht!). Dann läßt man die Flüssigkeit erkalten und ergänzt das Filtrat mit Alkohol wieder auf 200 ccm und fügt endlich noch 4 ccm Salzsäure hinzu. In dieser Flüssigkeit bleiben die Deckgläschen 20 Minuten bis eine Stunde, dann werden sie mit Alkohol abgewaschen, mit Xylol aufgehellt und in Kanadabalsam untersucht.

γ) **Vorkommen.** Die elastischen Fasern finden sich vorzugsweise bei Lungentuberkulose, und zwar besonders reichlich in den sogenannten Linsen und in den käsigen Bröckeln, in denen sie in zusammenhängenden Geflechten erscheinen können. Aber auch im übrigen eitrigen Sputum sind sie, wenn auch in geringerer Anzahl, anzutreffen. Nach Sokolowski und Greiff treten sie in 75% der Fälle auf, in denen eine feste Infiltration konstatiert wird, nach Dettweiler und Setzer sogar in 90% und bei Höhlensymptomen in 100%. Ihre Menge schwankt außerordentlich je nach dem in den Lungen vor sich gehenden Zerstörungsprozeß. Bei Kindern ist ihr Vorkommen sehr selten, da die Tuberkulose bei diesen meist in Form massiver Infiltrate mit geringer Tendenz zur Einschmelzung vorkommt; doch werden sie bei Kavernenbildung, wie in einem Falle von Hohlfeld, in typischer Anordnung gefunden.

Bei Abszedierung der Lungen werden sie ziemlich regelmäßig gefunden, nicht ganz so häufig bei Lungengangrän. Traube nahm dies sogar, da er sie bei letzterer Erkrankung sogar auffallend häufig vermißte, zur Unterscheidung zwischen beiden Prozessen an. Sie werden aber bei sorgfältiger Nachforschung auch bei Gangrän gefunden (Orszag, Lenhartz u. a.), so daß ein grundlegender Unterschied nicht zu bestehen scheint. Traubes Anschauung basierte darauf, daß bei Lungengangrän ein Ferment bei längerer Einwirkung auch die elastischen Fasern verdaut, im Sputum bei reinem Lungenabszeß jedoch fehlt; ebensowenig werden sie von gewöhnlichem Eiter und eitrigem Sputum angegriffen (Müller, Kossel), während die Auflösung durch gangränösen Saft auch von anderen (Escherich) gefunden wurde. Jedenfalls geht aus den Untersuchungen hervor, daß elastische Fasern im gangränösen Saft bei längerer Einwirkung leicht der Zerstörung anheimfallen, so daß man zu ihrer Auffindung stets ganz frisches Sputum untersuchen muß. — Bei den erwähnten beiden Erkrankungen finden sich die elastischen Fasern häufig auch noch in ganzen Lungenfetzen vereint.

Von Treupel und Kayser-Petersen wurden sie bei Grippe gefunden und zwar stammten sie aus kleinen Abszeßherden, die klinisch sonst nicht nachweisbar waren.

Bei Bronchiektasien ist ihr Vorkommen verschiedentlich angegeben worden, so von Williams, Mackenzie, Thissen; andere Untersucher wie Biermer und Lenhartz vermißten sie hier regelmäßig. Lenhartz weist darauf hin, daß bei dieser Erkrankung, die ja nur die Bronchien betrifft und zunächst keine Zerstörung von Lungengewebe verursacht, nur selten tiefergehende Veränderungen in den Bronchien gefunden werden. Er nimmt daher für die Fälle, in denen elastische Fasern sich nachweisen lassen, sekundäre Zerstörung der Bronchialwand und von Lungengewebe an.

In der Flüssigkeit entleerter Echinokokkusblasen konnten Munk und Kannenberg elastische Fasern nachweisen; sicher wird es sich auch hier um gleichzeitige abszedierende oder gangränöse Prozesse gehandelt haben. In seltenen Fällen sollen sie auch bei Lungensyphilis vorkommen, was ja wohl denkbar ist; so berichtet Mackenzie von ihrem Vorkommen bei chronischer Pneumonie auf luetischer Grundlage.

Wiederholt wurden elastische Fasern bei Gewebszerstörung in den oberen Luftwegen nachgewiesen; hauptsächlich Tuberkulose und Syphilis des Kehlkopfes, wo sie dann in großer Menge und in den beschriebenen Formen erscheinen. C. Gerhardt erwähnt ferner eine Usur der Trachea durch ein Aneurysma mit Abstoßung zahlreicher elastischer Fasern.

δ) Pathognomonische und diagnostische Bedeutung. Die pathologische und diagnostische Bedeutung des Auftretens von elastischen Fasern im Sputum erhellt zur Genüge aus dem Vorausgesagten. Es bedeutet stets den Zerfall von Lungengewebe in selteneren Fällen auch die Zerstörung von Teilen der Bronchialwand, der Trachea oder des Kehlkopfes, die sämtliche in ihrem Stratum proprium zahlreiche, elastische Fasern enthalten. Über die Natur des Prozesses des zerstörenden Prozesses sagen sie nichts aus. Ihr vorzugsweises Vorkommen bei der Lungentuberkulose machte ihre Auffindung vor der Entdeckung der Tuberkelbazillen für die Diagnose außerordentlich wertvoll (Remak); seit dieser Zeit haben sie zweifellos an Bedeutung verloren, doch sollte ihr Nachweis nicht versäumt werden, da sie uns bis zu einem gewissen Grade immer einen Fingerzeig für das Fortschreiten des Prozesses geben. In seltenen Fällen soll es auch gelingen, den Nachweis ihres Auftretens vor dem der Tuberkelbazillen zu führen, was allerdings von der allergrößten Bedeutung wäre; doch müssen diese Angaben Zweifeln begegnen, ob es sich hier tatsächlich um reine tuberkulöse Prozesse gehandelt hat und nicht um sekundäre Infektionen von Bronchiektasen mit Tuberkulose.

In prognostischer Hinsicht besitzen sie gleichfalls beträchtlichen Wert. Troup ist sogar der Ansicht, daß ihre Menge ein besserer prognostischer Wegweiser sei als die Zahl der Tuberkelbazillen. Ihr Auftreten bei Tuberkulose ist stets als ein ernstes Symptom zu betrachten; ihr Verschwinden, falls sie in großer Menge vorhanden waren, ist mit Vorbehalt dahin zu bewerten, daß eine Kavernenbildung zum Abschluß gekommen ist und sich das umliegende Gewebe konsolidiert hat. Bei Lungenabszeß und Gangrän sagt uns ihre Zahl die Ausdehnung und den Fortschritt des Zerstörungsprozesses einigermaßen getreu an; sofern es sich bei der letzteren Erkrankung nicht um Auflösungsvorgänge handelt, ist ihr Verschwinden hier entschieden günstig zu beurteilen.

Muskelfasern. Über das Auftreten von Muskelfasern im Sputum ist nichts bekannt, obwohl es theoretisch möglich wäre, daß glatte Muskelfasern aus Kehlkopf, Trachea und Bronchien darin erschienen (Muskelfasern finden sich in dem Stratum proprium der Bronchien und Bronchiolen bis zu den Alveolargängen), außerdem Muskelfasern aus korrodierten Blutgefäßen. Biermer weist schon auf die Möglichkeit ihres Vorkommens hin, gibt aber an, sie niemals im Sputum gesehen zu haben, wohl aber einmal im Kaverneninhalt eines Tuberkulösen. Die Muskelfasern werden, falls sie sich überhaupt im Sekret finden, wohl rasch der Verdauung unterliegen. Dem Sputum beigemengte Muskelfasern sind meistens Stückchen mit deutlicher Querstreifung aus der Nahrung.

C. Corpora amylacea.

α) **Aussehen und Vorkommen.** Friedreich beobachtete als erster in dem bluthaltigen Sputum eines Patienten, der an einem in Abszedierung übergehenden Lungeninfarkt litt, neben zahlreichen Pigmentzellen, elastischen Fasern, Gewebsfetzen und Sarzinehäufchen während 5—6 Tagen zahlreiche, teils runde, teils eckige, zum größten Teil aber ovale glänzende Körperchen, die aus einem Kern und einer umgebenden Hülle bestanden. Der Kern wurde durch einen Haufen dunkler Pigmentklümpchen gebildet oder auch von einem größeren oder kleineren, unregelmäßig gestalteten schwarzen Körper eingenommen. Die Umhüllungsmasse bestand aus einer halbfesten, homogenen, meist farblosen, nur hin und wieder etwas ins Gelbliche spielenden Substanz, welche an einzelnen Exemplaren die Anordnung einer konzentrischen Streifung erkennen ließ. Die Körperchen färbten sich mit Jod gelb, gaben also keine Amyloidreaktion, in Schwefelsäure und Alkalien lösten sie sich. In den Lungen selbst fanden sie sich bei der Autopsie merkwürdigerweise nicht.

v. Jaksch hat ähnliche Bildungen mehrmals im Sputum bei Lungengangrän aufgefunden, die gleichfalls keine Amyloidreaktion gaben, zum Unterschied von den Friedreichschen Körperchen aber keine zentrale dunkle Masse enthielten. v. Jaksch läßt es dahingestellt, ob es sich wirklich um amyloidartige Substanzen gehandelt hat. Endlich hat R. Schmidt in einem Fall von Bronchitis fibrinosa chronica gleichfalls zahlreiche Schichtkörper gefunden, die sich jedoch von den von Friedreich beschriebenen Gebilden in mehreren Punkten unterschieden; es fehlte nämlich jede Andeutung einer radiären Streifung und es konnte auch kein Kern nachgewiesen werden. Jodtinktur ebensowenig wie verdünnte Jodjodkaliumlösung gaben Farbreaktion.

Daß es sich in diesen Fällen nicht um von außen in das Sputum hineingelangende Substanzen handelt, ist wohl sicher. Nach zahlreichen Untersuchungen muß man ihre Entstehung in die Lungen verlegen. Schwierig wird die Beurteilung dieser Körperchen jedoch dadurch, daß sie nach den Angaben der einzelnen Forscher nicht einheitlicher Natur zu sein scheinen, sondern sich in Form und chemischem Verhalten wesentlich unterscheiden.

Friedreich selbst hatte schon früher ähnliche Gebilde von 0,04—0,12 mm im Durchschnitt in infarzierten und atelektatischen Lungen, sowie im Bronchialschleim gefunden, doch unterschieden sie sich in manchem von den im Auswurf festgestellten. Einmal erschien die Schichtung etwas deutlicher, ganz besonders bei den jüngeren Bildungen, während die älteren ein homogeneres Aussehen boten und nur manche von ihnen in der Mitte eine feine Punktierung erkennen ließen. Vor allem färbten sich aber die in den Lungen gefundenen Körperchen mit Jod blau, später mehr schwarzblau bis graugrün; mit Jodjodkalium wurden sie nach und nach völlig schwarz. Dabei färbten sich weder die einzelnen Körperchen, noch ihre Schichten an allen Stellen gleichmäßig. Mit Jod und Schwefelsäure gaben sie eine schöne Rotfärbung, verkohlten aber dann bei längerer Einwirkung. Chlorzinkjod erzeugte gleichfalls eine rote Farbe, die sich später in eine blauschwarze verwandelte. In Äther und Alkohol quollen sie auf, ohne sich zu lösen, auf Zusatz von Essig- und Salpetersäure trat ihre Schichtung deutlicher hervor, in Schwefelsäure lösten sie sich dagegen rasch, Alkali ließ sie unverändert. Infolge dieser Reaktion hielt Friedreich die Körperchen dem Amylum nahestehend, doch ließen sie sich nicht in Zucker überführen. Etwas anders geartete Körperchen sah Friedreich in einem Fall von Atelektase bei Typhus; es fehlte diesen die zentrale Pigmentmasse, mit Jod gaben sie eine gelb bis rote Farbreaktion, durch Säuren wurden sie nicht verändert.

Nach Friedreich sollen diese Körperchen unter Verhältnissen vorkommen, welche zu Blutungen in das Lungengewebe disponieren oder welche auf vorangegangene reichlichere Exsudation deuten. Die Entstehung stellte er sich so vor, daß das Zentrum durch Gerinnung der Blutkörperchen gebildet würde, während der faserstoffhaltige Teil des Blutes oder spätere Extravasate sich in konzentrierten Schichten ablagern. Das Hämatin sollte sich in einem Teil der Fälle zu einem kristallinischen oder amorphen Körper konzentrieren, in einem anderen sich dagegen auflösen und die Umgebung färben, gleichzeitig sich durch innere chemische Umsetzung aus den vorhandenen Proteinstoffen eine der Gruppe der Kohlehydrate nahestehende Substanz bilden, und zwar zuerst in der fibrinösen Umhüllung.

Ähnliche Gebilde in den Lungen wurden noch von Zahn, Langhans, Siegert, Posner, Kohn u. a. beschrieben. Langhans sah sie in einem Fall von Zylinderzellenkrebs hauptsächlich an der Peripherie der Tumorknoten in der Nähe von Blut austreten; die Körperchen gaben gleichfalls keine Blaufärbung mit Jod, sondern färbten sich mit diesem dunkelbraunrot. Zahn sah sie bei Tuberkulose, sowohl in Zellen, die gequollenen Alveolarepithelien ähnlich sahen, sowie auch außerhalb derselben auch kleine Körnchen, die sich mit Jod blau färbten. Blutungen hatten hier nie stattgefunden. Die von Siegert beschriebenen Zellen wiesen wieder eine deutlich radiäre Streifung auf, doch fand sich manchmal statt dieser, wie es auch Zahn schon gesehen, eine feine Punktierung. Die Körperchen gaben mit Jodjodkali eine schwarzgrüne Farbe, an der Peripherie eine mehr braune, mit Methylviolett färbten sie sich glänzend rot, mit Safranin goldrot, ähnlich mit Eosin, mit Osmiumsäure tiefbraun. In Wasser, Alkohol und Äther waren sie unlöslich, Speichel veränderte sie gleichfalls nicht, nach dem Kochen mit konzentrierter Salpetersäure ließen sie sich leicht unter dem Deckglas zerdrücken, was vorher nicht der Fall gewesen war.

Kohn fand endlich in einem Falle von diffuser chronischer Aspirationspneumonie runde oder ovale Gebilde von ziemlichem Glanz, meist mehr oder weniger ausgeprägter radiärer Streifung und konzentrischer Schichtung. Manche wiesen verschieden gestaltete schwarze Kerne auf, andere wieder glänzende Kerne, die sich bei genauerer Besichtigung als kleine Kristalle, häufig auch nur als Spalten oder Lücken erwiesen. Auf Jod nahmen sie eine blau bis schwarzgrüne Färbung an, bei Anwendung einer stark wäßrigen Jodlösung eine dunkelbraune, nach der Methode von Siegert (Überfärben in Jodjodkalilösung, vollständige Entfärbung in absolutem Alkohol, kurzes Verweilen in 10%iger Salzsäure, Abspülen in Wasser, Alkohol, Origanumöl) eine kastanienbraune. Bei letzterer Färbung, ebenso bei starker Alkalieinwirkung, nach der Weigertschen Fibrinmethode und mit Alaunkarmin sah man besonders deutlich eine Teilung der Körperchen in einem zentralen und peripheren Teil. Mit Methylviolett färbte sich das Zentrum zuweilen rot, die Peripherie blau. Diesen Körperchen lagen Zellen an, und zwar — wie Kohn angibt — manchmal in einer Weise, daß sich der Gedanke aufdrängen mußte, es könnten diese Zellen, wenn auch nicht gerade die ganzen Corpora amylacea bilden, so jedoch zu ihrer Vergrößerung beitragen. Die Konkretionen wurden gewissermaßen durch lebende Zellen eingeschachtelt, wobei die Zellen selbst eine homogene Umwandlung erfuhren, wie durch die Färbung mit van Gieson nachgewiesen werden konnte. Von diesen Gebilden zu den eigentlichen Corpora amylacea fand nun Kohn verschiedene Übergangsbilder, Schollen von hyalinem Aussehen und rundlicher Form, ferner Körperchen, welche ihrer Form und Reaktion nach als Corpora amylacea aufzufassen waren, aber keine deutliche radiäre Streifung oder konzentrische Schichtung zeigten, dann wieder Körperchen mit radiärer Streifung und konzentrischer Schichtung, aber ohne Reaktion auf Jod, sowie eine Reihe anderer Variationen.

In etwas anderem Zusammenhang beobachtete R. Schmidt ähnliche mit Jod keine blaue Farbe gebende Körperchen, nämlich in Schläuchen von verschiedener Form, wo sie neben Erythrozyten, Leukozyten und hydropisch geschwellten Zellen vorkamen. Zwischen fibrinösen Massen fanden sie sich dagegen nicht. Schmidt hielt sie dem Myelin ähnlich, da sie manche Reaktion mit diesem gemeinsam hatten (Braunfärbung mit Osmiumsäure, Gelbfärbung durch Jod, Zerstörung durch konzentrierte Schwefelsäure). Er nennt sie deshalb Corpora lecithinoidea und führt ihre Entstehung auf zellige Zerfallsprodukte und flüssige Teile zurück und führt als Vergleich die Entstehung der Harnzylinder an.

β) Entstehung. Über die Entstehung dieser Gebilde überhaupt gehen die Ansichten der einzelnen Autoren sehr auseinander. Nach der Auffassung von Kohn, die den Tatsachen am meisten zu entsprechen scheint, aber auch noch nicht völlig bewiesen ist, entsteht um einen meist aus einem Fremdkörper gebildeten Kern durch Anlagerung von entarteten Epithelien, Epithelschollen und Kolloidkörperchen zunächst ein Corpus colloidale, aus dem sich durch chemische Prozesse die allmähliche Umwandlung in das Corpus amylaceum vollzieht. Gleichzeitig soll auch eine Änderung der physikalischen Beschaffenheit vor sich gehen: die vorher zähflüssige Masse werde kristallinisch und der optische Ausdruck dieser neuen Verhältnisse sei die radiäre Streifung; um diesen so entstandenen Körper des Corpus amylaceum lagerten sich als Schale hyaline Schollen herum.

Die Ansichten der anderen Autoren seien nur kurz erwähnt. Nach Langhans sollen die Körperchen durch Umwandlung rundlicher Krebszellen entstehen, die sich direkt in zusammenfließende glänzende Kugeln umbildeten. Die Schichtung sowie die Kernbildung soll für gewöhnlich ein späteres Produkt sein, wiewohl schon in manchen der freien Körnchen sich eine Schichtung erkennen ließ. Zahn hält die Schale für ein Zerfallprodukt, das sich um einen vorhandenen Kern lagert, und zwar soll die Schale aus den oben erwähnten kleinen aus den Zellen ausgestoßenen Körnchen entstehen. Siegert nimmt wieder eine direkte Umwandlung aus Zellen an, indem sich Alveolarinhalt, Blutbestandteile, Schleim, albuminöse Flüssigkeit um einen Kern lagen, wobei die konzentrische Streifung entstehe. Nötig für die Entwicklung der Körperchen sei eine erschwerte Entleerung der Zerfallsmassen aus den Lungen.

Ein abschließendes Urteil läßt sich aus all diesen Angaben über die in Frage stehenden Gebilde noch nicht gewinnen, sondern man muß sich vorläufig damit begnügen, ihr zeitweiliges Auftreten zu konstatieren. Auffallend ist, daß sie in dem Auswurf so verhältnismäßig selten vorkommen, auch wenn Lungengewebe zerstört wird, dagegen in den Lungen selbst häufiger. — Der Form nach dürfte es sich bei den verschiedenen Autoren ziemlich um die gleichen Gebilde handeln, Färbung und chemische Reaktion zeigen dagegen große Unterschiede. Am auffallendsten ist hier entschieden der verschiedene Ausfall der Jodreaktion und die verschiedene Resistenz gegenüber Säuren, die sich vielleicht am ersten durch ein verschiedenes Alter der Körperchen erklären lassen, das auch die Unterschiede in der physikalischen Beschaffenheit und chemischen Zusammensetzung erklärt. Über beide sind wir noch sehr wenig orientiert; und ob die einzige Angabe von Fürbringer, die sich verwerten ließe, daß in den ähnlich aussehenden Prostatakörperchen Lecithin vorhanden sei, zu Recht besteht, scheint nicht genügend bewiesen. Im eigentlichen Amyloid ist kein Lezithin nachgewiesen worden; Amyloid ist nach neueren Untersuchungen, besonders von Neuberg, ein in Metamorphose begriffener Eiweißkörper, als dessen Spaltprodukte Lysin, Arginin, Tyrosin, Leuzin, Glutaminsäure, Glykokoll, sowie Prolin erhalten wurden; gleichzeitig wurde aus ihm Chondroitinschwefelsäure dargestellt, weshalb das Amyloid von Krawkow als eine feste, vielleicht esterartige Verbindung von Chondroitinschwefelsäure mit einer Eiweißsubstanz angegeben wird. Da aus der Chondroitinschwefelsäure sich nach Neuberg als Spaltprodukt die Tetraoxyaminocapronsäure darstellen läßt, also ein den Kohlehydraten sehr nahestehender Körper, so wäre hiermit ein Zwischenglied der Umwandlung der Aminosäuren des Eiweißes zu den Kohlehydraten gefunden; damit würde die alte Friedreichsche Ansicht, daß in den Corpora amylacea eine allmähliche Umwandlung von Eiweiß in Kohlehydrate vor sich gegangen sei, ihre Bestätigung erhalten. Nach Hansen soll allerdings die Chondroitinschwefelsäure in dem mechanisch isolierten Amyloid nicht enthalten sein, sondern die Prozesse, die zur Amyloidbildung führen, auch eine Vermehrung der Chondroitinschwefelsäure bewirken; nicht ganz in Übereinstimmung damit zu bringen ist die Angabe von Hansen, nach der die Chondroitinschwefelsäure vielleicht bei der Verdauung des Amyloids entstünde.

Die mit rein isoliertem Amyloid aus verschiedenen Organen angestellten Versuche lassen übrigens sehr wohl die Annahme zu, daß die Corpora amylacea der Hauptsache nach tatsächlich aus amyloider Substanz bestehen, oder wenigstens sehr nahe verwandt sind. Auch das Amyloid wird nicht immer mit Jod gefärbt, dagegen stets mit Methylviolett. Nach Auswaschen mit verdünnten Alkalien, Neutralisation und Nachwaschen mit Wasser verschwindet die Jodreaktion, die Färbung mit Methylviolett läßt sich dagegen noch ausführen; die letztere wird daher von Krawkow als eine typische Amyloidreaktion angesehen. Auch nach Auflösen in Ammoniak und Barytwasser und Wiederausfällen mit Essigsäure wird die Jodreaktion schwächer oder verschwindet, während die Färbung mit Methylviolett noch gut gelingt. Wie Krawkow angibt, hängt die Jodreaktion von der physikalischen Beschaffenheit des Amyloids ab; sie gelingt, wenn das Präparat bei dem Eindampfen eine glasige Beschaffenheit annimmt, was jedoch nicht immer der Fall ist. Es ließe sich nach diesem Verhalten des reinen Amyloids auch das verschiedene Verhalten der Corpora amylacea gegenüber der Jodfärbung erklären. Vielleicht hängt damit auch die verschiedene Widerstandsfähigkeit der letzteren gegenüber chemischen Agentien zusammen, vielleicht aber auch mit der verschiedenen Stärke der angewandten Mittel, die von den Autoren selten näher angegeben wird. Es bleibt hier also noch manche Frage zu lösen.

Stärkekörner. Nicht mit den Corpora amylacea zu verwechseln sind Stärkekörner, die man bei ungenügender Reinigung des Mundes leicht im Auswurf findet. Sie sind runde oder ovale, manchmal auch mehr dreieckige Gebilde von verschiedener Größe mit deutlich konzentrischer Schichtung, zuweilen auch mit radiärer Streifung. Mit Lugolscher Lösung färben sie sich schwarzblau; ist die Stärke schon mehr oder weniger umgewandelt, mehr violett-rot (Erythrodextrin) oder sie geben überhaupt keine Farbreaktion mehr (Achro-dextrin). Die Körner quellen in Wasser und Alkali auf, durch Speichel oder Pankreasferment werden sie in Zucker übergeführt. Durch alle diese Momente unterscheiden sie sich von den Corpora amylacea.

Bei der Einatmung von Mehlstaub können sie übrigens, wie C. Gerhardt in mehreren Fällen gesehen hat, in sehr großen Mengen im Auswurf erscheinen, so daß der Auswurf ein weißes kleisterähnliches Aussehen erhält und sich nach Zusatz von Lugolscher Lösung blau färbt. Bei der mikroskopischen Unter-suchung fanden sich auch die typischen Gebilde. Die Ausscheidung der Stärke dauerte in dem einen Falle noch $2^1/_2$ Wochen nach der Entfernung des Patienten aus der mehlenthaltenden Atmosphäre an. Gerhardt betont ausdrücklich, daß keine Täuschung durch im Munde befindliche Stärkekörner vorlag.

Man kann es übrigens nicht von der Hand weisen, daß bei reichlicher Auf-nahme Stärke aus den Kapillaren in das Sputum übertreten kann, ebenso gut wie sie in den Urin gelangt (R. Hirsch, Verzar). Schon Gruby waren Stärke-körner im tuberkulösen Auswurf aufgefallen, sie wurden aber früher allgemein als Verunreinigungen angesehen. Durch die Untersuchungen von Rahel Hirsch und Verzar ist jedoch einwandfrei festgestellt, daß Stärkekörner unverändert durch die Darmschleimhaut in die Blutbahn aufgesaugt und im Urin wieder ausgeschieden werden können. Wederhake fand sie in den verschiedensten Sekreten wieder, auch im Sputum von Tuberkulösen. Ihre Menge ist indes stets sehr gering.

Wederhake empfiehlt die Färbung mit Jod-Crocein-Scharlach nach fol-gender Vorschrift:

Das Sputum wird auf einem Objektträger ausgestrichen, noch vor dem Trocknen in 70%igen Alkohol gebracht, bis der Ausstrich weiß erscheint, übertragen in verdünnte Jodlösung (5 Tropfen Jodtinktur auf 20 ccm Wasser) auf 3 Minuten, dann in verdünnte Crocein-Scharlachlösung für 1—2 Minuten, kurzes Abspülen in 70%igem Alkohol. Einbetten in Glyzerin oder Ferrantsche Flüssigkeit.

Zur Verdünnung der Crocein-Scharlachlösung werden von einer konzentrierten Lösung 20 ccm mit 100 ccm 70%igem Alkohol gemischt. — Die Farbe der Stärkekörner ist tiefblau, bei kurzem Erwärmen über 100° geht sie verloren, beim Abkühlen erscheint sie wieder. Die umgebenden Zellen sind braun bis rotbraun gefärbt.

D. Kristalle.

a) Charcot-Leydensche Kristalle.

α) **Aussehen.** Die Charcot-Leydenschen Kristalle wurden im Auswurf wohl zum ersten Male im Jahre 1859 von Harting und 1864 von Friedreich gesehen. Letzterer hielt sie aber fälschlicherweise für Tyrosinkristalle. Die gleiche Kristallform hatte man schon früher im gestandenen leukämischen Blut wiederholt gefunden (Zenker 1851, Robin, Neumann 1853).

Es sind dies glatte, glänzende, farblose, scharfgeschnittene Kristalle von wechselnder Größe, die leicht die Farbe ihrer Umgebung annehmen und bei oberflächlicher Betrachtung als langgestreckte Rauten oder als langausgezogene Doppelpyramiden erscheinen. Zuweilen sind sie, wie auch schon den ersten Beobachtern aufgefallen war, von mehr spindelförmiger Gestalt (Charcot,

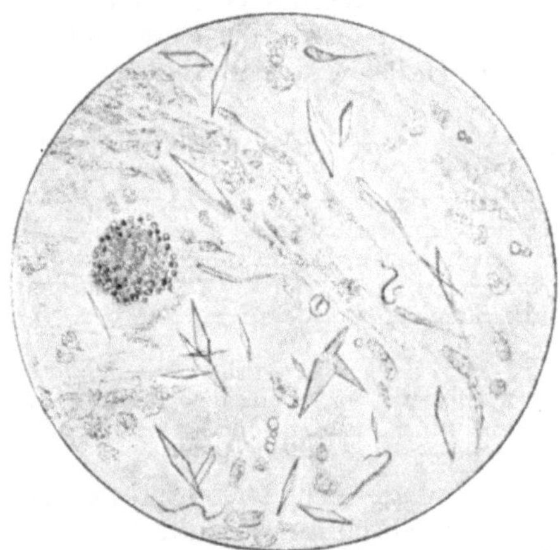

Abb. 42. Auswurf bei Bronchialasthma mit Charcot-Leydenschen Kristallen, ausgezogenen Bronchialepthelien, isolierten Zentralfäden und eosinophilen Zellen. Öl-Imm., Ok. 1.

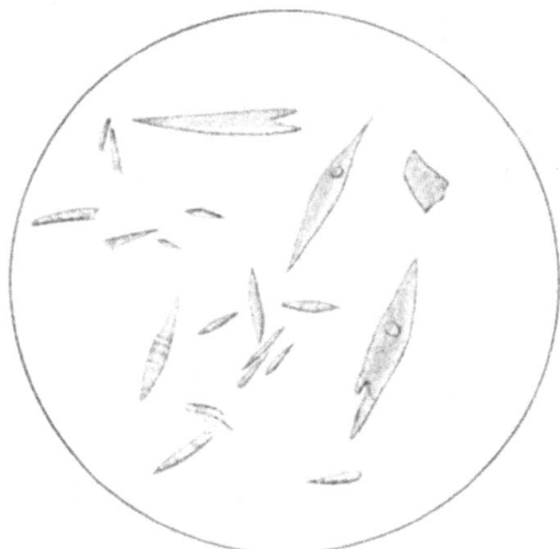

Abb. 43. Verschiedene Formen Charcot-Leydenscher Kristalle. Obj. 6, Ok. 3.

Vulpian, Cohn), bei anderen läuft die eine Hälfte nicht in eine gerade Spitze aus, sondern endigt mit kurzer Pyramide von breiterem Winkel an der Spitze, an anderen sind beide Spitzen in dieser Weise verändert. Nicht selten sieht man auch polymorphe und heteromorphe Formen, Kristalle, die mehr einem Rechteck mit abgestumpften Ecken ähneln, oder auf der einen Seite in zwei Spitzen endigen, sowie zerbrochene Exemplare, deren Bruchlinien eben und fast immer parallel zum kurzen Durchmesser gerichtet scheinen (Cohn). Die Oberfläche ist nicht immer glatt, sondern wie gekörnt, ausgeloht, was auf beginnende Auflösung hinweisen soll; manche solcher Gebilde sind soweit von den ursprünglichen Kristallen verschieden, daß sie nur durch die Gruppierung glatter glänzender Tröpfchen als Abkömmlinge der Kristalle zu erkennen sind.

Ihre Menge ist wechselnd; zuweilen findet man nur einzelne Exemplare, andere Male ganze Haufen, besonders kleiner und kleinster Kristalle.

Charcot und Vulpian haben angegeben, daß sie solche veränderte Formen aus den ursprünglichen Kristallen durch Einwirkung von Wärme und durch Umkristallisieren erhalten hätten, doch ist es späteren Untersuchern nie geglückt, die Kristalle umzukristallisieren. Cohn gibt dagegen an, daß die Kristalle, die er dann aufschießen sah, aus Ammonsulfat bestanden hätten. Ebensowenig sind später die von Charcot und Vulpian geschenen S-förmigen Kristalle nach Einwirkung von Salpetersäure wieder beobachtet worden.

Die Spindelform der Kristalle ist überhaupt nur eine scheinbare, denn bei stärkerer Vergrößerung kann man die scharfen Ecken und Doppelpyramidenform stets erkennen.

Die Größe der Kristalle ist wechselnd. Sie schwankt von mit den gewöhnlichen Vergrößerungen noch eben sichtbaren Exemplaren bis zu einer Länge von 75 μ, einer Breite von 40 μ und einer Dicke bis 8 μ. Die größten Exemplare sind also um ein Vielfaches größer als die weißen Blutkörperchen.

Was das kristallinische Gefüge betrifft, so glaubten die ersten Untersucher (Robin und Charcot), daß es sich um rautenförmige Täfelchen handele; später wurden sie von Charcot und Leyden für langausgezogene Oktaeder angesehen, dessen Grundfläche ein flacher Rhombus bilden sollte und als solche wurden sie auch von den meisten späteren Forschern und in den Lehrbüchern bezeichnet. Cohn wendet mit Recht dagegen ein, daß schon die von Charcot abgebildeten Kristalle hexagonale Prismen sein müßten. Weitere Untersuchungen ergaben dann auch mit Sicherheit, daß die Kristalle keine Oktaeder sind, sondern dem hexagonalen System angehören. Außerdem sind sie entgegen den früheren Angaben schwach doppelbrechend.

Zwecks Bestimmung der Seitenzahl der Doppelpyramiden wurden die Kristalle enthaltenden Massen (Cohn benutzte dazu Material aus Curschmannschen Spiralen, Knochenmark, Drüsen mit Blut Leukämischer) zentrifugiert, gehärtet, wie Gewebsstücke behandelt und mit Eosin oder Fuchsin gefärbt. Auf den Schnitten wurden außer den rhomboidalen Querschnitten Polygone, mit sechs parallelen, gleichen oder je zwei und vier gleichen Seiten gefunden. Außerdem führten die optischen Untersuchungen dazu, sie dem hexagonalen System zuzuschreiben. — Die Winkel der Doppelpyramiden wurden von Neumann zu 18⁰ und 162⁰ bestimmt.

Die fälschlich als identisch mit den Charcot-Leydenschen Kristallen bezeichneten Böttcherschen Kristalle aus dem Sperma sind nach neueren Untersuchungen (s. a. Cohn) anderer chemischer und kristallinischer Natur, sie sind monoklin, optisch zweiachsig und stellen eine Verbindung von Phosphorsäure mit einer Base C_7H_5N dar.

β) **Eigenschaften und Zusammensetzung.** Die Konsistenz der Kristalle ist ziemlich weich, dabei von gewisser Sprödigkeit, man kann sie durch Druck auf das Deckglas leicht in quadratische und konische Bruchstücke zertrümmern. Durch Einwirkung starker Salz- oder Salpetersäure sollen sie nach Leyden so weich werden, daß sie sich an den Enden hakenförmig umbiegen. In Glyzerin quellen sie bis zur Unsichtbarkeit auf. Gegen Fäulnis sind sie sehr widerstandsfähig; Zenker hob sie mehrere Jahre lang auf, ohne daß sie sich veränderten. Man kann übrigens auch beobachten, daß das sie enthaltende Sputum sich außerordentlich widerstandsfähig gegen Zersetzung verhält. Bei längerem Stehen sollen sie, wie von Ungar und Eichhorst berichtet wird, sogar an Zahl zunehmen. Es sei dies nicht nur eine scheinbare Vermehrung infolge Zerfalls weißer Blutkörperchen und besseren Hervortretens der Kristalle, wie Berkart meint. Man kann tatsächlich eine Vermehrung in luftdicht abgeschlossenen Präparaten beobachten, allerdings nicht regelmäßig. Einzig Lewy gibt an, daß sie sich nicht lange hielten, auch wenn man die Präparate in Asphaltlack einbettete.

Was das **chemische Verhalten** der Kristalle betrifft, so ist hauptsächlich ihre Löslichkeit von verschiedenen Untersuchern geprüft worden. Sie sind löslich in warmem Wasser, Salzsäure, Salpetersäure (nur in sehr verdünnter oder sehr starker Konzentration), Phosphorsäure, Essigsäure, Milchsäure, Oxalsäure, Karbolsäure, Weinsteinsäure, Pikrinsäure, Kalilauge, Natronlauge, Ammoniak, Äther; unlöslich in kaltem Wasser, Alkohol, Xylol, Chloroform, 4% Formol, Kreosot, Jodlösungen.

Zur Herstellung von Dauerpräparaten bedient man sich der von Lenhartz angegebenen Methode: die in zarter Schicht ausgebreiteten kristallführenden Gerinnsel werden in 5%-iger Sublimatlösung etwa 5 Minuten oder in absolutem Alkohol $\frac{1}{2}$ Stunde lang gehärtet, im ersteren Falle dann durch Alkohol von Wasser und Sublimat befreit. Nach Aufhellung in Xylol werden sie in Xylol-Kanadabalsam eingebettet.

Zur Färbung kann man sich der von Cohn zur Darstellung der Querschnitte angegebenen Methode bedienen oder sie nach Lenhartz nach etwa einstündiger Fixation des lufttrockenen Präparates in absolutem Alkohol entweder mit Fuchsin oder kurz mit Chenzinskyscher eosin-methylenblauer Lösung (bzw. May-Grünwald) färben. Sie nehmen dabei eine violettrote Farbe an.

Die Vorschrift hierfür lautet:

konzentrierte wäßrige Methylenblaulösung . . . . 40 g

0,5%ige, in 70%igem Alkohol angefertigte Eosinlösung . . 20 g

Aqua destillata . . . . 40 g

Färbung 24 Stunden lang, unter Umständen im Wärmeschrank; mit erhitzter Lösung sind die Präparate auch schon in 15 Minuten färbbar, werden aber nicht so gut. Nachher Abspülen in destilliertem Wasser $^1/_2$—1 Minute und trocknen.

Nach Gollasch färben sich die Kristalle mit Eosin-Nigrosin-Aurantia dunkelviolett bis gelbbraun; mit Ehrlichs Triacid rot bis rotviolett. Mit dem Florenceschen Reagens, einer sehr jodreichen Jodjodkaliumlösung (Jodi puri 2,54, Kalii jodati 1,65, Aq. dest. ad 20,0) nehmen die Kristalle nur Gelbfärbung an im Gegensatz zu den sich dunkel-blau-schwarz tingierenden Böttcherschen Spermakristallen: gewöhnliche Jodtinktur und Lugolsche Lösung färbt beide nur gelb.

Melachitgrün, Methylenblau färbt die Kristalle schwach, Methylviolett fast nicht.

γ) Entstehung. Leyden hatte sich jeder Äußerung über die Entstehung der Kristalle enthalten, er nahm nach den Untersuchungen von Salkowski nur an, daß sie dem Schleim nahe verwandt seien. Die Rotviolettfärbung mit Triacid spricht jedoch nach Strauß direkt gegen die schleimige Natur der Kristalle, sondern für den Aufbau aus Eiweiß. Die meisten Autoren bringen auch ihre Ausbildung nicht direkt mit dem Schleim, sondern mit der Umwandlung bestimmter Zellen in Zusammenhang; aus welcher Art von Zellen, darüber hat man sich noch nicht völlig geeint. — Die Örtelsche Ansicht von der Entstehung aus parasitären Gebilden hat nur historisches Interesse.

Nach Ungars Ansicht haben die Kristalle ganz allgemein Beziehungen zum Untergang von Zellen, denn er sah in nächster Umgebung oder in direktem Zusammenhang mit Zellen kleinste Kristalle aufschießen; manche von ihnen waren mit ihren spitzen Enden in den Zelleib eingespießt, andere lagen in tangentialer Richtung an, wieder andere schienen vollkommen im Zellinneren zu liegen. Zenker hatte schon ähnliche Beobachtungen gemacht und die Entstehung der Kristalle in die weißen Blutkörperchen verlegt.

Curschmann nahm eine Entstehung durch regressive Metamorphose von Rundzellen an, was er aus dem Umstande schloß, daß er sie besonders häufig in den älteren schlauchförmigen Gebilden auftreten sah, die bei fibrinöser Bronchitis ausgehustet wurden; auch die Rundzellen der Spiralen boten unter Umständen besonders günstige Verhältnisse dafür. Gollasch schloß sich dieser Ansicht an, nachdem er die Identität der genannten Zellen mit den eosinophilen Zellen des Blutes hatte beweisen können.

Auf Grund anderer Beobachtungen kann man die Kristalle nicht aus den eosinophilen Zellen ableiten; jedenfalls ist ihr Vorhandensein nicht Vorbedingung zur Bildung von Kristallen; sie können in weitgehender Unabhängigkeit voneinander im Auswurf auftreten.

Marchand führt eine Beobachtung von Herzog an, der sie in gewissen Fällen von Granulom in den nekrotischen Teilen des Gewebes in großer Menge vorfand, wo die Zellen schon vollständig zugrunde gegangen waren. Ihm selbst gelang es auch nie, „ein direktes Auskristallisieren aus Zellkörpern nachzuweisen, wenn auch häufig genug ein kleiner Kristall unmittelbar einer Zelle oder den Kernen anliegt oder durch sie verdeckt wird. . . . Auch kleine rote Kristalldrusen sind nicht selten von einem dichten Zellhaufen oder von ihren Zerfallsprodukten, Kerntrümmern umschlossen". Lewy meint, daß es sich dabei vielleicht um einen „Verschlingungsvorgang" handele.

Auf der einen Seite ist also die Beteiligung der eosinophilen Zellen an der Entstehung der Kristalle zum mindesten nicht erwiesen; auf der anderen können die Kristalle auch unabhängig von ihnen auftreten, wenn auch das häufige gleichzeitige Vorkommen im Auswurf (ebenso wie in Zerfallshöhlen, im Blut, im Gewebe) auffallen muß. Burghard sah reichliche Kristalle in einer Aszitesflüssigkeit, die neutrophile Leukozyten, aber keine eosinophile enthielt, aufschießen. Auch bei den eosinophilen Bronchitiden wird nur selten über ihr Vorkommen berichtet, wo man sie bei engeren Beziehungen zu den eosinophilen Zellen doch häufiger erwarten müßte; ähnlich ist es bei Tumoren.

Troup nimmt eine direkte Entstehung aus Epithelien und Spindelzellen an. Als Beweis hierfür wird angeführt, daß die Kristalle das gleiche starke Lichtbrechungsvermögen besäßen wie die Zellen, aus denen ihre Entstehung abgeleitet wird; auch sah er mannigfache Übergangsbilder zwischen solchen Zellen und ausgebildeten Kristallen.

Auch Lenhartz hält die Bildung aus den Zylinder-(Flimmer-)zellen für wahrscheinlich, wofür er die schleimähnliche Beschaffenhit der Kristalle anführt. — Ist aus den mikroskopischen Bildern ein Schluß auf die Entstehung der Kristalle erlaubt, so hat diese Ansicht nach des Verfassers eigenen Erfahrungen am meisten für sich. Man kann tatsächlich in vielen Präparaten alle Übergänge von langen Zellen mit oder ohne Fortsatz oder Flimmerbesatz, also Bronchialepithelien, zu richtig ausgebildeten Kristallen beobachten. Ein Teil der Zellen hat die körnige Beschaffenheit verloren und gleicht in dem eigentümlichen perlmutterähnlichen Glanze sowie im Lichtbrechungsvermögen vollständig den Kristallen; die Seiten sind noch unregelmäßig gewellt, die Spitzen häufig noch nicht ausgeprägt, oder der eine Teil der Zelle ist in eine kristallinische Spitze umgebildet. So ist die bereits den ersten Untersuchern aufgefallene Vielseitigkeit der Kristallbildungen ungezwungen zu erklären. Bei Rundzellen sieht man nie derartige Formen und Umwandlungen, auch nicht bei den eosinophilen Zellen. Als möglich kann noch angenommen werden, daß sich an den so gebildeten Kern Substanzen anlegen und mit ihm verschmelzen, oder daß mehrere solcher Spindelzellen von Anfang an sich zu einem einzigen Kristall umbilden. Für die kleinsten Kristalle, die erheblich kleiner als Zellen sind und stets in größeren Haufen beisammenliegen, ist wohl auch eine Entstehung ohne geformte Gebilde anzunehmen, nur aus dem in eigentümlicher Weise umgewandelten Sekret. Diese Annahme ändert auch nichts in der einheitlichen Auffassung ihrer Entstehung.

δ) Vorkommen. Allgemeines. Die Kristalle findet man nicht in den rein eitrigen Teilen des Sputums, sondern in den körnigen, zähen, schleimigen, mit mehr eitrig-schleimigen Pfropfen durchsetzten Partien, sowohl in einzelnen Exemplaren, wie auch, und das ist das eigentlich Typische an ihnen, in großen Haufen; diese liegen, wie man sich bei der Untersuchung mit bloßem Auge oder bei Lupenvergrößerung überzeugen kann, „in kleinen gelbgrünlichen hirsekorngroßen Pfröpfen" zusammen, welche sich unter dem Deckglas ziemlich schwer zu einer matt glänzenden krümeligen trockenen Masse zerdrücken lassen. Man sieht sie häufig, aber nicht immer, in eine Masse von runden spindelförmigen und grobgekörnten (eosinophilen) Zellen, die zum Teil in Zerfall begriffen sein können, eingebettet oder in unmittelbarer Nähe von Bronchialepithelien. Auch in Fäden und Flocken von grauweißer oder grünlicher Beschaffenheit sind sie angehäuft. In sehr großer Menge finden sie sich ferner in den Curschmannschen Spiralen, nach Curschmann selbst meist in deren inneren Schichten; nur die größeren bröckeligen und starr gewordenen Exemplare der Spiralen sind gleichmäßig mit Kristallen durchsetzt. Lenhartz gibt ihr Vorkommen mehr in den äußeren Partien an; doch soll nach Ungar

das Überwiegen in der Peripherie nur eine scheinbare sein, denn verteile man das
Präparat durch leichten Druck auf das Deckglas, so würden auch in der mittleren konfluierenden Masse Kristalle sichtbar, die vorher wegen der geringeren
Durchsichtigkeit dieser Stellen verborgen geblieben seien. Nach Lewy kommen
sie überhaupt nicht in den Spiralen vor, sondern sind ihnen aufgelagert, außer
wenn sich die kristallhaltigen Pfröpfe, wie das nicht selten geschehe, mit den
Spiralen kombinieren. Man kann übrigens die mit größeren Mengen Charcot-
Leydenschen Kristallen besetzten Stellen der Spiralen schon makroskopisch
erkennen. Es sind dies gelbe und undurchsichtige Partien, die der Spirale ein
getüpfeltes Aussehen verleihen können. Solche Spiralen erscheinen zuweilen
in besonders langen Pausen nach sehr heftigen Anfällen (Curschmann). Auch
am Rande fibrinöser Ausgüsse der Bronchien sind sie zuweilen in größerer
Anzahl anzutreffen (Vierordt). Escherich fand sie dagegen in einem Falle
von Bronchitis fibrinosa gegen das Zentrum der Ausgüsse an Menge und Größe
zunehmend.

Besonderes Vorkommen. Das typische Vorkommen der Charcot-
Leydenschen Kristalle ist das beim Asthma bronchiale, und zwar sieht
man sie in ihrer schönsten Ausbildung und größten Menge nicht so sehr im Anfall selbst oder bald nachher als in den anfallsfreien Pausen. Nach schweren
Anfällen sollen sie besonders zahlreich auftreten. Lewy gibt sogar an, daß vorher vorhandene Kristalle meist mit dem Anfall verschwinden, Verschwinden wie
Auftreten läßt jedoch nicht auf die drohende Nähe eines Anfalles schließen.

Völlig ausgebildete Anfälle sind andererseits auch keine Vorbedingung
des Auftretens von Kristallen im Auswurf. Auch nach schwachen Attacken
kann man zuweilen große Kristalle sehen, ja es können nur Vorboten sich
einstellen, ohne daß sich ein typischer Anfall entwickelt und wir finden
Kristalle. Schon Zenker beschreibt dies an sich selbst; er litt zuweilen nur
an Lufthunger und entdeckte dann gelegentlich in einem Sputumballen, der
während des besten Wohlbefindens entleert worden war, Kristalle.

Ebenso erfolgt bei chronisch-asthmatischen Zuständen häufig
Kristallbildung, oft in großer Menge. Während der Exazerbationen kann ihre
Zahl unverändert bleiben oder steigen. Es handelt sich meistens um Fälle
von chronischem Bronchialkatarrh mit stärkeren oder geringeren Atembeschwerden, bei denen zähes, glasiges Sputum entleert wird. Harting, Förster,
Zenker beschreiben solche Krankheitsbilder. Dazu gehört auch der Catarrhe
sèc. (Robin und Charcot). Auch bei einer Reihe anderer Krankheiten sind
die Kristalle gelegentlich gefunden worden, bei akuter Bronchitis, bei Stauungsbronchitis, bei Bronchitis pituitosa. Bei fibrinöser Bronchitis
scheinen sie häufiger aufzutreten, und zwar, wie schon erwähnt, im Zusammenhang mit den fibrinösen Gerinnseln (Friedreich, Zenker, Riegel, Lenhartz),
ebenso gelegentlich bei Pneumonie (v. Jacksch, am 9. Tage der Erkrankung), zuweilen im Zusammenhang mit Spiralen bei Patienten, die schon
früher an Asthma gelitten hatten (Curschmann). v. Planta sah sie bei
Kindern mit „exsudativer Diathese", die an wiederkehrenden Atembeschwerden
litten.

Troup erwähnt ihr Vorkommen bei beginnender Tuberkulose, Teplitz
und Lewy in einem bzw. zwei Fällen von fortschreitender ausgebreiteter Tuberkulose mit starken Atembeschwerden, Meißen bei einigen tuberkulösen Patienten, die nicht an Atemnot gelitten hatten, aber stets nur in den schleimigen
Partien des Sputums.

Endlich sollen sie konstant in großen Mengen bei der sogenannten Haemoptoe
parasitaria, hervorgerufen durch das Distomum pulmonale, auftreten.
Auch ist die Möglichkeit vorhanden, daß sie mit dem Eiter nach der Lunge

durchgebrochener tropischer Leberabszesse ausgehustet werden, wenigstens sind sie in der Leber in größerer Menge gefunden worden.

ε) **Pathognomonische und diagnostische Bedeutung.** Leyden stellte sich die Bedeutung der Kristalle so vor, daß ihre feinen Spitzen imstande seien, die Schleimhaut der Alveolen und der kleinen Bronchien bzw. die Nervenendigungen des Vagus in denselben zu reizen und paroxysmenweise auftretende Erscheinungen zu bewirken. Zur Stützung dieser Hypothese angestellte Versuche, Einblasen von pulverisiertem Glas in die Trachea von Kaninchen und Hunden hatten zwar nicht den gewünschten Erfolg, doch führte Leyden Analogien zum Beweise der Richtigkeit seiner Ansicht an: nach Einatmen von Ipekakuanha, Chlor, Benzoesäure und besonders Staub stellten sich asthmatische Anfälle ein. Da indes durch die späteren Forschungen erwiesen ist, daß die Kristalle auch im Sputum vorkommen, welches ohne die geringste Atemnot oder Krampferscheinungen entleert wird, und daß die Hauptmenge der Kristalle meist erst nach dem Anfall erscheint, so ist damit sichergestellt, daß die Kristalle nicht die Ursache der Anfälle sein können; außerdem sind die Kristalle verhältnismäßig weich und in Schleimballen eingeschlossen. Leyden ist später übrigens selbst von dieser Ansicht zurückgekommen.

Ungar sah die Kristalle als Zerfallsprodukte an, die mit dem Untergang der Zellen in Beziehung ständen. Auch Curschmann betrachtet sie nur als akzidentelle Gebilde, die allerdings, und zwar darum mit einer gewissen Regelmäßigkeit mit den Spiralen zusammen aufträten, weil die Rundzellen der letzteren unter Umständen besonders günstige Verhältnisse für ihre Entwicklung bildeten; ihre Entwicklung geht besonders da vor sich, wo die regressive Metamorphose der Rundzellen und ihr Zerfall zu feinkörnigem Detritus bis zu einem gewissen Grade gediehen sei. Die Kristalle seien also gewissermaßen auch als Altersprodukte der Spiralen aufzufassen, eine Auffassung, die in dieser Form wohl niemand mehr teilt. Ihr Vorkommen ist aber abhängig von einer bestimmten Zusammensetzung des Sputums, der Neigung zu einer bestimmten Art der Degeneration bzw. Umbildung abgestoßener Bronchialepithelien.

Die diagnostische Bedeutung der Kristalle hat mit der Zeit insofern eine Abschwächung erfahren, als man sie ursprünglich, nach Veröffentlichung der Fälle von typischem Bronchialasthma durch Leyden, als fast pathognomonisch für das Bronchialasthma hielt, später aber von dieser Ansicht zurückkam, nachdem sie bei einer Reihe anderer Krankheitszustände einzeln oder in größerer Anzahl gefunden wurden. Troup sagt sogar: „Asthmasputum containing spirals alone or crystals alone, or a combination of the two, ist not pathognomonic of any one specific lung disease". Troup geht hier entschieden zu weit, denn die Fälle anderer Bronchial- oder Lungenerkrankungen mit Kristallbefund sind verhältnismäßig selten, und wenn man sie zusammenstellt, so ergibt sich bei genauerer Prüfung, daß fast alle diese Zustände mancherlei gemeinsame Punkte aufweisen, die das Auftreten der Kristalle zwar nicht vollkommen klären, aber doch zeigen, daß ihr Vorkommen für die Deutung des Krankheitsbildes nicht ohne Wert ist. Einmal handelt es sich um einen Zustand der Bronchien oder Bronchiolen, die mit der Sekretion eines spärlichen zähschleimigen Sekretes oder mit der Ausscheidung fibrinöser Massen verlaufen; sehen wir vom typischen Asthmaanfall ab, also um den „eosinophilen Katarrh", den sogenannten Catarrhe sèc, fibrinöse Bronchitiden. Das kann auch einmal bei tuberkulöser Erkrankung der Lungen der Fall sein; man sieht ja nicht zu selten Tuberkulöse mit ausgesprochenem emphysematischem Habitus und ungewöhnlich starken, auf leichte Reize hin sich einstellende Atembeschwerden, die ein mehr schleimiges als eitriges Sputum entleeren.

Ob nun in solchen Fällen gerade das tuberkulöse Virus die Bedingung zur Auslösung asthmatischer Anfälle und zum Auswurf zäher kristallführender Schleimmassen gibt, oder ob es sich nur um Kranke handelt, die vielleicht früher schon an asthmatischen Erscheinungen gelitten haben, läßt sich vielleicht nicht immer feststellen. Eine Angabe von Siegel, der zufolge bei einem tuberkulösen Patienten jede Injektion mit Tuberkulin einen typischen asthmatischen Anfall auslöste, spricht nicht unbedingt für erstere Annahme, es dürfte eher die Überempfindlichkeit gegenüber artfremden Eiweißkörpern gewesen sein. Daß nicht unbedingt Atembeschwerden jeden Ursprunges die Vorbedingung der Kristallbildung sein müssen, geht aus den mitgeteilten Fällen gleichfalls zur Genüge hervor.

Was aber allen den geschilderten Krankheitszuständen, in denen Kristalle gefunden worden sind, gemeinsam ist, ist, daß sie, mit Ausnahme vielleicht der Fälle, von Haemoptoe parasitaria, nur bei Patienten vorzukommen scheinen, die eine gewisse neuropathische Veranlagung besitzen. Sieht man sie sich näher an, so wird man stets solche Zeichen finden. Der von v. Planta veröffentlichte Fall von exsudativer Diathese, in dessen Auswurf Kristalle gefunden wurden, bestätigt nur diese Annahme. Es sind eben alles Menschen, bei denen geringe, die normal Veranlagten nicht berührende Schädlichkeiten abnorm heftige Reaktionen hervorrufen. Diese Reaktion muß die Sekretion von Stoffen bzw. eine Abartung von zelligen Elementen zur Folge haben, die die Bedingungen für die Entstehung der Kristalle liefern. Auf andere Weise wird man sich den Zusammenhang kaum erklären können. Man kann also ebenso wie bei den Curschmannschen Spiralen wohl sagen, daß das Auftreten der Kristalle nicht pathognomonisch für ein einzelnes bestimmtes Krankenbild ist, sondern eher für eine gewisse Krankheitsanlage; kommt es bei dieser zur Ausbildung von Krankheitserscheinungen, so äußern sie sich in mehr oder weniger typischer Weise, können aber durch andere, in ihrer Entstehung nicht damit zusammenhängende Prozesse überdeckt sein. Insofern hat das Vorkommen der Kristalle im Auswurf auch diagnostischen Wert. Dieser wird durch die gleichzeitige Anwesenheit anderer Gebilde, der Curschmannschen Spiralen und der eosinophilen Zellen, nur noch gesteigert.

Anhang: Zwar nicht im Auswurf, aber im Inhalt der Trachea und größeren Bronchien fand Marchand p. m. eigentümliche Kristalle, die die Form von langen, oft miteinander zu größeren Drusen vereinigten Prismen hatten und in dichten Gruppen beieinander lagen. Doppelschichtige Pyramiden kamen nur vereinzelt vor. Die Kristalle waren gradlinig begrenzt, an den Enden stumpfwinkelig, bis 0,05 mm lang und 0,0015—0,007 mm breit; Zwillinge und Verschmelzungen zu breiteren längsstreifigen Prismen, ferner größere Drusen kamen häufig vor, scharfrandige Bruchlinien nicht selten. Im Gegensatz zu den Charkot-Leydenschen Kristallen erwiesen sie sich fast in allen angewandten Reagenzien unlöslich.

Bei längerer Einwirkung von verdünntem Glyzerin schien eine leichte Quellung und Rauigkeit der Ränder einzutreten; bei Erhitzung mit konzentrierter Schwefelsäure verschwanden sie, nachdem sie eine rauchgraue Färbung angenommen hatten, waren aber dabei noch widerstandsfähiger als die umgebenden Zellen. Mit Jodjodkalilösung nahmen sie eine schwachgelbliche, bei Zusatz von wässeriger Eosinlösung eine schwach rötliche Färbung an. An trocken oder feucht fixierten Abstrichpräparaten färbten sie sich mit Eosin rot, mit Giemsascher Lösung blau bis violett, nach Gram blau.

Über die Natur der Kristalle spricht sich Marchand nicht weiter aus.

b) Hämatoidinkristalle.

Das Hämatoidin ist ein eisenfreier Abkömmling des Blutfarbstoffs, den man früher mit Bilirubin identisch hielt, da es ähnlich wie Bilirubin auskristallisiert und die gleiche elementare Zusammensetzung besitzt, doch erhält man mit ihm nach Versetzen mit Salpetersäure nicht die eigentliche Gmelinsche Reaktion, sondern nur eine flüchtige bläulichgrünliche Färbung, auch wird die

Chloroformlösung beim Stehen an der Luft nicht grün, wie die des Bilirubins, bzw. des Biliverdins. Die Kristalle gleichen ihrem Verhalten nach vielmehr dem Mesoporphyrin, einem Reduktionsprodukt des eisenfreien Hämatoporphyrins.

Als erster hat Virchow das Hämatoidin in alten Blutextravasaten und in blutig gefärbten Exsudaten der Lungenbläschen, im Anfang der eitrigen Infiltration in Gestalt regelmäßig ausgebildeter schiefer rhombischer Säulen von sehr wechselnder Größe und rötlicher, etwas ins gelbliche übergehender Farbe gefunden. Bei Zusatz von Schwefelsäure verschwand die Kristallform allmählich, die Kanten runden sich ab, die Farbe wurde dabei anfangs gewöhnlich dunkler, braunrot oder schwärzlich (zuweilen trat auch eine Farbenreihe von braunrot, grün, blau, violett, rot, gelb auf). Nach vorangehendem Zusatz von Kalilauge wirkte Schwefelsäure schneller, eine gleiche Umwandlung trat auch nach Zusatz von Salpetersäure ein.

Das Hämatoidin ist später noch häufig im Auswurf gesehen worden, wenn auch nur spärliche Mitteilungen darüber existieren. So fand Renz in einem Falle, den er als Tuberkulose auffaßte (Bronchiektasien mit Blutungen ?) in dem blutig-eitrigen, gelben bis ockerfarbenen Sputum eine Unzahl orangegelber Kristalle in büschelförmiger Anordnung von einem kurzen Stiel ausgehend, die einzelnen Kristalle zum Teil netzartig miteinander verschlungen; auch sanduhrförmige Bildungen kamen vor. Die Kristalle waren

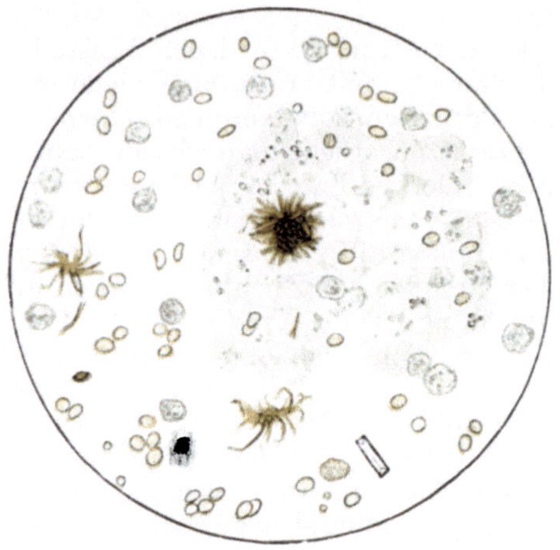

Abb. 44.   Lungenabszeß, Hämatoidin- und Sargdeckelkristalle, rote und weiße Blutkörperchen, Zerfallsmassen.   Obj. 6,   Ok. 3.

in Alkohol, Wasser, Äther unlöslich, konzentrierte Kalilauge löste sie auf, wobei sie in eine zitronenfarbene Flüssigkeit zerflossen. Bei Zusatz von konzentrierter Schwefelsäure umgaben sich die Kristallhaufen mit einem grünen Saum, der bald eine grünblaue, violette und rote Farbe annahm, mit gewöhnlicher Schwefelsäure entstand ein feuerroter, sehr langsam blau, endlich blauschwarz wie verkohlt aussehender Hof. Bei Zusatz von Salpertersäure trat unter Entwicklung von Luftblasen nacheinander eine grüne, blauviolette, weinrote, blaßgelbe Farbe auf, endlich wurde die Lösung farblos. — Friedreich sah Kristalle von der gleichen Beschaffenheit im stinkenden Eiter eines in die Lungen durchgebrochenen Empyems, Lebert in einem durchgebrochenen hämorrhagischen Exsudat, Vierordt im Auswurf eines langsam in die Lungen hineinblutenden Aneurysma der Brustaorta, Powell und Hartley bei Durchbruch eines tropischen Leberabszesses in die Lungen; bei Leberabszeß anderen Ursprunges F. Schultze im eidotterfarbenen Auswurf, die Leber selbst enthielt indes in Autopsie keine Kristalle. — Auch bei Erkrankungen, die sich im Lungengewebe allein abspielen, werden sie gebildet. So erwähnt Biermer das Vorkommen von dem hämatoidinähnlichen „Kristallindividuen" im blutigen Auswurf eines Skorbutischen, zusammen mit größeren Pigmentkörnern von kristallinischer Struktur und schwarzer Färbung, die von Virchow als Hämatoidinkristalle anerkannt wurden. F. Schultze sah sie in den braunrot gefärbten Partien eines bronchiektatischen Sputums, Ramdohr im pflaumenbrühartigen einer Gangrän; nach v. Jacksch sollen sie ferner noch gegen das Ende tuberkulöser Hämoptoen wie nach Infarkten vorkommen.

In zwei gangränösen Lungen fand Marchand eigentümliche, meist stäbchenförmig angeordnete Kristalle von gelber oder rötlicher Farbe, mit keil- oder lanzettförmig zugespitzten Enden. Die Länge schwankte zwischen 0,03 und 0,2, die Dicke zwischen 0,001 und 0,006 mm. Sehr auffallend war die Gliederung; die einzelnen Körnchen verhielten sich wie die Pigmentkörner in den Epithelzellen der Alveolen bei chronischer Stauung und haben eine sehr schöne Eisenreaktion, die die einzelnen Glieder verbindende Zwischensubstanz war anderer nicht näher feststellbarer Natur. Manche von ihnen standen zu Zellen in näherer Beziehung. Sie fanden sich besonders in der Umgebung der Gangränherde. Durch Alkohol, Äther, Säuren und Alkalien wurden sie nicht verändert. Nach Marchands Ansicht bestanden die Körner nach ihrem ganzen Verhalten wohl aus Hämatoidin.

In einem Teile der Beobachtungen hat es sich wohl nicht um Hämatoidin, sondern um Bilirubinkristalle gehandelt, die manche Ähnlichkeit in ihren Reaktionen zeigen, in ihrem Aussehen sich sogar völlig gleichen; so mag es im Falle von Renz gewesen sein, vermutlich auch bei offener Verbindung zwischen Leber und Lunge. Neißer gibt ausdrücklich an, in entleerter Echinokokkusflüssigkeit Bilirubinkristalle gesehen zu haben. Maliwa fand bei der gleichen Erkrankung spärliche kleine, kristallähnliche, gelbbraun bis rosarot gefärbte Körperchen, daneben braune und zitronengelbe Schollen, die keine mikrochemische Reaktion auf Gallenfarbstoff gaben. Da er indes in dem ockergelben Sputum Abkömmlinge des Gallenfarbstoffes, Choleprasin und wahrscheinlich auch Bilifuszin, nachweisen konnte, so dürften die Kristalle ähnlicher Natur gewesen sein. Es muß dieser Befund besonders hervorgehoben werden, da er beweist, daß der negative Ausfall der mikrochemischen Gmelinschen Reaktion noch nicht gegen die Entstehung der Kristalle und scholligen Gebilde aus Gallenfarbstoff spricht. Da bei Kommunikation zwischen Leber und Lunge stets auch etwas Blut ausgeworfen wird, mögen auch beide Arten von Kristallen nebeneinander vorkommen — eine weitere Erschwerung bei der Untersuchung. Dazu muß man mit der Möglichkeit rechnen, daß an Ort und Stelle aus dem Blute Stoffe gebildet werden, die die bekannte Farbreaktion geben, ähnlich wie in der Haut. Vorläufig ist es aber noch nicht gelungen, diese Stoffe aus dem Hämatin darzustellen. — Die neueren Untersuchungen von Obermayer und Popper, sowie Pollak haben überdies gezeigt, daß Gallenfarbstoff doch sehr viel häufiger in blutigen Sputis (der kruppösen Pneumonie) vorkommt, als man früher annahm. Es ist also wohl auch unter anderen Umständen mit dem Auftreten von Bilirubinkristallen zu rechnen, auch da, wo man bisher Gallenfarbstoff mangels genügender Methodik nicht hatte nachweisen können.

In diagnostischer Hinsicht ist das Auftreten von Hämatoidinkristallen nicht unwichtig, als sie das Vorhandensein älterer Herde von Blut (und meist auch Eiter) anzeigen, und zwar häufiger von Herden, die nicht in der Lunge selbst liegen, sondern außerhalb derselben und in die Lunge durchgebrochen sind. Auch Sahli gibt an, daß nach Lungenblutungen Hämatoidin in Kristallform seltener vorkommen, dagegen häufiger als amorphes Pigment in Zellen eingeschlossen. Eine Regel besteht aber hierin nicht und schon Schultze warnt davor, aus dem Befunde von Kristallen stets ein Empyem zu diagnostizieren. Daß Kristalle auch bei anderen Erkrankungen des Lungengewebes, bzw. Blutungen gelegentlich erscheinen, lehren die angeführten Mitteilungen.

Die Gmelinsche Reaktion gebenden Kristalle deuten auf das Vorhandensein von Gallefarbstoffen in den Lungen, mögen sie nun aus Leber und Blut dorthingeführt — oder — was bis jetzt aber nicht sicher erwiesen ist, an Ort und Stelle entstanden sein.

c) Leuzin- und Tyrosinkristalle.

Beide Körper treten da auf, wo große Massen von Exsudat, die in Autolyse oder bakterieller Zersetzung begriffen sind, längere Zeit in der Lunge oder im

Brustraum stagnieren. In einer Reihe von Fällen konnte man den chemischen Nachweis dieser Substanzen führen; zuweilen kristallisieren sie auch aus. Ein prinzipieller Unterschied besteht darin nicht, höchstens sind es verschiedene Mengenverhältnisse oder äußere günstige Bedingungen, die das Auskristallisieren veranlassen.

Wie bekannt, kristallisiert das Leuzin in knolligen Kugeln, die entweder hyalin erscheinen oder abwechselnd hellere oder dunklere konzentrische, aus radiär stehenden Blättchen gruppierte Schichten zeigen (Hammarsten). Die Kugeln schmelzen bei langsamem Erhitzen, wobei Geruch nach Amylamin entsteht. — Das Tyrosin kristallisiert in feinen Nadelbüscheln, die schwer in Wasser löslich sind, etwas besser nach Alkali, Ammoniak oder mineralsaurem Zusatz (Darstellung s. S. 198). Bei längerem Stehen des Auswurfs kristallisieren beide Substanzen leichter und oft in großer Menge aus; schon Biermer waren weißliche schimmelähnliche Massen aus Tyrosin aufgefallen.

Obwohl diese beiden Körper sich zweifellos bei den erwähnten Vorgängen, also besonders bei Bronchiektasien, Gangrän, Abszessen und durchgebrochenen Empyemen im Sputum finden, existieren in der Literatur nur verhältnismäßig wenig Angaben darüber. So fand Petters Leuzin in aus Blättchen bestehenden Kristalldrusen bei fötider Bronchitis, Leyden und Jaffe beide Substanzen ganz besonders in den Dittrichschen Pfröpfen bei putrider Bronchitis, Fischer Leuzin im frischen Sputum einer tuberkulösen Gangrän; Tyrosinkristalle wurden hier nicht gefunden.

Die Tyronsinkristalle sind besonders früher mit Fettsäurenadeln ver-wechselt worden. Sie unterscheiden sich von diesen jedoch leicht durch ihren höheren Schmelzpunkt, sowie durch Schwerlöslichkeit in Äther und in Mineral-säuren.

d) Cholesterinkristalle

werden unter den gleichen Bedingungen wie Leuzin und Tyrosin in den bekannten durchsichtigen rhombischen Tafeln mit zum Teil ausgebrochenen Rändern und Winkeln gefunden (von $79^0\,30'$ und $100^0\,30'$). Biermer führt an, daß

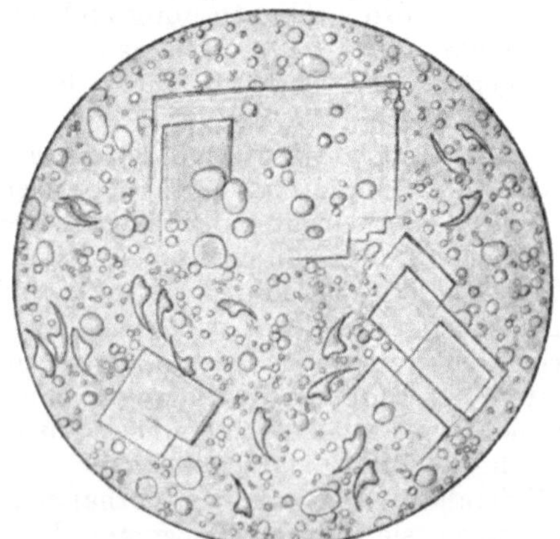

zuerst Luethi sie im Auswurf gesehen habe, er selbst sah sie zweimal in tuber-kulösen Sputis, wiederholt in Kaver-nen, einmal in sehr großer Anzahl in einem durchgebrochenen sanguino-lenten Empyem, ebenso Leyden, Schaffner in einem ausgehusteten verkalkten Tuberkel, Black bei Pneu-monie mit Ikterus, Thissen in bronchiektatischem Auswurf. Troup gibt an, sie bei Bronchiolitis und auch bei Tuberkulose beobachtet zu haben, ferner wurden sie zuweilen in dem ausgehusteten Inhalt von Echino-kokkusblasen (aus der Leber) nach-gewiesen. Auch bei freier Verbindung zwischen Leber und Lunge wurden sie wiederholt gefunden.

Abb. 45. Cholesterinkristalle, Fetttröpfchen und Echinokokkushaken aus Blaseninhalt. Obj. 6, Ok. 2.

Die Erkennung geschieht leicht durch das typische Aussehen der Kristalle. Man kann sie auch darstellen, indem man das eingetrocknete Sputum mit heißem Alkohol auszieht, filtriert, und den Alkohol abdampfen läßt, dann scheiden sie sich als weißeperlmutterglänzende, sich fettig anfühlende Massen aus. Zur Identifizierung kann man vom Rand her etwas verdünnte Schwefelsäure (1 : 5) auf die Kristalle einwirken lassen, wobei die Ränder zuerst schön rot, dann violett gefärbt werden. Setzt man nach dem Zusatz von Schwefelsäure noch etwas Jodlösung zu, so werden die Kristalle nach und nach violett, blaugrün und dann schön blau gefärbt. Ihr chemisches Verhalten siehe S. 218.

e) Fettsäurenadeln.

Virchow beschrieb zuerst im eitrigen Sekret eines Falles von Lungengangrän „lange spießige Kristalle, stets von sehr geringer Breite, zuweilen varikös, häufig stark gebogen und selbst geschlängelt, nicht selten in Garben

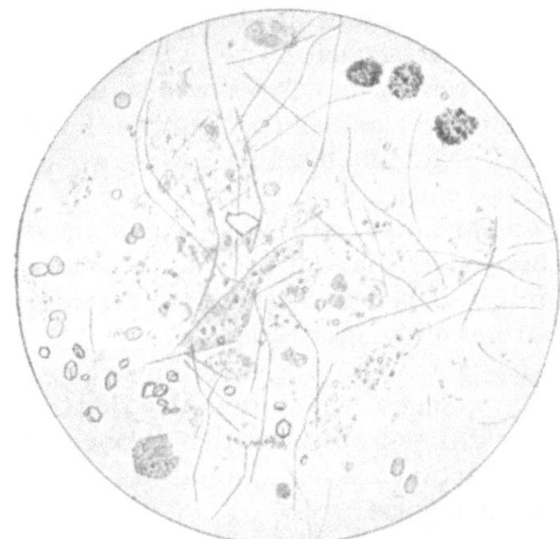

Abb. 46. Fettsäurenadeln, Sargdeckelkristalle, zerfallene Zellen, blutpigmenthaltige Zellen (Hämosiderin), rote Blutkörperchen bei atypischer Pneumonie. Obj. 6, Ok. 1.

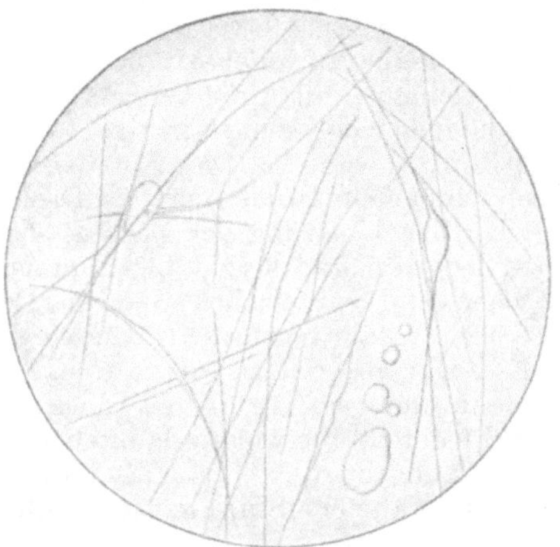

Abb. 47. Fettsäure in Nadeln und Tropfenform; einzelne Nadeln mit kolbiger Auftreibung.

oder dicke Büschel zusammentretend". Fügt man noch hinzu, daß die Kristalle sich nicht verzweigen, an den Enden in eine sehr feine Spitze auslaufen und häufig eine recht beträchtliche Länge erreichen, sich leicht in Alkohol und Äther, nicht in Wasser und stark verdünnten Säuren lösen, so sind sie zur Genüge charakterisiert. In den Büscheln liegen sie bald quer durcheinander, oft erscheinen sie auch pinsel- oder besenartig aneinandergelegt. Im Auswurf findet man sie nach Biermer da am zahlreichsten, „wo Verwesung in einem mehr umschriebenen Raume vor sich geht und der Luftzutritt gering oder zeitweise unterbrochen ist. Diese Beziehungen sind realisiert bei zirkumskripter Lungengangrän und bei längerer Stagnation von Bronchialsekret in bronchiektatischen Höhlen". Zuweilen treten sie auch in größerer Menge im tuberkulösen Kavernensputum auf, Verfasser sah sie einmal bei hämorrhagischer fötider Bronchitis. Ganz besonders zahlreich und oft zu größeren Haufen vereinigt sind sie in den Dittrichschen Pfröpfen (Leyden und Jaffé), während sie im übrigen Sputum gänzlich fehlen können. In Tonsillarpfröpfen wurden sie schon im Jahre 1845 von Stich entdeckt, aber als „Entophyten" angesprochen worden. Vereinzelt kommen sie ferner in den eitrigen Sputis der verschiedensten Erkrankungen vor, besonders wenn das Sputum längere Zeit an der Luft gestanden hat, dann im Zungenbelag sowie im Choanenschleim (Biermer), wo ihre Entstehung

wohl nur auf zurückgebliebene Nahrungsreste zurückgeführt werden kann
Die Nadeln schmelzen bei Erhitzen des Präparates zu Kugeln um, die bei Ab
kühlen mit einem Ruck erstarren, wie man sich leicht unter dem Mikroskop
überzeugen kann. Zuweilen sieht man auch aus den Kugeln wieder lange
schöne Kristalle hervorschießen. Ob ätherunlösliche Seifennadeln im Sputum
vorkommen, ist unbekannt.

Die Nadeln können verwechselt werden mit Tyrosinnadeln, zumal wenn
sie in Büscheln beisammen liegen, unterscheiden sich aber von diesen leicht
durch ihre Löslichkeit bei Erwärmen und in Äther. Von Seifennadeln würden
sich Tyrosinkristalle durch die geringe Löslichkeit in heißer konzentrierter
Essigsäure auszeichnen, sowie durch den positiven Ausfall der Piriaschen
Reaktion. Von den elastischen Fasern unterscheiden sich die Fettsäurenadeln
gleichfalls durch ihre Löslichkeit, dann sind sie wesentlich dünner und starrer
wie diese, lang geschweift und unverzweigt und laufen in feinste Spitzen
aus. Auch die zuweilen zu beobachtenden Auftreibungen der Nadeln sowie
das Ausschießen aus größeren Fettsäureschollen schützen vor Verwechslungen.
Doch können sich auch fettartige Substanzen an die elastischen Fasern anlegen
(Coppen, Jones). Die Auftreibungen der Nadeln lassen sich zuweilen
durch einfachen Druck auf das Deckglas erzeugen.

Über den Ursprung der Nadeln ist nichts mehr zu sagen; sie entstehen, wie
schon Leyden und Jaffé angenommen haben, aus Neutralfett, das der autolytischen und bakteriellen Spaltung in Hohlräumen bei längerem Verweilen
unterliegt. Nahrungsfett als Quelle muß ausgeschlossen werden.

Eine gewisse diagnostische Bedeutung gewinnen die Fettsäurenadeln
nur dann, wenn sie in größeren Haufen zusammen liegen, wie in den Diettrich-
schen Pfröpfen. Sie weisen dann eben auf Zersetzungsprozesse in den Bronchien
oder im Lungengewebe hin. Das Vorkommen einzelner Nadeln, zumal in längere
Zeit aufbewahrtem Sputum ist ziemlich bedeutungslos.

f) Oxalsäurekristalle

wurden zum ersten Male von Fürbringer bei einem Diabetiker, der an Lungenbrand zugrunde ging, gefunden. Der Patient schied an einzelnen Tagen in dem
blutig-gefärbten schleimig-eitrigen Auswurf verschieden große Mengen von
Kristallen in Briefkuvertform oxalsaurer Kalk aus, die sich ganz besonders
auf dem Boden des Spuckglases ansammelten; gleichzeitig wurden auch im
Harn reichliche Kristalle derselben Art entleert. Sie wurden nicht mit dem
Speichel ausge schieden, sondern, wie Abstriche post mortem ergaben, schon
in den Bronchien (Alveolen?). Ihre Menge ging weder parallel der Zucker-
ausscheidung, noch dem dem Sputum beigemischten Blut. Fürbringer enthielt
sich jeder Äußerung über die Ursache der Ausscheidung, sondern begnügte sich
mit der Konstatierung der Tatsache.

Der Nachweis erfolgte auf Grund der bekannten Form der Kristalle, die in
Essigsäure unlöslich waren. Quantitative Untersuchungen waren nicht angestellt worden.

Ungar gibt an, die gleichen Kristalle in den Pfröpfen bei Asthma zusammen mit
Charkot-Leydenschen Kristallen gesehen zu haben; in der Mitte der Pfröpfe waren sie
spärlicher als in der Peripherie, in der Grundsubstanz des Sputums nur vereinzelt.
Eine Vermehrung der Kristalle im Harn konnte hier nicht konstatiert werden. Sie waren
unlöslich in Alkohol, Äther, Chloroform, lösten sich allmählich in warmem Wasser, Essigsäure und Ammoniak, schneller in Kali- und Natronlauge, langsamer in Salzsäure, Schwefelsäure und Salpetersäure. Befremdend wirkt hier die Angabe, daß die Kristalle sich in
warmem Wasser und Essigsäure gelöst hatten, so daß es fraglich ist, ob es sich wirklich
um Oxalatkristalle gehandelt hat. — Peyer vermerkt das Auftreten der Kristalle kurz
bei Bronchiektasie.

Das Auftreten der Kalziumoxalatkristalle wäre in dem Diabetesfall eventuell durch Gärung des Traubenzuckers infolge der Anwesenheit von Spaltpilzen zu erklären, die ja auch hier vorhanden waren, jedoch ist dies nur eine Annahme; bei der unklaren Stellung der Oxalsäureausscheidung des Diabetikers erscheint es verfrüht, aus dem Auftreten im Sputum irgendwelche Schlüsse ziehen zu wollen. Ähnlich steht es mit der Gicht; jedenfalls ist eine Vermehrung der Oxalsäure sowohl bei Diabetes als bei Gicht nicht in allen Fällen gefunden worden, im Gegenteil eine Verminderung. Höchstens weist das Auftreten von Kalziumoxalatkristallen darauf hin, daß in dem Sputum eine saure oder neutrale Reaktion bestanden hat.

Oxalsaures Ammonium in Form von garbenartigen Nadelhaufen sah Kaatzer bei einer fortgeschrittenen kavernösen Phthise in großen Mengen. Die Nadeln waren an der Basis schmäler wie an ihrer Spitze und lösten sich leicht in Wasser auf.

g) Phosphatkristalle.

Sargdeckelkristalle (phosphorsaure Ammoniakmagnesia) können da entstehen, wo bei der Eiweißfäulnis Ammoniak frei wird und sich mit Magnesiumphosphat verbindet, also bei Bronchiektasien, in Gangrän- und Abszeßherden, Empyemen, aber nur dann, wenn das Sputum alkalisch oder neutral ist, nicht bei saurer Reaktion. Sie treten in den bekannten, mehr oder weniger gut ausgebildeten Formen rhombischer Prismen[1] auf. Sie sind wasserhell, lösen sich leicht bei Zusatz von Essigsäure auf, bleiben bei Zusatz von Alkali bestehen. Biermer gibt an, daß Heinrich sie zuerst nachgewiesen habe; Jaffe-Leyden sahen sie in einem Fall von Gangrän. v. Jaksch sah sie selten in eitrigen durchgebrochenen Exsudaten. Verfasser bei putrider Bronchitis; auch Sahli erwähnt ihr Auftreten.

Kohlensauren und phosphorsauren Kalk in dunklen Körnchen von verschiedener Größe, die größten mit doppelter Kontur, also aus mehreren Schichten bestehend, fand Schaffner in einem — wie er annimmt — verkalkten ausgehusteten Tuberkel. Die Körner lösten sich bei Zusatz von verdünnter Salpetersäure unter Brausen auf, die Flüssigkeit filtriert und durch Ammoniak neutralisiert zeigte auf Zusatz von Oxalsäure einen weißen (Kalziumoxalat), auf Zusatz von salpetersaurem Silberoxyd einen deutlichen gelblichen (phosphorsaures Silber) Niederschlag. Es ist klar, daß man bei dem Aushusten von Konkretionen auch Gebilde der beschriebenen Form finden kann. — Krönig erwähnt Kalziumphosphatkristalle bei einem dekompensierten Herzfehler.

Lewy beschreibt bei Asthmatikern Kristalle von sekundärem Kalziumphosphat ($H\,Ca\,PO_4$) folgendermaßen: Kurze spindelförmige Nadeln oder dreieckige und rhombische Tafeln, vollkommen durchsichtig, zum Teil gelblich glänzend und rosettenförmig angeordnet. Daneben auch durchsichtige amorphe knollige Massen. Löslich in Essig- und Schwefelsäure, unlöslich in Kalilauge. Durch Zusatz von phosphorsaurem Ammoniak zum Auswurf wurden die gleichen Kristalle erhalten; nach Zusatz von Schwefelsäure schossen in kurzer Zeit massenhaft dünne, zum Teil zu Rosetten vereinigte Nadeln und Kristalle auf (Gips).

Friedreich schilderte in einem Falle brauner Induration der Lungen „Gebilde mit kristallinischem Gefüge aus garbenförmig angeordneten Kristallen bestehend, dann wieder manche von mehr homogener Struktur oder rosettenförmiger Anordnung", die an der Luft blau wurden. Mit Kali und Natronlauge nahmen sie gelbblaues Aussehen an, Rhodankalium rief keine Veränderung hervor, in Salpeter- und Schwefelsäure lösten sie sich, Essigsäure veränderte sie dagegen nicht. Friedreich sah diese Kristalle für phosphorsaures Eisenoxydul an; sie sollten aus dem Blut entstehen, die nähere Art und Weise ist jedoch unbekannt. Bei zunehmender Fäulnis der Lungen nehmen sie an Zahl ab. Außer im Alveolarinhalt waren die Kristalle auch im Bronchialschleim zu finden.

Black hatte schon früher im Sputum gleicher Fälle blaues Pigment gefunden, doch scheint die Reaktion durch Eisen ausgelöst worden zu sein, das der Patient vorher in Form verschiedener Eisenpräparate zu sich genommen hatte.

---

[1] Nach Troup nehmen sie zuweilen auch Rosettenform an, seltener Sternform mit gefederten sägeförmigen und verzweigten Strahlen (Kochsalz?).

V. Chemische Untersuchung.

1. Reaktion.

Im allgemeinen wird die Reaktion des Auswurfs stets als alkalisch angegeben, selten als neutral und nur bei Zersetzungsprozessen als sauer. Wodurch die Alkaleszenz der meisten Sputa bedingt ist, ist nicht für alle Fälle festgestellt, sie wird aber mit großer Wahrscheinlichkeit auf das stets vorhandene Natrium- und Kaliumkarbonat zurückzuführen sein, bei Zersetzung häufig auf Ammoniak, seltener auf Schwefelwasserstoff; genauere Analysen fehlen jedoch. Nur für das reinschleimige Sputum hat F. Müller festgestellt, daß seine Alkaleszenz zum Teil auf Natriumkarbonat beruht, das ihm durch Extraktion mit Alkohol entzogen werden kann; ein anderer Teil kann aber nicht extrahiert werden und ist nur in der Asche des Schleims nachweisbar; es handelt sich nach F. Müller offenbar um eine salzartige Bindung des Muzins mit dem Alkali, die neben dem Natriumkarbonat die Ursache der Alkaleszenz ist. Reines Muzin reagiert dagegen sauer. — Auch reichliche Beimengung von Serum ruft eine deutliche alkalische Reaktion des Auswurfs hervor.

Saure Reaktion wird erzeugt durch die Bildung von organischen Säuren bei Zersetzung, vor allem Ameisensäure, Essigsäure, Buttersäure, die wiederholt in solchen Sputis nachgewiesen worden sind. Im Gegensatz dazu schreibt Maggiorano die saure Reaktion sauren Phosphaten zu; es sollen Ammoniaksalze gebildet werden, aus denen durch Zersetzung das Ammoniak entweiche und dadurch die Reaktion sauer werden. Auch die aromatischen Oxysäuren, sowie die Indolgruppe sollen bei Sauerstoffzutritt an der sauren Reaktion beteiligt sein, bei Sauerstoffabschluß nur die letzteren Körper. — Nach einer Angabe von Beale soll bei der Autolyse des pneumonischen Exsudates die Azidität infolge von löslichen Phosphaten zunehmen, doch werden hierbei, soweit sie nicht durch Alkali gebunden sind, auch die vorgefundenen Aminosäuren in Betracht kommen.

Jedenfalls wäre es nötig, daß vor allem die Sputa in einheitlicher Weise untersucht würden. Ganz besonders ist darauf zu achten, daß die Sputa sofort nach der Entleerung auf ihre Reaktion geprüft werden, da die anfangs alkalische Reaktion sehr häufig, infolge weitergehender Zersetzung durch Entweichen von Ammoniak, Bildung von Fettsäuren, vielleicht auch von sauren Phosphaten aus dem Eiweiß eine saure wird; man hat es dann nur mit einem sekundären Prozeß zu tun. Es ist daher auch nicht zu verwundern, wenn die Angaben über die Reaktion der Sputa bei verschiedenen Krankheiten oft so wenig Übereinstimmung zeigen.

Reaktion bei einzelnen Erkrankungen. Das rein schleimige Sputum der chronischen Bronchitis ist nach F. Müller aus den oben angeführten Gründen in der Regel stark alkalisch, der typische Auswurf bei Bronchialasthma bisweilen ganz schwach alkalisch, fast neutral. Bei Bronchitis fibrinosa ist der Auswurf nach Strauß in der Regel alkalisch, Habel hat dagegen auch saure Sputa vorgefunden; die saure Reaktion sollte nach ihm das Ausfällen des Schleimes verursachen.

Bei unkomplizierten Bronchiektasien erhielt Thiessen manchmal alkalische Reaktion, in einem Falle schwach saure, Menzing neutrale, Falk deutlich alkalische. In den frisch entleerten, zersetzten Sputis dieser Erkrankung stellten Jaffé und Leyden eine durch Anwesenheit von Ammoniak bedingte intensiv alkalische Reaktion fest, ebenso Gamgee; beim Stehen verwandelte sich die Reaktion rasch in eine stark saure.

Ebenso fand bei Gangrän Filehne das frisch entleerte, schwach alkalische Sputum beim Stehen bald in neutrale Reaktion übergehend. Was die Ursache ist, daß solche Sputa innerhalb der Lungen einen beträchtlichen Alkaleszenzgrad aufweisen, dagegen nach der Entleerung neutral oder sogar stark sauer werden, darüber kann man nur Vermutungen äußern; es mag sein, daß hier durch Alkalizufuhr aus dem Blut die neugebildeten Säuren immer wieder neutralisiert werden; es kann auch infolge der mangelnden Sauerstoffzufuhr in den Höhlen die Alkaleszenz durch Fäulnis steigen, während bei reichlicher Berührung mit Luft die Fäulnis gehemmt wird und eine stärkere Fettsäurebildung möglich ist.

Über das Verhalten der Reaktion bei der kruppösen Pneumonie existieren gleichfalls nur wenige Angaben. Beale fand sie in einem Falle am 5. Tage alkalisch, am 7. schwach sauer, am 8., nachdem es pflaumenbrühartige Beschaffenheit angenommen hatte, stark sauer; nach Beales Ansicht wird die „besondere Säure, die in den Lungen gebildet wird", durch Abgabe von Natriumkarbonat aus dem Blute neutralisiert, jedoch hier infolge der verlangsamten Zirkulation weniger Natriumkarbonat den Lungen zugeführt, wodurch dann keine ausreichende Neutralisation mehr stattfinden kann. — Schittenhelm fand das Sputum in Fällen von Pneumonie einmal amphoter, sonst stets alkalisch; die Reaktion des Sputums kann daher auf die Bildung von Fibringerinnseln, die von anderer Seite der sauren Beschaffenheit zugeschrieben wurde, nicht von Einfluß sein.

Bei Tuberkulose konstatierte Bück im frischen Sputum auf Lackmus neutrale, später deutlich saure Reaktion, Maggiorano bei vorgerückter Tuberkulose von Anfang an saure Reaktion.

Aus diesen wenigen Angaben erhellt, daß das Sputum nur bei gewissen Veränderungen innerhalb der Lunge eine sehr geringe Änderung seiner Reaktion erleidet, hauptsächlich dann, wenn innerhalb der Lungen eine Autolyse stattfindet; erst im entleerten Sputum werden mit dem Auftreten saurer oder alkalischer Produkte die Unterschiede größer. Wie gesagt, fehlt es aber durchweg an einheitlichen und genaueren Untersuchungen.

2. Wassergehalt und anorganische Bestandteile.

α) Herkunft. Die anorganischen Bestandteile des Sputums stammen größtenteils aus dem Blut, d. h. sie sind als Transsudat oder Exsudat aus demselben in die Lungen ausgeschieden. Ein Teil wird ferner durch die Drüsen in den Bronchien sezerniert, je nach Beteiligung derselben an der Erkrankung. Seine Größe ist jedoch schwer abzuschätzen; ist es gestattet, aus den Angaben Nasses über die Zusammensetzung des „normalen Schleims der Luftwege", d. h. des Morgens durch Räuspern entleerten Sputums auf die Zusammensetzung des Sekrets der tiefer gelegenen Drüsen zu schließen, so sind die Unterschiede in dem prozentualen Verhältnis ihrer einzelnen Bestandteile nicht einmal sehr groß, höchstens der Wassergehalt scheint etwas zu wechseln.

Ein Teil der anorganischen Bestandteile des Auswurfs ist auch auf den Gehalt der abgestoßenen Epithelien und vor allem der Eiterkörperchen an ihnen zurückzuführen, besonders dürfte es sich hier um die in der Kernsubstanz enthaltene Phosphorsäure handeln.

Geringe Mengen anorganischer Bestandteile werden ferner durch die kaum zu vermeidende Beimengung von Speichel zugeführt; da der gemischte Speichel des Menschen stets weniger Salz enthält als der Auswurf (0,2—0,3 % auf feuchte Substanz berechnet), so findet eine kleine Verschiebung statt, die praktisch aber nicht ins Gewicht fällt. Neue anorganische Substanzen werden dadurch nicht beigemengt, theoretisch könnte es sich höchstens um Spuren von Fluor handeln, die den Zähnen entstammen.

β) Art und Menge. Im Auswurf kommen Na, K, Ca, Mg, zuweilen Spuren von Ba, vor in Verbindungen als Chloride, Phosphate, Sulfate, Karbonate und Silikate, ferner Eisenoxydsalze.

Wir finden sie fast ausschließlich in gelöstem Zustande; abgesehen von Konkrementen oder Knochenstücken, die in seltenen Fällen ausgehustet werden. sind es meist nur vereinzelte Kristalle von Kalziumkarbonat, oxalsaurem Kalk und phosphorsaurer Ammoniakmagnesia, die sich schon in den Lungen abscheiden.

Der einfache Nachweis der einzelnen Elemente und Verbindungen bedeutet nicht viel; einigen Wert besitzen nur quantitative Untersuchungen.

In der folgenden Tabelle sei zunächst nur das Verhältnis von Wasser zu organischen und anorganischen Substanzen verschiedener Untersucher wiedergegeben. Die Zahlen sind größtenteils Mittelwerte.

| Art des Sputums | Autor | Wasser | Trocken-substanz | an-organ. | organ. | an-organ. | organ. |
		% der frischen Substanz		Bestandteile % der frischen Substanz		Bestandteile % der Trocken-substanz	
Bronchitis, schleimig-eitrig	Biermer	97,90	2,10	0,55	1,55	26,23	73,77
Bronchitis, schleimig . .	Wright	95,60	4,40	0,50	3,90	11,36	88,64
Bronchitis, schleimig . .	Simon	94,17	5,83				
Chron. Bronchitis, schlei-mig-eitrig	Bamberger	95,62	4,38	0,67	3,71	15,30	84,70
Bronchitis, schleimig . .	Renk	97,67	2,33	0,65	1,68	28,43	71,57
Bronchiektasie, eitrig .	Bamberger	93,86	6,14	0,79	5,35	12,87	87,13
Bronchiektasie	Falk	94,66	5,34	0,67	4,67	12,55	87,45
Tuberkulose, eitrig . . .	Bamberger	93,47	6,53	0,76	5,77	13,17	86,83
Tuberkulose, eitrig mit etwas blutigen Bei-mengungen	Biermer	90,70	9,30	0,87	8,43	11,84	88,52
Tuberkulose	Renk	94,46	5,54	0,82	4,72	14,96	85,04
Pneumonie vor der Krise, rostbraun	Biermer	92,66	7,34	0,77	6,57	12,19	87,81
Pneumonie nach der Krise, entfärbt . . . schleimig-eitrig . . .	Biermer	89,03	10,97	1,58	9,39	14,36	85,64
Pneumonie, tödlich . . . gallertig	Bamberger	94,19	5,81	1,02	4,79	21,29	78,71

Im bronchoblennorrhoischen Auswurf fand Petters 2.42 % anorganische und 6,01 % organische Bestandteile. — Den Gesamtascheverlust bei Bronchitikern ermittelte Renk zu 2,44—5,57 g, im Durchschnitt 4,31 g im Tag.

Zum Vergleich seien die Zahlen gesunder und einer pneumonischen Lunge angeführt:

	Wasser	Trocken-substanz	anorganische	organische
			Bestandteile	
Lungen Erwachsener (zitiert H. Vierordt)	79,0—84,2	15,8—21,0	1,16	19,7
Lunge eines Neugeborenen (zit. Gomp. Besane)	79,6	20,4	0,6	19,8
Pneumonische Lungen (Sotuit-schewsky)	78,6	21,4	0,7	20,7

Aus der Tabelle ist ersichtlich, daß bei allen Schwankungen den Zahlen der einzelnen Untersucher sich doch ergibt, daß der Wassergehalt des bronchitischen, schleimigen und auch schleimig-eitrigen Sputums am größten ist. Dem entspricht auch das dabei gefundene niedrige spezifische Gewicht (s. S. 6). Gleichzeitig ist der Gehalt an anorganischen Substanzen meist verhältnismäßig hoch. An zweiter Stelle steht das pneumonische und an letzter das eitrige tuberkulöse Sputum; bei diesen Erkrankungen schwanken indes die Einzelwerte oft außerordentlich. Die Menge der organischen Bestandteile nimmt mit der Zunahme der im Sputum befindlichen Zellen zu, ebenso ist aber auch der Eiweißgehalt von Einfluß, wie sich aus den Zahlen der pneumonischen Sputa ergibt. Diese Unterschiede besonders zwischen dem schleimigen bronchitischen und dem typischen pneumonischen Sputum, die doch beide von schleimiger bzw. gallertiger Konsistenz sind, zeigen uns auch wieder die verschiedene Herkunft dieser Sputa an, des einen als Sekretes bestimmter Zellen, des anderen als entzündlichen Exsudates aus dem Blute.

Die täglichen Schwankungen des Gehaltes an Wasser, anorganischen und organischen Bestandteilen bei demselben Patienten sind nach den Angaben von Renk, der einige Fälle während einer Reihe von Tagen analysiert hat, recht gering; auch nicht bei Pneumonie, vor und nach der Krise, änderten sich die Werte wesentlich. — In einem tödlich endenden Falle von Beale nahm der Wassergehalt ab von 94,4 auf 86,7 %.

Über die Verteilung der anorganischen Substanzen existieren ebenfalls Angaben.

Zunächst seien hier die Zahlen von Nasse für das rein schleimige Rachensputum angeführt.

	auf flüssige Substanz berechnet	auf Trockensubstanz berechnet
Wasser	95,552	—
Organische Bestandteile	3,646	81,965
Anorganische Bestandteile	0,777	18,035
NaCl	0,583	13,095
Na_2SO_4	0,040	0,880
Na_2CO_3	0,020	0,465
Na_3PO_4	0,008	0,180
$Ca_3(PO_4)_2$ + Spuren von Eisen	0,095	2,190
$CaCO_3$	0,029	0,655
SiO_2 + $CaSO_4$	0,026	0,570

Ausführlichere Untersuchungen verdanken wir Bamberger, die einen Vergleich des Gehalts an anorganischen Substanzen bei verschiedenen Arten von Sputum bzw. Erkrankungen ermöglichen.

In 100 Teilen anorganischen Salzen waren enthalten:

	Bronchitis	Bronchiektasie	Chronische Tuberkulose	Tuberkulöse Pneumonie	Pneumonie Entzündungs-Stadium	Lösungs-Periode	Eiter (Zimmermann)
Chlor	40,764	35,033	35,775	33,395	37,445	47,211	24,569
Schwefelsäure	1,246	1,611	0,701	0,801	8,371	2,617	1,682
Phosphorsäure	10,080	13,120	13,048	14,153	Spuren	1,034	22,003
Kalium . . .	16,163	22,496	24,066	19,986	41,198	14,634	25,530
Natrium . . .	36,000	30,122	27,904	31,686	14,970	37,235	30,354
Kalk (phosphorsaurer .	2,437	1,534	1,627	4,322*	2,108[1])	3,961	—
Eisenoxyd phosphors. .	0,093	0,440	0,090	0,141	1,028	0,422	0,825
Magnesia phosphors. .	Spuren	1,006	1,204	—	—	—	—
Kalzium und Magnesium (kohlens. u. schwefels.) .	0,475	0,954	1,743	0,218	1,331	0,886	—
Kieselsäure .	1,036	0,116	0,900	0,300	0,630	0,181	—

Lichtwitz und Bock fanden in 1000 Teilen schleimig-eitrigen Sputums 105,2 bzw. 109,5 mg Ca, in serös-schleimigen 51,3, in dem schleimigen Teil des letzteren 110,2 mg Ca. — Bei Tuberkulösen findet nach Sarvonat keine vermehrte Kalkausfuhr statt.

Im allgemeinen finden wir bei den verschiedenen Krankheiten ziemlich übereinstimmende Werte, nur das Sputum der kruppösen Pneumonie vor der Lösung fällt aus der Reihe. Bamberger selbst ist schon das fast völlige Verschwinden der an Alkali gebundenen Phosphorsäure aufgefallen, dann das veränderte Verhalten von Kalium und Natrium, das geradezu eine Umkehrung erfährt. — Bamberger denkt dabei an eine größere Beteiligung von Blutkörperchen am Exsudat, da in diesen ein ähnliches Verhältnis zwischen Kalium und Natrium besteht —, sowie endlich das Steigen der Schwefelsäuremenge. Im Lösungsstadium tritt wieder ein anderes Verhältnis, ähnlich dem bei eitrigem Sputum ein. Zum Vergleich haben wir die Zahlen für Eiter nach zwei Analysen von Zimmermann angeführt. In einem zweiten Pneumoniefalle von Bamberger verhielt sich die Phosphorsäure ähnlich, wie in dem eben mitgeteilten, Kalium und Natrium dagegen wie gewöhnlich. Salkowski konnte gleichfalls keinen Unterschied im Kalium- und Natriumgehalt des Sputums zwischen Pneumonie und anderen Lungenerkrankungen (Gangrän) konstatieren. Die absolute Menge des Kaliums verhielt sich zu der des Natriums bei Gangrän im Durchschnitt wie 1,26 zu 2,19, bei Pneumonie wie 0,04 zu 0,14. Die täglichen Schwankungen sind beträchtlich; ganz besonders fällt die stetige Abnahme des Natriums vor der Krise auf, indes werden auch die Werte für Kalium geringer.

Kossel fand gleichfalls Phosphorsäure im pneumonischen Sputum 0,0058 bis 0,0198 g pro die; es scheint also für diese Substanz hier ein Ausnahmefall zu bestehen. Der größte Teil dieser Phosphorsäure ist allerdings keine anorganische Phosphorsäure, sondern als Nukleinphosphorsäure zu betrachten.

---

[1]) Magnesium + Kalziumphosphat.

Die absolute Menge des Wassers und der den Körper mit dem Sputum verlassenden Salze sind zuweilen recht groß. Nach Renk verloren die Patienten täglich

mit Bronchitis zwischen 97,62 und 185,23 H_2O mit 0,48—1,11 Asche
mit Pneumonie „ 14,47 „ 147,25 „ „ 0,11—1,41 „
mit Tuberkulose „ 71,48 „ 189.36 „ „ 0,63—1,88 „

Falk fand in einem Falle von Bronchiektasie einen täglichen Verlust von 1,74—3,70 ClNa, 0,583—1,286 P_2O_5 und 2,44—5,57 Gesamtasche; in einem Falle von Bronchitis fibrinosa berechnete Lipine 0,6% ClNa.

Mehr Angaben existieren nur über den Verlust von Chlor bei Pneumonien, da es interessierte, ob infolge Kochsalzretention der Chlorgehalt des Sputums vermehrt sei. Verschiedenen Angaben zufolge schwankt der prozentuale Gehalt des Kochsalzes zwischen 0,129 und 1,14, die absoluten Werte überschreiten indes 0,534 g nicht (Terray, Hutchinson, Schwarz, Sabrezès, Beale, Röhrich und Wiki, v. Hößlin). Der prozentuale Gehalt ist in den meisten Fällen ziemlich hoch, im Durchschnitt aber auch nicht höher als in dem Rachensekret von Nasse, wo er 0,583% betrug; jedenfalls kann er nicht zu einer Unterscheidung von Drüsensekret und Exsudat dienen. Die pneumonische Lunge ist auch nur insofern kochsalzreicher als die gesunde, als ihrem Mehrgewicht infolge der Exsudation in die Alveolen entspricht, aber nicht prozentual, wie man früher angenommen hatte.

In den eitrigen Sputis finden wir eine mäßige Vermehrung der Phosphorsäure, wohl zurückzuführen auf den Gehalt an weißen Blutkörperchen. Kossel erheilt in tuberkulösen Sputis sowohl für anorganischen wie für Lezithin-Phosphor höhere Phosphorsäurewerte wie im pneumonischen. Nach Falk sind ungefähr 30% des Gesamtphosphors in Benzol löslich, also auf Phosphatide zu beziehen.

Nach Paradi ist der Kalziumgehalt des Auswurfs größer als der des Magnesiums, was mit den Angaben von Bamberger übereinstimmt; die Menge der Erdalkalien ist für die verschiedenen Erkrankungen nicht charakteristisch.

Im großen und ganzen ergibt sich also, daß die Bestimmung der einzelnen anorganischen Substanzen im Auswurf von verhältnismäßig geringem Werte ist, da sich, abgesehen von K, Na und P bei Pneumonien, keine typischen Unterschiede zeigen. An Wasser weisen nur die bronchitischen Sputa einen etwas größeren Gehalt auf, vielfach auch an der Gesamtmenge der Asche.

γ) Bestimmung. Bei der Beurteilung der Mengenverhältnisse ist hier zu bedenken, worauf schon bei Besprechung des Gehaltes an Phosphorsäure hingewiesen wurde, daß die mitgeteilten Zahlen sämtliche im Sputum befindlichen anorganischen Substanzen in sich begreifen; ein Teil von diesen ist frei, der Rest an organische Körper gebunden. So ist der Schwefel, vielleicht auch etwas Chlor, an Eiweiß gebunden, Phosphor an Nukleinsubstanzen und Lezithin, Kalzium und Magnesium zu einem Teile wohl an Fettsäuren, ersteres auch an Oxalsäure, Eisen an Hämoglobin oder Hämochromogen. Eine Trennung dieser gebundenen Substanzen von den in Lösung befindlichen anorganischen Salzen ist mit Ausnahme der Phosphorsäure die zur Bestimmung des Nukleins und Lezithins dient, bisher noch nicht versucht worden, bleibt wohl auch ohne besondere Vorteile.

1. Bestimmung des Trockenrückstandes.

In einem gewogenen, mit eingeriebenen Glasstöpsel versehenen flachen Gefäß oder besser sofort in einer nicht zu kleinen Platinschale wägt man eine nicht zu kleine Menge gut durchgemischten Sputums ab, dampft auf dem Wasserbad bei mäßiger Wärme unter mehrmaligem Alkoholzusatz ein und trocknet einige Tage über Schwefelsäure im Vakuum bis zur Gewichtskonstanz.

2. Quantitative Bestimmung der freien und der an organische Körper gebundenen Mineralstoffe.

Nach Hoppe-Seyler (VIII. Aufl. S. 645) fällt man das Sputum mit überschüssigem Alkohol, filtriert durch ein aschefreies Filter und wäscht zunächst mit heißem Alkohol, dann mit heißem Wasser aus. Man erhält auf diese Weise zwei Auszüge, einen alkoholischen und einen wässerigen, sowie einen Filterrückstand.

Auszüge: Um den alkoholischen Auszug von Phosphorsäure zu befreien, verdunstet man bei mäßiger Wärme (nicht über 60°) auf dem Wasserbade, extrahiert den Rückstand mit warmem absolutem Alkohol, dampft das Filtrat wieder ein und nimmt den Rückstand mit wasser- und alkoholfreiem Äther auf. Dieser löst Phosphatide, aber keine anorganischen Salze (Lezithinbestimmung siehe S. 217). Die in absolutem Alkohol und Äther unlöslichen Rückstände werden mit dem wässerigen Auszug vereinigt, die Flüssigkeit wird eingedampft, getrocknet und verascht.

Filterrückstand: Dieser enthält die Proteinstoffe und Phosphate der alkalischen Erden, eventuell Eisen und wird besonders verascht. Die Bestimmung des gleichfalls in ihm vorhandenen Nukleins s. S. 210.

Bei der gemeinsamen Bestimmung aller anorganischen Bestandteile erwärmt man den Trockenrückstand im Platintiegel langsam; um das Ausspritzen von Substanz zu vermeiden, wird der Tiegel mit einem Deckel bedeckt, so lange man Knistern hört. Nun erhitzt man bis zur beginnenden Rotglut, bis keine Dämpfe mehr entweichen und die Kohle fest geworden ist, läßt erkalten, übergießt die Kohle mit wenig Wasser, zerreibt sie unter Vermeidung von Verlusten möglichst fein, erhitzt nach Zusatz von mehr Wasser zum Sieden, filtriert durch ein aschefreies Filter und wäscht mit heißem Wasser genügend nach. Schale, Filter und Kohle werden jetzt im Luftbad getrocknet, letztere in der Schale abermals bei schwacher Rotglut erhitzt, nach dem Erkalten wieder mit Wasser verrieben, wie beschrieben behandelt und mit dem ersten Filtrat vereinigt. Schale, Filter und Kohle werden von neuem getrocknet, allmählich bis zum heftigen Glühen erhitzt und so lange im Glühen erhalten, bis die Kohle völlig oder bis auf geringe Spuren verschwunden ist. Da die Kohle noch Spuren löslicher Salze zurückhält, so ist die Asche noch mit Wasser zu extrahieren. Das Filtrat wird mit den anderen vereinigt und die ganze Flüssigkeitsmenge durch Eindampfen konzentriert. Die in Wasser unlöslichen Aschebestandteile werden mit verdünnter Salzsäure erwärmt (Aufbrausen beim Übergießen mit Wasser zeigt Kohlensäure an, Schwefelwasserstoff gibt sich durch den Geruch zu erkennen) und wenn hierbei Eisenoxyd zurückbleiben sollte, bis zur völligen Lösung auf dem Wasserbade digeriert; etwaige Spuren von Kohle werden durch Filtration entfernt. Man erhält auf diese Weise einen wässerigen und salzsauren Auszug der Asche zur qualitativen und quantitativen Untersuchung.

Will man die Gesamtasche quantitativ bestimmen, so vereinigt man die wässerigen Kohleauszüge mit dem scharf geglühten Veraschungsrückstand in der Platinschale, verdampft, erhitzt nochmals bis zum schwachen Glühen, läßt erkalten und wägt.

Die Veraschung auf feuchtem Wege nach Neumann s. S. 186.

3. Qualitative Bestimmung der auf trockenem Wege gewonnenen Asche.

Sie dürfte weniger für die Untersuchung der flüssigen Bestandteile des Sputums, wie für ausgehustete Konkremente und Knochenstücke in Frage kommen. Sie erfolgt nach den Angaben in Hoppe-Seylers Lehrbuch, S. 541.

a) Untersuchung des wässerigen Ascheauszuges.
   Zunächst ist die Reaktion gegen Lackmus zu prüfen.

1. Ist kohlensaures Alkali zugegen, so gibt eine durch Abdampfen etwas konzentrierte Probe Aufbrausen auf Zusatz von Salzsäure, rührt dagegen die alkalische Reaktion von phosphorsaurem Alkali her, so tritt keine Gasentwicklung ein.

2. Zur Untersuchung auf Schwefelsäure säuert man einen Teil des Ascheauszuges mit Salzsäure an und versetzt mit Chlorbarium; ein feinpulveriger, in Salzsäure und Wasser unlöslicher Niederschlag zeigt Schwefelsäure an.

3. Ist Salzsäure vorhanden, so entsteht nach Ansäuerung mit Salpetersäure und Zusatz von Silbernitrat ein in Salpetersäure unlöslicher, in Ammoniak löslicher flockiger Niederschlag.

4. Zum Nachweis mit Phosphorsäure wird mit Chlorammoniumlösung, dann mit Ammoniak versetzt, umgeschüttelt und tropfenweise eine Lösung von Magnesiumsulfat zugesetzt. Nach Anwesenheit von Phosphorsäure entsteht sofort oder allmählich beim Reiben mit einem Glasstab ein kristallinischer Niederschlag. Bei Zusatz von etwas von molybdänsaurer Lösung und Erwärmung bildet sich allmählich ein gelber feinkörniger Niederschlag von phosphormolybdänsaurem Ammonium.

5. Auf Kalk prüft man mit Ammoniak und oxalsaurem Ammonium (meist nur in Spuren vorhanden).

6. Zum Nachweis von Kalium wird eine Probe durch Eindampfen konzentriert, mit Alkohol und nach Zufügen eines Tropfens Salzsäure mit einigen Tropfen Platinchlorid versetzt. Ein sofort oder nach Reiben mit einem Glasstab entstehender kristallinischer gelber Niederschlag zeigt Kali an.

7. Zum Nachweis von Natrium wird eine Probe durch Eindampfen konzentriert und mit einer Lösung von pyroantimonsaurem Kali versetzt. Ein in der schwach alkalischen Lösung sofort oder nach Reiben mit einem Glasstab entstehender weißer kristallinischer Niederschlag zeigt Natrium an. Gelbe Natriumflamme.

8. Um auf Kieselsäure zu prüfen, säuert man eine Probe mit Salzsäure an, verdampft zur Trockne und löst den Rückstand in Salzsäure. Kieselsäure bleibt ungelöst zurück.

b) **Untersuchung des salzsauren Aschenauszuges.**

Die klare salzsaure Lösung wird mit kohlensäurefreiem Ammoniak stark alkalisch gemacht und einige Zeit verschlossen stehen gelassen, dann schnell filtriert und Filter sowie Flüssigkeit dabei möglichst bedeckt gehalten (nicht an Phosphorsäure gebundener Kalk würde durch das infolge des Stehens gebildete Ammoniumkarbonat gefällt werden).

1. Das Filtrat prüft man mit Ammoniumoxalat auf Kalk und nach völligem Ausfällen des oxalsauren Kalks die abfiltrierte Flüssigkeit mit Natriumphosphat auf Magnesia, die als phosphorsaure Ammoniakmagnesia auftritt; diese beiden alkalischen Erden waren in der Asche als Karbonate vorhanden.

2. Der durch Ammoniak erzeugte Niederschlag kann Kalzium, Magnesium und Eisen als Phosphate und außerdem Eisenoxydhydrate enthalten.

3. Zum Nachweis der Phosphorsäure löst man einen kleinen Teil in Salpetersäure und fügt Ammoniummonybdad hinzu. Es entsteht ein gelber Niederschlag von Phosphorammoniummolybdat.

4. Der durch Ammoniak hervorgerufene Niederschlag hat entweder weiße oder gelbliche bis rötliche Farbe.

   a) Im ersteren Falle erwärmt man den Niederschlag mit Essigsäure; ungelöst bleibende gelbliche Flocken bestehen aus Ferriphosphat, welche nach dem Lösen in Salzsäure mit Rhodankalium eine blutrote Farbe gibt. Das Filtrat von Ferriphosphat wird mit Ammoniumoxalat auf Kalk geprüft, vorhandener Kalk unter Erwärmen völlig ausgefällt und das Filtrat mit Ammoniak versetzt. Ist Magnesia vorhanden, so bildet sich sogleich oder nach einiger Zeit ein kristallinischer Niederschlag von phosphorsaurer Ammoniakmagnesia.

   b) Ist der durch Ammoniak erhaltene Niederschlag rötlich gefärbt, enthält also mehr Eisenoxyd, als die Phosphorsäure zu sättigen vermag, so löst man ihn in wenig Salzsäure, stumpft die Säure durch Natrium- oder Ammoniumkarbonat soweit ab, daß die Lösung rötlich erscheint, auch noch klar ist und sauer reagiert, fügt dann eine genügende, aber nicht zu große Quantität einer Lösung von essigsaurem Natrium hinzu und erhitzt zum Sieden, entfernt dann die Flamme und läßt den Niederschlag sich absetzen. Die Flüssigkeit über dem braunen Niederschlag soll ganz farblos sein. Der Niederschlag wird abfiltriert und mit siedendem Wasser unter Zusatz von etwas Natrium- oder Ammoniumazetat schnell ausgewaschen. Der Niederschlag enthält alles Eisen und die ganze Phosphorsäure. Die abfiltrierte Flüssigkeit wird mit Ammoniak und Ammoniumoxalat versetzt und auf Kalzium und Magnesium wie oben geprüft.

4. Quantitative Bestimmung einzelner Bestandteile der auf feuchtem Wege hergestellten Aschelösung.

a) **Kalium und Natrium.**

Die in der Platinschale befindliche Aschelösung wird zunächst durch Abrauchen auf einem Baboblech über kleiner Flamme von dem größten Teil der Schwefelsäure befreit. Die Lösung wird mit Chlorbarium versetzt, solange ein Niederschlag entsteht, Barytwasser bis zur stark alkalischen Reaktion hinzugefügt, und der Niederschlag ausgewaschen. Das Filtrat wird mit Ammoniak und kohlensaurem Ammoniak gefällt, wieder filtriert und gewaschen, das gesammelte Filtrat zur Trockne verdunstet, zur vollständigen Entfernung der Ammonsalze bis zum schwachen Glühen erhitzt, der Rückstand in wenig Wasser aufgenommen, die Flüssigkeit nochmals mit Ammoniak und Ammoniumkarbonat behandelt und filtriert. Das Filter wird ausgewaschen, das Filtrat nach Zufügen einiger Tropfen Salzsäure abermals zur Trockne verdunstet, der Rückstand schwach geglüht und gewogen. Man löst nun den gewogenen Rückstand, welcher die Summe des Chlorkaliums und Chlornatriums ausmacht, in wenig Wasser und etwas Alkohol, fügt Platinchlorid hinzu, bis kein Niederschlag mehr entsteht und die Farbe der Flüssigkeit gesättigt gelb erscheint, läßt 12—24 Stunden bedeckt stehen, sammelt dann den Niederschlag auf einem kleinen gewogenen Filter, wäscht mit verdünntem Alkohol gut aus, trocknet bei 100—110°, läßt über Schwefelsäure erkalten und wägt. Aus dem Gewichte des Kaliumplatinchlorids wird das Gewicht des Chlorkaliums durch Multiplikation mit dem Faktor 0,30727 erhalten und durch Subtraktion desselben von dem vorher gefundenen Gewichte der Summe der Chloralkalimetalle das Gewicht des Chlornatriums gefunden.

b) **Kalzium und Magnesium.**

Man verfährt zunächst wie bei 1., macht dann die Lösung deutlich ammoniakalisch, säuert mit Essigsäure an, filtriert von etwa vorhandenem Ferriphosphat ab und fällt mit Ammoniumoxalat. Nach einstündigem Stehen auf dem Wasserbad, während dessen sich der Niederschlag von Kalziumoxalat abscheidet, filtriert man durch ein aschefreies Filter, indem so lange zurückgegossen wird, bis die Flüssigkeit völlig klar abläuft, wäscht mit heißem Wasser aus, verbrennt Niederschlag samt Filter vorsichtig in einem gewogenen Platintiegel, glüht im Gebläse und wägt als Kalziumoxyd. Die gefundene Zahl mit dem Faktor 0,71474 multipliziert, gibt den Wert für Kalzium.

Zur Bestimmung des Magnesiums wird das Filtrat der Kalkfällung samt dem Waschwasser hinreichend konzentriert, wobei eventuell Magnesia ausfällt, unter Zusatz von etwas Ammonzitrat mit Natriumphosphatlösung vollständig gefällt. Nach 12stündigem Stehen filtriert man ab, wäscht mit 2,5%iger Ammoniaklösung aus, trocknet, verascht zuerst das Filter, dann den Niederschlag im Porzellantiegel, indem man zunächst sehr allmählich erhitzt und schließlich stark glüht. Zuletzt fügt man noch einige Tropfen verdünnter Salpetersäure hinzu, trocknet, glüht abermals und wägt als Magnesium Pyrophosphat. Ist die Substanz nicht völlig weiß, so muß die Behandlung mit Salpetersäure nochmals wiederholt werden. Das pyrophosphorsaure Magnesium erhält man durch Multiplikation mit dem Faktor 0,21847 (das Magnesium Mg_2).

c) **Eisen.**

Jodometrische Bestimmung nach A. Neumann.

Prinzip. Wenn man eine schwefelsaure Lösung von Zinksulfat und viel phosphorsaurem Natron schwach ammoniakalisch macht und dann erhitzt, so scheidet sich alles Zink in Form von Zinkammoniumsulfat kristallinisch ab; enthält die Lösung nicht zu große Mengen von Eisenoxyd, so wird auch dieses quantitativ mitgefällt. Durch das so abgetrennte Eisenoxyd werden nach dem Lösen in Salzsäure aus Jodkalium äquivalente Mengen Jod frei gemacht, welche nach Zusatz von Stärkelösung noch mit einer etwa n/250 Thiosulfatlösung gemessen werden können (§ 20).

Erforderliche Lösungen. 1. Eisenchloridlösung, enthaltend 2 mg Fe in 10 ccm. Dieselbe wird hergestellt, indem man genau 20 ccm der Freseniusschen Eisenchloridlösung, welche 10 g Fe im Liter enthält, und von der Firma Kahlbaum bezogen werden kann, in einen Litermeßkolben fließen läßt, mit etwa 2 ccm konzentrierter Salzsäure versetzt und dann genau zum Liter auffüllt. Diese Lösung ist lange unverändert haltbar; man verwahrt sie zweckmäßig in einer braunen Flasche.

2. Etwa n/250 Thiosulfatlösung. Man löst 40 g Natriumthiosulfat (annähernd abgewogen) in etwa 1 Liter Wasser. Aufbewahrung in brauner Flasche. Diese sehr haltbare Lösung verdünnt man für den Gebrauch einer Woche um das 40fache, z. B. 5 ccm auf 200 ccm annähernd.

3. Stärkelösung. Man löst in ½ Liter kochenden Wassers 1 g lösliche Stärke (Schering) und kocht noch weitere 10 Minuten.

4. Zinkreagens. Etwa 25 g Zinksulfat und etwa 100 g Natriumphosphat werden jedes für sich in Wasser gelöst und die Lösungen in einem Litermaßkolben vereinigt. Der entstandene Niederschlag von Zinkphosphat wird durch Zusatz von verdünnter Schwefelsäure gerade gelöst und die Lösung sodann zum Liter aufgefüllt.

Alle zur Eisenbestimmung benutzten Reagenzien wie Gefäße müssen frei von Eisen sein.

Titerstellung der Thiosulfatlösung. Da die sehr verdünnte Thiosulfatlösung nicht unverändert haltbar ist, so muß bei jeder Bestimmung der Titer derselben festgestellt werden. Dieselbe geschieht leicht und schnell in folgender Weise: 10 ccm Eisenchloridlösung werden in einem Kolben mit etwas Wasser, einigen Kubikzentimetern Stärkelösung und etwa 1 g (nach dem Augenmaß) Jodkalium versetzt, auf etwa 50—60° erwärmt und mittelst der Thiosulfatlösung titriert, bis die blaue Farbe über rotviolett gerade verschwindet. Die Lösung muß mindestens 5 Minuten farblos bleiben. Färbt sie sich früher violett, so muß noch etwas Thiosulfatlösung zugegeben werden. Die verbrauchten Kubikzentimeter entsprechen dann gerade 2 mg Fe.

Ausführung der Eisenbestimmung. Die mit Wasser verdünnte und etwa 10 Minuten gekochte Aschenlösung wird nach dem Abkühlen und eventueller Zugabe von genau abgemessenen 10 ccm Eisenchloridlösung mit 20 ccm Zinkreagens und dann mit Ammoniak (unter Abkühlung) so lange versetzt, bis der weiße Niederschlag von Zinkphosphat gerade bestehen bleibt. (Bis zur annähernden Neutralisation nimmt man konzentriertes, dann verdünntes Ammoniak.) Nun gibt man etwas Ammoniak im Überschuß zu, bis der weiße Niederschlag gerade eben verschwunden ist und erhitzt auf dem Sandbad zum Sieden. Wenn kristallinische Trübung eingetreten ist, erhitzt man noch etwa 10 Minuten; hierbei ist Vorsicht nötig, da die Flüssigkeit zuweilen hochgeschleudert wird. (Man verhindert das Stoßen am besten durch Einbringen kleiner Platintetraeder.) Der kristallinisch abgeschiedene Niederschlag setzt sich schnell ab und kann leicht durch Dekantieren von der Flüssigkeit getrennt werden. Man setzt den Rundkolben auf einen Stativring, gießt die heiße Flüssigkeit durch ein kleines, aschefreies, anliegendes Filter (von 6 cm Durchmesser, nicht über 7 cm) und prüft eine kleine Probe des Filtrates mit Salzsäure und Rhodankalium auf Eisen; es darf keine oder nur eine äußerst schwache Rötung eintreten. (War die Färbung deutlich rot, so muß man das schon Filtrierte zurückgießen, nochmals auf dem Sandbad erhitzen und wieder prüfen.) Der Niederschlag im Rundkolben wird nun etwa dreimal durch Dekantieren mit heißem Wasser ausgewaschen; das letzte Waschwasser darf dann, wenn man etwa 5 ccm davon mit einigen Kristallen Jodkalium, Stärkelösung und einem Tropfen Salzsäure versetzt, keine oder nur äußerst schwache Violettfärbung zeigen (Prüfung auf Jod freimachende Substanzen, z. B. salpetrige Säure). Nunmehr wird der Trichter mit dem Filter auf den Kolben, in dem sich noch die Hauptmenge des Niederschlags befindet, gesetzt, das Filter zweimal mit verdünnter heißer Salzsäure gefüllt und dann mit heißem Wasser vier- bis fünfmal ausgewaschen. Eine Probe des letzten Waschwassers darf ebensowenig wie das Filter mit Rhodankalium eine Rotfärbung geben. Jetzt befindet sich das ganze Eisen in salzsaurer Lösung im Kolben. Da aber für die Titration die Flüssigkeit nur schwach sauer sein darf, so wird zunächst mit verdünntem Ammoniak neutralisiert, bis gerade wieder der weiße Zinkniederschlag bestehen bleibt, dann auf dem Wasserbad erhitzt und durch tropfenweißes Zugeben von verdünnter Salzsäure gerade wieder völlig klar gelöst. Diese Lösung wird nach dem Abkühlen auf 50—60° genau in derselben Weise titriert, wie es für die 10 ccm Eisenchloridlösung bei der Titerstellung der Thiosulfatlösung angegeben ist.

Berechnung. Sie ist äußerst einfach. Ergab die Titerstellung, daß 10 ccm Eisenlösung (= 2 mg Fe) 9,2 ccm Thiosulfatlösung erforderten, und wurden bei der Haupttitration 12,5 ccm Thiosulfat verbraucht, so berechnet sich aus der Proportion $9,2 : 2 = 12,5 : x$ $x = 2,72$ mg Fe.

Bemerkungen. 20 ccm Zinkreagens sind ausreichend für 5—6 mg Fe. Man wählt die Substanzmenge für eine Bestimmung zweckmäßig so, daß darin 2—3 mg Fe vorhanden sind, z. B. bei Blut 5—10 g, bei Auswurf je nach dem Blutgehalt das mehrfache. Hat man selbst in großen Mengen Substanz, z. B. in 300 ccm Harn, sehr wenig Eisen, so muß man genau abgemessene 10 ccm Eisenchloridlösung vor dem Hinzufügen des Zinkreagens zugeben, um eine vollständige der Eisenmenge entsprechende Jodabscheidung zu erhalten. Man zieht in diesem Falle von den Kubikzentimetern Thiosulfatlösung, welche bei der Haupttitration verbraucht wurden, die Anzahl Kubikzentimeter Thiosulfatlösung ab, welche bei der Titerstellung von 10 ccm Eisenchloridlösung beansprucht wurden.

d) Chloride. Bestimmung der Salzsäure bzw. Chloride nach Volhard-Mohr.

Man kann dazu die bei der Neumannschen Veraschung entweichende Salzsäure in einer bestimmten Menge Silbernitratlösung auffangen und dann wie unten titrieren.

Bequemer ist, die Veraschung unter Zusatz von etwas reiner Soda auf trockenem Wege vorzunehmen, die Asche mit heißem Wasser auszuziehen und in der Flüssigkeit die Bestimmung anzustellen.

Als Indikat wird Eisenammoniakalaun benutzt, der mit Rhodanammonium eine schöne rote Farbe von Rhodaneisen gibt.

Prinzip. In der durch Salpetersäure angesäuerten Lösung (um die Bildung von Eisenphosphaten zu verhindern) werden die Chloride mit einem Überschuß von Silbernitratlösung ausgefällt und das überschüssige Silbernitrat mit Rhodanammonium zurücktitriert.

Lösungen: 1. n/10 Silbernitratlösung. Herstellung: 17 g Argentum nitricum in Stangen werden mit destilliertem Wasser in einem Litermeßkolben gelöst, der Kolben bis zur Marke aufgefüllt. Die Einstellung der Lösung erfolgt, indem man eine mehrmals umkristallisierte und gut getrocknete genau abgewogene Menge von Kochsalz in destilliertem Wasser löst, 1 %ige Natriumchromatlösung zusetzt und aus einer Bürette so lange von der Silbernitratlösung zufließen läßt, bis ein deutlicher Umschlag der leicht gelb gefärbten Lösung in das orangerote erfolgt. 0,00585 g Kochsalz sollen genau 1 ccm der Silbernitratlösung entsprechen. Die Differenz wird durch Berechnung und eventuelle Verdünnung der Silbernitratlösung ausgeglichen.

2. n/10 Rhodanammoniumlösung. Herstellung: Man löst ungefähr 8 g reines Rhodanammonium in 1 Liter destillierten Wassers, titriert mit n/10 Silberlösung und verdünnt gegebenenfalls soweit, daß 1 ccm der Rhodanammoniumlösung genau 1 ccm der Silbernitratlösung entsprechen.

3. Kaltgesättigte Lösung von Eisenammoniakalaun.

4. Konzentrierte Salpetersäure vom spezifischen Gewicht 1,4. Die Salpetersäure muß vollkommen frei von salpetriger Säure, also vollkommen farblos sein.

Ausführung. Der wässerige Auszug der Asche wird auf ein bestimmtes Volumen gebracht (überschreitet er nicht 50—60 ccm, so kann man ihn vollständig verwenden), mit der Meßpipette ein aliquoter Teil in 100 ccm Meßkölbchen abgemessen und 5 ccm konzentrierte Salpetersäure sowie 1—2 ccm Eisenammoniakalaunlösung zugegeben. Mit einer zweiten Pipette fügt man 10 ccm n/10 Silbernitratlösung hinzu (jedenfalls soviel, daß Silbernitrat im Überschuß vorhanden ist) und füllt das Kölbchen bis zur Marke auf. Die Flüssigkeit wird gut umgeschüttelt, durch ein trockenes Filter, eventuell unter Rückgießen klar in ein reines Becherglas filtriert; von dem Filtrat werden 50 ccm mit einer Pipette in ein Kölbchen gebracht und in diesem mit der n/10 Rhodanammoniumlösung zurück titriert, bis eine bleibende Rotfärbung auftritt. Die Zahl der verbrauchten Kubikzentimeter Rhodanammoniumlösung wird mit 2 multipliziert (da man nur die Hälfte des Kölbchens zur Bestimmung verwendet hatte) und die erhaltene Zahl von der Zahl der zugegebenen Kubikzentimeter n/10-Silberlösung abgezogen. 1 ccm verbrauchter n/10-Silberlösung entspricht 0,00355 g Cl oder 0,00583 g NaCl.

e) Phosphorsäurebestimmung nach Neuman. 5—10 ccm Sputum werden im Rundkolben mit 10 ccm Säuregemisch (1 Teil konzentrierte Schwefelsäure, 1 Teil 1,4% Salpetersäure) versetzt und mit mäßiger Flamme erhitzt (Überschäumen vermeiden!). Bei Geringerwerden der braunen Nitrosodämpfe gibt man aus dem Hahntrichter tropfenweise Salpetersäure zu, bis sich der Inhalt des Kolbens nicht mehr bräunt und die eventuell vorhandene Gelbfärbung beim Erkalten schwindet. Man verdünnt nun mit Wasser auf ungefähr 50—70 ccm, fügt 10 (nach Bedarf mehr) ccm 50% Ammonnitratlösung zu und erhitzt auf 50—70° (bis gerade Blasen aufsteigen). Dann werden 10 ccm 10% Ammonmolybdatlösung hinzugegossen (für 15 mg P_5O_2 reichend), stark umgerührt und mindestens 15° in der Kälte stehen gelassen.

Nun wird durch ein kleines Faltenfilter dekantiert, nachdem das Filter vorher mit eiskaltem Wasser durchfeuchtet wurde, der Niederschlag 3—4 mal mit eiskaltem Wasser aufgefüllt und von neuem dekantiert, bis das Waschwasser gegen Lackmus gerade nicht mehr sauer reagiert. Das Filter wird nun sorgfältig zu dem Niederschlag in den Kolben gebracht, ungefähr 50 ccm Wasser hinzugegeben und $\frac{N}{2}$ NaOH zugesetzt, bis der Niederschlag sich löst. Nach Zugabe von weiteren 3—4 ccm $\frac{N}{2}$ NaOH kocht man auf, bis keinNH$_3$ mehr entweicht, läßt abkühlen und titriert mit $\frac{N}{2}$ H$_2$SO$_4$ gegen Phenolphthalein zurück.

1 ccm verbrauchte $\frac{N}{2}$ NaOH entspricht 1,268 mg P_2O_4.

f) Schwefel.

Gesamtschwefelbestimmung nach Neumann-Meinertz.

Prinzip. Nicht oxydierter Schwefel wird mit Natriumsuperoxyd oxydiert und alle gebildete Schwefelsäure mit Bariumsulfat ausgefällt und gewogen.

Ausführung. Der getrocknete Auswurf wird in einem Nickeltiegel von 200 ccm Inhalt mit 5 g Kaliumnatriumkarbonat und 2,5 g Natriumperoxyd innig vermengt und über einer kleinen Gasflamme ungefähr 1 Stunde lang erhitzt, bis die Mischung völlig zusammengesintert ist. Nach kurzer Abkühlung (etwa 5 Minuten) werden wieder 2,5 g Peroxyd zugesetzt und mit kleiner Flamme noch etwa 1 Stunde erhitzt, bis die Hauptmenge sich verflüssigt hat. Nun entfernt man den Brenner, fügt noch 2 g Peroxyd hinzu und glüht etwa $^1/_4$ Stunde, indem man die Flamme allmählich bis zur vollen Stärke vergrößert. Jetzt ist völlige Verflüssigung eingetreten. Der Tiegel bleibt dauernd bedeckt. Bei Einhaltung der Vorschriften findet keine Verpuffung und Entzündung statt, so daß eine Beaufsichtigung unnötig ist. Die erkaltete (durch Nickeloxydbeimengung grünlich gefärbte) Schmelze wird im Tiegel mit Wasser übergossen, bedeckt (wegen der Gasentwicklung), mit kleiner Flamme bis zur Lösung erhitzt und die Lösung in ein Becherglas übergeführt (100 ccm der Lösung sollen nicht mehr Schwefelsäure enthalten, als 0,2 g BaSO$_4$ entspricht). Man fügt nach vorsichtiger Neutralisation mit bromhaltiger Salzsäure (Bedecken mit Uhrglas) auf 150 ccm noch 2 ccm konzentrierte Salzsäure hinzu und kocht bis zum Verschwinden des Broms. Zu der heißen Lösung, welche bei richtigem Verlauf kohlefrei und klar ist und daher nicht filtriert zu werden braucht, fügt man eine 10%ige Lösung von Bariumchlorid aus einer Tropfflasche langsam (nicht mehr als 5 ccm in einer Minute) hinzu (5 ccm dieser Lösung reichen zur Ausfällung von etwa 0,5 g BaSO$_4$ aus, ein sehr geringer Überschuß des Fällungsmittels genügt). Man läßt abkühlen, filtriert durch Goochtiegel über Asbest, wäscht mit kaltem Wasser aus, trocknet und glüht (indem der bedeckte Tiegel auf einem Platintiegeldeckel steht und die Flamme den letzteren von unten trifft) etwa 10 Minuten.

Die Menge des schwefelsauren Baryts multipliziert mit 0,13738 entspricht der Menge des Schwefels (S), multipliziert mit 0,42018 entspricht der Menge der Schwefelsäure.

Gesamtschwefelsäure. (Im Auswurf bisher nicht bestimmt.)

Etwa vorhandene Ätherschwefelsäuren werden durch Kochen mit Salzsäure gespalten und nun die gesamte Schwefelsäure mit Chlorbarium gefällt und als Bariumsulfat gewogen.

Zur Entfernung des Eiweiß, Muzins und der Nukleine wird eine abgemessene Menge Sputum mit dem doppelten Volumen Alkohol versetzt, filtriert und mit Alkohol nachgewaschen. Das Filtrat wird bis auf 100 ccm eingeengt, nach Zusatz von 10 ccm 25%iger Salzsäure vorsichtig zum Sieden erhitzt und ungefähr 20 Minuten siedend erhalten. Nun werden ungefähr 20 ccm in einem Reagenzglas erhitzter Chlorbariumlösung allmählich zugefügt, der entstandene Niederschlag durch Erwärmen auf dem Wasserbad zum völligen Absetzen gebracht. Dann wird durch ein aschefreies Filter völlig klar filtriert und mit heißem Wasser so lange gewaschen, bis das Filtrat mit Silbernitrat keine Trübung mehr gibt. Es wird noch mit heißem Alkohol und Äther nachgewaschen, der Niederschlag samt Filter in einem vorher gewogenen Platintiegel geglüht und wie bei 1. berechnet.

Das auf dem Filter gesammelte Bariumsulfat kann man auch durch Wägen bestimmen.

Der Neutralschwefel berechnet sich aus der Differenz von Gesamtschwefel und Gesamtschwefelsäure.

g) Kieselsäure.

Nach Veraschung der Substanz in der Platinschale und möglichster Entfernung der Kohle durch Glühen übergießt man die Asche mit Salzsäure und digeriert bis zur Lösung, verdampft zur Trockne und erhitzt auf dem Sandbad über 100°, bis keine sauren Dämpfe mehr entweichen, digeriert den Rückstand mit Salzsäure auf dem Wasserbade einige Zeit, verdünnt dann mit Wasser und verbringt dann die allein ungelöst bleibende Kieselsäure auf ein kleines Filter, wäscht gut aus, trocknet, glüht und wägt nach dem Erkalten über Schwefelsäure.

Man prüft die gewogene Kieselsäure auf ihre Reinheit durch Kochen mit mäßig konzentrierter Lösung von kohlensaurem Natrium — ist sie rein, so löst sie sich hierbei klar auf — oder besser durch Abdampfen mit konzentrierter Lösung mit überschüssiger wässeriger Flußsäure und Erhitzen zum Glühen, wobei sich die Kieselsäure verflüchtigt, während vorhandene andere Stoffe zurückbleiben und gewogen werden können.

3. Eiweiß- und seine Abbauprodukte.

a) Eiweiß.

α) Abstammung. Eiweiß finden wir in jedem Auswurf. Bei manchen Krankheiten steigt seine Menge bedeutend an und da wir bestimmte Quellen und bestimmte Prozesse für seine Entstehung annehmen müssen, so lassen sich aus dem Eiweißgehalt auch Schlüsse auf die Art, weniger auf die Ausdehnung der Erkrankung ziehen.

Als Quellen kommen verschiedene in Betracht. Kleine Mengen kann der dem eigentlichen Sputum wohl stets mehr oder weniger beigemischte Mundspeichel (aus Parotis und Submaxillaris) liefern, der nach Bostocks Angaben ca. 0,009—0,091% Eiweiß (auf gemischten Speichel berechnet) enthält. Falk hebt indes hervor, daß aus dieser Angabe nicht zu ersehen sei, ob es sich um Eiweiß im engeren Sinne gehandelt habe, doch konnte Fleckseder mit dem Mundspeichel die Millonsche, die Xanthoprotein- und Biuretreaktion erhalten; auch Acs-Nagy gelang der Nachweis kleiner E-Mengen.

Nach Farroni sollen, allerdings nicht regelmäßig und nur in sehr kleinen Mengen, Serumalbumin und Globulin, Albumosen, Pepton, Nukleoalbumin und Glykoproteid in ihm vorkommen. Bei Krankheiten tritt, nach den verschiedenen sich widersprechenden Angaben, eine nennenswerte Änderung in der Zusammensetzung nicht ein.

Wieviel und ob überhaupt Eiweiß aus den Drüsen der Bronchialschleimhaut stammt, wissen wir nicht; wir können jedoch annehmen, daß auch hier sich Spuren finden, zumal im Bronchialtraktus nach Landois auch seröse Drüsen vorkommen.

Ein kleiner Teil des Eiweiß stammt auch von den auch im rein schleimigen Sputum stets enthaltenen Formelementen her, von weißen Blutkörperchen und Epithelien.

Bei Entzündungsprozessen dürften die Schleimhautdrüsen für die Absonderung des Eiweiß am wenigsten in Betracht kommen; bei Bronchitiden ist der Eiweißgehalt des Sputums sehr gering und wird von Wanner auf die beigemengten Eiterkörperchen zurückgeführt. Von ihnen können, wie die Untersuchung des eitrigen Sputums zeigt, beträchtliche Mengen Eiweiß herrühren, ebenso aus der Zerstörung größerer Gewebspartien. Hier ist nach Wanner die Menge des Eiweiß ein Zeichen für die Ausdehnung des eitrigen Entzündungsprozesses und der Gewebszerstörung. Man muß hierbei jedoch stets berücksichtigen, daß ein Teil des ursprünglich vorhandenen Eiweiß durch autolytische oder bakterielle Zersetzung wieder verschwinden kann. Seine Hauptquelle ist das Blut, das durch durchlässig gewordene Gefäße, und zwar wohl zum größten Teil in die Alveolen hindurchtritt. Die hohen Eiweißzahlen bei Lungenödem und Pneumonie sprechen dafür. Wanner läßt unentschieden, ob nur die Drüsen der Bronchialschleimhaut oder auch ihre Gefäße oder nur die Kapillaren in der Alveolarwand dafür in Frage kommen. Die fast ausschließliche Exsudation in die Alveolen spricht zugunsten der letzteren Annahme; doch weist Renk unter Bezugnahme auf Buhl darauf hin, daß bei Pneumonien neben der Erkrankung der Alveolen auch eine kruppöse Bronchitis vorhanden sein könne (in anderen Fällen nur eine einfache katarrhalische Bronchitis). Buhl glaubt, daß aus den Alveolen nichts in die Bronchien gelange, sondern daß das Sputum einzig und allein Sekret der Bronchialschleimhaut sei. Auch Biermer nimmt an, daß bei Beginn der Entzündung im alveolären Teil der Lunge ohne wesentliche Teilnahme der Bronchien die Sputa im allgemeinen ganz fehlen, oder wenn sie vorhanden sind, sogleich die echte pneumonische Beschaffenheit annehmen. Sicher ist gleichzeitig mit der vermehrten Durchlässigkeit der Gefäßwände für das Zustandekommen einer reichlichen Eiweißausscheidung eine Läsion der Alveolarepithelien nötig, denn wir sehen bei Zirkulationsstörungen eiweißhaltiges Sputum erst dann auftreten, wenn entzündliche Erscheinungen vorangegangen sind oder der Epithelbezug der Alveolen durch lange währende Kompression geschädigt ist, nie aber gleichzeitig mit dem Einsetzen einer Herzschwäche bei vollkommen intakten Lungen.

Nicht unwichtig für die Erklärung der Herkunft des Eiweiß speziell bei Lungenödem scheinen zwei von Wanner und Hoeßlin beschriebene Fälle; es handelte sich um Patienten mit rezidivierenden typischen Asthmaanfällen, bei denen vereinzelte, besonders gefährliche Attacken von Atemnot und Husten sich einstellten, während welcher ein seröses, schaumiges, rötlich gefärbtes Sputum entleert wurde, das reichlich Eiweiß enthielt. Gleichzeitig hatte die Herzkraft bedeutend nachgelassen, die Dilatation konnte perkutorisch festgestellt werden. Mit dem Ablauf des Anfalls besserte sich auch die Herztätigkeit, so daß nunmehr wenig schleimiger Auswurf mit ganz geringem Eiweißgehalt entleert wurde, ein Zeichen dafür, daß an dem Zustandekommen des Ödems und damit der Eiweißausscheidung sowohl der entzündliche Prozeß, wie die vermehrte Durchlässigkeit der Kapillaren während der Dauer der Herzschwäche in Betracht kam.

Bei Pneumonien dürfte dagegen der eigentliche Entzündungsvorgang die Hauptursache für den Austritt von Eiweiß bilden. Daß hierbei die Art der Entzündung eine sehr wesentliche Rolle spielt, beweist der hohe Eiweißgehalt bei kruppöser im Gegensatz zu dem wesentlich niedrigeren in den mitgeteilten Fällen katarrhalischer und tuberkulöser Pneumonie.

β) Art des Eiweiß. Über die Art des ausgeschiedenen Eiweiß finden sich keine genaueren Angaben, doch handelt es sich bei der Ausscheidung größerer Mengen der Hauptsache nach sicher um Serumeiweiß; das Verhältnis seiner Komponenten Albumin und Globulin ist nur von Bokay bestimmt worden, aber mit ungenügender Methode (es wurde dabei Muzin mit ausgefällt), liefert also keine verwertbaren Resultate. Bei manchen Prozessen wird im

Sputum Fibrin, häufig makroskopisch sichtbar, gefunden; es gerinnt schon innerhalb der Luftwege (s. u. Fibringerinnsel).

Paralbumin. Als Paralbumin bezeichnete Biermer einen Stoff, den er aus Sputis gewann, indem er sie mit absolutem Alkohol versetzte und den Niederschlag mit heißem Wasser auszog. Auf Zusatz von Essigsäure trübte sich die erhaltene opaleszierende Lösung etwas, durch Ferrozyankalium entstand ein Niederschlag, das Paralbumin. Nach der Darstellung müssen in das heiße Wasser Eiweiß und Schleim übergegangen sein; Hammarsten bezeichnet daher das Paralbumin als ein Gemenge von Pseudomuzin (muzinähnlicher Körper, der aus den Lösungen zum Unterschied vom Muzin durch Essigsäure nicht gefällt wird) mit wechselnden Mengen von Eiweiß, hauptsächlich wohl Albumin (und wohl auch Albumosen).

Metalbumin. Das von Scherer in der Ovarialflüssigkeit gefundene Metalbumin, dessen Vorkommen im Auswurf von Biermer in Frage gestellt wird, gehört nach Hammarsten der Muzingruppe an und ist von ihm als Pseudomuzin bezeichnet worden.

γ) Nachweis und quantitative Bestimmung.

Zum einfachen Nachweis von Eiweiß genügt es, den Auswurf im Reagenzglase zur Ausfällung des Muzins mit verdünnter (3%iger) Essigsäure zu versetzen, kräftig umzuschütteln, einige Zeit stehen zu lassen, dann zu filtrieren und dem Filtrat tropfenweise Ferrozyankalium zuzusetzen oder das Filtrat nach Zusatz von Kochsalz eventuell unter Abstumpfung bis zur leichtsauren Reaktion aufzukochen, wobei das Eiweiß als flockiger weißer Niederschlag ausfällt. Ist es in großer Menge vorhanden, so verdünne man vorher mit Wasser.

Quantitative Bestimmung a) des Gesamteiweiß (nach Wanner).

Ein sorgfältig gemischtes und abgemessenes Quantum der 24stündigen Auswurfmenge wird in einem Glaskolben mit 3%iger Essigsäure versetzt, je nach der Konsistenz des Sputums in wechselndem Verhältnis und kräftig durchgeschüttelt, wodurch der Schleim in feine Fasern zerfällt und sich leicht filtrieren läßt, das Gemenge auf ein Faltenfilter gebracht, durch welches es bis zum nächsten Morgen filtriert, der Filterrückstand mit 3%iger Essigsäure nachgewaschen. Das stark saure, durch Gegenwart von Spuren von Muzin leicht getrübte Filtrat wird durch Natronlauge bis zu schwach saurer Reaktion abgestumpft und nach Zusatz von Kochsalz in Substanz, das die Eiweißabscheidung erleichtert, durch Aufkochen koaguliert, das Koagulum auf einem gewogenen Filter gesammelt, mit heißem Wasser, Alkohol, Äther gewaschen, bei 100° zur Konstanz getrocknet und gewogen.

Bezüglich der Verwendung des Filtrates + Waschwasser siehe unten.

b) Will man Albumin und Globulin getrennt bestimmen, so verfährt man folgendermaßen: Filtrat und Waschwasser des Muzinniederschlages werden nach sorgfältiger Neutralisation auf ein bestimmtes Volumen gebracht (nur wenn wenig Eiweiß vorhanden ist, so ist es erlaubt, vorsichtig einzudampfen) und ein aliquoter Teil mit dem gleichen Volumen gesättigte Ammonsulfatlösung versetzt und ungefähr 24 Stunden stehen gelassen. Dadurch werden die Globuline ausgeschieden, die auf einem gewogenen Filter gesammelt, mit konzentrierter Ammonsulfatlösung, dann nacheinander mit essigsäurehaltigem Wasser, Alkohol und Äther nachgespült, bei 100° getrocknet und bis zur Konstanz gewogen werden. Das Albumin erhält man, indem man in das Filtrat des Globulinniederschlages Ammonsulfat in Substanz bis zur Ganzsättigung einträgt (8 g auf 10 ccm Flüssigkeit), 24 Stunden stehen läßt und dann wie den Globulinniederschlag behandelt. Man kann auch das Globulinfiltrat mit Essigsäure ansäuern, aufkochen und dann weiter wie bei der Bestimmung des Gesamteiweiß verfahren. — Einfacher ist es noch, von dem gefundenen Gesamteiweißwert das Globulin abzuziehen und aus der Differenz das Albumin zu berechnen.

c) Der Nachweis des Fibrins ist verhältnismäßig einfach, größere Gerinnsel sieht man in dem auf einen schwarzen Teller ausgebreiteten Sputum mit bloßem Augen. Kleinere Fasern sind mit dem Mikroskop eventuell unter Zuhilfenahme der Weigertschen Fibrinfärbung zu erkennen. Quantitative Bestimmungen des Fibrins im Auswurf sind noch nicht ausgeführt worden; bei der Schwierigkeit, das Muzin von dem Fibrin zu trennen, dürften sie nur schlecht ausführbar sein. Ob Fibrinogen im Sputum vorkommt, ist nicht bekannt.

δ) Vorkommen und Menge. Die meisten Untersucher beschränken sich auf die Angabe der im Auswurf nach Ausfällen des Muzins im Filtrat durch Zusatz von Ferrozyankalium oder Aufkochen schätzungsweise enthaltenen Eiweißmenge. Für diagnostische Zwecke genügt dies auch vollkommen. So gibt bereits Biermer an, daß er bei Lungenödem und Pneumonien reichlich Eiweiß gefunden habe, in den bronchitischen Sputis dagegen sehr wechselnde Mengen. Früher schon war von Brett im „Sputum catarrhale" kein, im

„Sputum bronchiticum" etwas Eiweiß, im Verlauf der Tuberkulose zunehmende Mengen nachgewiesen worden. Gantz und Hertz konnten bei Bronchitis kein Eiweiß nachweisen, ebenso nicht im Sputum bei Herzfehler und Nephritis, wohl aber bei Pneumonien, Lungenödem und Infarkt. Ferner konstatieren sie in 57 und 60 untersuchten Tuberkulosefällen Eiweiß, dessen Menge nach ihren Untersuchungen nicht parallel dem Stadium der Erkrankung ging. Bei fibröser Tuberkulose fanden sie gleichfalls positive Reaktion. Nach Roger und Levy-Valensi ist positiver Eiweißbefund für Tuberkulose charakteristisch. Acs-Nagy konstatierte Eiweiß in einer Reihe von Tuberkulose-Fällen, doch ohne alle Regelmäßigkeit, stets bei Bronchitis, bei Pleuritis mit Kompression der Lunge, sehr reichlich bei Asthma, Gangrän, Tumoren. — Coca fand es in jedem eitrigen, jedem bazillenhaltigen Sputum, sowie bei jeder akuten Lungenerkrankung, Paulian bei Kindern, die an Keuchhusten litten. Bei einem Falle von Bronchitis fibrinosa ermittelte Lépine 0,8 % (ohne Gerinnsel). Eine große Zahl von Untersuchungen (meist französischer und italienischer Ärzte) beschäftigt sich gleichfalls mit dem Nachweis in tuberkulösen Sputis; als Resultat kann man angeben, daß mit Zunahme des Eiters auch eine solche des Eiweißes erfolgt. Nach Prorok soll beim rein eitrigen Auswurf wieder weniger vorhanden sein (was wohl mit der stärkeren Autolyse zusammenhängt).

Die ersten genaueren Zahlen stammen von Renk, der das Eiweiß nach Ausfällen des Muzins mit Essigsäure durch Kochen fällte und wägte. Er erhielt folgende Mittelzahlen:

	% der feuchten Substanz	% der trockenen Substanz	Tagesmenge in g
für Pneumonie	3,090	33,32	0,80
für Tuberkulose . . .	0,297	5,31	0,37

Im bronchitischen Auswurf erhielt er meist nur eine schwache Opaleszenz, mit der Mehrung der jungen zelligen Elemente tritt mehr Eiweiß auf.

Adolf Schmidt teilt ferner einige Zahlen von Starkow mit. Über die Bestimmungsmethode ist nichts Näheres angegeben. Sie seien nebst den von Biernacki gefundenen Werten angeführt:

Starkow		Biernacki	
akute Bronchitis	0,25—1,1 %,	Bronchitis	0,03—0,15 %,
chronische Bronchitis	0,3 —1,45 %,	Tuberkulose	0,06—0,08 %,
Emphysem	0,18—1,9 %,	Pneumonie	0,12—0,24 %,
kruppöse Pneumonie	0,47—3,48 %,	Gangrän	0,48—0,60 %.
Lungenödem	2,94—3,33 %,		

Die ausführlichsten Untersuchungen teilt Wanner mit. Wir geben in der folgenden Tabelle die Durchschnittszahlen von Eiweiß sowie der Albumosen und des Reststickstoffes, die er gleichzeitig mitbestimmte, wieder. Sie sind auf 100 g feuchten Sputums berechnet.

	Eiweiß	Albumosen	Albumosen-N	Reststickstoff
Chronische Bronchitis . .	Spuren	0,319	0,050	0,100
Bronchopneumonie (ein Fall)	0,364	—	—	—
Bronchiektasien	0,362	0,348	0,056	0,198
Tuberkulose	0,503	0,320	0,051	0,152
Infarkt	Spuren	0,025	—	—
Gangrän (ein Fall) . . .	0,327	0,264	0,049	0,286
Pneumonie (Mittelzahlen von der Krise)	1,432	0,462	0,073	0,208

Auch im grünen oder gelbbraunen Auswurf bei Stauungskatarrh, nicht nur wenn er Ähnlichkeit mit dem Auswurf bei Lungenödem hatte, fand Wanner nicht unerhebliche Mengen von Eiweiß.

Was die täglichen Schwankungen des Eiweißgehaltes betrifft, so sind sie bei den einzelnen Erkrankungen recht verschieden. Am interessantesten sind sie zweifellos bei der Pneumonie. Wie aus nachstehender Tabelle des Falles Schmidlin von Wanner ersichtlich ist, besteht der hohe Eiweißgehalt auch einige Tage nach der Krise noch fort, um dann rasch abzusinken.

Auf 100 g frischen Auswurfs	Eiweiß	Albumosen	Albumosen-N	Reststickstoff
Rostbraunes zähes Sputum				
mit viel Schleim . . .	2,258	0,417	0,066	0,146
Krise	2,550	0,621	0,099	0,207
	2,489	0,528	0,084	0,161
	0,571	0,629	0,108	0,200
	0,290	0,577	0,092	0,272
	0,312	0,225	0,036	—
	Spuren	0,310	0,049	—

Wanners Werte für chronische Bronchitis und Bronchiektasie unterscheiden sich an den einzelnen Tagen verhältnismäßig wenig, dagegen sind sie außerordentlich wechselnd bei Lungentuberkulose. Als äußerste Werte finden wir 0,203 und 0,840 %; auch Renks Zahlen schwanken hier um mehr als das Doppelte. Die Gründe hierfür, die auch von Wanner übernommen werden, führt Renk folgendermaßen aus:

„Die Menge und die Zusammensetzung der phthisischen Sputa kann wohl nicht Tag für Tag die gleiche bleiben und sie ist im allgemeinen größeren Schwankungen unterworfen, als bei der Bronchitis; es werden manchmal durch Berstung einer Kaverne mehr Eiter, ein andermal von den Produkten des Verschwärungsprozesses (d. h. wohl von den Abbauprodukten des Eiweiß) in sie geliefert werden, ein andermal ist nur das Sekret der miterkrankten Schleimhäute vorhanden".

Der letzte Punkt, die wechselnde Beimengung von Schleim (gelegentlich auch von Mundspeichel), dürfte wohl die Hauptursache für die Inkonstanz der gefundenen Werte sein. Auch die großen Schwankungen bei Bronchiektasien sind darauf zurückzuführen.

Der Vergleich aller von den verschiedenen Autoren angeführten Zahlen führt also zu dem unzweideutigen Ergebnis, daß trotz aller Schwankungen des Eiweißgehaltes sowohl bei verschiedenen von der gleichen Krankheit befallenen Patienten, wie an verschiedenen Tagen, für einzelne Gruppen von Erkrankungen recht gleichmäßige Werte gefunden werden, die bei genügender Würdigung des übrigen Krankheitsbildes sehr wohl für differentialdiagnostische Zwecke verwendet werden können. Bei der Einfachheit der approximativen Abschätzung des Eiweißgehaltes ist es auffallend, daß er nicht mehr dazu herangezogen wird.

Ganz übereinstimmend wird berichtet, daß im rein schleimigen Sputum der Bronchitiker, also besonders bei chronischer Bronchitis, kein oder nur sehr wenig Eiweiß gefunden wird und daß die täglichen Schwankungen dabei außerordentlich gering sind. Sowie das bronchitische Sputum eitrig wird, tritt Eiweiß auf, stets aber nur in mäßiger Menge. Wanner faßt jeden Eiweißgehalt, der über eine eben angedeutete Opaleszenz hinausgeht, als Zeichen einer eigentlichen Entzündung auf; es wäre vielleicht besser gesagt einer eitrigen Entzündung, denn wir müssen doch auch das schleimige katarrhalische Sputum als Produkt eines Reizzustandes ansehen und das stete Vorkommen von weißen Blutkörperchen auch im rein schleimigen Sputum spricht in diesem Sinne.

Freilich wird bei der katarrhalischen Entzündung der Hauptsache nach ein Sekret im engeren Sinne entleert, bei der eitrigen dagegen findet eine Zu-wanderung von weißen Blutkörperchen, sowie eine mehr oder minder starke Exsudation von Serum statt.

Besondere Beachtung verdient noch die Eiweißausscheidung bei der sog. Expektoration albumineuse, also beim Lungenödem, zumal nach Thorako-zentese. Um zu prüfen, ob der Auswurf hier etwa in eine Parallele mit dem Exsudat zu stellen sei, sind von verschiedenen Untersuchern vergleichende Be-stimmungen ausgeführt worden, deren wichtigste nachstehend zusammenge-stellt werden.

Untersucher	Erkrankung	Spez. Gewicht		E-Gehalt %		NaCl-Geh. %		$\triangle$	
		Sput.	Pleurafl.	Sp.	Pl.	Sp.	Pl.	Sp.	Pl.
Dujardin-Beaumetz	Pleuritis exs.	—	—	0,1	6,69	—	—	0,706	0,595
Kovaes	„ „	1023,7	1017,5	5,57	3,69	—	—	0,530	0,558
Waßmuth	„ „	1029	1022	4,14	4,24	—	—	—	—
„	„ „	1017	1019	3,69	4,34	—	—	—	—
X	Hydrothorax	1024	1014	4,81	1,54	0,71	0,61	—	—
Waldvogel	Pleuritis exs.	1016	1016	ca. 2,00	ca. 2,00	—	—	—	—

Bemerkenswert ist noch, daß Rasmussen im Exsudat (spez. Gew. 1020) Fibrin, in der Ödemflüssigkeit (spez. Gew. 1015) keines fand.

Aus den Untersuchungen geht hervor, daß eine Gleichmäßigkeit nicht besteht (auch das Aussehen ist oft ganz verschieden!). Klinisch wird in solchen Fällen die Pleuraflüssigkeit wohl stets als Exsudat, der seröse Auswurf als durchgesickertes Pleuraexsudat, von anderen auch als Bluttranssudat be-zeichnet. Manche Gründe sprechen aber dafür, daß auch hier entzündliche Vorgänge mitspielen. Aber auch die stets als Transsudat bezeichnete Pleura-flüssigkeit bei Nierenerkrankungen kann einen größeren Eiweißgehalt aufweisen als die Lungenödemflüssigkeit. Es muß also noch ein anderer Faktor, die spezifische Tätigkeit bzw. Durchlässigkeit der Zellen hinzukommen. Auch hier scheint das Bestreben, die Isotonie mit dem Blute aufrecht zu erhalten, in den sich nähernden Werten von $\triangle$ zutage zu treten.

ε) Diagnostische Bedeutung. Sehr wichtig wäre es, auf Grund der Sputumuntersuchung eine genaue Differentialdiagnose zwischen Bronchitis und Tuberkulose stellen zu können, solange keine Tuberkelbazillen entleert werden; der positive Eiweißausfall würde dann für Tuberkulose entscheiden. Doch gehen Prorok, Roger und Levy-Valensi entschieden zu weit, wenn sie positiven Eiweißbefund als charakteristisch für Tuberkulose ansehen. Nach Hempel-Jörgensen soll erst ein Gehalt von 0,2 % beweisend sein. Unter den 60 Fällen dieser Erkrankung von Gantz und Hertz finden sich drei ohne Eiweißreaktion, und wir haben gesehen, daß im schleimigen Sputum der Bron-chitis zuweilen, im mehr eitrigen fast stets Eiweiß vorhanden ist. Acs-Nagy spricht daher der E-Reaktion überhaupt jede Bedeutung ab, da die Befunde in allen Stadien zu ungleichmäßig sind. Auch aus der großen Zahl der nach-folgenden Untersuchungen verschiedener Autoren läßt sich nur die Erfolg-losigkeit des Bestrebens erkennen, den Eiweißgehalt für die Frühdiagnose einer Phthise zu verwerten. — Die Vorstellung Proroks, daß sich Tuberkel-bazillen in dem ausgeschiedenen, gelösten Eiweiß besser entwickeln könnten, steht nicht mehr auf festem Boden.

Auf die Ausdehnung einer Phthise kann aus dem Eiweißgehalt gleichfalls kein sicherer Schluß gezogen werden, wie Wanner bis zu einem gewissen Grade annimmt. Gantz und Hertz kommen auf Grund ihrer Untersuchungen auch zu der Ansicht, daß ein Parallelismus nicht besteht, man kann höchstens ganz allgemein sagen, daß sich bei beginnender Phthise weniger Eiweiß findet als bei vorgeschrittener und daß er in manchen Fällen mit zunehmender Ausheilung verschwindet. Es spielen hier so viele Faktoren, wie Menge der Eiterkörperchen, Transsudation aus den Gefäßen, Zersetzung innerhalb der Lungen, Beimengung von Bronchialschleim und Speichel mit, daß auf einige Konstanz der Eiweißwerte entsprechend der Ausdehnung des Prozesses nicht zu rechnen ist; auch die Berechnung der gesamten in 24 Stunden zutage geförderten Eiweißmenge würde zu keinem Ergebnis führen. Eher kann man noch bei Bronchiektasien und Gangränherden eine Abhängigkeit des Eiweißgehaltes erwarten. Nur tuberkulöses Sputum von flüssiger und von homogener Konsistenz, wie die Zahlen von Wanner ergeben, scheint stets verhältnismäßig viel Eiweiß zu enthalten.

Wesentlich Besseres leistet die Untersuchung auf Eiweiß, wenn es sich um die Differentialdiagnose zwischen Lungenödem und Bronchitis handelt. So berichtet Wanner über einen Fall, bei dem der Eiweißmangel die naheliegende Diagnose auf Lungenödem fallen ließ zugunsten einer Bronchitis pituitosa.

Weitaus die größten Eiweißmengen sehen wir bei Pneumonie und Lungenödem; bei ersterer aber auch nur, wenn es sich um das typische rostfarbene Sputum, dagegen nicht, wenn es sich um schleimiges handelt, wie in dem einen erwähnten Falle von Wanner. Besonders für die Diagnose zentraler Pneumonien kann sein Nachweis von Wert sein. — Die katarrhalische Pneumonie unterscheidet sich von der kruppösen ebenso wie die tuberkulöse durch einen wesentlich geringeren Eiweißgehalt; wir haben oben schon darauf hingewiesen, daß diese Tatsache das beste Zeichen dafür ist, daß es sich bei der katarrhalischen und tuberkulösen Pneumonie einerseits und der kruppösen Lungenentzündung andererseits um ganz verschiedene Prozesse handelt (ohne Rücksicht auf den Erreger).

Auffallend ist die Angabe Wanners, daß er bei Lungeninfarkt Eiweiß nur in Spuren gefunden habe, Gantz und Hertz dagegen deutliche Mengen. Vermutlich ist zu verschiedenen Zeitpunkten der Erkrankung untersucht worden. Im blutigen Auswurf der ersten Tage ist es jedenfalls reichlicher als in dem mehr schleimig-blutigen der späteren.

b) Abbauprodukte des Eiweiß.

1. Vorgang der Verdauung innerhalb der Lungen. — Fermente. Um die Entstehung der in allen Sputis vorkommenden, aber bei manchen Erkrankungen besonders reichlich auftretenden Abbauprodukte des Eiweiß zu verstehen, ist es nötig, den ganzen Vorgang der Spaltung post mortem an den Lungen selbst zu verfolgen. Die bei der Entzündung in die Lungenbläschen abgeschiedenen Massen werden nur zum kleinsten Teil ausgehustet, sondern bleiben in den Lungen zurück und werden dort nach und nach resorbiert. Am schönsten läßt sich dieser Vorgang bei der kruppösen Pneumonie verfolgen. Hier zeigt das Auftreten mancher Stoffe z. B. von Pepton sowie die Vermehrung der Harnsäure im Urin nach der Entfieberung an, daß tatsächlich eine Resorption erfolgt. Um diese zu ermöglichen, ist es nötig, daß die in den Lungen ausgeschiedenen Stoffe, die teils — wie das Fibrin — auskoaguliert sind oder sich mehr oder weniger aus zelligen Bestandteilen, roten und weißen Blutkörperchen, Epithelien zusammensetzen, in eine lösliche Form übergeführt werden. Dies geschieht, wie die Untersuchungen der Müllerschen Schule ergeben haben, durch Autolyse.

Die gesunde Lunge enthält trotz einer alten gegenteiligen Angabe von
Hüfner kein fibrinverdauendes Ferment, wie Untersuchungen von Kühne
für Kalb- und Schweinelunge und von Escherich und Simon für die menschliche ergeben haben. Auch nach achttägigem Liegen in der Luft konnte
Escherich ein solches Ferment nicht auffinden, sondern nur, ebenso wie in
den frischen Lungen, geringe Mengen von Pepsin und Ptyalin, sowie Spuren von
zuckerbildenden Stoffen. Ebensowenig gelang es ihm, in drei Lungen mit käsigpneumonischen Herden fibrinverdauendes Ferment nachzuweisen, weswegen er
für das phthisische Sputum die Entstehung des dort gefundenen Fermentes
aus zerfallener Lungensubstanz in Abrede stellt und auf Zersetzungsvorgänge
im Kaverneninhalt oder im frischen Sputum zurückführt. Nun beobachtete
F. Müller, daß Stückchen pneumonischer Lungen, die er unter aseptischen
Kautelen ein bis zwei Tage im Brutschrank stehen ließ, erweicht wurden. Diesen
Vorgang faßte er als Verdauung auf und übertrug diese Anschauung auf den
Vorgang der Lösung des pneumonischen Exsudats. Das verdauende Ferment
ist nach ihm in den eingewanderten weißen Blutkörperchen enthalten, und zwar
hauptsächlich in den polynukleären Leukozyten, weniger in den Lymphozyten.
Durch den Zerfall der Leukozyten wird es aus diesen frei, also zu einer Zeit,
zu welcher auch die bakteriolytische Wirkung derselben auftritt.

F. Müller weist darauf hin, daß wo die Leukozyten fehlten, dort auch die
Einschmelzungvorgänge weniger in den Vordergrund träten. So blieben die
ischämischen Infarkte der Lungen in der Regel trocken und schäumten nur
langsam. Erst wenn Fäulniserreger eindrangen, erweichten sie. F. Müller
konnte auch durch Überimpfungen aus solchen Fäulnisherden in Bouillon zeigen,
daß kleine zugesetzte Fibrinstückchen oder normales Lungengewebe nach
zweitägigem Stehen im Brutschrank aufgelöst waren. Die Ursachen dieser
Auflösung werden hier den Bakterienfermenten zugeschrieben, die in vivo
die Ursache eines ähnlichen Prozesses sind. Nachdem Baumgarten gezeigt
hatte, daß den Tuberkelbazillen keine gewebeverflüssigende Wirkung zukommt,
hat dann Lotz auf Veranlassung von Müller verschiedene Bakterienarten
auf ihre auflösende Wirkung geprüft und konnte zeigen, daß Streptokokken,
Staphylokokken, Typhus- und Kolibazillen keine oder fast kein verdauende
Wirkung ausüben. Dagegen kommt eine solche in hohem Grade gewissen
Fäulnisbakterien zu, so dem Proteus vulgaris und dem Bacillus fluorescens
liquefaciens, in deren Reinkulturen Lungenstückchen bald zu bräunlich schmierigen, leicht zerreißlichen Fetzen verwandelt wurden. In den mit Bacillus
fluorescens geimpften Röhrchen traten massenhaft Tyrosinnadeln auf. Die
Erweichung und Kavernenbildung bei Lungentuberkulose kann also, solange
keine Fäulnis eintritt, nicht dem Tuberkelbazillus oder den nachträglich
eingedrungenen Streptokokken zugeschrieben werden, sondern es ist nach
F. Müller anzunehmen, daß das durch die Wirkung der Tuberkelbazillen und
ihrer Toxine nekrotisierte Gewebe der Leukozyteneinschmelzung verfällt. Bei
Lungengangrän und putriden Bronchiektasien werden dagegen peptonisierende
Bakterien gefunden (Kossel zit. F. Müller) und auf diese ist der rapide
Fortgang des Einschmelzungsprozesses der Hauptachse nach zurückzuführen.

Bei der kruppösen Pneumonie handelt es sich indes nicht um einen derartigen Fäulnisvorgang, der zur Lösung und Resorption des Exsudates führt,
sondern um ein Ferment, welches, wie schon gesagt, beim Absterben der Leukozyten frei wird. Ein solches Ferment hat man auch in anderen Organen, so besonders in Leber und Milz, nachgewiesen. Daß hier Bakterienwirkung auszuschließen ist, zeigt sich daraus, daß weder fäulniserzeugende Bakterien, noch
spezifische Produkte der Fäulnis gefunden werden und dann erfolgt die Lösung
auch unter Ausschluß aller Bakterien, wie im Reagensglasversuch einwandfrei

nachgewiesen werden kann; die bei dieser Erkrankung noch am meisten in Frage kommenden Pneumokokken liefern überhaupt kein verdauendes Ferment.

Die Intensität des Lösungsvorganges hängt in hohem Maße von der Art der Erkrankung ab. Wir erwähnten schon, daß er weitaus am ausgeprägtesten bei der kruppösen Pneumonie zu finden ist, dagegen bei der tuberkulösen Pneumonie nur sehr selten, sondern es spielt sich hier ein anderer Prozeß, der der Verkäsung ab; das Fibrin bleibt hier lange Zeit unverändert liegen, die elastischen Fasern erhalten sich und in dem tuberkulösen Käse sind nur sehr geringe Mengen von Verdauungsprodukten, wie Albumosen, Basen und Aminosäuren, vorhanden.

Handelte es sich nun bei der Auflösung des Exsudats der kruppösen Pneumonie, dessen Schwinden wir ja klinisch genau verfolgen können, um einen solchen Vorgang der Selbstverdauung, so mußten auch die Verdauungsprodukte bei der Lösung der nach dem Tode entnommenen Lunge im Brutschrank unter Ausschaltung der Bakterien nachgewiesen werden können; dies ist Wanner in der Tat gelungen. Er fand in der Verdauungsflüssigkeit einer grau hepatisierten Lunge nach 48 Stunden Stehen im Brutschrank sekundäre Albumosen (darunter fällt auch das Pepton Brücke), Tyrosin, Leuzin, wahrscheinlich Milchsäure, daneben etwas Protagon und Lezithin. Müller wies außerdem Lysin, ferner Purinbasen, die aus zerfallenen Kernen stammten, nach und neuerdings konnte Böhm außer dem Lysin noch Histidin und Arginin darstellen. In frischen hepatisierten grauen Lungen fand er dagegen diese Stoffe nicht, nur Albumosen. Ebensowenig geht nach Simon der Abbauprozeß in der roten hepatisierten Lunge vor sich, es fanden sich hier nach 14 tägigem Stehen noch die gleichen Werte für unkoagulablen und Albumosenstickstoff wie zu Beginn des Versuches. Auch in vier normalen Lungen konnte Simon keine Verdauung nachweisen, eine geringe in einer Lunge mit sehr starker Bronchitis. Pepton Kühne fehlte auch in hepatisierten Lungen regelmäßig, ebenso primäre Albumosen und Ameisensäure.

Sotnitschewsky fand im Extrakt mit 55° heißem Wasser Pepton, Leuzin, Tyrosin, Taurin und Xanthin, ferner bei der Extraktion mit Salzsäure Syntonin (ein Azidalbuminat).

Nach den Mitteilungen von Simon entstand noch während der Autolyse ein in Wasser und Säuren unlöslicher, in Alkalien leichtlöslicher phosphorhaltiger Bodensatz, der sich ähnlich wie ein geronnener Eiweißkörper verhielt. Auch wenn etwas von dem autolysierten Lungensaft in Milch gebracht wurde, trat ein feiner, flockiger Niederschlag auf, der darauf schließen ließ, daß sich in der Flüssigkeit eine labähnlich wirkende Substanz befand; vermutlich werden in Analogie zu ähnlichen Vorgängen bei der Verdauung mit Papaiotin oder mit Drüsenextrakten (Kurajeff und Okuneff) dabei Albumosen und Peptone in unlöslicher Form niedergeschlagen; Nukleinsäure, die mit Eiweißkörpern ähnliche Fällungen erzeugen kann, kommt nach Simon bei dem geringen Phosphorgehalt des Niederschlags dafür weniger in Betracht.

Tatsache ist also, daß in der pneumonischen Lunge ein Verdauungsprozeß stattfindet, der sich in dem Auftreten reichlicher, nicht koagulabler stickstoffhaltiger Körper äußert. Diese vermehren sich bei Stehen im Brutschrank außerordentlich und es läßt sich aus ihnen eine Reihe von Spaltprodukten darstellen. Damit erklärt sich auch das Auftreten dieser Körper im Auswurf. Wie das Auftreten von Deutero-Albumosen bei gleichzeitigem Fehlen von primären Albumosen beweist, geht der Prozeß nicht entsprechend der Salzsäurepepsinverdauung vor sich, sondern gleich dem der tryptischen Verdauung.

Kurz sei hier noch der Befund bei der mikroskopischen Untersuchung der 3 Tage im Brutschrank unter Toluolzusatz belassenen hepatisierten Lunge erwähnt. Das Fibrin wird mehr oder weniger verdaut, ein großer Teil der Alveolen gänzlich frei davon gefunden, die roten Blutkörperchen sind verschwunden und der Leib der Leukozyten aufgelöst. Zwischen den Kernhaufen in den Alveolen lassen sich noch massenhaft gelbbraune Schollen und stäbchenartige Kristalle erkennen. Simon wagt nicht zu entscheiden, ob es sich dabei um Hämatoidinkristalle oder andere Derivate des Blutfarbstoffs handelte. Bakterien wurden keine gefunden. Endlich zeigten sich noch — was übrigens schon in der frisch entnommenen Lunge zu erkennen war — große Mengen fettglänzender Kugeln, die sich mit Sudan- oder Osmiumsäure intensiv färbten. Das Gerüst des eigentlichen Lungengewebes war bei dem Prozeß anscheinend intakt geblieben.

Bis zu einem gewissen Grade analog diesem Vorgang verläuft der Fäulnisprozeß, bei manchen Erkrankungen der Lunge, bei Abszeß, Gangrän, Bronchiektasien, infolge Eindringens von bestimmten Bakterien (Proteus, Bakt. fluorescens liquefaciens); die Fäulnis charakterisiert sich durch das Auftreten besonderer Spaltprodukte, die sich bei der Autolyse nicht finden, besonders von flüchtigen Fettsäuren, Ammoniak, Schwefelwasserstoff, Merkaptanen, Phenolen, Indol, Skatol, Ptomainen, neben den bei dem fermentativen Prozeß vorgefundenen Abbauprodukten.

2. Vorkommen von Fermenten im Auswurf. Zweifellos sind es noch unklare Vorstellungen von dem Lösungsvorgang gewesen, die schon lange dazu geführt haben, das Sputum auf verdauende Substanzen zu untersuchen. Als erster beobachtete Filehne im Auswurf und Kaverneninhalt zweier an Lungengangrän leidender Patienten ein Ferment, das ähnlich wie Trypsin, Eiweiß und Elastin verdaute, während Bindegewebe nicht angegriffen wurde. Bei alkalischer Reaktion waren nach acht Tagen nurmehr geringe Reste von elastischem Gewebe vorhanden, bei saurer blieb es unverdaut. Kontrolluntersuchungen ergaben, daß Pepsin mit Salzsäure rascher verdaute, Pankreasextrakt in alkalischer Lösung dagegen nur wenig schneller. Bei der Verdauung von Eiweißwürfeln wurde nach acht Tagen neben Pepton (wohl Deuteroalbumosen) noch gelöstes Eiweiß gefunden. Thymol, Terpentin, Salizylsäure, Karbolsäure, Chininsulfat hemmten die Verdauung, ebenso starke Salzsäure und konzentrierte Kochsalzlösung. Sobald Zersetzung eingetreten war, verdauten die glyzerinfreien Sputa nicht mehr.

Stolnikow fand dann in sämtlichen serösen, eitrigen und gangränösen Sputis ein mit Glyzerin extrahierbares eiweißverdauendes Ferment vor, das er den damaligen Anschauungen gemäß als Fäulnisferment bezeichnete. Menzing konnte im Auswurf eines Bronchiektatikers eine leichte Fibrinverdauung konstatieren; die elastischen Fasern erlitten dabei nur eine leichte Quellung, aber keine vollständige Auflösung. — Teilweis eLösung des Ligamentum nuchae, gänzliche von Fibrin und Lungenstückchen durch putriden Auswurf stellte auch Biermer fest.

Escherich wies ferner in Glyzerinextrakt der Punktionsflüssigkeit eines in die Pleurahöhle durchgebrochenen Gangränherdes ein in alkalischer Lösung, aber nicht mit Salzsäure fibrinverdauendes Ferment nach, das bei Brutschranktemperatur wirksam war, aber gegen Temperaturen über 40° große Empfindlichkeit zeigte. Seröse, schleimige und schleimig-eitrige bronchitische Sputa zeigten in alkalischer Lösung keine Verdauung, manchmal eine Spur peptischer Wirkung, ebenso ein pneumonisches Sputum vom 9. Tag; bei Bronchiektasien war das Resultat negativ, dagegen deutlich positiv bei rein eitrigen phthisischen Sputis; diese verdauten nach 4—10 Stunden Fibrinflocken vollkommen. Das Ferment erwies sich, aus dem Glyzerinauszug mit Alkohol gefällt und an der Luft getrocknet, ebenso wirksam wie das frische Sputum; es war also die Wirkung von Bakterien auszuschließen.

Früher schon war es auch Traube aufgefallen, daß im Auswurf von Kranken mit Lungengangrän Lungenteilchen vorhanden waren, darin aber die elastischen Fasern fehlten.

Friedrich Müller fand, wie bereits erwähnt, dann später gleichfalls Verdauung von Fibrin und koaguliertem Eiereiweiß bei schwach alkalischer Reaktion unter Ausschluß der Fäulnis bei allen eiterhaltigen Sputis; nicht eitrigen, reinschleimigen und pneumonischen vor der Krise fehlte dagegen diese Kraft; nach der Krise wurde in eitrigen Sputis wieder Ferment festgestellt. Das gleiche stellte Bittorf mit der Löfflerplatte fest. Nach der Krise nahm es plötzlich stark zu, während gleichzeitig die hemmende Kraft des Blutserums schwächer wurde. Nach Trouo fördert tuberkulöser Auswurf das Spaltungsvermögen von Pepsin und Trypsin.

Daß ein lösendes Ferment im Auswurf mancher Kranker vorhanden sei, erwiesen auch die Untersuchungen von Stadelmann; nach denen Fibrinflöckchen durch Sputum, das von Patienten mit Lungengangrän und, in geringerem Grade auch von Phthisikern stammte, verdaut wurden. Er konnte in dem Verdauungsgemische Leuzin, Tyrosin, einen Körper, der eine rotviolette Färbung mit Brom gab, also wohl Tryptophan, ferner häufig Indol nachweisen. Mit dem Übergang in Fäulnis nahm die tryptische Kraft zu, es wurden außer Fibrin auch elastische Fasern aufgelöst oder angedaut. In saurer Lösung war das Ferment unwirksam; durch Kochen konnte er es zerstören, durch Zusatz von Antiseptizis (Thymol) abschwächen. Aus diesem Grunde ließ er es unentschieden, ob es sich um ein geformtes oder ungeformtes Ferment handelte.

3. Nachweis. Um das Vorhandensein des Fermentes zu konstatieren, genügt es, in das mit etwas Toluol versetzte Sputum eine Fibrinflocke zu bringen; nach längerem Stehen im Brutschrank sieht man nach, wie weit das Fibrin verdaut ist. Gegebenenfalls muß man das Sputum mit einer kleinen Menge 0,1%iger Natriumkarbonatlösung ganz schwach alkalisieren, da saure Reaktion die Verdauung hemmt. Karminfibrin oder Mettsche Röhrchen sind hier noch nicht angewendet worden. Gleichfalls sehr bequem ist die Methode von Müller-Jochmann; man bringt von den mit Natriumkarbonat bis zur schwachen Alkaleszenz versetzten und möglichst gut durchgeschüttelten Sputum mittelst Glasstabes je einen Tropfen auf eine Löffler-Platte und hält diese 24—48 Stunden bei 55° im Brutschrank; ist Ferment vorhanden, bildet sich eine größere oder kleinere Delle in dem Serum. Pepsinwirkung findet dabei nicht statt, Bakterienwirkung wird durch die hohe Temperatur ausgeschaltet.

Rusca benutzte dieses Verfahren, um tuberkulösen Eiter von dem der gewöhnlichen pyogenen Bakterien zu trennen, doch ist es nicht frei von Fehlerquellen.

Nach Fuld und Groß kann man folgende Methode zum quantitativen Trypsinnachweis verwenden. Sie beruht darauf, daß in alkalischer Lösung befindliches unverändertes Kasein durch Essigsäure leicht gefällt wird, während die gebildeten Spaltprodukte in Lösung bleiben. Zu diesem Zwecke schüttelt man Sputum zur Entfernung des Muzins und des Nukleins mit 3%iger Essigsäure. neutralisiert das Filtrat genau mit Natriumkarbonat und bringt absteigende Mengen von ihm zu einer Kaseinlösung, die 0,5 Kasein und 1,0 Natriumkarbonat in 1 Liter Wasser enthält, wobei mit Natriumkarbonat stets auf das gleiche Quantum aufgefüllt werden muß. Man stellt die Mischung in den Brutschrank und beobachtet, in welcher Zeit und in welcher Verdünnung mit 1%iger Essigsäure keine Trübung mehr auftritt. Bleibt die Trübung ebenso stark wie in der Kontrolle, so ist kein Ferment vorhanden.

Gewinnung. Nach Escherich erhält man das Ferment, indem man das Sputum mit Glyzerin auszieht und den Auszug mit absolutem Alkohol fällt; der weiße Niederschlag wird in Alkohol ausgewaschen und an der Luft getrocknet. Nach Stadelmann versetzt man das Sputum mit neutralem Ammonsulfat im Überschuß, so daß noch ungelöste Kristalle vorhanden sind, filtriert und wäscht den Rückstand mit gesättigter Ammonsulfatlösung. Bei beiden Methoden erhält man selbstverständlich nicht das Ferment rein, sondern mit anderen Stoffen versetzt (Eiweiß. Albumosen).

4. Spaltprodukte. a) Als nächste Spaltprodukte der in den Lungen stattfindenden Verdauung treten im Sputum Albumosen auf, und zwar, wie von F. Müller und seinen Schülern nachgewiesen wurde, nur sekundäre. In diese Gruppe gehört auch das von ihm häufig gefundene Pepton Brücke. Die Anwesenheit dieser sekundären Albumosen beschränkt sich auf die zahlreichen eitrigen Sputa bei Bronchitiden, Bronchiektasien, Pneumonien nach der Lösung, ist in rein schleimigen Sputis nach Kossel dagegen nicht zu finden.

Echtes Pepton (Kühne) dagegen wird stets vermißt (Müller, Wanner, Stadelmann).

Wanner führte bei einer Reihe von Krankheiten quantitative Bestimmungen der Albumosen aus; sie ergaben auch da, wo keine oder nur eine geringe Verdauung stattfindet, recht erhebliche Werte, wie die Zahlen in der Tabelle, Seite 190, zeigen.

Nachweis und Bestimmung der Albumosen und des Peptons. Für den einfachen Nachweis von Albumosen genügt es, 10 ccm des durch Essigsäure von Muzin befreiten Sputums mit 8 g gepulvertem Ammonsulfat zu versetzen und den Niederschlag nach einiger Zeit abzufiltrieren. Er wird in ein Reagenzglas mit Wasser gebracht und aufgekocht, wodurch die Albumosen in Lösung gehen, das Eiweiß dagegen nicht, der zurückgebliebene Niederschlag abfiltriert und im Filtrat die Biuretreaktion angestellt. Vorhandene Albumosen geben eine positive Reaktion.

Die quantitative Bestimmung der Albumosen geschieht nach Wanner am besten durch Aussalzen mit Zinksulfat (Verfahren von Baumann und Bömer), indem sowohl zur Albumosenlösung, die man durch vollkommene Entfernung des Muzins und Eiweiß (s. S. 189) erhalten hat, als zur Zinksulfatlösung auf je 100 ccm 2 ccm einer Säure zusetzt, die aus ein Volumen konzentrierter Schwefelsäure und 4 Volumen Wasser besteht. Zur Ausfällung wird zunächst das gleiche Volumen einer solchen kaltgesättigten Zinksulfatlösung nach Zusatz zugesetzt. Entsteht ein Niederschlag, so sind primäre Albumosen vorhanden, deren N-gehalt nach Abfiltrieren bestimmt wird. Sodann wird Zinksulfat bis zur Sättigung eingetragen. Die trübgewordene Lösung läßt man 24 Stunden stehen, nach welcher Zeit die Deuteroalbumosen einen schönen, flockigen Niederschlag bilden. Dieser wird filtriert, mit gesättigter Zinksulfatlösung nachgewaschen und in ihm der N-Gehalt bestimmt. Durch Multiplikation des gefundenen Wertes mit 6,25 ergibt sich der ungefähre Wert der Albumosen.

Bei der Halbsättigung der Albumosenlösung kann ein Niederschlag entstehen, auch wenn nur sekundäre Albumosen vorhanden sind, wenn nämlich vorher zur Entfernung des Eiweiß reichlich Kochsalz zugesetzt war. Da außerdem durch Neutralisation der Essigsäure Salz gebildet worden war, genügt dann schon die Halbsättigung mit Ammonsulfat, um einen Teil der sekundären Albumosen zu fällen. Man wird daher gut tun, möglichst wenig Kochsalz zur Abscheidung des Eiweiß zu nehmen, falls man eine getrennte Bestimmung vornehmen will.

Neueren Untersuchungen zufolge ist die Trennung der Albumosen in einzelne Fraktionen nach dem geschilderten Verfahren indes nicht genau, auch gehen in den Niederschlag Polypeptide über.

Zum Nachweis des Peptons wird in dem Albumosenfiltrat das Zink mit Natriumlauge gefällt, das alkalische Filtrat neutralisiert und bis auf wenige Kubikzentimeter eingedampft, dann konzentrierte Natronlauge und Kupfersulfat in sehr verdünnter Lösung zugefügt. Rote oder rotviolette Färbung zeigt die Anwesenheit von echtem Pepton (Kühne) an, doch ist dieses bisher nicht gefunden worden.

Kossel verfuhr auf andere Weise. Er vermischte Auswurf mit Wasser, kochte einmal auf und fällte durch Zusatz von wenig Essigsäure das Eiweiß zum größten Teil. Dabei bleibt Pepton mit wenig anderen Eiweißkörpern in Lösung. Letztere wird jetzt durch Zusatz von etwas konzentrierter Natriumazetatlösung und Eisenchlorid bis zur Rotfärbung versetzt, mit Kalilauge genau neutralisiert und durch Aufkochen die übrig gebliebenen E-Körper entfernt, so daß allein Pepton in der Lösung vorhanden ist (Prüfung des Filtrats mit Essigsäure und Ferrozyankalium, bei positivem Ausfall Wiederholung des Verfahrens). Das Filtrat gibt die Biuretreaktion. Wir haben schon hervorgehoben, daß durch dieses Verfahren Albumosen nicht entfernt worden sind.

b) Polypeptide und Aminosäuren. Polypeptide sind aus dem Sputum bisher noch nicht dargestellt worden, dagegen ist schon frühzeitig die Anwesenheit von Aminosäuren aufgefallen. Leyden und Jaffé fanden als erste in Dittrich schen Pfröpfen bei Bronchiektasien Leuzin und Tyrosin. Zu seiner Darstellung ließen sie das Sputum in Alkohol entleeren, preßten und filtrierten von dem Koagulum ab, engten ein, wobei sich dicke Membranen ausschieden, die dem Mikroskop neben etwas Fett fast ausschließlich die bizarren Myelinformen zeigten. Der zum Sirup eingedickte Extrakt wurde in Wasser gelöst, mit Bleizucker gefällt, das neutralisierte Filtrat mit Bleiessig versetzt, die vom Niederschlag filtrierte, durch Schwefelwasserstoff von Blei befreite Lösung abgedampft und zur Kristallisation hingestellt. Nach 1—2 Tagen hatte sich der Sirup regelmäßig mit einem dünnen Häutchen bedeckt, welches ausschließlich aus Leuzin bestand. Die für Tyrosin charakteristischen Doppelnadelbüschel schieden sich nur in einem Falle aus dem Sirup ab. — Auch in ausgehustetem Empyemeiter sowie nach Durchbruch eines Psoasabszesses in die rechte Lunge stellten sie Tyrosin dar.

Biermer sah gleichfalls in bronchiektatischen Sputis, die wochenlang standen, weißliche schimmelähnliche Massen auftreten, die aus garbenförmigen Nadelhaufen bestanden. Er hielt sie zunächst für Fettnadeln, sah sie aber später für (Leuzin- oder) Tyrosinkristalle an. Stadelmann fand Tyrosin .in autolytiertem phthisischem Sputum. Kannenberg erhielt die typischen Kristalle beim Eintrocknen des Sputums, das nach Durchbruch von Empyemen, in einem anderen Falle eines „peripleuritischen" Abszesses ausgehustet worden war In einem Falle hatte der Eiter 13 Tage stagniert. In frischen Sputis beobachtete er nichts dergleichen, ebensowenig wie Bamberger oder Kannenberg. Leuzin wurde später auch von Petters im alkoholischen Auszug des Sputums bei der gleichen Erkrankung nachgewiesen, von Fleischer bei Gangrän.

Nachweis und Darstellung des Leuzins und Tyrosins. Man kann hier die Angaben der Darstellung dieser Substanzen für das Lungenautolysat nach Simon befolgen. Das Sputum wird zur Entfernung von Eiweiß und Muzin mit dem 5fachen Volumen heißen Alkohol gefällt und filtriert, das Filtrat auf dem Wasserbad zu Sirupdicke eingedampft, dabei kristallisiert zuerst Tyrosin und dann Leuzin aus, wodurch ihre Trennung ermöglicht wird. (Die Trennung kann auch nach Absaugen der ausgeschiedenen Kristalle durch Kochen mit Eisessig erfolgen, wobei fast nur Leuzin in Lösung geht.) Das Tyrosin wird in Ammoniak gelöst, aus dem es bei Verdunsten wieder auskristallisiert. Der Nachweis geschieht durch die charakteristischen Kristalle, sowie durch folgende Reaktionen:
   a) mit dem Millonschen Reagens tritt bei Erhitzen purpurrote Farbe auf;
   b) Reaktion nach Piria: man löst einige Tyrosinkristalle unter vorsichtigem Erwärmen in konzentrierter Schwefelsäure auf, läßt erkalten, verdünnt mit Wasser, neutralisiert mit Bariumkarbonat und filtriert. Das Filtrat färbt sich wegen seines Gehaltes an Tyrosinsulfosäure mit wenig Eisenchlorid violett.
   Das Leuzin scheidet sich aus der Mutterlauge in runden, oft radiär gestreiften Kugeln aus, die durch Säuren oder Alkohol leicht gelöst werden. Durch Kochen mit frisch gefälltem Kupferhydroxyd (durch Zusammenbringen von Kupfersulfat und Natronlauge erhalten) wird es in das Kupfersalz übergeführt, das in blaßblauen Schüppchen (rhombischen Tafeln) auskristallisiert.

Im Sputum selbst sind die bei der Autolyse der Lunge gefundenen übrigen Aminosäuren, ferner Thiaminosäuren, Histidin, Purinbasen noch nicht nachgewiesen worden, doch besteht kaum ein Zweifel, daß sie sich, wenn auch nicht immer in frischem Sputum, so doch bei der Verdauung desselben finden lassen.

Die Zunahme der Spaltprodukte im Sputum können wir am besten und leichtesten durch die Bestimmung ihres Gehaltes an Reststickstoff erkennen, d. h. der Stickstoff derjenigen Substanzen, die durch Zinksulfat bezw. durch Kochen mit Essigsäure nicht gefällt worden sind (Aminosäuren, Diamine, Tryptophan, Purinbasen, Ammoniak). Wanner hat eine Reihe derartiger Bestimmungen ausgeführt (s. Tab., S. 190), nach denen der Reststickstoff am spärlichsten in den rein schleimigen bronchitischen Sputis vorhanden ist, mehr in den eitrigen bei Bronchiekatsien und Tuberkulose und am meisten in autolytischen oder faulenden Sputis, also bei Pneumonie und Gangrän. Die täglichen Schwankungen sind recht groß; Wanner nimmt als Erklärung an, daß; wie z. B. bei dem bronchiektatischen Sputum, Fäulnis und Autolyse in den tiefliegenden Kavernen am weitesten fortschreiten, und die meisten kristallinischen Spaltprodukte gebildet werden; bei Entleerung erscheint nun auf einmal eine große Menge Reststickstoff, während andere Male der Auswurf aus den weniger dilatierten Bronchien kommt und mehr dem bronchitischen Sputum ähnelt.

Sehr lehrreich sind die im Laufe einer Pneumonie gewonnenen Zahlen (s. Tab. S. 190). Die höchsten Werte erreicht der Reststickstoff kurz vor und nach der Krise. Es spiegelt sich also in dem Reststickstoffgehalt des Auswurfs der in den Lungen stattfindende Auflösungsprozeß wieder.

Überläßt man ein eitriges Sputum der Autolyse im Brutschrank, so sieht man gleichfalls mit Sinken des Eiweiß- und Albumosengehaltes ein beträchtliches Ansteigen des Reststickstoffes. Die von Wanner angegebene Tabelle der bei der Autolyse eines bronchiektatischen Sputums gewonnenen Zahlen diene als Beispiel hierfür:

	Eiweiß	Albumosen	E. N.	Alb. N.	R. N.
1. Tag	0,367	0,340	0,058	0,054	0,014
4. „	0,090	0,240	0,014	0,038	0,203
7. „	0,070	—	0,011	—	—
12. „	0,058	0,203	0,009	0,032	0,232

c) **Fäulnisprodukte.** Durch das Eindringen von Fäulniskeimen erleiden die in die Lungen abgeschiedenen Massen gleichfalls eine tiefgehende Zersetzung, bei der neben Produkten, die wir auch bei der Autolyse unter Ausschaltung der Bakterien finden, bestimmte Stoffe auftreten. Bei dem Fäulnisprozeß wird übrigens nicht nur Eiweiß abgebaut, sondern auch Muzin und elastische Substanz. Bei Zersetzung derselben durch Pankreas ohne Ausschluß von Bakterien fand Wälchli Ammoniak, Valeriansäure, Glykokoll, Leuzin; aus dem Muzin (der Weinbergschnecke) erhielt er Indol, Phenol, Buttersäure und eine Kupfersalze reduzierende Substanz. Eine Reihe dieser Stoffe ist auch im Auswurf wieder gefunden worden.

α) **Flüchtige Fettsäuren und Oxysäuren** (s. Kapitel Fett und Fettsäuren).

β) **Ammoniak.** Freies Ammoniak wurde bei fötider Bronchitis oder Bronchiektasie von einer Reihe von Autoren gefunden (Gamgee, Bamberger, Petters, Leyden und Jaffe, Hirschler und Terray). Ferner als Ammoniumkarbonat in einem Falle von Bronchialvereiterung von Petters. Quantitative Analyse liegt nur eine von Wanner vor. Er erhielt auf 50 ccm Autolysat eines bronchiektatischen Sputums in 6 Tagen 0,025 g Ammoniak, gewiß keine große Menge. Es muß dahin gestellt bleiben, ob sich das Ammoniak bei der Autolyse selbst entwickelt hat, was nicht unmöglich ist, oder ob es nicht von Anfang an im Sputum vorhanden war. — Aus dem Blute stammt das Ammoniak nicht, denn die Lungen sind für dieses nicht durchgängig (Magnus). Erst nach dem Tode bei fortgesetzter künstlicher Atmung erscheinen Spuren. In der Ödemflüssigkeit fand es sich.

Der Nachweis geschieht entweder durch den Geruch, doch ist dieser häufig überdeckt, oder das Ammoniak findet sich nicht frei in der Flüssigkeit. Man bringt daher zu dem Sputum in einem kleinen Kolben etwas Kalkmilch und klemmt mit dem Stopfen ein angefeuchtetes rotes Lackmuspapier ein; bei Anwesenheit von Ammoniak bläut sich dieselbe; oder man hält einen mit Salzsäure befeuchteten Glasstab darüber, es bilden sich dann weißliche Nebel von Ammoniumchlorid.

Als bequemste quantitative Bestimmung sei hier nur die von Schlösing angeführt, die auch von Wanner angewendet wurde, allerdings keine ganz genauen Werte gibt. Man bringt unter eine Glasglocke, die mit abgeschliffenem und eingefetteten Rande auf eine Platte luftdicht aufgesetzt wird, eine Petrischale mit 25 ccm $n/_{10}$ Schwefelsäure und setzt auf ein darübergelegses Glasdreieck eine zweite etwas kleinere Petrischale. In diese kommen 20 ccm gut vermischtes Sputum und unmittelbar vor Aufsetzen der Glocke 10—15 ccm Kalkmilch. Man läßt 3 Tage ruhig stehen und titriert die nicht durch Ammoniak gebundene Schwefelsäure nach Zusatz von Cochenille mit $n/_{10}$ NaOH zurück. Die Zahl der zugesetzten ccm $n/_{10}$ Schwefelsäure-Zahl der zurücktitrierten ccm $n/_{10}$ Natronlauge mit 1,7034 multipliziert, gibt den Wert von Ammoniak in Milligramm an.

γ) **Schwefelwasserstoff.** Schwefelwasserstoff bildet einen regelmäßigen
Bestandteil der in Fäulnis übergegangenen Sputa und wurde daher auch häufig
nachgewiesen (Gamgee, Bamberger, Laycock, Petters, Hirschler
und Terray). Beim Stehen im Brutschrank ohne Zusatz von Antiseptizis
nimmt die Menge außerordentlich rasch zu. Der Nachweis geschieht entweder
durch den charakteristischen Geruch oder auf folgende Weise: Man bringt
das Sputum in eine Flasche und befestigt an ihren Stopfen einen mit essigsaurem Blei und Ammoniak befeuchteten Löschpapierstreifen; dieser wird bei
Anwesenheit von Schwefelwasserstoff infolge Bildung von Schwefelblei gebräunt bzw. geschwärzt.

Auf die Anwesenheit von **Schwefeleisen** bei Fäulnisprozessen macht
Biermer aufmerksam. Es löst sich in Essigsäure unter Entwicklung von
Schwefelwasserstoff, kenntlich an dem Aufsteigen von Blasen und dem charakte-
ristischen Geruch.

δ) **Kohlensäure.** Kohlensäure ist nach den vorhandenen Angaben nur
als Ammoniumkarbonat von Petters gefunden worden; doch ist anzunehmen,
daß sie sich in kleinen Mengen in jedem Fäulnisgemisch befindet. Der Nachweis
geschieht leicht durch Zusatz von Salzsäure, wobei Blasen von Kohlensäure
aufsteigen; bei Einleitung in klares Barytwasser wird dieses durch Bildung
von Bariumkarbonat getrübt.

Kohlenwasserstoffe wurden von Petters bei Bronchiektasie vermißt,
doch scheint ihr Vorkommen nicht ausgeschlossen, ähnlich ist es mit Phosphor-
wasserstoff.

ε) **Methylamin.** Methylamin wurde von Laycock als buttersaures
Salz dargestellt. Es gibt ebenso wie Ammoniak mit Salzsäure Nebel, mit
Neßlers Reagens dagegen einen gelben Niederschlag.

ζ) **Oxalsäure** wurde des öfteren bei Zersetzungsprozessen gefunden, und
zwar in Form der typischen Kristalle von oxalsaurem Kalk (s. S. 173).

η) **Phenol und Kresol** (wohl das in Fäulnisgemischen hauptsächlich
auftretende Parakresol) wurde von Hirschler und Terray in dem gangränösen
Auswurf nachgewiesen, doch fehlen auch hierüber alle genaueren Angaben.

Zum Nachweis derselben destilliert man das mit Wasser und konzentrierter
Schwefelsäure (ca. 5 Teile auf 100 Teile verdünntes Sputum) versetzte Sputum
und fügt zum Destillate etwas Bromwasser hinzu, wobei zuerst eine milchige
Trübung, dann ein Niederschlag von gelbweißen, seidenglänzenden Nadeln
oder käsigen Flocken entsteht (Tribromphenol). Beim Kochen mit Millons
Reagens tritt im Destillat Rotfärbung auf.

Die Trennung von Phenol und Kresol, die die gleiche Reaktion geben,
geschieht nach Hoppe-Seyler (9. Aufl. 1909. S. 306).

ϑ) **Indol und Skatol.** Ihre Anwesenheit wurde gleichfalls von Hirschler
und Terray in gangränösem Sputum angegeben, Biermer fand sie dagegen
nicht. **Stadelmann** wies Indol in putridem Sputum nach.

Zum Nachweis von Indol fügt man nach Hopkins zum Destillat des mit Wasser versetzten Sputums oder dessen Ätherextrakt etwas 1% Glyoxylsäure und konzentrierte
Schwefelsäure; dabei tritt Rotfärbung auf. Salpetrige Säure darf nicht zugegen sein. —
Oder besser man setzt nach Ehrlich zu dem Destillat im Reagenzglas das halbe Volumen
2%iger alkoholischer Lösung von Dimethylaminobenzaldehyd zu, darauf tropfenweise
25%ige Salzsäure bis zur Rotfärbung, sodann vorsichtig einige Tropfen 0,5%iger Natriumnitritlösung. Es tritt eine schöne dunkelrote Farbe auf, die bald wieder verschwindet.
Skatol gibt mit Glyoxylsäure eine rosarote Färbung, mit Ehrlichs Reagens eine blauviolette Farbe, die unter Umständen auf Zusatz von Natriumkarbonat tiefer blau wird.

ι) **Ptomaine.** Eine Substanz, die als Kadaverin (Pentamethylendiamin)
angesprochen wurde, haben Löbisch und Rokitansky dargestellt als Benzoylverbindung (nach Udransky und Baumann).

Zu diesem Zwecke wurde eine große Menge Sputum mit dem 6fachen Volumen 96%igem Alkohol versetzt, filtriert, der Alkohol auf dem Wasserbad verjagt, der Rückstand in Wasser aufgenommen, von dem entstandenen Niederschlag filtriert, das Filtrat mit einigen Tropfen Salzsäure angesäuert und zur Entfernung der flüchtigen Fettsäuren eingedampft; der Rückstand wieder in Wasser aufgenommen und filtriert. Nun wurde mit Wasser auf 500 ccm aufgefüllt, mit 200 ccm 10%iger Natronlauge versetzt und mit 25 ccm Benzoylchlorid längere Zeit geschüttelt, der Niederschlag, der die Benzoylverbindung von Diaminen darstellt, abfiltriert. — Der Niederschlag war alkohollöslich, in Wasser und Natronlauge unlöslich und bestand aus prismatischen Nadeln und quadratischen Blättchen vom Schmelzpunkt 134—136°. Der Schmelzpunkt für Benzoylkadaverin ist 137°.

Ist gleichzeitig Putreszin vorhanden (Tetramethylendiamin), so fällt man nach Lösung des Niederschlags in wenig Alkohol mit der 20fachen Äthermenge; die Putreszinverbindung kristallisiert aus, die Kadaverinverbindung bleibt in Lösung (näheres siehe Hoppe-Seyler, 9. Aufl. 1909. S. 211 u. 221).

Es muß jedoch fraglich erscheinen, ob Löbisch und Rokitansky wirklich eine derartige Kadaverinverdindung in Händen gehabt haben.

Ein von Jakobsohn dargestelltes ptomainähnlich wirkendes Produkt ist nicht genauer identifiziert worden.

Bei Destillierung des zersetzten Sputums mit oder ohne Natriumkarbonat geht nach Petters noch ein Körper über, der gleichfalls nicht weiter ermittelt werden konnte. Das mit Salzsäure eingedampfte Destillat nahm eine blaßrosarote Färbung an, die bei Zusatz von Salzsäure intensiver wurde und die sich teils abscheidendem Salmiak anhing, teils sich in braunvioletten amorphen wasserunlöslichen Flocken konzentrierte. Schwefelsäure und Salpetersäure bewirkten dieselbe Farbenveränderung, die bei Neutralisation mit Ammoniak wieder verschwand. Die in einer Glasröhre eingeschmolzene Flüssigkeit entfärbte sich nach monatelanger Aufbewahrung gänzlich. Die Substanz war nach Petters weder Anilin noch Pyozyanin, fand sich in allen in Zerfall begriffenen eiweißhaltigen Substanzen, dagegen nicht in jedem eitrigen Sputum.

Die diagnostische Bewertung des Vorkommens dieser Substanzen ergibt sich aus dem Gesagten von selber. Sie finden sich da, wo ein bakterieller Abbau von Eiweiß sowie auch von Fett und Kohlehydraten schon in den Lungen selbst stattgefunden hat und die Zersetzung sich außerhalb der Lungen noch weiter fortsetzt. Das Vorkommen dieser Substanzen beschränkt sich auf Bronchiektasien, Gangrän, Abszesse. Ihr Nachweis wird besonders wertvoll, wenn man den Übergang eines gewöhnlichen Entzündungsprozesses, besonders des pneumonischen, in Fäulnis vermutet. Findet nur ein fermentativer Abbau exsudierter Massen statt, so fehlen die letztgenannten Produkte, was schon an dem Mangel der stark riechenden Substanzen, besonders des Schwefelwasserstoffes und des Ammoniaks, kenntlich ist. Dann lassen sich hier nur die gleichen Abbauprodukte wie bei der hydrolytischen Spaltung des Eiweiß nachweisen. Daß der autolytische Prozeß besonders intensiv bei der pneumonischen Infiltration der Lungen stattfindet, haben wir schon hervorgehoben. Ob sich durch den Nachweis eines verschiedenen Mengenverhältnisses dieser Stoffe (Albumosen, Reststickstoff) durch den Diplokokkus hervorgerufene Pneumonien von Pneumonien anderen Ursprungs trennen lassen, darüber fehlen vorläufig noch Untersuchungen.

d) **Harnstoff.** Bei einem an hochgradiger interstitieller Nephrititis leidenden Kranken, der unter den Symptomen einer leichten Urämie an Pneumonie und Lungenödem zugrunde ging und mehrere Tage vor dem Tode große Mengen eines schaumigen, schwach rötlichen dünnflüssigen Sputums aushustete, stellte Fleischer aus 800 ccm Sputum 1,39 g Harnstoff nach der Methode von Liebig und Hüfner dar. Da, wie Fleischer selbst angibt, die Methode geringe Verluste nicht ausschließt, so kann man die mit dem Sputum in 24 Stunden ausgeschiedene Harnstoffmenge auf ca. 2 g schätzen. Dieser Befund zeigt, daß bei Behinderung der Ausfuhr durch die Nieren analog der Ausscheidung durch den Magendarmkanal (besonders auch Speichel) und auf der äußeren Haut auch von den Lungen aus die Elimination eines Teils des aufgehäuften Harnstoffs unter gewissen Verhältnissen geschehen kann.

Ferner gibt noch **Delore** an, daß er in dem Sputum eines Gichtikers der an einem heftigen Influenza-Anfall litt, **Harnstoff** in geringen Mengen gefunden habe (0,034 g im Tag). Sie selbst war allerdings nicht auskristallisiert, dagegen reichliche Kristalle von Kochsalz, Natriumkarbonat und Ammoniumkarbonat; die Herkunft letzterer leitet **Delore** aus des in den Bronchien übergetretenen Harnstoffes ab, die er sich durch Bakterienwirkung zersetzt denkt.

Harnsäure scheint im Auswurf nicht mit Sicherheit nachgewiesen zu sein, dagegen im Speichel (v. **Noorden** s. S. 238). **Salkowski** suchte im Auswurf eines gichtischen Asthmatikers vergeblich nach Hypoxanthin. Das gelegentliche Vorkommen kleinster Harnsäuremengen ist jedoch nicht unwahrscheinlich.

Man kann für das Sputum die Methode von **Mörner-Sjöqvist** (Hoppe-Seyler 8. Aufl. S. 581) anwenden. Sie beruht darauf, daß der in Lösung befindliche Harnstoff durch Erhitzen mit kristallisiertem Magnesiumchlorid und konzentrierter Salzsäure bei 150—155° völlig in Kohlensäure und Ammoniak gespalten und das gebildete Ammoniak bestimmt wird. Erforderliche Reagentien und Apparate:

1. gepulverte Ätzbaryt,
2. eine Mischung von 2 Teilen $97^0/_0$igem Alkohol und 1 Teil Äther,
3. kristallisiertes Magnesiumchlorid, ammoniakfrei,
4. konzentrierte Salzsäure,
5. $33^0/_0$ige Natronlauge,
6. $n/_{10}$ Sehwefelsäure und $n/_{10}$ Natronlauge,
7. Talkum.
8. Lackmoidlösung oder Kochenilletinktur.
9. Jenaer Rundkolben von etwa 500 ccm Inhalt in Verbindung mit der Wasserstrahlpumpe für die Vakuumdestillation, im Gummistopfen eine Kapillare, Rückflußkühler und **Liebig**scher Kühler.

Ausführung. Eine größere Menge Sputum wird zunächst wie oben behandelt, oder nach Einengung auf dem Wasserbad bei nicht über 60° mit 1,5—2 g gepulvertem Ätzbaryt, und nachdem dieses durch Umschwenken soweit als möglich gelöst ist, mit der 20fachen Menge Alkoholäther versetzt und nach Verschluß des Gefäßes bis zum nächsten Tage stehen gelassen. Man filtriert in einem Jenaer Rundkolben von etwa 500 ccm Inhalt, in welchem die Bestimmung zu Ende geführt wird, wäscht mit Alkoholäther gründlich aus, verdunstet im Vakuum mit eingefügter Kapillare bei 55—60° bis auf wenige Kubikzentimeter, gibt etwa 25 ccm Wasser und gebrannte Magnesia hinzu und fährt mit dem Einengen fort, bis die Dämpfe keine alkalische Reaktion mehr zeigen. Jetzt fügt man 2 ccm konzentrierte Salzsäure hinzu, dampft weiter im Vakuum auf nunmehr siedendem Wasserbad ein, setzt die gleiche Menge konzentrierte Salzsäure und 20 g Magnesiumchlorid zu und kocht 2 Stunden auf dem Drahtnetz über kleiner Flamme am Rückflußkühler. Die noch flüssige Masse wird mit etwa 200 ccm Wasser versetzt, die Lösung nach Zufügen von Talkum und 7—8 ccm einer $33^0/_0$igen Natronlauge destilliert und das Destillat in n/10-Säure aufgefangen. Die vollständige Destillation des Ammoniak dauert lange — eine Stunde und länger. Vor dem Zurücktitrieren muß die Kohlensäure durch Kochen entfernt werden. Durch Multiplikation des Stickstoffwertes mit 2,143 erfährt man die in dem abgemessenen Quantum Sputum enthaltene Harnstoffmenge.

Da das Magnesiumchlorid stets Ammoniak enthält, so ist die in 20 g enthaltene Stickstoffmenge zu bestimmen und von der gefundenen abzuziehen.

f) **Bernsteinsäure** kann im Auswurf, der mit Echinokokkusflüssigkeit vermischt ist, nachgewiesen werden.

4. Blut und Gallebestandteile.

a) Blut.

Die chemische Untersuchung des Sputums auf Blut wird selten ausgeführt, da das Vorhandensein von Blut bzw. Hämoglobin und seinen Derivaten sich durch die Farbe des Auswurfs kundgibt; in sehr geringen Mengen beigemischte morphologische Bestandteile des Blutes werden zudem sicherer durch die mikroskopische Untersuchung nachgewiesen, ihr Nachweis ist auch von keiner großen diagnostischen Bedeutung, da häufig schon durch starken Hustenreiz, besonders aus dem Rachen, kleine Mengen Blut beigemischt werden. Man ist aber doch erstaunt, wie häufig man in eitrigen Sputis, besonders grün- und braungefärbten, eine überaus starke Reaktion erhält, auch wenn mikroskopisch keine roten Blutkörperchen zu sehen sind. Sie ist veranlaßt durch Abbauprodukte des Blutfarbstoffes, die besonders bei destruierenden Prozessen auftreten.

Will man ganz allgemein auf das Vorhandensein von Blut mittelst chemischer Methoden prüfen, so empfiehlt es sich, die Weberschen Vorschriften wie bei der Untersuchung des Stuhls auf Blut zu befolgen oder die Benzidinprobe von O. und R. Adler auszuführen.

Zu diesem Zwecke wird das Sputum mit Eisessig versetzt, ordentlich damit durchgeschüttelt und das gebildete essigsaure Hämatin in Äther aufgenommen. War das Sputum sehr dick, so muß vor der Aufnahme in Äther noch etwas destilliertes Wasser hinzugefügt werden, um die Vermischung von Eisessig und Äther zu vermeiden. Der Äther wird abgegossen; Hämatin zeigt sich durch bräunliche Färbung an. Man bereitet sich nun einen alkoholischen Extrakt aus Guajakharz, bringt $1/_2$—1 ccm davon in ein Reagenzglas, fügt ebensoviel altes Terpentinöl oder einige Tropfen $33^0/_0$iger Wasserstoffsuperoxydlösung sowie den Ätherextrakt hinzu. Bei Anwesenheit von Blutfarbstoff tritt Blaufärbung ein, die durch Oxydation der Guajakonsäure zu Guajakblau entsteht. Die Reaktion tritt häufig erst allmählich auf und verschwindet nach einiger Zeit wieder. Wichtig ist, daß nicht zuviel Guajaktinktur zugesetzt wird, da die Reaktion sonst ausbleibt.

Häufiger findet eine Farbreaktion auf Hämatoidin Anwendung, speziell dann, wenn man blutpigmenthaltige Zellen im Auswurf nachweisen will. Versetzt man das Sputum mit verdünnter Salzsäure und $2^0/_0$ Ferrozyankaliumlösung, so sieht man die blutpigmenthaltigen Partien sich schön blau bis blaugrün färben (Berlinerblau, Ferrisalz des Ferrozyankaliums). Unverändertes Blut gibt die Reaktion nicht (Mikronachweis s. S. 169).

Die einzelnen Abkömmlinge des Hämoglobins sind im Sputum mit Ausnahme des Hämatoidins weder chemisch noch spektroskopisch identifiziert worden.

b) Gallebestandteile.

Wichtig kann in manchen Fällen der Nachweis von Gallenbestandteilen sein, die nach neueren Untersuchern häufiger vorkommen als bisher angenommen wurde. Sie gelangen ins Sputum entweder durch Übertreten von Galle in das Blut, wie bei den Cholangien, oder bei direkter Verbindung zwischen Leber und Lunge. Einige Befunde deuten auch auf eine lokale Entstehung in den Lungen hin, sie sind aber noch zu unsicher, um beweisend zu sein.

1. Gallenfarbstoff. Schon Biermer gibt an, zuweilen beim Pneumoniker Gallenfarbstoff in dem grün bis violett gefärbten Sputum gefunden zu haben, bemerkt aber dazu, daß er auch in farblosen katarrhalischen Sputis eine allerdings nicht so intensive Färbung auf Zusatz von Salpeter- und salpetriger Säure gesehen habe; die gewöhnlichen Methoden seien daher zum Nachweis des Gallenfarbstoffes unsicher. Frerichs fand im Gegensatz dazu auch bei Ikterischen niemals Gallenfarbstoff in verschiedenen Sputis.

F. Müller wies dann in einem Falle von Pneumonie bei einem Ikterischen Gallenfarbstoff in dem reichlichen, intensiv gelbroten, beim Stehen sich rasch grün färbenden Sputum nach. Er schloß aus dem Vorhandensein des Gallenfarbstoffes gerade bei Pneumonie im Gegensatz zu dem Fehlen desselben bei anderen Erkrankungen, daß Gallenbestandteile dann im Auswurf auftreten, sobald es sich nicht mehr um Produkte reiner Drüsentätigkeit handele, sondern durch eine abnorme reichliche Transsudation oder eine intensive Entzündung die Bestandteile des Blutes ungehindert in die Lungen durchtreten könnten. Verfasser konstatierte in dem gelben Auswurf einer eigenartigen tuberkulösen Pneumonie eine positive Gmelinsche Reaktion; ein ausgesprochener Ikterus bestand nicht, immerhin ein eigentümliches gelbliches Kolorit der Haut und der Schleimdrüse. Der Auswurf färbte sich an der Luft grün.

Nun haben Obermeyer und Popper sowie Pollak mittels verfeinerter Methodik in jedem rostfarbenen pneumonischen Auswurf Bilirubin nachgewiesen, ebenso erstere im Blute. Demnach tritt er regelmäßig in die Lungen über, auch wenn er für das Auge und mittelst der alten Gmelinschen Reaktion nicht erkennbar ist. Neuere Untersuchungen haben auch gezeigt, daß Gallenfarbstoff sich bei den verschiedensten Erkrankungen im Blute sehr viel häufiger vorfindet als man bisher annahm, auch ohne ausgesprochenen Ikterus.

Nach einer alten Angabe von Huxham soll auch durch den Speichel dem Auswurf manchmal Galle beigemischt werden können, da er bei einem Ikterischen nach Kalomel im Speichel zuerst einen grünen, dann einen gelben Farbstoff fand. Bamberger leugnet dagegen das Vorkommen daselbst.

Auch die Fälle mit direktem Übertreten von Galle aus Leber in die Lungen sind nicht ganz selten. So beschrieben Monroe und Schlesinger Durchbruch eines Leberabszesses in einen Bronchus und Aushusten großer Mengen gallehaltigen Sputums, Graham erwähnt Mengen bis zu 400 ccm Galle. Auch bei Durchbruch von Echinokokkusblasen in die Lunge wurde häufig gallehaltiges Sputum gesehen (Neißer u. a.). In den meisten Fällen ist übrigens der Gallenfarbstoff nicht chemisch nachgewiesen worden.

Der Nachweis des Bilirubins geschieht: α) durch die Gmelinsche Reaktion, indem man in einem Reagenzglas wenig salpetrige Säure enthaltende Salpetersäure mit Sputum überschichtet oder auf einem weißen Teller ausgebreitetes Sputum mittelst Glasstabes einen Tropfen der Säure gibt. Es treten dabei in der Reihenfolge von unten nach oben bzw. von innen nach außen folgende Farben auf: grün, blau, violett, rot und rotgelb. Der grüne und rote Ring muß stets gleichzeitig vorhanden sein, ein grüner allein genügt zum Nachweis nicht. In seltenen Fällen kann eine suspekte Färbung des Auswurfs auch durch Abkömmlinge des Bilirubins, bzw. Biliverdins hervorgerufen werden, wie die ausführliche Mitteilung von Maliwa bezeugt. Dieser fand in keiner der beiden Schichten eines Auswurfs nach Echinokokkusdurchbruch, weder der dicken unteren braungelben noch der wässerigen oberen grünlich-braunen Gallenfarbstoff (nur gegen Ende der Erkrankung in einzelnen Flöckchen), auch nicht in den zahlreich vorhandenen braunen und zitronengelben Schollen; dagegen wies er ein Gemisch von Choleprasin und Bilifuszin nach, also von Körpern, die bei der weiteren Oxydation des Biliverdins entstehen; diese gaben die Gmelinsche Reaktion nicht. Der Farbstoff war in 3% Essigsäure fast unlöslich, in Eisessig mit dunkelgrüner Farbe sehr gut, in Alkohol mit gelbbrauner Farbe schlecht, in Äther fast unlöslich (durch Überschuß von Essigsäure ging die Farbe in reines Grün über), durch Sonnenlicht wurde er nicht verändert. Spektroskopisch ließen sich einzelne Streifen nicht erkennen, in alkalischer Lösung war nur eine im Gelb beginnende, gegen das Blau allmählich zunehmende Verdunkelung wahrzunehmen.

Interessant und für die Erklärung wichtig ist die Angabe, daß in einem Gemisch von Galle und eitrigem Sputum im Reagenzglase anfänglich positive Gmelinsche Reaktion nach und nach fast oder sogar gänzlich negativ wurde.

β) Nach Obermayer und Popper: Auswurf wird direkt oder nach Versetzen mit der gleichen oder doppelten Menge Alkohol und Filtrieren, das Filtrat mit folgendem Reagens unterschichtet:

Wasser	625	Oder:	95% Alkohol	500
95% Alkohol	125		Acid. murat. dil.	500
Kochsalz	75		10% Jodtinktur	1,6
Jodkalium	12	Oder:	95% Alkohol	150
10% Jodtinktur	3,5		Acid. murat. dil.	150
			50% wässerige Eisenchloridlösung	30 Tropfen

Charakteristisch ist der an der Berührungsstelle auftretende grüne Ring, bei sehr geringem Gehalt wird er mehr bläulich.

γ) Nach Pollak (Nachbildung der Methode von Biffi):

Der Auswurf wird mit der doppelten Menge Chloroform extrahiert, das Chloroform abgedampft, der Rückstand mit einigen Tropfen Essigsäure aufgenommen und mit einem Tropfen $0{,}5\%$iger Natriumnitritlösung versetzt. Dabei entsteht eine vom Grün ins Grünblau, Violett bis Rötliche übergehende Farbe.

δ) Nach Bouma:

Zu dem mit Alkohol extrahierten Sputum fügt man eine 20%ige $CaCl_2$-Lösung und neutralisiert mit verdünntem Ammoniak. Der dabei entstehende Niederschlag von phosphorsaurem Kalk reißt vorhandenen Gallenfarbstoff mit (dagegen nicht Urobilin); der Niederschlag wird durch Zentrifugieren von der Flüssigkeit getrennt, mit Wasser gewaschen und in 5 ccm einer Mischung von 1 Teil Obermayerschem Reagens + 4 Teilen abs. Alkohol gelöst. Grünfärbung.

Nachweis von Urobilin (nach Sahli modifiziert):

Der Auswurf wird mit Chloroform ausgezogen, das Chloroform eingeengt und mit 1%iger alkoholischer Zinkazetatlösung versetzt, bis keine Trübung mehr entsteht. Bei Anwesenheit von Urobilin tritt grüne Fluoreszenz auf oder man erkennt im Spektrum den Streifen des Urobilins zwischen den Linien b und F, im Grün an der Grenze von Blau.

ε) Mikrochemische Methode nach Herzfeld:

Der Auswurf wird mit Essigsäure angesäuert und mit Chloroform ausgeschüttelt (bei Anwesenheit von Blut zuerst mit wenig Kalkmilch gefällt, umgeschüttelt und nach Einleiten von Kohlensäure filtriert, der Niederschlag in Alkohol gebracht, mit Essigsäure angesäuert und mit Chloroform ausgeschüttelt). Auf Zusatz von Wasser scheidet sich das Chloroform, in das aller Gallenfarbstoff übergegangen ist, ab, das dann mittels Scheidetrichter abgetrennt, filtriert und in möglichst tiefem Uhrglas abgedunstet wird.

Der Rückstand wird auf einen Objektträger unter ein Deckglas gebracht und mit einem Tropfen Hammarstenschen Reagens versetzt (1 Teil 25% HNO_3+19 Teile 25% HCl, durch Stehen gelblich geworden; vor Gebrauch 1 Teil mit 4 Teilen Alkohol versetzen). Bei Anwesenheit von Bilirubin entsteht sofort grüne Färbung, bei Urobilin Gelbfärbung.

Auf spektroskopischem Wege gelang Herzfeld der Nachweis nicht.

2. **Gallensäuren** fand **Friedr. Müller** in dem erwähnten Falle von Pneumonie mit Ikterus, ferner **Maliwa**.

Man versetzt zum Zwecke des Nachweises das Sputum mit Bleiessig und etwas Ammoniak, wäscht den Niederschlag mit Wasser, kocht ihn dann mit Alkohol und filtriert heiß. Die Bleisalze der Gallensäuren lösen sich in dem heißen Alkohol; man versetzt die Lösung mit einigen Tropfen Sodalösung, dampft im Wasserbad zur Trockene ein, kocht den Rückstand mit absolutem Alkohol aus, wobei die Natronsalze der Gallensäure sich wieder lösen, engt auf ein kleines Volumen ein und versetzt mit einem Überschuß von Äther, wobei ein harziger Niederschlag entsteht. Der Niederschlag wird in etwas Wasser gelöst und damit die Pettenkofersche Reaktion angestellt. Zu diesem Zwecke setzt man vorsichtig etwas konzentrierte Schwefelsäure zu, so daß die Mischung sich nicht über 60^0 erwärmt, und dann unter Umrühren mit einem Glasstabe tropfenweise 10%ige Rohrzuckerlösung. Bei Anwesenheit von Gallensäuren entsteht eine schöne rote Farbe, die bei längerem Stehen mehr blauviolett wird. Die rote Flüssigkeit zeigt im Spektrum einen Streifen bei F und einen zweiten zwischen D und E, neben E.

3. **Cholesterin** s. S. 171 und 219.

Die **diagnostische Bedeutung** des Auftretens von Gallenbestandteilen geht aus den eben erwähnten Fällen zur Genüge hervor. Klinisch wichtiger sind zweifellos die Fälle, in denen — meist in eitrigem Sputum — größere Mengen von Galle plötzlich ausgeschieden werden, da dies stets auf die Öffnung einer Verbindung zwischen Leber und Lunge hinweist. Welcher Art der Prozeß ist, kann meist aus dem übrigen im Sputum enthaltenen Bestandteilen geschlossen werden.

In Zukunft ist dem Auftreten von Farbstoffabkömmlingen besondere Aufmerksamkeit zu widmen. Die Untersuchungen von Maliwa bedeuten hierin zweifellos einen Fortschritt. — In geeigneten Fällen wäre vielleicht auch die Frage einer Umwandlung des Blutfarbstoffes in Gallenfarbstoffe in der Lunge selbst, für die bisher keine einwandfreie Beweise vorhanden sind, zu studieren.

5. Muzin.

α) **Herkunft und Vorkommen.** Die Schleime sind den Eiweißkörpern verwandte Stoffe; sie unterscheiden sich von ihnen durch einen geringeren N- und C-Gehalt und durch die Abspaltung des Glukosamins beim Kochen mit Säuren. Die echten Muzine unterscheiden sich von den übrigen Muzinen wieder dadurch, daß sie durch Säuren fällbar sind, daß sie phosphorfrei sind und als reduzierende Substanz Glukosamin enthalten.

Der Schleim des Sputums stammt aus den Schleimdrüsen und Becherzellen der Schleimhaut der Atmungswege. Schleimdrüsen finden wir herunter bis zu

den kleinen Bronchien von 1 mm Durchmesser; Becherzellen, die bei Reizung
sehr viel Schleim produzieren und dabei wahrscheinlich zum Teil zugrunde
gehen, vom Kehlkopf an abwärts bis zu den Bronchiolen.

Ein kleiner Teil des im Auswurf enthaltenen Schleimes stammt häufig aus
beigemengtem Speichel; wie groß dieser ist, läßt sich nicht genau beurteilen;
reichlicher dünnflüssiger, nicht mit Luftblasen durchsetzter Schleim läßt in der
Regel Abstammung aus dem Mundspeichel vermuten; er kann aber auch aus
den Bronchien kommen (Bronchitis pituitosa).

Wir finden in jedem Sputum Schleim, wie schon der Augenschein lehrt,
der auch eine gewisse Abschätzung der Menge desselben erlaubt. Es enthalten
allerdings, wie schon wiederholt betont wurde, nicht alle Sputa, die uns rein
schleimig erscheinen, reichlich Schleim, denn die schleimige Beschaffenheit
kann auch durch ein anderes Glykoproteid, das Nuklein, hervorgebracht werden.
Man darf also wirklichen Wert nur auf quantitative Untersuchungen legen.
Da die Darstellung des Muzins aus dem Sputum und die quantitative Bestimmung
mit großen Schwierigkeiten verknüpft sind, so sind die älteren Angaben nur
mit Vorsicht zu verwerten und auch die neueren Muzinbestimmungen liefern
keine absolut genauen Zahlen.

Nasse, der alle im schleimreichen Sputum in Äther, Alkohol- und Essigsäure unlöslichen Substanzen als Schleim mit etwas Eiweiß verunreinigt berechnet, erhielt aus 100
Teilen feuchten Sputums 2,38%, auf 100 Teile trockenes Sputum berechnet 53,39% Schleim-
stoffe. Hierunter befinden sich alle im Sputum enthaltenen körperlichen Elemente, gelöstes
Eiweiß und andere Verunreinigungen. Simon fand 3,48 und Wright 3,20% Schleim,
auf flüssige Substanz berechnet.

Die von Renk angegebenen Zahlen leiden an dem gleichen Mißstande; ihre Werte
sind außerdem zu niedrig, was in der mangelhaften Ausfällung des Schleimes durch verdünnte Essigsäure seinen Grund hat. Er verdünnte das Sputum mit Wasser, setzte Essigsäure hinzu, worauf die Flüssigkeit mehrere Stunden stehen blieb, damit die Schleimflocken
sich zusammenballen und das Eiweiß der Zellen möglichst in die saure Lösung übergehen
konnte; das Muzin wurde auf einem Filter gesammelt, mit essigsäurehaltigem Wasser
gewaschen, getrocknet und gewogen.

Wanner berechnete die Menge des Muzins aus der aus ihm abspaltbaren
reduzierenden Substanz, von der Voraussetzung ausgehend, daß reines Muzin
drei Stunden lang mit 10%iger Salzsäure gekocht, 33,6% reduzierende Substanz
ergibt. Die bei dieser Methode aus Eiweiß und Nukleoalbuminen abspaltbaren
reduzierenden Substanzen sind so gering, daß sie nicht in Betracht kommen.

	Renk		Wanner	
	% d. fr. S.	% d. tr. S.	im Mittel	Grenzwerte
für Bronchitis. . .	1,72	49,34	2,088	1,024—3,310
„ Phthisis. . . .	2,40	43,40	0,760	0,735—0,789
„ Pneumonie . .	1,19	25,01	0,930	0,660—1,030
„ Bronchiektasie	—	—	0	—

Für die Diagnose einzelner Krankheiten sagen uns diese Zahlen nicht viel
mehr, als die oberflächliche Abschätzung des Schleimgehaltes; sie zeigen nur,
daß sich auch im eitrigen Sputum wesentlich mehr Schleim befindet, als man für
gewöhnlich annimmt und daß im pneumonischen Sputum weniger enthalten ist,
als dem Aussehen entspricht, ein Hinweis darauf, daß an dem Zustandekommen
der schleimigen Konsistenz noch andere Faktoren beteiligt sein müssen, als
das Muzin.

β) Darstellung. Wir folgen hier der Schilderung Friedr. Müllers, dem wir die
meiste Kenntnis über das menschliche Sputummuzin verdanken. Nach ihm werden die

aus dem Sputum chronischer Bronchitiker sorgfältigst ausgesuchten, durchscheinenden oder rauchgrau gefärbten schleimigen Klumpen sofort in 75—80%igen Alkohol gebracht und mehrere Minuten stark geschüttelt. Das Muzin wird dabei zu feinen, ziemlich festen Fäden verwandelt, während im Alkohol eine feinkörnige Trübung auftritt, die sich beim Stehen als weißes Pulver auf den Schleimfäden absetzt und größtenteils aus wohlerhaltenen Zellen oder Zellkernen besteht. Durch mehrfaches Kolieren durch ein grobes Tuch und Ausschütteln mit 75—80%igem Alkohol können die Muzinfäden in der Hauptsache von Eiweiß und Nuklein gesäubert werden. Das gereinigte Muzin wird dann mit 0,5%iger HCl geschüttelt, wobei es sich etwas auflockert und weiter von Formelementen befreit wird. Zur Entfernung der Reste wird es dann mit einer sehr stark verdünnten Lösung von Natriumkarbonat in der Kälte geschüttelt; der Schleim quillt dabei zu froschlaichartigen Körnern, wird aber nicht oder nur zu einem kleinen Teil gelöst. Die auf dem Koliertuch zurückgebliebene Masse wird nochmals mit mit 0,5%iger HCl geschüttelt und abkoliert und wird dabei wieder fädig; die Salzsäure wird durch Zusatz von Alkohol möglichst entfernt, wobei sich der Schleim wieder kontrahiert. Es erfolgt nun Lösen in ganz verdünnter Natronlauge in der Kälte, unter Entstehung einer trüben fadenziehenden Lösung. Diese wird nach Filtrieren nach Möglichkeit zentrifugiert, da das erhaltene Filtrat noch trübe ist, die noch opaleszierende Flüssigkeit mit verdünnter Essigsäure oder Salzsäure angesäuert, wobei Trübung und nach kurzem Stehen Ausscheiden des Muzins in feinen Fäserchen eintritt; nach Zusatz von einem Volumen Alkohol ballt es sich wie Schneeflocken zusammen und setzt sich zu Boden. Das weiße Präzipitat wird abfiltriert und mit einem Schlauch von Pergamentpapier gegen fließendes Wasser, dann gegen dünne Salzsäure und schließlich gegen destilliertes Wasser dialysiert, mit Alkohol vom Wasser befreit, mit Äther gewaschen und an der Luft getrocknet.

γ) Eigenschaften. Das Muzin stellt ein feines, aber doch ziemlich schweres, fast rein weißes und nur leicht grau gefärbtes Pulver dar; es enthält sehr wenig Asche, in der keine Phosphorsäure gefunden wird, keine Nukleinsubstanzen, keine Albumosen und Peptone, kein Eiweiß.

Mit Wasser quillt es zu einer gegen Lackmus sauer reagierenden Flüssigkeit auf. Die Basenkapazität entspricht 50,0 mg Natronlauge (d. h. zur Neutralisation von 1 g wassergelöstem Muzin sind 12,5 ccm $n/_{10}$ NaOH nötig).

Wässerige neutrale Muzinlösung trübt sich nicht beim Kochen, bei Zusatz von verdünnter Essig- oder Salzsäure fällt dagegen ein aus feinen Fasern bestehendes Sediment aus, das sich im Überschuß der Säure nur wenig und langsam löst; erst durch Alkoholzusatz wird die Fällung vollständig, dagegen verhindert Zusatz von etwas NaCl, essigsaurem Natrium oder anderem Alkalisalz die Ausfällung durch Erhitzen mit Essig- oder Salzsäure. Ferrozyankalium gibt in einer solchen Lösung keine Trübung, dagegen erzeugen Jodquecksilberkalium und Salzsäure einen Niederschlag. Durch Sättigung mit Magnesiumsulfat entsteht eine Trübung, aber keine flockige Ausfällung, durch Sättigung mit Ammonsulfat wie mit Alaun dagegen ein flockiger Niederschlag; mit Bleiazetat erfolgt schwache Opaleszenz.

Mit Millons Reagens tritt rosenrote Färbung auf, die Biuretprobe gibt schwach blauviolette Färbung, bei Kochen erfolgt eine Spur Reduktion. Mit dem Ehrlichschen Dimethylamidobenzaldehyd erhält man, nachdem durch Zusatz von wenig Alkalilauge oder Barytwasser alkalisch gemacht und erwärmt worden ist, regelmäßig eine prachtvolle rote Färbung, wenn mit dem Reagens bis zur deutlich sauren Reaktion versetzt wird.

Aus der Beobachtung, daß das Muzin in wässeriger Lösung sich sofort auf Zusatz sehr verdünnter Natronlauge klärt, und deutlich schleimig fadenziehend wird, schließt Müller, daß der meist alkalisch, nur selten neutral reagierende Schleim des Sputums und anderer Sekrete das Alkalisalz des Muzins darstellt, wofür auch spreche, daß das stark alkalisch reagierende Sputum der chronischen Bronchitis durch Extraktion mit dünnem Alkohol ein großer Teil seines Alkali in Form des kohlensauren Natrium entzogen werden könne. Ein anderer Teil kann nicht auf diese Weise extrahiert werden und ist in der Asche des Schleims nachweisbar; es wird daher eine salzartige Bindung des Muzins mit dem Alkali angenommen. Die Aschenanalyse zweier Präparate des reinen Muzins ergab folgende Werte:

	I.	II.
Aschegehalt	1,42%	1,13%
Chlor	Spuren	0,21%
Schwefel	1,45%	1,38%

Der Chlorgehalt ist als Verunreinigung bei der Dialyse aufzufassen. Die Asche ist größtenteils unlöslich in Salzsäure und besteht aus Kalziumsulfat, Phosphorsäure war kaum in Spuren nachweisbar. Von dem gefundenen Schwefel war ein Teil oxydiert.

Auf aschefreie Substanz berechnet fand sich

C = 48,0—48,23, | H = 6,91, | N = 10,7—10,75, | O (berechnet) 33,1.

Da die Analysenzahlen mit den Untersuchungen anderer Autoren wenig Übereinstimmung zeigen, so nimmt F. Müller einen verschiedenen Aufbau der einzelnen Arten des Muzins an; N ist jedoch überall geringer als bei den eigentlichen Eiweißstoffen, auch C meist.

Im Muzin befindet sich ferner ein Kohlehydratrest, der nach Aufschließung eine reduzierende Substanz liefert. F. Müller fand als Optimum bei Bestimmung derselben im Sputummuzin 36,9 % (im Submaxillarismuzin 23,5 %). Müller gelang es als diesen reduzierenden Körper das Glukosamin über das Benzoylprodukt darzustellen. Die Muttersubstanz ist vielleicht das Pentaazetylglukosamin. Er schließt dies daraus, daß das Pentaazetylglukosamin nach kurzem Erwärmen mit Kalilauge oder Barytwasser mit dem Ehrlichschen Aldehydreagens eine intensivrote Farbe gibt, das salzsaure Glukosamin dagegen nicht; außerdem daraus, daß überall dort, wo Glukosamin als Spaltprodukt erhalten wurde, auch Essigsäure auftrat.

Bei der Aufschließung des Muzins wurden in dem Destillat noch Ameisen- und Essigsäure gefunden, ferner ging eine sich in flockigen Häutchen absetzende Substanz über, dem Geruch nach an Butter- oder Valeriansäure erinnernd. Nach F. Müller handelte es sich vielleicht um Merkaptane. Im Reaktionsgemisch fanden sich weder Pentosen, noch Glukuronsäure, dagegen vielleicht Lävulinsäure und Isozuckersäure.

Bei der Verdauung verhält sich Muzin ähnlich wie Eiweiß, verdünnte Salzsäure allein greift es nicht an, Magensaft löst es dagegen bei mehrstündigem Stehen vollständig auf; die Lösung reduziert Fehlingsche Lösung nicht. Pankreasauszug löst Muzin innerhalb kurzer Zeit vollständig auf, die Lösung reduziert Kupfer in geringem Grade.

δ) Quantitative Bestimmung nach Wanner. Das Sputum wird mit dem doppelten Quantum Alkohol versetzt und geschüttelt; Muzin und Eiweiß fallen dabei aus, werden auf einem gehärteten Filter gesammelt und in Alkohol gewaschen; der Filterrückstand läßt sich im feuchten Zustande vom Filter ganz leicht ablösen, ohne daß Papierfäserchen mitgerissen werden. Dann kocht man ihn mit 10 %iger Salzsäure 3 Stunden unter Rückflußkühler. Der Kolben wird rasch abgekühlt, mit Natronlauge die Abkochung alkalisch gemacht und sofort mit Essigsäure schwach angesäuert; in schwach essigsaurer Lösung ist die reduzierende Substanz haltbarer, ferner wird eine Masse Azidalbumin gefällt. Der entstandene Niederschlag wird filtriert und in der klaren bernsteingelben Lösung mit Fehlingscher Lösung das Reduktionsvermögen bestimmt. Da Glukosamin und Traubenzucker fast gleiches Reduktionsvermögen besitzen (179 : 180), so darf man einfach die Berechnung für Traubenzucker ausführen.. Die Erkennung des Endpunktes der Reaktion wird etwas ungenau, weil die Lösung starke Biuretreaktion gibt, ein Fehler, der sich dadurch ausgleichen läßt, daß man mit Phosphorwolframsäure die Eiweißstoffe fällt. Um diesen Übelstand zu vermeiden, kann man vielleicht besser die von Strasburger für Stärkebestimmung im Kot empfohlene Kupferrhodanürmethode von Volhard-Pflüger anwenden.

Dazu bringt man genau 50 ccm der vorher auf ein bestimmtes nicht zu großes Volumen aufgefüllten Flüssigkeit in ein 300 ccm fassendes Becherglas mit frisch bereiteter Fehlingscher Lösung und 35 ccm destilliertem Wasser zusammen. Das Becherglas wird mit einem Uhrglas zugedeckt, in einen an einem Stativ befestigten Metallring gehängt und sofort in ein stark siedendes Wasserbad gebracht, sodaß das Wasser etwa 1 ccm über den Rand der im Becherglas befindlichen Flüssigkeit zu stehen kommt; nach genau 30 Minuten, während welcher Zeit das Wasserbad nicht aus dem Sieden kommen darf, wird das Becherglas herausgenommen, sofort 130 ccm kaltes destilliertes Wasser zugesetzt und mit der Saugpumpe durch ein Asbeströhrchen mit aufgeschmolzenem Trichter abgesaugt, mit der Vorsicht, daß sich stets Flüssigkeit im Röhrchen befindet. Das Filter muß aus weichem langfaserigen Asbest hergestellt und gerade so dicht sein, daß kein Kupferoxydul durchgerissen werden kann. Dabei wird das Kupferoxydul, welches in roter bis brauner Schicht den Boden und die Wände des Becherglases bedeckt, durch einen am Ende mit Gummi überzogenen Glasstab qualitativ auf das Filter gebracht und mit Wasser nachgewaschen. Man setzt nun das Filterröhrchen auf eine zweite Saugflasche auf, löst das Oxydul in nicht zu viel Salpetersäure vom spezifischem Gewicht 1,2, wobei man ein Uhrglas auf den Trichter auflegt, damit die beim Lösen aufschäumende Flüssigkeit nicht herausspritzt. Ist das gebildete salpetersaure Kupfer ohne Anwendung der Pumpe in die Flasche getropft, so wäscht man das Asbestfilter mit Hilfe der Pumpe gehörig mit Wasser aus. Die ganze Flüssigkeit wird jetzt in einer Porzellanschale mit ungefähr $^1/_2$—1 ccm konzentrierte Schwefelsäure versetzt und im Abzug auf dem Wasserbad eingedampft, bis alle Salpetersäure abgerauscht ist. Die Kristalle von schwefelsaurem Kupfer spült man mit Wasser in ein geeignetes geeichtes 300 ccm Kölbchen, gießt konzentrierte Sodalösung zu, bis eben ein bleibender Niederschlag entsteht, gibt weiterhin 50 ccm einer kalkgesättigten wässerigen Lösung von schwefliger Säure zu, wodurch der Niederschlag wieder gelöst wird. Man kocht nun die Flüssigkeit auf und fügt aus einer Bürette sofort soviel $n/_{10}$Rhodanammoniumlösung zu, bis die blaugrüne Kupferfarbe vollständig verschwunden ist. Bei der Gegenwart der schwefligen Säure bildet sich hierbei Kupferrhodanür. Zur Prüfung, ob genügend Rhodanammonium zugesetzt worden war, kann man 1 Tropfen des Kolbeninhaltes in einem Prozellanschälchen mit 1 Tropfen Eisammoniakalaun mischen; bei Anwesenheit überschüssigen Rhodanammoniums tritt infolge Bindung von Rhodaneisen portweinrote Farbe auf. Nun läßt man die Flüssigkeit erkalten, füllt bis zur Marke 300 mit destilliertem Wasser auf und schüttelt gehörig um, filtriert durch ein trockenes doppeltes Filter so lange, bis die Flüssigkeit wasserklar ist und nimmt zur Titration 100 ccm mit Meßpipette heraus, bringt sie in ein Becherglas, setzt 5 ccm Salpetersäure vom spezifischen Gewicht 1,2 zu (die Salpetersäure muß absolut farblos sein) und 10 ccm einer kalkgesättigten Eisenammoniakalaunlösung zu. Die Flüssigkeit nimmt dabei eine tiefrote Farbe an. Nun läßt man soviel $n/_{10}$ Silbernitratlösung aus einer Bürette zufließen, bis ein schwachgelbrötlicher Farbenton das Ende der Titration anzeigt. (Man kann auch mit der Silberlösung übertitrieren und mit $n/_{10}$ Rhodanammonium wieder zurücktitrieren, was den Vorteil hat, daß der Umschlag von gelbweiß in rot deutlicher wird). Die Menge der verbrauchten Silberlösung ist mit 3 zu multiplizieren, da nur der 3. Teil der Lösung zur Titration verbraucht wurde. Das Produkt wird von der zugesetzten Menge Kubikzentimeter Rhodanammonium abgezogen. 1 ccm $n/_{10}$ Rhodanammoniumlösung zeigt 6,32 mg Cu an. Die zugehörigen Werte für Zucker finden sich in nachstehender, von Pflüger angegebenen und Strasburger etwas abgeänderter Tabelle. Die gefundene Zahl ist zur Ermittelung des Glukosamins mit 0,9945 zu multiplizieren und dann auf die Menge des gesamten Reaktionsgemisches bzw. Sputums zu berechnen.

Die Fehlingsche Lösung muß nach Allihns Vorschrift bereitet werden:

a) 34,639 Kupfervitriol mit 5 Mol. Kristallwasser mit Wasser auf 500 gebracht,

b) 173 g Seignettesalz + 125 g Kalilauge mit Wasser gleichfalls auf 500 ccm aufgefüllt
   Das Nähere siehe bei Hoppe-Seyler, Lehrbuch der physiol. Chemie. 9. Aufl.

Tabelle der zusammengehörigen Werte für Zucker, Kupfer und Kupferoxydul.

(Die Zahlen bedeuten Milligramme.)

Zucker	Kupfer	Kupferoxydul	Zucker	Kupfer	Kupferoxydul
6,25	18,94	—	36	82,4	92,8
12	32,8	36,8	37	84,4	95,1
13	34,9	39,2	38	86,5	97,4
14	37,0	41,6	39	88,5	99,7
15	39,1	43,9	40	90,5	101,9
16	41,2	45,4	41	92,6	104,2
17	43,3	48,7	42	94,6	106,5
18	45,4	51,0	43	96,6	108,8
19	47,5	53,4	44	98,6	111,1
20	49,6	55,8	45	100,7	113,4
21	51,7	58,1	46	102,7	115,7
22	53,8	60,5	47	104,7	118,0
23	55,9	62,9	48	106,7	120,2
24	58,0	65,2	49	108,8	122,5
25	60,1	67,6	50	110,8	124,8
26	62,1	69,9	51	112,8	127,1
27	64,2	72,2	52	114,9	129,4
28	66,2	74,5	53	116,9	131,7
29	68,2	76,8	54	119,0	134,0
30	70,2	79,1	55	121,0	136,3
31	72,3	81,3	56	123,0	138,6
32	74,3	83,6	57	125,1	140,9
33	76,3	85,9	58	127,1	143,2
34	78,4	88,2	59	129,2	145,5
35	80,4	90,5	60	131,2	147,8

6. Nukleine.

a) Eigenschaften und Vorkommen. Unter Nukleinen verstehen wir zusammengesetzte, bei der Pepsinsalzsäureverdauung aus den ursprünglichen

Nukleoproteiden gewonnene Phosphorsäure- und meist eisenhaltige Eiweißkörper, die bei der Spaltung Eiweiß und Nukleinsäure liefern. Bei tiefergehender Zersetzung erhält man aus ihnen Purin- und Pyrimidinbasen, Pentosen, ev. Lävulinsäure, Phosphorsäure. Ihre Zusammensetzung wechselt je nach der Verschiedenheit der Eiweißkomponente und Nukleinsäuren.

Wie H. Kossel nachgewiesen hat, sind in jedem Sputum, auch dem reinschleimigen, Nukleine vorhanden; sie stammen von den Kernen der Leukozyten und Epithelien, sollen sich aber auch im Protoplasma derselben finden. Bei dem Zerfall der Zellen gehen sie in die freie Flüssigkeit über, sie sind aber durch Fäulnis leicht zerstörbar und verlieren dabei ihre Phosphorsäure. Mit Natriumkarbonat quellen sie auf und liefern eine sehr zähe, schlecht filtrierbare Substanz, wie wir sie beim Sputum des Pneumonikers und Asthmatikers vorfinden. Kossel ist daher geneigt, die zähschleimige Beschaffenheit dieser Sputa zum Teil auf die Anwesenheit von Nuklein in alkalischer Lösung zurückzuführen, da auch die quantitativen Angaben über ihren Muzingehalt zeigen, daß dieser den Erwartungen nicht entspricht; es ist wesentlich geringer als beim einfachen katarrhalischen Sputum.

Die einzigen ausführlicheren Angaben über den Nukleingehalt verschiedener Sputa rühren von Kossel her; wir geben sie hier in einer Tabelle kurz wieder. Die Zahlen beziehen sich auf die Tagesmenge.

Phthisische Sputa.

Beschaffenheit des Sputums	Anorgan. u. Lezithin-P_2O_5	Nuklein-P_2O_5	Nuklein, annähernd
1. schleimig-eitrig	0,0187	0,0080	0,100
2. eitrig-schleimig	0,0264	0,0217	0,271
3. „ „	0,0275	0,0267	0,334
4. „ „	0,0350	0,0220	0.275
5. stark eitrig-schleimig	0,0202	0,0187	0,234

Pneumonische Sputa.

Beschaffenheit des Sputums	Anorgan. u. Lezithin-P_2O_5	Nuklein-P_2O_5	Nuklein, annähernd
1. vor der Krise	0,0198	0,0166	0,2075
2. „ „ „	0,0109	0,0093	0,106
3. verzögerte Resolution	0,0058	0,0048	0,060
4. vor der Krise	0,0188	0,0145	0,180
5. „ „ „	—	0,0153	0,190
6. „ „ „	—	0,0238	0,298

Als Mittelzahlen für den Nukleingehalt des tuberkulösen Sputums berechnen sich daraus 0,243 g als Tagesmenge, für das pneumonische Sputum 0,170 g; die absolute Menge der letzteren an Nukleinen ist also nicht sehr wesentlich geringer, als die des tuberkulösen Sputums. Da nach Kossel von den Phthisikern ungefähr 5—10 mal mehr Sputum entleert worden war, ist der prozentuale Gehalt des pneumonischen Sputums bedeutend höher als der des phthisischen. Die geringe Nukleinmenge bei Pneumoniefall führt Kossel darauf zurück, daß vielleicht bei der verzögerten Resolution in diesem Falle der Zerfall der Zellen schon sehr weit vorgeschritten und das Nuklein in seine Spaltungsprodukte zerlegt war. (Bei der Autopsie fand sich die Lunge in grauer Hepatisation.)

β) Die Darstellung des Nukleins geschieht nach F. Müller gleichzeitig mit der Gewinnung des Muzins (s. S. 207). Bei der Kolierung des alkoholgefällten Sputums gehen die Nukleine durch das Tuch hindurch, während die Muzinfäden zurückbleiben; nach Kochen mit verdünnter Salzsäure geben sie mit ammoniakalischer Silberlösung eine starke Fällung von Xanthinbasen.

Die quantitative Bestimmung wird nach H. Kossel folgendermaßen ausgeführt: Das mit einer gehörigen Menge destillierten Wassers vermischte Sputum wird mit Salzsäure angesäuert und unter gutem Umrühren mit Quecksilberjodidjodkalium gefällt. Dadurch werden alle Albuminstoffe einschließlich des Nukleins niedergeschlagen, während die an anorganische Stoffe gebundene Phosphorsäure in die salzsaure Lösung geht. Der Niederschlag wird abfiltriert, mit stark verdünnter Salzsäure ausgewaschen, bis im Filtrat nachweisbar keine Phosphorsäure mehr enthalten ist, darauf mit Alkohol und zuletzt mit Äther bis zur völligen Entfernung des Lezithinphosphors extrahiert.

Der Niederschlag wird mit dem Filter auf dem Wasserbad eingedampft, durch wiederholte Behandlung mit Salpetersäure in der Wärme die anorganische Substanz zerstört, der Rückstand mit verdünnter Salpetersäure mehrmals gut ausgezogen und in dieser Lösung die Nukleinphosphorsäure mit molybdänsaurem Ammoniak[1]) gefällt, der Niederschlag in Ammoniak gelöst, aus dieser Lösung die phosphorsaure Ammoniakmagnesia mit Magnesiamischung[2]) niedergeschlagen, abfiltriert, geglüht und als pyrophosphorsaures Magnesium gewogen.

Der mit Jodquecksilberkalium erhaltene Niederschlag wird nun mit dem Filter ebenfalls auf dem Wasserbade zerstört und in ihm auf die gleiche Weise wie vorhin die hier dem Nuklein zugehörige Phosphorsäure bestimmt. Der Berechnung der Nukleine aus dem Magnesiumpyrophosphat ist der von Miescher gefundene P-Gehalt des Eiternukleins von $3,5\%$ zugrunde gelegt (entsprechend $8,03\%$ P_2O_5). P muß daher mit 28,75 multipliziert werden, um den Nukleingehalt zu erfahren (P_2O_5 mit 12,74). Da die Nukleine nicht einheitlicher Natur sind, ergibt die Berechnung nur annähernde Werte. Bei dem Verfahren dürften überdies außer den Nukleinen resp. Nukleoproteiden im engeren Sinne auch eventuell vorhandene Nukleoalbumine mit bestimmt werden.

Die genaueren Angaben für die Bestimmung der Phosphorsäure als Magnesiumpyrophosphat lauten nach Hoppe-Seyler folgendermaßen: Der Niederschlag wird in einer Lösung, die 2% Zitronensäure und $2,5\%$ Ammoniak enthält, gelöst, die Lösung etwas erwärmt und mit einem geringen Überschuß von Magnesiamischung unter starkem Umrühren, ohne die Wandung zu berühren gefällt. Nach 12 Stunden Stehen filtriert man ab, wäscht mit $2,5\%$iger Ammoniaklösung aus, trocknet, verascht zuerst das Filter, dann den Niederschlag im Porzellantiegel, indem man zunächst sehr allmählich erhitzt, schließlich stark glüht; zuletzt fügt man noch einige Tropfen verdünnter Salpetersäure hinzu, trocknet, glüht abermals und wägt als $Mg_2P_2O_7$. Ist die Substanz nicht völlig weiß, muß die Behandlung mit Salpetersäure wiederholt werden. Die Umrechnung des gefundenen $Mg_2P_2O_7$ auf P_2O_5 geschieht durch Multiplikation mit dem Faktor 0,6378.

Statt dessen kann man bequemer auch die feuchte Veraschung und Bestimmung der Phosphorsäure nach Neumann (s. S. 186) anwenden.

Pyin. Als Pyin wurde früher mehrfach ein Stoff, der besonders im eitrigen tuberkulösen Auswurf vorkommen sollte, beschrieben (s. Biermer, S. 58). Es handelt sich hier wahrscheinlich um ein Nukleoproteid, das zusammen mit Eiweiß und Schleim ausgefällt worden war.

Gelatine soll nach Biermer von Wright beobachtet worden sein. Der Auswurf stand bei 32^0 zur Gallerte, wurde bei 160^0 vollkommen flüssig. Biermer setzt berechtigte Zweifel in diese Angabe.

---

[1]) Man bringt 50 g Molybdänsäure in 200 g 10%igen Ammoniak, vermischt die Lösung mit 750 g Salpetersäure vom spezifischen Gewicht 1,2 und gießt nach mehrtägigem Stehen an einem gelinde warmen Ort von dem entstandenen Bodensatz ab.

Die Menge der Molybdänlösung ist so zu bemessen, daß auf 0,1 P_2O_5 mindestens 80 g Molybdänsäure kommen und die Menge des Ammoniumnitrats so, daß unter Berücksichtigung des Gehaltes der Molybdänlösung an Ammoniumnitrat (8%) die Flüssigkeit im ganzen 15%iges Ammoniumnitrat enthält. Man rührt um, ohne die Wandung zu berühren, läßt 12 Stunden bei etwa 40^0 stehen, gießt die überstehende Flüssigkeit in ein kleines Filter ab und wäscht den Niederschlag durch wiederholtes Dekantieren und Abgießen der Flüssigkeit durch das Filter mit einer Lösung, die 15% Ammoniumnitrat und 1% Salpetersäure enthält, aus, bis das Filtrat auf Zusatz von Ammoniak völlig klar bleibt.

[2]) Man löst 110 g kristallisiertes Magnesiumchlorid und 140 g Ammoniumchlorid in 1300 Wasser, fügt 700 ccm 10%igen Ammoniak zu, läßt einige Tage stehen und gießt von einem etwa entstandenen Niederschlag ab.

7. Fett, Fettsäuren und Lipoide.

Herkunft.

Das im Sputum enthaltene Fett stammt zu einem sehr geringen Teile aus den abgestoßenen Zellen des Respirationstraktus, zu einem weit größeren aus den bei Entzündungsvorgängen zugewanderten Leukozyten. Wir finden, wie die unten angegebenen Zahlen zeigen, auch bei zellarmen, schleimigen und pneumonischen Sputis Fett in meßbarer Menge, die bei Zunahme der Eiterkörperchen wesentlich steigt. In transsudierten Sputis, in denen gleichfalls Fett gefunden wurde, rührt es aus dem im Blute enthaltenen Fett her. Endlich stammen noch geringe Mengen aus den im Sputum vorhandenen Bakterien; besonders in Tuberkelbazillen hat man es gefunden. Die Zahlen für den Ätherextrakt aus Tuberkelbazillenmasse schwanken ungefähr zwischen 20 und $44\,^0/_0$, es sind dabei enthalten Neutralfett, freie Fettsäuren, Cholesterin und Lezithin.

Das gefundene Neutralfett wird der Hauptsache nach mit den körperlichen Elementen dem Sputum zugeführt, während die höheren Fettsäuren erst durch bakterielle, vielleicht auch durch autolytische Vorgänge aus ihm abgespalten werden. Ein kleiner Teil der höheren Fettsäuren entsteht ferner bei der Zersetzung des Lezithins und Protagons. N. Sieber konnte den Nachweis erbringen, daß das Lungengewebe in der Lage ist, natürliches wie künstliches Fett zu spalten.

Die niederen Fettsäuren entstehen ausschließlich durch Spaltung bei Fäulnis sowohl aus dem vorhandenen Fett, dann aus den vorhandenen Kohlehydraten, also auch aus dem Kohlehydratkomplex des Eiweiß. Ob niedere Fettsäuren aus höheren gleichfalls durch bakterielle Zersetzung hervorgehen, ist nicht mit Sicherheit nachgewiesen, jedoch anzunehmen. Wir finden jedenfalls im Auswurf ganz besonders bei Zersetzungsvorgängen in den Lungen stets die auch bei der Fäulnis gebildeten niederen Fettsäuren.

Cholesterin und Lezithin sind in allen körperlichen Elementen enthalten, finden sich daher in jedem Sputum. — Über die Herkunft des Protagons ist nichts bekannt.

a) Niedere Fettsäuren.

α) **Ameisensäure.** Ameisensäure wurde schon von Gamgee gefunden, später von Bamberger im bronchiektatischen Sputum, von Hirschler und Terray bei Lungenbrand, von Bück bei Tuberkulose. Petters vermißte sie dagegen im Auswurf von Bronchieaktatikern.

Zum Nachweis der Ameisensäure versetzte Bück das Sputum mit Weinsäure und destillierte, bis keine Säure mehr überging (gegen Phenolphthalein geprüft). Von den ausgeschiedenen, möglicherweise aus Stearin bestehenden amorphen Kristallen wurde abfiltriert, das Destillat mit Natriumkarbonat übersättigt, auf dem Wasserbad vorsichtig zu einem kleinen Volumen eingedampft, angesäuert und überdestilliert. Auf die Anwesenheit der Ameisensäure wurde durch Zusatz von Ammoniak und Silbernitrat geprüft, wobei das Silber prompt reduziert wurde.

β) **Essigsäure** wurde von Bamberger im bronchiektatischen Sputum gefunden, ebenso von Petters und Laycock. Der Nachweis geschah aus dem oben erwähnten Destillat, zu dem konzentrierte Schwefelsäure und Alkohol zugesetzt wurden, wobei der typische Geruch nach Essigäther entstand. Die Menge der Ameisen- und Essigsäure ist nach Bück recht gering. Er stellte aus 470 g Sputum 0,115 g (aus 1755 g Sputum eines anderen Patienten 0,591 g) essig- und ameisensauren Baryt dar; von dem Gemenge entfiel der größte Teil auf Essigsäure.

Propionsäure soll von Gamgee bei Bronchitis und Tuberkulose nachgewiesen worden sein.

γ) Buttersäure wurde schon von Bamberger dargestellt, der das durch Kochen mit Phosphorsäure erhaltene Destillat des Sputums nach Neutralisation mit Barythydrat mit etwas Salzsäure versetzte und stehen ließ. Unter dem Mikroskop zeigten sich deutlich ölige Tropfen, die durch den Geruch als Buttersäure erkannt wurden.

Petters wies die Buttersäure durch Darstellung eines Esters nach, Leyden und Jaffe erhielten sie aus putridem Sputum als buttersauren Baryt, ebenso Laycock.

δ) Kaprin- und Kaprylsäure wurden von Petters im bronchiektatischen Sputum als Silbersalz nachgewiesen (durch Bestimmung des Atomgewichtes), von Bamberger in ähnlichem Sputum dagegen vermißt. Gamgee glaubte auch im bronchitischen Sputum Kaprylsäure gefunden zu haben. Petters fand geringe Mengen Kapronsäure.

ε) Oxysäuren. Hirschler und Terray machen die Angabe, daß sie oft Oxysäuren im Sputum von Lungenbrand gefunden hätten, ohne jedoch näheres darüber mitzuteilen.

Milchsäure wurde vom Verfasser in einigen nach der gewöhnlichen Methode untersuchten Fällen von zersetztem Sputum nicht gefunden. (Ausschütteln des Sputums mit Äther, Zusatz von sehr verdünnter Eisenchloridlösung und nochmaliges Ausschütteln, wobei bei Anwesenheit von Milchsäure grüngelbe Verfärbung auftritt.)

Bestimmung der flüchtigen Fettsäuren.

Will man nur die Gesamtmenge der flüchtigen Fettsäuren kennen lernen, so genügt es, das vorher abgewogene, mit Wasser aufgeschwemmte und mit 25%iger Phosphorsäure versetzte Sputum unter mehrfachem Wasserzusatz solange zu destillieren, bis im Destillat keine Säure mehr nachweisbar ist (gegen Phenolphthalein). Am besten geschieht das Destillieren im überhitzten Dampfstrom. Man titriert dann einen aliquoten Teil des Destillats mit $N/_2$ NaOH gegen Phenolphthalein. Die Zahl der verbrauchten Kubikzentimeter Natronlauge entsprechen der Menge der in das Destillat übergegangenen flüchtigen Fettsäuren. Man kann eventuell den erhaltenen Wert auf eine bestimmte Fettsäure umrechnen, wie es Jakobsohn tat, der — auf Valeriansäure berechnet — bei Bronchitis foetida zwischen 0 und 24,4, bei Tuberkulose zwischen 0 und 10% wasserlösliche Fettsäuren fand.

Will man auf die einzelnen Fettsäuren prüfen, so verfährt man folgendermaßen: Ein abgemessener Teil des Destillats wird mit Ammoniak gesättigt und mit Silbernitrat gekocht, wobei metallisches Silber gebildet wird. Die Reduktion erfolgt nur bei Anwesenheit der Ameisensäure. Die quantitative Bestimmung der Ameisensäure erfolgt besser durch Kochen mit konzentrierter Sublimatlösung; das Sublimat wird dabei zu Kalomel reduziert, der flockige Niederschlag auf einem Filter gesammelt, getrocknet und gewogen. Die gefundene Zahl mit 0,1442 multipliziert gibt die Menge des ameisensauren Natriums.

Zur Bestimmung der übrigen niederen Fettsäuren wird das Destillat nach sorgfältiger Neutralisation durch Natriumkarbonat eingeengt und mit reinem Kalziumchlorid gesättigt (bei Anwesenheit sehr geringer Mengen von Fettsäuren filtriert man besser durch ein mit Kalziumchloridlösung getränktes Filter, auf dem sich die ölig abscheidenden Fettsäuren sammeln), wobei sich die flüchtigen Fettsäuren von der Proprionsäure aufwärts in öligen Tröpfchen abscheiden, während Ameisensäure und Essigsäure gelöst bleiben. Die ölig abgeschiedenen Fettsäuren werden im Schütteltrichter von diesen getrennt. Man kann zunächst die im Kalziumchlorid verbliebene Ameisensäure und Essigsäure von Kalomelchlorid durch Destillation befreien; man erhält sie dadurch, daß man die bei 100,8° überdestillierende Ameisensäure getrennt von der bei 118,1° übergehenden Essigsäure auffängt. Zur näheren Bestimmung wird mit dem Barytwasser alkalisch gemacht, der überschüssige Baryt durch Zuleiten von Kohlensäure entfernt, zur Kristallisation eingedampft, nochmals mit heißem Wasser extrahiert, filtriert und wieder abgedampft. Die ausgeschiedenen Kristalle werden getrocknet (nicht über 150°), gewogen und der Barytgehalt bestimmt. Zu letzterem Zwecke wird vorsichtig verascht, die Asche in verdünnter Salzsäure gelöst, der Baryt durch Zusatz von Schwefelsäure gefällt und das ausgefallene Bariumsulfat getrocknet und gewogen.

Die Essigsäure kann man auch als Silbersalz wägen. Die übrigen flüchtigen Fettsäuren werden durch fraktionierte Destillation der ölig abgeschiedenen Masse erhalten (ev. aus den Bariumsalzen nach Zerlegung durch Phosphorsäure), wobei die Buttersäure bei 162,5° übergeht. Die Kaprylsäure (Siedepunkt 236—237°) findet man im Destillat zwischen 220 und 260°, die Kaprinsäure (Siedepunkt 268—269°) zwischen 260 und 280°.

b) Höhere Fettsäuren.

Man bezeichnete früher die häufig in zersetzten Sputis sich ausscheidenden Fettsäurenadeln als Margarinsäure; wie spätere Untersuchungen ergeben haben, ist diese jedoch ein Gemisch von Palmitin- und Stearinsäure. Aus dem Sputum sind diese noch nicht rein dargestellt worden. Jakobsohn gibt als Schmelzpunkt eines aus dem Ätherextrakt enthaltenen Fettsäuregemisches bei Tuberkulose auf 42,5° an, bei Bronchitis foetida auf 41,0°. Dies beweist nur, daß sich in ihm außer Palmitinsäure (Schmelzpunkt 62,2°) und Stearinsäure (Schmelzpunkt 69,2°) noch Oleinsäure (Schmelzpunkt 14,0°) befunden haben müssen, wodurch der Schmelzpunkt auf die erwähnten Werte heruntergedrückt wurde. Falk weist darauf hin, daß diese Zahlen mit den beim Körperfett gefundenen Werten übereinstimmen.

Die Menge der in das Sputum übergehenden freien Fettsäuren und Seifen ist nach den wenigen Untersuchungen, die hierüber bekannt sind, nicht besonders groß. Jakobsohn fand bei Bronchitis foetida i. M. 19,17% freie Fettsäuren und 20,08% Seifen im Ätherextrakt, bei Tuberkulose 15,79 resp. bzw. 14,76%. Bück ermittelte bei Tuberkulose 7,04% des Ätherextrakts als Fettsäuren und Seifen.

Soweit sich aus diesen wenigen Angaben ein Schluß ziehen läßt, nehmen mit zunehmender Zersetzung des Sputums die freien und gebundenen Fettsäuren zu.

c) Neutralfett.

Die größte Menge des im Sputum nachweisbaren Fettes findet sich als Neutralfett. Es ist daher in den meisten Untersuchungen nicht eigens bestimmt worden, sondern nur der Wert für das gesamte Fett angegeben. In der folgenden Tabelle finden wir sie zusammengestellt. Bei den meisten Zahlen ist zu berücksichtigen, daß es sich hier um den Gesamtätherextrakt handelt, daß also alle fettähnlichen Substanzen wie Cholesterin, Lezithin und Protagon mit enthalten sind. Daß diese Substanzen den Fettgehalt wesentlich beeinflussen können, haben wir aus den oben mitgeteilten Zahlen gesehen.

Zum Vergleich mögen hier noch einige Zahlen für Eiter angegeben sein: Jakobsohn fand bei flüssigem Eiter 0,649% Fett auf flüssige Substanz berechnet, 3,936% auf trockene Substanz; bei einer chronischen Eiterung dagegen 1,974 bzw. 11,182%. Hoppe-Seyler gibt für Eiter 26,58% auf trockene Substanz berechnet an (Fett, Lezithin, Cholesterin, Zerebrin).

Aus der folgenden Tabelle ist ohne weiteres ersichtlich, daß in den reinschleimigen, den pneumonischen und serösen Sputis am wenigsten Fett enthalten ist. Mit der Zunahme des Eitergehaltes steigt auch der Fettgehalt ganz beträchtlich an. Daß die Zahlen nicht immer in progressiver Reihe aufsteigen, liegt wohl daran, daß bei den einzelnen Untersuchern die Bedeutung der Schleim- und Eitergehalt verschieden aufgefaßt wurde. Die mitgeteilten Zahlen für reinen Eiter beweisen, daß der Fettgehalt vorzugsweise auf die Eiterkörperchen zurückzuführen ist; die Fettsäuren und Seifen nehmen bei der Zersetzung des Sekretes in Höhlen zu, der Gesamtfettgehalt scheint dagegen wenig beeinflußt zu werden. Weitere Untersuchungen wären hier erwünscht.

Art des Sputums	Autor	Gesamtfett		Mittlere tägliche Menge in g	Neutralfett	Seifen	Fettsäuren
		% der flüss. Subst.	% der trock. Subst.		in % des Ätherextraktes		
Schleimig							
(Rachensputum)	Nasse	0,289	6,497	—	—	—	—
(Bronch. chron.)	Jakobsohn	0,103	1,697	0,073	—	—	—
	Simon	—	—	—	—	—	—
Schleimig-eitrig							
(Tuberkulose)	Plesch	1,39	15,16	3,23	—	—	—
(Bronchiektasie)	Falk	0.795	15,27	—	—	—	—
Eitrig-schleimig							
(Bronch. acuta)	Jakobsohn	0,464	4,219	0,037	—	—	—
(„ fötida)	„	0,341	7,141	0,336	60,75	20,08	19,17
Eitrig							
(Tuberkulose)	Jakobsohn	0,427	5,828	0,643	—	—	—
(Floride Tub..)	„	0,489	6,698	0,595	69,45	14.76	15,79
(Empyem)	„	1,143	13,317	3,414	—	—	—
(Tuberkulose)	Bück	0,611	—	0,544	92.96	—	7,04
(Tuberkulose)	Renk	0,390	7,010	0,460	—	—	—
				0,008	—	—	—
Pneumonisch	Jakobsohn	0,121	1,402	0.016	—	—	—
	Renk	0.026	0.450				
Serös							
(Lungenödem)	Jakobsohn	0,270	1,647	0.059	—	—	—

Bestimmung der Fettsäuren, des Fettes und der ätherlöslichen Substanzen.

a) Getrennte Bestimmung von Fett, Fettsäuren und Seifen. Das zu untersuchende Sputum wird frisch gewogen, auf dem Wasserbad bis zur Trockene eingedampft (eventuell unter mehrmaligem Alkoholzusatz und tüchtigem Umrühren) und einige Zeit im Wärmeschrank gehalten. Nach vollständigem Austrocknen im Exsikkator wird es nochmals gewogen, fein zerrieben und ein abgewogener Teil 2—3 Tage lang im Soxhlet mit Äther extrahiert. Das gewonnene Extrakt wird vorsichtig eingedampft, mit wasserfreiem Äther aufgenommen, in ein gut schließendes Wägegläschen durch ein glattes Filter filtriert und das Filter mit Äther nachgewaschen, bis das Filtrat fettfrei ist, d. h. auf Papier keine Fettflecken mehr hinterläßt. Das Extrakt wird dann zur Trockene abgedampft, eventuell noch warm wieder mit Petroläther aufgenommen und nochmals filtriert und eingedampft, dann unter dem Exsikkator getrocknet und gewogen. Das Extrakt enthält nun außer Neutralfett noch niedere und höhere Fettsäuren, Cholesterin, Lezithin, nebenbei stets auch gewisse Mengen von Seifen. Aus letzterem Grunde muß daher ein abgewogener Teil des Rückstandes verascht und das Gewicht der Asche von dem des Gesamtätherextraktes abgezogen werden.

Zur Reinigung von den begleitenden flüchtigen, wasserlöslichen Fettsäuren wird das Ätherextrakt nach F. Müller mit vielen Portionen heißen Wassers gewaschen, wobei das Waschwasser durch ein kleines glattes Filter gegossen werden muß, um die geschmolzenen Fettropfen aufzufangen. Das Gläschen mit dem Rest des Ätherextraktes sowie das Filter werden in dem Wassertrockenbad und dann in dem Exsikkator zum Trocknen gebracht und darauf das auf dem Filter zurückgebliebene Fett durch wiederholtes Übergießen mit Äther in das Wägegläschen zurückgespült, die vereinigten Extrakte dann wieder abgedampft, getrocknet und gewogen.

Zur Bestimmung der noch im Ätherextrakt befindlichen höheren Fettsäuren wird das Extrakt wieder in heißem Äther aufgenommen und mit $^1/_{10}$ N alkoholischer Kalilauge gegen Phenolphthalein titriert. 1 ccm verbrauchter $^1/_{10}$ Normalkalilauge entspricht 0,0284 g Fettsäure, wobei man nach dem Vorgange von Friedr. Müller alle Fettsäuren als Stearinsäure berechnet. Diese Zahl wird vom Gewicht des ursprünglichen Ätherextraktes abgezogen; der Rest entspricht dem Gewicht des Neutralfetts plus Cholestearin und Lezithin.

Zur Bestimmung der freien Fettsäuren kann man auch nach Hoppe-Seyler das Ätherextrakt mit einer verdünnten Lösung von kohlensaurem Natrium im Scheidetrichter schütteln, und einige Zeit stehen lassen, wodurch nur die freien Fettsäuren, nicht aber das Neutralfett verseift werden. Die wässerige Lösung wird dann mit Äther ausgeschüttelt, in welchem das Neutralfett mit dem Cholesterin und Lezithin übergehen, während die Natriumseifen der Fettsäuren ungelöst bleiben. Äther und Wasser werden getrennt, die wässerige Lösung noch mehrmals mit Äther ausgezogen, die vereinigten Ätherextrakte getrocknet, gewogen und vom Gewicht des ursprünglichen Ätherextraktes abgezogen.

Zur Bestimmung der Seifen wird die in der Soxhletpatrone zurückgebliebene Masse vorsichtig in ein Porzellanschälchen gebracht, mit 1%igem HCl-Alkohol versetzt und einige Zeit auf dem Wasserbad gehalten, wodurch Spaltung der Seifen eintritt. Die ganze Masse wird (eventuell mit Kieselguhr verrieben) in die Patrone zurückgebracht und nochmals 2—3 Tage ausgeäthert, das Ätherextrakt wie oben behandelt und gewogen. Das Gewicht zeigt die Mengen der Seifen, berechnet auf freie Fettsäuren, an.

Zur Trennung der Alkaliseifen von den Seifen der Erdalkalien wird die nach der ersten Ätherextraktion zurückgebliebene Masse mit Alkohol ausgezogen, wobei sich die Alkaliseifen lösen, der Alkoholextrakt mit etwas verdünnter Salzsäure eingedampft und dann weiter wie bei der Bestimmung der Gesamtseifen verfahren.

b) Will man die Gesamtmenge des Fettes und der übrigen ätherlösenden Substanzen bestimmen, so spaltet man sofort die Ausgangsmasse auf dem Wasserbade mit HCl-Alkohol, extrahiert im Soxhlet und behandelt weiter wie oben.

Die Bestimmung des Gesamtfettes kann auch durch Verseifung des Fettes nach Kumagawa-Suto vorgenommen werden.

c) Cholesterin. Die Bestimmung des Cholesterins beruht darauf, daß es nicht verseift werden kann, während die in der gleichen Lösung vorhandenen Fettsäuren verseift, das Neutralfett und Lezithin gespalten werden.

Man setzt zu diesem Zwecke dem ersten Ätherextrakt alkoholische Kalilauge zu (auf 1 g Extr. ungefähr 20 ccm Normal-Kalilauge), und kocht das Gemisch ungefähr $^1/_2$ Stunde auf dem Wasserbad, läßt den Alkohol verdunsten und schüttelt den Rückstand im Scheidetrichter wieder mit Äther aus. Zur Reinigung des Äthers von den stets in ihn übergehenden Seifen spült man den abgedunsteten Ätherextrakt mit wenig verdünntem Alkohol nach und löst dann das Cholesterin in heißem Alkohol auf, aus dem es sich bei Erkalten in den bekannten Kristallen abscheidet.

Die im Rückstand des Ätherextraktes und in dem Alkoholwaschwasser verbliebenen Seifen kann man nach Versetzen mit Salzsäurealkohol und Eindampfen auf dem Wasserbade aus Äther wieder als Fettsäuren erhalten.

Nach Kossel und Obermeyer kann man auch zur Bestimmung des Cholesterins den ersten Ätherextrakt nach Wiederlösen im Äther mit etwas Natriumalkoholat (erhalten durch Auflösen von 0,15 Natrium in möglichst wenig 99%igem Alkohol) verseifen, schüttelt dann um und läßt 3 Stunden bei gewöhnlicher Temperatur stehen, wobei die aus Fett und Fettsäure gebildeten Seifen ausfallen, und durch Abwaschen und Ausfiltrieren mit Äther von Cholesterin gereinigt werden. Zur Gewinnung des Cholesterins wird das Filtrat weiter wie oben behandelt.

Man hat sich bei der Bestimmung des Cholesterins stets vor Augen zu halten, daß hierbei das Cholesterin nicht allein gewogen wird, sondern auch noch andere im Ätherextrakt befindliche unverseifbare Substanzen.

Daß die erhaltenen Kristalle tatsächlich aus Cholesterin bestehen, kann man einmal an ihrer typischen Form erkennen und dann zu ihrer weiteren Identifikation folgende Reaktionen anstellen.

1. Löst man Cholesterin in Chloroform auf und fügt vorsichtig etwas konzentrierte Schwefelsäure zu, so färbt sich die Cholesterinlösung erst blutrot, dann allmählich mehr violettrot, während die Schwefelsäure dunkelrot mit grüner Fluoreszenz erscheint (Salkowski).

2. Bringt man etwas Cholesterin in einem kleinen Röhrchen in möglichst wenig Äther und fügt eine Bromeisessigmischung (5 g Brom und 100 g Eisessig) bis zur bleibenden Braunfärbung hinzu, so beginnt alsbald die Ausscheidung von Cholesterindibromid, welches in langen Nadeln von einem Schmelzpunkt von 124—125° kristallisiert (Windaus).

d) Lezithin. Lezithin kann quantitativ nicht direkt bestimmt werden, sondern man muß sich damit begnügen, den im Ätherextrakte des Sputums enthaltenen Phosphor zu bestimmen. Man erhält hierbei nicht nur die Werte für das Lezithin, sondern auch für ähnliche Substanzen. Das phosphorhaltige Protagon kann man gegebenenfalls vorher durch die oben beschriebene Methode entfernen. Die Bestimmung der Phosphorsäure in dem eingedampften Ätherextrakt geschieht nach Neumann, indem man ihn in einem Rundkolben unter dem Abzug mit 10 ccm Säuregemisch (gleiches Volumen konzentrierter Schwefelsäure und konzentrierter Salzsäure vom spezifischen Gewicht 1,4) übergießt und mit ganz kleiner Flamme erwärmt. Es entwickeln sich dabei braune Nitrosodämpfe, nach deren Geringerwerden man aus einem über dem Kolben angebrachten Handtrichter tropfenweise konzentrierte Salpetersäure hinzugibt. Die im Kolben vorhandene Flüssigkeit verliert dabei ihre braune Farbe und wird weiß oder hellgelb. Um zu entscheiden, ob die Substanz vollkommen oxydiert ist, läßt man nach Verschwinden der Nitrosodämpfe die Flüssigkeit erkalten und sieht nach, ob sie sich hierbei wieder dunkler färbt. Ist dies der Fall, so ist die Zersetzung noch nicht beendet und man muß von neuem Salpetersäure tropfenweise hinzufügen, wobei sich stets wieder braune Dämpfe entwickeln. Die Oxydation ist beendet, wenn die Flüssigkeit beim Erkalten vollkommen hell und klar bleibt.

Zur Bestimmung der Phosphorsäure fügt man nun nach vollkommenem Erkalten ungefähr 150 ccm Wasser zu, so daß sich in dem Kolben ungefähr 150—160 ccm Flüssigkeit befinden. Nach Zugießen von 50 ccm 50%iger Ammonnitratlösung wird auf 70—80° erhitzt (bis gerade Blasen aufsteigen), sofort 40 ccm 10%iger Ammonmolybdatlösung zugegeben und umgeschüttelt. Es bildet sich hierbei ein gelber Niederschlag von phosphormolybdänsaurem Ammoniak, den man in der Kälte vollkommen absetzen läßt. Nun wird die stark abgekühlte Flüssigkeit durch ein kleines dichtes Faltenfilter dekantiert, nachdem das Filter mit eiskaltem Wasser benetzt wurde. Der Rest wird 3—4 mal mit eiskaltem Wasser aufgefüllt und wieder dekantiert, bis das Waschwasser gegen Lackmus gerade nicht mehr sauer reagiert. Man gibt nun 150 ccm Wasser zu dem im Kolben verbliebenen Niederschlag. bringt das Filter samt dem auf ihm abgesetzten Niederschlag vorsichtig in den Kolben und setzt unter Umständen so lange $\frac{1}{2}$ Normalnatronlauge zu, bis der Niederschlag sich löst, gibt noch 5—6 ccm der Natronlauge zu und erhitzt, bis kein Ammoniak mehr entweicht. Nach dem Erkalten titriert man mit $\frac{1}{2}$ Normalschwefelsäure zurück, wobei man Phenolphthalein als Indikator annimmt. Die Differenz zwischen den verbrauchten Kubikzentimeter Natronlauge und Schwefelsäure multipliziert mit dem Faktor 0,5536 gibt die Menge (mit 1,264 multipliziert den Wert für P_2O_5) des in der Substanz enthaltenen P an. Nach Bergell enthält Lezithin 3,75% P (und 1,74% N), es muß die gefundene Zahl für P daher mit 26,667 multipliziert werden, um den Wert für Lezithin zu erhalten. Da das Lezithin nicht einheitliche Konstitution ist. sondern diese je nach der Art der angelagerten Fettsäure etwas differiert, so ist der Wert von 3,75% P auch nicht absolut genau, sondern schwankt innerhalb geringer Grenzen, die jedoch für die Berechnung nicht viel ausmachen.

d) Glyzerin.

Bei der Spaltung des Fettes entsteht außer den Fettsäuren noch Glyzerin, ebenso bei der Spaltung des Lezithins und Protagons. Es ist also nicht ausgeschlossen, daß es sich auch im Auswurf findet; dies ist bis jetzt indes nur von Leyden und Jaffé bei Gangrän geschehen.

Der Nachweis geschah folgendermaßen: Der alkoholische Extrakt einer außerordentlich großen Menge von Sputum wurde mit Äther erschöpft, dann in Wasser aufgenommen und mit frisch gefälltem Bleioxyd gekocht und der Niederschlag abfiltriert; das Filtrat wurde durch Schwefelwasserstoff entbleit und zum Sirup abgedampft. Als Erkennungsmittel des Glyzerins wurde der bei Erhitzen mit saurem schwefelsaurem Kalium entstehende stechende Akroleingeruch benutzt. Außerdem reduziert Akrolein Silber in ammoniakalischer Lösung rasch, daran kenntlich, daß ein mit Natronlauge und ammoniakhaltiger Silberlösung getränkter Papierstreifen sofort geschwärzt wird.

Frischgefälltes Bleioxyd erhält man dadurch, daß man essigsaures oder kohlensaures Blei mit Natronlauge versetzt; es entsteht dabei ein weißer Niederschlag von $Pb(OH)_2$. der beim Erhitzen in PbO und H_2O zerfällt.

Die quantitative Bestimmung des Glyzerins hätte nach dem Verfahren von Zeisel und Fanto durch Überführung in Isopropyljodid mittels kochender Jodwasserstoffsäure und Bestimmung des Jods als Jodsilber zu geschehen (näheres siehe bei Tangl und Weiser).

e) Cholesterin.

Cholesterin, eine phosphorfreie Substanz, deren Konstitution noch nicht ganz sichergestellt ist, ist Bestandteil jeder Zelle und muß daher auch im Auswurf vorhanden sein. Findet in der Lunge starke Einschmelzung von Gewebsteilen oder Zerfall von Eiterkörperchen statt, so kann es in Form der bekannten rhombischen Kristalle (s. Abb. 45, S. 172) auskristallisieren. So sah es Biermer im Sekret einer tuberkulösen Kaverne ausgeschieden, Thissen im bronchiektatischen Sputum.

Meist muß man sich jedoch der oben angegebenen Methode bedienen, um es aus dem Sputum darzustellen. Dann kann man es auch, wie Friedr. Müller und A. Schmidt zeigten, aus rein schleimigem Auswurf erhalten.

Im Auswurf von Tuberkulösen fand es in nennenswerter Menge noch Bueck, der auch die quantitativen Bestimmungen, die wir hier wiedergeben, ausführte.

Menge des Auswurfs	Menge des Ätherextraktes	Menge des Cholesterins	
		in g	in % des Ätherextraktes
470	4,44	0,070	1,58
310	2,979	0,032	1,07
350	0,985	0,035	3,55
190	1,200	0,054	4,50

Die letzte Zahl stammt von nichtkavernösem Eiter, während die vorangehenden von Phthisikern mit Kavernen herrühren.

Jakobsohn erhielt im Mittel von 2 Untersuchungen an tuberkulösem Sputum 10,49% des Ätherextraktes als Cholesterin.

Endlich ist noch zu erwähnen, daß Wright schon vor Jahren im galligen Auswurf Cholesterin gefunden hat, ein Befund der noch mehrfach bestätigt wurde. Ob sich noch dem Cholesterin ähnliche unverseifbare Körper im Sputum finden, ist unbekannt.

Aus den wiedergegebenen Zahlen ist zu ersehen, daß das Cholesterin in der Tat in jedem Auswurf vorhanden ist. Es ist auch anzunehmen, daß sich bei den einzelnen Krankheiten die Mengenverhältnisse ändern, doch sind größere Untersuchungsreihen hierüber noch nicht angestellt worden. Die Vermutung, daß reichliches Vorkommen für das Vorhandensein einzelner größerer Einschmelzungsherde spreche, oder daß es stark zersetzende Vorgänge anzeige, hat sich nach den Untersuchungen von Bueck insofern nicht als ganz richtig erwiesen, als Bueck im nichtkavernösen eitrigen Auswurf mehr Cholesterin fand, wie im kavernösen. Doch hatte wohl auch hier bereits eine Einschmelzung von Gewebe unter reichlicher Zuwanderung von Leukozyten stattgefunden. Den Beweis, daß Cholesterin bei der Einschmelzung resp. bei der Autolyse von Lungengewebe nicht zerstört wird, lieferten F. Müller und E. Meyer; sie fanden im Ätherextrakt autolysierter Lungen außer verseifbaren Fetten nur Cholesterin.

Quantitative Bestimmung s. S. 217.

f) Phosphatide.

α) Lezithin, oder besser gesagt Lezithine, Esterverbindungen der von zwei Fettsäure-Radikalen substituierten Glyzerinphosphorsäure mit Cholin ist ebenfalls in allen tierischen Zellen enthalten. Auf seine Anwesenheit im Sputum ist jedoch nur verhältnismäßig selten untersucht worden, rein dargestellt und identifiziert wurde es überhaupt nicht. Friedrich Müller erwähnt es in seiner Arbeit über Sputum-Muzin, fügt aber sofort hinzu, daß bei seiner Darstellungsweise auch Protagon vorgelegen haben könne, da letzteres zum Teil die gleichen Spaltungsprodukte aufweise wie Lezithin. Jakobsohn berechnete die phosphorhaltigen Substanzen des Ätherauszuges aus dem alkoholischen Sputumextrakt bei zwei tuberkulösen Sputis im Mittel auf 13,58% (10,4 bezw. 16,8%) und bezog sie auf Lezithin, doch waren möglicherweise auch hier ähnliche Substanzen in dem Auszug mitenthalten.

Falk fand im Benzolextrakt eines bronchiektatischen Sputums i. M. 2,08%, (30% des Sputumphosphors, reines Lezithin beansprucht ca. 4,4% P bei ca. 2% N).

Die quantitative Bestimmung siehe Seite 217.

β) **Protagon.** Mehr Interesse wie das Lezithin hat ein anderer ihm nahestehender Körper hervorgerufen, nämlich das Protagon, da man ihn als Grundsubstanz der im Auswurf so häufig vorkommenden Myelintropfen mit ziemlicher Sicherheit festgestellt hat.

Das Protagon, das zuerst aus dem Gehirn und Nervenmark dargestellt wurde, ist vermutlich keine einheitliche Substanz, sondern ein Gemenge von Phosphatiden (Stickstoff, Phosphorsäure und Fettsäure-Radikale enthaltende Ester) und Zerebrosiden oder Zerebrinen (N-haltige phosphorfreie Substanzen, aus denen eine reduzierende Zuckerart, Galaktose, abgespalten werden kann). Bei seiner Verseifung liefert es außer den gleichen Zersetzungsprcdukten wie das Lezithin, nämlich Fettsäuren, Glyzerinphosphorsäure und Cholin noch Zerebrin.

Zur Darstellung des Protagons gingen Friedr. Müller und A. Schmidt so vor, daß sie das in großen Mengen gesammelte und eingedampfte Sputum zunächst mit warmem Äther mehreremale erschöpften, wobei Lezithin und verwandte Stoffe in Lösung gehen mußten. Beim Erkalten fiel ein reichlicher Niederschlag aus, von dem abfiltriert wurde. Der Niederschlag wurde mit dem vom Äther nicht gelösten Rückstande der ursprünglichen Masse vereinigt, mit 85%igem Alkohol bei 45—48° gründlich ausgezogen. Will man nur das Protagon darstellen, so genügt es, das eingedampfte Sputum nur mit 85%igem Alkohol bei 45—48° auszuziehen und dann weiter wie folgt zu verfahren. Das Filtrat des Alkoholauszugs trübt sich beim Erkalten wieder und nach Abkühlung auf 0° scheidet sich ein weißes Pulver in reichlicher Menge aus. Dieses wird nach mäßigem Einengen im Vakuumexsikkator wieder abgesaugt, mit Äther gewaschen und nochmals in wenig Alkohol bei 45° gelöst und in der Kälte abgeschieden. Nach dreimaligem Umkristallisieren aus warmem Alkohol fiel ein Pulver aus, das bei der mikroskopischen Untersuchung ausschließlich aus den für Protagon charakteristischen kugeligen Konglomeraten feinster Kristallnadeln bestand. Das abgesaugte Pulver zeigt einen Schmelzpunkt von 198—200°.

In dem ursprünglichen Myelintropfen sind möglicherweise schon kleinste Mengen von Spaltprodukten vorhanden, denn Liebreich sah die typischen Myelintropfen sich dann besonders reichlich aus dem Protagon bilden, wenn es mit Fettsäure und etwas Cholin zusammengebracht wurde.

Die Darstellung der Abbauprodukte des Lezithins und Protagons siehe Fr. Müller oder Hoppe-Seyler.

8. Kohlehydrate.

a) Gesamtmenge an reduzierenden Substanzen.

Daß im Sputum gelegentlich auch Kohlehydrate, die nicht im Komplex des Eiweiß, des Muzins oder Nukleins enthalten sind, vorkommen können, daran kann kaum ein Zweifel sein, doch ist ihr Auftreten recht selten untersucht worden. Wanner berechnete die Menge des Muzins nach dem Gehalt an reduzierender Substanz, sagt aber selbst, daß dabei die reduzierenden Spaltprodukte des Eiweiß und Nukleins nicht ganz ausgeschaltet worden seien; etwa vorhandener Zucker sowie Glykogen wurden durch Auswaschen mit Alkohol entfernt. Von Fr. Müller stammen gleichfalls einige Zahlen, die sich auf den Gehalt an reduzierenden Substanzen beziehen, nachdem vorher alles Eiweiß entfernt worden war. Sie zeigen, daß ihre Menge nicht so ganz unbeträchtlich ist. Die Werte finden sich, auf Trockensubstanz berechnet, in folgender Tabelle wieder:

Sputum	N	Asche	reduzierende Substanz auf Trockensubstanz berechn.
Bronch. (rein-schleimig) .	7,60	18,08	6,04
Chronische Bronchitis . .	(9,27)	—	7,37
Pneumonie	12,35	11,38	3,26 (3,70)
	(13,92)		
Asthma	9,27	24,6	5,25 (6,96)
	(12,42)		
Asthma	9,40	18,89	6,18 (7,61)
	(11,57)		

Die eingeklammerten Zahlen geben die auf aschefreie Trockensubstanz berechneten Zahlen wieder. Biermer zitiert einige Angaben darüber bei diabetischen Phthisikern; er selbst habe im alkoholischen Extrakt Traubenzucker auskristallisieren sehen; im Auswurf nicht diabetischer Tuberkulöser fand Renk dagegen nie welchen.

b) Traubenzucker

ist zuweilen im Auswurf nachgewiesen worden; es erscheint indes fraglich, ob alle Angaben hierüber zu Recht bestehen und ob nicht seine Anwesenheit auf Verunreinigungen der Mundhöhle zurückzuführen ist; auch mit dem Speichel, in welchen Zucker übergeht, kann etwas davon in das Sputum gelangen. Von neueren Autoren gibt Busenius an, daß er bei einem an fibrinöser Pneumonie erkrankten Diabetiker nach guter Reinigung der Mundhöhle $1/4\,^0/_0$ Zucker im Auswurf gefunden habe. Der Zucker wurde durch Reduktion von Kupfersulfat, Gärung und Polarisation nachgewiesen. Busenius fand dann noch bei einem Tuberkulösen, einem Bronchitiker und zwei Pneumonikern positiven Trommer, sonst jedoch nicht. Wie vorsichtig man mit der Angabe sein muß, der Zucker stamme aus dem Sputum, beweist ein Fall von Pneumonie, in welchem Busenius in dem nachts entleerten Sputum nie, in dem unter tags ausgehusteten Sputum dagegen stets Zucker antraf. Beale erhielt in einem Falle von Pneumonie ein negatives Resultat, in einem zweiten ein positives; in dem hepatisierten Teil einer Lunge soll die Gärungsprobe einmal ein schwach positives Ergebnis gehabt haben, im gesunden ein negatives. Bei Durchbruch eines Leberabszesses in die Luftwege vermißte Schlesinger Zucker; auf Glykogen war nicht untersucht worden; Leberzellen waren im Auswurf nicht vorhanden. Wolfes berichtet dagegen in einem ähnlichen Falle über Vorkommen von Zucker. In allen diesen Fällen handelte es sich um Traubenzucker, er ist indes nicht näher identifiziert worden. Nur Friedrich Müller gibt an, daß es sich auf Grund der Arsenbildung in dem alkoholischen Extrakt des Schleims um Dextrose, vielleicht auch um Maltose handele.

c) Glykogen.

Kühne erwähnt, daß er in vier pneumonischen Lungen Glykogen gefunden habe, in der gesunden Lunge dagegen nicht. Es ist daher wohl die Möglichkeit vorhanden, daß Glykogen mit in das Sputum übergeht. Salomon gibt auch an, daß er in dem eitrigen Sputum von Phthisikern fast regelmäßig Glykogen nachgewiesen habe, ebenso in typischen putriden und gangränösen Sputis. Nach 48stündiger Digestion im Brutschrank war das Glykogen verschwunden. Die Darstellung erfolgte nach dem Brückeschen Verfahren, die erhaltene Substanz opaleszierte, wurde durch Jodjodkaliumlösung rot gefärbt, drehte rechts und reduzierte alkalische Kupferlösung nach Behandlung mit Speichel oder verdünnter Schwefelsäure.

Sonst ist nie auf Glykogen untersucht worden. Die Darstellung hätte nicht mehr nach dem mit Verlusten verknüpften Brückeschen Verfahren, sondern nach Pflüger zu erfolgen.

Endlich ist noch von Pouschet eine zuckerartige Substanz aus den Lungen und im Sputum von Phthisikern isoliert worden.

Zur Gewinnung der neuen Substanz wird das Sputum oder das wässerige Dekokt der Lungen mit Essigsäure angesäuert und aufgekocht, filtriert, das Filtrat genau mit Barytwasser neutralisiert und, wenn nötig, mit etwas Bariumazetat vollständig ausgefällt, filtriert, und das Filtrat mit neutralem Bleiazetat zum Kochen erhitzt. Die filtrierte Flüssigkeit wird mit einem Überschuß von Ammoniak 24 Stunden in der Kälte stehen gelassen. Der entstandene Niederschlag enthält die zuckerartige Substanz neben erheblichen Mengen von Pepton; derselbe wird mit kaltem Wasser gewaschen, dann im Wasser verteilt und in der Wärme mit Schwefelwasserstoff behandelt. Der Schwefelbleiniederschlag ist schwer abzufiltrieren, Pouchet benützte poröse Tonzylinder oder klärte die Flüssigkeit mit Albumin. Die Lösung wird von Pepton durch Tannin und Tierkohle gereinigt, im Vakuum konzentriert, mit Alkohol gefällt, der Niederschlag wieder in Wasser aufgelöst und diese Fällung in wässeriger Lösung mit Alkohol so oft wiederholt, bis Tannin keine Trübung mehr hervorbringt. Die so erhaltene weiße Substanz bräunt sich beim Trocknen, aus 25%igem heißem Alkohol fällt sie in kleinen glänzenden Kristallschuppen aus, sie ist hygroskopisch, vollkommen klar in Wasser, dagegen nicht in konzentriertem Alkohol oder Äther löslich; sie wird durch Jod nicht gefärbt, reduziert Silbernitrat in der Kälte augenblicklich, Kupferoxydlösung wird erst bei längerem Kochen reduziert, nach Einwirkung von Säuren dagegen augenblicklich; Sublimat gibt einen Niederschlag, der sich beim Kochen löst. Die Substanz ist rechtsdrehend, schimmelt leicht, bildet dabei Milch- und Buttersäure. Es wurden gefunden für

$$\begin{array}{ccc} C & 46,92 & 47,06 \\ H & 6,50 & 5,88 \end{array}$$

woraus die Formel $C_{12}H_{18}O_9$ berechnet wurde.

Die gewonnene Substanz scheint der Beschreibung nach dem Glykogen $(C_6H_{10}O_5)\cdot m$ nahezustehen, unterscheidet sich aber von ihm in einigen Eigenschaften, vor allem durch die Nichtfärbung mit Jod.

9. Die Rolle des Sputums in der Gesamtbilanz des Organismus.

Bei dem reichlichen Gehalt der verschiedenen Sputa an organischen und anorganischen Substanzen und der großen Menge des Auswurfs in einzelnen Krankheiten darf bei einer Aufstellung der Stoffwechselbilanz dieser Faktor nicht vernachlässigt werden. Wie die Untersuchungen von Plesch zeigen, geht auch ein nicht unbeträchtlicher Teil von Energie dem Körper mit dem Auswurf verloren.

a) Stickstoff.

Die Stickstoffmenge des Auswurfs ist durch eine Reihe von Substanzen bestimmt, die früher schon im einzelnen angeführt worden sind. Es beteiligen sich daran Serumeiweiß, das in reiner Darstellung $15,8\%$ Stickstoff enthält, Albumosen, die teils etwas mehr, teils etwas weniger Stickstoff enthalten, und oft einen recht beträchtlichen Teil des Gesamtstickstoffs ausmachen, wie die von Wanner migeteilten Zahlen bezeugen (s. Tab. S. 190). Auch der Reststickstoff ist häufig sehr wesentlich daran beteiligt. Im Sputum vorkommender Blutfarbstoff enthält $16-17\%$ N, die Nukleine zwischen 15 und 18%, das Muzin nach Friedrich Müller $10,7\%$, Protagon $2,39\%$ (Liebreich), andere Zerebroside meist etwas weniger, Lezithin etwa 2%.

Trotz der Beteiligung so vieler Substanzen mit verschiedenem Stickstoffgehalt an der Gesamtstickstoffmenge des Sputums differieren die Werte bei den einzelnen Erkrankungen nicht so sehr, als man annehmen könnte. Es ist eben nicht nur der Eiweißgehalt maßgebend, sondern ebenso das Vorhandensein von Abbauprodukten, von Nukleinen und auch von Muzin.

Daher ist auch der prozentuale N-Gehalt des frischen Sputums nicht sehr wechselnd, wie die folgende Tabelle, die nach den von Lanz mitgeteilten Stickstoffzahlen zusammengestellt ist, zeigt. Es sind Mittelwerte, die aus einer Reihe von Bestimmungen gewonnen wurden; leider sind die Kontrollbestimmungen von Lanz oft recht unstimmig.

Erkrankung	Minimum $\%$	Maximum $\%$	Mittel $\%$
Bronchitis	0,2199	1,0301	0,5166
Tuberkulose	0,2698	1,1459	0,6767
Pyopneumothorax	0,3089	1,2043	1,0056
Gangrän	0,3731	0,6870	0,9069
Pneumonie (vor der Lösung)	0,6753	1,7784	0,4495
„ (nach „ „	—	—	0,3681

Orszags Werte schwanken bei mehreren Fällen mit Lungengangrän zwischen 0,044 und 0,647%, zeigen also auch recht beträchtliche Schwankungen, sowohl bei den einzelnen Patienten, wie an den verschiedenen Untersuchungstagen.

Die Minimalzahlen von Lanz sind mit Ausnahme der bei Pneumonie vor der Krise gewonnenen Werte nicht sehr abweichend; bei den Maximalzahlen macht das gangränöse Sputum mit seinem geringen Werte eine Ausnahme, die indes nicht so auffallend ist; gerade hier findet ein reichlicher Flüssigkeitszufluß statt (vielleicht gleichzeitig auch Resorption N-haltiger Bestandteile). Umgekehrt ist der Maximalwert bei Pneumonie sehr hoch, eine Folge der reichlichen Eiweiß- und Nukleinausscheidung; nach der Krise sinkt dieser hohe Wert beträchtlich ab.

Auch auf aschefreie Trockensubstanz berechnet, ist der Stickstoffgehalt bei den einzelnen Erkrankungen nicht sehr wechselnd, immerhin zeigt er gleichfalls einige Unterschiede. Es fand F. Müller in rein schleimigem sagoartigem Sputum von chronischer Bronchitis 9,27 % Stickstoff, in zähem schleimigem Sputum bei Bronchialasthma 12,4 resp. 11,57 %, in rostfarbenem Sputum der krupösen Pneumonie 13,92 %.

Renk erhielt bei Bronchitis 7,31 % N, im Mittel, bei Tuberkulose 11,13 % [1]), Plesch bei Tuberkulose 9,64 % [2]).

Nach diesen wenigen Zahlen ist der auf Trockensubstanz berechnete Stickstoffgehalt bei Bronchitis etwas geringer als bei Pneumonie, bei Tuberkulose ist er wechselnd. Der Unterschied ist leicht erklärlich, wenn man bedenkt, daß das bronchitische Sputum wasserreicher ist und zugleich etwas mehr anorganische Bestandteile enthält als die übrigen Sputa.

Die Größe der Gesamt-N-Ausscheidung hängt bei den soeben besprochenen Verhältnissen somit hauptsächlich von der Menge des Auswurfs ab. Der tägliche N-Verlust durch den Auswurf kann in der Tat recht hohe Werte erreichen, die die Richtigkeit einer ohne sie aufgestellten Stoffwechselbilanz sehr in Frage ziehen würden.

Die bisher ermittelten Zahlen für den täglichen Verlust von Stickstoff auf diesem Wege sind in der folgenden Tabelle, nach Erkrankungen geordnet, als Mittelwerte zusammengestellt.

Erkrankung	Untersucher	Minimum	Maximum	Mittel
Bronchitis	Renk	—	—	0,23
Bronchitis	Lanz	0,187	0,810	0,395
Tuberkulose	Renk	—	—	0,75
„	Plesch	—	—	2,133
„	Magnus-Alsleben	0,54	1,206	0,873
„	Lanz	0,205	1,701	0,660
Gangrän	Lanz	0,224	1,668	0,813
„	Ország	0,067	3,248	—
Bronchiektasie	Falk	—	—	0,66
Pneumonie	Lanz	2,6	4,87	—
„ vor der Krise . . .	—	—	—	0,731
„ nach „ „	—	—	—	0,384

Die Werte von Panor liegen zum Teil etwas tiefer.

Riesell hat während des ganzen Verlaufes einer krupösen Pneumonie den Verlust an Stickstoff bestimmt (1869).

---

[1]) Auf aschefreie Substanz berechnet 10,1%, bzw. 13,08%.
[2]) Auf aschehaltige Trockensubstanz berechnet.

Tag	Auswurf in g		N-Gehalt		Bemerkungen
	frisch	trocken	$^0/_{00}$	g	
1.	35,7	1,9	10,70	0,21	Schaumiger, gelbroter Auswurf
2.	36,7	2,9	10,29	0,30	„ „ „
3.	51,0	4,4	10,16	0,45	„ „ „
4.	57,3	4,7	10,75	0,51	Kollaps
5.	67,3	5,0	7,15	0,36	Krise
6.	40,7	2,0	7,15	0,14	—
7.	23,1	1,9	7,52	0,14	Durchfall
8.	20,1	1,1	8,77	0,10	Zunehmende Rekonvaleszenz
9.	22,3	1,8	8,28	0,15	—
10.	15,8	1,3	8,28	0,11	Durchfall
11.	8,8	1,0	11,30	0,11	Temperatur normal

Im Mittel wurden während des Fiebers 0,39 g, in der Rekonvaleszenz 0,12 g N ausgeschieden.

Den geringsten Verlust an Stickstoff finden wir bei der einfachen Bronchitis. Bei der Tuberkulose ist er, wie leicht zu verstehen, außerordentlich wechselnd, mitunter erreicht er sehr hohe Werte, so in dem Fall von Plesch, in welchem täglich über 2 g Stickstoff auf diese Weise verloren gingen. Der durchschnittliche tägliche Stickstoffverlust von 0,75 g bei Tuberkulose entspricht nach Renk $6^0/_0$ vom Stickstoffverbrauch eines Hungernden, $3,8^0/_0$ vom Verbrauch eines wohlgenährten Menschen. Der Stickstoffverlust in dem Falle von Bronchiektasie von Falk machte $44,9^0/_0$ des Stickstoffumsatzes in Harn und Sputum aus. — Bei der Pneumonie ist dagegen infolge der geringen Menge des Auswurfs der Verlsut nicht so groß, als man nach dem hohen prozentualen Eiweiß- und Nukleingehalt erwarten würde. Zu differentialdiagnostischen Zwecken kommt, wie die angegebenen Zahlen ohne weiteres lehren, die Bestimmung des prozentualen und Gesamtstickstoffes kaum in Betracht.

Bestimmung der Gesamtstickstoffmenge (nach Kjeldahl).

Prinzip. Die Methode beruht auf der quantitativen Überführung des gesamten N in Ammoniak unter gleichzeitiger völliger Zerstörung der organischen Substanz durch Erhitzen mit konzentrierter Schwefelsäure und Bestimmung der Menge des gebildeten Ammoniaks durch Titration. Die zerstörende Wirkung der Schwefelsäure wird begünstigt durch die Anwesenheit von Kaliumsulfat und von Metalloxyden, z. B. Kupfersulfat.

Erforderliche Apparate und Lösungen:

1. Rundkolben aus hartem Jenenser Glas von ca. 15 cm Halslänge und 200 ccm Inhalt (Kjehldahl-Kolben); eine Destillationsvorrichtung bestehend aus Kolben von ca. 500 ccm Inhalt mit Kugelaufsatz zur Verhinderung des Überspritzens, Liebigscher Kühler. Vorlage.
2. Konzentrierte stickstofffreie Schwefelsäure.
3. $33^0/_0$ige Natronlauge.
4. $n/_{10}$ Schwefelsäure und $n/_{10}$ Natronlauge.
5. Kristallisiertes Kupfersulfat.
6. Kristallisiertes N-feies Kaliumsulfat.
7. Talkum.
8. Lacmoidlösung oder Cochenilletinktur.

Ausführung. Das Sputum ist zunächst gut zu mischen, was eventuell unter vorsichtigem Erwärmen bis 60^0 und Wiederersetzung des verloren gegangenen Wassers geschehen muß; doch ist hierdurch bei alkalischen Sputis der Verlust von etwas Ammoniak zu befürchten. Man bringt nun 5 ccm des Sputums, genau abgemessen, in einen Kjehldahl-kolben, fügt ungefähr 10 ccm konzentrierte Schwefelsäure und etwas Kupfersulfat und Kaliumsulfat hinzu, erhitzt den in schräger Lage auf dem Drahtnetz unter dem Abzuge liegenden Kolben zunächst sehr vorsichtig und vergrößert die Flamme erst, wenn ein Überschäumen nicht mehr zu befürchten ist. Man erhält die Flüssigkeit in lebhaftem Sieden. bis sie vollkommen farblos oder schwach blaugrün geworden ist. Haben sich infolge Aufsteigens der verkohlten Substanz schwarze Kohlepartikelchen am Halse festgesetzt, so sind diese nach Erkalten der Flüssigkeit mit destilliertem Wasser vorsichtig in den Kolben herunterzuspülen und in der eben beschriebenen Weise vollständig zu zerstören. Die erkaltete Flüssigkeit wird mit ungefähr 50 ccm Wasser verdünnt und quantitativ unter mindestens drei- bis viermaligem Nachspülen mit kleinen Mengen Wasser in den Halbliterkolben übergeführt. Man fügt jetzt Talkum hinzu und versetzt ohne umzuschütteln mit soviel starker Natronlauge, als zur Alkalisierung nötig ist, wobei die Natronlauge nicht an dem Glas der Glaswand hinablaufen darf, da sonst der Stopfen nicht fest sitzt. Zur Neutralisation genügen bei Anwendung von 10 ccm Schwefelsäure 40—50 ccm der 33%igen Natronlauge. Der Umschlag ist an der Blaufärbung der gesamten Flüssigkeit zu erkennen. Sofort nach dem Übergießen verbindet man möglichst rasch den Kolben mit dem Kugelaufsatz und dem Liebigschen Kühler und erhitzt über einem Drahtnetz. Aus dem Liebigschen Kühler führt ein Rohr mit zwischengeschalteter Kugel in die mit einer bestimmten Menge n/$_{10}$ Schwefelsäure gefüllte Vorlage so, daß das Rohr in die Flüssigkeit eintaucht. Es wird so lange destilliert, bis alles gebildete Ammoniak überdestilliert ist. Der Zeitpunkt fällt mit dem Stoßen des Kolbeninhaltes zusammen, man überzeuge sich aber außerdem noch davon, indem man ein Stück Lackmuspapier nach Lösen der Verbindung zwischen Liebigschem Kühler und Ansatzrohr prüft. Blaufärbung zeigt noch Anwesenheit von Ammoniak an. Man spritzt nun das Ansatzrohr mit Wasser ab, entfernt die Vorlage und titriert mit n/$_{10}$ Natronlauge zurück. Den Umschlag in die alkalische Reaktion erkennt man an dem Übergang der bei Zusatz von Cochenilletinktur orangegelben Farbe in eine blauviolette. Man zieht die Zahl der verbrauchten Kubikzentimeter n/$_{10}$ Natronlauge von der Zahl der vorgelegten Kubikzentimeter n/$_{10}$ Schwefelsäure ab. 1 ccm n/$_{10}$ Schwefelsäure entspricht 0,001404 g Stickstoff.

Vorteilhafter in jeder Hinsicht arbeitet man mit wesentlich kleineren Mengen von Substanz und Reagentien.

a) Über die **Gesamtmenge** des in 24 Stunden mit dem Sputum ausgeschiedenen **Eiweiß** finden sich nur wenige Angaben. Renk erhielt in einem Falle von Pneumonie im Durchschnitt 0,80 g, in einem Falle von Tuberkulose 0,37 g Verlust. Für die Berechnung der mit dem Eiweiß den Körper verlassenden Kalorienmenge wäre es wünschenswert, wenn noch mehr Untersuchungen hierüber stattfinden würden, denn es ist nicht zulässig, bei der Anwesenheit, mehrerer N-haltiger Substanzen den Eiweißgehalt aus den ermittelten Stickstoffwerten durch Multiplikation mit 6,25 zu berechnen. Plesch gibt dies selbst zu, führt aber die Berechnung doch aus.

b) **Fett.** Wesentlich mehr Angaben finden wir über die täglich ausgeschiedene Fettmenge (s. Tab. S. 215); wir haben hier mittlere Werte von 0,016 bis 3,414 g im Tag; Plesch fand bei einem Tuberkulösen 3,23 g, was einem Kalorienwert von 28,78 entspricht.

c) **Kohlehydrate.** Über die Gesamtmenge der im Sputum ausgeschiedenen Kohlehydrate ist nichts bekannt, doch ist es wahrscheinlich, daß außer den im Eiweiß-, Muzin-, sowie Nukleinkomplex vorkommenden Kohlehydratgruppen noch andere mit zu Verlust gehen, wie kleine Dextrosemengen, Glykogen.

d) **Mineralstoffe.** Der Verlust an Gesamtasche wechselt nach Renk bei verschiedenen Erkrankungen zwischen 0,11 und 1,88 g im Tag. Falk fand Verluste bis 5,57 g Gesamtasche in einem Falle von Bronchiektasie; es gehen auf diese Weise also dem Körper recht beträchtliche Mengen von Mineralstoffen verloren. Was die einzelnen Substanzen betrifft, so war der Verlust von Falk in dem einen Falle bis 3,70 ClNa und 1,286 g P_2O_5. Salkowski erhielt bei 4,1 g Kalium und 2,48 Na-Verlust bei einem Gangrän, während im Harne gleichzeitig nur 1,26 g Kalium und 2,20 g Natrium ausgeschieden wurden.

Die von Ott in einem Falle von Tuberkulose ermittelten Zahlen für Kalzium und Magnesium waren dagegen verhältnismäßig gering; seine Zahlen sind jedoch wertvoll, da eine genaue Bilanzaufstellung für 4 Tage erfolgte. Ob nach diesen spärlichen Zahlen eine einseitige Beeinflussung des Mineralstoffwechsels stattfindet, oder ob bestimmte Salze mehr als andere ausgeschieden werden, läßt sich nicht sagen.

		N	CaO	MgO
Einnahme		71,82	18,29	1,67
Ausgabe	Urin	68,93	1,098	0,319
	Stuhl	4,71	15,10	1,06
	Sputum	1,54	0,064	0,008

e) Der Kalorienverlust ist ebenfalls nicht unbeträchtlich. Bei Falk
schwankt er in dem schon öfters zitierten Falle von Bronchiektasie zwischen
108,9 und 195,4 Kalorien, was mit dem täglichen Umsatz eines gesunden Menschen
von 30 Kalorien für das Kilogramm Körpergewicht und für 24 Stunden verglichen 7 $^0/_0$ ausmachen würde; bei seinem Kranken aber 24$^0/_0$! — 1 g
trockenes Sputum entspricht ungefähr fünf Kalorien.

Die ausführlichsten Untersuchungen hierüber stammen von Plesch; wir
geben seine Zahlen in folgender Tabelle wieder.

In 250 ccm Auswurf (tägl. Mittel)	Tägliche Menge in g	In $^0/_0$ der trock. Substanz	In $^0/_0$ der feucht. Substanz	Kalorien-Wert
Trockensubstanz . . .	22,0	—	8,8	102,82
Stickstoff	2,13	9,64	0,85	54,67
P_2O_5	0,50	1,29	0,20	—
Fett	3,23	15,16	1,39	28,78
Berechnete N-freie Extraktstoffe	4,43	20,13	1,77	19,37

Die Gesamtbilanz stellt sich folgendermaßen dar:

Einnahme		Ausgabe				
		Urin	Stuhl	Sputum	Summe	Bilanz
N	11,32	9,91	4,12	2,13	16,16	— 5,84
P_2O_5	2,93	2,05	1,32	0,53	3,90	— 0,97
Fett	106,02	—	18,47	3,24	21,71	+ 84,31
Kalorien	2520,85	163,54	348,09	102,82	614,45	+ 1906,45

Mit dem Sputum gingen demnach von dem Stickstoff der Einnahme 18,84$^0/_0$
verloren, vom Fett 3,06$^0/_0$, von den zugeführten Kalorien 4,08$^0/_0$; der Kalorienverlust betrug 17,33$^0/_0$ des Kalorienwertes der gesamten Ausscheidung und 38,60$^0/_0$
der resorbierten und aus dem Körper unverbraucht abgegebenen Kalorien.

Es ist also ohne weiteres ersichtlich, daß bei Aufstellung einer genauen
Stoffwechselbilanz der Verlust im Sputum keineswegs vernachlässigt werden
darf. Dabei wird es noch Fälle geben, in denen der Stoffverlust größer ist,
wie in dem eben angeführten.

10. Arzneimittel.

Falk und Tedesko prüften die Ausscheidung einer Reihe von Arzneimitteln
in Bronchien bzw. Lungen.

Salizylsäure fanden sie reichlich in das pneumonische Sputum übergehend,
und zwar der Schwere der Erkrankung ungefähr proportional; bei doppelseitiger
Erkrankung trat mehr über als bei einseitiger. Die Menge nahm bis zur Krise
allmählich, nachher sehr rasch ab, Spuren waren noch bis zum völligen Abklingen
nachweisbar. Falk und Tedesko empfehlen daher die Anwendung des Salizyls

besonders zur Erkennung von zentral gelegenen Herden. Bei Tuberkulose erhielten sie gleichfalls stets eine positive Reaktion, jedoch in keinem Verhältnis zu der Ausbreitung und der Schwere der Erkrankung. Im allgemeinen enthielt das Sputum akuter Fälle mehr wie das chronischer Fälle; nach Blutungen nahm sie zu, dagegen gaben wieder Fälle mit ausgedehnter Kavernenbildung keine Reaktion.

Bei akuter katarrhalischer Bronchitis sowie bei der chronischen Bronchitis von Emphysematikern, typischen Asthmaanfällen, bei Bronchiektasien, eitrigen Bronchitiden und Stauungskatarrhen erhielten sie keine Reaktion. Sie schlossen daher aus dem Nachweis von Salizylsäure auf den Übertritt gelöster Blutbestandteile in die Lufträume des Lungenparenchyms, also auf ausgedehnte entzündliche exsudative Prozesse, wie eben bei der Pneumonie. Ist der Auswurf nur als Produkt einer pathologisch gesteigerten Drüsentätigkeit aufzufassen, so wird keine Salizylsäure ausgeschieden. Im Speichel erscheint sie nicht.

Der Nachweis geschieht in folgender Weise auf kolorimetrischem Wege nach Einnahme von 2 g.

Das schwach angesäuerte Sputum wird mit der fünffachen Menge 96%igem Alkohol tüchtig geschüttelt, wobei Eiweiß und schleimbildende Substanzen in groben Flocken ausfallen und abfiltriert werden können. Der Filterrückstand wird mit saurem Alkohol am Rückflußkühler aufgekocht und gibt dann kaum noch Spuren einer Salizylsäurereaktion. Das klare Filtrat wird nun bei schwach alkalischer Reaktion auf dem Wasserbad eingedampft, der abgedampfte Rückstand in Wasser aufgenommen, leicht angesäuert und mit Bleizucker versetzt, der Niederschlag abfiltriert, nachgewaschen und das saure Filtrat mit Äther geschüttelt. Den nach Abdampfen des Äthers erhaltene Rückstand nimmt man mit 10 ccm Wasser auf und weist dann mit Eisenchloridlösung noch Spuren von Salizylsäure nach; bei stark positivem Ausfall wendet man zum besseren Vergleich der Farbenintensität entsprechende Verdünnungen an.

Methylenblau ging nicht in das Sputum Tuberkulöser über. Antipyrin war durch Eisenchlorid und salpetrige Säure nachweisbar. Terpenhydrat und Eukalyptol traten über — durch den Geruch erkennbar. Guajakol, das mit Eisenchlorid in alkoholischer Lösung eine dunkelgrüne Färbung gibt, konnte nicht nachgewiesen werden. Resorzin war nur in einem Falle in Spuren vorhanden.

Nach Bohland geht Trypaflavin (Diaminomethylacridiniumchlorid) in den Auswurf nach intravenöser Anwendung von 0,1—0,2 g über und erzeugt in ihm eine charakteristische Gelbfärbung. Mit starker Salzsäure und einer Nitritlösung färbt es sich allmählich blau.

Von sonstigen Arzneien ist durch Zak das Urotropin geprüft worden; es wird durch Bronchien und Speicheldrüsen ausgeschieden; bei der Autopsie fand es Zak im Bronchialeiter. Burnam traf es stets nur in Spuren, ebenso das daraus gebildete Formol.

Zum Zwecke des Nachweises wird etwas Auswurf mit Phosphorsäure angesäuert, mit Kochsalz in Substanz im Überschuß versetzt und in einem kleinen Kölbchen destilliert. In wenigen Kubikzentimeter des Destillats wird die Reaktion auf das gebildete Formaldehyd angestellt. Man kann nun nach Jorissen in der von Nikolai angegebenen Modifikation etwas Phlorogluzin in Substanz und dann Natronlauge zufügen, wodurch bei Anwesenheit von Formaldehyd eine gelbrote Farbe auftritt. Nach Zack ist die folgende Reaktion von Lebin noch sicherer: Eine kleine Menge des Destillats wird mit dem gleichen Quantum einer 0,5%igen Lösung von Resorzin in 40—50% Kali- oder Natronlauge versetzt und ½—1 Minute gekocht. Je nach dem Aldehydgehalt tritt eine mehr oder minder lebhafte Rotfärbung auf, die einige Zeit anhält; bei negativem Ausfall stellt sich eine grünliche, manchmal schmutzige Verfärbung ein. Wie weitere Untersuchungen von Zack ergaben, geht das Urotropin ungespalten in das Sputum über und das Formaldehyd wird erst durch die erwähnte Behandlung abgespalten.

Natrium kakodylicum wird zum Teil als Gas durch die Lungen ausgeschieden (J. und M. Ries), Tellurnatrium als Tellurmethyl.

Die differentialdiagnostische Bedeutung der Ausscheidung dieser verschiedenen Mittel erstreckt sich höchstens auf den Nachweis von zentral gelegenen Pneumonien.

Anhangsweise sei hier noch kurz erwähnt, daß nach Untersuchungen von Jakobsohn dem Sputum bei Injektion unter die Haut eine gewisse Giftwirkung zukommt (Unruhe, Krämpfe, Atemnot). Die Wirkung wurde aber nur nach großen Mengen und unregelmäßig beobachtet. Brieger machte einige ähnliche Beobachtungen. Über die Giftwirkung des Speichels liegen eine ganze Anzahl von Untersuchungen vor. Die wirksame Substanz ist bisher nicht isoliert worden.

11. Farbreaktionen.

Die Methode, gewisse chemische Bestandteile des Auswurfs durch makroskopische Farbreaktionen nachzuweisen, ist von A. Schmidt eingeführt worden und hat eine Reihe von bemerkenswerten Resultaten gezeitigt. Sie beruht darauf, daß sowohl die Grundsubstanz, wie die zelligen Beimengungen des Sputums je nach ihrer Zusammensetzung aus einem Farbengemisch verschiedene Töne annehmen. Daß keine reinen Farbentöne zustande kommen, liegt daran, daß die Zusammensetzung des Auswurfs eben nicht einheitlich ist, sondern auch dann, wo sie es für das Auge mehr oder weniger erscheint, aus verschiedenen chemischen Substanzen besteht.

Behandelt man Sputum verschiedener Art und Herkunft in der unten beschriebenen Weise mit dem Ehrlichschen Triazidgemisch, so sieht man zunächst die Grundformen scharf voneinander getrennt. Das schleimige Sputum färbt sich grün oder blau oder in einem Gemisch dieser Farben, aber niemals rot; je zäher der Schleim ist, desto mehr wiegt der grüne Farbenton vor, namentlich in dem myelinhaltigen Morgensputum; das pneumonische Sputum erscheint stets fuchsin- bis ziegelrot gefärbt, das seröse Sputum mehr violettrot. Die Ursache der verschiedenen Farbreaktion ist nun nicht in verschiedener Azidität des Sputums zu suchen, auch nicht in dem Blutgehalt, obwohl dieser bis zu einem gewissen Grade die Ursache einer mehr ziegelroten Färbung ist, sondern in der verschiedenen chemischen Zusammensetzung vornehmlich der Grundsubstanz. Diese besteht bei dem bronchitischen Sputum aus Schleim, beim pneumonischen aus Eiweiß und Nukleinen mit nur geringer Beimengung von Schleim; man kann dies aus Schnittpräparaten von verschiedenen Stellen des Respirationstraktus, wie A. Schmidt angibt, gut erkennen, ganz besonders was das schleimige Sputum betrifft. Die rein erhaltenen Substrate geben auch einen feineren Farbenton; so erhielt A. Schmidt mit Muzin, das aus der Submaxillaris des Rindes dargestellt wurde, eine ausgesprochene grüne Reaktion mit gefälltem Eiweiß dagegen eine ausgesprochene rote Farbe; der Eiweiß und Muzin gemischt enthaltende wässerige Auszug der Drüse ergab eine violettrote Farbe. In zweiter Linie sind die zelligen Bestandteile des Sputums von Einfluß auf die Färbung. Ist das Sputum eitrig, d. h. leukozytenreich, so kommt mehr der violettrote Farbton ihres Protoplasmas zur Geltung, enthält es rote Blutkörperchen in der Überzahl, so erscheint die orangerote Hämoglobinfarbe derselben. Bei zerfallendem Protoplasma der Leukozyten tritt mehr der grüne Farbenton der Zellkerne hervor. Es erscheint also der vorwiegend eitrige Auswurf, besonders das Kavernensputum, in schmutzig violetter Farbe, das vorwiegend schleimige Sputum grau bis graublau oder blaugrün, das blutig-schleimige Sputum je nach dem Schleimgehalt schmutzigrot bis grau.

Die Färbung des Sputums läßt sich also auch zu diagnostischen Zwecken verwenden, wenn man das Gewicht der Reaktion nicht auf die durch die zelligen Bestandteile bedingte Mischfarbe, sondern auf die durch die Grundsubstanz bedingte Farbe legt. Man prüft daher am besten die isolierten homogenen Teile des Sputums: gibt die zähe fadenziehende Masse bei der Färbung eine rote Reaktion, so handelt es sich um ein eiweißreiches, muzinarmes Sekret, das mit großer Wahrscheinlichkeit nicht aus den Bronchien, sondern aus den Alveolen stammt; der Bronchialschleim nimmt einen blaugrauen oder grünen Farbenton an. Sehr hübsch läßt sich der Übergang aus eiweißreichem in ein mehr muzinhaltiges Sputum an Pneumoniefällen demonstrieren: bis zum Eintritt der Krise erhält man rote, die dann entweder direkt oder nach einigen Tagen in eine mehr schmutzigrote, graue, und schließlich graublaue Farbe übergeht, ein Zeichen, daß sich wieder mehr Schleim dem eiweißreichen Alveolarinhalt beimengt.

Bekannt ist die Berlinerblaufärbung auf Eisen (s. Abb. 25 S. 132).

Nach A. Schmidt geschieht die Färbung der Sputa auf folgende Weise: Von den in einem trockenen Glase aufgefangenen Sputis wird ein erbsen- bis bohnengroßes Stück mit der Pinzette in ein reines Reagenzglas gebracht, wobei man darauf zu achten hat, daß die Entnahme der einzelnen Bestandteile des Sputums in annähernd demselben Verhältnis zu geschehen hat, wie sie sich in dem Gesamtsputum befinden. Zur Härtung und Verhinderung des Aufquellens wird 2%iger Sublimatalkohol bis zur Hälfte des Reagenzglases hinzugegeben und so lange kräftig geschüttelt, bis sich die Sputumballen in feinste Flöckchen aufgelöst haben, was bei den verschiedenen Sputumarten verschieden lange dauert. Man läßt die Sputumflocken sich absetzen, gießt den Sublimatalkohol ab und füllt das Reagenzglas zu zwei Drittel mit destilliertem Wasser, in welchem man die Sputumflocken verteilt. Das gute Durchschütteln und die feine Verteilung der Flocken ist für das gute Gelingen der Reaktion notwendig. Die Färbung geschieht durch Zusatz von 3 Tropfen eines konzentrierten Ehrlichschen Farbengemisches. Bei richtig gewählter Verdünnung, so daß die Flocken gegen das Licht eben durchscheinen, ist die Färbung in 3—6 Minuten beendet, wobei man ein zu schnelles Zubodensinken der Flocken verhüten muß. Man läßt absetzen, gießt vorsichtig ab und fügt destilliertes Wasser hinzu; nach Absetzen wird wieder abgegossen und das Präparat auf einer weißen Unterlage angesehen.

Weniger empfehlen sich nach A. Schmidt die Färbungen durch Thionin und die von Unna empfohlene alkalische Methylenblau-Lösung, da die Differenzierung sich auf die Farbentöne blau und violett beschränkt, die zweite Methode außerdem nicht die Anwendung von Sublimat gestattet, dessen Zusatz bei der Anstellung der Reaktion nötig ist.

Zenoni bestätigt im allgemeinen die Angaben von A. Schmidt, meint aber, daß gewisse Farbenabstufungen eher auf die verschiedene Dichtigkeit der niedergeschlagenen Sputumpartikelchen, als auf kleine Unterschiede der Zusammensetzung derselben beruhe; auch sollen die zelligen Bestandteile einen größeren Einfluß auf die Reaktion ausüben; er zieht deshalb die mikroskopische Untersuchung der gefärbten Sputa vor.

Zu diesem Zweck breitet er das Sputum auf ein Deckglas aus, läßt es mit Alkohol eine Viertelstunde und länger gerinnen und färbt mit halbkonzentrierter Saffraninlösung und sieht die Präparate auf weißer Unterlage an. Schleimiges Sputum erscheint gelb gefärbt, pneumonisches rot. Die Farbdifferenzen beruhen auf dem Gehalt an Muzin und Eiweiß, die beigemischten Elemente färben sich mehr fuchsinrot, weshalb die gelben Sputa nach und nach eine mehr rote Farbe annehmen. Mit reinen Eiweißstoffen würde ein gelber Ton erzielt, welcher aber nicht den bei schleimigem Sputum gleicht.

Die von Rosenthal für den Speichel angewandte Reaktion mit Salpetersäure und Kalilauge, wobei eine mehr rotviolette Farbe auftritt, und mit Salzsäure, die eine rosa Färbung erzeugt, ist auf das Sputum anscheinend noch nicht übertragen worden.

Leyden und Jaffe beschreiben noch eine merkwürdige Erscheinung bei einem putriden Sputum, das stark mit Wasser verdünnt durch Leinen filtriert und sofort mit Bleiessig versetzt worden war. Die über dem Bleiniederschlag stehende Flüssigkeit zeigte am folgenden Tage eine prachtvolle Cochenillefärbung, der Niederschlag selbst war rosenrot gefärbt. Bei Luftzutritt (Filtrieren) blaßte Flüssigkeit und Niederschlag völlig ab, bei zugedecktem Stehen kehrte die rote Färbung allmählich wieder; der Wechsel gelang einige Male, blieb aber dann aus. Es gelang nicht, dem Grunde der Erscheinung auf die Spur zu kommen.

Anhang.

1. Refraktometrische Bestimmungen.

Ország bestimmte in einem gangränösen Sputum den Gehalt an gelöstem Eiweiß mittels des Refraktometers, indem er mehrere Tropfen der serösen Schichte des Sputums dazu verwandte. Die erhaltenen Werte waren stets

sehr niedrig und gingen dem Gesamtstickstoffgehalt des Sputums parallel.
Sie sind in folgender Tabelle angeführt:

Datum	Refraktion des Sputums	Stickstoffgehalt in %
2. X.	1,3348	—
3. X.	1,3345	0,133
4. X.	1,3351	0,147
6. X.	1,3348	—
7. X.	1,3343	0,084
10. X.	1,3350	0,145
11. X.	1,3350	—
12. X.	1,3350	—
13. X.	1,3351	—

Die Menge des gelösten Eiweiß zeigt nach diesen Werten also nur geringe
Schwankungen. Ország glaubt daher, daß der gesamte Eiweißgehalt des Sputums
in erster Reihe von dem Zellengehalte abhängt. Diese Ansicht erscheint jedoch
nach den Untersuchungen von Wanner als irrig, nach welchen der Eiweißgehalt durch die zelligen Bestandteile des Sputums nicht so sehr beeinflußt
wird als durch die Anwesenheit von aus dem Blute übergetretenem Serum.

2. Osmotischer Druck.

Von Sabrazès und Mathis wurde auch die Kryoskopie zur Bestimmung des osmotischen Druckes des Auswurfs herangezogen, also die Zahl der gelösten Moleküle bestimmt.
Die Werte sind folgend (von Bard) zusammengestellt:

Schleimig eitriger Auswurf bei Tuberkulose . . . . . . $\overset{\triangle}{-0{,}40}$ (i. M.)
Schleimig eitriger Auswurf bei Influenzapneumonie . .   —0,35
Chronische Bronchitis mit Emphysem . . . . —0,41—0,47
Rostfarbener Auswurf bei kruppöser Pneumonie . . .   —0,58
Das kochsalzreiche Sputum der kruppösen Pneumonie zeigt also den höchsten Wert.
Eine besondere Bedeutung kommt der Untersuchungsmethode nicht zu.

3. Antikörper.

Nachdem auf die verschiedensten Antigene im Organismus gebildete Antikörper in Ausscheidungen desselben mit übergehen, soweit es sich nicht um
einfache Sekrete handelt (die Milch ist hier nicht als Sekret, sondern als ein
flüssiger Zellbestandteil zu betrachten), war zu erwarten, daß sich auch Antikörper im Auswurf finden würden. Analog mit der Zunahme der Antikörper
im Urin bei zunehmendem Eiweißgehalt (v. Hoesslin) muß das eiweißreiche
Sputum die meisten Antikörper enthalten. Möglicherweise kommt dazu noch
die Bildung solcher Stoffe am Orte der Entzündung selbst, also in den Lungen
in Betracht. Der Gehalt an Antikörpern würde dann im Vergleich zu den im
Blute befindlichen höher sein als dem jeweiligen Gehalt an Eiweiß entspräche.

Die Angaben über die Ausscheidung von Antikörpern im Auswurf sind
ziemlich spärlich, immerhin findet sich einiges auch über sie.

1. Agglutinine. Biernacki erwähnt Agglutination von Tuberkelbazillen
durch den Auswurf Tuberkulöser, der bekanntlich sehr häufig eiweißhaltig ist,
wenn auch die Eiweißmengen meistens nicht besonders hoch sind.

Zur Feststellung des Agglutiningehaltes läßt Karwacki den Auswurf 24
Stunden lang bei 50—60° stehen und sammelt die obere flüssige Schicht zur
Anstellung der Reaktion. Von 23 untersuchten Sputis agglutinierten

3 bis zur Verdünnung 1: 250
2 „ „   „   1: 100
10 „ „   „   1: 50
7 „ „   „   1: 25
1 „ „   „   1: 5

von 10 Sputis nichttuberkulöser Patienten agglutinierten nur vier und keines mehr wie 1:10.

Im Speichel Typhuskranker sah Stäubli stets nur geringe Agglutination gegen Typhusbazillen im Verhältnis zum Titer des Blutes, im Maximum bei einer Verdünnung von 1:100 gegenüber 1:10000 im Blute. Für eiweißhaltigen Auswurf Typhöser, also weniger in dem der begleitenden Bronchitis als in dem komplizierender hämorrhagischer Bronchopneumonien dürfen wir wesentlich höhere Werte erwarten.

Pollaci und Ceraulo sahen einmal Agglutination des Mikrokokkus Melitensis durch den Speichel eines Kranken.

2. Präzipitine. Von Faginoli wurde das Präzipitationsvermögen des Serums Tuberkulöser auf tuberkelbazillenhaltiges Sputum bzw. Sputumextrakt nach folgendem Verfahren geprüft (nach Ascoli):

5—10 ccm Auswurf werden mit der doppelten Menge Chloroform versetzt, die Mischung durchgeschüttelt, 3—4 Stunden bei 37⁰ im Brutschrank stehen gelassen; dann erfolgt Zusatz einer gleichen Menge physiologischer Kochsalzlösung, 2—3 Minuten langes Schütteln, Filtrieren durch Filterpapier oder Asbest.

Dann wird in einem kleinen Röhrchen eine geringe Menge des zu untersuchenden Serums mit 2—3 Tropfen des Auswurfextraktes mit Hilfe einer Pipette überschichtet, das Röhrchen 20—30 Minuten lang im Brutschrank oder etwas länger bei Zimmertemperatur stehen gelassen. Den positiven Ausfall der Reaktion erkennt man an der Bildung eines weißen Ringes an der Berührungsfläche beider Flüssigkeiten.

Das Resultat war folgendes:

Unverdünntes Sputum von 99 Patienten wurde in allen 99 Fällen von dem eigenen Serum präzipitiert, bei Verdünnung auf die Hälfte 95 mal

„   „   „ $\frac{1}{5}$ 84 „

„   „   „ $\frac{1}{10}$ häufig.

Das gleiche Serum präzipitierte Sputa anderer Patienten nur 10 mal unter 95 Fällen, bei Verdünnung auf die Hälfte 4 mal. Bei klinischem Verdacht auf Tuberkulose, Bazillen aber nicht im Auswurf nachgewiesen werden konnten, präzipitierte das betreffende Serum von 11 Fällen 10 mal.

Trotz dieser günstigen Resultate ist die Präzipitation des Sputums nicht für die Klinik verwertbar, da ein positiver Ausfall zuweilen auch mit nichttuberkulösem Auswurf vorkommt. Es müßte dann nachgewiesen werden, daß sich im Körper doch ein tuberkulöser Herd befindet oder wenigstens befunden hat, von dem aus die Anregung zur Antikörperproduktion ausgegangen war. Die Reaktion des Organismus ist eben außerordentlich fein und hält vermutlich sehr lange Zeit an.

3. Komplementbildung. Versuche auf Komplementbildung wurden von Karwacki angestellt; als Antigen diente das gleiche Agglutininreagens (auf Agar gezüchtete homogenisierte Tuberkelbazillen) in einer Menge von 0,2, als Ambozeptor seröse Sputumflüssigkeit (0,1). Die Hämolyse wurde in allen Fällen gehemmt, während Kontrollversuche mit Typhus- und Cholerabazillen negativ ausfielen.

4. Bakteriolyse. Karwacki konnt nachweisen, daß die Tuberkelbazillen einer Emulsion unter dem Einfluß des Sputums morphologische Veränderungen zeigten. Damit steht vielleicht in Zusammenhang, daß andere Untersucher nach einer Reihe von Tagen Tuberkelbazillen aus dem Auswurf verschwinden sahen.

Der Mundspeichel.

Obwohl der Mundspeichel für gewöhnlich nicht zu den Bestandteilen des Sputums gerechnet und meistens sogar darauf gesehen werden muß, daß eine Vermengung mit ihm nicht stattfindet, so kommt man doch gelegentlich in die Lage, mit ihm zu rechnen und ihn genauer untersuchen zu müssen. Es sei daher das Nötigste über ihn mitgeteilt. Über die Speichelkörperchen ist bereits S. 112 einiges gesagt.

1. Herkunft und Aussehen.

Der Speichel des Menschen ist für gewöhnlich ein gemischter Speichel, zusammengesetzt aus dem Sekret der Speicheldrüsen, Parotis, Submaxillaris, Sublingualis, sowie der Drüsen der Mundhöhle, des weichen Gaumens und des Schlundes (Glandulae buccales, linguales, palatinae, pharyngeales), dazu kommt das Sekret der Schleimhaut. Parotis und von Ebnersche Drüsen der Zunge sind seröse, die Sublingualis wird als Schleimdrüse bezeichnet, die übrigen sind gemischter Natur. Das Sekret ist demgemäß auch in seiner Beschaffenheit verschieden.

Die Untersuchung erstreckt sich bei dem menschlichen Speichel nicht auf das Produkt der einzelnen Drüsen, wie es bei dem Hunde ohne besondere Schwierigkeiten möglich ist, sondern auf das gemeinsame Sekret. Nur bei Fisteln gelingt es, größere Mengen aus den großen Drüsen für sich zu erhalten; reinen Parotisspeichel in geringen Mengen kann man sich auch dadurch verschaffen, daß man ihn direkt aus dem Ductus Sthenonianus auffängt; bei geöffnetem Munde und Pressen der Kaumuskeln spritzen aus seiner sichtbaren Öffnung in der Wangenschleimhaut in Abständen je einige Tropfen hervor, die mit dem Objektträger aufgefangen werden.

Der gemischte Speichel ist eine farblose, zuweilen leicht bläulich schimmernde, geruchlose, etwas trübe und mäßig zähe Flüssigkeit; beim Stehen scheidet sie sich in eine obere durchsichtige und untere trübe Schicht, die Schleimflöckchen, Speichelkörperchen, Epithelien der Mundhöhle enthält. Lehmann beobachtete, daß sich die Oberfläche bei längerem Stehen mit einem feinen Häutchen aus Kalziumkarbonat bedeckte, das sich aus dem im Speichel gelösten Kalziumbikarbonat abgeschieden hatte.

2. Menge.

Die tägliche Menge des Speichels wird gewöhnlich mit ein bis zwei Litern angegeben; diese Breite zeigt schon, daß eine genauere Messung kaum möglich ist und man sich mit ungefähren Abschätzungen und Werten, die unter abnormen Verhältnisssn gewonnen wurden, begnügen muß. Sie wechselt auch unter physiologischen Verhältnissen ganz außerordentlich, wie jedermann weiß, so daß die meisten Werte nur für ganz bestimmte Verhältnisse Geltung besitzen. Als Mittel berechnete Mitscherlich 473 g (aus den gleichen Zahlen Burdach 255 g), Valentin 216—316 g, Donné 390, Thomson 210 g, also Werte, die erheblich hinter dem zu Anfang genannten zurückstehen. Tuczek fand für 100 g Drüse i. M. 1300 g Speichel (Drüsengewicht i. D. 66 g).

Die Messung geschieht für gewöhnlich, indem die Versuchsperson Brot, Fleisch oder ein anderes Nahrungsmittel, das vorher abgewogen wurde, tüchtig durchkaut und dann · ausspuckt. Die Gewichtsdifferenz wird als Speichel berechnet. Man muß indes annehmen, daß der hierbei stattfindende Flüssigkeitsverlust den Speichelfluß nach und nach vermindert, der Schluckreiz fällt fort und auch der psychische Reiz wird geringer sein als bei dem normalem Eßakt.

Am stärksten abhängig ist natürlich die Speichelproduktion von der Nahrungsaufnahme. Der Kauakt allein fördert durch die mechanische Reizung den Speichelfluß etwas, aber nicht sehr kräftig, z. B. leeres Kauen oder Kauen von Gummi; bei letzterem dürfte aber der anfänglich sicher vorhandene Reiz durch die Gewohnheit bald an Wirkung verloren haben. Werden Speisen ruhig im Mund gehalten, so findet nur geringe Sekretion statt.

Zebrowski beobachtete die Absonderung zweier Menschen mit Parotisfisteln: während der ersten zehn Minuten war sie ziemlich reichlich und nahm dann allmählich ab, um bei jedem Schluckakt wieder etwas zu steigern. Nach Beendigung der Nahrungsaufnahme flossen noch drei bis fünf Minuten einige Tropfen ab. Während größerer Eßpausen unterblieb in der Regel jede Sekretion.

Ähnliche Beobachtungen sammelte Mitscherlich. Mundbewegungen veranlaßten anfangs stärkere Sekretion, doch schwächte sie bald ab. Zu Beginn des Essens war sie stärker als gegen Ende. Bei drei Mahlzeiten wurden 46—74,5 g zusammen, bei zwei bis drei Tassen Tee jedesmal 5 g verloren, außerhalb der Essenszeiten nicht mehr wie 8 g, so daß die Gesamtsekretion im Tag zwischen 65 und 95 g betrug. Die übrigen Drüsen sollen ungefähr sechsmal soviel wie die Parotis absondern.

In einem Falle von Küß wurden während des Eßaktes in 30 Minuten 20,4 ccm Speichel sezerniert.

Kinder sollen nach Korowin im ersten Monat in 15—30 Minuten höchstens 1 ccm, im zweiten deutlich, im dritten in 5—7 Minuten $1—1^1/_2$ ccm und vom elften ab wie Erwachsene sezernieren.

Die Menge der Nahrung steigert die Speichelabsonderung, aber nicht proportional, wie sich aus den eben erwähnten Beobachtungen von Zebrowski ergibt; doch muß alles gut durchfeuchtet sein, um ohne Beschwerden geschluckt werden zu können. Daß bei reichlicher Nahrungsaufnahme dazu der Mundspeichel allein nicht genügt, bezeugt schon das größere Verlangen nach Getränken.

Der Feuchtigkeitsgehalt der Nahrung ist dabei ein sehr wesentlicher Faktor. Trockenes Essen, Brot, Biskuits, trockenes Fleisch ruft stärkere Absonderung hervor als breiige und flüssige Kost.

Konsistenz, Schlüpfrigkeit, Geschmack und damit Gehalt an reizenden Stoffen sind von mindestens ebenso großem Einfluß auf die Menge der Absonderung. So verursachten nach Zebrowski Bitterstoffe und Salze nur eine spärliche Sekretion (bei geringem Gehalt an festen Bestandteilen), Säuren erwiesen sich als kräftige Erreger. Gekochte Kartoffeln und hartgesottenes Eigelb, riefen langsame Sekretion eines an organischen Stoffen und Ptyalin reichen Speichels hervor, Äpfel rasche Sekretion, auf Zucker erhielt er nur wenige organische Bestandteile.

Hundeversuche von Pawlow zeigten gleichfalls, daß nach Säuren, Salzen, bitteren und ätzenden Stoffen, welche verdünnt werden sollten, ein reichlicher, wässeriger, nur Spuren von Muzin enthaltender Speichel einsetzt, nach eßbaren Substanzen ein zäher, schleimreicher. Wasser und Schnee blieben fast ohne Wirkung, Sand reizte dagegen stark. Auch hier wurde nach trockenem Futter ganz allgemein mehr abgesondert wie nach feuchtem, auffallenderweise nach Milch mehr wie nach Fleisch.

Zahlenmäßige Angaben bei wechselnder Kost lieferte in größeren Reihen Mitscherlich an dem genannten Patienten für die Parotis.

Die Sekretion steht ferner unter ganz außerordentlichem Einflusse des Nervensystems. Die Redensart „das Wasser läuft einem im Munde zu-

	Zeit	Menge (g)	Spez. Gewicht
Reizende Kost:			
Morgens: Zimmt, Ingwer, Weißbiersuppe, Sardellen	15′	16,77	1,0087
Mittags: Fleischsuppe, Gewürze, Rindfleisch mit Knoblauch, Meerrettig	28′	32,40	1,0075
Abends: Braunbiersuppe, Rübrettig, Semmel	11′	22,35	1,0075
Reizlose Kost:			
Morgens: Haferschleim, Brot, Semmel . . .	15′	15,64	1,0074
Mittags: Kalbsuppe, Kalbfleisch, Semmel .	30′	28,12	1,0062
Abends: Haferschleim, Semmel	12′	18,30	1,0088
Weiche Speisen:			
Morgens: Grützsuppe, Semmel	8′	14,28	1,0084
Mittags: Brühsuppe, Rindfleisch, Milchreis .	20′	16,14 [1])	1,0065
Abends: Grützsuppe, Semmel, darin. . . .	13′	15,83	1,0074
Harte Speisen:			
Morgens: Dicke Grützsuppe, harte Semmel .	12′	18,93	1,0079
Mittags: Brühsuppe, Kartoffeln mit Brühe, hartes Rindfleisch, harte Semmel	23′	31,66	1,0074
Abends: Dicke Grützsuppe, harte Semmel	12′	24,21	1,0074

sammen" beim Anblick einer leckeren Speise stammt nicht von ungefähr. Die Hunde Pawlows speichelten ja schon auf bestimmte Zeichen hin, z. B. auf einen Glockenschlag, der ihnen die regelmäßige Verabreichung des Futters verkündete. Ebenso wecken Geruch und sogar die bloße Vorstellung.

Die Innervation der Glandula submaxillaris und sublingualis erfolgt vom Gehirn aus durch den Fazialis auf dem Wege Chorda tympani — Ramus lingualis trigemini — Ganglion submaxillare — Endäste zur Drüse; auch die Drüsen des weichen Gaumens erhalten sekretorische Fasern vom Fazialis. Die Parotis wird vom Glossopharyngeus versorgt, und zwar durch den Ramus tympanicus, der sich in den Nervus petrosus sup. minor fortsetzt und zum Ganglion oticum verläuft; dieses sendet Anastomosen zum N. auriculotemporalis des 3. Trigeminusastes ab, durch welchen die sekretorischen Fasern verlaufen. Diese Fasern stammen aus dem Nucleus salivatorius inferior des Glossopharyngeuszentrums in der Medulla oblongata. Die mit dem Fazialis verlaufenden Fasern entspringen aus dem Nucleus salivatorius superior im Fazialisgebiet, der den Nervus submaxillaris des Trigeminus versorgt, also strenggenommen nicht zum Fazialis gehört. Nach anderen sollen auch diese zum Glossopharyngeuskern gehören, so daß die Innervation also eine einheitliche wäre. Außerdem verlaufen in den Endästen von den Ganglien abwärts sympathische Fasern zu den Drüsen, die (nach Langley bei der Katze) aus dem 1.—5. Thorakalnerven stammen und eine Station im Ganglion cervicale supremum haben.

Die sensiblen Reflexe werden durch den Trigeminus und Glossopharyngeus vermittelt.

Das Reflexzentrum ist im Nucleus salivatorius gelegen, und zwar erfolgt die Vermittlung durch diesen bei sensiblen und sensorischen Reizen, die von der Mund-, Nasen- oder Rachenschleimhaut einsetzen, oder auch anderen Ge-

---

[1]) Bei Vergleich der Menge und des spezifischen Gewichtes könnte man hier einen Verlust an Speichel annehmen.

genden (z. B. von der Genitalsphäre aus); auch die sympathischen Bahnen werden von ihm beeinflußt. Darüber hinaus müssen wir aber noch einen kortikalen Reflex annehmen, der seinen Ausgang von Vorstellungen nimmt; bei rein sensiblen Reizen ist es ausgeschaltet, doch wird es schwer sein, sie allein wirken zu lassen, da entsprechende Vorstellungen in der Gehirnrinde mit erweckt werden.

Unter pathologischen Verhältnissen sehen wir häufig einen vermehrten Speichelfluß. Nach Claude Bernard tritt ungefähr 24 Stunden nach Durchtrennung des mit dem Fazialis verlaufenden Absonderungsnerven eine Sekretion ein, anfangs langsamer, dann rascher. Durchtrennung des Sympathikus ruft an und für sich keine paralytische Sekretion hervor; seine Intaktheit verhindert sie nicht. Daß diese Sekretion durch ein Zugrundegehen der Drüse veranlaßt ist, läßt sich vermuten, scheint aber nicht sichergestellt.

Ob ähnliche Beobachtungen für den Menschen existieren, sei dahingestellt; eine genaue Beurteilung ist schwer möglich. Es sollen bei Fazialislähmungen zuweilen Störungen in der Sekretion der von ihm versorgten Drüsen vorkommen, meist Verminderung, zuweilen auch Steigerung. Bei progressiver Bulbärparalyse sehen wir infolge der Kernläsion gleichfalls Störungen. Doch ist zweifellos der fast regelmäßig vorhandene Speichelfluß bei den genannten Erkrankungen wie auch bei dem Symptomenkomplex der Pseudobulbärparalyse auf die Unmöglichkeit des festen Mundschlusses zurückzuführen; vielleicht wirkt auch der Reiz der Luft bei intakter Sekretion, die der Austrocknung entgegenwirkt.

Abnorme Trockenheit finden wir zuweilen bei Tabikern. Im epileptischen Anfall, besonders während der vorangehenden Aura sehen wir Speichelfluß (Nansen); auch Sympathikusaffektionen sollen dazu führen. Hier sei bemerkt, daß übrigens beim Menschen eine Trennung in Sympathikus und Chordaspeichel wie beim Hunde nicht möglich ist. Bei diesem wird bekanntlich durch Chordareiz ein reichlicher, dünner, bei Sympathikusreiz ein spärlicher dicker und zäher abgesondert. — Auch bei neuropathisch veranlagten Personen wird zuweilen abnorm starker Speichelfluß auf geringe Reize hin beobachtet. Schmerz wirkt stark fördernd.

Eine andere Ursache einer abnormen, und zwar sehr spärlichen Sekretion muß vielleicht in einer angeborenen Aplasie der Speicheldrüsen gesucht werden; wenigstens läßt sich eine angeborene Trockenheit des Mundes und Versagen des Pilokarpins kaum anders erklären. Starke Blutverluste führen für kurze Zeit zu einem ähnlichen Zustande, umgekehrt soll eine hydrämische Plethora den Fluß sehr fördern (Cohnheim und Lichtheim), da nach Asher und Cutter schon ein geringerer Reiz als bei Gesunden die Sekretion anregen soll. Nach Becher und Ludwig wird indes hierdurch keine Änderung erzielt. Es ist aber doch anzunehmen, daß reichliche Flüssigkeitszufuhr die Sekretion fördert.

Untersuchungen bei verschiedenen Krankheiten haben zu keinem einheitlichen Ergebnis geführt. Bei Diabetes und Anämien wurde sie häufig herabgesetzt gefunden, auch bei Phthisikern. Im allgemeinen ist bei hohem Fieber die Menge vermindert, auch soll die Fermentwirkung schwächer sein (Jawein). Über starke Trockenheit wird bei steigenden Ödemen geklagt; mit der Entwässerung schwindet sie.

Endlich sei noch auf die Wirkung von Arzneimitteln, des Pilokarpins und des Quecksilbers hingewiesen. Ersteres wirkt auf den nervösen Endapparat, in umgekehrter Weise wie das Atropin, das gleichzeitig die Gefäße erweitert, letzteres übt einen direkten Reiz auf die Drüsen aus, der als Vergiftungserscheinung aufzufassen ist.

3. Reaktion.

Die Reaktion ist im nüchterem Zustande fast stets sauer, während des
Essens wird sie alkalisch; nach Donné (zit. Frerichs) sollen 24 g durch 0,01 g
Salzsäure neutralisiert werden, nach Frerichs selbst wurden 100 g beim Rauchen
gewonnener Speichel durch 0,151 g Schwefelsäure neutralisiert, nach Mitscherlich die gleiche Menge durch 0,223 bzw. 0,196 g. Nach Berg werden $^1/_{10}$ der
Alkaleszenz (gegen Lackmus geprüft) durch Diphosphate, $^2/_{10}$ durch Bikarbonate
und $^7/_{10}$ durch organische Basen verursacht: Die saure Reaktion bei Ruhe
soll nach Frerichs und Donné hauptsächlich durch das saure Sekret
der Schleimdrüsen verursacht sein. Bei Entzündungen, Dyspepsien, bei ulze-
rativem Skirrhus, bei Magengeschwür (Lehmann), bei Diabetes soll sie
sauer sein, bei „entzündlichem Fieber" dagegen häufig nicht, doch stimmen die
Angaben keineswegs überein. Die Alkaleszenz soll — unverbürgt — nach
Wright bei Genuß schwerer Speisen und von Alkohol zunehmen. Im Anfang
der Quecksilberwirkung soll er alkalisch reagieren.

Injektion von kohlensaurem Alkali soll nach Wright (bei Hunden) den
Speichel alkalischer machen, Essigsäure oder Schwefelsäure dagegen nicht
sauer (im Gegenteil auch alkalisch!).

4. Spezifisches Gewicht.

Das spezifische Gewicht geht naturgemäß parallel der Ausscheidung der
festen, im Speichel gelösten Substanzen, hier besonders dem Schleimgehalt und
im großen und ganzen verhalten diese sich umgekehrt wie die Menge. Die zahlen-
mäßigen Belege für letzteres sind indes spärlich. Aus der S. 234 angeführten
Tabelle von Mitscherlich ist die Abhängigkeit von der Menge ohne weiteres
zu erkennen. Wright fand bei gemischter Kost 1,0079—1,0085, bei animalischer
1,0098—1,0176, bei vegetabilischer 1,0039—1,0047.

5. Wasser und anorganische Bestandteile.

Die Zusammensetzung wird folgendermaßen angegeben für den gemischten
Speichel:

Wasser	98,8—99,5$\%$
Feste Bestandteile	0,5—1,2$\%$
Davon:	
Organ. Subst.	0,1—0,4$\%$
Rhodankali	0,004—0,024$\%$
Anorg. Salze	0,13—0,22 $\%$
Epithelien u. Schleim	0,14—0,22$\%$
Fett	—

Im Parotisspeichel erhält Mitscherlich 1,47—1,63$\%$ feste Bestandteile.
In 100 Teilen Asche fand Enderlin:

Wasserlösliche Bestandteile 92,37	Na_3PO_4	28,12	
	ClNa + ClK	61,93	
	Na_2SO_4	2,32	
Unlösliche Bestandteile 5,51	Phosphorsäure,		
	Kalk u. Magnesia,		
	Eisenoxyd.		

Das Alkali ist in dem organischen Teil an das Ptyalin gebunden, aus dem
es schon durch Kohlensäure frei gemacht wird, in der Asche an P_2O_5 wie an
Cl(ClNa 0,11—0,41$\%$ gefunden). Außerdem enthält der Speichel stets Kohlensäure, frei und in Form von Salzen, Spuren von O sowie NH_3 und Nitrate,
aus denen durch die Bakterien der Mundhöhle Nitrite entstehen.

Der Gehalt an festen Bestandteilen soll abnehmen mit der Dauer der Sekretion, ohne wesentliche Änderung des Salzgehaltes (Ludwig, Setschenow),

dagegen zunehmen bei rascher Sekretion (wird auch geleugnet). Nach Nahrungsaufnahme soll er gleichfalls reicher an ihnen werden. Auf den Einfluß des
Sympathikus und der Chorda beim Tiere wurde bereits hingewiesen. Im ganzen
geht die Ausscheidung der festen Substanzen anscheinend umgekehrt der Menge
des sezernierten Speichels vor sich, wenn auch Differenzen bestehen, wie z. B.
in der Ruhe, wo der spärliche Speichel auch arm an ihnen ist.

Bei Speichelkonkrementen unterscheidet man zwischen eigentlichen
Speichelsteinen und den Zahnsteinen. Erstere haben weißliche oder gelbliche
Farbe, Sandkörnchen- bis Erbsengröße, ihr Gewicht wurde bis zu 18,6 g festgestellt. Von Schmolka wurde in einer Ranula sublingualis ein 3,2 cm langer
und 1,6 cm dicker Stein von 5,3 g Gewicht gefunden. Den Hauptbestandteil
bildet kohlensaurer Kalk, bei manchen auch phosphorsaurer Kalk, daneben wird
mehr oder weniger organische Substanz gefunden, 5—38$\%$ der Gesamtmasse.
Die Zahnsteine sind von mehr gelb-grauer, brauner oder schwarzer Farbe, ihre
Struktur läßt meist eine deutliche Schichtung erkennen. Ihre Zusammensetzung ist ähnlich wie die Speichelsteine, sie erhalten meist ziemlich viel
organische Bestandteile, über 20$\%$, die aus Muzin, Epithelien und Bakterien
(Leptothrixarten) besteht.

Die genauere Zusammensetzung ist nach Gorup-Besanez folgende:

Wright (Karbonatstein).		Golding (Phosphatstein).	Lindemann	
Kalziumkarbonat	79,4—81,3	2,0	CaO	46,61
Kalziumphosphat	4,1—5,0	75,0	MgO	0,79
Wasserlösliche Salze	4,8—6,2	—	P_2O_5	35,86
Tierische Materie	7,1—8,5	23,0	CO_2	11,49
Wasser u. Verlust	1,3—2,3	—	Fl,Cl	Spuren
			Wasser	7,08
			Organ. Subst.	5,21.

6. Organische Bestandteile.

Der Speichel ist ziemlich arm an organischen Bestandteilen, sie betragen
ungefähr 0,2—0,7$\%$ der flüssigen Substanz und bis 80$\%$ des festen Rückstandes, meist um 50—60$\%$, je nach der Dicke der Flüssigkeit (nach Fried-
mann und Gmelin 78,7$\%$, nach Jakubowitsch 62,5$\%$ in je einem Falle).

Die Zahl der in ihm enthaltenen Stoffe ist verhältnismäßig groß. Man findet
in ihm

Eiweiß, das aus der Parotis stammt, in Spuren bis ca. 1$\%$ (Albumin und
Globulin), angeblich zuweilen auch Albumosen und Pepton. Mehrfach wurde
der positive Ausfall der Millonschen Reaktion als beweisend für Tuberkulose
angesehen, jedoch zu Unrecht.

Muzin (nicht Muzinogen), hauptsächlich aus Submaxillaris und Sublingualis,

Ptyalin (bzw. Ptyalinogen), aus dem Alkoholextrakt als gallertartige,
farblose Substanz erhalten, die sich in Wasser um so weniger löst als ihr Alkali
entzogen ist. Nach Mitscherlich macht es 0,5$\%$ des Speichels aus,
15,6—40,8$\%$ der Trockensubstanz. Dieses führt Stärke zunächst in ein lös-
liches Produkt (Amidulin) über, aus diesem entsteht das mit Jod nach Blaufärbung gebende Amylodextrin, dann Erythrodextrin (mit Jod Rotviolettfärbung) und Achroodextrin (mit Jod keine Färbung mehr) und schließlich
Maltose. Diese Vorgänge laufen alle auch nebeneinander, die Spaltung beginnt
wenige Sekunden nach Einführung in den Mund.

Die diastatische Kraft (Prüfung mit Stärkekleisterplatten) wird durch
Nahrung, Krankheiten, Arzneimittel nicht merkbar beeinflußt, jedenfalls
widersprechen sich die Angaben. Magensaft vernichtet die Wirkung, Pankreassaft stellt sie wieder her.

Ein Nukleoproteid ist in geringer Menge vorhanden.

Glukase (auch als Maltase bezeichnet); diese führt die gebildete Maltase (die früher für Dextrose gehalten wurde) in Dextrose über. Da sie indes nur in geringen Mengen vorhanden ist, wird nur wenig Dextrose gebildet.

Ein Ferment, das Salizin (Glukosid aus der Weidenrinde) in Saligenin (Oxybenzylalkohol) und Dextrose spaltet und eines, das Tannin in Gallussäure und Zucker zerlegt (Munk), endlich eine Substanz, die dem schwefelhaltigen Öle von Rettichen, Radieschen und Zwiebeln Schwefelwasserstoff abspalten soll (Sticker).

Ein Milchsäure bildendes Ferment fehlt (Wissel).

Oxydase wird anscheinend nicht in die Mundhöhle sezerniert, ist nur in der Parotis gefunden worden (kenntlich an der Blaufärbung eines mit Guajaktinktur gefärbten und durch sehr verdünnte Kupfersulfatlösung gezogenen Fließpapierstreifens oder Bläuung von mit Jodkalistärkekleister getränktem Papier).

Der Speichel enthält auch ein Toxin, das bei intravenöser Zufuhr Kaninchen unter Krämpfen verenden läßt; doch sind die dazu benötigten Mengen recht groß.

Rhodankalium (CNSK). Seine Menge ist sehr gering, nach obigen Angaben beträgt sie 0,004—0,024$^0/_0$ des Speichels. In den ersten Lebensmonaten soll es noch fehlen (zit. Vierordt). — Bei Tuberkulose und Lues wurde sie herabgesetzt gefunden, die Angaben sind aber nicht unwidersprochen geblieben. Bei Mittelohrerkrankungen soll es nach Zickgraf schwinden.

Zum Nachweis wird der Speichel (wenn nötig nach Konzentrieren) mit etwas Salzsäure und Eisenchlorid versetzt; infolge Bildung von Rhodaneisen entsteht eine braunrote Färbung.

Nach Muck kann man auch folgendermaßen verfahren: Chemisch reines Fließpapier wird mit einer Mischung von konzentrierter Jodsäurelösung, verdünnter Schwefelsäure und Stärkekleisterlösung getränkt. Nach Verdunstung des Wassers bringt man etwas Speichel darauf. Durch vorhandenes Rhodan wird die Jodsäure reduziert und das frei gewordene Jod färbt den Stärkekleister blau.

Nach Rosenthal tritt bei Behandlung mit Salzsäure manchmal Rosafärbung, mit Salpetersäure rotviolette Farbe auf. Besonders bei Magenkarzinom und Nephritiden soll letztere auffallend stark werden. Nach Alkalizusatz bleibt nur eine Rosafärbung zurück.

Eine Reihe von anderen Stoffen soll unter normalen und krankhaften Verhältnissen gefunden worden sein, ein Teil der Angabe dürften aber auf Zweifel stoßen, so der Befund von Salzsäure, Essigsäure, Oxalsäure, Leuzin, Xanthinkörpern. Milchsäure gibt Prout an, bei einem Diabetiker gefunden zu haben, Wright und Boucheron Harnsäure bei einem Arthritiker. v. Noorden und Fischer erhielten fast durchwegs bei chronischer Nephritis und Gicht mit der Folinschen Methode (Blaufärbung mit Phosphorwolframsäure und Soda) stark positiven Ausfall, schwachen bei Gesunden. Traubenzucker soll auch bei vermehrtem Blutzuckergehalt nicht übergehen. Stern und Lederer fanden ihn dagegen in der Hälfte ihrer Fälle). Gallenfarbstoff tut es gleichfalls nicht (trotz gegenteiliger älterer Angaben). Bei Infusionen von Invert- und Traubenzucker macht sich nach Kausch aber doch ein unangenehmer, süßlicher Geschmack bemerkbar. Harnstoff soll zuweilen bei Nephritikern vorhanden sein (Boucheron).

Von eingeführten Arzneistoffen werden Jodide und Bromide, Quecksilber, Baryum, Bismut und Blei sowie Urotropin ausgeschieden, letztere nur in Spuren. Im Beginn der Salivation ist Quecksilber noch nicht zu finden; der Speichel ist sehr reich an Schleim und festen Bestandteilen, erst später wird er dünnflüssiger. Azeton soll sich aus der Atmungsluft beimengen (Grifi). Arsen, Eisen, Ferrozyankalium, Salizylsäure, Chinin, Indikan erscheint dagegen nicht in ihm. Die Bedingungen für die Ausscheidung dürften die gleichen sein wie bei der einfachen Bronchitis; erst eine seröse entzündliche Exsudation ermöglicht den Übertritt vieler Stoffe, kommt aber bei diesen Drüsen nur in den seltensten Fällen in Betracht.

VI. Bakteriologische Untersuchung.

Seit der Entdeckung des Tuberkelbazillus hat die Untersuchung des Auswurfs auf Bakterien die größte Bedeutung erlangt, so daß sie in allen einigermaßen zweifelhaften Fällen zur Anwendung kommen muß und auch da, wo uns das klinische Bild schon auf eine bestimmte Diagnose führt, nicht vernachlässigt werden soll, da Überraschungen immer möglich sind.

Der Untersuchung des Auswurfs auf Bakterien ist auf der einen Seite förderlich, daß der gefährlichste Mikroorganismus, der Tuberkelbazillus, sich leicht durch eine distinkte Färbung von allen anderen, abgesehen von wenigen für die alltägliche Praxis kaum in das Gewicht fallenden Keimen, unterscheiden läßt, so daß in der Regel zu seinem Nachweis nicht erst langwierige Züchtungsmethoden angewandt werden müssen. Für den Nachweis der Infektion durch andere Mikroorganismen wirkt ferner erleichternd, daß sie häufig in großer Zahl im Auswurf erscheinen und, eine Zeitlang wenigstens, alle anderen Keime überdecken können. Das ist jedoch nicht immer der Fall. Erschwerend bei der Beurteilung ist auf der anderen Seite, daß zahlreiche Bakterien nicht immer ein genau umgrenztes Krankheitsbild auslösen, die Symptome sogar recht verschiedenartige sein können, daß umgekehrt das gleiche Krankheitsbild durch verschiedenartige Keime verursacht werden kann; man denke z. B. nur an die Pneumonien verschiedener Ätiologie, — und daß endlich die im Auswurf vorgefundenen Bakterien mit der Erkrankung überhaupt in keinem ätiologischen Zusammenhange stehen müssen. Sie können zufällig im Sputum vorhanden sein, sie können sich in den oberen Teilen der Luftwege dem Auswurf, der aus dem Erkrankungsherd stammt, beigemischt haben und auch dann, wenn wir sie zusammen mit dem Keim, den wir als Erreger der betreffenden Erkrankung ansehen, züchten, ist es uns häufig unmöglich, etwas Positives über ihre Wirksamkeit zu erfahren; wir müssen uns meistens damit begnügen, ihre Anwesenheit zu konstatieren.

Wenn uns also die bakteriologische Untersuchung des Auswurfs bzw. schon der färberische Nachweis die Diagnose sichern kann, so müssen wir uns doch klar sein, daß sie häufig nur einen bedingten Wert besitzt.

Bakterien finden wir in jedem Auswurf, auch wenn wir Verunreinigung durch die stets in Mund und Rachen vorhandenen Keime nach Möglichkeit ausschalten. Besagt ja schon der Ausdruck „Auswurf", daß es sich stets um ein krankhaftes Produkt handelt, das aus dem Körper entfernt wird. Eine Ausnahme kann hierin — worauf F. Müller hinweist — das asthmatische und für manche Fälle das Sputum der fibrinösen Bronchitis machen, da wir hier diese Sekretion nicht auf einen bakteriellen Reiz zurückführen, sondern eine andere Ursache voraussetzen, die wahrscheinlich rein „nervöser" Natur ist. Wie besonders die Untersuchungen von F. Müller und seiner Schule gegenüber Dürck ergeben haben, darf das normale Lungengewebe in seinen tieferen Abschnitten wenigstens als keimfrei angesehen werden. Einzelne positive Züchtungsresultate müssen als gelegentliche Verunreinigung angesehen werden. Untersuchungen, die nicht sofort nach dem Tod vorgenommen sind, besitzen infolge der raschen Verbreitungsmöglichkeit der Bakterien keinen Wert; auch müssen wir noch damit rechnen, daß auch während einer kurzen Agone Keime aspiriert worden sind; wir werden diese aber vor allem in der Trachea, auch noch in den größeren Bronchien, weniger und nur selten im Lungenparenchym antreffen. Dadurch, daß die strengen Bedingungen für die Untersuchung dieser Frage nicht immer eingehalten worden sind, erklärt sich auch das verschiedenartige Resultat mancher Untersucher. Für beweisend dürfen wir daher stets nur ein negatives Ergebnis ansehen.

Aber falls auch einzelne Keime in die Tiefe der Lunge dringen, so werden sie dort äußerst rasch zerstört. Durch Tierversuche ist vielfach bewiesen, daß sogar ungeheure Mengen in wenigen Stunden beseitigt werden, und zwar nicht nur solche, die im allgemeinen als unschädlich angesehen werden z. B. Staphylokokken (Lacher), Prodigiosus (Ronzani), sondern auch Keime von beträchtlicher Virulenz, wie der Milzbrandbazillus, der Choleravibrio, virulente Streptokokken. Es müssen also noch besondere Momente hinzukommen, welche die Ansiedelung und die Vermehrung in den Lungen begünstigen, so daß es zu einer pathogenen Wirkung kommt. Maßgebend ist der Grad der allgemeinen Widerstandsfähigkeit, der durch verschiedene Momente — die bekannteste ist die Abkühlung — herabgesetzt werden kann, aber auch die örtlichen Bedingungen müssen der Ansiedelung günstig sein. Auf Schleimhaut, die in einen Reizzustand versetzt ist, z. B. durch Osmiumdämpfe, haften Keime wesentlich besser und kommen leichter zur Entwicklung, als auf völlig gesunder. Die Beseitigung der eingedrungenen Keime erfolgt teils durch Auflösung, teils durch Aufnahme in Zellen, und zwar spielen hier Makrophagen, große Zellen mit einem runden oder ausgebuchteten Kern, die von manchen als losgelöste Alveolarepithelien aufgefaßt werden, eine gewisse Rolle; man findet sie aber auch in kleineren, lymphozytären Elementen (Mikrophagen), gelegentlich auch in polymorphkernigen Leukozyten. Die Bedeutung aller dieser Zellen für die Wegschaffung der Bakterien wird von den einzelnen Untersuchern verschieden hoch eingeschätzt, jedenfalls wurde sehr häufig auch ein großer Teil der Keime frei oder zwischen den Epithelien gefunden, auch im Bindegewebe und in den Gefäßräumen; es erfolgt also vielleicht auch zunächst aktive Durchwanderung, dann werden die einmal eingedrungenen Bakterien durch den Lymphstrom fortgeschafft. Für den Grad der Beteiligung zelliger Elemente scheint die Größe des durch die als Fremdkörper wirkenden Bakterien verursachten Reizes von Wichtigkeit zu sein. Tatsache ist, daß in gesunden Tierlungen Keime in solcher Menge zugrunde gehen, wie der Mensch sie durch Einatmung kaum jemals aufnimmt. Ein Analogieschluß ist also erlaubt. Es gehört also ein beträchtlicher Grad von Virulenz und eine erhöhte Disposition des Organismus zur Auslösung von Krankheitserscheinungen.

Die Untersuchung des Auswurfs auf Bakterien teilt sich nach dem Gesagten in den einfachen mikroskopischen Nachweis mittels der verschiedenen Färbemethoden und den Kulturversuch. Wollen wir letzteren vornehmen, so lassen wir den Patienten nach gründlicher Reinigung des Mundes mit einer leicht desinfizierenden Flüssigkeit in eine sterile Petrischale ausspucken. Löst sich der Auswurf nicht von den Lippen, so kann er mit steriler Watte abgetupft werden; bei Kindern muß man ihn mittels Tupfer aus dem Rachen holen, erhält dabei natürlich eine Anzahl der gewöhnlichen Mundbakterien mit. Die Tupfer können auch ohne weitere Bedeckung mit der angefeuchteten Seite nach unten in ein kleines steriles Hohlschälchen oder Röhrchen gebracht werden. Dann erfolgt die weitere Untersuchung nach den allgemein üblichen Regeln. Auf Besonderheiten derselben, z. B. das Kochsche Waschverfahren, wird in den einzelnen Kapiteln hingewiesen werden.

1. Staphylokokken.

Morphologie. Der Staphylokokkus, als dessen Vertreter der Staphylococcus pyogenes aureus hier angeführt sei, ist ein kugelförmiger Kokkus, der gerne in weintraubenähnlichen Haufen wächst; die Größe der einzelnen Indi

viduen schwankt meist etwas, die der Kolonien wird durch die Art des Nährbodens beeinflußt. Bei Vitalfärbung oder schwacher Färbung im Abstrich
sieht man sie zuweilen in zwei Halbkugeln zerfallen; gelegentlich kann auch
Hülle und Protoplasma mit Kern dargestellt werden; die Färbbarkeit der
einzelnen Individuen wechselt dabei stark.

Die Färbung erfolgt mit den üblichen basischen Anilinfarben, ferner mit
Bismarckbraun, Malachitgrün, Chrysoidin, auch einzelne saure Farbstoffe
werden angenommen, wie Aurantia und Methyleosin. Nach Gram entfärbt
er sich nicht.

Züchtung: In Bouillon wächst er unter starker Trübung, mit reichlichem Bodensatz,
gelegentlich auch unter Bildung einer Kahmhaut. Auf Agar bildet er innerhalb 24 Stunden
einen feucht glänzenden saftigen Überzug, der anfangs und am Rande oft hell ist, dann aber
durch Pigmentbildung orangerot wird. (Der Staphylococcus pyogenes citreus bildet gelbliches Pigment, der albus bleibt weislich). Die Farbstoffbildung geht nach mehrfachem
Umzüchten verloren.

Auf der Gelatineplatte entstehen zunächst weißliche, dann sich orangerot färbende
Kolonien, welche die Gelatine mäßig schnell verflüssigen; nach ein bis zwei Tage sind dann
flache, scharfrandige Dellen mit klarem Inhalt zu sehen, in deren Mitte die stecknadelkopfgroße Kolonie liegt. — Im Gelatinestich erfolgt das Wachstum längs des Stichkanals; nach einigen Tagen beginnt die Verflüssigung, von oben nach unten zu fort-
schreitend.

Auf Serum- und Aszitesnährböden ist das Wachstum ein gutes. Auf Blutagarplatten
erfolgt durch pathogene St. aureus-Stämme eine eigentümliche diffuse Hämolyse.

Auf Kartoffeln entstehen saftige gelbe Beläge. Auch Sputum ist mit günstigem Erfolg
als Nährboden für ihn verwendet worden.

Milch wird zur Gerinnung gebracht, in traubenzuckerhaltigen Nährböden Säure gebildet.

Tierversuch: Bei subkutaner Impfung entstehen lokale Abszesse, die gewöhnlich
in Heilung übergehen, bei Kaninchen gelegentlich auch ein Erysipel. Nach intravenöser
Impfung gehen diese in einigen Tagen infolge multipler Abszeßbildung, besonders in
Nieren und Herz, zugrunde.

Vorkommen: Da der Staphylokokkus überall zu finden ist, so geht er
natürlich auch häufig in Sputumkulturen an. Er ist im normalen Mundsekret
vorhanden (Black), es gibt kaum eine Erkrankung des Rachens, der Nase,
sowie der Lungen, bei denen er nicht gefunden worden wäre. Eine Reihe von
Erkrankungen, bei denen man ihn in überwiegender Menge angetrofffen hat,
wird ihm auch direkt zugeschrieben. Nur einige Beispiele mögen dies hier zeigen:
Bei aphthöser Stomatitis züchtete ihn Jadassohn in Reinkultur, nach Fischl
soll er exsudative Anginen hervorzurufen in der Lage sein, jedenfalls konnte
er bei jeder neuen Attacke wieder nachgewiesen werden. Neißer führt die
Entstehung von manchen, sich zuweilen bis in die Bronchien ausdehnenden
Rachenbelägen auf seine Wirkung zurück. Im Auswurf der akuten und chronischen Bronchitis züchtete ihn Bolz ziemlich regelmäßig, bei lobären Pneumonien Weyl; im Asthmaanfall fand Riekhoff Gram-positive und -negative
Staphylokokken, die wohl aus den oberen Teilen der Luftwege stammten, denn
die gewaschenen Curschmannschen Spiralen erwiesen sich als steril. In der
Regel ist er nicht allein, sondern mit anderen Keimen vergesellschaftet, besonders mit Streptokokken und dem Diplococcus pneumoniae. Bei Lobulär-
pneumonien sowie bei Kinderpneumonien verschiedenen Ursprungs (Finkler,
Renard) ist er nicht selten. Auch bei lobären Lungenentzündungen kommt
er vor (Weyl, Holt, Weichselbaum). Ganz besonders häufig ist er bei
Eiterungen zu treffen, und zwar in allen Varietäten, so daß man aus der Farbe
keinen Schluß auf die Pathogenität ziehen kann. Der Auswurf von Patienten
mit Bronchitis mukopurulenta (Lotz), Bronchiektasien (Lumniczer), Abszeß
(Thomas), Gangrän (Hirschler und Terray, Guillemot, Bonome) beherbergt ihn; außerordentlich häufig trifft man ihn im tuberkulösen Sputum,
und zwar in jedem Stadium der Erkrankung (Kerschensteiner); andere
Untersucher fanden ihn wieder verhältnismäßig selten. Einen hämolytischen

Staphylokokkus bei dieser Erkrankung züchtete Boer. Koegel erhielt bei einem Patienten während der Dauer einer Hämoptöe einen hämolytischen Staphylokokkus, später einen ahämolytischen und sucht dies durch Anpassung an den bluthaltigen Nährboden zu erklären. Auch sonst fand er ziemlich oft hämolysierende Stämme, nicht nur bei Tuberkulose.

Pathognomonische Bedeutung. Obwohl der Staphylokokkus als Eitererreger allgemein bekannt ist, so ist doch seine Bedeutung im Auswurf nicht ganz leicht einzuschätzen. Auf der einen Seite ist er als harmloser Bewohner von Krankheitsherden anzusehen, auf der anderen Seite wird ihm wohl eine Rolle bei Eiterungsprozessen zuzuschreiben sein, und endlich scheint es auch, daß er in seltenen Fällen selbständig Erkrankungen hervorzurufen vermag, bei denen eine Eitererzeugung in den Hintergrund tritt. Für alles lassen sich Beispiele anführen. Als primär pathogener Keim soll er im Rachen die Bildung von Membranen bewirken können (Licoen, Neißer), in Ausnahmefällen auch kruppöse Entzündungen der Lunge, wie Weichselbaum bei einem Typhus sah. In der Regel ist er jedoch als sekundär hinzugekommenes Mischbakterium zu betrachten. Wie weit man ihm die Fähigkeit zuspricht, in den Bronchien und Lungen als Eitererreger tätig und so für manche klinische Erscheinung verantwortlich zu sein, das hängt von seiner Menge und von seinem Verhältnis zu den übrigen Bakterien ab, der Hauptsache nach wird man sich aus dem gesamten klinischen Bilde ein Urteil über seine Wirkung zurecht machen und dieses Urteil fällt bei den einzelnen Untersuchern recht verschieden aus. Erschwerend wirkt besonders der Umstand, daß er fast nie allein, sondern stets mit anderen gleichfalls als Eitererreger bekannten Keimen zusammen angetroffen wird und daß ferner nicht aus einer bestimmten Beschaffenheit des Sputums auf seine Wirksamkeit geschlossen werden kann. Eine Reihe von Untersuchern weist ihm daher eine recht bedeutende Rolle zu, ganz besonders als Mischbakterium bei der Tuberkulose; nach anderen ist diese hier wie bei anderen Erkrankungen verhältnismäßig gering. Koegel spricht ihm nur gegen das Ende der Erkrankung eine Rolle zu, wenigstens fand er seine hämolysierenden Stämme nur kurz vor dem Tode; bei akuten Phthisen soll er ziemlich bedeutungslos sein. Nach Barthel soll er mehr der Begleiter oberflächlicher Eiterungen sein, da er ihn hauptsächlich bei weniger schweren Veränderungen der Bronchien fand; auch Fr. Müller ist der Ansicht, daß man ihm bei seiner Ubiquität für die eitrigen Katarrhe der Bronchien keine große ätiologische Bedeutung zuerkennen dürfe. Seine Anwesenheit bei Pneumonien scheint nach Weichselbaum aber leichter zu einem Ausgang in Eiterung oder in Gangrän zu führen. Den Tierversuch zum Vergleich heranzuziehen, ist etwas mißlich. Daß Bonome durch ihn bei Kaninchen Lungeneiterungen zu erzeugen vermochte, ist ganz plausibel, man muß sich jedoch fragen, ob er beim Menschen jemals in solcher Menge zur Wirkung gelangt.

Alles in allem genommen, wird man zwar zugeben müssen, daß er bei manchen Erkrankungen eine Rolle spielen kann, wird dies für manche sogar als höchstwahrscheinlich annehmen, aber mangels der kaum zu erbringenden positiven Beweise vorläufig jedenfalls seine Wirksamkeit mit einer gewissen Zurückhaltung beurteilen. Eine bestimmte diagnostische Bedeutung kann man ihm daher auch höchstens dann zusprechen, wenn er überwiegend oder in Reinkultur dauernd angetroffen wird.

2. Streptokokken.

Morphologie. Der als Streptococcus pyogenes bezeichnete Eitererreger bildet mehr oder weniger lange, gerade oder leicht gebogene, häufig auch gewundene Ketten, die bei großer Länge sich zu einem Knäuel aufwickeln können.

Mit der letzteren Erscheinung erfolgt auch eine Verfilzung der benachbarten Kettenteile untereinander. Je nach der Länge der Ketten hat man neben dem Streptococcus longus einen Streptococcus brevis und einen Streptococcus longissimus unterschieden, die sich jedoch prinzipiell nicht von dem am häufigsten vorkommenden Streptococcus longus trennen lassen.

Die Grundform des Streptokokkus ist ein Diplokokkus; man muß daher eigentlich von Diplokokkenketten sprechen. Das Einzelindividuum stellt einen annähernd runden Kokkus dar mit leichter Abplattung senkrecht zur Kettenachse. Kapselbildung fehlt.

Die Färbung erfolgt mit den gewöhnlichen Färbemitteln; nach Gram entfärbt er sich nicht.

Züchtung: In Bouillon (1 %iger Pepton-, Traubenzucker-, Serumbouillon) wächst der Streptokokkus entweder unter leichter allgemeiner Trübung oder klar mit Bodensatz, oder auch unter Bildung eines fädigen oder flockigen Schleims; man hat danach einzelne Varietäten unterschieden.

Auf Agar bildet er kleine helle graue Kolonien, die jüngeren mit glattem, die älteren mit welligem Rand; schwache Vergrößerung lassen gelbliche bis bräunliche Verfärbung in nicht zu jungem Alter erkennen. In der Stichkultur bilden sich je nach der Menge kugelige Kolonien oder ein mehr zusammenhängender Belag aus. Das Sauerstoffbedürfnis der einzelnen Stämme wechselt.

Auf Gelatine wächst er langsam in sehr zarten hellen Kolonien; Verflüssigung erfolgt im allgemeinen nicht.

In traubenzuckerhaltigen Nährböden bildet es Säure; das Verhalten den einzelnen Zuckerarten gegenüber wird verschieden angegeben. Milch wird koaguliert.

Besonderer Erwähnung bedarf die Eigenschaft mancher Streptokokkenstämme, Blut

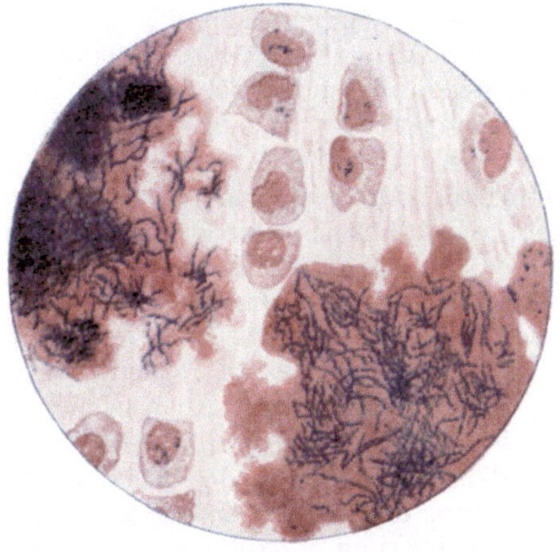

Abb. 48. Streptokokken, Gramfärbung, Gegenfärbung mit Karbolfuchsin. Imm. $^1/_{12}$. Ok. 1.

aufzulösen; speziell dem St. pyogenes longus kommt sie häufig zu. Bringt man sie nach Schottmüller auf Blutagar, so sieht man nach ungefähr 18stündigem Wachstum die Kolonien von einem 2—3 mm breiten hellen Hof umgeben; auch in bluthaltigen flüssigen Nährböden kann die Hämolyse gut beobachtet werden. Kulturfiltrate erzeugen dagegen keine Hämolyse. Schottmüller fand aber auch lange Stämme ohne Hämolyse und bezeichnet sie als Streptococcus viridans oder Streptococcus mitior (s. u.). Von Kruse und Pansini sowie Schabad wird von dem Streptococcus pyogenes noch ein Streptococcus der Schleimhäute abgetrennt; nach Schröder und Mennes ist dies nicht richtig, es soll sich nur um Virulenzunterschiede handeln. Auch Kerschensteiner konnte sich nicht von seinen Eigenheiten überzeugen.

Tierversuch: Die Virulenz der Streptokokkenstämme ist außerordentlich verschieden, es gibt hochvirulente und avirulente Vertreter. Bekannt ist, daß die Virulenz künstlich durch Tierpassage verstärkt oder abgeschwächt werden kann. Aus der Tiervirulenz darf indes nicht auf die Pathogenität für den Menschen geschlossen werden und umgekehrt. Die aus den Lungen stammenden Streptokokken sind im allgemeinen für Tiere nicht oder nicht sehr stark virulent, wie wiederholt bestätigt wurde (vgl. auch Kerschensteiner). Bemerkt soll hier noch werden, daß durch gleichzeitige Anwesenheit anderer Keime (z. B. Proteus, Prodigiosus, Koli u. a.) die Pathogenität erheblich gesteigert werden kann.

Mäuse gehen nach Impfung mit für sie virulenten Stämmen in ein bis vier Tagen an Sepsis zugrunde, bei schwächeren Stämmen verläuft die Infektion langsamer, auch findet man dann nicht nur an der Infektionsstelle, sondern im ganzen Körper Eiterherde, die bei schweren Infektionen nicht Zeit zur Ausbildung haben.

Kaninchen sterben entweder rasch unter septischen Erscheinungen und man findet dann im Blut die Streptokokken, meist in Diplokokkenform; weniger virulente Stämme erzeugen Eiterung an der Impfstelle, auch Phlegmone oder Erysipel, sowie metastatische Abszesse. Von den Lungen aus scheint eine Infektion nur schwer zu gelingen (Silvast).

Claisse gelang es nur dann, Bronchitiden zu erzeugen, wenn er vorher die Schleimhaut durch Ammoniak oder Schwefelsäure in einen Reizzustand versetzt hatte (!).

Vorkommen. Der Streptokokkus wird nicht nur im Speichel und im Abstrich der gesunden Mund-, Nasen-, Rachenschleimhaut gefunden, wie mannigfache Untersuchungen zeigten (Biondi, Netter, v. Besser, R. O. Neumann, Haslauer u. a.), ferner bei Alveolarpyorrhoe (Seitz), sondern er wird auch als Erreger einer Reihe von Erkrankungen der obersten Luftwege angesehen. So wurde er in größeren Mengen bei akutem einfachen Nasenkatarrh, bei Rachen- katarrh (Stäubli) angetroffen, ferner bei einfachen katarrhalischen, wie follikulären und phlegmonösen Anginen (Stooß, Thalmann). Daß er tat- sächlich der Erreger solcher Erkrankungen sein kann, beweist sein Vorkommen in kleinen Epidemien; vielfach hat man hier auch hämolysierende Stämme gefunden. Fast regelmäßig trifft man ihn bei der Scharlachangina in größeren Mengen; häufig findet er sich in diphtherischen Membranen. Aus den äußeren Schichten von Tracheal- und Bronchialgerinnseln hat man ihn züchten können, hier als zufälligen Parasiten (Schütz).

Im Auswurf bei Bronchitiden ist er schon vielen Beobachtern aufgefallen (Claisse, Qeyrat, Cantani, Kerschensteiner, Stäubli u. a.). Claisse gibt an, daß es sich um besonders bösartige Formen akuter Bronchitis handelte. Bei Bronchiolitis fand ihn Stäubli, auch im Lungenabszeßsputum im Verlaufe einer Bronchiolitis war er vorhanden. Bei fötider Bronchitis züchtete ihn Noica, aus bronchiektatischem Sputum Kerschensteiner. Auch im Asthma-Anfall kommt er gelegentlich vor, die Curschmannschen Spiralen wurden nach Auswaschen aber frei befunden (Rickhoff).

Finkler, Selter, Bachem züchteten Streptokokken bei einer kleinen Epidemie infektiöser lobulärer Pneumonien, die sie als Psittakose be- zeichnen, da sie bei einem Papagei die gleichen Streptokokken fanden und die Ansteckung möglicherweise von diesem ausgegangen war. Baumgarten bemerkt hierzu, daß es sich nicht um „Psittakosis" handle und bestreitet die Übertragung. Auch Haedke beobachtete in einem Haushalte eine Strepto- kokkenpneumonie schwerster Art, durch Mischinfektion mit Proteus, wie er annimmt, so schwerverlaufend. Kurz vorher war ein Papagei ins Haus ge- kommen (doch fand sich nichts von Psittakosis). In sehr merkwürdigen Fällen von Bronchopneumonie mit Milzschwellung und meist eitrig-blutigem Auswurf fand Cantani kaninchen- und meerschweinchenvirulente Strepto- kokken, die ihrer Form nach kaum von dem gewöhnlichen Eiterstrepto- kokkus unterschieden werden konnten. Sehr häufig traf man ihn bei Broncho- pneumonien, die sich im Verlauf anderer Erkrankungen, meist Diphtherie, auch bei Masern entwickelten (Prudden und Northrup, Darier, Strelitz, Mosny, Finkler). Netter züchtete ihn auch aus pneumonischen Herden an Diphtherie Verstorbener, bei gewöhnlichen Bronchopneumonien erhielt er ihn viel seltener.

Aus dem rubiginösen, in einem anderen Falle eitrig-schleimigen Auswurf lobärer Pneumonien mit verzögerter Lösung erhielt ihn Weismayer, gleichfalls bei lobären Pneumonien Hastings und Böhm (darunter zweimal den Streptococcus haemolyticus longus); Wassermann züchtete Reinkulturen aus eitrigem oder auch mehr gelblich-pneumonischem Auswurf. Bei einer im Verlaufe eines Typhus auftretenden kruppösen Pneumonie fand ihn H. Neu- mann.

Aus dem Auswurf bei influenzaähnlichen Lungenerkrankungen fand ihn früher schon v. Jaksch; Finkler erwähnt sein Vorkommen bei der „zelligen Pneumonie". Während der Epidemie des Jahres 1918 wurde er in vielen Fällen nachgewiesen, besonders im späteren Verlauf und bei schweren

Erscheinungen von seiten der Lungen und des Brustfelles, meist mit anderen Eiterungen zusammen, oft in einer gewissen Gegensätzlichkeit zum Auftreten des Pfeiffersche Bazillus.

Bei Tuberkulose scheint seine Häufigkeit sehr wechselnd zu sein. Pansini traf wenigstens nur fünfmal unter 52 Fällen verschiedenen Stadiums seinen sogenannten „Streptokokkus der Schleimhäute". Ziemlich selten fanden ihn auch Kerschensteiner und Koegel; letzterer erhielt einmal einen anaeroben Stamm; hämolysierende Stämme fand Boer. Andere Untersucher geben wieder ein fast regelmäßiges Vorkommen in tuberkulösem Sputum an, und zwar in überwiegender Menge (Schröder und Mennes, Schabad, Kräutel, Pasquale, Ehrhardt). Alles in allem dürfte es kaum eine Erkrankung der Luftwege geben, bei welcher er nicht in mehr oder minder großer Zahl schon angetroffen wurde.

Pathognomonische Bedeutung. Nachdem der Streptokokkus in der gesunden Mundhöhle wie bei allen Erkrankungen der Luftwege, hier auch mehr oder weniger in Reinkultur, ferner bei einigen kleinen Epidemien regelmäßig angetroffen wurde, ist seine Bedeutung sehr verschieden einzuschätzen. In dem einen Falle vielleicht ein harmloser Saprophyt — auch bei Tuberkulosen — in dem anderen als eitererregendes „Misch- oder Sekundärbakterium", dessen Bedeutung verschieden beurteilt wird, ist er wieder in anderen unzweifelhaft als der primäre Krankheitserreger anzusprechen. Man kann also aus seinem Vorhandensein im Sputum allein seine Bedeutung für die Erkrankung nicht in ihrem vollen Umfange ermessen, wenn man nicht sein Verhältnis zu den anderen darin vorhandenen Bakterien, vor allem jedoch das ganze Krankheitsbild berücksichtigt. Dazu kommt noch die außerordentlich verschiedene Wirksamkeit der einzelnen Stämme, die sich von vornherein gar nicht beurteilen läßt und als deren Maßstab eigentlich nur die Schwere der Erkrankung genommen werden kann. Im allgemeinen werden die kurzen Stämme weniger virulent als die langen angegeben, die hämolytischen wirksamer als die nicht hämolytischen, es kann aber auch die Pathogenität der Stämme erheblich variieren. Von manchen Beobachtern wird überhaupt allen aus den Lungen stammenden Keimen, die nicht ein spezifisches Krankheitsbild erzeugen, sondern als Mischbakterien auftreten, eine verhältnismäßig geringe Wirksamkeit Versuchstieren gegenüber zugesprochen, ganz besonders den aus destruierten Partien stammenden z. B. bei Tuberkulose (Petruschky); andere Untersucher fanden für die von ihnen gezüchteten Stämme wieder eine recht hohe Pathogenität. Daß der Tierversuch für die Beurteilung der Wirksamkeit für Menschen keineswegs maßgebend ist, sondern eben nur der Mensch selber, wurde bereits hervorgehoben.

Auch aus den verschiedenen Varietäten des Streptokokkus auf den Grad ihrer Wirksamkeit zu schließen, gelingt nicht. So fand Koegel z. B. unter 12 Stämmen 8 mal den Str. viridans, 3 mal den Str. ahaemolyticus, 1 mal einen Pneumostreptokokkus, dann anaerobe Stämme (vielleicht aus den Aeroben hervorgegangen), viele Unterschiede in der Form, teils kugelige, teils streptobazillenähnliche; doch ließen sich nirgends besondere Einflüsse auf den Fieberverlauf wie auf die anatomischen Vorgänge feststellen. Koegel sieht sie im allgemeinen alle als saprophytische Bewohner tuberkulöser Lungen an.

Betrachten wir die Prozesse, in denen eine vorherrschende oder die alleinige Wirksamkeit des Streptokokkus angenommen wird, so werden wir sehen, daß sie recht verschiedenartiger Natur sein können, und ihnen jede Spezifität mangelt. So kann der Streptokokkus einen einfachen Schnupfen erzeugen, im Rachen kann er die Ursache katarrhalischer, diphtherischer, wie eitriger (abszedierender) Entzündung sein; auf der Bronchialschleimhaut soll er als Erreger eitriger wie fibrinöser Prozesse auftreten, die zur Bildung locker haftender Membranen führen (Pospischil). Bronchopneumonien bei Masern, Scharlach, Diphtherie werden auf ihn zurückgeführt, alles mit mehr oder weniger Recht, da häufig eine strikte Beweisführung mangels spezifischer Veränderungen unmöglich ist. Manchmal scheint er besondere Krankheitsbilder erzeugen zu können; so beschreibt Finkler (siehe oben) die in kleinen Epidemien aufgetretenen sogenannten zelligen Pneumonien durch Streptokokkeninfektion, die sich klinisch durch protrahierten aber verhältnismäßig gutartigen Verlauf, ein verhältnismäßig spärliches, eitrig schleimiges Sputum, anatomisch durch geringen Fibringehalt, starke Zuwanderung von Leukozyten und Verdickung des perialveolären, peribronchialen und perivaskulären Bindegewebes auszeichnen. Nach A. Fränkel sind diese Veränderungen jedoch nicht auf Streptokokkenpneumonien beschränkt, sondern finden sich auch bei Influenza, nach Kromayer auch bei Masern- und Keuchhustenpneumonien. Andere durch Streptokokken, vielleicht im Vereine mit Staphylokokken hervorgerufene Pneumonien zeichnen sich wieder durch die Schwere der Allgemeininfektion (Milzschwellung) aus. Auch für diese ist nach A. Fränkel die Ätiologie noch nicht sichergestellt, sondern es handelt sich nach seiner Ansicht möglicherweise um schwere, durch Streptokokkeninfektion komplizierte Influenzapneumonien. Während Cantani sehr schwer verlaufende Erkrankungen mit lobären und lobulären Prozessen durch Streptokokken sah, verliefen die von Wassermann beobachteten Fälle wieder leicht. Diese Beispiele mögen genügen, um zu zeigen, mit welchen, Schwierigkeiten die Beurteilung seiner Wirksamkeit zu kämpfen hat. Gelegentlich scheint auch die Kombination mit anderen Bakterien besonders heftige Wirkung zu entfalten (Hädke).

Zweifellos ist der Streptokokkus auch imstande, lobäre Prozesse hervorzurufen, die klinisch zunächst als kruppöse, mit Expektoration eines rostfarbenen Auswurfes imponieren, deren weiterer Verlauf jedoch Eigentümlichkeiten zeigt, die zwar nicht notwendigerweise den Pneumokokkus als ätiologisches Moment ausschließen lassen, jedoch auf die Möglichkeit oder Wahrscheinlichkeit einer Streptokokkeninfektion hinweisen, wie Auftreten eines flüssigen, dünneitrigen Auswurfs, schweres Krankheitsbild, häufig letaler Ausgang, auch intermittierendes Fieber, langsamer Fieberabfall, langsame Lösung der Infiltration, häufige Schrumpfung. Anatomisch zeichnen sich solche Pneumonien durch mehr schlaffe Infiltration, geringen Fibringehalt, graue oder braunrote glatte Schnittfläche, seröse oft auch sehr zellreiche Exsudation im infiltrierten Teile aus, wie schon Weichselbaum gezeigt hat. Selten nähert sich der Befund dem der gewöhnlichen kruppösen Pneumonie, völlig gleichende Veränderungen scheinen überhaupt noch nicht beobachtet worden zu sein. Endlich sei noch angeführt, daß auch Gewebseinschmelzung, Abszeßbildung auf die Wirksamkeit des Streptokokkus allein zurückgeführt wird.

Aus der Verschiedenartigkeit der Krankheitsbilder Erkrankungen, in deren Auswurf der Streptokokkus gefunden wurde, ergibt sich auch die Schwierigkeit, seine diagnostische und prognostische Bedeutung zu beurteilen. Maßgebend wird hier die Konstanz seines Vorkommens, das Verhältnis zu den anderen Keimen im Auswurf sein. Das Auftreten von kurzen Ketten wird von manchen günstiger beurteilt als das Auftreten langer Verbände. Im allgemeinen wird man ein gehäuftes und konstantes Auftreten prognostisch immer mit Vorsicht bewerten müssen, selbstredend nicht ohne Berücksichtigung des klinischen Bildes. Ganz besonders ist mit einem ungewöhnlichen Verlauf auch solcher Erkrankungen zu rechnen, deren klinische Symptome zu Anfang sich nicht oder nur wenig von typischen Krankheitsbildern entfernen. Auch die Beschaffenheit des Auswurfs wird in der Regel auf den richtigen Weg führen. Treten Streptokokkenerkrankungen der Lunge in kleinen Epidemien auf, so verlaufen sie je nach der Virulenz der betreffenden Stämme für Menschen. Bestimmte Voraussagungen lassen sich hier nicht machen.

Streptococcus viridans seu mitior. Von Schottmüller ist bei schleichenden Allgemeininfektionen ein Streptokokkus gezüchtet worden, der sich von dem St. longus in verschiedenen Punkten unterscheidet.

Er wächst auf bluthaltigen Nährböden in mehr schleimigen, runden nicht hämolysierenden Kolonien, die anfangs farblos, nach einigen Tagen eine graue oder grüne Färbung annehmen. Die Teilung der runden Kokken erfolgt im Gegensatz zum Meningokokkus senkrecht zur Kettenachse. Gelegentlich wird Lanzettform beobachtet, Kapselbildung fehlt. Vom Diplococcus lanceolatus läßt er sich durch Kultivierung auf Lakmuslaktoseagar mit Nutrose unterscheiden (mit oder ohne Zusatz von Kristallviolett). Er wächst dort in üppiger grauer Schicht und färbt den Agar leuchtend und satt rot, der Diplococcus lanceolatus gedeiht dagegen nur in spärlichen dünnen und glanzlosen Kolonien und läßt die Farbe des Nährbodens unverändert. Auf dem gleichen Nährboden erzeugt der Streptococcus longus bläulichrote Verfärbung. Die Abtrennung des Streptococcus viridans von den gewöhnlichen Streptokokken wird übrigens nicht von allen Untersuchern gutgeheißen, da die Unterschiede zu gering seien.

Neueren Untersuchungen von Kuczinski und Wolff zufolge sollen die Viridansformen nur bei einer abgeschwächten Virus zu ganz bestimmter Zeit auftreten und keine eigene Gruppe darstellen. Die Ergebnisse dieser Untersuchungen sind sehr interessant, doch bedürfen sie der Bestätigung.

Schottmüller fand den Streptococcus viridans bei akuter Rhinitis, bei akuten und chronischen Bronchitiden, bei Lungenabszeß, entweder allein oder mit dem Streptococcus longus zusammen. Boer und Koegel trafen ihn im tuberkulösen Sputum an, letzterer sogar auffallend oft. Bei den erstgenannten Erkrankungen kann er mehr oder weniger als Erreger gelten.

Der Streptococcus mucosus ist gelegentlich bei Pneumonien gefunden worden. Er besitzt eine Kapsel, die nur das Einzelindividuum oder die ganze Kette einschließt und von schleimartiger Konsistenz ist und den Kulturen ihre Eigenart verleiht.

3. Pneumokokken.

Morphologie: Der Diplococcus pneumoniae oder Diplococcus lanceolatus von Fränkel-Weichselbaum ist ein kleiner Doppelkokkus von lanzettförmiger Gestalt, dessen zwei Glieder in der Regel mit den stumpfen Enden aneinanderstoßen. Form und Größe der einzelnen Individuen können wechseln; oft sind sie von mehr rundlicher Gestalt, zuweilen scheinen sie zu einem Stäbchen verschmolzen, was auch zur Bezeichnung Streptococcus pneumoniae geführt hat.

Der Pneumokokkus besitzt keine Geißeln, ist also unbeweglich; die Vermehrung erfolgt durch Querteilung, wodurch häufig, weniger im Tierkörper wie in Kulturen, Ketten entstehen.

Unter günstigen Lebensbedingungen findet die Bildung einer aus einer muzinähnlichen Substanz bestehenden Kapsel statt, die je ein Kokkenpaar umschließt und im ungefärbten Präparate als deutlicher heller Saum zu erkennen ist. In Kulturen ist die Kapselbildung in der Regel gering oder fehlt ganz.

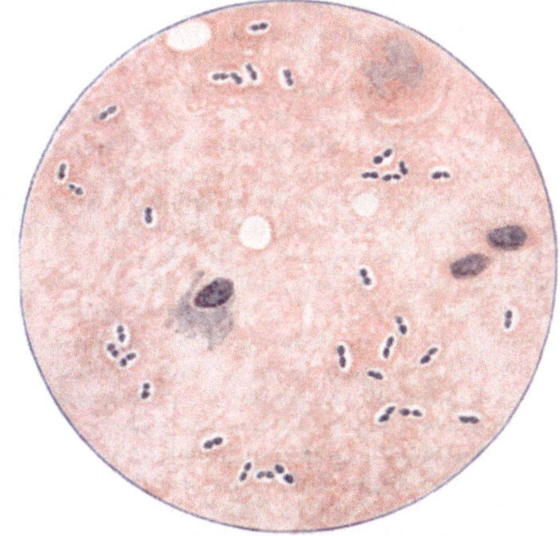

Abb. 49. Pneumokokken, Gramfärbung. Deutliche Kapselbildung. Öl-Imm. $^1/_{12}$. Ok. 4.

Färbung: Der Pneumokokkus färbt sich mit den gebräuchlichen Anilinfarben, ist gram-positiv. Die Färbbarkeit der Kapsel ist sehr wechselnd, häufig gelingt es schon, sie mit Fuchsin oder Löfflers Methylenblau als helleren Hof darzustellen; nach Gram färbt sie sich nicht, wird aber durch Gegenfärbung mit alkoholischem Eosin deutlich. Zu ihrer Färbung ist vielfach die Ziehlsche Lösung mit nachfolgender Entfärbung in verdünnter Essigsäure und Kontrastfärbung mit Methylenblau angewandt worden.

Züchtung: In Bouillon leichte Trübung mit geringem flockigem Bodensatz, selten bleibt sie klar; nach mehreren Tagen gewöhnlich Aufhellung infolge Auflösung der Bazillen.

Gelatine wird nicht verflüssigt. Das Wachstum ist auf ihr sehr gering, geschieht in zarten weißlichen Kolonien.

Agar: sehr kleine wasserhelle, nicht zusammenfließende, tautropfenartige Kolonien, oft mit leichter Einziehung im Zentrum, das etwas dunkler erscheint; der Rand ist regelmäßig, bisweilen auch ausgebuchtet. Die tieferen Kolonien treten bei mäßiger Vergrößerung als helle oder gelbbraune ovale, linsen- oder wetzsteinförmige Gebilde hervor und sind oft wenig charakteristisch. Wachstum auch anaerob längs des Impfstiches.

Blutagar: grünschwarze Verfärbung des Blutfarbstoffes.

Auf Serumagar wachsen zuweilen sehr große Kolonien von schleimiger Beschaffenheit. In Serumbouillon, die gleichfalls einen guten Nährboden gibt, ist Kapselbildung beobachtet worden.

Auf Kartoffel meist kein Wachstum.

Milch wird infolge Säurebildung zur Gerinnung gebracht.

A. Schmidt bediente sich zur Züchtung steriler Sputumnährböden, wozu pneumonisches Sputum fünfmal je eine Stunde lang auf 60° erhitzt wurde; wendet man Trachealschleim an, so darf die Erhitzung nicht über 55° gehen, da sich sonst das Muzin zersetzt. Der Vorteil solcher Nährböden ist, daß die Pneumokokken auf ihnen mit sehr schön ausgebildeter Kapsel wachsen. — Auch Agar ist verschiedentlich mit sterilem Sputum zusammen für die Züchtung von Bakterien verwendet worden.

Erwähnt soll noch werden, daß lebende Kulturen durch Galle aufgelöst werden, abgetötete dagegen nicht; diese Eigenschaft teilt der Pneumokokkus mit dem Streptococcus mucosus.

Tierversuch: Mäuse gehen in 1—2 Tagen nach Impfung mit frischem, von flüssigen Nährböden stammenden Material an typischer Septikämie, häufig unter Milzschwellung zugrunde; den gleichen Erfolg hat Impfung mit Sputum, das lebende Pneumokokken enthält. Die Diplokokken sind massenhaft im Blute zu finden und von einer gut sichtbaren Kapsel umgeben. — Bei intravenöser Injektion gehen auch Kaninchen an Sepsis zugrunde.

Durch intrapulmonale oder -tracheale Injektion hochvirulenter Kulturen gelang es nicht, bei Kaninchen Pneumonien zu erzeugen, abgeschwächte Kulturen sollen dagegen häufig Hepatisation des Lungengewebes (A. Fränkel, Guarneri) oder sogar echte fibrinöse Pneumonie (Monti) hervorzubringen imstande sein. Rasquin gibt an, fast regelmäßig katarrhalische, in der Nähe des Lungenhilus beginnende Pneumonien gesehen zu haben, wenn zuerst Serum eines mit Kaninchenserum immunisierten Hundes und dann virulente Pneumokokken in die Trachea injiziert wurden; normale und mit Hundeserum allein gespritzte Tiere blieben gesund. Im Exsudat konnte er Pneumokokken nachweisen. — Bei Meerschweinchen konnten Neufeld und Ungermann sowie Engwer durch direkte Einspritzungen der für Meerschweinchen angezüchteten Pneumokokken-Pleuropneumonien erzeugen. Nach Einbringen von Pneumokokken in die Luftröhre von Hunden sahen Lamar und Meltzer sowie Gamaleia lobäre Pneumonien mit Ausscheidung von Fibrin. Hirschfelder und Winternitz geben das gleiche für Kaninchen an.

Nach Netter nimmt die Virulenz der Pneumokokken im Körper regelmäßig im Verlaufe einer Erkrankung ab, Kruse, Pansini und Pasquale halten dies jedoch nicht für richtig, denn sie fanden bei der Prüfung einzelner Stämme durch Wochen hindurch eine konstante Virulenz. Dagegen wechselt die Virulenz der einzelnen Stämme außerordentlich stark und ist nach den genannten Autoren darauf zurückzuführen, daß im Sputum jedesmal verschiedene mehr oder weniger virulente Varietäten vorkommen können. Ganz abgesehen davon geht die Schwere der Erkrankung nicht parallel der Virulenz der Erreger für Versuchstiere. Nach Grawitz und Steffens soll die Virulenz im Sputum zunahmen, im Speichel sich dagegen abschwächen. Auch nach Spolverini und Bourla soll sie im Sputum auffallend lange Zeit beibehalten werden im Gegensatz zu Kulturen auf künstlichen Nährböden. Spolverini fand sie nach 55—140 Tagen trotz Licht, Wärme, Eintrocknung ungeschwächt. Dagegen konstatierten Kruse und Pansini eine derartige Überwucherung virulenter Pneumokokken im Sputum schon nach 3—4 Tagen durch Saprophyten, daß Tierversuche ohne Erfolg blieben.

Die Anwesenheit von Diplokokken im menschlichen Körper bzw. auf der Schleimhaut des gesunden Respirationstraktus läßt keine Folgerungen zu, weder auf eine zunehmende Immunität des Menschen, noch auf eine besonders erhöhte Disposition. Nach Kruse könnte man eher an eine temporäre Disposition denken, vielleicht ließe sich auch eine epidemische Übertragung dieser Disposition beim Auftreten von Pneumokokkenepidemien annehmen, oder was wahrscheinlicher scheint, das Auftreten besonders virulenter Stämme.

Auch dem Pneumokokkus sehr nahestehende Arten sind gelegentlich gefunden worden (z. B. der Diplokokkus Nikiforoff).

Vorkommen: Der Pneumokokkus lebt, wie zahlreiche Untersuchungen ergeben haben, sehr häufig in der Mundhöhle Gesunder, nach Goldenberg in über 50%, sowohl im Speichel wie im Abstrich der Rachen- und Nasenschleimhaut (Neumann u. a.); im typischen Rachensputum kommt er nach Kruse und Pansini vor. Auch bei Erkrankungen dieser Organe wurden sie gezüchtet, so bei schweren Anginen (Wandel), ferner bei fieberhafter Rhinitis; Fr. Müller erwähnt einen sehr merkwürdigen Fall von Pharyngorhinitis, der durch ein dem der kruppösen Pneumonie vollständig gleichendes rostfarbenes pneumokokkenhaltiges Sputum ausgezeichnet war.

Typisch ist das Vorkommen des Fränkel-Weichselbaumschen Diplokokkus bei der kruppösen Pneumonie, und zwar in der bekannten Lanzettform und regelmäßig von einer Kapsel eingehüllt, die sich auch bei einfacher Methylenblau- oder Fuchsinfärbung des Sputumausstrichs als heller breiter Hof darstellt. Meistens liegt er außerhalb der Zellen, Lipari sah ihn auch von Leukozyten (und Epithelien?) eingeschlossen. Die Menge der im Sputum ohne weiteres sichtbaren Diplokokken ist verschieden, im allgemeinen nicht sehr groß (Wolf); ihre Zahl nimmt nach Abel im Verlauf der Erkrankung, ganz besonders nach der Krise, ab. Das stimmt auch mit den Angaben von Rosenow überein, der sie im Lungenpunktat zu Beginn der Erkrankung sehr reichlich, im weiteren Verlaufe abnehmend, nach der Krise überhaupt nur mehr in einzelnen Kolonien fand. Jedenfalls scheint sicher zu sein, daß die in der Lunge vorhandenen Keime dort rasch absterben; sie sind ja auch stets weniger in den hepatisierten, wie in den hyperämischen und frisch infiltrierten Partien zu finden. Nur aus vergleichenden Züchtungen und aus dem Tierversuch läßt sich also sagen, wieweit die bei der mikroskopischen Untersuchung gefundenen Keime lebensfähig sind. Formveränderungen, die für degenerierte oder abgestorbene Keime sprechen, sind anscheinend nicht gefunden worden. — Hier sei auch die Angabe von Zak erwähnt, ihre Zahl würde durch Urotropindarreichung spärlicher werden. Vielleicht übt dieses Mittel, da es auf der Lunge ausgeschieden wird, einen hemmenden Einfluß auf ihr Wachstum.

Bei Züchtung erhält man den Pneumokokkus in typischen Fällen verhältnismäßig selten mit anderen Bakterien vermischt; er wurde aber auch mit den verschiedensten Bakterien, Koli, Micrococcus catarrhalis, Influenzabazillen, B. fluorescens non liquefaciens u. a. zusammen gefunden, ohne daß das Krankheitsbild ein anderes war (Hastings und Böhm).

Hervorgehoben sei ferner, daß man bei Pneumonien nach Trauma nicht selten den Pneumokokkus im typischen rostfarbenen Auswurf findet.

Auch bei den kruppösen Pneumonien der Kinder, deren Sputum man aus dem Rachen künstlich herausholen muß, lassen sich in der Regel Pneumokokken züchten, nach Neumann meist mit anderen Keimen zusammen. Bei Pneumonien mit atypischem Verlauf, ferner den sogenannten zelligen Pneumonien (Finkler), sowie Alterspneumonien sind sie gleichfalls vorhanden. Außerordentlich häufig ferner bei lobulären Pneumonien von Kindern und Erwachsenen (Weichselbaum, Neumann, Queiser u. a.). Auch bei Pneumonie-Endemien, wie sie von Mosler, Tomforde, Spaet, Siniger, Baduel und Gargano u. a. beschrieben worden sind, werden sie als Erreger angegeben; nicht selten zeichneten sich diese Erkrankungen durch sehr verschiedenartigen Verlauf aus.

Bei Erkrankungen, die klinisch als Psittakosis angesprochen wurden, fand Malenchini auch nur Pneumokokken.

Curschmann beschreibt eine Epidemie, die unter influenzaartigen

Erscheinungen oft unter Entstehung bronchopneumonischer Herde verlief, deren Erreger zweifellos der Fränkel-Weichselbaumsche Diplokokkus war. Er züchtete ihn in 46 von 49 Fällen aus dem Sputum, das nie Influenzabazillen und nur einige Male Staphylokokken und Streptokokken neben dem Diplokokkus enthielt.

In Abszessen, nach Pneumonien wurde er gelegentlich gefunden (Zenker); von einem Abszeß ohne vorausgegangene Pneumonie mit pneumokokkenhaltigem Auswurf berichtet Barrington Ward. Bei Bronchiektasien traf ihn Noica an.

Im bronchitischen Sputum ist er gleichfalls nicht selten, nach Marfan fast bei jeder Bronchitis; Ritchie, Barthel, Jurdell fanden bei Bronchitiden in erster Linie Pneumokokken, ohne Beziehungen zur Schwere der Erkrankung; auch im normalen Bronchialschleim sind sie wiederholt festgestellt worden; Fr. Müller konnte sich dagegen nicht von der großen Häufigkeit ihres Vorkommens überzeugen.

In Fibringerinnseln bei fibrinöser Bronchitis wurden sie von Regard, Griffon, Posselt vorgefunden, in diphtherischen Membranen des Rachens von Beyer.

Ziemlich häufig kommt der Pneumokokkus auch im tuberkulösen Sputum vor, und zwar in allen Stadien der Erkrankung, stets in Gesellschaft zahlreicher anderer Keime, so daß es wohl keine Erkrankung der Bronchien oder Lungen gibt, bei der nicht der Fränkel-Weichselbaumsche Diplokokkus in größeren oder kleineren Mengen schon nachgewiesen wurde.

Seine pathognomonische Bedeutung ist daher auch eine sehr verschiedenartige; sein Vorkommen im Sputum allein besagt wie bei den vorgenannten Bakterien noch nicht sehr viel, es muß bei der Beurteilung sowohl sein Mengenverhältnis zu den anderen Keimen, die Beschaffenheit des Auswurfs wie das ganze klinische Bild berücksichtigt werden. Dominiert er unter anderen Bakterien oder wird er in Reinkultur gezüchtet, so kann man mit einiger, aber nicht unbedingter, Sicherheit auf ihn als Krankheitserreger schließen. Er ist der typische Erreger der kruppösen Entzündung des Lungengewebes, doch ist er weder allein noch ausschließlich dazu befähigt; es werden auch katarrhalische und eitrige Prozesse auf seine Wirksamkeit zurückgeführt und auf der anderen Seite können gelegentlich auch andere Keime eine kruppöse Entzündung veranlassen. Das Bild des Sputums, in welchem er erscheint, ist daher sehr verschieden, wenn man auch sagen muß, daß das Sputum der kruppösen Pneumonie in erster Linie auf seine Anwesenheit schliessen läßt.

Was die Bedeutung seines Vorkommens speziell bei dieser Erkrankung betrifft, so bietet dieses zwar eine gewisse Sicherheit für die Beurteilung des ferneren Krankheitsverlaufes, aber keinesfalls eine zuverlässige Garantie; jede Pneumokokkenpneumonie kann einen unerwarteten Verlauf nehmen, sich nur langsam lösen, in Abszedierung oder Gangrän übergehen oder zur Schrumpfung führen. Dabei ist aber der Pneumokokkus nicht mehr allein beteiligt, wie man mit Wahrscheinlichkeit annehmen kann.

Zur Klärung dieser Frage, ob der Fränkel-Weichselbaumsche Diplokokkus allein imstande ist, einen solchen ungewöhnlichen Verlauf herbeizuführen, ist auch eine Reihe von Tierversuchen unternommen worden. Guarneri will bei Kaninchen indurative Prozesse durch abgeschwächte Kulturen erzeugt haben, ebenso Bordoni und Uffreduzzi; nach Kruse, Pansini und Pasquale handelt es sich jedoch nur um einen seltenen Ausgang gewöhnlicher Diplokokkenpneumonien. Der Übergang in Abszedierung wäre leichter zu erklären, da der Pneumokokkus zu den typischen Eitererregern gehört.

An dem normalen Ausgang der Pneumonie, der Lösung des Exsudats, ist er nicht beteiligt; die Fähigkeit Eiweiß, zu verdauen geht ihm ab; wie weit er im Verein mit anderen pathogenen Keimen in der Lage ist, dies zu tun oder vielleicht auch tiefere Abbauprodukte noch weiter zu lösen, darüber fehlen genügende Untersuchungen. — Nach früher erwähnten Untersuchungen von Fawitzki ist er an der spezifischen Färbung des pneumonischen Sputums nicht unbeteiligt; er vermag jedenfalls in älteren Bouillonkulturen einen braunroten Farbstoff zu bilden. Für das Sputum kommt dieser aber nicht in Frage.

Auch als sekundär hinzugekommenes Bakterium ist der Pneumokokkus von Wichtigkeit, es ist nur an die zahlreichen Lungenprozesse zu erinnern, sowohl lobärer, vor allem aber lobulärer Natur, die im Verlaufe der verschiedensten Krankheiten entstehen können und bei denen er oft in solchen Mengen gefunden wird, sowohl im Auswurf wie im Lungenpunktat, daß es unmöglich ist, ihm jede Bedeutung abzusprechen, zum Beispiel bei Pneumonien im Verlaufe des Typhus, der Pest, aber auch nach Masern, Diphtherie usw. In vielen dieser Fälle ist er zweifellos aber nicht der einzige Erreger, sondern anderen Keimen wie z. B. Staphylokokken, Streptokokken, dem Mikrococcus catarrhalis koordiniert. Alle diese Sekundärinfektionen sind so zu denken, daß entweder durch den primären Krankheitserreger schon Veränderungen geschaffen werden, die einen günstigen Boden für die Ansiedelung des Pneumokokkus abgeben, oder daß mangelhafte Lüftung der Lungen, Stauung, ähnliche Bedingungen schaffen.

Diagnostische Bedeutung. Das Auftreten des Pneumokokkus im Auswurf ist nur dann diagnostisch zu verwerten, wenn er dort in Reinkultur zu finden ist und es sich nicht lediglich um einzelne Exemplare zwischen anderen Bakterien handelt. Auch dann kann aber die Diagnose auf eine bestimmte, durch ihn hervorgerufene Erkrankung nur unter Berücksichtigung der übrigen Eigenschaften des Sputums gestellt werden. Zu seiner Identifizierung ist Kulturverfahren wie Tierversuch anzuwenden, da atypische Formen auch mit anderen Diplokokken verwechselt werden können. Die Frage einer Mischinfektion läßt sich auch nicht aus dem Vorhandensein einzelner Exemplare, die irgend wann einmal gefunden worden sind, beantworten, sondern es ist hier zum mindesten die Konstanz seines Vorkommens und das Mengenverhältnis zu den schon vorher vorhandenen Keimen heranzuziehen.

Einer der instruktivsten Fälle in dieser Hinsicht ist der von Wassermann beschriebene. Bei einem Patienten, in dessen Sputum dauernd nur Influenzabazillen gefunden worden waren, traten plötzlich unter Fiebererscheinungen und Expektoration eines blutigen Auswurfs Pneumokokken auf, wogegen die Influenzabazillen völlig zurücktraten. Auch dem klinischen Befunde nach handelte es sich sicher nicht um eine Influenzapneumonie, sondern um eine typische Pneumokokkenpneumonie. Verfasser beobachtete einmal die Aufpfropfung einer mit typischem Auswurf verlaufenden kruppösen Pneumonie auf eine — vielleicht durch Influenzabazillen hervorgerufene — Bronchopneumonie. Sehr eigentümlich ist ja auch die Zunahme typischer Pneumokokkenpneumonien besonders während der ersten Grippeperiode des Jahres 1918 gewesen. Es ist nicht auszuschließen, daß auch hier zuerst eine Infektion mit den Grippenerregern stattgefunden hat. In solchen Fällen wird man ja gewöhnlich schon durch die Änderung des klinischen Bildes, vor allem auch des Auswurfes, zu einer genaueren bakteriologischen Untersuchung gedrängt. Es sei hier aber nochmals darauf hingewiesen, daß das Aussehen des Auswurfs keinen unbedingten Verlaß für das Vorhandensein von Pneumokokken bietet.

4. Meningokokken.

Morphologie. Der Meningokokkus ist ein semmelförmiger Kokkus, der meist zu zweien, mit der ausgebuchteten Längsseite einander zugekehrt, seltener zu vieren, liegt. Durch die Gestalt unterscheidet er sich nicht von nahe verwandten Diplokokken. Die einzelnen Exemplare sind häufig von wechselnder Größe.

Die Färbung geschieht mit den gebräuchlichen Anilinfarben; die Individuen färben sich oft verschieden stark. Der Meningokokkus ist gram-negativ

252 Bakteriologische Untersuchung.

und verliert diese Eigenheit auch durch lange Züchtung nicht. Die gegenteiligen Angaben beruhen entweder darauf, daß neben ihm noch andere gram-positive Diplokokken vorhanden waren oder es sich überhaupt nur um ähnliche Kokken gehandelt hat, deren Unterscheidung von dem Meningokokkus früher außerordentlich schwierig war.

Nach Kolle und Wassermann geschieht die Gramfärbung am besten folgendermaßen:

1. Karbolgentianaviolett 3 Minuten (1 g Genitianaviolett, 10 ccm Alk. absol., 100 ccm 2,5°/₀ oder 5°/₀ige Karbollösung),
2. Lugolsche Lösung 1½ Minuten (1 Jod, 2 Jodkali, 300 Wasser),
3. Entfärbung in 3°/₀igem Azetonalkohol einige Sekunden,
4. Abspühlen mit Wasser, Trocknen,
5. Gegenfärbung in verdünnter Karbolfuchsinlösung etwa 10 Sekunden.

Vorbedingung für den richtigen Erfolg der Färbung ist peinliche Befolgung der Vorschrift sowie Anfertigung eines sehr dünnen Ausstriches.

Züchtung. Infolge der sehr geringen Widerstandsfähigkeit des Meningokokkus gegen äußere Einflüsse ist auf allen Nährböden häufige Überimpfung im Abstand von zwei bis drei Tagen nötig.

In Bouillon Wachstum unter sehr geringer Trübung.

Auf Agar zunächst im allgemeinen äußerst spärliches Wachstum, besseres erst nach Gewöhnung an den künstlichen Nährhoden; dann wenig üppige, graue kleinste Kolonien, bei reichlicher Aussaat zusammenfließende, zäh-schleimige Vegetationen. In Agarstich Wachstum nur an der Oberfläche.

Am besten für das Wachstum hat sich Agar mit Zusatz von menschlicher Eiweißflüssigkeit (Serum, Aszites) erwiesen, dem noch 1°/₀ Traubenzucker oder Maltose zugesetzt werden kann. Auf diesen Nährböden wächst der Meningokokkus in runden, grau durchscheinenden, matt feucht glänzenden leicht erhabenen Scheiben, die bei schwacher Vergrößerung homogen und gelblich durchscheinend sich erwiesen. Nach 48 Stunden ist das Zentrum leicht erhaben, färbt sich auch schwach bräunlich. Kristallinische Auflagerungen sind nicht charakteristisch, sie finden sich auch bei anderen im Rachensekret vorkommenden Diplokokken. — Statt dieses Agars kann man auch Hammelblut-Maltoseagar oder Plazenta-Rinderserumagar verwenden, ebenso Menschenblutnährböden. Hämolyse findet nicht statt.

Der Meningokokkus besitzt die Fähigkeit, verschiedene Zuckerarten zu zerlegen, was zur Unterscheidung gegenüber ähnlichen Diplokokken benutzt worden ist. Rothe gibt dafür folgende Zusammenstellung:

	Dextrose	Lävulose	Maltose
Gonokokkus	+	—	—
Meningokokkus	+	—	+
Diplococcus flavus	+	+	+
Diplococcus pharyngis flavus III	+	—	+
Micrococcus catarrhalis	—	—	—
Micrococcus cinereus	—	—	—

Erwähnt sei hier noch die Eigenschaft des Meningokokkus, durch gallensaure Salze (taurocholsaures Natrium) aufgelöst zu werden. Zur Differenzierung ist die Agglutination unbedingt nötig.

Tierversuch. Die gewöhnlichen Laboratoriumstiere sind gegenüber dem Meningokokkus sehr wenig empfindlich: Meerschweinchen sterben nach größeren Dosen unter toxischen, nicht charakteristischen Erscheinungen. Nur bei Affen ist es gelungen, durch Einbringen von Meningokokken in den Nasenrachenraum das klinische Bild der Genickstarre zu erzeugen.

Vorkommen. Im Auswurf ist der Meningokokkus wohl zuerst von v. Drigalski gefunden worden, und zwar im rostbraunen pneumonischen Sputum eines Meningitiskranken; Drigalski hat ihn allerdings damals nicht züchten können, fand ihn jedoch bei der Autopsie in der Lunge (ebenso Stade). Dagegen gelang ihm zu gleicher Zeit die Züchtung aus dem eitrigen Auswurf einer Bronchopneumonie.

Ausgedehnte und sehr bemerkenswerte Untersuchungen über sein Vorkommen im Verlaufe von Lungenerkrankungen während einer kleinen Genickstarre-Epidemie stammen von Jacobitz, der ihn wiederholt aus dem typisch rostfarbenen Sputum lobärer Pneumonien, die zum Teil mit, zum Teil aber auch ohne meningitische Erscheinungen verliefen, in Reinkultur züchten konnte; Pneumokokken waren in diesen Fällen nicht vorhanden. Gleichzeitig fand ihn Jacobitz in dem katarrhalischen eitrigen Sputum einer Bronchopneumonie, sowie in dem schleimig-eitrigen Auswurf zweier Fälle von Bronchialkatarrh, die ohne meningitische Symptome verliefen. In zwei weiteren Fällen waren im Auswurf beziehungsweise in der Lunge auch Pneumokokken vorhanden. Auch G. Liebermeister erhielt den Meningokokkus aus dem Bronchialsekret eines Meningitiskranken.

Bekannt ist, daß der Meningokokkus sehr häufig intrazellulär gefunden wird und dies ist auch bei den Sputumabstrichen der Fall. Es muß aber eigens betont werden, daß dies keine charakteristische Eigentümlichkeit von ihm ist, sondern er teilt sie mit ähnlichen Diplokokken, z. B. dem Micrococcus catarrhalis, dem Pneumokokkus u. a. Es handelt sich hier nur um die Erscheinung der Phagozytose, die im ganzen als günstiges Zeichen angesehen wird; sichere Schlüsse auf Widerstandsfähigkeit des Organismus und Verlauf der Erkrankung läßt sie indes nicht zu.

Außerordentlich häufig wird der Meningokokkus im Nasenrachenraum angetroffen, nicht allein bei Meningitiskranken, sondern auch bei Gesunden und nicht selten auch bei Personen und zu Zeiten, wo eine Infektionsmöglichkeit nicht nachgewiesen werden kann.

So erhielt von Lingelsheim zur Zeit der oberschlesischen Epidemie bei 635 Abstrichen Meningitiskranker 146 positive Resultate, bei 289 Gesunden 26. Jacobitz fand ihn unter 110 Fällen zweimal, 28mal handelte es sich nur um ähnliche Doppelkokken. Mayer, Waldmann und Fürst stellten ihn zur Zeit einer kleinen Epidemie unter einer enormen Anzahl von untersuchten gesunden Personen in 2,5% der Fälle fest, zu einer anderen Zeit in 1,7%. Aber er ist, wie gesagt, auch bei Gesunden in meningitisfreien Gegenden von einer Reihe anderer Untersucher angetroffen worden.

Einen ähnlichen intrazellulären Diplokokkus scheint Bernheim bei einem Kinde mit Lungenentzündung gezüchtet zu haben.

Pathognomonische Bedeutung. Wie aus den eben gemachten Angaben hervorgeht, ist der Meningokokkus bei Bronchitiden, lobären und lobulären Pneumonien, Kranken mit und ohne meningitische Symptome häufig in Reinkultur gefunden worden. Man wird in solchen Fällen nicht umhin können, ihn als Erreger der betreffenden Erkrankungen anzuerkennen; er ist also gelegentlich imstande, genau die gleichen Krankheitserscheinungen und anatomischen Veränderungen wie der Pneumokokkus auszulösen. Auch der Verlauf der Erkrankungen scheint der gleiche gewesen zu sein. Jacobitz spricht nur von einer geringen Verzögerung in der Heilung der von ihm beobachteten Pneumonien. In anderen Fällen sind Meningokokken und Pneumokokken zusammen angetroffen worden; wer von beiden hier der Erreger von Pneumonie war, läßt sich nicht entscheiden.

Während die im Naserachenraum lebenden Keime oft nicht die geringsten Erscheinungen auslösen, können sie dort zweifellos häufig auch die Erreger katarrhalischer Entzündungen sein. Der Beginn der Meningitis ist häufig durch eine Rhinitis oder Pharyngitis gekennzeichnet. Ein besonders lehrreiches Beispiel bildet die Selbstbeobachtung von Kiefer, der während des Arbeitens mit Meningokokken plötzlich an einer rechtsseitigen Rhinitis mit Allgemeinerscheinungen erkrankte und Meningokokken im Nasensekret nachweisen konnte.

Da der Meningokokkus von Jacobitz verschiedentlich aus dem Sputum von Patienten gezüchtet worden ist, die nur pneumonische, aber nicht die geringsten meningitischen Erscheinungen darboten, so ist der Nachweis im Sputum

in solchen Fällen von größter diagnostischer Bedeutung, da nur dadurch der
Beweis geliefert werden kann, daß der Patient sich mit für ihn virulenten
Meningokokken und nicht mit Pneumokokken oder anderen Erregern infiziert
hat. Über den Wert des Nachweises bei Patienten mit meningitischen Symptomen im Nasenrachensekret ist kein Wort zu verlieren; er entfällt höchstens
da, wo es sich außerhalb von Epidemiezeiten um völlig gesunde Personen
handelt.

5. Gonokokken.

Gonokokken wurden in der bekannten Form, als semmelförmige intrazellulär
gelagerte Paare in zusammenliegenden Häufchen von Bressel in dem reichlichen,
mißfarbenen, sehr zähen Auswurf einer unter dem klinischen Bilde einer kruppösen Pneumonie verlaufenen Erkrankung eines gonorrhoischen Mannes gefunden. Der kulturelle Nachweis aus dem Sputum konnte zwar nicht erbracht
werden, doch glichen die dort gefundenen Exemplare völlig den aus dem Blut
gezüchteten Keimen, so daß kein Grund besteht, an ihrer Identität zu zweifeln;
er darf also als Erreger der Pneumonie angesehen werden. Finger beobachtete
gleichfalls einen Fall von Bronchopneumonie auf gonorrhoischer Basis. Daß
er auch andere Veränderungen in den Lungen zu erzeugen vermag, konnte
Wynn bei einem zur Autopsie gekommenen Fall von Gonokokkensepsis feststellen. Es fanden sich dort zahlreiche miliare Abszesse mit kleinen pneumonischen Infiltraten um sie herum. Als pathognomonisch sind diese Veränderungen indes nicht zu bezeichnen.

Beim Befunde verdächtiger Diplokokken im Auswurf muß natürlich stets
auch an eine gonorrhoische Affektion der Mundschleimhaut gedacht werden,
die wiederholt beobachtet worden ist (Ahlfeld, Jürgens, Jesionek). Selbstverständlich hat die Unterscheidung von anderen ähnlichen Diplokokken nur
auf kulturellem Wege und im Tierversuch zu geschehen.

Zur Färbung des Gonokokkus eignen sich die gewöhnlichen Anilinfarben
in verdünnten Lösungen. (Besondere Differenzierungsmethoden siehe bei
Heim). Nach Gram entfärbt er sich und nimmt die Gegenfarbe an. Zur
Züchtung sind Nährböden mit menschlichem Blutserum zu verwenden; die
Unterscheidung von ähnlichen Diplokokken geschieht durch zuckerhaltige
Nährböden (s. Tab. S. 252).

6. Micrococcus catarrhalis.

Morphologie. Der Micrococcus catarrhalis ist ein kleiner Kokkus, der
in Doppel-, gelegentlich auch in Tetradenform auftritt; im ersteren Fall kann
er zu Verwechslungen mit dem Meningokokkus Anlaß geben. Ketten bildet
er nicht.

Die Färbung erfolgt mit den gewöhnlichen Farbstoffen; nach Gram
entfärbt er sich.

Züchtung. Auf Agar weißliche, fest haftende trockene kleine Auflagerungen, die bei
schwacher Vergrößerung braungrau aussehen. Besseres Wachstum auf Blutagar, auf welchem
die Kolonien anfangs hell erscheinen, am zweiten Tage jedoch undurchsichtig werden.
Hämolyse erfolgt nicht.

Gelatine wird nicht verflüssigt.

In Bouillon erfolgt am zweiten Tage Trübung und Bildung von Bodensatz.

Tierversuch. Der Micrococcus catarrhalis ist für Tiere kaum pathogen.

Vorkommen. Der Micrococcus catarrhalis ist ein nicht seltener Bewohner
der gesunden Mundhöhle; von Ungermann wurde er bei Anginen verschiedener
Art mehrmals gefunden; aus dem Munde Masern-, Diphtherie- und Scharlach-
kranker kultivierte ihn Neußer.

Außerordentlich häufig wurde er bei den verschiedensten Erkrankungen des Respirationstraktus gezüchtet, vor allem bei Kindern. Er findet sich hier sowohl frei im Sputum, wie von Leukozyten aufgenommen, selten allein, in der Regel mit anderen pathogenen Keimen zusammen. Schon Pfeiffer konstatierte sein Vorkommen bei einfachen Bronchitiden sowie bei Bronchopneumonien von Kindern, ebenso Ritchie. Einer Beobachtung von Petruschky zufolge trat er bei einer den Verlauf eines Typhus komplizierenden kruppösen Pneumonie auf. Bei influenzaartigen Erkrankungen (Bronchitiden, Pneumonien) fanden ihn Kirchner, Klieneberger, Neißer, auch v. Jaksch scheint etwas Ähnliches gesehen zu haben.

Ghon, Pfeiffer und Sederl züchteten ihn bei Erkrankungen, die große Ähnlichkeit teils mit Influenzaaffektionen, teils mit Pneumonien zeigten und oft in so großen Mengen, daß alle übrigen Keime in den Hintergrund traten; mit Besserung der Symptome verschwanden sie rasch wieder. Unter anderem fanden sie ihn in dem spärlichen schleimigen Sputum influenzaähnlicher Bronchitiden und Bronchopneumonien, einmal bei einer Erkrankung, die klinisch unter dem Bilde einer akuten Pneumonie mit kritischem Temperaturabfall verlief, in deren Verlaufe aber nur wenig schleimiges Sputum produziert wurde, ferner aus dem mehr oder weniger typisch pneumonischen Auswurf bei lobären, häufig ohne Fieber verlaufenden Infiltrationen. Neuerdings berichtet G. Mayer über das alleinige Vorkommen, das M. c. (in intrazellulärer Lagerung) bei ausgesprochenen Grippefällen während der letzten Epidemie.

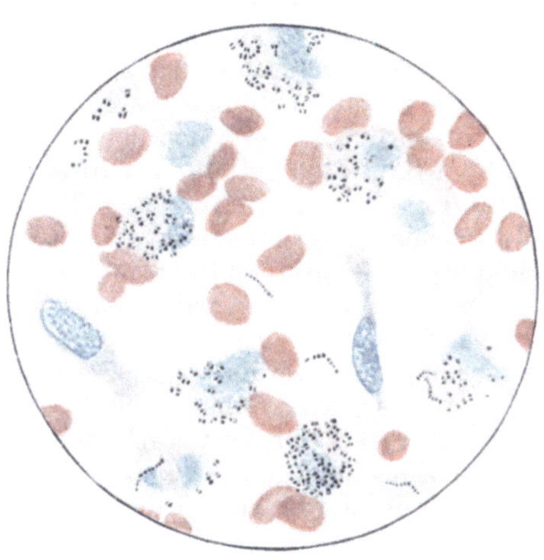

Abb. 50. Catarrhalis in einkernigen Rundzellen bei schwerer eitrig-hämorrhagischer Bronchitis. Daneben Streptokokkenketten. Zahlreiche flimmernde Bronchialepithelien,

Häufig entdeckte man ihn auch bei Keuchhustenkindern (Ritter, Buttermilch, Vincenzi, Klieneberger und Neißer), nicht nur im Beginn der Erkrankung, sondern in allen Stadien auch in Reinkultur.

Gelegentlich wurde sein Auftreten auch im Verlaufe der Tuberkulose beobachtet; Kerschensteiner kultivierte mehrmals gram-negative, auf Agar schlecht wachsende Mikrokokken, die seiner Ansicht nach möglicherweise als Varietäten des Pfeifferschen Micrococcus catarrhalis aufzufassen sind. Auch in Bronchiektasien stellt er sich ein (Lumniczer).

Abarten oder dem Micrococcus catarrhalis nahestehende Stämme sind überhaupt außerordentlich oft gezüchtet und mit verschiedenen Namen belegt worden. In der Regel sind es gram-negative, Gelatine nicht verflüssigende, intra- und extrazellulär gelagerte Diplokokken gewesen. So züchtete v. Lingelsheim aus dem Nasensekret verschiedene Arten, die er als Diplococcus pharyngis siccus, Micrococcus pharyngis cinereus, Diplococcus pharyngis flavus I, II, III bezeichnete, Pansini aus dem Sputum Gesunder und verschiedener Kranker einen Micrococcus albus liquefaciens und einen Micrococcus versicolor; Kirchner gewann bei unter Influenzaerscheinungen verlaufenden Bronchitiden und Bronchopneumonien einen gram-negativen, von einer Kapsel umgebenen Diplokokkus, Duin und Gorden sahen einen ähnlichen Mikroorganismus bei septischer Influenza; endlich züchtete Besser aus Lunge und Bronchien einen Micrococcus candicans, Micrococcus cumulatus tenuis, einen Micrococcus albus liquefaciens. Die Zahl der Fälle, in denen ähnliche Mikroorganismen im Auswurf, gelegentlich auch bei Autopsien, gefunden wurden, könnte noch wesentlich vermehrt werden; meistens handelt es sich um Bronchitiden und Bronchopneumonien, die klinisch unter dem Bilde einer Influenza verliefen.

Pathognomonische Bedeutung: In vielen Fällen ist der M. c. als ein unschuldiger Saprophyt zu bezeichnen, doch scheint er in anderen tatsächlich der Krankheitserreger oder zum mindesten zu sein; dafür spricht schon sein häufiges Vorkommen bei einer bestimmten Gruppe von Erkrankungen, in welcher influenzaartige Erscheinungen dominieren; dort wurde er auch gelegentlich in Reinkultur gefunden und aus den Lungen von Patienten gezüchtet.

Nach den Untersuchungen von Ghon, Pfeiffer und Sederl vermag er der Erreger akuter und subakuter katarrhalischer Entzündungen, gelegentlich auch lobärer Pneumonien zu sein; er erzeugt jedoch weder ein charakteristisches Krankheitsbild noch spezifisch anatomische Veränderungen in den Lungen. Die genannten Autoren nehmen auch in den Fällen, in denen er zusammen mit anderen Bakterien gefunden wurde, eine primäre pathogene Wirkung an, wenigstens für die stets vorhandenen Bronchitiden, ob mit Recht, ist zweifelhaft. — Wieweit er an der Auslösung des Keuchhustens beteiligt ist, läßt sich vorläufig nicht sagen; auffallend ist sein häufiges Vorkommen bei dieser Erkrankung.

Unter diesen Umständen ist sein Vorkommen für die Diagnose noch mit Vorsicht zu verwenden; erst weitere Untersuchungen müssen zeigen, ob wir berechtigt sein werden, von einer Micrococcus catarrhalis-Grippe oder einem Micrococcus catarrhalis - Keuchhusten zu reden. Auch die neueren Untersuchungen bei der Grippe-Epidemie von 1918 haben in diesen Fragen noch keinen Entscheid gebracht, der Micrococcus catarrhalis scheint verhältnismäßig selten dabei gefunden worden zu sein.

7. Micrococcus tetragenes.

Morphologie. Wie der Name besagt, handelt es sich hier um einen Kokkus, der in Verbänden zu je vier Individuen auftritt, die „wie die Augen eines Würfels" nebeneinander liegen und von einer gemeinsamen Kapsel umhüllt werden (Biondi). In Kulturen ist eine Kapsel indes nicht zu erkennen. Jeder einzelne Kokkus ist von runder Form; Teilungsfiguren werden häufig beobachtet.

Der Tetragenes färbt sich mit den gewöhnlichen Anilinfarbstoffen und ist gram-positiv. Zur Differenzierung der Kapsel von den Kokken kann man Doppelfärbung mit Methylenblau-Eosin anwenden.

Züchtung. Es ist hier von vornherein zu bemerken, daß zahlreiche Varietäten gefunden worden sind, die auf den gewöhnlichen Nährböden schlecht wachsen oder auf Agar gelben, grüngelben oder bräunlichgelben Farbstoff bilden.

Bouillon. Leichte diffuse Trübung und die Bildung eines oft mehrere Millimeter hohen Bodensatzes.

Agar: weißer Überzug.

Blutplatte: Keine Hämolyse.

Gelatineplatte: feuchte, weißliche, glänzende, über die Oberfläche kuppelförmig hervorragende Kolonien. Gelatinestich: Wachstum längs des Stiches bald feinkörnig, bald in groben Kugeln, und auf der Gelatineoberfläche (nagelförmige Ausbreitung). Die Gelatine wird nicht verflüssigt.

Kartoffel: schleimiger, fadenziehender weißlicher Belag.

Tierversuch. Mäuse und Meerschweinchen gehen nach 3—8 Tagen unter septischen Erscheinungen ein; in der Milz sah Biondi auffallende kleine weißliche Herde. Kaninchen und Hunde sind immun.

Vorkommen. Der Tetragenes ist zuerst von R. Koch in einer phthisischen Kaverne gefunden worden; später wurde er immer häufiger aus dem Sputum

verschiedener Erkrankungen gezüchtet, vor allem im Verlauf von Tuberkulose-
erkrankungen, so von Fraenkel und Troje, Babes, Spengler, Schabad,
Sata, Schröder und Mennes, Weißmayer, Koegel, von diesem sowohl
im Sputum wie bei Autopsien stets gesehen, während sonst der Nachweis nur
ein einziges oder wenige Male gelang. Viel häufiger fand ihn Kerschensteiner, was er der Benutzung verschiedener Nährböden zuschreibt.

Das Vorkommen beschränkt sich jedoch nicht auf Tuberkulose; Kerschensteiner züchtete ihn aus Sputum bei Bronchiekatsien, Gangrän, Abszeß,
Bronchitis, einmal auch bei Bronchitis fibrinosa, im ganzen in 52,8 % der untersuchten Fälle. Noica und Biondi sowie Lumniczer trafen ihn ebenfalls
bei fötider Bronchitis, Hirschler und Terray bei Gangrän, Jundell neben
Influenzabazillen bei Masern, Bron-
chitis, Hastings und Böhm bei kruppöser Pneumonie ohne gleichzeitige
Pneumokokken, Netter bei Empyem.

Von verschiedenen Untersuchern ist
der Tetragenes auch im tuberkulösen
Nasensekret, bei Ozaena, bei Anginen
(Stooss), gelegentlich auch bei Gesunden vorgefunden worden.

Pathologische Bedeutung.
Kommt dem Tetragenes für die Entstehung pathologischer Prozesse in den
Lungen primäre Bedeutung zu, spielt
er eine Rolle als Eitererreger bei Mischinfektion oder ist er stets ein harmloser
Saprophyt? Gelegentlich scheint er tatsächlich der primäre Krankheitserreger
zu sein, wie aus dem merkwürdigen Befunde von Heim hervorgeht, der ihn
allein in einer pneumonisch infiltrierten
Lunge vorfand. Auch die erwähnte Mit-

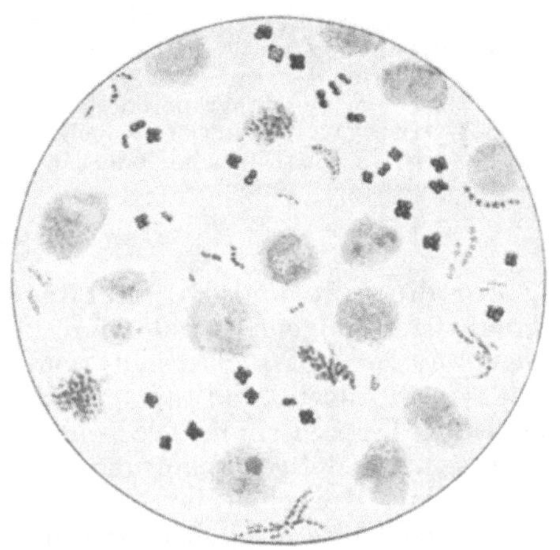

Abb. 51. Micrococcus tetragenes. Daneben
Streptokokken und Staphylokokken.
Öl-Imm. $^{1}/_{12}$. Ok. 3.

teilung von Hastings und Böhm spricht in diesem Sinne. Doch scheint es
sich hier nur um ganz vereinzelte Fälle zu handeln, in der Regel hat man ihn
mit anderen Keimen zusammen gefunden. Was seine Rolle bei Mischinfektionen
betrifft, so ist Schabad, der ihn neben Tuberkelbazillen nicht nur in Kavernen,
sondern auch im Alveolarlumen sah, der Ansicht, daß er „ein ätiologisches
Moment der katarrhalischen Pneumonie sein kann". Spengler nimmt eine
„passive Mischinfektion" an, da er ihn nur spärlich fand; das Fieber sei also
nicht eine Folge der Tetragenesinfektion; auf der anderen Seite soll nach
Spengler die Mischinfektion mit Tetragenes besonders rapide mit Einschmelzung des Gewebes verlaufen. Wesentlich höher als diese meist nur auf einen
oder einige wenige positive Resultate begründeten Folgerungen sind die Ergebnisse von Kerschensteiner einzuschätzen. Kerschensteiner traf ihn
in fieberlosen Anfangsphthisen sogar häufiger wie bei fieberndem Verlaufe,
bei moribunden Fällen und in großen Kavernen überhaupt nicht; außer bei
Bronchiektasien und Abszessen sah er ihn auch bei einfachen Bronchitiden.
Aus den kurzen Vermerken über die physikalische Untersuchung der Patienten
geht auch nicht hervor, daß dem Tetragenes allein ein wesentlicher Einfluß
auf das Fortschreiten des Prozesses und besonders auf die eitrige Einschmelzung
zukommt; und schließlich findet sich überhaupt kein einziger Fall, bei welchem
der Tetragenes allein neben dem Tuberkelbazillus gefunden worden wäre,
stets war er mit Streptokokken, Staphylokokken oder Pneumokokken ver-

gesellschaftet; für die Beweisführung seiner Wichtigkeit als Eitererreger wäre sein alleiniges Vorkommen jedoch unbedingt nötig. Auch ein Versuch Kerschensteiners, durch Tetragenesinfektion bei einem Kaninchen Eiterungen bzw. Kavernenbildung zu erzeugen, mißlang; ebenso fanden Schroder und Mennes ihre Stämme aus tuberkulösen Sputum völlig avirulent. Es wären also weitere exakte Untersuchungen nötig, um den von Koch betonten Einfluß einer solchen Mischinfektion auf den Krankheitsverlauf zu klären. Da der Tetragenes indes als Erzeuger lokaler Eiterungen anderer Organe bekannt und tatsächlich oft in eitrigen Sputis verschiedener Herkunft getroffen worden ist, so muß man immerhin die Möglichkeit zugeben, daß er als sekundär hinzugekommener Keim eine Rolle spielt, sei es auch nur in Gemeinschaft mit anderen als Eitererreger bekannten Mikroorganismen.

Mikrokokkus bei Gangrän von Hirschler und Terray. Es sind dies einzelne Kokken, die auf den gewöhnlichen Nährböden in grauweißen, flächenhaften Auflagerungen wuchsen, Gelatine langsam verflüssigten, sowie Indol und Skatol bildeten; ihr Geruch ähnelte also dem des gangränösen Sputums. Die gewöhnlichen Anilinfarben nahmen sie an, nach Gram färbten sie sich schlecht. Bei subkutaner Impfung entstand eine Eiterung, bei Injektion in die Blutbahn oder in die Pleura sind nekrotisierende Herde in den Lungen beobachtet worden.

8. Sarzine.

Morphologie und Eigenschaften. Die Sarzine stellen die bekannten, warenballenförmigen Gebilde dar, die sich durch Wachstum in drei Richtungen auszeichnen. Sie sind von sehr verschiedener Größe, in der Regel unbeweglich, doch sind auch bewegliche Formen beschrieben worden. Im hängenden Tropfen sind sie von einem hellen Ektoplasma umgeben. Nach Heim lassen sich mit Methylenblau und Nachfärbung mit stark verdünntem Bismarckbraun blaue Körnchen im braunen Zelleib darstellen. Die Züchtung gelingt auf allen bekannten Nährböden; durch Verschiedenheit der Farbe unterscheiden sich einzelne Formen. Manche Stämme verflüssigen Gelatine, andere nicht.

Im Auswurf sind die Sarzinezellen durch ihre typische Lagerung nicht zu verwechseln. Ihre Größe ist bei dem gleichen Patienten stets die gleiche, dagegen verhalten sich die einzelnen Stämme hierin wie auch in ihrer Farbe sehr verschieden; schon Heimer berichtet, daß die kleinsten Exemplare von Kugelbakterien nicht mehr zu unterscheiden seien. Größe und Farbe werden von Virchow und Heimer auf Verschiedenheit der Entwicklungsstufen und des Nährsubstrates zurückgeführt. Ob die Alkaleszenz des Sputums wirklich von Einfluß ist, ist nicht festgestellt, jedenfalls gedeihen sie im alkalischen wie im sauren, wenn auch häufiger in ersterem. Im allgemeinen nimmt man Identität der aus Lunge und Magen stammenden Sarzine an und sieht höchstens eine schon von Zenker beobachtete grünliche Verfärbung für einen Beweis ihrer Herkunft aus dem Magen an (Fischer). — Einer Beobachtung von Fischer zufolge können in seltenen Fällen ganze Klumpen von Sarzinepäckchen im Auswurf erscheinen. Heimer will sie gelegentlich einer Autopsie in Zellen eingeschlossen gesehen haben; es fragt sich, ob es sich hier nicht um Tetragenes gehandelt hat, der von manchen Autoren überhaupt nicht scharf von der eigentlichen Sarzine unterschieden wird.

Vorkommen. Als erster hat einer Bemerkung Virchows zufolge wohl Bamberger Sarzine im Sputum gesehen, Virchow selbst wies ihr Vorkommen in tuberkulösen Kavernen nach, später fand sie Cohnheim im zähschleimigen grünlichen Auswurf eines Falles von Gangrän der einen Lungenspitze; die Zerfallshöhle selbst enthielt ungeheure Mengen Sarzine. Nauwerk stellte sie ferner bei einem ähnlichen Falle in dem zähen, grünen Schleim in großer Menge fest, während die mehr eitrigen Teile des gleichen Sputums frei von ihnen waren.

Es muß also angenommen werden, daß entweder das Sputum aus verschiedenen Teilen der Lungen stammte, oder daß die Sarzine in den eitrigen Partien außerordentlich rasch schon intrapulmonal zugrunde gegangen war. Ferner traf Heimer in dem aus einem pneumonischen Erweichungsherde herrührenden Auswurf reichlich Sarzine an; sehr auffallend ist seine Bemerkung, daß „fast alle Eiterkörperchen in ihrem Inneren teils die Bakterienformen, teils ausgebildete Sarzineindividuen mit der Zahl von eins bis zu drei Gevierten erkennen ließen" (?). Auch Fischer hat sie wiederholt gefunden, am häufigsten bei Lungeninfarkt mit nachfolgender brandiger Erweichung. Aus tuberkulösem Auswurf hat man sie verhältnismäßig häufig erhalten, seltener bei reiner kruppöser Pneumonie, bei der einfachen Bronchitis (Fischer), wie bei der Bronchitis mukopurulenta (Lotz). Pansini erwähnt ihr Vorkommen bei Influenza, sehr häufig bei vorgeschrittener Tuberkulose, aber auch bei einfachen Bronchitiden; er konnte auch die verschiedenen Formen feststellen, die Sarcina variegata, Sarcina alba und Sarcina aurantiaca. Die letztere soll den Auswurf gelblich oder rötlich färben.

Ihr Vorkommen ist ferner konstatiert in Nasenrachenraum und Mundhöhle Gesunder und Kranker, so daß also bei der Untersuchung des Auswurfs Beimengungen von dorther vermieden werden müssen. Interesse verdienen diejenige Fälle, in denen zusammenhängende weiße, soorähnliche, lose aufsitzende Beläge von ihnen gebildet werden (Friedreich). In solchen Fällen kann man geradezu von einer Pharyngomycosis sarcinica sprechen (Nauwerk). Auch bei Stomatitis scheint sie sich zuweilen anzusiedeln.

Pathognomonische Bedeutung. Im allgemeinen wird man der Sarzine nur insofern eine Bedeutung beimessen, als ihr Vorkommen im Auswurf auf tiefergreifende Veränderungen des Lungengewebes, besonders auf Zerfallshöhlen schließen läßt. Ob tuberkulöse Einschmelzungen mehr zu ihrer Ansiedelung prädisponieren als solche anderen Ursprunges, läßt sich schwer feststellen; unmöglich ist es nicht; Nauwerk, Heimer und Pansini haben sie hier wenigstens auffallend oft beobachtet. Nach Virchow erfolgt auch an Ort und Stelle Vermehrung, sonst ließe sich der von ihm erhobene eigentümliche Befund nicht erklären, daß sie nur in einer einzigen Abszeßhöhle, nicht aber in den zahlreichen übrigen und auch nicht in Bronchien und Trachea anzutreffen waren. Auf der anderen Seite gehen sie in den Lungen sicher auch zugrunde. Für diesen Fall steht also fest, daß ein Einfluß auf die Abszeßbildung nicht bestanden haben kann, sonst wäre sie überall zu finden gewesen. In dem Heimerschen Falle saßen große Sarzinemassen tief im Gewebe, Arterien und Venen waren mit ihnen vollgestopft, sie fanden sich in den benachbarten Lymphgefäßen der kruppös entzündeten Lungenpartien, sowie in den tuberkulösen Kavernen beider Lungen. Heimer schreibt ihr eine etwas eigentümliche Bedeutung zu; durch ihre Wucherung und Ausbreitung soll ein Reiz auf die phthisische Lunge ausgeübt und so ein akuter entzündlicher Prozeß an dem Orte ihrer massenhaften Entwicklung entstanden, die nachfolgende Einschmelzung durch buchstäbliche Aufzehrung des Lungengewebes (infolge der „Nahrungsaufnahme" der Sarzine) erfolgt sein. Heimer gibt aber selbst zu, daß sich die Pneumonie möglicherweise durch eine andere Schädlichkeit entwickelt und die Sarzine in dem pneumonischen Herd nur günstige Wachstumsbedingungen gefunden haben könne. Fischer spricht ihr dagegen jede spezifisch nekrotische Wirkung ab; stets sei die Erweichung das vorausgehende Ereignis, erst dann erfolge ein Nachdringen der Sarzine. Auch nach Nauwerk ist sie nicht imstande: „schon bestehende Krankheitszustände in eigentümlicher Weise zu beeinflussen", der hämorrhagische Infarkt bei der Phthise macht mit Sarzine die gleichen Schicksale durch, wie unter Umständen auch ohne sie; eine

spezifische Wirkung besteht jedenfalls nicht. Nach Burckhardt ist sie dagegen gelegentlich auch als Eitererreger aufzufassen; er konnte wenigstens beim
Meerschweinchen Abszesse mit ihr erzeugen. Auch sei hier noch eines Sektionsbefundes von Cohnheim gedacht, nach welchem es nicht ausgeschlossen ist,
daß einmal eine primäre Ansiedelung von Sarzine stattfindet, wiewohl auch
hier sie sich wahrscheinlich erst auf dem Boden eines Infarktes festgesetzt hat.
Cohnheim fand sie nämlich in haselnußgroßen Knoten von gelblichgrauer
Farbe in den Lungen verbreitet und nahm infolge der Kleinheit derselben und
der reichlichen Anwesenheit der Sarzine in ihnen an, daß es sich nicht um eine
sekundäre Entwicklung in einem präformierten Herde handle, sondern um
primäre Ansiedelung.

Die Frage, ob Sarzine direkt aus der Luft in die Lungen gelangen kann
oder aus dem Magen überwandert, wird dahin zu beantworten sein, daß beides
möglich ist. Wiederholt hat bei Vorhandensein von Sarzine im Auswurf die
gleichzeitige Magenuntersuchung ein negatives Resultat gezeitigt (Heimer,
Fischer), in anderen Fällen wie in dem Zenkerschen, hat Infektion vom
Magen her sicher stattgefunden.

Die diagnostische Bedeutung der Sarzine leitet sich aus dem Gesagten ab,
selbstverständlich ist bei ihrem Vorkommen darauf zu achten, daß der Auswurf
nicht durch Speichel oder Mageninhalt verunreinigt ist. Ob es sich um Magen-
oder Lungensarzine handelt, läßt sich an der Form kaum entscheiden, die
grünliche Verfärbung der Magensarzine, die Teilung in allen drei Dimensionen,
während die Lungensarzine sich nur nach zwei Richtungen vermehren soll,
ihre auffallendere Größe gegenüber den kleinen Lungensarzinen sind alles nur
Unterscheidungsmomente von zweifelhaftem Werte; durchgreifende Unterschiede werden daher von vielen Beobachtern geleugnet, eine Trennung in verschiedene Arten abgelehnt. Besonderer Wert würde ihrem Auftreten bei Öso-
phagus-Lungenfisteln zukommen, wenn ihre Anwesenheit im Magen bzw.
Ösophagus gesichert ist.

9. Pneumoniebazillen von Friedländer.

Morphologie. Die Pneumoniebazillen sind plumpe Stäbchen von verschiedener Länge, ohne Geißeln, daher auch ohne Eigenbewegung; sie sind wie
die Pneumoniediplokokken von einer deutlichen Kapsel umgeben, die außerhalb des Körpers nicht oder nur schwach gebildet wird. Das Charakteristische
ist aber die schleimähnliche Beschaffenheit der Kapsel.

Die Färbung erfolgt wie beim Pneumokokkus. Die Kapsel färbt sich nach
Heim gelegentlich so intensiv, daß der Bazillenleib nicht von ihr unterschieden
werden kann. Nach Gram entfärben sich die Stäbchen.

Züchtung: in Bouillon starke Trübung.

Gelatine: auf der Platte porzellanartige weiße, kuppenförmige Kolonien, im Stich
„Nagelkultur", auf der Oberfläche dicker halbkugeliger Belag, den Stichkanal entlang
dünnes Wachstum. Keine Verflüssigung. Alte Kulturen erscheinen häufig leicht gebräunt.

Agar: ziemlich üppiger weißlicher Belag. Auffallend ist hier die Neigung zur Bildung
von Schleimmassen (daher auch der Name Bacillus mucosus capsulatus).

Kartoffel: gelbliches Wachstum, starke Gasbildung.

Traubenzuckeragar wird vergoren, Milchzuckerbouillon gesäuert.

Tierversuch: Mäuse gehen nach intraperitonealer Impfung oder nach Inhalation
in ungefähr 2 Tagen an septischen Erscheinungen zugrunde. Selten entstehen hierbei
pneumonische Herde. Für Kaninchen sind die Pneumoniebazillen nichtpathogen.

Einzelne Varietäten des Friedländerschen Pneumoniebazillus sollen später noch
Erwähnung finden.

Vorkommen. Pneumoniebazillen sind bei Erkrankungen der Mundrachenhöhle gefunden worden, so bei Stomatitis ulcerosa von Bernaberi, bei
Anginen von Stooss. Nicolle und Hebert fanden sie in einigen Anginafällen,

die sich durch warzenförmigen weißlichen oder bräunlichen, fest anhaftenden membranösen Belag auszeichneten, Cionini in kruppösen Membranen. Bernabin züchtete sie bei Stomatitis ulcerosa. Auch bei Ozaena hat man sie angetroffen (Berliner) und endlich kommen sie nach Netter im Speichel des gesunden Menschen gelegentlich vor.

Das meiste Interesse beansprucht ihr Vorkommen im Auswurf bei Pneumonien, nachdem ihr Entdecker sie zuerst für den hauptsächlichen Erreger derselben angesehen hatte. Sie werden tatsächlich, wenn auch nicht gerade häufig, bei Erkrankungen gefunden, die der gewöhnlichen durch den Fränkel-Weichselbaumschen Diplokokkus erzeugten Pneumonie weitgehend gleichen, ohne daß ihnen jedoch regelmäßig ein charakteristisches Sputum zukommt (Marchand, Howard, Philippi, Smith u. a.). Häufig ist dieses mehr eitrig-schleimig, gelegentlich auch mehr hämorrhagisch (R. Schmidt, Apelt),

seltener ähnelt es dem der kruppösen Diplokokken-Pneumonie. Spätere Untersuchungen haben gezeigt, daß der Friedländersche Bazillus auch bei anderen Lungenerkrankungen mehr oder weniger häufiger auftritt; so fanden ihn Cionini und Renard bei Kinderpneumonien, Manfredi bei Masernpneumonien, Strelitz post mortem in bronchopneumonischen Herden nach Diphtherie. Netter gibt an, ihn häufig bei Bronchopneumonien Erwachsener angetroffen zu haben (in 23%, bei Mischinfektionen in 22,6%).

Wiederholt ist er auch bei einfacher Bronchitis gefunden worden, bei Bronchiektasien, hier neben Influenzastäbchen (Kerschensteiner), selten bei Influenza (Kruse), zuweilen im tuberkulösen Auswurf (Kerschensteiner, Pansini).

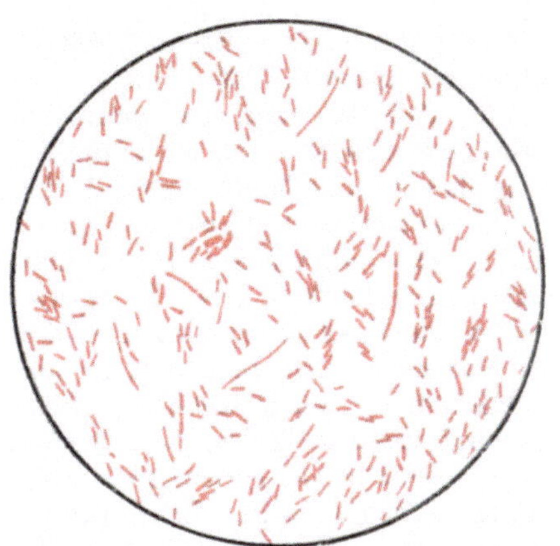

Abb. 52. Pneumobazillus — Friedländer, Färbung mit verd. Karbolfuchsin. (Vergr. 1 : 500).

Auch im eitrigen Auswurf septischer Prozesse in den Lungen kommt er vor (Prochaska).

Dem Friedländerschen Bazillus nahestehende Keime, die sich durch manche kulturelle Differenzen sowie im Tierversuch von ihm unterschieden, sind gleichfalls häufig gezüchtet worden, bei Bronchopneumonien nach Diphtherie von Wright und Mallory; ferner von Mandry und Klein in dem oft typisch pneumonischen, oft auch mehr grauschleimigen Auswurf von Personen, die während einer Pneumonieepidemie erkrankt waren, von Prior bei influenzaähnlichen Zuständen.

Pathognomonische Bedeutung. Der Friedländersche Bazillus ist imstande, eine Reihe verschiedener Erscheinungen auszulösen; seine Wirksamkeit beschränkt sich nicht nur auf die gelegentliche Auslösung katarrhalischer oder diphtherischer Entzündungen im Rachen, in den tieferen Luftwegen nicht nur auf die Erzeugung bronchopneumonischer Herde, in denen man ihn allein oder mit anderen Bakterien durch Aspiration von Lungensaft oder bei Autopsien nachgewiesen hat, sondern es ist zweifellos, daß er auch Erkrankungen, die zunächst unter dem Bilde der gewöhnlichen lobären Diplokokkenpneumonie verlaufen, hervorrufen kann. Nach Honl haben sogar 8—10% aller Pneumoniefälle ihn zum Erreger. Zahlreiche Sektionsbefunde, angefangen von den Beobachtungen Friedländers, Weichselbaums und

Marchands, die ihn in Reinkultur antrafen, bestätigen dies. Immerhin unterscheidet sich sowohl der anatomische Prozeß wie der klinische Verlauf wohl regelmäßig von dem der gewöhnlichen Diplokokkenpneumonie. Einmal durch die meistens mehr schleimige fadenziehende Beschaffenheit des Sputums, das häufig keine sonstigen typischen Merkmale erkennen läßt, gelegentlich aber auch rubiginös gefärbt oder mit Blut durchsetzt sein kann. Der Schleimgehalt soll von der dem Friedländerschen Bazillus zukommenden Fähigkeit der Schleimbildung abhängen (Apelt). Den Friedländer-Pneumonien ist ferner häufig langsames Zurückgehen der klinischen Erscheinungen, schlechte Lösung, Bindegewebsentwicklung eigen. A. Fränkel betont sogar besonders, daß ihm kein Fall typischer genuiner fibrinöser Lungenentzündung mit Ausgang in Krisis bekannt geworden sei, bei dem ausschließlich Friedländer-Bazillen (oder Streptokokken) beteiligt waren. Als durchaus charakteristisch ist dies Verhalten aber kaum zu bezeichnen.

Der anatomische Befund zeitigt typische Merkmale gegenüber der Diplokokkenpneumonie. Weichselbaum hat besonders darauf aufmerksam gemacht, daß die von der Schnittfläche der Lungen abstreifbare Flüssigkeit auffallend viszide oder schleimige, rotzähnliche Beschaffenheit zeigt, die Körnung der Schnittfläche gänzlich fehlt. Es können gelegentlich allerdings auch, wie Weichselbaum angibt, durch den Pneumoniediplokokkus erzeugte Exsudate eine schleimige Beschaffenheit annehmen — gleichfalls infolge der schleimigen Kapsel ihres Erregers — jedoch nie in dem Grade, wie bei der Friedländer-Pneumonie. Bei der mikroskopischen Untersuchung fällt auch der Mangel an Fibrin sofort in die Augen.

Einzelnen aufgefundenen Exemplaren von Friedländer-Bazillen im Auswurf kommt kaum eine besondere diagnostische Bedeutung zu, sie sind als zufällig eingedrungene Mischbakterien zu bezeichnen. Wichtig ist ihr Nachweis dagegen bei Erkrankungen, die zunächst unter den Erscheinungen einer lobären Pneumonie verlaufen. Durch längere Zeit hindurch können sie dann das einzige Unterscheidungsmerkmal gegenüber der Pneumokokkenpneumonie bilden, bis auch die klinischen Erscheinungen langsam das Bild klären. Daß sie in solchen Fällen der einzige Erreger der Lungenentzündung sind, wird durch ihren Nachweis in Lungenpunktat und Blut gestützt. Auch für die Prognose ist daher nach dem oben Gesagten ihr Nachweis nicht bedeutungslos.

Zur Gruppe der Friedländerbazillen wird auch noch der Bacillus des Skleroms gerechnet, der morphologisch von jenen nicht zu unterscheiden ist und auch nur geringe kulturelle Verschiedenheiten zeigt; es fehlt die Gasbildung in Traubenzuckeragar, die Milchsäurebildung ist gering oder bleibt aus. Das Wachstum auf Kartoffeln ist hellgrau und durchsichtig. Die Pathogenität für Tiere ist nicht sehr stark.

Der Sklerombazillus ist gram-negativ (in Schnitten soll er gelegentlich gram-positiv sein).

Der Sklerombazillus wird regelmäßig im Skleromgewebe gefunden, das von der Nase ausgehend auch die benachbarten Teile ergreifen kann. Es ist daher nicht ausgeschlossen, daß der Bazillus gelegentlich auch im Nasensekret oder Auswurf gefunden wird.

Gleichfalls zur Gruppe der Kapselbakterien gehört der von Löwenberg und Abel gefundene Ozänabazillus, der von letzterem für die Entstehung der Ozäna verantwortlich und bei dieser Erkrankung auch regelmäßig auf der Nasenschleimhaut gefunden wird. Er ist auch mehrfach in dem stinkenden abgestoßenen Borken nachgewiesen worden. Seine Bedeutung als Ozänaerreger wird indes mehrfach angezweifelt.

In der gesunden Mundschleimhaut oder im Speichel sind noch mehrere zu dieser Gruppe gehörigen Vertreter nachgewiesen worden; sie alle beanspruchen kein größeres Interesse.

Von Biondi wurde ziemlich häufig im Speichel Gesunder und Kranker ein „Bacillus salivarius septicus" angetroffen, ein sehr kurzes elliptisches Stäbchen mit etwas zugespitzten Enden und relativ dickerem Körper. Die Länge schwankt zwischen 1 und 1,5 μ, die Dicke beträgt bis 0,6 μ. Der Bazillus ist von einem stark lichtbrechenden Hof umgeben, der bald einzelne Individuen, bald zwei zu einem Doppelbazillus vereinigt umgibt. Eigenbewegung fehlt.

Der Bazillus färbt sich mit allen Anilinfarben, ist gram-positiv. Die Züchtung ist schwierig, gelingt meist nur auf sauren Nährböden. Nach 4—5 Tagen entwickeln sich auf Gelatineplatten kleine, kreisrunde, meist in der Tiefe liegende Kolonien mit opaleszierendem Zentrum und durchsichtiger glänzender Peripherie. Sie scheinen aus feinmaschigem zickzackförmigen und scharf konturiertem Netzwerk zu bestehen. Im Gelatinestich entwickelt sich ein helles dünnes, ungleichmäßiges Band mit sehr feinen peripheren Punktierungen. Näheres siehe bei Biondi.

Isolierte Keime waren für Kaninchen und Mäuse nicht pathogen, dagegen gingen nach der Angabe Biondis nach Injektion von Speichel die Tiere in den nächsten 24—48 Stunden oder auch später unter Krämpfen oder im Koma ein. An der Injektionsstelle fand sich fibrinöses Exsudat, sonst multiple Hämorrhagien und Milztumor.

Kühnau gibt an, ähnliche Stäbchen bei Diphtherie gefunden zu haben, auch Pansini hat sie wiederholt gezüchtet (als Bacillus tenuis sputigenes bezeichnet).

Gleichfalls von Biondi wurde, allerdings nur ein einzigesmal, im Speichel einer Kranken mit schwerer puerperaler Sepsis ein vollkommen runder Kokkus gefunden, den er als Coccus salivarius septicus bezeichnete. Er befand sich im Zustand sehr lebhafter Teilung und ließ leichte seitliche Ausbuchtungen erkennen, hatte oft auch ovale Form angenommen. Meist lag er in großen Haufen vereint. Das Wachstum erfolgte auf allen Nährböden, am charakteristischsten auf Gelatine, in deren Tiefe sich kreisrunde weißliche bisweilen leicht ins schwärzliche gehende Kolonien bildeten. Mäuse, Meerschweinchen, Kaninchen gingen nach 4—6 Tagen zugrunde, anatomische Veränderungen fanden sich nicht, dagegen in großen Mengen die beschriebenen Kokken im Blut.

Einen Speichelstreptokokkus mit unregelmäßigen Gliedern, oft mehr Bazillenform sah Guillemont sehr häufig bei Gangrän. Ob er mit dem Biondischen Kokkus identisch ist, läßt sich schwer beurteilen.

Aus dem aspirierten Lungensafte einer unter dem Bilde einer schweren doppelseitigen fibrinösen Pneumonie verlaufenden Erkrankung züchteten Mosler und Löffler ein dem Erreger der Kaninchenseptikämie ähnliches Stäbchen von 1,0 μ Länge und 0,6 μ Breite, unbeweglich, nicht tierpathogen, nur Polfärbung annehmend. Auf Agar wuchs es in kreisrunden milchig weißen, bei durchfallendem Licht bläulich erscheinenden Kolonien, die nach 8—10 Tagen sich leicht gelblich verfärbten. Auf Blutserum erfolgte ähnliches Wachstum, im Agarstich entwickelte es sich auf der Oberfläche wie in der Tiefe. Auf Kartoffeln bildete es einen schmutzig graugelben Belag.

Auswurf konnte von den Patienten nicht gewonnen werden; zwei gleichzeitig erkrankte Patienten entleerten zähes, gelblich weißes, nicht pneumokokkenhaltiges Sputum, es fehlte aber hier das geschilderte Stäbchen. Da in dem aspirierten Safte andere Keime nicht gefunden wurden, so nahm Mosler an, daß der Bazillus die Ursache der Erkrankung gewesen sein möge. Es kann dem nicht widersprochen werden, es ist aber hier wie bei ähnlichen Fällen stets an die Möglichkeit zu denken, daß der primäre Krankheitserreger, vielleicht der Pneumokokkus, rasch der Vernichtung in den Lungen anheimgefallen war.

Babes fand bei Bronchiektasien einen „B. pyogenes foetidus“ und einen „Streptococcus septicus liquefaticus“.

Kreibohm beschrieb ferner einen „Bacillus sputigenes crassus“, Miller einen „Bacillus buccalis muciferens“.

Courmont fand bei einem Patienten, der unter den Erscheinungen einer Tuberkulose gestorben war und bei dessen Sektion auch anscheinend typische tuberkulöse Veränderungen festgestellt wurden, einen Streptobazillus, dessen Injektion bei Meerschweinchen und Kaninchen typische tuberkulöse Veränderungen hervorrief. Courmont sieht den Fall als Streptobacillosis tuberculosa an, man kann sich aber des Gedankens nicht erwehren, daß es hier doch um echte Tuberkelbazillen gehandelt hat.

10. Influenzabazillen.

Morphologie. Der Influenzabazillus von R. Pfeiffer ist ein sehr kleines, dünnes Stäbchen von 0,2—0,3 Breite und 0,5 Länge, mit sanft abgerundeten Enden, ohne Kapsel, ohne Sporenbildung, ohne Bewegung. Häufig erfolgt Scheinfadenbildung, besonders in Kulturen, aber auch im Tierkörper; die Abtrennung solcher Stämme als Pseudoinfluenzabazillen ist dadurch aber nicht gerechtfertigt.

Die Färbung erfolgt mit den gebräuchlichen Anilinfarben, am besten mit Karbolfuchsinlösung (1:10, Pfeiffer) oder Methylenblau, auch mit wässeriger Kristallviolettlösung (1:20). Häufig färben sich vorzugsweise die beiden Polenden der Stäbchen. Sehr wichtig ist, daß die Farbe nicht zu kurze Zeit

einwirkt! Scheller empfiehlt vorangehende Behandlung mit 1%iger Essigsäure zur Fällung des die Färbung störenden Muzins. Nach Gram findet
Entfärbung statt.

Die Züchtung auf den gewöhnlichen Nährboden gelingt nicht, höchstens wachsen
im ersten Ausstrich kleine Kolonien, dagegen gut auf Tauben- oder Menschenblutagar
[Optimum 5—10%, jedoch schon 1% genügend, ev. nach Hämolyse des Blutes durch
Gefrieren oder Saponinzusatz]. Zur Züchtung ist besondere Vorsicht nötig; am besten
werden Flöckchen frisch entleerten, ausgewaschenen Sputums direkt auf die Platten oder
den Schrägagar ausgestrichen, oder erst in Bouillon zu einer dünnen Aufschwemmung
verrieben; auch Blutbouillon läßt sich verwenden. Auf diese Weise erhält man schon
Reinkulturen im Originalabstrich. Auf solchem Blutagar wächst der Influenzabazillus
streng aerob, am besten bei 37°, in dichtgedrängten, wasserhellen Tröpfchen, die wenig
Neigung zum Zusammenfließen zeigen; sie sind so klein, daß zu ihrer genauen Erkennung
eine Lupe nötig ist. Ersatz des Blutes durch andere eisenhaltige Nährböden hat zu keinem
günstigen Resultat geführt, dagegen ist gleichzeitige Aussaat von anderen Keimen von gutem
Erfolg begleitet gewesen (Symbiose, z. B. mit Pneumokokken, Staphylokokken).

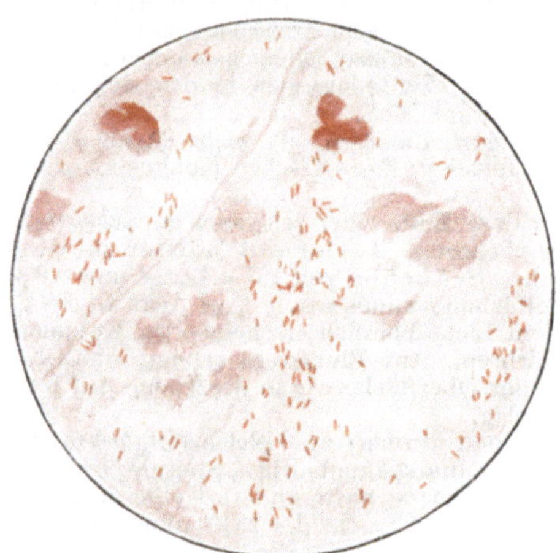

Abb. 53. Influenzabazillen. Karbolfuchsin.
Öl.-Imm. ¹/₁₂. Ok. 2.

Der Influenzabazillus ist sehr wenig
resistent, besonders gegen Austrocknung,
feucht kann er wochenlang am Leben erhalten werden. Nach Ricciardi bleibt
er im Auswurf bei 15—19° elf bis zwölf
Tage am Leben, bei 25—26° sechs bis
acht Tage, bei 37—38° nur drei bis fünf
Tage; sein Absterben geht parallel dem
Saprophytenwachstum. Das außerordentlich leichte Absterben der der Trockenheit ausgesetzten Influenzabazillen beweist
auch die Tatsache, daß die Ansteckung
nur von Mensch zu Mensch erfolgt.

Tierversuch. Nur bei Affen konnten
durch Einreiben von Bazillen in die Nase
Symptome erzeugt werden, die an Influenza
erinnerten, doch ist die Erkrankung auf
die Tiere nicht ohne weiteres übertragbar.
Bei Kaninchen, denen Kulturen in die Ohr-
vene gespritzt wurden, stellten sich auffallende Atemnot und Muskelschmerzen ein,
ohne daß die Bazillen in ihrem Körper
eine Vermehrung erfuhren; nach großen
Dosen gingen die Tiere an Vergiftung
zugrunde. Bei Vermischung mit anderen
Bakterien erfolgte der Tod dagegen unter septischen Erscheinungen. Meerschweinchen,
Ratten, Mäuse verhalten sich sehr resistent.

Ferner wurden bei verschiedenen Epidemien und auch außerhalb solcher
eine Reihe dem Pfeifferschen Bazillus ähnlichen Mikroorganismen beschrieben,
als Pseudoinfluenzabazillen bezeichnet oder mit eigenen Namen belegt.
Es scheint sich aber bei allen mehr oder weniger nur um geringe Wachstums-
eigentümlichkeiten und andere prinzipiell nicht wichtige Unterschiede zu
handeln. Auerbach läßt den Begriff des „Pseudoinfluenzabazillus" daher
gänzlich fallen. Zu solchen „Pseudoinfluenzabazillen" wurden ursprünglich
gerechnet: der Pfeiffersche Pseudo-Influenzabazillus, die von Czaplewski
und Hensel bei Keuchhusten isolierten Stäbchen, die sich von den „echten
Influenzabazillen" durch ihr Wachstum auf allen Nährböden, ihre Scheinfadenbildung und positive Gramfärbung unterscheiden, ferner das von Jochmann und Krause ebenfalls aus Keuchhustensputum gezüchtete Stäbchen,
das sie als Bacillus pertussis Eppendorf bezeichneten; auch dieses ist nach
der neueren Ansicht der Autoren selbst mit dem Influenzabazillus möglicherweise oder sogar wahrscheinlich identisch. Dem Pfeifferschen Bazillus ähnliche Mikroorganismen hatte früher schon Afanassiew gleichfalls bei Keuchhusten erhalten, die auf den gewöhnlichen Nährböden gut wuchsen, lebhaft
beweglich waren, jungen Hunden und Katzen in die Luftröhre injiziert,

Bronchopneumonien hervorriefen, weshalb sie von dem Entdecker als Erreger des Keuchhustens angesehen wurden. Außerdem wurden bei verschiedenen Gelegenheiten, meistens bei Keuchhusten- und Influenzakranken, noch eine ganze Zahl nahestehender Keime isoliert (siehe bei Scheller).

Vorkommen. Influenzabazillen werden in ganz ungeheuren Mengen, so daß sie das mikroskopische Bild oft ausschließlich beherrschen, in dem hellen, zäh-schleimigen Auswurf der typischen Influenzaerkrankung der Bronchien und Lungen entleert. Schon Pfeiffer war aufgefallen, daß sie zu Beginn der Erkrankung in fischzugartig angeordneten Häufchen, meist in der schleimigen Grundsubstanz des Sputums eingebettet liegen und nur selten in Zellen aufgenommen sind, daß dagegen im weiteren Verlaufe die freien Stäbchen abnehmen, dafür die Eiterzellen oft geradezu vollgestopft mit ihnen erscheinen. Vielfach sieht man zu dieser Zeit auch Degenerationsformen, die Stäbchen sind dann sehr schmal, zerfallen, enthalten Vakuolen in der Mitte, färben sich schlecht, sind zu Fäden ausgewachsen (Kruse); in diesem Zustande können sie mit Pneumokokken verwechselt werden. Ganz besonders finden sie sich in Reinkultur in den aus der Tiefe der Lungen stammenden Sputumpartikelchen, in den aus den oberen Teilen herrührenden Ballen sind sie mehr mit anderen Keimen vermischt, überwiegen aber auch hier in der Regel noch. Von manchen Untersuchern (z. B. Wassermann) wird ganz besonders darauf hingewiesen, daß sie häufig nur in den ersten Tagen der Erkrankung, ja nur 24 Stunden lang anzutreffen sind, dann verschwinden; von anderen (z. B. Ruhemann) wird über jahrelanges Vorkommen berichtet; ganz besonders gut sollen sie sich bei Phthisikern halten (Wohlwill). Bei der typischen Grippe sind sie zu manchen Zeiten außerordentlich regelmäßig gefunden worden, nach Scheller z. B. in 90% der Erkrankungen, zu anderen Zeiten hat man sie unter ähnlichen Erscheinungen nur verhältnismäßig selten nachweisen können.

Hier sei erwähnt, daß Pfeiffer sie außerordentlich häufig in dem die Influenzaerscheinungen einleitenden Schnupfensekret vorgefunden hat, allein oder mit anderen Bakterien vermischt. Auch aus der Kehlkopfschleimhaut ließen sie sich in solchen Fällen züchten; bei gewöhnlichem Schnupfen fehlen sie dagegen stets.

Influenzabazillen sind nicht nur bei der Influenzabronchitis, sondern auch bei Influenzapneumonien zu Epidemiezeiten häufig gefunden worden, sowohl im schleimig oder schleimig-eitrigen als auch im blutigen oder rostfarbenen Auswurf. Nach früheren Beobachtungen von Wassermann sollte zwar der Auswurf nie rubiginös aussehen, doch wurde schon früher von anderen Untersuchern über das Vorkommen rostfarbenen Auswurfs berichtet (Vogt, A. Fränkel) und neuerdings mehrfach bestätigt. Über solche Pneumonien, die atypischen Verlauf nahmen, und bei denen die Influenzabazillen neben Pneumokokken, Streptokokken, Staphylokokken vorkommen, ist wiederholt berichtet worden (v. Drigalski, Paltauf, Withea, Wassermann u. a.). Das ist sogar das Gewöhnliche.

Außerordentlich häufig hat man den Influenzabazillus ferner bei Keuchhusten angetroffen, und zwar nur bei einzelnen Fällen, sondern gehäuft und in großen Mengen (Tedesco, Wollstein, Odaira). Die Symptome unterscheiden sich in nichts von den durch das Bordet-Gengousche Stäbchen ausgelösten, das übrigens gelegentlich auch gleichzeitig mit Influenzabzillen vorgefunden wurde (Wollstein).

Als Sekundär- oder Mischbakterium tritt der Influenzabazillus zu Zeiten sehr häufig auf. Bei Masern- und Scharlachbronchitiden und Pneumonien, bei Diphtherien sind sie gezüchtet worden (Süßwein, Auerbach, Jehle, Liebscher; Vogt, Gäthgens und Brückner), sowie bei Tuberkulose.

Während von manchen, z. B. von Turban, gerade hier die Häufigkeit einer Mischinfektion mit ihnen betont wird, konnten sich andere nicht so sehr von ihr überzeugen; Kerschensteiner z. B. fand sie nur in 14 °/₀ der untersuchten Phthisen. Ihr Vorkommen beschränkt sich im übrigen hier nicht auf vorgerückte Grade dieser Erkrankung.

Beifolgende Tabelle von Holt zeigt die Häufigkeit der Mischinfektion bei den verschiedensten Erkrankungen der Luftwege und Lungen wie bei Gesunden.

	Zahl der Fälle			
	Pneumonien 124	Bronchitiden und Tracheitiden 133	Tuberkulose 23	Ohne klin. Erscheinungen 254
Influenzabazillen . . .	47	63	6	49
Pneumokokken. . . .	94	105	16	133
Streptokokken . . .	63	71	12	130
Staphylokokken . . .	116	117	16	216

Manche Untersucher weisen aber auch hier dem Influenzabazillus zum mindesten eine aktive Rolle zu, besonders bei der Entstehung von Pneumonien, die im Verlaufe der genannten Erkrankungen sich einstellten, wofür in vielen Fällen auch der pathologisch-anatomische Befund sprach. Besonders Vogt, Gäthgens und Brückner vertreten für viele Fälle diese Ansicht.

Gelegentlich kommen sie auch bei Gangrän (Hitsi) und Bronchiektasen vor (Kerschensteiner).

Pathognomonische Bedeutung. Schon Pfeiffer hat erkannt, daß das massenhafte Auftreten der Influenzabazillen im Auswurf mit ganz bestimmten Krankheitserscheinungen von seiten des Respirationstraktus zusammenhängt und nur durch den Influenzabazillus dieses Krankheitsbild hervorgerufen wird, und ebenso war ihm nicht entgangen, daß sich die Wirkung dieser Bakterien nicht allein auf die Erregung lokaler Prozesse erstreckt, sondern auch, wie man annimmt, den gesamten Organismus beeinflußt (abgesehen von der Einbeziehung anderer Organe in den Entzündungsprozeß). Der Influenzabazillus ist imstande, in der Schleimhaut der Nase, des Rachens (wo nach Treidel auch eigentümliche weißlich-gelbe Plaques ihm ihre Entstehung verdanken), in der Schleimhaut des Kehlkopfes und der Bronchien ausgedehnte katarrhalische und fibrinös-eitrige Entzündungen auszulösen, als deren Produkt zunächst ein auffallend zähes, glasiges, und erst in den späteren Stadien mehr eitrige Beschaffenheit annehmendes Sputum entleert wird. Diese katarrhalische Entzündung geht sehr häufig auch auf das Lungenparenchym über, es entstehen pneumonische Herde, die sich meist durch ihre Fibrinarmut und ihren Zellreichtum auszeichnen. Diese Pneumonien sind jedoch nicht alle gleicher Genese und gleichen Charakters. Leichtenstern unterscheidet drei Formen: erstens reine, primäre Influenzapneumonien in lobulärer Ausbreitung, zweitens kruppöse Pneumonien, drittens Mischpneumonien aus lobulären und lobären Herden zusammengesetzt. Dazu kommt noch die bei der Epidemie von 1918 außerordentlich häufig beobachtete hämorrhagische Entzündung mit Entleerung großer Massen eines rein blutigen Auswurfes, die ganz besonders während der zweiten Epidemieperiode auftrat. Nach dem bakteriologischen Sputumbefund kann allerdings eine solche Trennung nicht vorgenommen werden. Es können Influenzabazillen aus den höheren Teilen der Atmungswege beigemischt werden, während in den tieferen Teilen sich vielleicht Pneumokokken oder Streptokokken angesiedelt haben; sie können vielleicht auch erst sekundär in ein pneumonisches Infiltrat eingewandert sein. Auch die Farbe des Aus-

wurfs gibt hier nicht immer Aufschluß; für gewöhnlich allerdings wird bei
Pneumonien, deren Entstehung allein auf den Influenzabazillus zurückgeführt
wird, ein mehr eitriges, wenig oder kein fibrinhaltiges Sputum ausgeworfen,
gelegentlich scheint es aber doch, daß Influenzabazillen allein die Erscheinungen
einer kruppösen Pneumonie hervorzurufen imstande sind, bei welchem dann
auch ein typisches rostfarbenes Sputum erscheint (Vogt, A. Fränkel). Es
kann aber nicht bezweifelt werden, daß das Zusammentreffen einer Influenza-
und Pneumokokkeninfektion recht häufig ist.

Daß die Influenzabazillen tatsächlich dazu imstande sein können, scheint,
abgesehen von einer Reihe von Sektionsbefunden, auch dadurch bekräftigt
zu werden, daß in der Punktionsflüssigkeit der Lunge sie gelegentlich allein
vorgefunden wurden (Döring), ebenso bei Autopsien.

Auch bei der endemischen Grippe ist häufig der Influenzabazillus gezüchtet
und als Urheber angesehen worden. Doch ist vielen Beobachtern, z. B. Jochmann, dabei schon aufgefallen, daß der Prozentsatz der Fälle mit positivem
Influenzabazillenbefund oft recht klein war. Die Ursachen dieses Verhaltens
sind auch jetzt noch nicht geklärt.

In einer großen Anzahl von Erkrankungen ist ferner der Influenzabazillus
festgestellt worden, ohne daß gerade zu jener Zeit eine Epidemie herrschte. Eine
Reihe von Untersuchern sieht in ihm in solchen Fällen die Ursache ernster Komplikationen (z. B. Auerbach, Jehle). Ganz besonders gelte dies für Bronchitiden und Pneumonien, die im Verlaufe von Scharlach und Masern oder Keuchhusten auftreten. Nach anderen Beobachtern ist es zwar nicht ausgeschlossen,
daß in manchen Fällen ihm eine ungünstige Wirkung zuzuschreiben ist, sehr
häufig erfährt jedoch das klinische Bild durch sein Hinzukommen keine wesentliche Änderung; besonders Jochmann vertritt diesen Standpunkt.

Ähnlich ist es mit der „Mischinfektion" durch Influenzabazillen bei Tuberkulose. Schröder und Mennes sprechen z. B. sofort von Komplikationen,
sowie Influenzabazillen im Auswurf auftreten. Zweifellos kommt er aber
außerordentlich häufig vor, ohne daß sich seine Anwesenheit weiter bemerkbar
macht, Jochmann gibt sogar an, daß er neben Fällen ungünstiger Wirkung
auch solche gesehen habe, in welchen die Tuberkulose durch ihn günstig beeinflußt worden sei. Es ist tatsächlich auch nicht gerechtfertigt, aus dem
gelegentlichen Vorkommen einiger Influenzastäbchen ohne weiteres ihre aktive
Betätigung in den Lungen vorauszusetzen. Sehr drastisch drückt sich hier
Kerschensteiner aus, gerade in bezug auf die Überschätzung der Anwesenheit des Influenzabazillus im Auswurf: „Der Befund von Influenzabazillen
im Sputum beweist für mich nicht mehr, als der eines Pneumokokkus in einem
hohlen Zahn. Aus dem Bazillenbefund allein auf besonders pathogene Vorgänge
zu schließen, ist eine petitio principii."

Von verschiedenen Seiten kamen, wie hier noch erwähnt werden muß,
typische Influenzaerscheinungen, ja sogar „Grippe"-Epidemien (Besancon,
Dunn und Gordon u. a.) zur Beobachtung, bei welchen der Influenzabazillus
nicht, dagegen verschiedene andere Keime gefunden wurden, darunter dem
Micrococcus catarrhalis nahestehende Formen. Auch bei Pneumokokkenin-
vasionen sind gelegentlich ähnliche Symptome beobachtet worden und es kann
wohl kaum angenommen werden, daß bei all diesen Fällen die Influenzabazillen
den Untersuchern entgangen sein sollten, obwohl sie oft nur zu Beginn der
Erkrankung auftreten und dann verschwinden. Über ähnliche Erfahrungen
werden wohl die meisten, die sich näher mit dieser Frage beschäftigt haben,
berichten können.

Durch die große Pandemie des Jahres 1918 ist die ganze Frage von der
Wirksamkeit, überhaupt den ätiologischen Beziehungen des Pfeifferschen

Bazillus zu den verschiedenen Krankheitsformen neu aufgeworfen worden. Von manchen Seiten wird er als Begleit- oder sekundär hinzugetretenes Bakterium, ähnlich wie der Pneumokokkus oder Streptobazillus, angesehen und die ganze Erkrankung einem noch unbekannten, sehr kleinen Lebewesen zugeschrieben; andere halten an der alten Anschauung mit guten Gründen fest. Sehr auffallend sind die widersprechenden Ergebnisse der einzelnen Untersucher und an verschiedenen Orten, sowie der Wandel im Laufe der verschiedenen Epidemieperioden. So wurde der Influenzabazillus vielfach zu Beginn der Epidemie nur ganz selten, später aber sehr viel häufiger gefunden; andere sahen ihn von Anfang an so häufig, daß ihnen Zweifel an der Ätiologie der Erkrankung gar nicht aufstiegen. Zweifellos gibt es typische Erkrankungen, bei denen er zu Lebzeiten und in autopsia als einziges Lebewesen gefunden wurde.

Die Resultate sind häufig wohl auch von der Technik der Untersucher beeinflußt.

Einen Bazillus aus der Gruppe der hämorrhagischen Septikämie aus Rachen und Pleuraexsudat beschreibt Hundeshagen. Er ähnelt dem Influenzabazillus in Präparaten aus Reinkulturen sehr, zeigt dagegen auf Organausstrichen meist eine wesentlich dickere und kokkenähnliche Form. Anscheinend besitzt er auch eine schleimige Hülle. — Das Stäbchen ist unbeweglich, entwickelt keine Sporen, ist gramnegativ. — Das Wachstum erfolgt nicht streng aerob, zunächst ähnlich dem Pfeifferschen Bazillus, dann mehr dem Meningokokkus ähnlich. Hämolyse erfolgt nicht. Auf Gelatine, schwachsaurem Agar und Kartoffel kein Wachstum, in Bouillon mäßiges, besseres auf Aszites- oder Serumagar. In Milch keine Vermehrung.

Kaninchen gehen nach Konjunktiva-Impfung innerhalb 24 Stunden mit akutem Lungenödem zugrunde.

Keuchhustenbazillen.

Morphologie. Der Keuchhustenbazillus von Bordet-Gengou ist ein kleines ovoides, zuweilen kokkenförmiges Stäbchen, etwas größer und plumper als der Influenzabazillus, trägt keine Geißeln und ist daher unbeweglich.

Die Färbung erfolgt mit den gewöhnlichen Anilinfarben, oft ziemlich schwer. Die Polfärbung ist sehr häufig, aber nicht so konstant, daß sie von allen Untersuchern als differentialdiagnostisch angesehen wird. Folgende Farblösungen werden dafür empfohlen (Scheller):

1. 1,5 g Methylenblau mit 10 ccm absolutem Alkohol übergossen und unter Vermeidung allzu starken Aufdrückens und allmählichem Zusatz von 100 ccm 5%igem Karbolwasser verrieben und gelöst, dann filtriert.

2. Lösung von 5,0 g Toluidinblau Grübler in 100 ccm Alkohol absolutus und 500 Aqua destillata, nach Lösung Hinzufügen von 500 ccm 5%igem Karbolwasser; Filtrieren nach ein bis zwei Tagen. Dabei werden besonders die Enden violett gefärbt.

Nach Gram entfärbt sich der Keuchhustenbazillus.

Züchtung. Zur Züchtung ist Sputum aus den allerersten Stadien der Krankheit zu verwenden und vorher gehörig zu waschen.

Das Wachstum erfolgt am besten auf bluthaltigem Glyzerinkartoffelagar nach Bordet-Gengou langsam in 24—48 Stunden; gegen den dritten Tag erhält man dicke erhabene weißliche Kolonien mit scharfumschriebenem Rand; auch in Bouillon mit und ohne Zusatz von 1% Pepton oder Glyzerin erfolgt Wachstum, das stets streng aerob ist. Im Kondenswasser bilden sich oft Scheinfäden.

Zur Unterscheidung von Influenzabazillen diene folgende Übersicht nach Heim:

Influenzabazillen:	Keuchhustenbazillen:
Mit Karboltoluidinblau intensivere Lilafärbung.	Weniger intensiv, dagegen Polfärbung.
Neigung zur Pleomorphie und Involution.	Weniger neigend zu Involution auf festen Nährböden.
Später oft große Formen, gequollen, gekrümmt in der Mitte dicker.	Nur in Serumbouillon weniger ovale Formen; wechselnde Größe und Färbbarkeit.

Influenzabazillen:	Keuchhustenbazillen:
Bei Aufschwemmung in Wasser leichte spontane Agglutination.	Verteilt sich leichter in Wasser.
Kolonien bläulich durchscheinend, zart.	Kolonien weiß, erhaben.
Auf Taubenblutagar Wachstum.	Kein Wachstum.
Bei Abimpfen auf Aszitesagar sehr schwache Entwicklung.	Langsames Wachstum zu einem dicken weißen Rasen.
Wächst nur bei Gegenwart von Hämoglobin.	Braucht in der ersten Generation Blut, später nicht mehr.
Auf Blutagar weniger dicke Kolonien, glänzend, feucht; oft gezackter Rand, sanft geneigt.	Nach 2—3 Tagen dicke erhabene, nach dem Rande zu senkrecht abfallende Kolonien.
Der Nährboden wird häufig dunkel, hellt sich nicht auf.	Niemals dunkle Färbung, vielmehr Aufhellung um die Kultur durch Hämotoxinbildung.
Abnorme Formen: Stäbchen, Scheinfäden von großer Breite, gequollen, schwach färbbar.	Solche Formen sind selten, zumeist kleine Kokkobazillen, sehr klein in jungen Kulturen.

Tierversuch. Affen erkranken nach Inhalation oder Übertragung in die Nase oft an typischem Keuchhusten, allerdings ohne Auswurf, ebenso junge Katzen und Hunde. Meerschweinchen und Kaninchen sterben nach intravenöser oder intraperitonealer Injektion von Blutagarkulturen (da hier die Toxinbildung vermehrt ist) innerhalb 24 Stunden; in den Organen findet man zahlreiche Petechien.

Vorkommen. Der Bordet-Gengousche Bazillus wird bei Keuchhustenkranken gefunden, und zwar oft nur in den allerersten Zeiten; aber dann in sehr großen Mengen (C. Fraenkel, Arnheim). In dem zähen, meist rein schleimigen Sputum liegt er in der Regel außerhalb der spärlichen Zellen, mit dem Eitrigwerden des Auswurfs wird er mehr und mehr phagozytiert, so daß die Leukozyten ganz vollgepfropft mit ihnen erscheinen können. Nach Reyher kommt er auch in Pflasterepithelien vor. Die freien Bakterien liegen zumeist einzeln, manchmal zu zweien, mit den Polen einander zugekehrt; anfangs beharrschen sie das ganze Gesichtsfeld, später sieht man sie mit anderen Bakterien vermischt. Ähnliche Bazillen hatten schon vor Bordet und Gengou Burger sowie Letzerich bei Keuchhusten bzw. Influenza gesehen.

Pathologische und diagnostische Bedeutung. Der Bordet-Gengousche Bazillus ist der häufigste, aber nicht der einzige Erreger der als Keuchhusten bezeichneten typischen Erscheinungen; sowohl influenzaähnliche Stäbchen, wie auch andere Bakterien (Pneumokokken, M. catarrhalis) vermochten bei verschiedenen Epidemien das gleiche klinische Krankheitsbild zu erzeugen. Wie weit das besonders für die letzteren seine Richtigkeit hat, ist eine Frage, denn es wäre immerhin denkbar, daß die Bordet-Gengouschen Bazillen nur ganz kurze Zeit im Auswurf vorhanden waren und dann durch andere Keime überdeckt wurden; dem Influenzabazillus wird allerdings allgemein die Fähigkeit zugeschrieben, Keuchhustenanfälle auszulösen, das zeigt neben den früheren Untersuchungen von Jochmann neuerdings wieder die Mitteilung von Niemann. Wiederholt ist der Keuchhustenbazillus auch neben dem Influenzabazillus gefunden worden; gelegentlich wurde er auch bei Kindern angetroffen, die nicht an Keuchhusten litten (C. Fränkel), wohl aber nicht gesund waren.

Der Bordet-Gengousche Bazillus kann ferner Ursache der im Verlaufe des Keuchhusten auftretenden Pneumonien sein, er wurde auch in den Lungen selbst gefunden (Seiffert), doch können diese Pneumonien ebensowohl durch Kombination mit anderen Erregern entstehen, besonders den Influenzabazillen.

Die diagnostische Bedeutung ergibt sich aus dem Gesagten.

11. Diphtheriebazillen.

Morphologie. Die Diphtheriebazillen sind schlanke unbewegliche Stäbchen von 2—$4\,\mu$ Länge und $0{,}5\,\mu$ Breite und verschiedener Form; gerade Stäbchen wechseln mit leicht gebogenen, knopf-, hantel-, keulenförmigen häufig ab; liegen zwei Stäbchen mit dem dicken Ende aneinander, so entstehen Spindelformen. Die Anordnung ist häufig pallisaden-, finger- oder radspeichenförmig. Ältere Kulturen lassen verschiedene Involutionsformen erkennen; die gelegentlich beobachteten T-, H- oder Y-förmigen Verzweigungen und Knospungen werden gleichfalls als Degenerationszeichen aufgefaßt. Schon im ungefärbten Präparat fallen, besonders gut nach Tusche-Anwendung, häufig lichtbrechende endständige Körnchen auf.

Färbung. Die Diphtheriebazillen färben sich mit wässerigen Lösungen der Anilinfarben, besonders gut mit Löfflers Methylenblaulösung (30 ccm gesättigte alkoholische Methylenblaulösung, dazu 100 ccm wässeriger Kalilauge in einer Verdünnung 1:10 000). Mit verdünnter (1:10) Ziehlscher Karbolfuchsinlösung erscheint er weniger schlank wie bei Methylenblaufärbung. Zur besseren Färbung empfiehlt sich hier leichte Erwärmung; allzustarke Erhitzung der Flüssigkeit ist zu vermeiden, da die Bazillen darunter leiden.

Der Diphtheriebazillus ist grampositiv.

Schon bei diesen einfachen Färbungen kann man erkennen, daß die Farbe nicht überall gleichmäßig angenommen wird, sondern besser und schlechter gefärbte Partien miteinander abwechseln, so daß die Stäbchen ein segmentiertes Aussehen erhalten. Außerdem fallen besonders stark gefärbte ovale Körnchen an beiden Enden der Bazillenleiber auf, die sogenannten Babes-Ernstschen Polkörperchen; ihr Wesen ist noch nicht aufgeklärt, Sporen

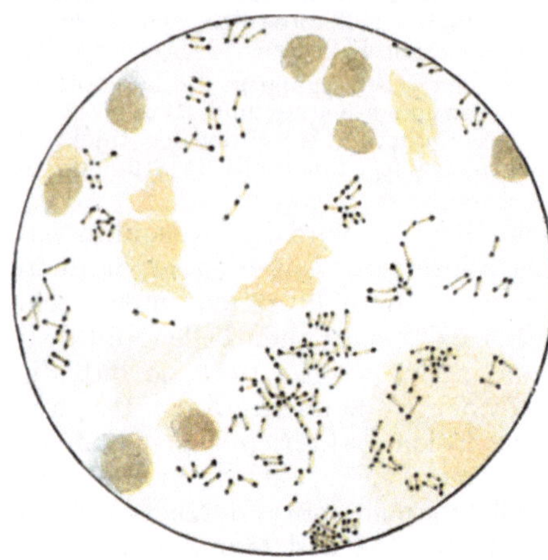

Abb. 54. Diphtherie-Bazillen. Neißerfärbung. Öl-Imm. $^1/_{12}$. Ok. 4.

scheinen es nicht zu sein. Gelegentlich findet sich auch in der Mitte oder an den Teilungsstellen ein drittes solches Körperchen. Obwohl diese Körnchen nicht spezifisch für den Diphtheriebazillus sind, so sind sie doch differential-diagnostisch sehr gut zu gebrauchen und daher stammt auch das Bemühen, sie besonders deutlich darzustellen. Die zu diesem Zwecke angewandten Doppelfärbungen beruhen auf der Erscheinung, daß aus Partien, die nicht so starke Affinität zu den angewandten Farbstoffen haben, der schwächere Farbstoff durch den stärkeren verdrängt wird.

Am meisten bedient man sich des folgenden von Neißer angegebenen Verfahrens, zu welchen zwei Mischungen benötigt werden:

I. A. Methylenblau (Grübler) 1,0 gelöst in 20 ccm 96% Alkohol 20 ccm
  Eisessig . . . . 50 „
  Aqua dest. . . . . 950 „
 B. Kristallviolett (Höchst) . . . . 1 g
  Alkohol . . . . 10 ccm
  Aqua dest. . . . . 300 „

II. Chrysoidin 1,0 g wird in 300 ccm Wasser heiß gelöst, dann filtriert.
Zum ersten Abschnitt der Färbung werden zwei Teile der Lösung A mit einem Teil der Lösung B gemischt.

Färbung. Die in der Hitze fixierten Präparate werden mit Gemisch I zwei bis zwanzig Sekunden gefärbt, mit Wasser abgespült und sofort mit Lösung II einige Sekunden nachgefärbt. Man erkennt dann in der Mehrzahl der

Individuen die blaugefärbten Körnchen im braunen Bazillenleib. Statt des Chrysoidins kann auch Bismarckbraun angewandt werden. Bemerkt muß noch werden, daß die Neißersche Doppelfärbung am besten mit jungen Kulturen auf Löfflerserum gelingt.

Epstein gibt folgende Färbung an:
Löfflersche Methylenblaulösung oder 1%ige Pyroninlösung 30 Sekunden.
Ausspülen in Wasser.
Lugolsche Lösung 10 Sekunden.
Spülen.
Gegenfärbung ist unnötig. Mit der Methylenblaufärbung werden die Polkörner grünlichschwarz, die Bazillen grünlich, mit Pyronin die ersteren dunkelziegelrot, die letzteren hellrot.

Züchtung. In Bouillon erfolgt Trübung unter Bildung eines Bodensatzes. Die Reaktion wird zuerst sauer, dann wieder alkalisch.

Auf Gelatine wachsen kleine Kolonien, die nicht verflüssigen; im Gelatinetisch weiße kugelige Kolonien längs des Stichkanals.

Der beste Nährboden ist unstreitig die Löfflersche Blutserumplatte oder auch Agar, der mit menschlichem Blutserum bestrichen ist. Die Kolonien erscheinen als runde, mehrere Millimeter im Durchmesser messende, weißgraue, mattglänzende Häufchen, die sich von den meist mitwachsenden kleinsten tautropfenähnlichen und durchsichtigen Streptokokkenkolonien gut unterscheiden. Die erste Züchtung hat unbedingt auf diesem Nährboden zu geschehen, später gehen die Kolonien auch leichter auf anderen Substraten an. Auf gewöhnlichem Agar wachsen sie dann in grauweißen mattglänzenden Belägen von etwas wechselnder Form. Auch Glyzerinagar ist mit Erfolg zur Züchtung verwendet worden.

Conradi und Troch schlagen zur leichteren Erkennung der Diphtheriekulturen Tellurnährböden vor, auf denen sich auch die Pseudo-Diphtheriebazillen von den echten unterscheiden. Die Diphtheriekolonien erscheinen auf ihnen tiefschwarz, die Pseudo-Diphtheriebazillen zeigen dagegen alle Übergänge von hellem Grau bis zum Grauschwarz. Auch im Protoplasma der Bazillen treten ein oder mehrere schwarze Körnchen auf, zu gleicher Zeit und an den gleichen Stellen wie die Babes-Ernstschen Körperchen. Sie sind vielleicht als „Reduktionsstätten" des Bazillenleibes anzusehen. — Der ganze Vorgang beruht auf Reduktion von tellurigsaurem Kalium (bzw. Tellurdioxyd) zu Tellur.

Tierversuch. Injektion einer sehr kleinen Menge von frischer Kultur unter die Bauchhaut eines Meerschweinchens löst nach 12—24 Stunden Krankheitserscheinungen aus, das Tier zeigt keine Freßlust mehr, sitzt ruhig da, schreit bei jeder Berührung. Die Umgebung des ganzen Stichkanals wird infiltriert und schwillt an. Nach 2—4 Tagen sterben die Tiere unter Erscheinungen einer Vergiftung und zeigen einen charakteristischen Sektionsbefund. An der Injektionsstelle finden sich nekrotische Gewebsmassen mit Diphtheriebazillen, darum herum ein sukkulentes graurötliches, an manchen Stellen auch bernsteingelbes Exsudat. Die benachbarten Lymphdrüsen sind geschwollen, in Brust- und Bauchhöhle hat sich seröses oder blutiges Exsudat angesammelt, sämtliche Organe sind hyperämisch oder blutig infiltriert. Charakteristisch sind die geschwollenen und geröteten Nebennieren.

Vorkommen. Abgesehen von ihrem Vorkommen in weitaus der Mehrzahl, mindestens in 70%, klinisch gesicherter Fälle (Neißer) — bei strenger Umgrenzung der Diagnose wohl noch wesentlich häufiger — im Rachenbelag wurden Diphtheriebazillen auch bei Anginen ohne Belag, ferner in der gesund scheinenden Mundrachenschleimhaut gefunden; in der Regel handelt es sich dann um Personen, die mit Diphtheriekranken zusammengekommen waren, ohne selbst zu erkranken. Ob sie auch bei solchen Menschen, die keiner Gelegenheit zu einer Ansteckung ausgesetzt waren, sich gelegentlich finden, ist noch nicht einwandfrei nachgewiesen. Auch die Nase kann den Ansiedelungsplatz abgeben; man hat sie dort in Fällen von gewöhnlicher Rhinitis, wie bei membranösen ein- oder doppelseitigen Entzündungen angetroffen (Abel, Neumann u. a.). Wie im Rachen können sie sich jahrelang dort halten, ohne spezifische Entzündungserscheinungen hervorzurufen (Gerber und Podack).

In der diphtherischen Membran finden sich die Diphtheriebazillen regelmäßig, und zwar nur in den tieferen Schichten; in den oberen, besonders den nekrotischen sind zahlreiche andere Bakterien als Saprophyten gewachsen.

Die Diphtheriebazillen wandern aber auch tiefer in die Luftwege hinunter, wo sie entweder allein oder mit anderen Bakterien zusammen nicht selten gefunden worden sind (Frosch, Kutscher, Reye, Wright und Mallory u. a.). So ist es erklärlich, daß sie auch in dem aus den Lungen stammenden Auswurf wiederholt nachgewiesen worden sind. Petruschky sah sie in einem Falle noch Monate, in einem anderen mehrere Jahre lang im Auswurf einer Patientin, die früher Diphtherie durchgemacht hatte. Genauer ist ein Fall von A. Schmidt beschrieben, in welchem 10 Jahre lang nach der Infektion konstant Diphtheriebazillen in dem eitrig-schleimigen Sputum gefunden wurden; die Erkrankung verlief unter dem Bilde einer chronischen interstitiellen Pneumonie und es konnten Verdichtungsherde im Röntgenbild deutlich nachgewiesen werden. Die Bazillen erwiesen sich hier für Meerschweinchen als avirulent. Diphtherieähnliche Bazillen bei chronischer Bronchitis beschrieb auch Landau, die bei Weiterzüchtung erhebliche morphologische Veränderungen eingingen; es bestanden Kokkenformen, zugespitzte Fäden, Keulenformen, Lagerung der Neißerkörner in der Mitte. Im Tierversuch erwiesen sie sich als avirulent. Der Zustand der Patientin hielt sich monatelang unverändert. Port fand ähnliche Stäbchen, zweimal bei chronischer Bronchitis, dann bei Bronchopneumonien und einmal bei Tuberkulose. In den meisten Fällen handelt es sich bei diphtherischen Erkrankungen der tieferen Luftwege um Kinder mit bronchopneumonischen Herden, die kein Sputum produzieren, so daß der Nachweis von bis dort vorgedrungenen Keimen erst durch die Autopsie geliefert werden kann. Die Beziehungen der diphtherischen Infektion zur Entstehung der fibrinösen Bronchitis ist noch nicht genügend geklärt. Lenhartz hat einige Male in typischen Bronchialgerinnseln Diphtheriebazillen nachgewiesen und ist aus dieser Erfahrung heraus geneigt, für einen großen Teil dieser Krankheitsfälle überhaupt einen solchen Zusammenhang anzunehmen. Abgesehen davon, daß eine Bestätigung in größerem Umfange nicht erfolgt ist, scheint doch das ganze Krankheitsbild nicht für diese Annahme zu sprechen.

Pathognomonische Bedeutung. Die Art der durch den Diphtheriebazillus hervorgerufenen Entzündung in den oberen Luftwegen ist bekannt. Hinzuzufügen ist, daß gelegentlich auch chronische fibrinöse Entzündungen auf sie zurückzuführen sind (chronische Tracheitis im Anschluß an eine Angina, Beyer). Jessen beobachtete ein monatelanges Bestehen des Belages, der nur von Zeit zu Zeit die Stelle wechselte. Daß es unter Umständen nicht zu einer „diphtherischen" Entzündung kommen muß, beweisen einfache katarrhalische Anginen und die gesunden Bazillenträger; damit ist nicht gesagt, daß es sich dann um avirulente Bazillen handelt. Ihre Bedeutung für das Zustandekommen pathologischer Prozesse der Lungen ist ebenfalls eine verschiedene. Einmal dort angesiedelt, scheinen sie in der Regel Entzündungserscheinungen hervorzurufen, doch hat man sie auch in gesunden Lungenabschnitten gefunden (Reye, im Gegensatz zu Kutscher). Man hat hier zu unterscheiden zwischen akuten und chronischen Entzündungsprozessen. Bei den ersteren handelt es sich in der Regel um bronchopneumonische Herde, die sich über größere Bezirke der Lungen erstrecken können; die Bazillen lassen sich in den mit Exsudat erfüllten fibrinreichen Alveolen, meist in abgestoßenen Zellen eingeschlossen, nachweisen.. David nimmt für seinen Fall an, daß es sich um eine primäre pneumonische Diphtherie-Infektion gehandelt habe, die von unten nach oben gekrochen sei; erst beim zweiten Fieberanstieg fanden sich Membranen im Kehlkopf, die bei der Autopsie sich bis in das Lungengewebe verfolgen ließen. Die Schnittfläche war dunkelgraurot und leicht gekörnt; Pneumokokken ließen sich nicht nachweisen, dagegen virulente Diphtheriebazillen fast in Reinkultur. Danach wären sie wohl in der Lage, spezifische anatomische Veränderungen hervorzurufen. Auffallend ist ferner, daß sie regelmäßig bei den hämorrhagisch verlaufenden Bronchopneumonien diphtheriekranker Kinder gefunden worden sind (Reye). Flexner und Anderson konnten bei Kaninchen durch Diphtheriebazillen allein Pneumonien erzeugen. Es sind aber auch infarktähnliche Veränderungen angetroffen worden (Huguenin) und Boasson gibt an, daß er zahlreiche kleine Hämorrhagien mit Destruktionserscheinungen im Zentrum derselben gesehen habe. Multiple miliare Herde hat Kutscher beobachtet. Daß der Diphtheriebazillus gelegentlich auch chronische, mehr interstitiell verlaufende Entzündungen hervorrufen kann, scheinen die Fälle von A. Schmidt, David Landau zu beweisen; Port selbst hält ihr Vorkommen hier ebenso wie bei seinen Patienten für einen zufälligen Nebenbefund. Bei der Mehrzahl dieser Fälle handelte es sich indes um Pseudodiphtheriebazillen.

Wesentlich erschwert ist die Beurteilung der Frage, ob und inwieweit der Diphtheriebazillus Veränderungen im Lungengewebe durch Zusammenwirken mit anderen Keimen erzeugen oder beeinflussen kann, die sich außerordentlich häufig vorfinden. Reye traf ihn zwar in 85 % der Diphtheriefälle mit Bronchopneumonien in den Lungen an, aber nur sechsmal in Reinkultur. Die verschiedensten Bakterien sind gleichzeitig mit dem Diphtheriebazillus gezüchtet worden, der Streptococcus brevis und longus (Prudden und Northrup), Staphylokokken, Pseudodiphtheriebazillen (Bernheim, Funk, Mosny, Babes, Queißer u. a.), Pneumokokken (Struck, Reye), Influenza- und Friedländer Bazillen (Belfanti), Proteus (Kühnau), koliähnliche Bazillen, der Bacillus curtus, Bacillus salivalis, Diplokokkus von Bernheim, der Mikrokokkus von Barbier (die meisten bei Kühnau zusammengestellt). Nun sind aber auch in zahlreichen Beobachtungen bei diphtheriekranken Kindern meist in bronchopneumonischen Herden alle diese Erreger ohne den Diphtheriebazillus gefunden worden. Ob in solchen Fällen Diphtheriebazillen früher vorhanden waren und nur den Boden für die Infektion mit den anderen Bakterien vorbereitet haben, oder ob diese sich allein in den Lungen angesiedelt haben, und Diphtheriebazillen erst nachträglich dazugekommen sind, läßt sich schwer sagen. Mangels spezifischer Veränderungen des Lungengewebes durch den Diphtheriebazillus ist es selbstverständlich für die Mehrzahl der Fälle auch ebenso schwer zu entscheiden, wie weit diese Veränderungen ihm oder den Mischbakterien zuzuschreiben sind. Ein verhältnismäßig klares Bild geben nur jene Fälle, in denen der Diphtheriebazillus allein gezüchtet wurde oder solche, die für andere Bakterien spezifische Veränderungen aufwiesen, wie z. B. Leiner für seine Fälle die Hauptwirkung dem Influenzabazillus zuschreibt, da er in bronchopneumonischen Herden die für die Influenzabazillen charakteristische zentrale Vereiterung antraf. Von manchen Autoren, wie von Belfanti, sind die in den Lungen angetroffenen Mischbakterien verhältnismäßig wenig virulent befunden worden, — was von anderen Autoren bisher nicht bestätigt wurde — obwohl man eher eine Erhöhung der Virulenz durch die Zusammenwirkung der verschiedenen Arten annehmen müßte. Ganz besonders kommen für eine solche Mischwirkung Streptokokken in Betracht. Nach Bernheim sollen diese tatsächlich, wie auch Staphylokokken, die Intensität des diphtherischen Infektes bei Meerschweinchen erhöhen; es ist auch bekannt, daß durch Streptokokken komplizierte Diphtherien besonders schwer verlaufen. Kühnau konnte ferner durch Kombination von Diphtheriebazillen mit Proteus bei Meerschweinchen wesentlich schwerere Erscheinungen hervorrufen, als mit Diphtheriebazillen allein; auch boten Patienten mit gleichzeitiger Proteusinfektion ein besonders schweres Bild. Ebenso sah Ungermann im Tierversuch durch Mischinfektion mit Streptokokken, Staphylokokken und Pneumokokken wesentlich heftigere Erscheinungen von seiten der Lungen, als nach Infektion mit Diphteriebazillen allein. Nach Funk sollen Streptokokken auf den Diphtheriebazillus zwar einen Einfluß gesteigerter Giftbildung ausüben, aber nicht so groß, als bisher angenommen.

Deussing ist im Gegensatz dazu sogar der Ansicht, daß Mischinfektion möglicherweise sogar einen günstigen Einfluß auf den Krankheitsverlauf ausübt, insofern, als durch sie der Anteil der spezifischen Infektion und Intoxikation eingeschränkt würde.

Wie die Tierversuche auch ausgefallen sind, aus klinischen Erfahrungen heraus wird man den Mischbakterien stets eine bedeutende Rolle zuerkennen müssen, wenn auch gelegentlich der Diphtheriebazillus die Haupt- oder sogar einzige Ursache der Lungenerkrankung sein kann.

Über die diagnostische Bedeutung des Vorkommens von Diphtheriebazillen im Auswurf ist nicht viel zu sagen. Sind keine Veränderungen im Rachen vorhanden, so denke man zunächst stets an eine Erkrankung der Nase, des Kehlkopfs oder der Luftröhre, oder auch an gesunde Bazillenträger. Erkrankungen der Lunge kommen erst in letzter Linie in Betracht. Wie schon erwähnt, wird hier nur in den seltensten Fällen Sputum entleert.

Pseudodiphtheriebazillen.

Morphologie. Mit dem Namen Pseudodiphtheriebazillen hat man verschiedene den Diphtheriebazillen sehr nahestehende Arten bezeichnet, die sich nur durch einige Eigenheiten von ihnen unterscheiden. Diese Unterschiede werden von den Untersuchern nicht gleichmäßig bewertet, so daß eine exakte Trennung auf Schwierigkeiten stößt. Von manchen werden die Pseudodiphtheriebazillen nur als Varietäten der Diphtheriebazillen angesehen, die sich von ihnen durch die mangelnde Pathogenität für Meerschweinchen unterscheiden, wie es z. B. Roux und Yersin, Bering, Kerschensteiner und andere tun, andere trennen sie auf Grund des färberischen Verhaltens von Züchtungs- und Tierversuchen gänzlich ab.

Die Pseudodiphtheriebazillen bilden kürzere und dickere Formen und wachsen auf Nährböden etwas üppiger, als Diphtheriebazillen; sechsstündige Kulturen sollen nicht die typische Lagerung der Diphtheriebazillen erkennen lassen. Im Gegensatz zu Diphtheriebazillen lassen sie in der Regel die alkalische Bouillon unverändert, doch ist Säurebildung auch bei unzweifelhaften Pseudodiphtheriebazillenstämmen beobachtet worden.

Zweigbildung kommt gelegentlich auch bei ihnen vor.

Färbung. Die Pseudodiphtheriebazillen sind meistens gram-positiv. Zur Unterscheidung von den echten Diphtheriebazillen soll die Neissersche Doppelfärbung dienen: in 12—20 Stunden alten Kulturen verhalten die Pseudodiphtheriebazillen sich ihr gegenüber negativ und nur in einzelnen hellbraunen Stäbchen sollen dunkelblaue Körnchen zu sehen sein, außerdem eine gewisse Querstreifung der Bazillenleiber hervortreten. Auch dieses Unterscheidungsmerkmal ist nicht beweisend, da manche Diphtheriestämme, die alle Kennzeichen der echten Bazillen tragen, die Körnchen vermissen lassen können (Kerschensteiner).

Neuerdings geben Langer u. Krüger die vermehrte Widerstandsfähigkeit gegen Entfärbung durch Alkohol bei der Gramfärbung als sicheres Unterscheidungsmerkmal, insbesondere bei Kulturen, an. Sie empfehlen dafür folgende Färbezeiten.

Anilinwasser Gentianaviolett	2 Minuten
Lugolsche Lösung	5 „
Absoluter Alkohol	15 „
Verdünntes Fuchsin	1 Sekunde.

Nach Landau ist aber auch diese Färbung nicht spezifisch, da der Leptothrix nahestehende Bazillen sich noch rascher entfärben sollen als Diphtheriebazillen.

Tierversuch. Für Meerschweinchen ist der Pseudodiphtheriebazillus nach manchen Untersuchern nicht virulent. Es sind aber zweifellos auch Pseudodiphtheriestämme von beträchtlicher Virulenz gefunden worden (Spronck, C. Fränkel, Langer); auch durch sie können subkutanes Ödem und Allgemeinerscheinungen hervorgerufen werden. Auf der anderen Seite gibt es ebenso unzweifelhaft avirulente Stämme, die sonst alle Kennzeichen der echten Diphtherie tragen. Ob solche Stämme aus ursprünglich virulenten Stämmen hervorgegangen sind, wofür manche Untersuchungen und klinische Befunde, wie z. B. der von Gerber und Podack sprechen, die lange Zeit nach dem Überstehen einer echten Diphtherie avirulente Bazillen in der Nase vorfanden (bei Beyer vorausgegangene „Anginen"), oder ob solche Stämme dauernd meerschweinchen-avirulent sind, ist schwer zu entscheiden. Auffallend ist, daß es Roux und Yersien nicht gelungen ist, avirulente Stämme künstlich virulenter zu machen.

Spronck sieht als einziges wirklich beweisendes Unterscheidungsmerkmal den negativen Ausfall des Kontrollversuchs mit Antidiphtherieserum an.

Kerschensteiner führt gelegentlich der Züchtung aus dem Sputum Tuberkulosekranker noch eine Reihe von Unterschieden gegenüber den echten Diphtheriebazillen an.

Prochaska züchtete zwei avirulente Stämme mit allen Eigenschaften der echten Diphtheriebazillen; auch die Agglutination mit Diphtherieserum stimmte, dagegen nicht mit Pseudodiphtherieserum.

Vorkommen. Neißer und Kahnert fanden Pseudodiphtheriebazillen lange Zeit hindurch im Nasensekret; sie sollen dort eine gewisse Neigung der Schleimhaut zur Eintrocknung und Krustenbildung hervorrufen können, dagegen keine Pseudomembranen bilden. Nach Hallier können sie im Rachen aber gelegentlich weiße, käsige Membranen bilden, die denen der echten Diphtherie im ersten Stadium sehr ähnlich sehen. Nicht selten werden sie auch zusammen mit Diphtheriebazillen bei echter klinischer Diphtherie angetroffen. Ebenso hat man sie gelegentlich bei den verschiedensten Erkrankungen des Respirationstraktus gezüchtet, bei Bronchitis, bei Tuberkulose (Ehret, Schütz, Ehrhardt, Koegel, Kerschensteiner u. a.). Kruse sah sie bei Spitzenkatarrh fast in Reinkultur im Sputum. Babes sah häufig diphtherieähnliche Stäbchen bei Gangrän.

Diphtherieähnliche Bazillen fanden dann Bernheim und Abel bei Stomatitis ulcerosa.

Über die pathologische Bedeutung der Pseudodiphtheriebazillen für die tieferen Luftwege läßt sich ein Urteil noch nicht bilden, solange ihr Verhältnis zu den Diphtheriebazillen noch nicht völlig geklärt ist. Siehe darüber auch das bei vorangehendem Kapitel Gesagte.

Bacillus fusiformis.

Selten im Auswurf, wohl aber häufig im Rachen- oder Tonsillenabstrich bei der Plaut-Vincentschen Angina und auch bei anderen geschwürigen Prozessen der Mundhöhle ist der Bacillus fusiformis gefunden worden, stets zusammen mit Mundspirochäten und verschiedenen Bakterien, aber ohne den Diphtheriebazillus (Plaut, Vincent).

Es ist größer als der Diphtheriebazillus und im Gegensatz zu diesem von Spindelform; Keulenbildung ist nie vorhanden. Meist ist er leicht gebogen, selten gerade; er liegt allein, zuweilen findet man auch mehrere Exemplare hintereinander, aber nie in der typischen Lagerung der Diphtheriebazillen. Beweglichkeit ist nicht vorhanden.

Die Färbung erfolgt mit den gewöhnlichen Anilinfarben, besonders gut mit Ziehlschem Karbolfuchsin; nach Gram entfärbt er sich und nimmt die Gegenfarbe an. Die Farbe wird nicht gleichmäßig absorbiert, sondern es zeigen sich charakteristische Vakuolen im Bazillenleib. Auch Körnchen hat man in ihm gefunden.

Die Kulturen wachsen anaerob auf Nährböden mit unverändertem tierischem Eiweiß (Serumagar, Serumbouillon). Das typische daran ist der Geruch der stinkenden Fäulnis, den sie verbreiten.

Die Bedeutung des Fusiformis allein für sich als pathogenes Bakterium tritt anscheinend nur selten hervor. Gelegentlich kommt es als Erreger von Meningitiden in Betracht, bei denen es in Reinkultur gezüchtet wurde (Kathe)[1].

Mit den ihn stets begleitenden Spirochäten hat er morphologisch nichts zu tun. Das konstante Zusammenleben mit ihnen ist aber höchst auffällig und nach manchen Untersuchern besteht die Möglichkeit oder sogar Wahrscheinlichkeit, daß er durch diese Symbiose stärkere pathogene Eigenschaften erwirbt. Der regelmäßige Nachweis beider bei gewissen, meist hartnäckigen Anginen und Stomatitiden ist sehr merkwürdig; neueren Erfahrungen zufolge kommen diese auch epidemisch vor, in Rußland anscheinend häufiger wie bei uns (Kathe)[1]. Wieweit hier die Symbiose aber eine notwendige Vorbedingung für das Entstehen der Krankheit ist, scheint noch nicht genügend geklärt, nach dem der Fusiformis allein zwar selten, aber unzweifelhaft als alleiniger Erreger von Krankheiten mit Eiterbildung gefunden worden ist.

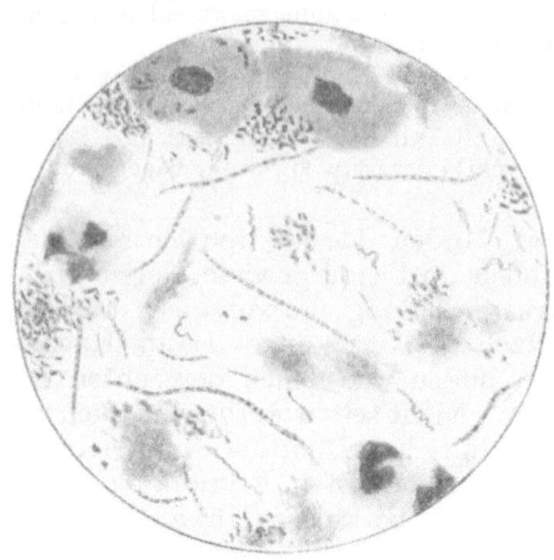

Abb. 55. Bacillus fusiformis und Spirochäten. Öl-Imm. $^1/_{12}$. Ok. 4.

Tierversuche brachten bisher keine genügende Aufklärung. Die Erfolge des Salvarsans bei Plaut-Vincentschen Anginen könnten zunächst zur Annahme führen, daß hier überhaupt die Spirochäten die eigentlichen Krankheitserreger sind, doch fehlt die notwendige ergänzende Bestätigung, daß das Salvarsan bei reinen Fusiformis Erkrankungen, wie den genannten Meningitiden, ohne Erfolg bleibt.

12. Typhusbazillen.

Morphologie. Der Typhusbazillus ist ein kurzes, mäßig plumpes Stäbchen von 1—3 μ Länge, 0,5—0,8 μ Dicke, das sich vermittelst Geißelfäden rasch fortbewegt; in Kulturen wächst er häufig zu beweglichen Fäden aus. Polkörner kommen vor, Sporen nicht. Von dem Bacterium coli unterscheidet er sich morphologisch durch seine größere Zierlichkeit.

Die Färbung erfolgt mit den gewöhnlichen Methoden, am besten mit Löfflers Methylenblau oder mit Karbolfuchsin. Vorsicht beim Entfärben unter Vermeidung von Alkohol wegen der leichten Farbabgabe. — Nach Gram entfärbt er sich. Über Geißelfärbung siehe die bakteriologischen Lehrbücher (Löfflersche Beize).

Züchtung. In Bouillon leichte gleichmäßige Trübung, meist ohne Bodensatz.

Gelatine wird nicht verflüssigt. Tiefenwachstum in kleinen kreisförmigen oder ovalen durchsichtigen farblosen Kolonien; mit der Zeit wird die Färbung oft gelblich bis bräunlich. Die oberflächlichen Kolonien wachsen in Weinblattform als feiner, durchscheinender, leicht irisierender Belag.

Agar: grauweißer feucht durchscheinender Überzug.

Kartoffel: feine farblose, über die ganze Oberfläche verbreitete Haut, die zuweilen erst nach einigen Tagen deutlich wird.

Milch wird nicht zur Gerinnung gebracht.

[1] Mündliche Mitteilung.

Zur Differentialdiagnose gegenüber ähnlichen Bakterien und zur isolierten Züchtung sind verschiedene Mittel als Zusatz zu den Nährböden angegeben worden. In folgender Tabelle sind die wichtigsten Unterschiede angegeben.

Nährboden	Koli	Typhus
Neutralrotagar mit Zucker nach Rothberger	Entfärbung, Fluoreszenz, Gasbildung	unverändert
Lakmusarabinoseagar	rot	blau
Lakmusrhamnoseagar	rot	blau
Lakmusmolke	milchige Trübung, Rotfärbung	keine Trübung, ausgesprochene Rotfärbung
Lakmusmilchzuckeragar (mit Kristallviolettzusatz) nach v. Drigalski-Conradi	große Kolonien, Rötung des Nährbodens	kleine tautropfenartige Kolonien, Nährboden unverändert
Lakmusnutrosemilchzuckerlösung nach Barsiekow	Trübung, Rotfärbung, Gasbildung	unverändert, kein Gas
Lakmusnutrosetraubenzuckerlösung nach Barsikow	Trübung, Rotfärbung, Gasbildung	Trübung, leichte Rotfärbung, kein Gas
Fuchsinagar nach Endo	große rote Kolonien, meist mit Fuchsinglanz; Nährboden diffus gerötet	farbloses Wachstum
Malachitgrünagar	Wachstum gehemmt	spärliches, farbloses Wachstum

Tierversuch. Intraperitoneale Einverleibung nicht zu kleiner Mengen tötet Meerschweinchen je nach der Pathogenität des Stammes in einem bis mehreren Tagen unter dem Bilde einer allgemeinen Sepsis; große Dosen töten schon nach 6—8 Stunden; kleinere Tiere erliegen sehr rasch der Giftwirkung.

Vorkommen. Im Auswurf sind Typhusbazillen wohl zuerst von A. Fränkel bei Typhuskranken mit lobulär-pneumonischen Herden nachgewiesen worden. Glaser und Jehle sowie Chanthemesse und Widal fanden sie auch im rostbraunen Auswurf von Typhus-Patienten mit ausgedehnten pneumonischen Infiltraten zusammen mit Pneumokokken, wie in Fällen begleitender Bronchopneumonie.

Ferner erhielt Dieudonné sie aus dem mit Blut vermischten Sputum, nachdem er längere Zeit vergeblich gesucht hatte. Edel vermißte sie bei einfacher Bronchitis regelmäßig, fand sie dagegen in hämorrhagischem Sputum bei begleitender Pneumonie. Jehle gelang es ebenso wie Pulay (6 mal unter 83 Fällen), sie außer bei Typhuspneumonien auch bei einfachen Bronchitiden zu züchten, zuweilen sogar in Reinkultur, auch noch wochenlang nach Ablauf der Krankheitserscheinungen, ähnlich wie Dieudonné.

Pathologische Bedeutung. Durch das Auffinden von Typhusbazillen im Auswurf wurde zunächst die Frage von neuem angeregt, ob es sich in solchen Fällen um einen sogenannten Pneumotyphus handelte, also um eine primäre Ansiedelung von Typhusbazillen im Lungengewebe oder ob eine Ansiedelung erst im Laufe einer typhösen Infektion erfolgte. Das regelmäßige Auffinden von Typhusbazillen im Blute Typhuskranker, in manchen Fällen auch schon vor Beginn jeden klinischen Symptoms hat indes alle Erörterungen abgeschnitten. — Ist nun der Typhusbazillus allein imstande, eine Lungenentzündung hervorzurufen, falls die Bedingungen seiner Ansiedelung in den Lungen, wie mangelhafte Durchlüftung derselben, Verschlechterung des Kreislaufes gegeben sind, oder ist die Lungenentzündung die Folge einer Einwanderung von anderen Bakterien aus dem oberen Teil der Luftwege? Auf der einen Seite kann es nach Untersuchungen von Karlinski, Finkler, Foa-Bordoni-Uffreduzzi, die entweder aus punktiertem Lungensafte oder autoptisch Typhusbazillen in Reinkulturen züchteten, kann einem Zweifel unterliegen, daß die in diesen Fällen vorhandenen Pneumonien durch den Typhusbazillus allein hervorgerufen waren. Auf der anderen Seite — und das ist das Häufigere — sind Typhusbazillen mit anderen Krankheitserregern zusammen gefunden worden, meistens mit Pneumokokken, seltener mit Staphylokokken oder Streptokokken (Arustamow, Karlinski, Stühlern, Glaser, A. Fränkel, Dieudonné u. a.), sowohl im Auswurf wie in Lungenpunktaten und auf dem Sektionstisch. Auch durch pathologisch-anatomische Untersuchungen (Baumgarten, A. Fränkel, Arustamow) wurden neben Typhusbazillen massenhaft Diplokokken im Alveolarexsudat nachgewiesen. Daß die Kulturversuche die letzteren nicht in solchen Mengen nachwiesen, liegt vermutlich an ihrem raschen Absterben. Auf Grund dieser Ergebnisse nehmen nun auch die meisten Forscher mit A. Fränkel an, daß die im Verlaufe einer Typhuserkrankung entstehenden Pneumonien auf Mischinfektion, vor allem mit Pneumokokken, zurückzuführen sind und daß Typhusbazillen erst sekundär in die pneumonischen Herde einwandern oder mit dem Exsudat aus dem Blute dorthin befördert werden. Das letztere gilt auch für die von A. Fränkel als Infarkte gedeuteten Prozesse, bei welchen das Sputum rasch einen hämorrhagischen Charakter annimmt. Für eine solche Mischinfektion sprechen auch noch folgende Beobachtungen: Einmal sind Diplokokken zu einer Zeit gefunden worden, zu der Typhusbazillen noch nicht vorkamen (Arustamow, Dieudonné) und zweitens auffallend häufig erst, nachdem der Auswurf einen hämorrhagischen Charakter angenommen hatte, vorher dagegen nicht (Stühlern, Edel, Dieudonné); gleichzeitig mit Blut vorgenommene Kulturversuche (Stühlern) ergaben Keimfreiheit desselben, es konnte sich hier also nicht um frisch in die Lungen zugewanderte oder exsudierte Bazillen gehandelt haben, sondern ihre Ansiedelung mußte schon früher erfolgt sein und dort zunächst zu einer Vermehrung der Keime geführt haben, auf welche nach einiger Zeit die Lunge mit einer hämorrhagischen Exsudation reagierte. Durch die Einwirkung der Typhusbazillen können also einfache katarrhalische oder fibrinöse Entzündungsprozesse in hämorrhagische übergehen; schon Stühlern hat diese Vermutung ausgesprochen. Möglicherweise geht gleichzeitig damit eine Ausdehnung der Infiltration Hand in Hand. Wie aber bemerkt werden soll, sind nicht bei allen komplizierenden Pneumonien Typhusbazillen gefunden worden, sie haben sich also in den Lungen entweder gar nicht angesiedelt oder sind dort rasch zugrunde gegangen; jedenfalls hat Karlinski in manchen Fällen Pneumokokken, Staphylokokken und Streptokokken allein erhalten. Auf der anderen Seite können Typhusbazillen sich in pneumonischen Herden ohne weitere Wirkung ansiedeln, und endlich sind sie auch bei einfachen Bronchitiden gefunden worden; ihre Anwesenheit war also auch hier von keiner besonderen Folge begleitet. Das Vorkommen von Typhusbazillen im Auswurf allein sagt also nichts über die Art des in der Lunge sich abspielenden pathologischen Prozesses aus.

Die diagnostische Bedeutung des Nachweises ist wohl keine übermäßig große, da in der Regel die Bazillen schon vorher aus Blut oder Stuhl gezüchtet werden. Bei der Untersuchung des Auswurfs ist stets daran zu denken, daß sie auch vom Darm aus in den Magen gelangen, wo sie schon wiederholt nachgewiesen worden sind, und durch den Brechakt gelegentlich mit dem Auswurf vermengt werden können.

Das von Dieudonné und Jehle beobachtete wochelange Auswerfen von Typhuskeimen ist aus epidemiologischen Gründen zu würdigen. Es gibt also auch in diesem Sinne „Dauerausscheider".

Auch Paratyphusbazillen A und B sind verschiedentlich im Auswurf gefunden worden, teils bei Paratyphuserkrankungen, teils als zufällige Begleitbakterien bei anderen Erkrankungen (z. B. bei Grippe, von G. Mayer).

13. Bacterium coli commune.

Morphologie. Das Bacterium coli commune ist ein an Form und Eigenschaften sehr veränderlicher Organismus, von welchem eine Unmenge Spielarten existieren, die alle unter einem gemeinsamen Namen zusammengefaßt werden. Es erscheint entweder in der Form eines plumpen, an beiden Enden abgerundeten Kurzstäbchens von 1—5 μ Länge und 0,4—0,6 μ Dicke, oder in Gestalt ovaler, fast runder Gebilde, die häufig von Kokken sich kaum unterscheiden lassen. Es tritt allein oder paarweise auf, in Kulturen wächst es auch zu Ketten aus. Häufig sind an einem oder beiden Enden stark lichtbrechende Polkörperchen zu sehen. Mit besonderen Methoden lassen sich 4—8 Geißeln darstellen, mit deren Hilfe sich das Bakterium in mäßiger Schnelle bewegt; oft fehlen Geißelbildung und Beweglichkeit auch völlig. Kapsel- sowie Sporenbildung sind nicht beobachtet worden.

Die Färbung erfolgt mit den gewöhnlichen Anilinfarben. Das Bacterium coli ist gram-negativ.

Züchtung. In Bouillon gleichmäßige Trübung, mitunter Bildung eines schleimigen Bodensatzes; an der Oberfläche meist ein feines Häutchen.

Gelatine wird nicht verflüssigt. Wachstum in flach ausgebreiteten, oberflächlichen, durchscheinenden, im durchfallenden Licht leicht irisierenden Kolonien mit unregelmäßigem, oft welligem Rande; in anderen Fällen kleine, rundgewölbte, weißgelbliche, undurchsichtige Kolonien. Bei schwacher Vergrößerung erkennt man in der Tiefe häufig wetzsteinförmiges oder rundliches Wachstum. Im Gelatinestich oberflächlicher durchscheinender Belag, weißlicher fadenförmiger Stich.

Agar: weißlich gelbe oder weißgraue, durchscheinende, in der Mitte etwas dichtere, rasch wachsende glänzende Beläge mit welligem Rande.

Kartoffel: saftiges Wachstum von gelber Farbe in verschiedenen Abstimmungen; weitgehende Abhängigkeit von der Reaktion der Kartoffel.

Milch wird nach 24—48 Stunden zur Gerinnung gebracht.

Kleine Differenzen wird man häufig bei Kolistämmen finden. Hier sei noch auf die Bildung von Indol, Phenol, Tryptophan, Ammoniak, Kohlensäure, Wasserstoff hingewiesen; ferner auf die hämolytischen Eigenschaften mancher Stämme, besonders bei Eiterungen.

Tierversuch: Meerschweinchen, Kaninchen gehen in einigen Tagen an Sepsis zu Grunde.

Vorkommen. Das Bacterium coli wird öfter als man gewöhnlich annimmt, im Auswurf angetroffen. Die ausgedehntesten Untersuchungen über sein Vorkommen stammen von Noica, der es im stinkenden Auswurf bei Bronchopneumonien, bei Bronchiektasien, Gangrän, Tuberkulosen verschiedensten Grades, je einmal auch bei durchgebrochenem Leberabszeß und Lungenechinokokkus nachweisen konnte, meistens mit anderen Bakterien vergesellschaftet.

Hastings und Böhm sowie Kreibich züchteten es wiederholt aus dem Sputum von Pneumonikern, die klinisch das gewöhnliche Bild einer Pneumokokkeninvasion darboten, Gilbert und Girode erhielten es bei der gleichen Erkrankung aus dem Lungenpunktat. In bronchopneumonischen Herden hat man es gefunden, sowohl bei Erwachsenen wie bei Kindern (v. Schroetter und Weinberger, Sevestre, Renard, Kreibich, Schmidt und Aschoff, Fischer und Levy).

Über das Vorkommen koliähnlicher Bakterien liegen gleichfalls eine Anzahl von Angaben vor, so von Babes, Hitzig, Streng und Schütz ebenfalls bei Gangrän, von Kerschensteiner bei fibrinöser Bronchitis, von J. Müller bei kruppöser Pneumonie, von Beyer bei einem chronisch-diphtherischen Lungenprozeß.

Das von Müller beschriebene, koliähnliche Stäbchen wurde in typisch pneumonischem Auswurf (und im Urin) gefunden. Es war 2—4 μ groß, besaß keine Kapsel und zeigte schwache

Eigenbewegung. Auf Agar und Gelatine bildete es nach 2—3 Tagen einen schwach schillern-
den Rasen, Verflüssigung der letzteren fand nicht statt. Es war ferner dadurch ausgezeichnet, daß es auf schwefelhaltigen Nährböden Schwefelwasserstoff bildete und Kupfersulfat zu Kupferoxyd reduzierte.

Zu erwähnen ist endlich noch, daß Koli in seltenen Fällen aus dem Rachen
gezüchtet worden ist, so aus weißlichen soorähnlichen Flecken auf den
Tonsillen von Lermoyez, Helme und Barbier, bei Anginen von
Grimbert und Choynes. Auch Widal sieht sie als Erreger einer Tonsillitis
phlegmonosa an.

Pathologische Bedeutung. Da das Bacterium coli in der Regel nicht
allein, sondern mit anderen pathogenen Keimen vereint angetroffen wird,
so ist seine Bedeutung nicht ganz leicht einzuschätzen. In der Mehrzahl der
Fälle dürfte es nicht als Krankheitserreger in Betracht kommen, einige Angaben sprechen aber doch sehr energisch dafür, daß ihm gelegentlich auch eine
primäre pathogene Bedeutung zukommen kann. Vor allem ist dafür die Mitteilung von Fischer und Levy zu verwerten, die in einem plötzlich entstandenen
bronchopneumonischen Herde eines Patienten, mit inkarzerierter gangränöser
Leistenhernie, Koli in Reinkultur züchteten. Der Patient von Schmidt und
Aschoff, aus dessen Lunge sie Koli züchteten, hatte an einer Pyelonephritis
gelitten, die von Renard beobachteten Kinder waren an akuter Enteritis
gestorben. Bei allen diesen Fällen ist die ungezwungenste Erklärung die von
Fischer und Levy gegebene, daß Kolibazillen auf dem Blutwege in die Lungen
gelangten und dort eine metastatische Entzündung hervorriefen; in dem sicher
gut beobachteten Falle von Fischer und Levy kann man auch nicht annehmen,
daß andere Bakterien dabei im Spiele gewesen sind. Gelegentlich mag das
Bacterium coli auch direkt aus Darm oder Leber in die Lunge überwandern
(Noica). Auch Hitzig nimmt für seine Fälle von putrider Bronchitis eine
primäre Koliinfektion an, möglicherweise sind auch die angeführten Fälle
von Lobärpneumonie seiner Wirkung zuzuschreiben, jedenfalls hat man keine
Pneumokokken gefunden. Baumgarten macht hier indessen den Einwand,
daß wohl doch Pneumokokken vorhanden gewesen und nur abgestorben seien,
es sich also doch um eine Sekundärinfektion mit Koli gehandelt habe. Auch
Noica scheint ihm eine mehr sekundäre Bedeutung beizumessen, und zwar
derart, daß es in Eiterherden Fäulnis in mäßigem Grade hervorzurufen vermöge;
wenigstens soll es als Indolbildner dem Auswurf und auch manchen Kulturen
einen typischen fötiden Geruch verleihen. Noica stützt seine Ansicht auf die
Beobachtung, daß die Kolibazillen bei Besserung der Symptome gleichzeitig
mit dem üblen Geruch aus dem Sputum verschwunden seien, es waren aber
weder alle kolihaltigen Sputa fötide, noch wurde in allen fötiden Sputis Koli
gefunden. Eine Bestätigung dieser Beobachtung haben wir noch nicht gesehen.
In den Fällen mit nachträglicher Koliinfektion wird der Infektionsmodus
häufig wohl der sein, daß die Bazillen bei viel und heftig hustenden Patienten
aus dem Darm und Magen in den Mund gelangen und von da ihren Weg in die
Respirationsorgane finden; dort begünstigt Gewebszerfall seine Ansiedelung,
wie aus der Art der Erkrankungen, in denen es gefunden wurde, hervorgeht.
Daß es auf diesem Wege allein primäre Erkrankungen zu erzeugen imstande ist,
ist bisher nicht sichergestellt. Einige Tierversuche scheinen zu beweisen, daß
beide Infektionswege, der aerogene und der hämotogene möglich sind: Renard
gelang es, durch subkutane Injektion von Koli allgemeine Sepsis mit pneumonischen Herden zu erzeugen, die er als Lokalisation des Prozesses in den
Lungen auffaßt, und Babes sah nach Inhalation gangränöse Herde. Für be-
weisender halten wir aber manche der oben mitgeteilten Fälle, besonders den
von Fischer und Levy.

Die diagnostische Bedeutung richtet sich nach dem Gesagten. Bei der Untersuchung des Auswurfs ist vor allem darauf zu achten, daß keine nachträgliche Verunreinigung stattfindet. Gleichzeitige Darmerkrankungen werden den diagnostischen Wert wesentlich erhöhen.

14. Pestbazillen.

Morphologie. Der Pestbazillus ist ein unbewegliches Stäbchen von 1,5 bis 1,75 μ Länge und 0,50—0,70 μ Breite, mit abgerundeten Enden und leicht ausgebauchten Seiten; man trifft aber auch viele Abweichungen von dieser Grundform an, längere Individuen, kurze, kokkenähnliche oder ovoide Stäbchen, daneben zahlreiche Degenerationsformen von unregelmäßiger Begrenzung und scheiben-, ring-, bläschen-, keulen-, spindel- oder biskuitförmiger Gestalt, endlich auch Verzweigungen. Im Inneren entstehen zuweilen Vakuolen. Der Pestbazillus kommt einzeln oder zu zweien vor, repräsentiert sich dann als Diplobazillus, ferner in Ketten von 3—5, in Kulturen auch von mehr Gliedern, die gerade oder geknickt sein können; die ungegliederten Fäden sind zuweilen von ungleicher Dicke und Färbbarkeit. Auch Gruppen- und Haufenbildung wird beobachtet.

Sporenbildung erfolgt nicht.

Die Färbung kann mit allen Anilinfarben geschehen, am schönsten mit Löfflers Methylenblau; dabei werden die Enden stets stärker tingiert als die schwächere oder ungefärbt bleibende Mitte. Besonders gut gelingt diese Polfärbung, wenn man auf das luft-

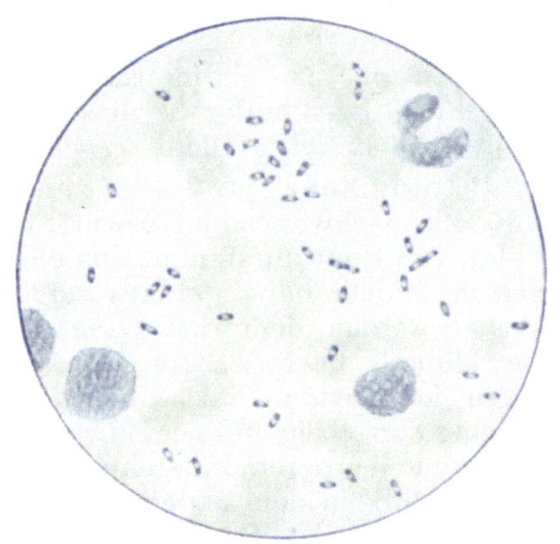

Abb. 56. Pestbazillen. Öl-Imm. $^1/_{12}$. Ok. 2.

trockene Präparat absoluten Alkohol tropfen läßt, diesen durch Abdunsten oder nach Abgießen durch Abbrennen entfernt und dann erst die Färbung vornimmt. — Durch die Färbung tritt häufig auch eine scharf abgegrenzte Kapsel zutage, welche die Farbe weniger intensiv annimmt als der Bazillenleib. Gelingt der Kapselnachweis nicht, so sind besondere Methoden anzuwenden.

Der Pestbazillus ist gramnegativ.

Züchtung. In Bouillon leicht zerfallende Flockenbildung, grobflockiger Bodensatz, aber keine diffuse Trübung.

Auf Agar wachsen weißgraue transparente, im durchfallenden Licht bläuliche Kolonien, teils scharf begrenzt, teils mit ausgebuchteter Randzone. Später erfolgt im Zentrum leichte Bräunung.

Gelatine: Wachstum ähnlich wie auf Agar, im Stich eigentümliche büschelförmige Ausläufer (Asternform). Keine Verflüssigung.

Milch wird nicht zur Gerinnung gebracht.

Tierversuch. Meerschweinchen, Ratten, Mäuse, Kaninchen verenden in kurzer Zeit unter dem Bilde der akuten hämorrhagischen Septikämie; bei zuweilen länger lebenden Meerschweinchen nimmt die Erkrankung mehr eitrigen Charakter an. Häufig erfolgt ganz akuter Tod schon wenige Stunden nach der Infektion unter Vergiftungserscheinungen.

Vorkommen. Der Pestbazillus ist bisher regelmäßig in dem reichlichen entweder dunkelroten, rein hämoptoischen, oder durch Beimengung von Speichel mehr blutig-serösen Auswurf der Pestpneumonie in außerordentlich großen Mengen gefunden worden; oft ist er in Leukozyten aufgenommen. Die Exemplare sind häufig in der verschiedensten, oben geschilderten Weise degeneriert, bilden auch Ketten (Müller und Poech). Auch in den Fällen, in denen ein mehr spärliches, aus hellrotem oder rotgelbem, mit Blut innig gemengten zähem Schleim bestehendes Sputum entleert wird, das dem der kruppösen Pneumonie völlig gleicht und das nicht der eigentlichen perakut verlaufenden Pestpneumonie, sondern den im Verlaufe einer Pestinfektion entstehenden lobären und lobulären Pneumonien zugeschrieben wird, sind sie regelmäßig anzutreffen. Albrecht und Ghon stellten ferner ihr Vorkommen in dem Sputum des Lungenödems Pestkranker fest; sie werden aber auch bei einfachen bronchitischen Prozessen in dem spärlichen, entweder zähen glasigen oder eitrig-schleimigen Auswurf entleert.

Besondere Erwähnung sollen hier noch die Angaben von Gottschlich und Vcgedes finden, die bei einigen Pestpneumonie-Rekonvaleszenten (es handelte sich um sekundäre Pneumonien) noch wochenlang im Auswurf Bazillen antrafen. Der Auswurf war zu dieser Zeit keineswegs mehr typisch, bei dem einen Patienten von Gottschlich besaß er nur speichelähnliche Beschaffenheit.

Endlich hat man sie im Eiter ulzerierter Tonsillen gefunden, wie auch im Mundschleim Pestkranker bei anscheinend intaktem Epithel; in letzterem Punkt stimmen die Berichte allerdings nicht ganz überein.

Pathologische und diagnostische Bedeutung. Die Bedeutung des Bazillennachweises im Auswurf, von welcher Beschaffenheit dieser auch sei, ist klar, das Sputum stammt aus einem mit Pest infizierten Organismus. Dagegen darf nicht ohne weiteres auf eine Affektion der Respirationsorgane geschlossen werden, denn, wie gesagt, Bazillen finden sich auch im Mundschleim ohne klinisch nachweisbare Erkrankung der Respirationsorgane. Aus den Lungen kommende Pestbazillen sind nicht Zeugen einer einheitlichen Erkrankung derselben; in dem einen Falle handelt es sich um eine primäre lobäre Pestpneumonie, deren Entstehung analog der Bubobildung in der Haut angenommen wird, in dem anderen um konfluierende lobäre, bei längerem Verlauf zu Nekrose neigende Pneumonien, wieder in anderen um hanfkorn- bis walnußgroße, durch Bazillenansammlung bedingte rasch zerfallende Infarkte; endlich ist es auch nur ein bronchitischer Prozeß, ein terminal entstehendes Lungenödem, die zu ihrem Erscheinen im Auswurf Anlaß geben. Eine genaue klinische Unterscheidung, welcher Infektionsmodus der Lungen vorliegt, kann also auf Grund des Bazillennachweises nicht gefällt werden; hierfür sind mehr die oben angeführten makroskopischen Differenzen der Sputa maßgebend, wiewohl auch sie gelegentlich zu Täuschungen führen können.

Der anatomische Prozeß wird in den meisten Fällen durch den Pestbazillus allein hervorgerufen; vielfach, besonders bei den sekundären Prozessen, sind im Sputum gleichzeitig andere Bakterien gefunden worden, Diplokokken, Streptokokken, Influenzabazillen; nach Ansicht der Deutschen Pestkommission sollen in solchen Fällen diese die primären Infektionserreger sein, so daß also der Pestbazillus sich erst nachträglich dort festsetzt, wo diese Bakterien bereits weitergehende Veränderungen erzeugt haben. Die Entscheidung, welche Infektion tatsächlich die primäre ist, dürfte sich bei dem raschen Verlauf der Erkrankung nur schwer treffen lassen.

Gelegentlich sind auch Tuberkelbazillen gleichzeitig mit Pestbazillen im Auswurf gefunden worden. Um daraus Schlüsse auf einen Einfluß der einen auf die andere Krankheit zu ziehen, fehlen noch genaueren Untersuchungen.

Die diagnostische Bedeutung des Nachweises von Pestbazillen im Auswurf ergibt sich aus dem Gesagten. Es sei nur noch darauf hingewiesen, daß Pestpneumonien nicht unbedingt zu Auswurf führen müssen; ist dieser aber vorhanden, so werden die Bazillen regelmäßig in ihm nachgewiesen.

15. Milzbrandbazillen.

Morphologie. Der Milzbrandbazillus ist ein Stäbchen von 4,25 bis 10 μ Länge und 1—1,25 μ Dicke, also etwas kleiner als der Durchmesser eines roten Blutkörperchens; ungefärbt erscheint er von glasheller und homogener Beschaffenheit und zylindrischer Form mit abgerundeten Ecken; die vollkommen unbeweglichen Stäbchen liegen gewöhnlich isoliert, höchstens zu zweien und dreien aneinandergereiht, längere Fäden sind in frischen aus dem Körper stammenden Präparaten in der Regel nicht vorhanden.

Die feinere Beschaffenheit der Bazillen läßt sich erst im gefärbten Präparat erkennen. Sie zeigen dann eine leichte kolbenförmige Anschwellung an den Enden und gleichzeitig eine schwach tellerförmige Einziehung der kurzen Endflächen (nach C. Fränkel der Gelenkpfanne eines Knochens vergleichbar); es entstehen so zwischen zwei aneinanderstoßenden Individuen bikonvexe Lücken, wodurch der Bazillus die als charakteristisch angesehene bambusähnliche Form erhält. Ferner erkennt man, daß die Stäbchen meist in mehrere, 2—3 Teile zerlegt sind; im Inneren dieser Teilglieder ist eine abgegrenzte zentrale Partie als Kernkörperchen oder Kernstäbchen beschrieben worden.

Dem Milzbrandbazillus ist Kapselbildung eigentümlich, die, nur durch Färbung zu unterscheiden, an frischem aus dem Tierkörper stammenden Material anzutreffen ist, nicht bei Reinkulturen. Der Aufbau der Kapsel ist noch nicht geklärt, vermutlich handelt es sich um eine zur Quellung gebrachte Gallerthülle.

In Kulturen wachsen die Bazillen zu langen Fäden aus, zuweilen bilden sie auch Kolonien in weichselzopfartiger Verflechtung. Bei geschädigten Individuen sieht man im Inneren der Kapsel statt des Stäbchens Körnchen oder Schollen.

Sporen sind in frischen Abstrichen nicht zu finden, da sie an die Anwesenheit von freiem Sauerstoff gebunden sind; auf Nährböden entstehen sie nach 48 Stunden. Ihre Bildung ist durch Auftreten einer größeren Anzahl stark lichtbrechender Körnchen im Innern des Bakterienleibes charakterisiert (sporogene Granula), aus deren Verschmelzung mit Teilen der Kernsubstanz die glänzenden eiförmigen, mit einer dicken Membran umgebenen Sporen entstehen, je eine in einem Bazillenleib.

Färbung. Die Färbung erfolgt mit den gewöhnlichen Farbstoffen, speziell mit Lösfflerschem Mythylenblau (s. u.) oder Bismarckbraun, besonders gut auch nach Gram; mit der letztgenannten zeigen sich jedoch die oben beschriebenen, sonst durch die Färbung kenntlich zu machenden Eigentümlichkeiten der Bazillenenden nicht; auch wird die Kapsel nicht sichtbar, sondern nur mit der Gegenfarbe.

Für die Kapselbildung sind besondere Methoden angegeben worden:

Nach Heim ist die Färbung mit Löfflerschem Methylenblau sehr zu empfehlen. Die Lösung wird hergestellt, indem man zu 500 ccm destilliertem absolut neutralem Wasser 1 ccm Normalkalilauge und darauf 30 ccm konzentrierte alkoholische Methylenblaulösung zusetzt; die Lösung hat dann eine Verdünnung von 1: 10 000.

Die Kapseln färben sich metachromatisch (rötlich), wenn man nur möglichst kurze Zeit im Wasser abspült und sofort zwischen Fließpapier trocknet.

Sehr gute Erfolge soll nach Zettnow die Eosinmethylenblaufärbung von Romanowski geben.

Sie beruht auf einer Modifikation des Methylenblaus, die sich in alten Lösungen bildet, dem Methylenazur. Zur Färbung benutzt man die von Giemsa angegebene Lösung, die Methylenazur, Methylenblau und Eosin in mit Glyzerin versetztem Methylalkohol enthält. Die Färbung geschieht folgendermaßen: Fixation in Methylalkohol 2—3 Minuten, Trocknen, Färben 5—10 Minuten lang in frisch bereiteter Giemsalösung, die auf je 1 ccm destillierten Wassers einen Tropfen der käuflich erhältlichen (Grübler-Leipzig) Giemsalösung enthält, wobei das Deckglas mit der Schichtseite nach unten schwimmen muß (Objektträger werden am besten schräg in die Flüssigkeit gelegt); Abspülen mit Wasser, vorsichtiges Trocknen mit Fließpapier, Einbetten in Kanadabalsam.

Die Bakterien, die ihre Zusammensetzung aus rotgefärbter Chromatin- und blaugefärbter Plasmasubstanz deutlich erkennen lassen, sind von einer hellrötlichen Kapsel eingeschlossen.

Die Färbung der Sporen muß in den bakteriologischen Lehrbüchern nachgelesen werden.

Züchtung. Die Züchtung erfolgt bei einem Optimum von 37°.

Bouillon wird nicht in toto getrübt, sondern es erfolgt von den unteren Teilen ausgehende Flockenbildung; gelegentlich auch allgemeine Trübung der Bouillon mit flockig schleimigem Bodensatz.

Gelatineplatte: lockere weißliche Kolonien mit Ausläufen und fadenförmigen Fortsätzen (Medusenform); mäßige Verflüssigung der Gelatine.

Gelatinestich: Entwicklung der Kultur in Form eines umgekehrten Tannenbaumes; in anderen Fällen Wachstum längs des Innenstiches.

Agar: grauweißer, mattglänzender Rasen von zäher Beschaffenheit und schwer ablösbar.

Kartoffel: weißer, mattglänzender sehr üppiger Rasen, frühzeitige und reichliche Sporenbildung.

Blutserum: weißlichgelber, sich wenig abhebender Rasen, der den Nährboden langsam verflüssigt.

Milch: zunächst Gerinnung, später Lösung des ausgefällten Kaseins infolge Peptonisierung; in größeren Gefäßen Ausbleiben der Gerinnung und nur gelbbräunliche Verfärbung, bedingt durch Umwandlung des Kaseins in eine nicht fällbare Form.

Tierversuch. Verimpfung auf Mäuse, Meerschweinchen, Kaninchen. Tod nach 1—2 Tagen, teerartige Beschaffenheit des Blutes, Milzvergrößerung, hämorrhagisch sulzige Infiltrate des Bindegewebes, multiple Hämorrhagien und parenchymatöse Schwellung der Organe. Inhalierte Bazillen werden nach Snel in der Lunge von Meerschweinchen dagegen zerstört.

Reinbach gibt an, in der Wand gangränöser Zerfallshöhlen ein milzbrandähnliches Stäbchen vorgefunden zu haben, doch züchtete er es nicht. Im Sputum ist es anscheinend nicht gefunden worden. Es handelte sich hier wohl um eine Sekundärinfektion.

Vorkommen. Aus dem farblos schleimigen, in anderen Fällen sanguinolenten himbeergelee- bis pflaumenbrüh-ähnlichem, mehr oder weniger zähen, zuweilen auch ödematösen Auswurf, der sich nach Sokolowski durch seine dunklere Färbung und größere Konsistenz von dem gewöhnlichen pneumonischen unterscheidet, sind gelegentlich Milzbrandstäbchen gezüchtet worden (Lenhartz, Koranyi). Kronberger fand wechselnde Mengen von ihnen, zusammen mit Penicillium glaucum. Ob sie sich in den nach v. Koranyi vorkommenden diphtherieähnlichen Belägen des Rachens, die wohl auch einmal im Auswurf erscheinen können, in besonders großer Anzahl befinden, ist nicht bekannt. Auf ihr etwaiges Vorkommen in der Nase ist in verdächtigen Fällen zu achten.

Pathognomonische und diagnostische Bedeutung. Sind Milzbrandbazillen im Auswurf nachgewiesen und fehlen Veränderungen im Nasenrachenraume, so stammen sie aus den Lungen; Autopsien ergeben dann in dessen stark blutig-pneumonisch infiltrierten Teilen Reinkulturen. Die pathologischen Veränderungen sind nur durch den Milzbrandbazillus verursacht, Mischinfektionen kommen bei dem raschen Verlauf der Erkrankung nicht in Betracht. Bei der unsicheren physikalischen Diagnose des Lungenmilzbrandes und dem nicht charakteristischen Aussehen des Sputums, aus dem nur auf eine starke Zersetzung des Blutfarbstoffes geschlossen werden kann, ist Nachweis der Bazillen von außerordentlicher diagnostischer Bedeutung. Bei Autopsien denke man an ihr Aufwandern vom Darmkanal.

16. Tuberkelbazillen.

a) Morphologie.

Die Tuberkelbazillen sind feine, unbewegliche Stäbchen von $1{,}5$—$3{,}5$ μ Länge und gleichmäßiger Breite, meist nicht völlig gerade gestreckt, sondern leicht geschwungen oder gekrümmt, auch geknickt oder Andeutung einer spiraligen Windung zeigend; ihre Enden sind zuweilen keulenförmig verdickt, häufiger spindelförmig zulaufend; gelegentlich werden auch Knospungen und Verzweigungen beobachtet.

Im lebenden Bazillus sind schon von Koch stark glänzende Körnchen gesehen worden, die von manchen eine Deutung als Zerfallsprodukte finden, von anderen als Zellbestandteile von bestimmter Zusammensetzung betrachtet werden. Als Sporen sind sie nach dem Urteile der meisten Forscher nicht aufzufassen. Näheres über die sogenannten Muchschen Formen siehe unten S. 302.

Ob sich eine besondere Hülle (wachsartige Membran) differenzieren läßt, ist nicht endgültig sicher gestellt. Much lehnt eine solche ab, die ganzen Leiber seien mit dieser schwer färbbaren Substanz imprägniert, die Zellulose nur als Skelettsubstanz zu betrachten.

Bergel gibt folgende Schilderung, die auf morphologischen und chemischen Eigenschaften beruht: Der vollentwickelte Tuberkelbazillus ist ein schlankes Stäbchen, das nach Ziehl-Neelsen gleichmäßig leuchtend rot erscheint und stark säure- und alkoholfest ist. Diese starke Säure- und Alkoholfestigkeit ist bedingt durch einen, den ganzen Tuberkelbazillus umkleidenden Wachsmantel, die Wachsmantelschicht. Darunter befindet sich eine nur mattrosa färbbare Substanz, säure- und vor allem alkoholschwächer als die äußere Schicht, aus einem Fettsäurelipoidgemisch bestehend, die Lipoidzwischenschicht, in die wieder stark säure- und alkoholfeste, aus Wachs bestehende, sich intensiv rot färbende Körnchen in Reihenform eingelagert sind, die Wachskörnerschicht. Diese wachsartigen, nicht immer gleichgroßen Körnchen bilden nur die äußere Umhüllung einer tieferen, nach Much schwarzviolett sich färbenden Körnchenreihe, die an manchen Stellen durch starke Fäden miteinander verbunden ist. Diese hauptsächlich aus einem Neutralfett bestehende Schicht, die Neutralfettkörnerschicht, birgt den eiweißhaltigen Kern des Tuberkelbazillus in sich, der sich weder nach Ziehl noch nach Much färbt, sondern in der Gegenfarbe Blau erscheint, und durch ein zartes Stäbchen verkörpert ist, in das blaue Körnchen, die Konturen des Stäbchens, oft überragend, eingelagert sind, die Eiweißschicht.

b) Chemische Zusammensetzung.

Da mit Rücksicht auf die oft enorme Zahl der Tuberkelbazillen im Auswurf ihr Gehalt an Fetten und fettähnlichen Substanzen, sowie an Asche nicht ohne Interesse ist, sei er kurz hier angeführt (nach Kossel in Kolle-Wassermanns Handbuch).

Krauss und Siebert erhielten $7,52^0/_0$ Asche; auf 100 Teile derselben 6,60 Cl, 51,25 PO_4, 0,84 SO_4, 0,19 SiO_2, 9,18 Na, 26,55 K, 3,22 Mg, 2,17 Ca. Zum Teil abweichende Werte fanden de Schweinitz und Dorset.

Der Gehalt an Wasser wird von Hammerschlag zu 85,9, an Asche zu $8^0/_0$ angegeben.

Alkoholätherlösliche Substanz wurde von verschiedenen Untersuchern im allgemeinen zu 20 bis $44,4^0/_0$ gefunden, im Minimum von Ruppel 8—$10^0/_0$. Das Alter der Kulturen ist hierin von Einfluß. In dem Extrakt wurden außer Neutralfett, Fettsäuren, Lezithin, Cholesterin noch Fettsäureester höherer Alkohole nachgewiesen, nach Ruppel wahrscheinlich Zeryl- und Myristyl-Alkohol. Nach Ansicht der meisten Forscher sind es diese wachsartigen Substanzen, die die Säurefestigkeit der Tuberkelbazillen bedingen; nach anderen ist dies nicht richtig, da sie nach langer Alkohol-Äther-Extraktion die spezifische Färbbarkeit noch erhalten fanden. — Der Eiweißgehalt wird zu $25^0/_0$ angegeben, worin Nukleinkörper eingerechnet sind. Auch Zellulose oder nahestehende Kohlehydrate sind nachgewiesen worden.

c) Züchtung.

Zur Züchtung aus dem Auswurf müssen störende Bakterien möglichst entfernt werden; dieser muß daher zuerst gründlich gewaschen werden; dies geschieht nach Koch-Kitasato folgendermaßen: Aus dem in einer sterilen Petrischale nach Mundreinigung aufgefangenen Sputum werden die am stärksten eitrig aussehenden Ballen ausgesucht, mehrmals hintereinander in mit sterilem Wasser gefüllten Petrischalen umhergeschwenkt (oder nach Czaplewski und Hensel nacheinander in mindestens drei Peptonwasserröhrchen) und ein aus der Mitte der Sputumflocke entnommenes Teilchen auf Glyzerinagar oder

Blutserum in dicht verschlossenem Röhrchen ausgestrichen. Binnen zwei Wochen entwickeln sich Kolonien auf der Oberfläche, welche sich zunächst in manchem von den bei der Kultivierung des Tuberkelbazillus aus dem Tierkörper wachsenden Kolonien unterscheiden; sie stellen kreisrunde, rein weiße, fettig glänzende und durchsichtige Flecken dar. Später verwaschen sich die Differenzen und die Eigenschaften werden hartnäckig bewahrt.

Nach Pasteur wird das in gleicher Weise vorbehandelte Sputum in sterilem Wasser zu einer feinen Suspension aufgeschüttelt, die Aufschwemmung in geschmolzener Nährgelatine verteilt und zu Platten ausgegossen; nach drei bis vier Tagen werden die durchsichtig gebliebenen Stellen der Platte, also die Stellen, an denen sich keine verunreinigenden Bakterien entwickelten, ausgeschnitten und auf Blutserum gebracht. In etwa 10% der geimpften Röhrchen entwickeln sich Reinkulturen.

Zur Ausschaltung der Begleitbakterien wird neuerdings auch das Uhlenhutsche Verfahren angewandt: Sputum wird mit dem gleichen Teil 10—20%iger Antiforminlösung verrührt, in Petrischalen bis zur Verflüssigung ($1/_2$—1 Stunde lang) stehen gelassen, der Bodensatz abzentrifugiert und gewaschen; mit je vier bis fünf Ösen desselben werden dann sechs bis acht Serumröhrchen beschickt.

Es sind noch eine Unzahl anderer Verfahren zur Züchtung angegeben worden. Genaueres darüber siehe die bakteriologischen Lehrbücher.

Die aus dem Sputum mehrmals umgezüchteten Tuberkelbazillen wachsen bei einem Optimum von 38—38°; auf Blutserum bilden sich nach 5—6 Tagen mikroskopische, nach 10—15 Tagen auch mit dem bloßen Auge sichtbare kleine weiße, trockene, brüchige, lose aufliegende Schüppchen, die ganz aus aneinander klebenden Bazillen bestehen. Auf Glyzerinagar bilden sich sehr voluminöse, warzenförmige, breite Wucherungen, die verschiedenartig aussehen und gelblich bis rötlich gefärbt sind. Auf Glyzerinbouillon wachsen sie in dicken faltigen, auf der Oberfläche schwimmenden Häuten; bei dem starken Sauerstoffbedürfnis der Tuberkelbazillen muß bei der Anlage der Kulturen auf möglichst große Oberfläche des Flüssigkeitsspiegels gesehen werden. Auf Glyzerinkartoffeln entstehen Überzüge von gelblich roter bis orangeroter Farbe, die sich ein Stück an der Glaswand hinaufschieben. Die Kulturen werden gewöhnlich nicht vor dem 23. Tage sichtbar. Auch Glyzerinmilch wird als Nährboden verwendet; Säurebildung findet hier statt.

d) Tierversuch.

Das zu untersuchende Sputum wird unter die Bauchhaut eines Meerschweinchens eingespritzt. Je nach der Menge der vorhandenen lebenden Bazillen und ihrer Virulenz läßt sich schon nach 1—2 Wochen eine Vergrößerung der Kniefaltendrüsen nachweisen; nach 4—6 Wochen erkrankt die Milz, der Tod erfolgt in der Regel nach 6—8 Wochen. In allen Organen finden sich Tuberkelknötchen, Kavernenbildung in den Lungen fehlt bei dieser Art der Infektion, wird dagegen erhalten bei starker Neuinfektion schon vorher tuberkulöser Tiere.

Typus bovinus des Tuberkelbazillus. Da in sehr seltenen, aber einwandfrei festgestellten Fällen der Perlsuchtbazillus aus dem menschlichen Sputum kultiviert worden ist, so mögen hier die wichtigsten Unterscheidungsmerkmale nach Heim angeführt werden. Die Züchtung erfolgt in gleicher Art wie beim Typus humanus; am besten geht man von Material aus, welches von einem geimpften Meerschweinchen gewonnen ist.

Unterschiede im mikroskopischen Aussehen und in der Kultur.

	Typus humanus	Typus bovinus
Mikroskopisches Bild in käsigen Herden.	Nur sehr spärliche Tuberkelbazillen.	Fast immer reichlich Bazillen
Aussehen der Stäbchen in der Kultur (nur gültig für auf Glyzerinbouillon gewachsene).	Schlank, unter sich meist gleichmäßig gestaltet, den Farbstoff gleichmäßig aufnehmend.	Dicker, plump, unregelmäßig gestaltet, den Farbstoff ungleichmäßig aufnehmend; häufig keulenförmige oder gekörnte, an Diphtheriebazillen erinnernde Stäbchen; Neigung zu Pleomorphismus.
Auf erstarrtem Blutserum (ohne Glyzerin).	Wächst leichter. Kolonien trocken u. spröde, gehen nicht ineinander über.	Wächst langsamer und geringer. Kolonien mehr weichlich, fließen manchmal ineinander über.
In Glyzerinbouillon (je 10—12 Vergleichkölbchen).	Meist gutes Wachstum: gleichmäßig dicke, faltige wellige Haut, an der Kolbenwand emporkletternd, später teilweise in Bröckeln untersinkend.	Wächst meist viel langsamer, spärlicher, unzuverlässiger; ganz feines netz- oder schleierartiges Häutchen, manchmal mit warzigen Verdickungen, dann mehr an der Unterseite der Haut. Niemals wellige Falten. Die Häutchen halten sich viel länger schwimmend.
Änderung der Reaktion einer verdünnten 3%-igen Glyzerinbouillon, die auf Phenolphthalein schwach sauer reagiert (nach Th. Smith).	Wird nahezu neutral, manchmal sogar alkalisch, danach wieder mehr sauer.	Wird neutral oder schwach alkalisch.

Unterschiede im Tierversuch.

	Typus humanus	Typus bovinus
Meerschweinchen	Vorherrschender Parasitismus. Tod erst nachdem alle Drüsen, Milz, Leber und Lungen von tuberkulösen Herden durchfressen sind. Fettpolster noch auffallend gut.	Deutlichere Toxinwirkung neben dem Parasitismus. Tod ohne so ausgedehnte Zerstörung der Organe, insbesondere der Lungen, wie beim Typ. hum. Häufiger große Koagulationsnekrosen der Milz, wohl raschere Verkäsung der Lungen. Niere frei. (Gegensatz zum Kaninchen).
Mäuse (Impfung von 1 mg Kultur in die Schwanzvene).	Keine tuberkulösen Erscheinungen.	Nach 4 Wochen generalisierte und besonders in den Lungen lokalisierte Tuberkulose. $\frac{1}{10}$ mg Kultur noch wirksam.
Kaninchen nach Einspritzung von 0,1 ccm Glyzerinbouillonkultur mit 10 mg Bazillenmasse unter die Haut, genauestens nach Vorschrift.	Impfabszeß, aber keine Drüsenerkrankung; bei einem Teil der Tiere Lungenherde von relativer Gutartigkeit mit geringer Verkäsung. Nierenherde äußerst selten. Niemals Tod an Tuberkulose.	Abmagerung, oder wenigstens keine Gewichtszunahme. In der 4. bis 5. Woche harte Schwellung und Vergrößerung der regionären Drüsen, besonders der Achseldrüsen. Tod innerhalb 3—4 Monaten an generalisierter Tuberkulose.

Unterschiede im Tierversuch.

	Typus humanus	Typus bovinus
Rinder (Einspritzung unter die Haut).	Keine Erkrankung an disseminierter Tuberkulose, kein Todesfall.	Sämtliche Tiere erkrankten an disseminierter Tuberkulose, eines starb.
Fütterung von Auswurf:	Keine Erkrankung.	Alle Tiere erkrankten.
Verfütterung von Reinkulturen:	Drüsentuberkulose, die ausheilte.	Tod.
Inhalation:	Kälber erkranken entweder gar nicht oder nicht an fortschreitender Tuberkulose.	Sämtliche Kälber erkranken an fortschreitender Tuberkulose und sterben.
Schweine (Ferkel).	Meist Drüsen-, auch Lungentuberkulose. Mehr pathogen als beim Rind.	Ausgebreitete Tuberkulose.

e) Nachweis der Tuberkelbazillen im Auswurf.

Wiewohl der Nachweis der Tuberkelbazillen durch ihr eigentümliches Verhalten chemischen Reagenzien gegenüber sehr erleichtert wird, da andere säurefeste Bazillen nur eine seltene Ausnahme bilden, so ist im Gegensatz zu den meisten anderen Bakterien der Nachweis jeden einzelnen Individuums von so weittragender Bedeutung, daß alle technischen Hilfsmittel zu seiner Entdeckung aufgewandt werden müssen. Dies Bestreben hat zunächst zur Einführung von Färbemethoden geführt, durch welche sich der Tuberkelbazillus leicht von den gewöhnlichen im Auswurf vorkommenden Bakterien unterscheiden läßt, die übrigen Keime zur Erleichterung des Aufsuchens mit einer Gegenfarbe gefärbt werden; und zweitens den Versuch zur Folge gehabt, die im Auswurf vorhandenen Keime unter Auflösung oder Homogenisierung der eigentlichen Sputummasse auf einen möglichst kleinen Raum zu konzentrieren, wodurch das Auffinden erleichtert wird. Es ist unmöglich, hier alle angegebenen Methoden nebst ihren oft recht unwichtigen Modifikationen wiederzugeben, dazu sind ihrer zu viele; nur die historisch interessanten und prinzipiell wichtigen sollen hier Platz finden.

1. Anreicherungsverfahren.
α) Durch Anwendung von Hitze.

Ursprünglich wurde von M. Kirchner, Dahmen u. a. empfohlen, das Sputum nebst Spuckgefäß aus emailliertem Blech in einem Dampfkochtopf mit Einlage zu sterilisieren (nach Hampel bei 65—75° unter Zusatz von Karbolsäure), wobei es auch verflüssigt wird; ist es sehr zäh, so kann man destilliertes, von säurefesten Stäbchen freies Wasser hinzufügen. Man zentrifugiert die gelöste Masse oder läßt in einem Spitzglas absitzen und verwendet den Bodensatz zu Abstrichen.

β) Durch Verdauung.

Spengler vermengt den Auswurf mit der gleichen Quantität 1%iger Sodalösung, setzt zur Vermeidung von Fäulnis einige Karbolkristalle hinzu und läßt mit 0,1—1 g Pankreatin durch 12—24 Stunden hindurch im Brutschrank verdauen. Sobald sich ein Niederschlag gebildet hat, wird untersucht; war die Verdauung nicht genügend, so wäscht man das Sediment nochmals aus und unterwirft es von neuem der Verdauung.

Dieses Verfahren hat sich längere Zeit hindurch vieler Anhänger zu erfreuen gehabt, es wird aber auch ihm nachgesagt, daß die Sedimentierung nicht vollkommen sei. Einfaches Stehenlassen des Auswurfs im Brutschrank ohne Zusatz nach Philip hat den Nachteil, daß sich reichlich andere Keime entwickeln und die Sedimentierung mangelhaft ist (Hempel).

γ) Durch Anwendung von Hitze und Chemikalien.

1. **Verfahren von Biedert:** Ein Eßlöffel des mit Glasstab gut gemischten Sputums wird erst kalt mit zwei Eßlöffeln Wasser und 4—8 Tropfen Natronlauge tüchtig verrührt, 5 Minuten stehen gelassen und nochmals bis zu gleichmäßiger Mischung verrührt, dann unter Rühren mit nach und nach weiter zugesetzten 4—6 Eßlöffeln Wasser in einer Schale bis zur Dünnflüssigkeit gekocht. Dann läßt man alles in einem schmalen, hohen Glasgefäß mit konkaver Bodenfläche stehen, gießt bis zu dem in der Kuppe bleibenden Zusatz ab und entnimmt von diesem mit einer Platinnadel mehrere Partikelchen, um sie wie bei den sonstigen Präparaten auszubreiten. Da die Masse durch die Alkalisierung ihre Klebrigkeit eingebüßt hat, tut man gut, sich etwas von dem ursprünglichen Sputum aufzuheben, um mit ihm (oder mit Hühnereiweiß) über den angetrockneten Bodensatz vor dem Durchziehen durch die Flamme einen dünnen Überzug zu breiten.

Auch bei dieser Methode bleiben indes — wie mehrfach angegeben wird — mehr oder weniger Sputumfetzen ungelöst. Biedert selbst weist auf die Verschlechterung der Färbbarkeit hin.

2. **Anreicherung nach Zahn.** 1. Zu 5—15 ccm Sputum Zusatz von 50 ccm Leitungswasser und 5 ccm Normal-NaOH (= ca. 4% NaOH) oder Normal-KOH (= 5,6% KOH) im Erlenmeyerkolben.

2. Unter Schütteln Kochenlassen bis zur Homogenisierung (2—3 Min.). Erkaltenlassen unter Wasserstrahl.

3. Zusatz von 1—2 ccm Normal-CaCl$_2$ (= 5,5% Calc. chloratum siccum) unter Schütteln, wobei zähere Flocken durch Zusatz von einigen Glasperlen besser verteilt werden.

4. Zentrifugieren 1—2 Minuten, Abgießen der klaren Flüssigkeit und Nachfüllen aus dem Kochkolben, bis man in der Klippe von zwei Zentrifugierröhrchen den ganzen Niederschlag konzentriert erhält. In Ermangelung einer Zentrifuge schüttelt man den Kolbeninhalt gut durch und gießt nun die sehr feinflockige Masse in einen mit weichem, angefeuchteten Filtrierpapier armierten Trichter. Kalziumchloridzusatz von 2—4 ccm besser.

5. Entnahme des gesamten Niederschlages oder des Filterrückstandes (Filter flach ausbreiten) mit Platinöse oder Spatel auf einen Objektträger. Unter leichtem Erwärmen desselben über der Flamme sorgfältiges Verstreichen mittels eines zweiten Objektträgers (anfangs etwas zähere Flocken werden stets durch weiteres Erwärmen und Verstreichen weich, breiartig).

6. Das lufttrockene Präparat 3 mal durch Flamme ziehen, 2 mal mit Karbolfuchsin aufkochen lassen) mit 3%igem Salzsäurealkohol entfärben, 1—2 Sekunden nachfärben, mit 1%iger Methylenblaulösung sofort unter Wasserstrahl abspülen. Trocknen.

Als Vorzüge werden angegeben: Überlegenheit über das gewöhnliche Verfahren, raschere Ausführbarkeit vor dem übrigen Anreicherungsverfahren, bessere Fixierung, Arbeiten mit nichtvirulentem Material.

3. Ein anderes Verfahren hat neuerdings Brauer angegeben:

Man verdünnt das Sputum mit etwa der gleichen Menge Wasser im Reagenzglas, gibt einige Tropfen Ammoniak hinzu und stellt die Röhrchen 15—20 Minuten in ein etwa 50° warmes Wasserbad. Dann wird von einer 10%igen Aluminiumsulfatlösung auf je 10 ccm Sputumflüssigkeit ungefähr 0,5 ccm einer Chloroform-Alkoholmischung (1:1) zugegeben und gut durchgeschüttelt. Hierbei bildet sich ein dichter, weißer Niederschlag, der zentrifugiert wird, wobei sich drei Schichten bilden. Die mittlere Schicht, die die Tuberkelbazillen enthält, wird auf einen Objektträger ausgestrichen und nach Lufttrocknen durch die Flamme gezogen. Färben in üblicher Weise.

Die Tuberkelbazillen färben sich infolge der Aluminiumsulfatbeize hierbei sehr schön rot, das Verfahren soll noch etwas bessere Resultate geben als die Antiforminanreicherung.

4. **Verfahren von Mühlhäuser-Czaplewski.** Der Auswurf wird mit der 2—4fachen Menge 0,2%iger Natronlauge versetzt, in einem verschlossenen Gefäß kräftig geschüttelt oder mit dem Glasstab verrührt, eventuell unter Mehrzusatz von Natronlauge; das Gemisch in einer Porzellanschale zum Sieden

erhitzt, tropfenweise 10%ige Essigsäure zugefügt, bis die durch Phenolphthalein erzeugte Rotfärbung verschwunden ist, und absitzen gelassen. Es ist
darauf zu achten, daß nicht zuviel Essigsäure zugesetzt wird, weil dadurch das
Muzin ausgefällt wird und stört.

Das Verfahren wird von Rosenblatt, Pinkus, van Retels, Beitzke
empfohlen, Hempel macht den Einwand, daß durch zu lange Einwirkung
der Natronlauge die Färbbarkeit der Tuberkelbazillen leiden könne.

Nebel setzt anstatt der Natronlauge 10 Teile gesättigter Kalziumhydroxydlösung zu,
Petersen benutzt nach Vorbehandlung mit Kalkwasser noch Kalilauge.

5. Strohschein benutzt zur Auflösung die Wendriner Boraxborsäurelösung auf das
dreifache verdünnt (10 g Borax in heißem Wasser lösen, 15 Borsäure hinzufügen, unter
Schütteln weitere 5 g Borax, nach dem Erkalten von den ausgeschiedenen Kristallen abzufiltrieren). Reine Boraxlösung empfiehlt sich nicht wegen ihres zu hohen spezifischen
Gewichtes.

6. Hempel sammelt mit $^1/_5$ Normal-HCl an und fällt mit Brückeschem Reagens
(40 g JK in 200 Wasser gelöst, die Lösung mit 55 g HgJ_2 geschüttelt und bis 500 mit
Wasser aufgefüllt, der geringe Überschuß an ungelöst gebliebenem HgJ_2 abfiltriert);
dadurch entsteht ein äußerst feines staubförmiges Sediment, das alle Bazillen enthält,
während die darüberstehende Flüssigkeit klar und bazillenfrei ist. Die Methode soll sehr
gute Resultate liefern.

7. Van Ketels wendet zur Verflüssigung Acidum carbolicum liquefactum an, so daß
eine 5%ige Lösung entsteht. Von Sterling wird das Verfahren empfohlen.

8. Von Hammerl wird der Auswurf mit der fünffachen Menge Ammoniak, dem Kalilauge bis 1% zugesetzt ist, geschüttelt, nach Homogenisierung der Mischung auf je 15 ccm
der alkalischen Lösung 5 ccm Azeton zugegeben, um das spezifische Gewicht der Flüssigkeit zu erniedrigen und so das Ausschleudern der Bazillen zu erleichtern. Zum Schluß eine
halbe Stunde lang zentrifugieren.

9. Abel sucht das Eiweiß durch eine Lösung von 2 g Sublimat und 10 g Kochsalz in
einem Liter Wasser zu fällen und benutzt den Bodensatz zur Untersuchung.

10. Ellermann und Erlandsen mischen in einem Meßgefäß ein Volumen
Auswurf mit $^1/_2$ Volumen 0,6%iger Sodalösung, lassen 24 Stunden bei 37°
stehen, gießen den größten Teil der überstehenden Flüssigkeit ab und schleudern
den Bodensatz in einem graduierten Zentrifugengläschen aus; nach Abgießen
der Flüssigkeit werden zu einem Teil Bodensatz vier Teile 0,25%ige Natronlauge zugesetzt, nach sorgfältigem Umrühren aufgekocht, zentrifugiert.

Das Verfahren wird von Jörgensen, Herzfeld u. a. empfohlen; es soll
bessere Resultate geben wie die Auflösung durch Antiformin. Matson kombiniert es mit Antiforminbehandlung; dabei soll es ein 12% besseres Ergebnis
liefern als das Uhlenhuthsche Verfahren allein.

11. Sachs-Mücke bringt den Auswurf durch Zusatz von Wasserstoffsuperoxyd zum
Schäumen, wodurch ein Teil der Tuberkelbazillen an die Oberfläche mitgerissen wird,
die anderen durch gleichzeitige Homogenisierung des Sputums sich sedimentieren. —
Peters empfiehlt das gleiche Verfahren, nach ihm wechselt jedoch die Zahl der mit in die
Höhe gerissenen Tuberkelbazillen beträchtlich; das Aufschäumen ist seiner Ansicht nach
auch kein Vorteil der Methode. Sorgo vermeidet dies dadurch, daß er zunächst zwar
ebenso verfährt, dann aber Alkohol und Kalkwasser zugibt, wodurch die Schaumschicht
zerstört und das Sputum besser homogenisiert wird.

12. Lange und Nitzsche verwenden nach Alkalisierung und Homogenisierung des
Sputums zur Absonderung der Bazillen das Ligroin (Hexan-Oktangemisch), von der Er-
fahrung ausgehend, daß die Tuberkelbazillen zu Kohlenwasserstoffen bedeutend mehr
Adhäsion zeigen, als zu Wasser; gleichzeitig werden sie abgetötet. Dazu werden 5 ccm
Sputum mit 5 ccm Normal-Kalilauge in einem Schüttelzylinder umgeschüttelt, 3 Stunden
lang in dem Brutschrank bis zur Homogenisierung gebracht, nach Zusatz von 50 ccm
Wasser und 2 ccm Ligroin kräftig geschüttelt, so daß eine feinverteilte Emulsion entsteht.
Hierauf wird das Gemisch auf dem Wasserbad bei 60—65° so lange gehalten, bis das Ligroin
sich vom Sputum scharf trennt. Die Tuberkelbazillen finden sich in der Grenzschicht
unterhalb des spezifisch leichteren Ligroins.

13. Zur Homogenisierung wurde Eau de Chavelle zuerst von Bofinger und de Lannoise und Girard empfohlen, Uhlenhuth, Xylander und Kersten arbeiteten die Methode aus und gaben dadurch Anlaß zu ihrer allgemeineren Anwendung. Das in den Handel gebrachte Antiformin (zu beziehen durch O. Kuhn, Berlin, Dircksenstraße) erhält man durch Umsatz von Chlorkalk mit Soda. Das gebildete unterchlorigsaure Natrium wird von dem ausgefällten Kalk getrennt, dann Natronlauge zugesetzt; die Mischung enthält so $5,32\%$ Chlor und $7,5\%$ Natronlauge. Durch dieses Antiformin wird nicht nur das Sputum homogenisiert, sondern es werden auch alle Bazillen mit Ausnahme der Tuberkelbazillen und verwandter Arten aufgelöst.

Die ursprüngliche Vorschrift zur Ausführung der Anreicherung lautete: Zum Sputum wird die gleiche Menge Wasser und soviel Antiformin zugefügt, daß eine etwa $10-15\%$ige Lösung entsteht, kräftig bis zur Homogenisierung geschüttelt, die durch Verbringen auf das Wasserbad oder in den Brutschrank erleichtert werden kann, zentrifugiert, der Bodensatz einige Male mit Wasser gewaschen oder mit Essigsäure neutralisiert und ausgestrichen; eventuell ist zur besseren Haftung auf dem Objektträger dazu etwas Eiweiß anzuwenden. Jacobson, Goerres, Hüne, Rase u. a. empfehlen das unveränderte Verfahren, Schulze und Thilenius setzen vor dem Zentrifugieren Alkohol zu, Matson Natriumkarbonat vor dem Antiformin, Lorenz kocht kurz auf.

14. Das Uhlenhuthsche Verfahren wurde vielfach modifiziert und auch noch verbessert. Bernhard und Haserodt verwandten dazu eine Kombination von Ligroin und Antiformin: zu 5 ccm Sputum werden im verschlossenen Zylinder 20 ccm 20%iger Antiforminlösung gegeben, bis zur Homogenisierung öfter geschüttelt, 25 ccm Wasser hinzugefügt und nach nochmaligem Schütteln soviel Ligroin zugesetzt, daß eine $3-5$ cm hohe Schicht entsteht. Das Gemisch läßt man bei Zimmertemperatur ungefähr $4-5$ Stunden, oder bei 60^0 auf dem Wasserbade so lange stehen, bis es sich an der Oberfläche völlig abgeschieden hat, dann wird von der unteren Fläche des Ligroins etwas Material mittels Platinöse entnommen und auf einen möglichst engen Bezirk des vorher erwärmten Objektträgers ausgestrichen. Die Tuberkelbazillen finden sich am Rande des Präparates. Eiweißfixation ist hier unnötig.

15. Löffler kombiniert Antiformin mit Chloroform und Alkohol. Die genauere Vorschrift lautet: Eine ungefähr abgemessene Menge Sputum wird mit der gleichen Menge $50^0/_0$igem Antiformin versetzt und über der Flamme aufgekocht. Zu 10 ccm dieser Mischung werden 1,5 ccm einer Mischung zugesetzt, die etwa 10 Teile Chloroform und 90 Teile Alkohol enthält (Zusatz von Alkohol erniedrigt das spezifische Gewicht der Flüssigkeit), ordentlich durchgeschüttelt und zentrifugiert (15 Minuten), bis sich die einzelnen Schichten deutlich abgeschieden haben. Zuunterst ist das Chloroform, dann folgt eine Scheibe, in der sich die Tuberkelbazillen befinden, die oberste ist die homogenisierte Sputumflüssigkeit. Die die Tuberkelbazillen enthaltende Schicht wird im ganzen abgenommen, auf einen Objektträger gebracht, die Flüssigkeit mit Fließpapier abgesaugt und mit Eiweiß fixiert (dem zur Konservierung $0,55\%$ Karbol zugesetzt ist), mit einem zweiten Objektträger verrieben und dadurch fein ausgeschieden.

Die Methode hat den Vorteil, daß sie nicht lange, ungefähr $15-20$ Minuten, zur Ausführung braucht. Ihre Resultate sind gut und sie findet daher auch vielfach Anwendung.

16. Äther-Azetonverfahren nach Koslow. Der mit Antiformin homogenisierte Auswurf wird mit destilliertem Wasser verdünnt (1:10), die gleiche Menge Äther-Azeton zu hinzugefügt und das Gemisch in verschlossener Flasche geschüttelt. Durch Stehen sondern sich drei Schichten ab, falls der Antiformingehalt nicht mehr wie $7-8\%$ beträgt, eine

obere aus Äther-Azeton, eine mittlere, welche die Tuberkelbazillen enthält, und eine untere
aus dem homogenisierten Sputum.

δ) Durch Vermehrung der Tuberkelbazillen.

Jochmann versuchte eine Vermehrung der im Auswurf vorhandenen
Tuberkelbazillen durch Zusatz von Heyden-Glyzerinbouillon bei Bruttemperatur zu erzielen. Das Verfahren unterscheidet sich prinzipiell von den übrigen
dadurch, daß es sich nicht auf die Konzentration der vorhandenen Tuberkelbazillen auf einen bestimmten Raum beschränkt, sondern eine tatsächliche
Vermehrung der Bazillen im Auge hat. Es hat aber anscheinend nicht den
gehegten Hoffnungen entsprochen.

Kritik der Anreicherungsverfahren.

Sämtliche Anreicherungsverfahren haben mehr oder weniger ihre Nach-
prüfung gefunden, fast alle sind im positiven wie im negativen Sinne bewertet
worden. Manche von ihnen sind, obwohl sie günstige Resultate lieferten,
wieder verlassen worden, um anderen neueren Platz zu machen und nicht immer,
weil die neueren in Wirklichkeit wesentlich besser waren. Die Beurteilung der
Methoden hängt eben auch von subjektiven Momenten und von der Fertigkeit
des Untersuchers in ihrer Ausführung ab, es könnte sonst unmöglich sein, daß
das gleiche Verfahren in den Händen des einen gute Ergebnisse liefert, von dem
anderen als, wenn auch nicht gerade minderwertig, so doch als weniger erfolg-
reich angesehen wird. Das zeigt auch, daß wir vielleicht auch heute noch kein
Verfahren besitzen, welches allen anderen weit überlegen ist, und zwar nicht
nur in der Sicherheit der Resultate, sondern, worauf sehr viel ankommt, auch
in der Einfachheit der Ausführung. Immerhin haben einige Verfahren sich mehr
als andere eingebürgert, früher war es mehr das Spenglersche Verdauungs-
verfahren, später haben die von Czaplewski und Hensel sowie von Ellermann und Erlandsen angegebenen Methoden allgemeiner sich einer günstigen
Beurteilung zu erfreuen gehabt; nach Ketel soll das erstere überhaupt das
einzige sein, bei welchem eine wirkliche Sedimentierung der Bazillen stattfindet; daß vielfach diese recht gering ist, hat Hempel durch Berechnung
der im Sediment und in der darüberstehenden Flüssigkeit vorhandenen Bazillen
gezeigt, in welcher noch über 40% aller Bazillen gezählt wurden. Augenblicklich ist es das von Uhlenhuth befürwortete Antiforminverfahren, besonders
in den von Bernhardt und Haserodt und von Löffler angegebenen Modifikation, das sich allgemeiner Beliebtheit erfreut und wohl auch das Beste leistet.
Aber auch ihm sind Einwände gemacht worden, die sich auf verminderte Färbbarkeit der Tuberkelbazillen, schlechte Haftbarkeit der dieselben enthaltenden
Schicht auf dem Objektträger beziehen. Nach Matson soll unter Umständen
sogar eine Auflösung von Bazillen stattfinden. Betrachtet man die Resultate einzelner Untersucher, so scheint es viel zu leisten. Wenn z. B. Haserodt angibt,
unter 158 Fällen 23 mal Tuberkelbazillen nur mittels Anreicherung entdeckt
zu haben, und Hobbel in 28%, so erscheint das zunächst als ein außerordentlicher Gewinn. Unwillkürlich drängt sich dem Kritiker aber die Frage
auf, mit welcher Sorgfalt ist der Auswurf im einfachen altgewohnten Präparate
untersucht worden? Hätte man nicht doch bei genauerem Nachsehen Bazillen
entdeckt? Die Annahme, daß ein Konzentrierungsverfahren mit größerer
Sicherheit ein positives Resultat erziele, führt wohl unwillkürlich dazu, den
althergebrachten Methoden nicht die Sorgfalt zuzuwenden, die ihr von früheren
Untersuchern gewidmet worden sind. Kossel spricht sich ganz offen dahin
aus, daß „die Verfeinerung des mikroskopischen Nachweises durch derartige

Methoden nicht ohne Gefahr für die Zuverlässigkeit der Ergebnisse" sei und daß eine „wiederholte sorgfältige Untersuchung des Auswurfes verdächtiger Kranker im direkten Ausstrichpräparat trotz aller Fortschritte in der Anreicherungstechnik nicht warm genug empfohlen werden" könne. Bei den verschiedenartigen Manipulationen der Anreicherungsverfahren sind Verunreinigungen leichter möglich, man denke nur an die im nicht frisch destillierten Wasser enthaltenen säurefesten Stäbchen. Auffallend ist auch ferner, daß die neueren Verfahren in den Kliniken anscheinend wenig Eingang gefunden haben und es kann doch nicht angenommen werden, daß hier weniger genau untersucht wird wie an anderen Orten. Manche Untersucher, z. B. Matson und Engelsmann, geben auch offen zu, keine wesentlichen Vorteile von Anreicherungsverfahren gesehen zu haben. Für den Praktiker besonders wird es nach wie vor das beste sein, Abstrichpräparate in nicht zu kleiner Zahl und von der richtigen Stelle des Sputums entnommen, gehörig durchzumustern. Führt dies nicht zum Erfolg, kann immer noch angereichert werden.

2. Färbung.

Die Tuberkelbazillen nehmen nach den gewöhnlichen Verfahren keine Farbe an, sondern verhalten sich sehr resistent dagegen, geben aber den einmal aufgenommenen Farbstoff auch wieder schwer ab. Diese Eigentümlichkeit beruht

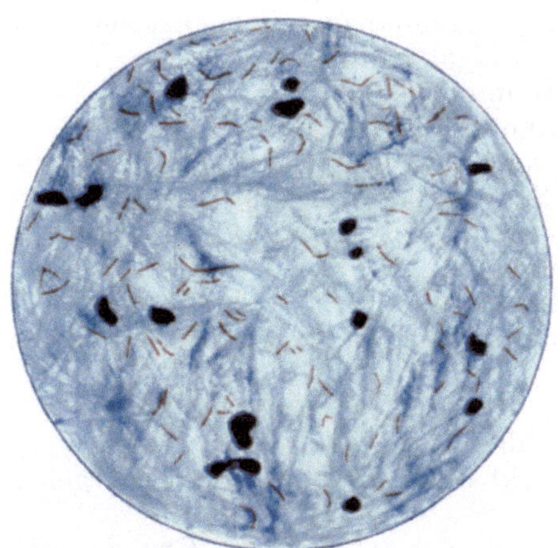

Abb. 57. Tuberkelbazillen, granuläre Form in Lymphozyten-Sputum. Ziehl-Neelsen modif. Öl-Imm. $^1/_{12}$. Ok. 4.

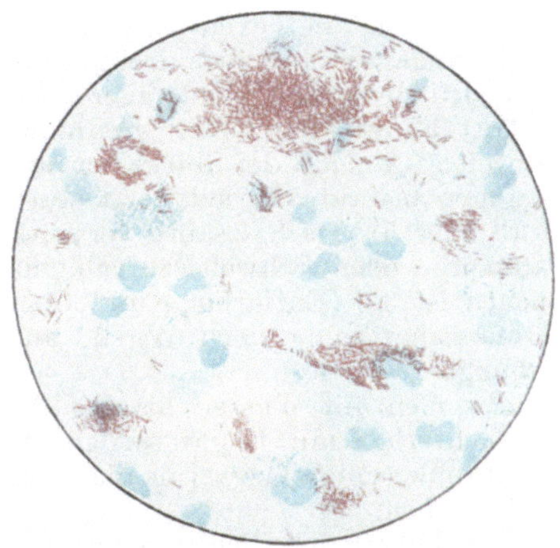

Abb. 58. Tuberkelbazillen, aus Kavernen-Sputum, in Nestern. Färbung nach Ziehl Neelsen modif. Öl-Imm. $^1/_{12}$. Ok. 1.

wahrscheinlich auf dem Vorhandensein einer wachsartigen Substanz in ihnen, nach Much sollen neuerdings die im ganzen Leib vorhandenen Fettsäuren die Ursache derselben sein. Vor allem sind sie resistent gegen die Behandlung mit Säuren. Die ursprünglich angewandten Verfahren durch Zusatz von Alkalien zur Farbstofflösung (alkalisches Methylenblau oder Fuchsin bzw. Methylviolett in Anilinöl) und nachfolgende Behandlung mit Säure und 60%igem Alkohol sind später wieder aufgegeben worden, nachdem man gesehen hatte, daß zur Beizung die saure Reaktion den gleichen Dienst leistete, wie die alkalische. Seitdem bedient man sich des Ziehlschen Verfahren in seinen verschiedenen Modifikationen, die alle auf der Säurefestigkeit des Tuberkelbazillus fußen. Mit der Konzentration der Säuren zur Entfärbung der übrigen Bakterien ist man immer weiter herunter gegangen. Neuerdings sind zu besonderen Zwecken allerdings wieder Färbmethoden in Aufnahme gekommen, nach welchen mit basischen Anilinfarben gefärbt wird, nur muß die Färbung in der Wärme und nicht zu kurze Zeit erfolgen. Gegen Entfärbungsmittel sind die Bazillen dann aber nicht so widerstandsfähig.

α) Auf der Säurefestigkeit beruhende Methoden.

1. Nach Ziehl-Neelsen. Aufbringen eines ausgesuchten Sputumteilchens mittels Nadel auf einen Objektträger oder ein Deckglas (eventuell nach Homogenisierung des Auswurfs, bei schlechtem Haften unter Zusatz von etwas Eiereiweiß). Gleichmäßige Verteilung durch Überdecken mit einem zweiten Objektträger bzw. Deckglas und nicht zu heftiges Vorbeiziehen. Man kann auch mit einer Platinöse das Sputumpartikelchen möglichst fein verreiben[1]).

Trocknen in der Luft oder hoch über der Flamme.

Lufttrocknen (muß vollständig sein, da das Präparat bei der Fixation sonst verbrennt).

Fixation durch dreimaliges, nicht zu rasches Durchziehen durch die nicht leuchtende Flamme.

Färbung mit Karbolfuchsin (1,0 Fuchsin, 10 ccm Alkohol, 90 ccm 5% Karbolsäure, das in nicht zu geringer Menge auf dem mit einer Cornetzange gefaßten Objektträger aufgetropft wird, unter vorsichtiger Erwärmung bis zur Dampfbildung, eventuell unter zwei- bis dreimaligem Zurückziehen aus der Flamme; es kann auch dreimal ganz kurz aufgekocht werden.

Abkühlen des Objektträgers, Abspülen mit Wasser.

Entfärben mit einer verdünnten Mineralsäure, ursprünglich 25%iger Schwefelsäure. Mit der Stärke der Säure ist man nach und nach weiter heruntergegangen bis auf 5%, oder hat statt der Schwefelsäure $5—20\%$ige Salpetersäure oder 5%ige Salzsäure verwendet. Neuerdings wird sehr viel $1—5\%$iger Salzsäure- oder Schwefelsäurealkohol genommen. Recht übersichtlich zum Suchen ist die (Entfärbung und Gegenfärbung) mit 1% (auch $1\%_{00}$) Kaliumpermanganatlösung nach Weiß, auch nach vorangegangener Methylenblaufärbung.

Abspülen mit Wasser, bis das Präparat ungefärbt erscheint.

Nachfärben mit 1% wässeriger Methylenblaulösung 1—2 Minuten.

Abspülen mit Wasser, bis nicht mehr merkbar viel blauer Farbstoff abgeht. Trocknen.

Die Tuberkelbazillen erscheinen leuchtend rot auf blauem Grunde, die übrigen Bakterien blau; allzuheftiges Erhitzen ist zu vermeiden, da die Tuberkelbazillen dadurch gebräunt werden und ihre Form verlieren.

Much färbt zur Verbesserung der Bilder 24 Stunden lang; zum Entfärben benutzt er 5%iges Anilinchlorhydrat für einige Sekunden. — Peters wendet zur Entfärbung eine Mischung von 0,5 Natriumhydrosulfit, 25 Auqa destillata und 25 konzentrierte Essigsäure an. Auch die zur Gegenfärbung von Ulrichs empfohlene Chromsäure (1% Chromsäurealkohol) gibt sehr gute Bilder.

2. Gabbet empfahl eine Kombination der Entfärbung in Säure und Nachfärbung in folgender Weise:

Färbung wie bei 1. mit Karbolfuchsin.
Abspülen mit Wasser.

---

[1]) Nach Spengler kann man auf dem Deckglas in folgender Weise anreichern: Man mischt fünf bis sechs kleine Sputumteilchen auf dem Deckglas und fährt während der Ausbreitung von Zeit zu Zeit durch die Flamme, trocknet so die dünnsten Lagen und überschichtet diese dann durch weiteres Überstreichen mit neuen Sputumlagen, bis eine vollkommmen gleichmäßige Verteilung erfolgt ist. Zur Entnahme der Sputumpartikelchen empfiehlt Spengler einen an der Innenseite mit der Feile gerippten Platinhaken.

Entfärbung und Nachfärben in einer Lösung von 1—2 g Methylenblau in 100 ccm
25 %/$_0$iger Schwefelsäure unter Bewegen des Präparates für ca. 1—2 Minuten.

Diese Färbung wird wegen ihrer Nachteile — schwere Modifikation der Farbintensität,
Unmöglichkeit der Trennung von ähnlichen Stäbchen, die weniger säure- bzw. säurealkohol-
fest sind, nur mehr wenig angewendet.

3. Zur Fäbung intrazellulär gelagerter Tuberkelbazillen gibt Aßmann folgendes
Verfahren an:

Färbung mit Karbolfuchsin wie üblich.

Entfärben mit 5%/$_0$iger Schwefelsäure und Alkohol, Abspülen, Trocknen.

Überfärbung mit dem May-Grünwaldschen Farbgemisch 3 Minuten lang.

Verbringen des Präparates in 20 ccm destilliertes Wasser, dem 5 Tropfen einer
5 %/$_{00}$ Kaliumkarbonatlösung unter kräftigem Umschütteln zugesetzt sind und
Bewegen der Schale, bis gleichmäßige Lösung erzielt ist durch 5 Minuten hindurch.

Nicht abspülen, sondern Flüssigkeit abtropfen und Präparat trocknen lassen.

4. Boit färbt folgendermaßen:

Fixierung und Färbung mit Karbolfuchsin wie üblich.

Abspülen in Wasser.

Entfärben in 15%/$_0$ Salpetersäure, Abspülen in 60%/$_0$ Alkohol.

Gegenfärbung mit ges. alkohol. Tropäolinlösung, 5—6 Tropfen, wenige Sekunden.

Abspülen in Wasser, Trocknen.

Hüllen und Bazillensplitter werden blaßrot bis rot, die intrabazillären Granula
dunkelrot; der Grund des Präparates ist dunkelgelbrötlich gefärbt.

5. Die Ehrlich-Kochsche Methode findet für den Auswurf zwar kaum mehr Anwendung, soll aber doch hier erwähnt werden. Die dazu verwendete Anilingentianaviolett-
lösung wird auf folgende Weise hergestellt:

Die Kuppe eines Reagenzglases wird mit Anilinöl gefüllt, das Glas mit Wasser weit
aufgefüllt und gut durchgeschüttelt (man kann auf 5 Teile Anilinöl 100 Teile Wasser dazu
abmessen). Nach Absitzen des ungelösten Restes des Anilinöles wird durch ein mit Wasser
befeuchtetes Filter filtriert, auf welchem das Anilinöl zurückgehalten wird. Zu dem Filtrat
wird soviel einer konzentrierten alkoholischen Fuchsinlösung hinzugefügt, daß sich ein
schillerndes Häutchen auf der Oberfläche bildet — (nach Weigert eine Mischung von
11 ccm konzentrierter alkoholischer Methylviolettlösung und 100 Wasser hergestellt).
Koch empfiehlt zur Haltbarmachung der Lösung einen Zusatz von 10 ccm absolutem Alkohol
auf 100 ccm Farblösung, sonst muß die Lösung stets frisch bereitet werden.

Die Färbung geschieht wie folgt:

Aufstrich und Fixation wie gewöhnlich.

Auftropfen der Farblösung und Erwärmung des Präparates bis sich Dämpfe entwickeln.

Ungefähr 5 Minuten erwärmt stehen lassen.

Entfärben mit 30%/$_0$iger Salpetersäure einige Sekunden lang.

Hin und Herschwenken in 60%/$_0$igem Alkohol.

Nachfärben mit 1:10 verdünnter Methylenblaulösung oder mit 1:10 verdünnter
alkoholischer Bismarckbraunlösung; auch Malachitgrün in verdünnter saurer
Lösung oder wässeriger Saffraninlösung kann benutzt werden.

6. „Hüllenmethode" von C. Spengler.

Alkalisieren des Präparates durch kurze Behandlung mit 1%/$_0$iger Natron- oder
Kalilauge.

Trocknen, Fixieren in der Flamme.

Färbung mit Löfflers Methylenblau 1—2 Minuten.

Abspülen mit Wasser.

Karbolfuchsin bis zur Dampfbildung, Wasserspülen.

Nachfärben mit Methylenblau unter langsamem Zusatz von 1—2 Tropfen 15%/$_0$iger
Salpetersäure zum Methylenblau.

Wasserspülen durch einige Sekunden, Trocknen.

Spengler spült auch nach der Ziehlfärbung mit 60%/$_0$ Alkohol ab, setzt einen Tropfen
Löfflers Methylenblau zu und entzündet den Alkohol unter Ausbreitung des Methylenblau-
tropfens.

Mit dieser Färbung sollen nach Spengler die Perlsuchtbazillen größer als die menschlichen Tuberkelbazillen erscheinen. Ihr Wert beruhe auf der Darstellung der sogenannten
Hülle der Tuberkelbazillen, deren Vorhandensein neuerdings bestritten wird. Der Wert
der Methode wird daher auch angezweifelt, ganz abgesehen davon, daß das von Spengler
angegebene häufige Vorkommen bzw. die Mischinfektion menschlicher und boviner Tuberkelbazillen von den meisten Untersuchern völlig in Abrede gestellt wird.

7. Pikrinsäurefärbung nach C. Spengler.

Karbolfuchsinfärbung wie üblich.

Nach Abgießen des Fuchsins Zusatz von Pikrinsäurealkohol (50 ccm Esbachs
     Reagens + 50 ccm absoluten Alkohol oder gesättigte wässerige Pikrinsäure)
     2—3 Sekunden lang, dazu 3—4 Tropfen 15%iger Salpetersäure.
Wiederholung des Zusatzes von Pikrinsäurealkohol 5—10 Sekunden.
Aufgießen von 15%iger Salpetersäure einige Sekunden lang.
Abspülen mit Alkohol.
Kontrastfärbung.

Die Färbung soll nach Fuchs-Wolfring oft noch Stäbchen anzeigen, wo nach Ziehl
nichts zu finden ist. Jötten und Haarmann empfehlen gleichfalls die Färbung mit
einer geringen Modifikation.

    8. **Färbung nach Herrman-Caan-Berka.**

Nach Fixierung des Präparates Färben in einer Lösung von 1%igem
     wässerigen Ammoniumkarbonat 3 Teile und 3%iger alkoholischer
     Kristallviolettlösung 1 Teil bis zur Dampfbildung.
Die Farblösung 1 weitere Minute auf dem Präparat belassen.
Entfärben in 10%iger Salpetersäure und 96%igem Alkohol bis zur
     blaßblauen Färbung.
Abspülen mit Wasser, Trocknen.
Gegenfärben mit Bismarckbraun (Bismarckbraun 2,0, 95%iger Alkohol
     60, Aqua destillata 40).
Die Gegenfärbung kann auch mit 1%iger wässeriger Eosinlösung er-
     folgen. Auch Vorfärbung mit Karminlösung ist empfohlen worden.

Die Methode gibt sehr gute Resultate, da die Tuberkelbazillen sehr
distinkt gefärbt werden. Die Zahl der granulierten Stäbchen soll größer sein
als nach Much.

    9. Schaedel hat für Farbenblinde folgende Färbung erprobt:
     1. Färbung mit Methylviolett B. N. (die konzentrierte alkoholische Stammlösung
       wird zum Gebrauch filtriert und mit 9 Teilen 2% Karbolwasser vermischt) —
       entweder durch 3-maliges kurzes Aufkochen über der Flamme unter 3—5-maliger
       Erneuerung des Farbstoffes oder durch 6-stündiges Färben im Brutschrank oder
       24-stündiges bei Zimmertemperatur.
     2. Abspülen mit scharfem Wasserstrahl.
     3. Entfärben in 3% Salzsäure-Alkohol, bis das Präparat grau geworden ist oder
       nur mehr leicht violetten Schimmer zeigt. Zu starke Entfärbung ist nicht zu be-
       fürchten.
     4. Abspülen.
     5. Gegenfärbung mit Bismarckbraun oder Chrysoidin 2 Minuten.

Dabei gelangt auch die granuläre Form zur Darstellung; besondere Einfachheit der Ausführung und Sicherheit in der Deutung der Resultate wird ihr nachgerühmt.

          β) **Auf der Alkalifestigkeit beruhende Färbung.**

Gasis versuchte die Alkalifestigkeit des Tuberkelbazillus nach Vorbehandlung mit
Säuren zur Unterscheidung gegenüber ähnlichen Stäbchen zu verwenden und gab dafür
folgendes Verfahren an:
     Färbung durch 1—2 Minuten in der Hitze mit folgendem Gemisch: 5 ccm einer
       1%igen Eosinlösung (hergestellt aus 1 g Kristalleosin, 5 ccm Alkohol absolutus,
       95 ccm Aqua dest.) werden mit einem linsengroßen Stück Quecksilberchlorid
       (reines Sublimat, keine Sublimatpastillen!) im Reagenzglas langsam unter Um-
       schütteln gekocht, bis die Farblösung in Schwebefällung versetzt ist.
     Nach dem Erwärmen die Mischung 1 Minute auf dem Präparat belassen.
Abspülen mit Wasser.
Entfärben mit einer Lösung von 0,5—1,0 Kalilauge, 1,0 Jodkali, 100 ccm 50%igem
     Alkohol, bis die rote Farbe verschwunden ist und weißgrüne Farbe auftritt.
Abspülen mit absolutem Alkohol, dann mit Wasser.
Nachfärben mit Methylenblau (1,0 kristallisiertes Methylenblau, 10 ccm Alkohol
     absolutus, 0,5 Salzsäure, 90 ccm Aqua. dest., 2—3 Sekunden lang.
     Spülen in Wasser.
Im Gegensatz zu den Tuberkelbazillen sollen die Smegmabazillen nicht alkalifest sein
und so eine Unterscheidung beider Arten ermöglicht werden. Nach anderen Untersuchern
sind die Resultate infolge wechselnden Verhaltens der einzelnen Smegmabazillenstämme
unzuverlässig.

Nach Telemann kann man statt mit Eosin mit Karbolfuchsin färben und mit einer Lösung von Alkalialkohol (1 Teil 30%ige Kalilauge, 3 Teile 60%iger Alkohol) entfärben.

Mit Alkali behandelte Tuberkelbazillen erscheinen nach Hatano stets etwas dicker als mit Säure gebeizte.

γ) Färbungen, die mit Jodeinwirkung verbunden sind.

1. Die schon früher angewandte Gramfäbung der Tuberkelbazillen wurde zur Darstellung der Granula von Much in folgender Weise modifiziert:

10 ccm einer gesättigten alkoholischen Lösung von Methylviolett BN. (Grübler) werden mit 90 ccm einer 2%igen Phenollösung gemischt und filtriert. Vor dem Gebrauch muß die Farblösung jedesmal von neuem filtriert werden. Sie muß ferner dunkelviolett aussehen; tritt ein heller Farbton ein, so ist sie wohl noch für die gewöhnliche Gramfärbung benutzbar, aber unbrauchbar zur Darstellung der Muchschen Formen. Nach 3 Tagen wird sie wertlos.

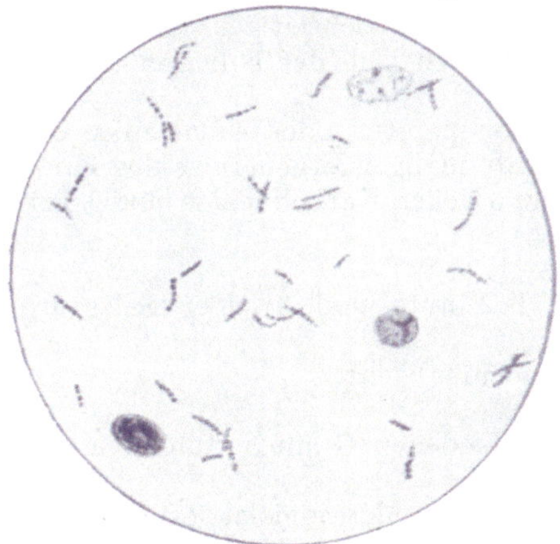

Abb. 59. Tuberkelbazillen, Färbung nach Much. Öl-Imm. $^1/_{12}$. Ok. 6.

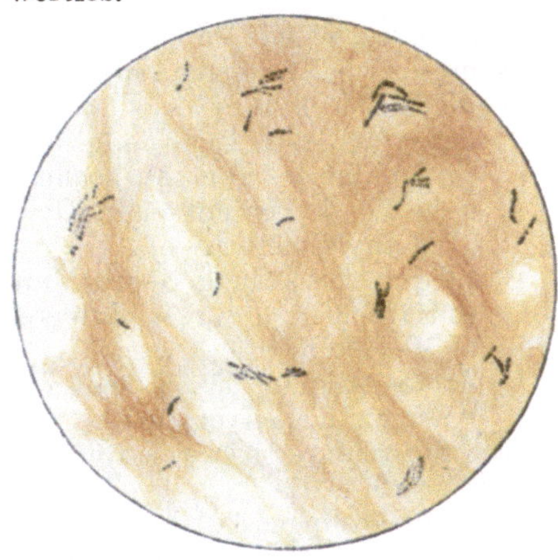

Abb. 60. Tuberkelbazillen. Färbung nach Hermann-Caan-Berka. Öl-Imm. $^1/_{12}$. Ok. 4.

Färben durch 24—48 Stunden bei Zimmertemperatur oder 3maliges Aufkochen über der Flamme unter jedesmaliger Erneuerung des Farbstoffes.

Ohne vorangehende Wasserspülung in Jodjodkalilösung verbringen (Jod 1, Jodkali 3, Aqua dest. ad 300) und dort 5—10 Minuten belassen.

Wasserspülen.

Entfärben in 5%iger Salpetersäure 1 Minute, in 3%iger Salzsäure 10 Sekunden.

Azeton-Alkohol āā bis zur Entfärbung.

Abspülen mit Wasser.

Kontrastfärbung in wässeriger Saffraninlösung.

2. Färbung nach Kronberger.

Färben mit der gebräuchlichen Karbolfuchsinlösung unter Erwärmen bis zur ersten schwachen Dampfbildung.

Entfärben mit 15%iger Salpetersäure.

Abspülen mit 60%igem Alkohol.

Aufgießen von offizineller Jodtinktur, die mit dem vierfachen Volumen 60%igen Alkohols verdünnt ist, Einwirkung einige Minuten lang.

Abspülen der Jodlösung mit starkem Wasserstrahl (wodurch Jodniederschläge sicher vermieden werden).

Trocknen, Einbetten.

Untergrund gelbrot, Tuberkelbazillen hellrosa, bisweilen leuchtendrot. Jedes Stäbchen führt die dunkelrot bis schwarz gefärbten Granula ziemlich regelmäßig in Abständen voneinander. Nie Stäbchen ohne Sporen, nicht selten einzelne Sporen.

3. Porges empfiehlt Färbung nach Ziehl, Entfärbung und Gegenfärbung in salzsaurer alkoholischer Jodlösung (10% Jodtinktur, 8% konzentrierte Salzsäure) für einige Minuten, gründliches Abspülen im Wasserstrahl, Trocknen zwischen Fließpapier.

Die Tuberkelbazillen erscheinen rot mit schwarzen Granulis, der Grund ist gelblich gefärbt. Andere säurefeste Stäbchen sollen sich nach dieser Methode nicht färben.

4. Färbung nach von Betheg.
Färbung in Dahlialösung 5 Minuten bei Zimmertemperatur (2 g Dahlia pur. in 20 ccm 95%igem Alkohol gelöst, dazu 50 g Aqua dest. und 4—5 Tropfen Karbolsäure). Wasserspülen.
Jodjodkali für einige Sekunden.
Differenzieren in absolutem Alkohol.
Die Methode wird verschieden bewertet, Much spricht ihr jede Bedeutung ab.

δ) Doppelfärbungen.

Die angegebenen Doppelfärbungen dienen zur gleichzeitigen Darstellung der säure- bzw. alkalifesten, sowie der grampositiven Teile der Tuberkelbazillen.

1. Nach Much-Weiß.
Präparat 1—2 Tage lang bei Zimmertemperatur oder 4mal über der Flamme bis zum Aufkochen unter jedesmaliger Erneuerung des Farbstoffes färben mit einem Gemisch von 3 Teilen Karbolfuchsin und 1 Teil Methylviolett (s. o.).
Lugolsche Lösung 5—10 Minuten.
Entfärben in 5%iger Salpetersäure 1 Minute und 3%iger Salzsäure 10 Sekunden.
Azeton-Alkohol āā bis kein Farbstoff mehr abgeht.
Wasserspülen, Trocknen.
Die Stäbchen färben sich rötlich, die verschiedenen Granula dunkelviolett.

2. Nach Knoll.
Stammlösungen: a) konzentrierte alkoholische Methylviolettlösung.
b) konzentrierte alkoholische Fuchsinlösung. (Fuchsintablette 1, Alkoholabs 10, Aqua dest. 100.)
Mischung: 1 ccm der Stammlösung B auf 10 ccm einer 3%igen Resorzinlösung geben, Hinzufügen der Lösung A, bis die Farbe auf Fließpapier einen Fleck mit violettem Zentrum und hellrotem Saum aufweist. Die Mischung ist sofort gebrauchsfertig, hält sich aber nur wenige Tage.
Färbung: Nach Auftropfen der Mischung Färbung, bis Dämpfe abgehen 5 Minuten lang, die letzte Minute bis Blasen springen, oder Färbung bei Zimmertemperatur 24 Stunden hindurch.
Behandeln mit Lugolscher Lösung 1½—2 Minuten oder in einer Lösung, die 5,0 Jodkali, 66,0 3%iges Wasserstoffsuperoxyd, 34,0 destilliertes Wasser enthält.
Differenzieren in 2%igem Salzsäure-Alkohol.
Entfärben in reinem Azeton, bis das Präparat rot erscheint.
Entfernen des Azetons mit absolutem Alkohol; Xylol, Kanadabalsam.

Der Farbstoff kann auch in Kapseln (von Grübler-Leipzig) bezogen werden. Der Inhalt der Kapsel reicht für 200 ccm fertiger Farblösung, die sich 2—3 Tage lang hält und für 8 Objektträger-Präparate genügt.

Lösung des ganzen Kapselinhaltes in 4 ccm absolutem Alkohol, Auffüllen mit destillertem Wasser auf 20 ccm, dann wie oben färben. Die Differenzierung erfolgt in Salzsäurealkohol, bis die ersten blauen Wolken sich den Fuchsinabgängen beimischen.

Mit dieser Färbung kann man nach Knoll blaue Körnchen in roten Bazillenleibern, sowie abwechselnd rote und blaue Körnchen in ein und derselben Reihe neben schwarzblau gefärbten Bazillen und eben solchen Körnerreihen nachweisen.

3. **Hatano** färbt zuerst nach **Gram**, dann nach **Ziehl**, dann wieder nach **Gram**, **Berger** zuerst nach **Gram** und dann nach **Ziehl**. Entfärbung mit $1\,^0/_0$igem Salzsäurealkohol; dabei sollen mehr gefärbte Bazillen wie nach der **Muchschen** Methode erscheinen.

f) Menge.

1. Quantitative Zählmethoden.

Zur genaueren Berechnung der Zahl der Tuberkelbazillen im Auswurf sind verschiedene Verfahren angegeben worden, die teils das native, teils das homogenisierte Sputum benutzen. Sie haben alle mehr theoretisches wie praktisches Interesse. Ihre Zahl kann außerordentlich groß sein; **Nuttal** berechnete in einem Falle bis 4,3 Milliarden Bazillen als Tagesmenge.

Ausführung: 1. Zum Zwecke der Auszählung homogenisiert **Nuttal** den Auswurf mit Kalilauge, schüttelt mit feinem sterilisiertem Kies und gestoßenem Glas und läßt die feinverteilte Bazillenemulsion rasch in eine Bürette laufen, aus der er sie tropfenweise entleert. Die Größe des Tropfens wird dadurch berechnet, daß man einen Objektträger ohne und mit Tropfen genau wägt. Durch Aufstreichen und Färben eines Tropfens erhält man die Zahl der in einem Gesichtsfelde vorhandenen Bazillen.

Ähnlich verfahren **Strohschein**, **Amman** und **Klebs** nach Homogenisierung des Sputums in der oben von ihm beschriebenen Weise.

2. **Hempel** berechnet den Gehalt einer Platinöse an homogenisiertem Sputum entweder nach dem Gewicht, oder nach dem Volumen, indem er nach Zusatz einer abgemessenen Normalzehntelsäuremenge mit Normalzehntelnatronlauge zurücktitriert. Zur Berechnung des Gewichtes entnimmt er 50 Ösen aus einem mit dem Auswurf gefüllten kleinen, vorher abgewogenen Kölbchen, das nach Entnahme wieder zurückgewogen wird. Dabei muß darauf geachtet werden, daß nicht mehr mit jeder Öse entnommen wird, als die Öse jedesmal faßt. Ein bis zwei Ösen werden möglichst gleichmäßig auf ein Deckgläschen verteilt und aus der in einer Anzahl von Gesichtsfeldern gewonnenen Mittelmenge und der Größe des Deckgläschens die Menge berechnet.

3. **Ellermann-Erlandsen** messen die homogenisierte Sputummenge in einer Leukozytenzählpipette ab und saugen dabei bis 0,3 auf. Die Fehlerquelle soll $7\text{—}9\,^0/_0$ betragen.

4. **Winterberg** benutzt zur Zählung der ungefärbten Tuberkelbazillen die **Thoma-Zeißsche** Zählkammer, die zu diesem Zwecke ganz besonders sorgfältig gereinigt werden muß. Die Werte sollen im allgemeinen zu gering ausfallen.

Alle Zählverfahren haben selbstverständlich nur einen bedingten Wert. Die Zahlen schwanken auch bei geübten Untersuchern recht beträchtlich. Immerhin besteht doch eine gewisse Gleichmäßigkeit der gefundenen Werte bei den einzelnen Patienten und in den einzelnen Sputis, so daß größere Differenzen zumal bei verschiedenen Patienten ohne weiteres auffallen. Ganz ungeeignet ist die Verwendung von nicht homogenisiertem Sputum, da die Bazillen in ihm in der Regel sehr ungleichmäßig verteilt sind.

2. Abschätzung der relativen Bakterienzahl.

Um zu einer gewissen Verständigung über die relative Zahl von Tuberkelbazillen im Auswurf und über die Bedeutung von Ausdrücken wie ,,wenige", ,,viele", ,,sehr viele" zu gelangen, sind verschiedene Vorschläge gemacht worden und haben zur Aufstellung von bestimmten Skalen geführt.

Die älteste und bekannteste ist die von **Gaffky** angegebene:
1. Ein bis vier Bazillen im ganzen Präparat.
2. Ein Bazillus in mehreren Gesichtsfeldern.
3. Ein Bazillus im Mittel in jedem Gesichtsfeld.
4. Zwei bis drei Bazillen in jedem Gesichtsfeld.
5. Vier bis sechs ,, ,, ,, ,,
6. Sieben bis zwölf ,, ,, ,, ,,
7. Ziemlich viele Bazillen in jedem Gesichtsfeld.
8. Viele ,, ,, ,, ,,
9. Sehr viele ,, ,, ,, ,,
10. Enorme Mengen ,, ,, ,, ,,

Spengler teilt auf folgende Weise ein:

$0\text{—}1$ äußerst spärlich. Im ganzen Präparat vereinzelte Bazillen, z. B. $0\text{—}1_5 = 5$ im ganzen Präparat (wobei die unten angefügte Ziffer die Zahl der in einem Gesichtsfeld befindlichen Bazillen angibt).

0—1 vorhanden. Nicht in jedem Gesichtsfeld Bazillen.
1—2 ziemlich zahlreich. In jedem Gesichtsfeld weniger wie 12 Bazillen z. B. 1—2$_6$.
2 zahlreich. In jedem Gesichtsfeld ungefähr 12 Bazillen.
2—3 sehr zahlreich. In jedem Gesichtsfeld mehr wie 12 Bazillen, aber noch zählbar, z. B. 2—3$_{50}$.
3 in großen Mengen. Nicht mehr zählbar.
3—∞ in ungeheuren Massen, wie in Reinkultur.

Endlich sei noch eine Einteilung von Matson angegeben:

1. In je 10 bis 100 Feldern durchschnittlich mehr als einen, aber nicht mehr als 10 Bazillen = spärlich.
2. In je 1—10 Feldern durchschnittlich mehr als einen, aber nicht mehr als 10 Bazillen = mäßig.
3. In jedem einzelnen Gesichtsfeld durchschnittlich mehr als einen, aber nicht mehr als 10 Bazillen = zahlreich.
4. In jedem einzelnen Gesichtsfeld mehr als 10—100 Bazillen = riesig.

Nicht unpraktisch ist der Vorschlag von Martin, einfach nach dem Augenmaße abzuschätzen und die Zahl 1—5 dafür zu setzen, wobei 1 sehr wenige, 5 sehr viele bedeutet. Daß die Grenzen sich zwischen 1 und 5 bewegen drückt er in folgender Weise aus $\frac{2}{1—5}$.

Man wird zugeben müssen, daß überhaupt keine schematische Einteilung befriedigt. Ob ein paar Bazillen mehr oder weniger in jedem Gesichtsfeld sind, ist vollkommen gleichgültig und es genügen hier daher auch allgemeinere Angaben. Zudem muß bei den angeführten Schematas immer vorausgesetzt werden, daß es sich um eine vollkommen gleichmäßige Verteilung der Bazillen handelt, die in praxi doch niemand ausführt.

Es interessiert übrigens, aus einer Mitteilung von Matson, der abgemessene Mengen Tuberkelbazillen dem Sputum zusetzte und in ihm möglichst gleichmäßig verteilte, zu erfahren, daß bei der Zahl von 55 000 in 1 ccm Auswurf die Bazillen der Untersuchung noch vollständig entgehen können; auch bei der Anwesenheit der 10fachen Menge seien nur vereinzelte Bazillen zu finden. Man kann sich schon daraus eine Vorstellung machen, welche Bedeutung dem Auffinden einzelner Bazillen zukommt.

3. Klinische Beurteilung der Bazillenmenge im Auswurf.

Allgemein bekannt ist, wie sehr die Menge der Tuberkelbazillen bei den verschiedenen Patienten und im Verlaufe einer Erkrankung wechselt. Das Aussehen des Auswurfs allein läßt nicht auf das Vorhandensein und die Menge der Bazillen schließen. wenn wir auch in der Regel in den rein schleimigen Teilen sie spärlicher finden als in den eitrigen, besonders münzenförmigen. Nur von den sogenannten Käsebröckeln wissen wir, daß sie meist fast Reinkulturen von Bazillen darstellen. Es ist daher, wenn man sich rasch über das Vorhandensein von Bazillen überhaupt im Sputum orientieren will, unbedingt nötig, sie zunächst in den rein eitrigen oder käsigen Partien desselben zu suchen. Diese Verschiedenheiten in der Menge der Bazillen hängen mit dem Krankheitsprozeß innig zusammen.

Im einzelnen können wir sagen, daß beim Vorhandensein frischer Zerfallshöhlen, besonders wenn käsig entartete Lungenteile einbezogen werden, sehr reichlich Bazillen im Auswurf erscheinen, vorausgesetzt natürlich, daß die Zerfallshöhle mit einem offenen Bronchus kommuniziert. Anatomische Präparate zeigen uns ja auch, daß die Bazillen sich in größter Menge in den frisch infiltrierten Partien aufhalten, in älteren Herden dagegen an Zahl abnehmen. Bildet sich daher ein Wall von dichtem Bindegewebe um eine Höhlung, schreitet der Prozeß nur noch langsam oder überhaupt nicht mehr weiter, und besteht das Sekret nur mehr aus zugewanderten Eiterkörperchen, nicht mehr aus eingeschmolzenem Lungengewebe, so nimmt die Bazillenzahl rasch ab, ja es kann vorkommen, daß wir im Sputum aus solchen Höhlen sie durch lange Zeit hin-

durch überhaupt vermissen. Dazu kommt, daß ein Teil der Bazillen, wenn sie
auch resistenter sind als andere Bakterien, bei längerer Stagnation der Verdauung unterliegt. Sie sind dann nicht mehr gut erhalten, wir finden Degener-
rationsformen, auch einzelne Trümmer, die erst bei Anwendung bestimmter
Färbemethoden kenntlich werden.

Während die Verhältnisse also für den einzelnen Erkrankungsherd verhältnismäßig einfach liegen, komplizieren sie sich außerordentlich durch das
gleichzeitige Vorhandensein verschiedener Stadien der Erkrankung in den
einzelnen Lungenabschnitten, aus deren Produkten sich der Auswurf zusammensetzt. Wenn oben gesagt wurde, daß in den schleimigen Teilen des Sputums
sich in der Regel weniger Bazillen finden, so gilt das doch nicht für alle Fälle.
Bestehen ausgedehnte peribronchitische Prozesse, deren Wirkung sich naturgemäß auch auf die Schleimhaut der Bronchien erstreckt, so können wir auch
in deren Sekret reichlich Bazillen antreffen. Enorme Mengen erscheinen im
Auswurf bei plötzlich auftretenden hämorrhagischen Bronchopneumonien
(Bäumler), häufig auch bei käsigen lobären Infiltrationen Erwachsener. Im
Gegensatz dazu sind sie bei Kindern, bei welchen solche käsige Pneumonien
meistens wenig Neigung zum Zerfall zeigen, viel spärlicher, soweit man hier
überhaupt Auswurf erhält (Vogt, Schloßmann). Aber auch hier gibt es
Ausnahmen und Kavernen sind nicht so selten, wie man früher annahm.

Allgemein bekannt ist ferner, wie schwer es gelingt, meist sogar unmöglich
ist, im rein hämoptoischen Auswurf Bazillen nachzuweisen. Als Erklärung
dafür läßt sich denken, daß bei intensiver Blutung das Blut in die umgebenden
Bronchien dringt und sie gewissermaßen abschließt, so daß aus solchen Teilen
Auswurf überhaupt nicht nach außen befördert werden kann, oder Kavernen
völlig mit Blut ausgefüllt werden, und nur der Überschuß an solchem ausgehustet wird. Außerdem findet in dem frischen Blute kaum eine Vermehrung statt.
Meist wird dann erst durch den Tierversuch ihre Anwesenheit festgestellt.
Erst wenn nach und nach das Blut durch Vermischung mit Eiter und sekundär
hinzugekommenen Bakterien zersetzt wird, schwindet die bakterizide Kraft.
Wie weit übrigens solche Mischbakterien an der Zersetzung von Tuberkelbazillen
selbst beteiligt sind, läßt sich schwer feststellen; man wird wohl annehmen
dürfen, daß auch sie vielfach einen hemmenden Einfluß auf das Wachstum
der Tuberkelbazillen ausüben, sie bei längerer Stagnation vielleicht auch ganz
zerstören. Zweifellos unterliegen aber auch sie selbst einem Auflösungsprozeß,
denn es wäre sonst nicht zu erklären, warum wir in alten Höhlen oft nur wenige
Bakterien vorfinden oder sogar gänzlich vermissen.

Es läßt also die Menge der Tuberkelbazillen im Auswurf schon gewisse
Folgerungen auf den anatomischen Prozeß ziehen; sie darf aber nicht zu einer
einseitigen Beurteilung des ganzen Krankheitsbildes führen, insbesondere
läßt sich nicht die Ausdehnung der Erkrankung daraus ersehen. Oft erhalten
wir aus einem kleinen Herd ungeheure Mengen, man denke z. B. an eine akut
entstehende ziemlich isolierte Zerfallshöhle oder den Durchbruch einer verkästen
Lymphdrüse in einen Bronchus; andere Male müssen wir im Auswurf, der aus
völlig mit Kavernen durchsetzten Lungen stammt, lange Zeit suchen, bis wir
einige Exemplare finden. In solchen Fällen steht die Masse der Bazillen meist in
umgekehrtem Verhältnis zur Menge des Auswurfs. Die Ursachen gehen aus dem
Gesagten zur Genüge hervor. Ganz allgemein wird man allerdings selten fehl-
gehen, wenn man das Vorhandensein reichlicher Bazillen auf einen akuten, rasch
fortschreitenden Prozeß, spärliche auf eine mehr chronische Entwicklung und
Neigung zu bindegewebigen reaktiven Vorgängen bezieht. Von der Temperatur
des Patienten ist die Menge, wie schon behauptet wurde, nicht abhängig.

In dem Gesagten ist auch die Bedeutung der Zahl der Tuberkelbazillen für die

Prognose einer Erkrankung gelegen. Das dauernde Auftreten großer Mengen
muß ebenso ungünstig beurteilt werden, wie allmähliche Abnahme eineFreude
für Arzt wie für Patienten ist, wenn man sich auch nicht vorenthalten darf, daß
mit dem Verschwinden der Bakterien allein noch nicht alles getan ist und daß
auch bei Patienten in vorgeschrittenen Stadien Bazillen für längere Zeit völlig
fehlen oder durch interkurrierende Erkrankungen eine Zeitlang verdeckt werden
können. Darin liegt auch der Wert der fortlaufenden Untersuchung, während
nur einmaliges Nachsehen uns allzu leicht ein falsches Bild gibt. Daß aus der
Menge der Bazillen allein die Krankheit nicht beurteilt werden darf, das haben
in richtiger Würdigung aller Eigentümlichkeiten des Verlaufes schon die ersten
Untersucher nach der Entdeckung des Tuberkelbazillus, Koch, Ziehl, Gabbet,
Dettweiler sehr wohl gewußt. Nur kurz soll darauf hingewiesen werden,
daß als Zeichen einer intensiven Reaktion auf Tuberkulininjektion die Bazillen
anfangs zunehmen können, um dann bei günstigem Erfolge nach und nach
zu verschwinden.

g) Form.

Die Tuberkelbazillen treten uns in dem nach Ziehl gefärbten Sputum-
präparat als leicht gebogene, in ihrer ganzen Länge gleichmäßig dicke Stäbchen
entgegen; ihre Größe kann außerordentlich variieren, wir sehen zuweilen auffallend große Exemplare (Humano-longus Typus von Spengler), oft haben wir
„verkümmerte Formen" vor uns; seltener sind leicht kolbige Anschwellungen,
noch seltener echte Sprossung und Fadenbildung.

Über letztere gibt von Weismayr einen sehr merkwürdigen Bericht: bei einem Patienten
beobachtete er mehrere Tage lang neben Bazillen mit Gabelung und Verzweigungen ausgesprochene Fäden, in denen kreisrunde Körner in verschiedenen Abständen und verschiedener Größe auffielen. Die Erscheinung verschwand bald wieder. v. Weismayr erklärte
sich diese Pleomorphie damit, daß es sich vielleicht um Bazillen aus einem ausgestoßenen
verkästen Herd gehandelt habe, in welchem sie infolge Ernährungsstörungen Involutionsformen gebildet hätten.

Nun erkennt man in einer großen Zahl von Sputis, daß die Mehrzahl oder
wenigstens ein Teil der Bazillen den roten Farbstoff nicht gleichmäßig aufgenommen hat, sondern daß zwischen den gefärbten Partien Lücken bestehen,
so daß es den Anschein hat, als läge eine ganze Reihe Körner oder ganz kurzer
Stäbchen hintereinander. Die Länge dieser Körnerreihen kann wechseln, oft
sind es nur zwei oder drei Körnchen, oft mehr, bis zu sechs oder sieben; auch
einzelne rotgefärbte Körner sollen gelegentlich vorkommen (Sciallero und
Marzagalli). Dies Verhalten war wohl bekannt, im allgemeinen machte man
sich jedoch keine weiteren Gedanken darüber und betrachtete diese Form der
Tuberkelbazillen als Folge schlechter Ernährungs- und Entwicklungsmöglich-
keiten, zumal man sie besonders häufig in Sputis alter protrahierter kavernöser
Tuberkulosen auftreten sah. Es ist nun unzweifelhaft das Verdienst von Much,
darauf hingewiesen zu haben, wiewohl die Gramsche Färbung für den Tuberkelbazillus auch früher schon bekannt war, daß neben der Ziehl-färbbaren Substanz auch noch gramfärbbare Teile in den Bazillenleibern vorhanden sind, die
das Karbolfuchsin nicht annehmen, ja, daß es besondere Formen der Tuberkelbazillen geben soll, die sich überhaupt nur nach Gram bzw. einer Modifikation
der Gramschen Methode färben.

Hören wir darüber Much selbst:
„1. Die gewöhnliche Form des Tuberkulosevirus ist nicht die eines schlanken
säurefesten Stäbchens, sondern die eines säurefesten Bakterienleibes, dem
gramfärbbare Granula in verschiedener Zahl und von verschiedener Größe
eingelagert, zum Teil angelagert sind. Die Granula sind meist nicht säurefest:
ihre Zahl schwankt zwischen eins und sieben. Diese Form entspricht dem

sogenannten Kochschen Tuberkelbazillus, der früher nach der Ziehlschen Färbung als schlankes, nur selten granuliertes Stäbchen bekannt war.

2. Die zweite wichtige Form ist die von Much entdeckte granuläre Form, die bei der Doppelfärbung keine Spur säurefester Substanz zeigt und die entweder als gekörntes Stäbchen, oder als isoliertes Granulom oder als Granulahaufen auftritt. Diese Form wird natürlich mit der Doppelfärbung nur einfach gefärbt. — Die reinen isolierten Granula lassen sich nach Spengler nicht färben.

3. Zu diesen Formen gibt es Übergänge: a) Ein säurefester Bazillenleib mit eingelagerten Körnchen: diese Form läßt sich nicht nach Gram färben. b) ein solides und granuliertes, grampositives Stäbchen, das sich nicht nach Ziehl färben läßt. Es ist eine sehr seltene Form. c) Eine aus einem einzigen dicken Granulum bestehende Form, der noch eine säurefeste Substanz anhaftet. Diese Form ist identisch mit den Spenglerschen Splittern."

Über diese in Kürze wiedergegebenen Ergebnisse der Muchschen Forschungen ist großer Streit entstanden, der auch jetzt noch nicht vollständig zu Ende geführt ist. Von einem Teil der Nachuntersucher werden die Muchschen Resultate alle vollkommen oder wenigstens in ihren wesentlichen Punkten bestätigt, auf der anderen Seite haben sie lebhaften Widerspruch erfahren. Soweit sich die Summe der zahllosen, über diesen Gegenstand erschienenen Arbeiten überblicken läßt, haben sich die Muchschen Ergebnisse im großen und ganzen behauptet und sind als äußerst wertvolle Bereicherung nicht nur unserer theoretischen Forschungen, sondern auch ihrer praktischen Ergebnisse zu bezeichnen. In Kürze sei daher über die wichtigsten Arbeiten anderer Untersucher berichtet.

Wehrli und Knoll färbten Schnittpräparate von Lungen, zuerst nach Ziehl-Neelsen, dann nach Much und kamen zu folgenden Resultaten:

1. Eine kleine Minderheit von Individuen färbt sich gleichmäßig nach Ziehl und Much: es handelt sich regelmäßig um aus Körnern zusammengesetzte Bazillen.

2. Die große Mehrzahl der Bazillen färbt sich nach Ziehl und Much zugleich, aber in dem Sinn, daß mit Karbolfuchsin der ganze Leib einheitlich, mit Methylviolett B. M. nur einzelne Körner darstellbar sind, dabei wird der gleiche Teil des Bazillenleibes gefärbt.

3. Nicht alle mit Karbolfuchsin sich färbenden Körner ein und desselben Bazillenleibes färben sich grampositiv, sondern dieselben Stäbchen können aus nach Much und Ziehl darstellbaren Granulis intermittierend zusammengesetzt sein. Das spricht dagegen, daß die gekörnte Form als Degenerationsprodukt aufzufassen sei, es besteht nur eine deutliche Differenzierung; die grampositiven Formen werden als Dauerformen angesehen, die ausschließlich nach Ziehl färbbaren Körner als unentwickelte Stadien derselben.

4. Eine größere Zahl von Bazillen, bis 50% und mehr, nimmt ausschließlich nach der modifizierten Gram-Methode eine Färbung an, sicher nie nach Ziehl. Dadurch lassen sich Formen unterscheiden, bei denen die grampositiven Körner durch weitere Zwischenräume voneinander getrennt sind, als die nach Ziehl färbbaren.

5. Diese erwähnten Bazillen sind sehr oft noch im Besitz eines schattenhaften Leibes, der in seinen Umrissen noch deutlich erkennbar ist und welcher weder Gram- noch Ziehlfärbung annimmt. Diese Substanz allein ist sehr wahrscheinlich als ein Degenerationsprodukt aufzufassen.

6. In fast jedem Präparat gibt es eine nicht geringe Anzahl Bazillen, die sich nur nach Ziehl und nicht nach Much färben läßt. Wehrli und Knoll sehen

dies als Beweis gegen die Behauptung von Liebermeister an, es seien die Granula Muchs ein normaler Bestandteil des Kochschen Stäbchens.

Nach Knoll schwinden bei Abnahme der Tuberkulose zuerst die Einzelkörner mit säurefester Komponente, dann die Ziehlschen Stäbchen, während die Übergangsformen, Muchsche Granula und isolierte Granula ohne säurefeste Substanz weiter persistieren. Er fand Muchsche Granula in 96% aller Fälle (Einzelkörner).

Zu einem völlig entgegengesetzten Resultat gelangen Bitterolf und Momose: es sollen sich überhaupt keine anderen Formen mit der Muchschen Färbung nachweisen lassen als mit der Ziehlschen, da erstens die nach Much sich färbenden Bazillen stets säurefest seien, zweitens nach Much nichts zu finden sei, wenn man mit Ziehl ein negatives Resultat erhalten habe; drittens die in einzelnen Fällen vorhandenen isolierten Granula bei der Umfärbung nach Weiß stets einen kurzen säurefesten Fortsatz aufwiesen und sich bei der Umfärbung nach Ziehl als kurzes säurefestes Stäbchen darstellten. Hätten die Bazillen einmal ihre Säurefestigkeit verloren, so färbten sie sich auch nicht nach Much. Die freien Granula seien also als kurze Stäbchen aufzufassen. Die Muchsche Färbung habe indes einen Vorteil dadurch, daß die blauschwarz gefärbten Körner deutlich hervortreten; bei Anwesenheit anderer Bazillen sei sie ungeeignet. — Auch Beck und Böhm fanden niemals Muchsche Formen ohne Ziehlfärbbare Bazillen. Ihre Menge steht in engem Verhältnis zu der Zahl der letzteren. Böhm stellte weiter fest, daß in einzelnen Fällen Muchsche Granula bei Umfärbung nach Weiß stets einen kurzen säurefesten Fortsatz zeigten und bei der Umfärbung nach Ziehl sich als säurefeste kurze Stäbchen darstellten. —

Weder Natur noch Bedeutung der Muchschen Granula ist völlig sichergestellt; nach Much selbst soll die grampositive Substanz der Körnerreihen nicht identisch sein mit der der isolierten Granula, obwohl sich eine Form aus der anderen entwickelt. Vorläufig hat die Auffassung wohl am meisten Berechtigung, die sie ihrem Aufbau nach für besonders geartete neutralfetthaltige Zellbestandteile ansieht. Nach Much selbst sind sie bestimmte Wachstumsformen der Tuberkelbazillen (des humanen wie bovinen Typs Wirths), die in Kulturen nicht oder nur selten erscheinen, da die Lebensbedingungen hier wohl zu günstig sind. Sie lassen sich aber anscheinend durch Verschlechterung der Ernährungsbedingungen erhalten. Eine Vermehrung der Granula als solcher findet nicht statt, dagegen können sie nach Much wieder zu säurefesten Formen auswachsen. Sporen sind sie sicher nicht. Auch Pekanovich sieht die Granula als eine vegetative Form der Tuberkelbazillen an, die ihre Entstehung sowohl im Organismus, wie auch in vitro den ungünstigen Lebensbedingungen verdanken kann. Liebermeister hält sie dagegen für auf dem Wege der Bakteriolyse entstandene Reste der Tuberkelbazillen, die nicht als besondere Form der Tuberkelbazillen angesehen werden dürften. Matson glaubt endlich an die Möglichkeit, daß in den Lymphozyten, die jedem tuberkulösen Herd zuwandern, ein Ferment vorhanden sei, das die fettartige Substanz der Bazillenhüllen löst und so für Ziehl unfärbbar macht, ohne daß die Gramfärbung darunter leidet. Dies steht auch mit den Versuchen von Bergel über den Abbau von Tuberkelbazillen in der Bauchhöhle von weißen Mäusen in Einklang, er konnte die granuläre Form noch nachweisen, nachdem die Ziehlsche Färbung versagte. Bergel hält sie demnach für ein bestimmtes Abbaustadium, infolge der Wirkung des intra- und extrazellulär wirkenden lipolytischen Fermentes der Lymphozyten, durch welches der Tuberkelbazillus seiner Fetthülle zum Teil entkleidet wird. Zwischen den einzelnen Stadien gibt es natürlich eine Reihe von Übergangsformen, es können sogar einzelne Teile des Bazillus sich in verschiedenen Zeitpunkten des Abbaues befinden. Dasselbe Stäbchen kann in der einen Hälfte nach Ziehl, in der anderen nach Much gefärbt erscheinen, sogar dasselbe Granulum zum Teil rot, zum Teil schwarzviolett.

Auch mit dem Verschwinden der Muchschen Granula ist der Abbau noch nicht beendet. Bergel erhält nach Ziehl mit der Kontrastfarbe blau noch zarte Stäbchen mit blauen Körnchen oder auch nur blaugefärbte Körnchen, die die letzten Überbleibsel der Tuberkelbazillen darstellen sollen.

Über ihr Verhältnis zu den Spenglerschen Splittern gehen die Meinungen gleichfalls noch auseinander. Much selbst hält nur manche einzelne dicke Granula, denen noch säurefeste Substanz anhaftet, mit den Splittern für identisch, Kronberger überhaupt alle Muchschen Granula, während nach Pekanovich sich diese durch ihren Mangel an Säurefestigkeit sowie ihre Form von jenen unterscheiden. Nachdem die Bedeutung der Spenglerschen Splitter gleichfalls noch nicht festgestellt ist, sie nach den einen (z. B. Kronberger) Sporoiden sein sollen in dem Sinne, daß ihnen die wichtigsten charakteristischen Eigenschaften echter Sporen zukommen, sie dagegen den Sporen an Virulenz und Resistenz nachstehen, nach den anderen, auch Spengler selbst, sie keine Sporenqualitäten besitzen, ist natürlich eine Einigung in der strittigen Frage schwer möglich. Es ist hier wohl auch zuviel von dem Gelingen der jeweiligen Färbung und der subjektiven Beurteilung abhängig. Spengler selbst beurteilt scheinbar seine Splitter nicht ganz gleichmäßig. Sie sollen „eine an der Grenze der Vitalität angelangte Wuchsform der Tuberkelbazillen" darstellen und jederzeit unter günstigen Lebensbedingungen wieder zu Stäbchen auswachsen können; so seien sie in manchen Sputis gelegentlich auch als isolierte Körner anzutreffen. Sporenqualität sollen sie jedenfalls nicht besitzen. Bei auffallender Splitterbildung nimmt Spengler Perlsuchtinfektion an, was indes, wenn man die Untersuchungen den strengen Kosselschen Maßstab, vor allem die Forderung eines einwandfreien Überimpfungsversuches anlegt, nicht richtig ist. An anderer Stelle sagt Spengler wieder, daß es ihm für die Perlsuchtsplitter gelungen sei, den Sporencharakter nachzuweisen. Auch hier scheinen die Bergelschen Untersuchungen bedeutungsvoll. Aus ihnen geht hervor, daß die Spenglerschen Splitter säurefeste Bazillenteile oder einzelne säurefeste Körnchen, die nicht mit den Muchschen Granulis identisch sind, da sie sich nach Ziehl eben noch rot färben, während die Muchschen Granula eine niedere, nicht mehr nach Ziehl färbbare Abbaustufe darstellen. — Nach anderen, z. B. Keylow, soll die grampositive Substanz während des Wachstums früher auftreten als die säurefeste. Ganz junge Bazillen färben sich nach keiner Methode.

Was die Bedeutung der Muchschen Granula für die Diagnose der Tuberkulose betrifft, so hat man zu unterscheiden, ob es sich um im Verbande eines Bazillenleibes befindliche Körnchen oder um die sogenannten isolierten Granula handelt. Bei den ersteren, zumal wenn sich durch Um- oder Doppelfärbung noch Ziehl-färbbare Substanz nachweisen läßt, wird man wohl kaum im Zweifel sein, ihnen die gebührende Stellung zuzuweisen. Es ist allerdings damit noch nichts über die Virulenz oder Vermehrungsfähigkeit der sie enthaltenden Bazillen gesagt; sie sind aber insofern wichtig, als eben ihr Nachweis häufig auch dann gelingt, wenn die Ziehlsche Färbung versagt (Liebermeister, Roepke (in 12%), Matson (in 27%), Becker, Fontes, Cahn, Keylow u. a.). Wieweit einzelne Granula diagnostisch verwertbar sind, darüber gehen die Meinungen noch auseinander. Manche Untersucher legen ihnen die gleiche Bedeutung bei wie den im Verbande befindlichen Körnchen; andere sprechen sich wieder sehr vorsichtig über sie aus, z. B. Schottmüller: Wegen der möglichen Anwesenheit anderer grampositiver Keime und Niederschläge darf man auf Grund des Granula-Nachweises allein nicht einen „einwandsfreien Nachweis" einer tuberkulösen Infektion erbracht zu haben glauben; „die Muchsche Färbung ist unter manchen Einschränkungen mit Vorteil neben der Ziehlschen Färbung zu verwerten". Wichtig ist die Lagerung der Körnchen für ihre genaue Identifizierung (Marmann). Nach anderen soll die Ziehlsche Färbung nur ausnahmsweise versagen. Der ganze diagnostische Wert des Nachweises grampositiver Granula steht und fällt mit der Entscheidung, ob sich tatsächlich bei jedem Granulum noch Ziehl-färbbare Substanz vorfindet, wie von Bitterolf und Momose sowie von Berger angegeben wird.

h) Lagerung der Tuberkelbazillen im Auswurf.

Wohl die charakteristischste Lagerung der Tuberkelbazillen im Auswurf ist die, daß sich zwei Bazillen im stumpfen Winkel oder Bogen mit den Enden berühren oder auch zwei und mehrere Exemplare spitzwinkelig nebeneinander liegen, ohne daß an der Spitze regelmäßig ein sicherer Zusammenhang zwischen ihnen zu erkennen wäre. Ebenso häufig auch bei reichlicher Anwesenheit von Bazillen können wir die Mehrzahl einzeln gelagert antreffen, so daß das ganze Gesichtsfeld ziemlich gleichmäßig mit ihnen übersät erscheint. Oft sind es ferner größere zusammengebackene Massen parallel oder spitzwinkelig, seltener über quer gelagerter Individuen, die uns auffallen und die dann so dicht sein können, daß sich die einzelnen Exemplare kaum mehr deutlich voneinander unterscheiden lassen. Derartige Häufchen lassen zuweilen ganz bestimmte Formen erkennen, die uns die ursprüngliche Anordnung der Bazillen im Lungengewebe zeigt; so finden wir ganze Zöpfe oder Flechten aus ihnen, Merkel hat sogar von baumförmig verzweigten Gebilden berichtet, die „zweifellos Ausgüssen von Bronchiolen entsprachen" und die bis 1 mm in der Länge und 0,07 mm im Durchmesser maßen; Ucke beobachtete Formbildungen, die er für Ausgüsse der Alveolen hält.

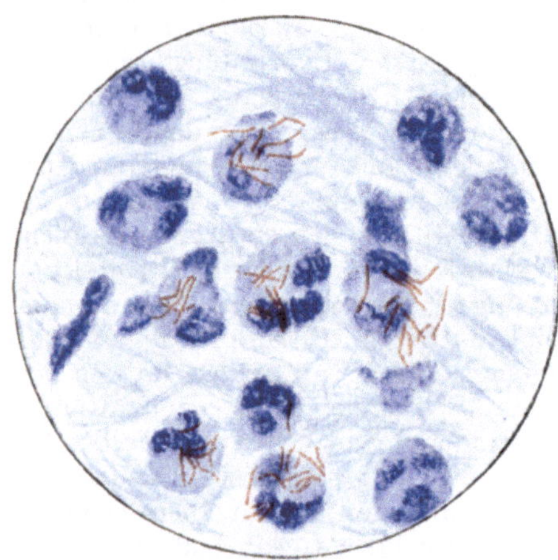

Abb. 61. Tuberkelbazillen, zum Teil in polymorphkernigen Zellen eingeschlossen, granuläre Form. Öl-Imm. $^1/_{12}$. Ok. 6.

Erwähnt sei hier auch, daß die Bazillen gelegentlich auch in fibrinösen Gerinnseln und gelblichen Pfröpfen bei komplizierender fibrinöser Bronchitis (Lehmann) nachgewiesen werden konnten, ferner in ausgehusteten Lungensteinen (Hisvorlès).

Aus der Art der Lagerung diagnostische Schlüsse zu ziehen, ist nur insofern möglich, als bei Einschmelzungsprozessen mit Abstoßung ganzer verkäster Lungenteilchen die Bazillen ihre ursprüngliche Lagerung behalten können. In solchen Fällen mögen sie daher gelegentlich auch zur Anordnung der elastischen Fasern in gewisser Beziehung stehen. Bei starker Verflüssigung des Gewebes dagegen darf man annehmen, daß sie mehr einzeln erscheinen.

Lagerung in Zellen. Für gewöhnlich trifft man im gefärbten Ausstrichpräparat die Bazillen in der schleimigen, durch Koagulation des Schleimes oft auch fädigen oder der eitrigen Grundsubstanz zwischen Zellen eingebettet.

Unter letzteren herrschen vielfach Lymphozyten vor, besonders solange es nicht zu eitriger Einschmelzung von Lungengewebe gekommen ist, in welchem Falle dann mehr oder weniger zerfallene polymorphkernige Zellen auftreten. Bei genauer Beobachtung findet man sie zuweilen, nach manchen Untersuchern sogar sehr häufig, in Konnex mit den zelligen Elementen, ihnen angelagert oder ganz in den Zelleib aufgenommen.

Die Entscheidung, ob Bazillen wirklich intrazellulär gelagert oder den Zellen nur eng angelagert sind, ist nicht immer ganz leicht, auch bei verschiedener Einstellung. Russow weist auf Täuschungen durch die chromatische Aberration hin. Auf rote Körperchen ist tiefer einzustellen wie auf blaue; bei gleich großer chromatischer Unterkorrektur rücken Rot und Blau viel weiter auseinander als bei Überkorrektur. Bei guten Mikroskopen dürfte indessen der Fehler ausgeglichen sein.

Was zunächst die Färbung betrifft, so wenden die meisten Untersucher Vorfärbung nach Ziehl und Nachfärbung nach Jenner-May an. Von Löwenstein und Aßmann wird ein schmaler Lichthof um die Bazillen als charakteristisch für die intrazelluläre Lagerung angegeben, Cohn bestreitet dies. Auch außerhalb der Zellen sehe man häufig einen Lichthof, der durch Zurückziehen des Schleimes bei der Fixierung entsteht. Ebensowenig finde stärkere Segmentierung innerhalb des Zelleibes statt, die von anderen Untersuchern gesehen wurde.

Löwenstein fand bei allen Fällen mit ausgesprochen chronischem Verlauf Bazillen in ein- bis vierkernigen Leukozyten eingeschlossen, besonders zahlreich bei Patienten, die bereits 10—20 Jahre an der Erkrankung litten. Bei frischen Fällen mit günstiger Heilungstendenz sah er sie vorwiegend in Zellen mit einem großen gelappten Kern (Makrophagen) eingelagert, oft 10—12 Individuen in einer Zelle, seltener in polymorphkernigen; auch eingelagerte Splitter kamen ihm zu Gesicht. Besonders häufig wurde Phagozytose bei Patienten beobachtet, die einer spezifischen Behandlung mit günstigem Erfolge unterworfen waren. Aus der Lagerung der Bazillen konnte Löwenstein oft „den Eindruck gewinnen, als ob sie sich innerhalb der Zellen vermehrten, auf der anderen Seite aber auch wieder, als ob „die Kernteilung gerade unter dem Einfluß der Tuberkelbazillen vor sich gehe". Die Erscheinung der vermehrten Aufnahme in Zellen bei spezifischer Behandlung steht nach Löwenstein in Zusammenhang mit den immunisatorischen Vorgängen, also mit der Resorption von tuberkulinhaltigem Material. Dem entsprachen auch die Erfahrungen Rotschilds. In 70% seiner Fälle, die intra- und extrazellulär gelagerte Bazillen aufwiesen, trat nach Jodkalibehandlung eine Verschiebung zugunsten der ersteren ein, ja manchmal sollen schließlich sämtliche Bazillen von Zellen aufgenommen gewesen sein. Pfeiffer und Adler fanden unter 844 Sputis (von 40 Kranken) 48 mal intrazelluläre Lagerung, hauptsächlich bei fortgeschrittener Erkrankung, jedenfalls erlaubte ihr Vorkommen keinen Rückschluß auf den Verlauf. Meist lagen sie in polynukleären Zellen. Nach Morland soll Aufnahme in Zellen nur in der positiven Phase der Immunisierung vor sich gehen. Turban warnt mit Recht vor allzu weit gehenden prognostischen Schlüssen; die Ergebnisse der einzelnen Untersucher sind zu wenig übereinstimmend und erscheinen zum Teil zu optimistisch gefärbt. Auch ihr Auftreten in prognostisch günstig bewerteten lymphozytenreichen Sputis hat sich nicht bestätigt (Eisen und Hatzfeld).

In seltenen Fällen hat man Bazillen auch in Riesenzellen eingeschlossen gefunden, doch sind diese außerordentlich selten. Ihre Bedeutung ist hier der der Riesenzelle entsprechend jedenfalls eine andere. — Czaplewski erwähnt ihr Vorkommen in glasigen Schollen; ob es sich um die als „Myelinschollen" bezeichneten Gebilde hierbei gehandelt hat, ist fraglich, die Entfärbung der Präparate müßte jedenfalls ohne Alkohol erfolgt sein, denn in diesem löst sich Myelin rasch. Der Befund von Tuberkelbazillen in Myelinschollen wäre insofern von Interesse, als daraus hervorginge, daß die Myelinschollen durch Zell-

zerfall entstehen und das Myelin nicht erst nachträglich von Zellen aufgenommen wird.

Nach den vorliegenden Untersuchungen — und diese decken sich mit den
bekannten experimentellen Tatsachen — wäre also in der intrazellulären Lagerung
der Bazillen ein günstiger Vorgang zu erblicken, dem einige Bedeutung für die
Prognose zukommt. Es ist nur auffallend, daß nicht viel häufiger über sie berichtet wird.

i) Infektion mit Bazillen vom Typus bovinus.

Die strenge Unterscheidung des Typus humanus und des Typus bovinus der
Tuberkelbazillen wird heute von den meisten Untersuchern durchgeführt,
obwohl die Unterschiede, wenn man von den Tierversuchen absieht, eigentlich
recht geringfügig sind und bei anderen Bakterienarten vermutlich nicht zu
einer Trennung geführt hätten. Bei der verschiedenen Wirkungsweise der
beiden Typen für den Menschen ist die Unterscheidung jedoch von so weittragender Bedeutung, daß sie unbedingt aufrecht erhalten werden muß. Es
haben sich auch alle Einwände, die gegen die Trennung erhoben wurden, nicht
als haltbar erwiesen, vor allem ist Umzüchtung aus dem einen in den anderen
Typ bisher nicht gelungen.

An den Nachweis des bovinen Typus in der menschlichen Lunge bzw. in
ihrem Sekret müssen die strengsten Forderungen geknüpft werden und diesen
haben die meisten Untersucher, welche ihn bei Lungentuberkulose gefunden
haben wollten, nach Kossel nicht entsprochen. Nach Kossel ist unter ungefähr
800 genau untersuchten Fällen der Typus bovinus nur fünfmal einwandfrei
nachgewiesen worden, also in 0,6% (während bei spontan erkrankten Rindern
bisher noch nie der Typus humanus gefunden wurde). In einigen Fällen wurde
er allein, in einem mit dem Typus humanus vermischt angetroffen. Calmette
gibt für Erwachsene über 16 Jahren 1,4% an. Das ist eine außerordentlich
geringe Anzahl und praktisch wird man im Auswurf kaum mit ihm zu rechnen
haben, während er bei Tuberkulose der Drüsen, der Haut und Schleimhäute,
besonders im Kindesalter eine wesentlich wichtigere Rolle spielt, in 25% nach
Calmette. Eine Umwandlung aus dem einen in den anderen Typ im menschlichen Körper ist nicht anzunehmen, wie auch der Übergang aus dem humanen
Typ in den bovinen im Tierkörper bestritten wird. Damit werden auch die
Behauptungen von Spengler, es käme bei ungefähr 60—70% der menschlichen
Tuberkulosen der bovine Typ vor, in 5% sogar ausschließlich, widerlegt. Die
Anwendung von Färbemethoden allein für die Differentialdiagnose, wie es
Spengler tut, ist unzulässig (Schröder).

k) Allgemeine pathognomonische und diagnostische Bedeutung.

Über die pathologische Bedeutung der Tuberkelbazillen im Auswurf ist man
seit den Forschungen von Koch im klaren. Wo sie vorhanden sind, besteht
eine Tuberkulose; es ist bisher nicht bekannt, daß einwandfreie Tuberkelbazillen
durch längere Zeit hindurch im Auswurf ohne das Vorhandensein anatomischer
Veränderungen im Bereiche der Luftwege gefunden worden sind. Es mögen
gelegentlich bei Personen, die viel mit Tuberkulösen zu tun haben, auf Nasen
und Mundschleimhaut Bazillen gefunden werden, stets handelt es sich hier um
vorübergehende Erscheinungen und wenn man auch annimmt, daß dem Organismus dem Tuberkelbazillus gegenüber eine beträchtliche bakterizide Kraft
zukommt, so mahnt solches gelegentliches Vorkommen doch zur äußersten
Vorsicht.

Bei der Beurteilung des Bazillenbefundes fällt unangenehm ins Gewicht, daß wir eigentlich recht schlecht darüber orientiert sind, inwieweit wir es mit lebenden oder mit abgestorbenen Keimen zu tun haben. Kitasato und Römer geben zwar an, daß die im Auswurf vorhandenen Bazillen zum großen Teil abgestorben seien, Spengler und Hesse widersprechen dem. Sicher nicht gleichgültig ist es, aus welchem Stadium der Erkrankung wir Bazillen vor uns haben, ob aus rasch entstandenen Infiltrationsgebieten und frischen Zerfallshöhlen oder aus alten Herden, deren Sekret lange stagnierte. Es wäre daher sehr wünschenswert, wenn wir mehr über das Verhältnis von toten zu lebenden Bazillen sowie ihre Virulenz wüßten. Über die Entwicklungsfähigkeit können wir uns nach Spengler rasch orientieren, indem wir ein bohnengroßes Sputumteilchen so an die Glaswand eines Kulturröhrchens kleben, daß nur eine schmale Verbindungsbrücke mit dem Nährboden bleibt und so die Austrocknung verhindert wird. Nach 24—48 Stunden kann man eine eventuelle Zunahme und damit die Entwicklungsfähigkeit der Bazillen im Mikroskop feststellen. Besonders haben hier auch die neueren Untersuchungen von Much und seiner Schule über die Bedeutung der Granula des Tuberkulosevirus Fortschritte gebracht, indem sie uns zeigten, daß auch diese Involutionsformen sich wieder zu vollwertigen Bazillen entwickeln können, also ihre Lebensfähigkeit bewahrt haben. Vielleicht findet die Berücksichtigung des Mengenverhältnisses der verschiedenen Formen noch größere Bewertung für die Prognose.

Das Vorkommen von Tuberkelbazillen im Sputum klärt uns noch nicht über alle Eigenheiten des in der Lunge sich abspielenden Prozesses auf, es müssen hier schon andere Eigenschaften des Auswurfs mit herangezogen werden, wie der Gehalt an weißen Blutkörperchen, das Vorkommen von elastischen Fasern, Blutbeimengung. Eines läßt sich aber mit Sicherheit behaupten: wo Tuberkelbazillen sind, da besteht eine offene Tuberkulose, da ist es zum Durchbruch eines wenn auch noch so kleinen Herdes in das Bronchiallumen gekommen; es muß also der Theorie nach wenigstens eine Kaverne vorhanden sein. Ob es auch rein bronchitische Veränderungen, nur eine oberflächliche Erkrankung der Schleimhaut durch den Tuberkelbazillen gibt, ist nach den bisherigen Erfahrungen zum mindestens fraglich; nur in der Umgebung tuberkulöser Herde bestehende Schleimhautveränderungen sind auf ihre Wirkung zurückzuführen. Die anatomischen Untersuchungen haben gelehrt, daß der Beginn der Tuberkulose stets in den Lymphknötchen unter der Epithelbedeckung erfolgt und erst mit der raschen Zerstörung eines solchen Tuberkels und der bedeckenden Epithelschicht die Bazillen nach außen gelangen. A priori wäre eine primäre Ansiedelung auf der Schleimhaut und in ihren obersten Schichten wohl möglich, es muß ja zu Beginn auch einmal eine Durchwanderung erfolgt sein, oder es könnte eine Rückwanderung aus dem follikulären Herde erfolgen, zumal die Schleimhaut in der Umgebung des Knötchens sich im Entzündungszustande befindet; der Nachweis ist nur außerordentlich schwer zu führen. In praxi wird man also stets einen destruierenden Prozeß annehmen müssen.

Finden wir keine Tuberkelbazillen im Auswurf, während die übrigen klinischen Symptome uns den Gedanken an eine tuberkulöse Infektion nahelegen, so ist dies noch kein Beweis gegen das Vorhandensein einer solchen. Das ist der dritte Hauptsatz für die Beurteilung des Bazillennachweises. Wir dürfen ein Fehlen von Bazillen nicht annehmen, so lange wir nicht den Nachweis mittels der neueren, von Much inaugurierten Färbeverfahren, und ganz besonders durch den negativen Ausfall des Tierversuches geliefert haben. Auch dann bedeutet das Fehlen von Bazillen im Auswurf noch nicht ein Freisein von dieser Erkrankung. Die Bazillen können bereits im Organismus der Auflösung verfallen sein, es kann ihnen infolge Abkapselung des Herdes unmöglich gemacht sein, das Bronchiallumen zu erreichen — geschlossene Tuberkulosen — und endlich gibt es Formen der Tuberkulose, die vornehmlich mit Entwicklung spezifischer Veränderungen im interstitiellen Bindegewebe verlaufen, wenig Neigung zum Zerfall zeigen. Dieser Hinweis möge genügen. Damit sind wohl die wichtigsten Punkte, was die pathologische und diagnostische Bedeutung des Tuberkelbazillus angeht, in Kürze zusammengefaßt.

1) Mischinfektion.

Wann sollen wir eine Mischinfektion diagnostizireen? Genügt der Nachweis anderer Bakterien als des Tuberkelbazillus allein im Auswurf zur Stellung dieser Diagnose? Sind bestimmte klinische Symptome auf die Anwesenheit solcher Misch- oder Begleitbakterien zurückzuführen? Trotz der Wichtigkeit dieser Fragen in der Pathologie der Tuberkulose sind wir nicht in der Lage, eine befriedigende Antwort darauf zu geben.

Untersuchen wir das Sputum Tuberkulöser, so werden wir in der Regel, man kann ruhig sagen immer, außer dem Tuberkelbazillus noch andere Keime in größerer oder geringerer Anzahl antreffen, den Streptokokkus, Staphylokokkus, Pneumokokkus, Tetragenes, Micrococcus catarrhalis, Pseudodiphtheriebazillen, zu Zeiten auch Influenzabazillen, sowie eine ganze Reihe gewöhnlich als nicht pathogen bezeichneter Keime, Sarzinearten, Schimmelpilze, endlich Fäulnisbakterien. Es kann sich um einzelne Keime handeln, ihre Masse kann aber auch so groß sein, daß sie die Tuberkelbazillen in angelegten Kulturen vollkommen überwuchern.

Über das Mengenverhältnis gibt folgende Tabelle Auskunft; sie ließe sich beliebig vergrößern.

	In % der untersuchten Sputa wurden gefunden von			
	Kerschensteiner	Kögel	Spengler	Ehrhardt
Streptokokken	74,3	52,7	82,0	76,7
Staphylokokken	51,4	83,3	12,0	40,0
Tetragenes.	48,6	5,6	2,0	20,0
Diphtherieähnliche Stäbchen	40,0	11,1	—	3,3
Mikrokokken	37,1	8,3	—	—
Influenzabazillen	14,3	—	16,0	—
Andersartige Bazillen	14,3	16,7	—	6,6 (Pyocyaneus)
Pneumokokken.	11,4	5,6	2,0	3,3
Streptotricheen	11,4	5,6	—	—
Blastomyzeten	5,7	—	—	—
Friedländer-Bazillen	2,8	—	6,0	3,3

Die Unterschiede in den Zahlen sind ohne prinzipielle Bedeutung; manche mögen an der Methodik gelegen haben. Besondere Epidemien herrschten zur Zeit der Untersuchungen nicht (z. B. Grippe).

Die nächste Frage ist naturgemäß die, stammen alle diese Bakterien aus dem tuberkulösen Herd selbst, oder haben sie sich in den Luftwegen erst nach und nach beigesellt? Der Versuch zu ihrer Lösung schien durch Anwendung der Kochschen bzw. Pfeifferschen Methode Erfolg zu haben; die in den innersten Teilen eines gewaschenen Sputumballens zusammen mit den Tuberkelbazillen befindlichen Keime sollten aus dem Erkrankungsherd selber stammen. Waren in dem „Kern" nun die genannten Bakterien in überwiegender Zahl oder sogar in Reinkultur vorhanden, so stellte man die Diagnose „Mischinfektion" oder „Sekundärinfektion". Das Kriterium derselben sollte also in der

Untrennbarkeit der Tuberkelbazillen von den Sekundärbakterien liegen. Im Gegensatz dazu sei bei der „Begleitinfektion", der chronischen Bronchitis der Phthisiker eine Trennung von Sekundärbakterien und Tuberkelbazillen möglich (C. Spengler). Die Mängel einer solchen schematischen Einteilung liegen auf der Hand. Einmal gelingt es bei der Untersuchung einer größeren Anzahl von Sputumballen wohl regelmäßig, außer den Tuberkelbazillen noch andere Keime in ihrem Innern nachzuweisen. Das „Waschen" des Sputums gewährt doch nur eine relative Sicherheit. Auf der anderen Seite muß damit gerechnet werden, daß eine größere Bakterienflora zwar vorhanden war, aber zugrunde gegangen ist. Wie käme es sonst, daß man Sputum und große Kavernen in Fällen, wo man klinisch Mischinfektion annehmen mußte, bakterienarm oder überhaupt ganz frei von ihnen gefunden hat. Trifft man in Kavernen zahlreiche Bakterien an, ist nicht auszuschließen, daß sie erst sub finem dort hingelangt sind und sich stark entwickelt haben (Sorgo). Es wäre ferner denkbar, daß auch vorhandene hinzugekommene Keime keine besonders starke deletäre Wirkung entfalteten, da sie sich in Züchtungsversuchen häufig verhältnismäßig wenig virulent erwiesen haben, wenn dies auch nicht als vollgültiger Beweis angesehen werden darf.

Auch die pathologisch-anatomischen Prozesse geben uns keinen klaren Aufschluß. Manche Untersucher nehmen eine weitgehende Fähigkeit des Tuberkelbazillus an, destruktive Prozesse im Gewebe zu erzeugen. So äußert sich Friedrich Müller, daß die käsige Gewebsdegeneration, welche der Höhlenbildung zugrunde liegt, durch die Tuberkelbazillen und nicht durch andere Organismen bedingt sei. A. Fränkel führt gleichfalls die Kavernenbildung in erster Linie auf die Tuberkelbazillen zurück, erst in zweiter Linie auf die Sekundärbakterien. Ähnlich sei es mit der tuberkulösen Pneumonie. Nach Sorgo können auch bronchitische Veränderungen allein durch den Tuberkelbazillus hervorgerufen werden, besonders in der Umgebung der Herde. Der Begriff „Tuberkulose" und „Phthise" fällt also nach den genannten Untersuchern für viele Fälle zusammen. Hansemann ist dagegen der Ansicht, daß der Tuberkelbazillus nicht hinreicht, um eine Phthise zu erzeugen, sondern es stehe ihr die Mischinfektion neben anderen disponierenden Momenten zur Seite; auch nach Vernichtung der Tuberkelbazillen schreite der Prozeß oft fort, lediglich infolge der Mischinfektion. Die Mehrzahl der Untersucher nimmt wohl ein Zusammenwirken beider an, zum mindesten für fortgeschrittene Fälle.

Andere nehmen wieder bei jeder tuberkulösen Erkrankung, sowie sie manifest geworden ist, d. h. infolge Einschmelzung von Gewebe Bazillen im Auswurf erscheinen, eine Mischinfektion an, wie es z. B. Strümpell tut. Man kann sich hier immer auf die Anwesenheit anderer Bakterien im Auswurf stützen, und nimmt besonders auf ihr Mengeverhältnis gar keine Rücksicht. Manche sind sogar der Ansicht, daß der Tuberkelbazillus überhaupt erst auf dem Boden einer Mischinfektion haftet, und daß von Anfang an ein gemeinsames Wirken stattfinde (Menzer). Die Ansichten gehen also weit auseinander. Soviel kann man aber sagen, aus dem Vorhandensein verschiedener Bakterien im Auswurf allein das Vorhandensein einer Mischinfektion zu begründen, ist nicht wohl angängig; nicht einmal das Vorkommen als besonders pathogen angesehener Arten, wie des häufigen Streptokokkus, bildet eine genügende Unterlage hierfür, zum mindesten müßten sie in großer Menge und konstant zu finden sein.

Auch die übrige klinische Untersuchung bietet nicht immer eine genügende Handhabe zur Diagnose einer Mischinfektion; es wird hier vor allem das intermittierende Fieber der Wirkung von Mischbakterien zugeschrieben (das sogenannte Eiterfieber), während der Tuberkelbazillus allein nur verhältnismäßig

geringe Temperatursteigerungen oder, bei plötzlicher Aussaat, mehr kontinuierliches hohes Fieber erzeugen soll. Einen positiven Beweis für die Richtigkeit
solcher Anschauungen zu liefern, ist aber auch kaum möglich, man denke z. B.
an das hohe intermittierende, oft mit Schüttelfrösten einsetzende Fieber bei
der sogenannten interstitiellen Tuberkulose, bei tuberkulösen Drüsenprozessen,
wo man doch eine Mischinfektion so gut wie ausschließen kann. Kerschensteiner fand bei fieberlosen Anfangsphthisen, um nur ein Beispiel herauszugreifen, in 78 % Streptokokken, bei fiebernden Phthisen in 67 %, bei Moribunden
in 100 %, also keine durchgreifenden Unterschiede. Es hängt also mehr oder
weniger von der subjektiven Auffassung jedes Untersuchers ab, ob er eine
Mischinfektion annehmen will oder nicht und welche Rolle er ihr in dem
ganzen Krankheitsbilde zuschreibt. Zweifellos ist sie außerordentlich häufig
vorhanden, es ist aber ebenso schwierig, ihr Vorhandensein und ihren Einfluß auf den Lauf der Erkrankung wirklich zu beweisen.

Die Frage, ob die gefundenen Mischbakterien als pathogen anzusehen sind, versuchte,
Wirts durch die Bestimmung des opsonischen Index des Blutes zu lösen. In größeren
Untersuchungsreihen erhielt er positiven Ausschlag für Streptokokken und Influenzabazillen, einen negativen für den Diplococcus capsulatus, Tetragenes, Meningokokkus,
Micrococcus catarrhalis und Pseudodiphtheriebazillen; bei den erstgenannten erfolgte aber
auch nicht in allen Fällen positiver Ausschlag, auf der anderen Seite war auch für den
Pneumokokkus der Ausfall häufig positiv. Hohes Fieber wurde auch bei normalem Index
für Eiterstreptokokken festgestellt. Demnach haben also auch diese Untersuchungen zu
keinem Ergebnis geführt.

Anatomische Veränderungen der Lungen, die eine Mischinfektion beweisen, sind nach
Eppinger bisher nicht festgestellt worden.

Von diesen Mischinfektionen ist zu unterscheiden das plötzliche Auftreten
bestimmter Bakterienarten im Laufe einer tuberkulösen Erkrankung, vor allem
des Influenzabazillus, auch des Pneumokokkus. Es handelt sich in solchen Fällen
dann nicht um eine dauernde Nebeneinanderwirkung beider Arten, sondern
um eine interkurrierende akute Infektion durch das neu hinzugekommene
Bakterium, die mit der Grundkrankheit im Prinzip nichts zu tun hat, für deren
Entstehung höchstens durch den erst-angesiedelten Keim eine Prädisposition
geschaffen war (aber sicher oft auch nicht bestand). Dadurch kann das ursprüngliche Krankheitsbild eine Zeitlang völlig überdeckt werden. Mit dem
Ablauf der Symptome verschwinden in der Regel auch wieder die Erreger,
können sich aber auch, wie das besonders für die Influenzabzillen angegeben
wird, noch längere Zeit erhalten. Ob sie auch dann noch ihre Wirksamkeit
entfalten, läßt sich schwer entscheiden; stets müssen wir aber an die Möglichkeit
einer Verschlechterung der Grundkrankheit, also der Tuberkulose, durch eine
solche superponierte Infektion denken, schon durch die Verminderung der
Widerstandsfähigkeit des Organismus. Mit Notwendigkeit erfolgt sie aber nicht.
Gelegentlich will man auch den umgekehrten Erfolg gesehen haben, er beschränkt sich aber wohl nur auf einzelne Fälle. Es sei hier auf den mehrfach
beobachteten leichteren Verlauf der Grippe bei Tuberkulösen hingewiesen.

17. Smegmabazillen und andere säurefeste Stäbchen.

Die Smegmabazillen ähneln morphologisch den Tuberkelbazillen außerordentlich, sie sollen nur meist etwas dunkler und kürzer sein, können aber
auch längere und leicht gekrümmte Formen annehmen. Auch die übrigen
Unterschiede gegenüber dem Tuberkelbazillus sind gering: mit der Muchschen
Färbung sollen sie keine Granula aufweisen; es sind aber andere Körnchen
in ihnen gefunden worden, welche die Anilinfarben leicht annehmen. Gegen
15 %iges Antiformin seien sie nicht resistent; nach Goerres werden sie indes
nicht zerstört.

Zur färberischen Unterscheidung gibt Weber an, daß sie wohl 6%ige Schwefelsäure, dagegen nicht 3%igen Salzsäurealkohol vertragen könnten. Die Resistenz der einzelnen Stämme scheint indes sehr verschieden zu sein.

Pappenheim verwendet folgende Differentialfärbung:

1. Karbolfuchsin bis zum Sieden.
2. Ablaufenlassen des überschüssigen Karbolfuchsins.
3. Ohne Abwaschen Entfärbung und Gegenfärbung durch drei- bis fünfmaliges Eintauchen und langsames Abfließenlassen der Farblösung, die auf folgende Weise bereitet wird: In 100 Teilen absoluten Alkohols wird 1 Teil Korallin gelöst, dann Methylenblau bis zur völligen Sättigung hinzugefügt, wozu recht beträchliche Mengen erforderlich sind; diese Lösung wird mit 20 Teilen Glyzerin versetzt.
4. Kurzes Abspülen in Wasser, Trocknen, Einbetten.

Die Tuberkelbazillen werden hierbei glänzend rot auf blauem Grunde, die Smegmabazillen blau gefärbt.

Honsell gibt folgende Methode zur Unterscheidung von Tuberkelbazillen an:

1. Färben mit Karbolfuchsin in der üblichen Weise.
2. 10 Minuten lange Entfärbung in 3%iger Lösung von Salzsäure in absolutem Alkohol.
3. Gegenfärbung mit schwacher alkoholischer Methylenblaulösung.

Verschwinden die vorher roten Stäbchen, so handelt es sich aller Wahrscheinlichkeit nach um Smegmabazillen.

Nach Trautenroth führt folgendes Verfahren zum Ziele:

1. Vorbehandlung mit absolutem Alkohol, nicht unter 3 Stunden; dann 5% Chromsäure, nicht unter 15 Minuten.
2. Färben mit Karbolfuchsin in der üblichen Weise.
3. Entfärben mit verdünnter Schwefelsäure (ac. sulf. dil.) 2—3 Minuten. Abspülen.
4. Gegenfärbung mit konzentrierter alkoholischer Methylenblaulösung.

Nach Betegh sollen die meisten saprophytischen säurefesten Stäbchen auf Glyzerintraubenzuckeragar einen Rasen von mehr gelber oder roter Farbe bilden, z. B. der Smegmabazillus eine ockergelbe, zum Unterschied von den weißlichen Kulturen der verschiedenen Tuberkelbazillenvarietäten. F. Klemperer weist besonders auf ihr schnelleres Wachstum und ihre geringeren Temperaturansprüche hin.

Vorkommen. Pappenheim fand im Auswurf einer unter dem Zeichen einer hochgradigen Botriozephalus-Anämie verstorbenen Patientin reichliche säurefeste Stäbchen. Bei der Sektion boten die Lungen das Bild einer abszedierenden Bronchopneumonie, einen jauchigen, mit stinkenden, eitrigen und sulzigen Massen erfüllten Abszeßherd, Bronchiektasien verschiedenen Grades, in deren Abstrich sich die gleichen säurefesten Stäbchen wie im Auswurf fanden, und zwar an gewissen zirkumskripten Stellen; die Bazillen lagen nie einzeln oder diffus zerstreut, sondern in kleineren und größeren verfilzten Haufen zusammen, hatten ungefähr die Größe von Tuberkelbazillen, waren nur in ihrer Form starrer und derber, höchstens einmal im ganzen gebogen, aber nie so geschlängelt, wie jene, obwohl perlschnurartige Lücken sich auch in ihren Leibern, wenn schon ziemlich selten, fanden. Sie waren auch in den Alveolen zwischen den zelligen Exsudatmassen zu sehen.

Eine besondere Rolle schreibt Pappenheim den Smegmabazillen nicht zu, sondern führt die Bildung des Abszeßherdes und der pneumonischen Infiltration auf die Anwesenheit reichlicher Staphylokokken zurück; „immerhin könnten die Parasiten eine gewöhnliche katarrhalische Pneumonie veranlaßt haben".

Ähnliche Bazillen sind ferner von A. Fränkel bei Bronchiektasie, putrider Bronchitis, Gangrän wiederholt im Auswurf gefunden worden; ob es sich um Smegmabazillen handelte, läßt sich nicht mit Sicherheit feststellen, sie scheinen gegen Alkohol resistenter als jene gewesen zu sein. Bei Bronchitis traf Möller säure- und alkalifeste Stäbchen an, die in kleinen grauweißen Knöpfchen wuchsen, sich aber in Reinkultur nicht weiter züchten ließen. Aus typischem gangränösem Sputum erhielt Rabinowitsch säurefeste Stäbchen mit leicht keulenförmiger Anschwellung, mitunter kürzer und etwas dicker, zuweilen aber auch länger, wie Tuberkelbazillen, ohne Sporenbildung; sie wuchsen nach 24 Stunden in

grauweißen glänzenden Kolonien, die allmählich zu einem weißen rahmähnlichen
Belag konfluierten, später runzelig wurden und orangegelbe Farbe annahmen.
Meerschweinchen blieben gesund, doch wurden die Bazillen tierpathogen, wenn
sie zusammen mit steriler Butter eingespritzt wurden.

Courmont isolierte aus der Lunge eines unter den Erscheinungen typischer Tuberkulose Gestorbenen einen Streptobazillus, der bei Meerschweinchen und Kaninchen tuberkulöse Veränderungen hervorgerufen haben soll. Da er Tuberkelbazillen nicht vorfand,
sieht er ihn als neue Form des menschlichen Streptobacillus tuberculosis an.

Aus Mund, Zunge und Zahnbelag züchtete ferner Labs säurefeste Stäbchen,
aus der Nase Gesunder und Luetiker Karlinski, aus Ozenasekret Alexander.

Besonders sei noch darauf hingewiesen, daß dem Tuberkelbazillus ähnliche
Keime im Leitungswasser vorkommen,

Die Bedeutung aller dieser säurefesten Stäbchen ist für den Menschen
anscheinend sehr gering, außerdem ist ihr Vorkommen sehr selten. Etwas
anderes wäre es, wenn sie nach und nach im Körper den humanen Typ annähmen
und pathogen würden, doch wird ein solcher Übergang heute von der Mehrzahl
der Forscher abgelehnt, da die einzelnen Arten, einmal gezüchtet, ihre Eigenschaften außerordentlich hartnäckig beibehalten. Es wäre höchstens daran
zu denken, daß manche Bakterien infolge Fettaufnahme größere Virulenz
erlangten, wofür die Versuche von Rabinowitsch sprechen; bei der Autolyse
von Lungensubstanz ist diese Möglichkeit gegeben; gleichzeitig erlangen sie
dadurch Säurefestigkeit. Friedrich Müller erklärt ihr Auftreten in einer in
Fäulnis übergegangenen hepatisierten pneumonischen Lunge auf diese Weise.

Alle diese Bazillen, die sich von dem Tuberkelbazillus verhältnismäßig
wenig unterscheiden, vor allem das gemeinsame der Säurebeständigkeit mit
ihm haben, kann man nun als Pseudotuberkelbazillen bezeichnen; die Krankheitserscheinungen, bei denen sie gefunden wurden, wenn überhaupt solche vorhanden waren, entsprechen aber keineswegs denen der Tuberkulose. Es fehlt
die typische Knötchenbildung und Verkäsung, wenn auch gelegentlich im Tierkörper ähnliche Veränderungen gefunden worden sind. Vielfach kann man sie
nicht einmal als Ursache der Erkrankung, sondern höchstens als Begleitbakterien
ansehen. Als Pseudotuberkulose sind dagegen Erkrankungen zu bezeichnen,
die in klinischem und auch pathologisch-anatomischem Sinn in ähnlicher Weise
wie die Tuberkulose verlaufen, aber durch andere Keime verursacht werden,
also vor allem Aktinomykosen, Aspergillosen, Streptobazillosen. Mit Tuberkulose haben diese nichts zu tun, nur muß mit Kombination beider gerechnet
werden. Nicht ausgeschlossen ist es auch, daß in solchen Fällen gelegentlich
Tuberkelbazillen lange Zeit dem Nachweis entgehen. Vielleicht bringen auch hier
die Muchschen Forschungen neue Aufschlüsse.

18. Leprabazillen.

Morphologie. Der Leprabazillus ist ein feines, geradegestrecktes, seltener
leicht gebogenes oder geknicktes Stäbchen, dem Tuberkelbazillus sehr ähnlich,
nur gedrungener. Beweglichkeit fehlt.

Färbung. Da die Leprabazillen säurefest sind, so färben sie sich nach
allen für die Tuberkelbazillen angegebenen Methoden; sie nehmen die Farbe
leichter an als diese, geben sie auch leichter wieder ab. Die diagnostische
Verwertung dieser Differenzierung beider Bakterien hat aber mit großer Vorsicht zu geschehen, da die Färbungsresultate zu unsicher sind, die einzelnen
Individuen die Färbung auch nicht gleichmäßig annehmen; sie sind bald mehr
homogen gefärbt, bald mehr körnig, was von Alter und Färbmethode abhängen soll.

Auffallend sind in den Leprabazillen die sogenannten Babes-Ernstschen

Körper, endständige etwas stärker lichtbrechende Körnchen, die sich mit Methylenblau, Bismarckbraun etc. darstellen lassen. — Außerdem enthalten die Bazillen Vakuolen, durch deren Vorhandensein Diplobakterien vorgetäuscht werden können; ihre Deutung ist noch unsicher.

Mit Gram färben sie sich positiv. Die Muchsche Granulafärbung soll in manchen Fällen zur Auffindung von Bazillen gedient haben, die mit den gewöhnlichen Methoden nicht entdeckt worden waren.

Zur Unterscheidung von gleichzeitig im Auswurf vorhandenen Tuberkelbazillen ist von Baumgarten folgende Methode angegeben worden: Färbung mit verdünnter Fuchsinlösung 12—15 Minuten, Verbringen in Salpetersäure-alkohol 1:10 eine halbe Minute, Nachfärbung mit Methylenblau. Die Tuberkelbazillen sollen dabei ungefärbt bleiben; die Färbung kann aber im Stich lassen.

Yamamoto gab eine Methode an, die auf Versilberung der Bakterien beruht, wobei die Tuberkelbazillen schwarz, die Leprabazillen hell seien. Ausführung: Erwärmen in 5%iger Argentum-nitricumlösung 10 Minuten, Reduktion in einer Lösung von 2%-igem Pyrogallol und 1%igem Tannin 5 Minuten, Abtupfen, Trocknen.

Andere Differenzierungsmethoden siche bei Jadassohn.

Uhlenhuth und Steffenhagen empfehlen Anreicherung des Auswurfs mit 5% Antiforminlösung.

Die Züchtung des Leprabazillus ist noch nicht gelungen.

Überimpfungsversuche an Tieren, die eine Fortpflanzung des Leprabazillus im Tierkörper beweisen, sind bisher nicht eindeutig ausgefallen, da er sich sehr lange im fremden Gewebe lebend erhält.

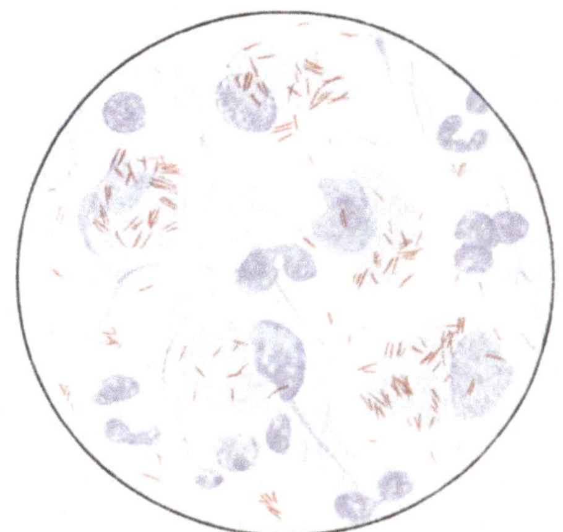

Abb. 62. Leprabazillen, zum Teil intrazellulär, in großen einkernigen Zellen. Öl-Imm. $^1/_{12}$. Ok. 3.

Vorkommen. Leprabazillen kommen bekanntermaßen sehr regelmäßig in dem schleimigen, eitrig-schleimigen oder auch eigentümlich leim- oder gallertartigen Nasenschleim Lepröser vor; bei der letzterwähnten Beschaffenheit sollen sie am zahlreichsten sein. Nicht so konstant und auch nicht immer in so großer Menge werden sie in den aus den tieferen Lungenabschnitten stammenden Sputis gefunden, in dem eitrig-schleimigen der Bronchitis Lepröser und in dem rein eitrigen oder käsigen bei Einschmelzung des Lungengewebes. Sticker fand im Sputum von 23 Patienten mit Symptomen von seiten der Bronchien oder Lungen 10mal Leprabazillen in wechselnder Menge, Doutrelepont, Cornil und Balas wiesen sie gleichfalls im Auswurf nach. Bemerkenswert ist, daß sie im Nasenschleim wiederholt angetroffen wurden, während gleichzeitig entleertes Sputum oder abgestrichener Rachenschleim frei waren; es kann auch aus den Lungen stammender Auswurf bazillenhaltig sein, der Rachenschleim dagegen nicht.

Die Leprabazillen sollen sich von gleichzeitig im Auswurf vorhandenen Tuberkelbazillen außer durch die oben erwähnten Differenzen in der Färbung dadurch unterscheiden, daß sie häufig, besonders im käsigen Eiter oder in grauen Linsen (Sticker), massenhaft vorkommen, zu zigarrenbündelähnlichen Haufen vereinigt, oft in körniger Degeneration begriffen und vielfach von Zellen aufgenommen; endlich sollen sie durch ihre mehr stäbchenartige gerade plumpe Form und eckigen Knickungsstellen von den mehr fadenförmig gebogenen und mehr rundlichen Biegungsstellen aufweisenden Tuberkelbazillen zu trennen sein (Spiegel).

Pathognomonische und diagnostische Bedeutung. Da auffallenderweise im Rachenschleim verhältnismäßig selten Bazillen gefunden werden, obwohl man denken sollte, daß sie durch zurückfließenden Nasenschleim leicht dorthin transportiert werden könnten, so ist ihr Vorkommen im Auswurf wohl eindeutig auf ihre Herkunft aus den Lungen oder Bronchien zu beziehen. Nach den pathologisch-anatomischen Untersuchungen sind sie imstande, dort die verschiedensten Veränderungen, die als spezifische Wirkung angesehen werden müssen, zu erzeugen; Bronchitiden, gangränöse Bronchialkavernen, käsige Erweichungsherde im Lungenparenchym und ganz besonders auch knotige, später verkäsende Herde im interalveolären, interlobulären und peribronchialen Bindegewebe. Wichtig ist für die Beurteilung ihres Vorkommens auch, daß in den Lungen ohne erkennbare makroskopische Veränderungen Bazillen gefunden worden sind.

In einer Reihe von Fällen sind neben Leprabazillen auch Tuberkelbazillen im Auswurf nachgewiesen worden; es handelt sich hier um eine einfache Kombination beider Erkrankungen, wie durch anatomische Untersuchungen festgestellt worden ist; allerdings scheint sie nicht so häufig zu sein, als man früher annahm, wo irrigerweise spezifisch lepröse Knötchen für Produkte des Tuberkelbazillus gehalten wurden. Mehrfach wird angenommen, daß ein vorhandener tuberkulöser Prozeß begünstigend auf die Ansiedelung von Leprakeimen in den Lungen wirken sollte; ob umgekehrt die Infektion mit dem Tuberkelbazillus durch lepröse Veränderungen gefördert wird, ist noch nicht festgestellt.

Die diagnostische Bedeutung des Nachweises von Leprabazillen im Auswurf liegt bei der Unsicherheit des klinischen Lungenbefundes auf der Hand, besonders wenn gleichzeitige Tuberkulose in Frage kommt; es sei nochmals darauf hingewiesen, daß gröbere pathologische Veränderungen trotz Vorhandenseins von Bazillen in den Lungen fehlen können.

19. Rotzbazillen.

Morphologie. Die Rotzbazillen sind schlanke, unbewegliche, nur lebhafte Molekularbewegung zeigende Stäbchen von sehr wechselnder Größe und Form, etwa 5—8 mal so lang als dick, im ganzen etwas kürzer und dicker als Tuberkelbazillen; sie sind entweder gerade oder auch leicht gebogen, ihre Enden häufig abgerundet, auch kolbig aufgetrieben oder zugespritzt.

In Kulturen ändern sie ihr Aussehen häufig, manche Exemplare sehen etwas ausgebaucht aus, andere erscheinen bei Methylenblaufärbung als Körnchen, die jedoch nur die blaugefärbten Teile des Bazillus darstellen und durch ungefärbte Zwischensubstanz verbunden sind; wieder andere stellen sich als lange ungeteilte Fäden dar. Die Körnung wird auf ungleichmäßige Beschaffenheit des Protoplasmas zurückgeführt. In alten Kulturen werden feinste, zum Teil freiliegende Körnchen als besondere Dauerformen angesehen. Sporenbildung fehlt.

Färbung. Eine spezifische Färbung existiert nicht; sie gelingt mit allen üblichen Anilinfarbstoffen, doch werden diese nur schwer aufgenommen und wieder sehr leicht an entfärbende Mittel abgegeben. Es empfiehlt sich daher die Anwendung einer Beize (Zusatz von 1 Teil 0,01%iger Kalilauge zu 3 Teilen konzentrierter alkoholischer Methylenblaulösung, oder Ziehlsches Karbolfuchsin. Die Bakterien sind gramnegativ.

Am meisten wird die Färbung mit Methylenblau nach Löffler empfohlen: man läßt das Sputum in feiner Verteilung auf dem Deckglas antrocknen, fixiert durch dreimaliges

Hindurchziehen durch die nicht leuchtende Flamme und läßt dann die Deckgläschen mit der Schichtseite nach unten etwa 5 Minuten auf der alkalischen Lösung schwimmen; dann taucht man sie 1 Sekunde lang in eine 1%ige Essigsäure, welcher man durch Zusatz von Tropäolin 00 in wässeriger Lösung eine etwa reinweingelbe Farbe gegeben hat und wäscht mit dem destillierten Wasser nach. Der Zusatz von Tropäolin 00 hat die Wirkung, daß das gefärbte Zellplasma gänzlich, die Kerne etwas entfärbt werden, während die Bazillen ihre Farbe behalten.

Die Züchtung erfolgt auf den gebräuchlichen Nährböden bei 30—40° Optimum. In Bouillon stellt sich zunächst eine Trübung ein, später ein weißlich-schleimiger Bodensatz und ein schleimiges Deckhäutchen.

Auf mit Glyzerin versetzter Gelatine erscheint langsam eine transparente weißliche bis graue oder bräunliche Auflagerung.

Agar: flacher, weißlich grauer bis strohgelber konfluierender zähschleimiger Rasen.

Blutserum: gelblich durchscheinende Tröpfchen von zäh schleimiger Konsistenz, die mit der Zeit infolge Ausscheidung von kleinen Kristallen an die Oberfläche eine milchweißliche Farbe annehmen.

Kartoffel: zunächst gelbliche, dann bernsteinfarbene, später einen rötlichen Farbton annehmende, durchscheinende Kultur; noch später bei Verlust der Transparenz kupferoxydul- bis braunrote Farbe in dicker Schicht, in der Umgebung grünlicher Farbton.

Milch wird langsam zur Gerinnung gebracht, Lackmusmolke gerötet.

Tierversuch: Impfung rotzverdächtigen Materials in die Bauchhöhle eines Meerschweinchens; zunächst Rötung und Schwellung des Hodensacks, dann des Hodens; multiple Abszeßbildung.

Vorkommen. Rotzbazillenhaltiges Sputum erhält man infolge des meist raschen Verlaufes, den die Erkrankung nach Übergreifen auf die Lungen nimmt, nur sehr selten; wenn ja, dann ist es nicht charakteristisch, zähschleimig, eitrig oder schmutzigbraun gefärbt (Sommerbrodt) auch himbeerfarben, von üblem Geruch. Häufiger wird man aus der Nase stammendes Sekret erhalten, das je nach dem Grade der Erkrankung die verschiedenartigste, schleimige bis blutig jauchige Beschaffenheit zeigen kann. Nach Sticker findet man darin die Rotzbakterien in großer Anzahl, aber stets einzeln liegend, während in Kulturen und auch im Eiter von Rotzgeschwüren häufig zwei Stäbchen aneinandergereiht oder in Parallellagerung, zuweilen auch Kettenverbände oder größere Häufchen vorkommen.

Pathognomonische und diagnostische Bedeutung. In der Mehrzahl der Fälle stammen die Rotzbazillen aus der Nase, doch ist nach der Angabe verschiedener Autoren eine Beteiligung der Nase an der Erkrankung nicht unbedingt nötig. Der Sitz ist dann tiefer bis in die Lungen hinein zu suchen, in denen der anatomische Prozeß mit Bildung von Knötchen und lobulär pneumonischen Infiltraten verläuft; nach Weichselbaum ist die Zahl der dort gefundenen Bazillen gewöhnlich eine geringe.

20. Streptothricheen.

Die Streptothricheen werden heute zu den Trichomyzeten gerechnet, während man ihnen bisher entweder eine Mittelstellung zwischen Hyphomyzeten und Schizomyzeten zuerkannt oder sie, da sie Myzel, Sporen und echte Verzweigungen bilden, den ersteren zugezählt hatte. Zu ihnen gehören der Strahlenpilz sowie andere Streptothrix-, ferner Leptothrix- und Cladothrixarten.

a) Aktinomyzes.

Der Strahlenpilz stellt sich in der Regel als ein im Zentrum dünneres, an der Peripherie dickeres Geflecht radiär angeordneter, sich verzweigenden Fasern dar, an deren Enden einzelne kolbenförmige, schon bei schwacher Vergrößerung erkennbare Anschwellungen bemerkt werden; oder sie laufen in Fäden aus, die sich in spitzen oder rechten Winkeln dichtomisch verästeln (echte Verzweigung). Die Fäden teilen sich durch fortgesetzte Querteilung in Fadenstücke, welche durch weitere Querteilung in kleine rundliche, mikrokokkenähnliche Formen übergehen. Die einzelnen Fadenteile sind stets mehr oder weniger wellig gebogen, einzelne zeigen auch spirochätenartige Windungen(Schlegel). Bei stärkerer Vergrößerung kann man einen Mantel und einen fadenförmigen Inhalt unterscheiden. Daneben finden sich auch breitere Fäden mit dickerer Membran oder auch leere oder mit Kügelchen gefüllte Schläuche. Die mikrokokkenähnlichen Gebilde inner- und außerhalb der Scheide spricht man als Sporen an.

Die breiteren, mit Stäbchen und Sporen gefüllten Hohlfäden wachsen an der Peripherie häufig in eine kolben- oder knopfartige Anschwellung aus, wobei sich der Faden in das Innere des Kolbens verfolgen läßt; die die Kolben bildende Masse liegt nicht außen auf der Oberfläche des Pilzfadens, sondern innerhalb dessen Membran. Der Kolben selbst ist von starrer geschichteter Struktur, erscheint häufig in zwei bis drei Abschnitte quergeteilt, die nur durch den unversehrten Zentralfaden zusammengehalten werden, doch geht dieser allmählich zugrunde. Gelegentlich fallen auch fingerförmige Fortsätze an den Kolben auf. Die Kolben sind nicht als Fruktifikationsprodukte (Konidien) aufzufassen, sondern als Degenerations- bzw. Involutionsformen des Pilzrasens, welche durch gallertige Umwandlung des Endes der Pilzscheide entstehen.

Die Kolben fehlen an einer Stelle der Peripherie der Druse; hier tritt das Fadengeflecht mit der Unterlage in Berührung. Die Druse stellt also eine Hohlkugel aus spärlichen Fäden dar, die von einem Mantel aus dichtem Pilzgeflecht und Sporen (Keimlager) umschlossen werden, von welchem die Kolben ausgehen. Der Keulenbelag kann zuweilen ganz fehlen.

Färbung. Angetrocknete Deckglaspräparate lassen sich auf folgende Weise gut färben: reines Karbolfuchsin 30—40 Minuten
     Lugolsche Lösung 10—15 ,,
   Entfärben mit Alkohol, Abspülen in Wasser, Trocknen, Einbetten.

Die Kolben färben sich hierbei schön rot.

2. Zur Färbung des Myzels und der Kolben kann man nach Babes folgende Methode anwenden:

Färben in gesättigtem Anilinwasser-Gentianaviolett 5—10 Minuten.

Abspülen in physiologischer Kochsalzlösung.

Trocknen mit Fließpapier.

Jodjodkalilösung (1:2:100) 2—3 Minuten.

Trocknen mit Fließpapier.

Entfärben mit Xylolanilinöl (1:2).

Konzentrierte wässerige, 2% Anilinöl enthaltende Saffraninlösung 24 Stunden.

Jodjodkaliumlösung 1 Minute.

Auswaschen in Alkohol, Trocknen, Einbetten.

Bei diesser Färbung erscheinen die Fäden blau, die Kolben gelbrot.

3. Vielfach wird die Gramsche Methode mit Vorfärbung empfohlen (Günther). Vorfärbung mit Pikrokarmin (1 g Karmin in 50 ccm Wasser + 1 ccm Ammoniak gelöst, dazu soviel wässerige gesättigte Pikrinsäurelösung, bis der entstehende Niederschlag beim Umrühren nicht mehr gelöst wird; eine Spur Ammoniakzusatz löst den Niederschlag wieder auf; Filtration der Lösung zur Entfernung der stets darin vorhandenen Bakterien); auch Vorfärbung mit gesättigter wässeriger Bismarckbraunlösung gibt gute Kernbilder.

 Färbung mit Anilinwasser-Gentianaviolettlösung ½ Minute.

 Abgießen der Farblösung.

 Jodjodkaliumlösung 1 Minute lang darüberfließen lassen.

 Jodjodkaliumlösung abgießen, Präparat mit absolutem Alkohol unter mehrmaliger Ersetzung durch frischen Alkohol bis zur maximalen Entfärbung abspülen.

 Nachfärben mit alkoholischer Eosinlösung.

 Kräftiges Abspülen mit Wasser, Trocknen, Einbetten.

Bei dieser Färbung werden die Zellkerne rot, das Fadengeflecht blauviolett, die Kolben rötlich gefärbt.

Rütimeyer empfiehlt die von Lindt angegebene Nachbehandlung mit alkoholischer dünner Pikrinsäurelösung, wobei sich die Fäden blaugrün auf gelbem Grunde abheben; bei Vorfärbung mit Karmin werden die Zellkerne rot, die Fäden blau, die fingerförmigen Kolben gelb.

Züchtung: Der Aktinomyzespilz ist ein fakultativer Anaerobier, er gedeiht auch gut unter Luftabschluß. In Kulturen findet niemals Kolbenbildung statt.

In der klar bleibenden Bouillon entwickeln sich kleine graue Körnchen, die zu einem gefalteten membranösen Rasen auswachsen.

Gelatine: graue Pünktchen, später in deren Mitte gelbliche Trübung.

Agar: langsam wachsende, stecknadelkopfgroße, tropfenähnliche Körnchen.

Blutserum: nach 24 Stunden grauer, feuchtgallertiger Belag mit knopfförmigen weißlichen Pünktchen; die älteren Kulturen entwickeln sich zu knorpelharten Körnchen, so daß das Ganze ein höckerig gerunzeltes Aussehen darbietet.

Tierversuch: Kaninchen oder Meerschweinchen in die Bauchhöhle geimpft, entwickeln sich typische Aktinomyzesdrusen, die ihren Sitz in tumorartigen Neubildungen haben.

Vorkommen: Die typischen Wuchsformen sind wiederholt in dem rein eitrigen oder eitrig-schleimigen, auch gallertartigem rubiginösen, seltener rein hämoptoischem Sputum gefunden worden, das von Kranken mit Lungenaktinomykose entleert wird; breitet man den Auswurf auf einen schwarzen Teller aus, so stellen sie sich als feinste, makroskopisch eben zu unterscheidende, bis hirsekorngroße, gelbliche oder grünliche Körner dar, die zuweilen von feinen Gerinnselbildungen eingeschlossen werden (Israel, Thiersch und Bahrdt, Aschoff u. a.). Die Körner können, wie in dem Falle von Canali, auch im Bodensatz des zuweilen dreischichtigen Auswurfs zu finden sein. Sie sind fast ausschließlich durch Aktinomyzesmassen gebildet und für diese Erkrankung charakteristisch. Zur besseren Sichtbarmachung empfiehlt es sich, das Sputum durch Glyzerin oder verdünnte Kalilauge aufzuhellen. Durch längeres Stehen werden keine Veränderungen der Kolben erzeugt, eine Abnahme erfolgt nicht. — Canali gibt auch an, Sporen gefunden zu haben. Nach Lenhartz ist der Gehalt des Auswurfs an verfetteten Zellen oft auffallend groß. Auch myelinähnliche Gebilde wurden beobachtet.

Pathognomonische Bedeutung. Daß der Aktinomyzespilz als solcher pathologische Prozesse schwerster Art erzeugen kann, ist durch vielfältige Beobachtungen und Obduktionen bewiesen. Abgesehen von den ausgedehnten Knochen- und Unterhautzellgewebszerstörungen, die er im Bereich des Mundes und Rachens verursacht und die, falls sie nach innen durchbrechen, auch zum Auswurf der typischen Körner führen können, ist er der Erreger einer durchaus spezifischen Lungenerkrankung, deren Eigentümlichkeit in schwersten reaktiven Bindegewebswucherungen in der Umgebung der eitrigen Einschmelzungsherde zu suchen ist. Regelmäßig besteht eine in die Tiefe gehende Erkrankung des Lungengewebes mit Ausbreitung auf Pleura und Brustwand. Eine einzige Beobachtung von Canali hat diesen und andere Autoren veranlaßt, auch eine sich nur auf die Bronchialschleimhaut erstreckende Erkrankung durch den Aktinomyzespilz anzunehmen, doch bleibt die Bestätigung dieses Befundes erst abzuwarten.

Bei dem außerordentlich langsamen Verlauf der Erkrankung muß natürlich die Rolle einer Mischinfektion für die Eiterbildung erwogen werden. Während Israel annimmt, daß die Eiterung allein durch den Aktinomyzespilz hervorgerufen werden kann; stellen sich Ponfik und Boström auf den Standpunkt, daß ihm hauptsächlich geschwulstbildende Eigenschaft zukommt. Auch nach Partsch und Babes ist die Eiterung stets die Folge einer Mischinfektion mit Streptococcus pyogenes oder Staphylococcus aureus; in anderen Fällen fehlen diese auch wieder und Bollinger gibt an, daß die Eiterung überhaupt ganz ausbleiben könne. — Ist das Sputum übelriechend, so kann man stets Misch-

infektion mit Fäulnisbakterien annehmen, da dem eigentlichen Aktinomyzes-
sputum ein übler Geruch nicht zukommt.

Das gelegentliche Zusammentreffen von Tuberkelbazillen mit Aktinomyzesdrusen im Auswurf hat wohl nur zufällige Bedeutung und ist auch nicht häufig
beobachtet worden (Bridge, Habel). Eine Prädisposition Tuberkulöser für
Infektion mit Aktinomykose kann jedenfalls nicht daraus geschlossen werden. —
Leptothrix scheint gelegentlich sekundär in Abszeßhöhlen einzuwandern (Israel).

Der diagnostische Wert des Auffindens von Aktinomyzesdrusen im Auswurf ist selbstverständlich außerordentlich hoch einzuschätzen, zumal die
Diagnose in vielen Fällen erst durch sie gestellt werden kann; für gewöhnlich
gehen solche Fälle lange Zeit zuerst als Tuberkulose-Erkrankungen, was bei
dem häufigen gleichartigen Verlauf beider Infektionen nicht Wunder zu
nehmen ist. Es müssen aber nicht alle Erkrankungen der Luftwege an Aktinomykose zum Auswurf der typischen Bestandteilchen führen, wie die Untersuchungen verschiedener Forscher ergeben haben; Lenhartz fand unter 27
Fällen nur 12 mal die typischen Körner, Finckh unter 46 Fällen 22 mal,
Hodenpyl unter 36 Erkrankungen 9 mal.

b) Streptothrixarten.

Morphologie. Der Streptothrixpilz bildet ein verzweigtes Netzwerk
feinster in einer Scheide verlaufender, an den Enden zuweilen kolbig ver-
dickter Fäden, also ein richtiges Myzel; von diesem steigen kurze Lufthyphen
auf, deren trockene Enden in Konidienketten zerfallen; Sporenbildung findet
demnach bei den meisten Arten statt. Beweglichkeit fehlt. Die Verzweigung
ist eine echte, indem in der Regel ein annähernd rechtwinkeliger Abgang der
Nebenäste von den Stammfäden stattfindet (falsche Dichotomie). Bei den
Cladothrix-Arten wird eine scheinbare Verzweigung dadurch hervorgerufen,
daß der Faden an verschiedenen Stellen aus der zu eng gewordenen Scheide
hervorbricht. Die Zahl der Verzweigungen scheint eine wechselnde zu sein.

Die die Fäden zusammensetzenden Stäbchen zeigen im allgemeinen ein
mehr oder minder tuberkelbazillenähnliches Aussehen.

Die Färbung gelingt mit allen Anilinfarben, doch erfolgt sie nicht immer
gleichmäßig, sondern oft nur an einzelnen Stellen der Fäden, so daß kokkenähnliche Gebilde entstehen können. Von Rullmann und Perutz wird die
Kernfärbung nach Nakanishi empfohlen. — Die Gramfärbung ist positiv.

Die Züchtung gelingt auf den üblichen Nährböden. Die Kulturen auf Agar zeigen mit
der Zeit runzelige, samt- oder kreideartige Kolonien, oder auch faltige Häutchen von verschiedener, weißer, grauer, bis orange-gelber und roter Farbe.

Gelatine wird von manchen Stämmen verflüssigt; in Bouillon erzeugen die meisten
Arten eine krümeligen Bodensatz bei klarbleibender Flüssigkeit Kolonien auf Blutserum
sind häufig nicht von Diphtheriekulturen zu unterscheiden.

Es ist zweifellos, daß es zahlreiche Variationen von Streptothrix gibt, die sich durch
kleinere morphologische und kulturelle Unterschiede voneinander differenzieren lassen;
eine Anzahl dieser Arten ist von Petruschky zusammengestellt worden.

Vorkommen. Einen sehr typischen Befund stellen die von Rullmann
und Perutz bei einer Patientin im Auswurf entdeckten kleinen bis erbsengroßen Knöllchen von gelblich grüner Farbe und von ziemlich zäher und harter
Konsistenz dar, die den Pilz fast in Reinkultur enthielten; im frischen Präparat
stellte sich der Pilz als ein Gewirr von feinen Fäden, die Diphtheriebazillen
sehr ähnlich sahen, dar. — In größeren Belägen kann sich gelegentlich der
Pilz auch bei Stomatitis vorfinden; Roger, Bory und Sartory züchteten
verschiedene Arten. Häufig wird das Pilzgeflecht auch in einem indifferenten
schleimigen oder eitrigen Sputum gefunden, besonders bei gleichzeitiger Tuber-

kulose (Aoyama und Miyamoto, Kerschensteiner, Birk und Leishmann, Petruschky, Foulerton), seltener im blutigen Auswurf (Buchholtz,
Ziemssen).

Unter den vielen Variationen sei besonders eine von Eppinger, die bei
einer unter den Zeichen einer Tuberkulose gestorbenen Patientin gefunden wurde,
als Cladothrix asteroides beschriebene erwähnt. Es handelt sich aber auch
hier um eine Streptothrix (Str. asteroides). Auch in der Mundhöhle ist aus dem
Zahnbelag eine Streptothrixart (Str. buccalis) gezüchtet worden (siehe bei
Küster).

Eine eigentümliche, Agar verflüssigende Streptothrixart beschrieb Rodella bei einem
Falle von Speiseröhrenkrebs mit Lungenbrand. Das Sputumbild wurde beherrscht von
verzweigten Fäden von unregelmäßigem Umfang und verschiedener Form, oft spindelförmig aufgetrieben; die Art der Verzweigung erinnerte häufig an Hirschgeweihe.

Nach Rodella kann er nicht zu den Hyphomyzeten eingereiht, auch nicht mit den
Streptothricheen identifiziert werden; von den Aktinomyzeten unterscheidet er sich wegen
Fehlens von Drüsenbildung im tierischen Organismus. Er gehört aber noch in die Familie
der Streptothricheen im weitesten Sinne des Wortes.

Der stinkende Auswurf, in dem der beschriebene Mikroorganismus gefunden wurde,
war schmutziggrau, stellenweise etwas rot subfundiert, schaumig, nicht ausgesprochen
dreischichtig.

Pathognomonische Bedeutung. Wie weit aus dem Vorkommen von
Streptothrixarten — abgesehen von dem Aktinomyzespilz — im Sputum auf
ihre Mitwirkung an der zum Auswurf führenden Erkrankung geschlossen werden
darf, darüber läßt sich vorläufig kaum ein sicheres Urteil gewinnen. Manche
Fälle, wie die von Rullmann und Perutz, Petruschky und Scheib beschriebenen, deren Patienten durch Jahre hindurch an tuberkulose-ähnlichen
Lungensymptomen litten, rechtfertigen die Annahme, daß gelegentlich der
ganze Krankheitsprozeß nur durch die Streptothrix ausgelöst wird, wobei unter
Umständen eine ausgebreitete Zerstörung von Bronchial- und Lungengewebe
unter Bildung von Kavernen hervorgerufen werden kann. Stets handelt es
sich um einen außerordentlich chronischen Prozeß. Buchholtz nimmt für
seinen Fall die Entstehung der lobären Pneumonie durch Streptothrix an.

Wesentlich häufiger ist die Streptothrix aber als zufälliger Befund bei
anderen Erkrankungen nachgewiesen worden, ganz besonders bei Tuberkulose
(Kerschensteiner unter 35 Fällen 5mal, Karwacki, Koegel); bei anderen
mit Eiterung einhergehenden Erkrankungen vermißte sie Kerschensteiner
regelmäßig. Es ist hier nicht ohne weiteres erlaubt, die Streptothrixinfektion
als Grundkrankheit anzunehmen, sondern es wird sich wohl stets um ein späteres
Einwandern in die tuberkulös veränderte Lunge handeln, dem eine wesentliche
Bedeutung nicht beizumessen ist. Ob manche Erkrankungen, in denen wohl
konstant Streptothrixarten, aber nicht Tuberkelbazillen gefunden wurden, wie
besonders von den französischen Autoren berichtet wird, eine primäre Infektion
von Streptothricheen anzunehmen ist, darüber ist man noch im unklaren. Bei
der auffallenden Ähnlichkeit des geschilderten Krankheitsbildes mit Tuberkulose wäre es wohl denkbar, daß Tuberkelbazillen der Untersuchung entgangen
sind, oder daß sie nur durch eine Granulafärbung aufzufinden gewesen wären;
unseres Wissens ist die Muchsche Granulafärbung oder eine ähnliche in solchen
Fällen aber nicht angewendet worden. Auf der anderen Seite erzielten die von
Roger und Bory angestellten Impfversuche am Meerschweinchen kein positives
Resultat, so daß es sich möglicherweise doch um reine Streptothrixinfektionen
gehandelt hat, die ein der kavernösen Phthise ähnliches Bild hervorriefen.
Die Bedeutung der Streptothricheen in der Pathologie würde damit wesent-
lich steigen.

Die diagnostische Bewertung des Befundes von Streptothricheen im
Auswurf richtet sich nach dem eben Gesagten, jedenfalls hat sie nur mit großer

Vorsicht zu geschehen und man hat sich zu allernächst daran zu erinnern,
daß die Streptothrix gelegentlich auch im Munde völlig gesunder Personen
vorkommen kann (Küster). Bei Erkrankungen wurden sie bisher nur zu einem
geringen Teil im Auswurf gefunden, meistens erst bei der Autopsie entdeckt.

c) Leptothrixarten.

Morphologie. Der Leptothrixpilz stellt ein mehr oder minder dickes
Geflecht wirr durcheinander liegender, langer, sehr feiner, nur wenig gekrümmter
und sich nicht verästelnder Fäden dar. Ein Teilungsvorgang ist fast niemals
zu erkennen. Zwischen den Fäden und um sie herum sind, aber nicht immer in
gleicher Menge, feine Körnchen gelagert, die bei stärkerer Vergrößerung auch
innerhalb der Fäden zu erkennen sind. Infolge sehr rascher Fragmentation kann

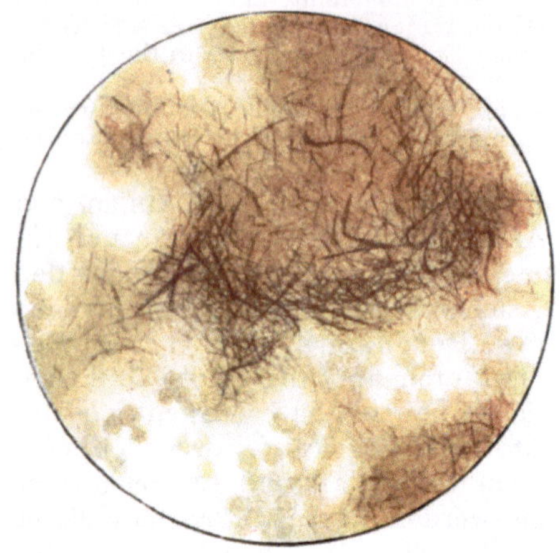

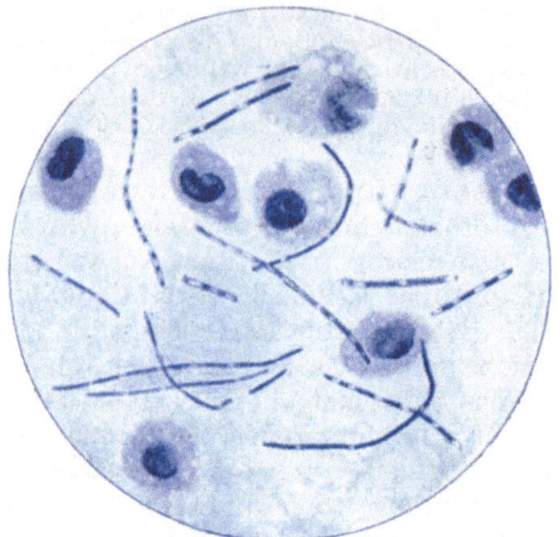

Abb. 63. Leptothrix aus bronchiektatischem   Abb. 64. Leptothrix.
  Auswurf. Jodfärbung. Obj. 6, Ok. 1.

es gelegentlich auch dazu kommen, daß die Fäden „Bazillencharakter" annehmen.

Die Färbung erfolgt mit allen Anilinfarben, vor allem aber zeichnen sich
die Fäden dadurch aus, daß sie mit Lugolscher Lösung eine schön violette Farbreaktion geben; zuweilen ist vorher ein Zusatz von 2,5%iger Milchsäure oder
sehr verdünnten Mineralsäuren dazu nötig. Es geben aber nicht alle Leptothrixarten diese Reaktion. Überhaupt ist unter „Leptothrix" ein Gattungsbegriff
zu verstehen, in welchem eine Menge verschiedener Formen zusammengefaßt
sind, die sich alle dadurch auszeichnen, daß es lange, starre Gebilde sind, sich
mehr oder weniger mit Jod färben und sich in der Regel nicht züchten lassen.

Vorkommen. Zum ersten Male wurden Leptothrixfäden von Leyden
und Jaffé in den zu Boden sinkenden Pfröpfen bei putrider Bronchitis in großen
Massen gefunden. Sie sind dort bei Jodfärbung sofort als solche zu erkennen.
Einzelne Fäden findet man gelegentlich auch verstreut im Auswurf und muß sich
dann hüten, sie mit Fettsäurenadeln zu verwechseln. Ihr Vorkommen ist im
großen ganzen auf die putride Bronchitis bzw. die Bronchiektasien beschränkt,
doch sind sie gelegentlich auch bei Gangrän und Abszessen, von Canali auch
bei einer aktinomyzesähnlichen Erkrankung angetroffen worden. Leptothrix-
ähnliche Gebilde, die sich aber durch welliges Wachstum unterschieden und
vor allem nicht schwer gezüchtet werden konnten, fand Schirwindt bei einer
großen Zahl tuberkulöser Sputis in kleinen Pfröpfen (s. a. S. 95).

Die Leptothrix ist ferner ein Bewohner der normalen Mundhöhle und könnte auch so gelegentlich einmal dem Auswurf beigemischt werden; besonders im Zahnbelag oder in kariösen Zähnen hält sie sich sehr häufig auf und wird dann nach ihrer Form in verschiedene Arten unterschieden: als Leptothrix innominata, 0,5—0,8 μ breite und 20 μ lange, gewundene, unbewegliche Fäden, als Leptothrix placoides alba buccalis, eine Form, die sich züchten läßt, endlich als eine Leptothrix buccalis und ein der Leptothrix sehr nahestehendes, mit ihr vielleicht sogar identisches Gebilde, Bacillus maximus buccalis. In seltenen Fällen sind Leptothrixformen auch bei eitrigen Prozessen im Rachen gefunden worden, so von Lenhartz bei Tonsillarabszessen, von Stooß bei verschiedenen Anginen. Zuweilen kann sie sich im Rachen auch festsetzen und einen rasenförmigen Überzug mit harten, sagoartigen bis erbsengroßen Knöllchen von gelblichgrüner Farbe bilden, die gelegentlich ausgehustet werden. In der Trachea wurden sie bei Sektionen gefunden (Dubler).

Eine pathognomonische Bedeutung wird wohl keiner der Leptothrixformen zukommen, höchstens ist sie für manche der erwähnten Rachenerkrankungen verantwortlich zu machen; es ist aber auch ungewiß, ob sie sich hier als primärer Erreger ansiedelt. In den Lungen sind sie zwar keine regelmäßigen, aber doch häufige unschuldige Saprophyten in vorgebildeten Höhlen, die mit der Besserung der Symptome wieder verschwinden. Im übrigen Lungengewebe hat man sie stets vermißt. Ihr Vorkommen gerade bei derartigen Prozessen, während sie bei den übrigen Lungenerkrankungen stets fehlen, berechtigt auch ihnen einige diagnostische Bedeutung zuzuerkennen.

21. Bacillus pyocyaneus.

Morphologie. Der Bacillus pyocyaneus ist ein kleines schlankes Stäbchen von sehr wechselnder Gestalt und äußerst lebhafter Eigenbewegung, die vermittels einer einzigen Geißel ausgeführt wird; Sporen werden nicht gebildet.

Die Färbung erfolgt mit den gewöhnlichen Farbstoffen; er ist gramnegativ.

Züchtung. Der Pyozyaneus ist fakultativ anaerob und wächst auf den gewöhnlichen Nährböden; das hervorstechendste Merkmal ist hierbei die Farbstoffbidlung. Die Bouillon wird getrübt und zeigt zuerst an der Oberfläche unter der zarten Kahmhaut gelbgrüne Färbung; die Verfärbung der unteren Schichten erfolgt erst später. Auf Agar bildet er einen weißen dicken Rasen, unter welchem der Nährboden hellgrün bis grünlichbraun, auch bläulich gefärbt und aufgehellt wird. Die Farbstoffbildung kann sehr wechseln, ist von der Eigenart der Stämme und auch von den Lebensbedingungen abhängig. Gelatine wird rasch und unter starker Fluoreszenz des Nährbodens verflüssigt, Milch wird zur Gerinnung gebracht, das ausgefällte Kasein dann peptonisiert.

Den Pyozyaneuskulturen kommen stark verdauende Eigenschaften zu; es wird ein proteolytisches, elastinlösendes, lipolytisches und diastatisches Ferment gebildet, außerdem liefern sie ein Hämolysin und ein Bakteriolysin, die Pyozyanase.

Tierversuch. Meerschweinchen gehen nach intraperitonealer Einverleibung rasch an Vergiftung zugrunde, etwas weniger empfänglich sind Kaninchen; bei Anwendung kleinerer subkutaner Dosen erzeugt der Pyozyaneus zum Tod führende Eiterungen mit der charakteristischen Farbstoffbildung.

Charrin gibt an, es sei ihm gelungen, bei Meerschweinchen durch Inhalation des Pyozyaneus Bronchopneumonien zu erzeugen.

Vorkommen. Der Pyozyaneus ist wiederholt bei Lungenerkrankungen im Auswurf wie in den Lungen selbst gefunden worden. E. Fränkel züchtete ihn in mehreren Fällen einer hämorrhagischen Bronchopneumonie, die sich makroskopisch nicht besonders charakterisierte, bei der mikroskopischen Untersuchung aber durch die pathognomonische Lokalisation der Bazillen wie der Entzündungserscheinungen in den Gefäßwänden und deren unmittelbarer Umgebung auffiel; die Bazillen fanden sich daneben auch im übrigen Gewebe und in dem zellreichen Exsudat; in einem Falle traf Fränkel außerdem Nekrose-

herde in der Luftröhrenschleimhaut an. — Soltmann konnte ihn kulturell
in den Lungen eines an Pneumonie verstorbenen Kindes nachweisen. Glaser
züchtete Reinkulturen aus dem blutigen Auswurf eines an Typhus erkrankten
Patienten.

Außerdem wurde der Pyozyaneus nicht selten zusammen mit zahlreichen
anderen Bakterien bei verschiedenen Erkrankungen des Respirationstraktus
angetroffen, so von Beyer im Sputum eines Patienten, der an einer chronischen
diphtherischen Erkrankung der Lungen litt, von Neumann bei pneumoniekranken Kindern (ohne daß der Prozeß in Verjauchung übergegangen gewesen
wäre); gleichfalls bei einem Broncho-Pneumoniekranken konnte ihn Monnier
aus dem aspirierten Lungensafte züchten; bei Gangrän sahen ihn Hirschler
und Terray, bei Tuberkulose Cornet, Ehrhardt, Pansini, der ihn auch
sonst wiederholt fand.

Pathognomonische Bedeutung. Nachdem der Pyozyaneus zweifellos für eine Reihe von Erkrankungen anderer Organe, besonders septischer
Prozesse, mit Einbeziehung der Herzklappen (vgl. die durch Wassermann
beschriebene Epidemie von Nabelschnurinfektionen) verantwortlich zu machen
ist und auch wiederholt im Blute gefunden wurde, muß man wohl annehmen,
daß er gelegentlich auch Veränderungen in den Lungen zu erzeugen vermag;
jedenfalls sieht Fränkel ihn als Urheber der oben genannten Veränderungen bei
seinen Patienten an. Auch bei dem Kinde Soltmanns ist er wohl als Erreger
der Pneumonie anzusprechen, nachdem er allein in dem fibrinreichen Alveolarexsudat gefunden wurde. In diesen Fällen hat er regelmäßig Pneumonien erzeugt, doch scheinen sie nicht einheitlicher Natur gewesen zu sein; weitere
Untersuchungen müssen zeigen, ob die von E. Fränkel gefundenen Veränderungen spezifischer Art sind.

In einer Reihe von anderen Fällen, in denen er neben anderen Bakterien
gefunden wurde, ist seine Bedeutung noch zweifelhaft; es handelte sich zum
Teil um harmlosere Erkrankungen, häufiger jedoch um stärkere Einschmelzungs-
prozesse und es ist wohl möglich, daß er hierbei als Eitererreger eine nicht zu
unterschätzende Rolle spielt.

22. Bacillus proteus.

Morphologie. Der zu den Fäulnisbakterien gehörende Proteus ist ein
Stäbchen von 0,6 μ Breite und sehr wechselnder Länge, das auch zu Scheinfäden auswachsen kann. Die Eigenbewegung ist infolge zahlreicher Geißeln
sehr lebhaft. Sporenbildung fehlt.

Züchtung. Auf Agar bildet er einen grauen, feuchtglänzenden Überzug, auf Kartoffeln einen schmierigen Belag. Gelatine wird rasch verflüssigt; auf der Oberfläche
der verflüssigten Teile bilden sich oft die merkwürdigsten schlingen-, zopf-, korkzieher-
artigen Figuren. Infolge der großen Beweglichkeit schwärmen oft Bazillenhaufen aus,
so daß von einer Einzelansiedlung große Gelatinebezirke überwuchert werden, die mit der
Mutterkultur nicht in Zusammenhang stehen. Von dem gewöhnlichen Proteus vulgaris
unterscheidet sich der Proteus mirabilis nur durch die langsamere Verflüssigung der Gelatine
und die Bildung besonders schöner Formationen.

Auf künstlichen Nährböden wird ein giftiges Alkaloid, das Sepsin, gebildet. — Aminosäuren werden in verschiedener Weise aufgebaut; aus organischen Schwefelverbindungen
des Nährbodens wird Schwefelwasserstoff gebildet.

Vorkommen. Der Proteus ist gelegentlich im Sputum nachgewiesen
oder aus erkrankten Lungen gezüchtet worden. Babes und Guillemot
fanden ihn im gangränösen Lungengewebe, Seth Evans beide Arten in tuberkulösen Kavernen, Hädke zusammen mit Streptokokken bei einer lobulären,
sogenannten zelligen Pneumonie schweren Charakters. — Auch bei diphtheri-

schen Halserkrankungen wurde er gezüchtet (Stöcklin, Kühnau). Kühnau gibt an, daß es sich bei seinen Kindern regelmäßig um einen sehr schweren Prozeß mit Ausgang in Gangrän und schwere Prostation gehandelt habe. Über Proteussepsis bei Influenza berichtet Doering.

Die pathognomonische Bedeutung des Proteus kann einmal darin liegen, daß er als Mischbakterium an der Entstehung von Fäulnisprozessen dort mit beteiligt ist, wo schon Veränderungen vorhanden waren. Diese Mischinfektion kann einen schweren Verlauf der Erkrankung herbeiführen, so wie ihn Kühnau beobachtet hat. Auch Hädke ist der Ansicht, daß die Kombination beider Bakterienarten, Streptokokken und Pyozyaneus, in seinem Falle den schweren Verlauf verursachte. Daß eine derartige Kombination tatsächlich schwere Veränderungen hervorrufen kann, kann vielleicht aus den Versuchen von Kühnau gefolgert werden. Mit den aus seinen Fällen gezüchteten Diphtheriebazillen allein konnte er bei Meerschweinchen nur ein geringes subkutanes Infiltrat erzeugen, durch Kombination beider ein wesentlich stärkeres. — Ob der Pyozyaneus bei Ansiedelung in den Lungen als einziges Bakterium infolge seiner starken Giftwirkung Krankheitserscheinungen auszulösen vermag, ist nicht bekannt; bei Infektion von anderer Stelle aus sind gelegentlich schwere septische Erkrankungen durch ihn beobachtet worden.

23. Verschiedene Bakterien von zweifelhafter Pathogenität: Fäulnisbakterien.

Außerdem wurden im Sputum oder direkt aus den Lungen noch eine ganze Reihe von Stäbchen und Kokken gezüchtet, deren Bedeutung nicht näher bekannt ist, und denen nach unseren Wissen jede Spezifität für eine bestimmte Erkrankung mangelt. So fand Babes ein dem Bacillus des malignen Ödems ähnliches Stäbchen, von Besser einen Bacillus striatus, Kühnau bei Diphtherie einen Bacillus curtus, Babes in einem Fall von Bronchiektasie einen Bacillus pyogenes foetidus, ein kurzes, Gelatine nicht verflüssigendes Stäbchen, Pansini den Bacillus úoccineus, ein bewegliches, rotes, pigmentbildendes Stäbchen, ferner einen Bacillus aurantiacus; Renard erhielt aus aspiriertem Lungensaft eines bronchopneumonischen Kindes das Bacterium termo, Guillemont bei Gangrän den Weekschen Bazillus und noch verschiedene nicht näher bestimmte Arten.

Von Kokken seien hier genannt: ein Coccus albus non liquefaciens von Tschistowitsch, ein kleiner unbeweglicher, paarweise, auch in Ketten oder Häufchen erscheinender, dem Staphylokokkus sehr ähnlicher Kokkus, der sich auf Gelatine schlecht und ohne Verflüssigung entwickelt, auf den übrigen Nährböden gut gedeiht und apathogen ist; ein Micrococcus albus liquefaciens von Pansini bei verschiedenen Erkrankungen nachgewiesen, ebenso ein Micrococcus versicolor; ein Coccus conglomeratus bei Anginen (Stooß), ein Mikrococcus γ, Barbier, ein Diplococcus γ bei Diphtherie (Kühnau); verschiedene Mikrokokken, oft als Diplokokken erscheinend, weiß oder goldgelb wachsend und Gelatine verflüssigend bei Argina lacularis (B. Fränkel).

Kokken der Sputumseptikämie. A. Fränkel fand sowohl im Speichel Gesunder wie Pneumoniker Kokken, die in der Regel als Doppelkokken mit mehr oder weniger zugespitzten abgewandten und etwas abgeplatteten zugewandten Polen auftraten und mit einer deutlichen Kapsel umgeben waren; sie hatten große Ähnlichkeit mit Pneumokokken, sollen aber nicht mit ihnen identisch sein. Auf Serumnährnöden entwickelte sich innerhalb 24 Stunden ein die Oberfläche überziehender, nahezu durchscheinender, grauweißer Belag, der im auffallenden Licht ein tautropfenähnliches Aussehen hatte.

Sowohl durch Injektion von Speichel wie von reingezüchteten Kolonien unter die Haut starben Meerschweinchen und Kaninchen in 24—48 Stunden unter septischen Erscheinungen; die Milz war geschwollen, im Blut fanden sich die nämlichen Kokken. Auch Katzen gingen daran zugrunde, während Hunde und Tauben sich völlig refraktär verhielten. Ein- bis zweimal 24stündiges Wachstum bei 42° in flüssigen Nährmedien reichte aus, um die pathogenen Eigenschaften dieser Kokken völlig zu vernichten. Bei Anwendung abgeschwächter Kulturen beobachtete Fränkel wiederholt fibrinös-lobäre Infiltration der Lungen.

Die von Gaffky bei der Kaninchenseptikämie gefundenen Keime sollen mit obigen identisch sein.

Von Miller ist außerdem ein in der Mundhöhle vorkommender Jodococcus magnus.

der sich mit Jod tiefblau färbt, beschrieben worden, dann eine kleinere Art, der Jodo-coccus parvus, endlich ein sich mit Jod rosa färbender Micrococcus rosaceus. Außerdem existieren in der Mundhöhle noch Kokken, die zu 6—10 in einer gemeinsamen Scheide liegen und Leptothrixformen ähnlich sind, der sogenannte Coccus vaginatus (= Bacterium iogenum von Baumgarten), sowie eine Reihe nicht näher bekannter Keime.

Neben dem Bacillus mesentericus, Staphylokokken, Streptokokken und dem Micrococcus catarrhalis wurde der Bacillus prodigiosus von Woodward und Clarke in dem dunklen, übelriechenden Sputum eines an einer chronischen Bronchialerkrankung leidenden Patienten gefunden. Er stellt ein sehr kleines, geißeltragendes bewegliches Stäbchen dar, das auf den gewöhnlichen Nährböden wächst und bei Zimmertemperatur einen mehr oder weniger intensiven roten Farbstoff produziert. Bei Bruttemperatur wächst er farblos, auch Woodward und Clarke konnten bei dieser Temperatur eine Abschwächung der Farbstoffbildung beobachten. Besonders schön geschieht die Farbstoffbildung auf Kartoffeln. Die Farbe wird hervorgerufen durch Pigmentkörnchen, die außerhalb der Bazillenleiber liegen. Auch Fluoreszenzerscheinungen werden beobachtet. Gelatine wird verflüssigt, Milch zur Gerinnung gebracht. Bei Entwicklung der Kulturen macht sich lebhafter Trimethylamingeruch bemerkbar.

Intraperitoneal geimpfte Meerschweinchen gehen unter Vergiftungserscheinungen zugrunde; in der Muskulatur von Fröschen ruft der Prodigiosus eine tödliche Phlegmone hervor.

Woodward und Clarke haben in dem betreffenden Sputum den Prodigiosus dauernd und in großen Mengen gefunden, so daß eine Mitbeteiligung an der Erzeugung des Krankheitsbildes nicht unmöglich erscheint, wie auch die beiden Autoren annehmen; bei dem geringen physikalischen Befunde, den der Kranke bot, läßt sich indes nicht sagen, ob und wieweit er tatsächlich anatomische Veränderungen verursachte. Zweifellos ist dagegen wohl, daß die Farbstoffbildung im Auswurf, in welchem — wie ausdrücklich bemerkt wird — keine roten Blutkörperchen zu finden waren, und dessen spezifischer Geruch auf ihn zurückzuführen ist.

Der Bacillus mesentericus vulgatus wurde von Woodward und Clarke mit dem Bacillus prodigiosus zusammen gefunden. Die gewöhnlich als Kartoffelbakterien bezeichneten, ziemlich großen Stäbchen treten einzeln, zu zweien oder in größeren Verbänden auf, tragen Geißeln und sind beweglich. Sporen werden gebildet.

Sie wachsen auf Agar in runden, weißlichen, dicken Kolonien, und verflüssigen Gelatine, wandeln Stärke zu Zucker um; Milch koagulieren sie zuerst und verflüssigen dann das ausgefällte Kasein durch Peptonisierung.

Soviel man bisher weiß, ist der Bacillus mesenterius ein harmloser Saprophyt, kann aber gewöhnt werden, auch im Tierkörper zu wachsen.

Bei Lungengangrän sind weiterhin von verschiedenen Untersuchern eine ganze Reihe von Anaerobiern gezüchtet worden, die hier kurz Erwähnung finden sollen.

Ein Bacillus serpens, der Traubenzuckergelatine von oben herunter verflürsigt, Bouillon trübt und fötiden Geruch entwickelt, beschreibt Guillemot. Er ist leicht färbbar, gramnegativ, für Meerschweinchen pathogen, wie Guillemot angibt.

Ebenfalls Guillemot züchtete ein großes unbewegliches Stäbchen mit deutlich abgekanteten Enden, das im Eiter von einer gut sichtbaren Kapsel umgeben war und das er als Bacillus perfringens bezeichnet. Gasbildung erfolgt sehr rasch in zuckerhaltigen Nährböden, die Kolonien gehen in linsenförmigen weißen Scheiben, die sich später leicht bräunlich verfärben, an. Rasches Absterben. Der Bazillus ist für Meerschweinchen sehr pathogen. Guillemot nimmt seine Identität mit dem Bazillus der Gasgangrän von E. Fränkel an.

Weiter fand Guillemot ein sehr großes unbewegliches Stäbchen von länglich ovoider Form, das sich bald im Zentrum besser wie an der Peripherie, bald abwechselnd stärker und schwächer in seinen einzelnen Partien färbte (Ziehl, Gentianaviolett, gramnegativ). Auffallend war der starke Polymorphismus. Dieses von Guillemot als Bacillus thetoides bezeichnete Stäbchen wächst langsam in Traubenzuckeragar unter geringer Gasbildung in hellbraunen, durchsichtigen Kolonien. Bei Meerschweinchen bildet sich an der Injektionsstelle ein Abszeß, dem die Tiere nach einer Reihe von Tagen erlagen.

Einen Streptobazillus mit zentraler Ausbauchung und von verschiedener Form, der sich in Zuckeragar und Bouillon langsam entwickelt, schildert gleichfalls Guillemot.

Als Bacillus racemosus beschreibt er ein kurzes, unbewegliches Stäbchen, oft zu zweien oder in Haufen zusammen oder in Ketten und von wechselnder Form. Er wächst in feinen gezacktrandigen grauen Kolonien auf Agar, später werden die Kolonien mehr graubraun. Bouillon trübt sich unter Bildung eines weißen Niederschlages. Für Meerschweinchen soll er pathogen sein, besonders mit anderen Keimen zusammen.

Ebenfalls bei Gangrän züchtete Guillemot ein kleines unbewegliches Stäbchen, oft vom Aussehen eines Diplokokkus, da die beiden Enden stärker lichtbrechend sind als die Mitte. Auf Agar sehr langsames Wachstum in rundlichen, tröpfchenförmigen, orangefarbigen

Kolonien, die fötiden Geruch entwickeln. Gasbildung erfolgt nicht. Auf Gelatine kein Wachstum. Ungleichmäßige Färbung, nach Gram Entfärbung. Mäßige Tierpathogenität. Ferner ein kleines, gerades, grampositives Stäbchen, das in weißen, feuchten, wenig adhärierenden, Gelatine langsam verflüssigenden Kolonien wuchs. Charakteristisch war der fötide Geruch der Kulturen. Für Kaninchen erwiesen sie sich in größeren Dosen pathogen.

Gleichfalls bei Gangrän züchtete Guillemot einen gramnegativen, nicht näher benannten Kokkobacillus, der sich zunächst nur im Kondenswasser entwickelte, dann aber auch in bläulichen, feuchten, die Gelatine verflüssigenden Kolonien wuchs. Geringe Pathogenität.

Den Bacillus fluorescens putridus (liquefaciens), kurze zu zweien verbundene bewegliche Stäbchen, die Gelatine verflüssigen und in den noch nicht verflüssigten Teilen grünlichgelbe Fluoreszenz erzeugen, fand Pansini dreimal im Auswurf verschiedener Kranker, Seth Evans in tuberkulösen Kavernen.

Ein dem Bacillus fluorescens non liquefaciens ähnliches Stäbchen, das sich von diesem aber durch Mangel an Eigenbewegurg unterschied, ist von Pansini bei verschiedenen Erkrankungen, bei von Hastings und Böhm bei Pneumoniefällen isoliert worden. Pathogenität unbekannt.

Von Frick wurde im bronchiektatischen Sputum ein Stäbchen, nur wenig länger als der Typhusbazillus, ungefähr 6—7mal solang wie breit, ohné Beweglichkeit gefunden, der die Eigenschaft hat, das Sputum grün zu färben, jedenfalls gedieh er, auf andere Sputa überimpft, gut unter Bildung eines grünen Farbstoffes. Er bezeichnete es daher als Bacillus virescens.

Ein ziemlich dünnes Stäbchen mit abgerundeten Enden, 1—4,8 μ lang, oft zu zweien vereint, fand Tschistowitsch in einer tuberkulösen Lungenfistel. Es ist gramnegativ, wächst aerob und anaerob und bildet auf Agar graugelbliche Tropfen, auf Gelatine gelbliche oder weißliche Kolonien, die bei schwacher Vergrößerung grau bis dunkelbraun erscheinen, auf Kartoffeln glänzende Häutchen wie aus zusammengeflossenen Bläschen einer dicken Flüssigkeit bestehen (charakteristisch). Bouillon wird nicht getrübt. Allein war das Stäbchen nicht sehr virulent, dagegen mit dem Bacillus agilis und dem Coccus albus non liquefaciens soll es raschen Tod der geimpften Kaninchen unter septischen Erscheinungen hervorgerufen haben. Mäuse verhielten sich refraktär. Tschistowitsch bezeichnet es als Bacillus fungoides.

Bacillus agilis. Tschistowitsch züchtete aus dem Eiter einer tuberkulösen Lungenfistel ein sehr bewegliches 4—5 μ langes, manchmal zu zweien gepaartes, manchmal auch zu kurzen Fäden vereinigtes gramnegatives Stäbchen, das sich rasch entwickelte. Auf Gelatine bildeten sich weiße bis braunweiße, verflüssigende Kulturen, auf Agar wenig haftende graugelbe Scheiben mit faserigen Rändern, auf Kartoffeln ein graugelbes Häutchen, von einem feucht zerfließenden Belag umgeben. Bouillon trübte sich unter Bildung eines Häutchens. Für Tiere waren die Bazillen wenig virulent. Auffallend war der unangenehme Geruch der Kulturen.

Lumniczer züchtete aus typischen bronchiektatischem Sputum ein koliähnliches Stäbchen, etwa 1,5—2 μ lang, etwas gebogen, an seinen beiden Enden abgerundet und in der Mitte verdickt. Es bewegte sich lebhaft, vermehrte sich durch Endosporenbildung, färbte sich mit allen Anilinfarben. Auf Agar entwickelten sich bei Bruttemperatur innerhalb drei Tagen mehr in der Tiefe sitzende, stecknadelkopfgroße Kolonien, die nach 6—7 Tagen einen Geruch verbreiteten, der dem des putriden Auswurfs völlig glich und lange Zeit hindurch bewahrt wurde. Auf Blutserum entstanden nach 2—3 Tagen graulichweiße, glänzende Oberflächenkolonien, die zuerst isoliert wuchsen, später zusammenflossen. Auf Gelatine kein Wachstum.

Nach Lumniczer erzeugt dieser Bazillus bei Meerschweinchen und Kaninchen sowohl durch die Trachea eingeblasen als intrapleural injiziert, eitrige Entzündung der Bronchien, größere und kleinere, zum Teil gleichfalls eitrige pneumonische Infiltrate, die nekrotisieren können. Wie weit der Bazillus für den Menschen pathogen ist, insbesondere inwieweit er an der Erzeugung putrider Prozesse beteiligt ist, läßt sich schwer sagen, da er stets mit anderen Keimen zusammen gefunden wurde. Ebenso ist es mit der Erzeugung des putriden Geruches. Lumniczer fand zwar, daß mit dem Verschwinden des Bacillus aus dem Auswurf dieser auch seinen Geruch verlor, doch konnte dies auch mit dem Rückgang der Fäulniserscheinungen zusammenhängen. Da bei der gleichen Erkrankung von verschiedenen Untersuchern eine ganze Anzahl von Keimen mit Fäulnisgeruch gezüchtet worden ist, so darf man wohl kaum annehmen, daß dem Lumniczerschen Bazillus eine spezifische Bedeutung zukommt.

Der Bacillus putrifidus Bienstock wurde von Rodella bei Gangrän gefunden.

Als Staphylococcus parvulus bezeichnet Guillemot einen sehr kleinen Kokkus in Diplokokken- oder Haufenform, der sich nach Gram färbt, in Gelatine in kleinen opaken Kolonien ohne Verflüssigung wächst, in zuckerhaltigen Nährböden sich rasch in bräunlichen Kolonien entwickelt, Bouillon trübt. Bei Kaninchen und Meerschweinchen rief er, subkutan einverleibt, Abszedierung hervor.

Unter verschiedenen ähnlichen Kokken isolierte Guillemot bei Gangrän endlich noch einen Micrococcus foetidus, der einzeln oder in Doppelform, gelegentlich auch in Ketten, sehr largsam wuchs und sich nach Gram färben ließ. Auf Gelatine entwickelte er sich überhaupt nicht. In Bouillon rief er leichte Trübung hervor. Die Gasbildung war gering, dagegen machte sich ein starker fötider Geruch der Kulturen bemerkbar. Meerschweinchen gingen nach Irjektion rasch zugrunde.

Rodella züchtete bei Gangrän eine aerob wachsende, stark verflüssigende Diplostreptokokkenart.

Repaci gibt an, einen in langen Ketten, deren Glieder meist aus zwei Stäbchen bestanden, wachsenden Streptobazillus gezüchtet zu haben, den er als Streptobacillus niger gangraenae pulmonis bezeichnet. Das Stäbchen ist 1—2 μ lang, unbeweglich, bildet keine Sporen, färbt sich nach Gram. Die anfärglich hellen Kolonien werden nach ungefähr zwei Wochen schwarz, besonders im Zentrum. Gelatine wird nicht verflüssigt, Zucker nicht vergoren, Indol nicht gebildet. Sehr unangenehm fiel der starke Fäulnisgeruch auf. Für Meerschweinchen war er bei Subkutaninfektion stark pathogen, rief gargränöse Abszesse an der Impfstelle hervor; nach intraperitonealer Irjektion starben die Tiere langsam unter Intoxikationserscheinungen. Repaci spricht ihm eine ursächliche Bedeutung für die Entstehung der Lungengangrän zu, Baumgarten bemerkt indes, daß diese Bedeutung nicht erwiesen sei.

Repaci fand ferner noch einen kleinen kettenbildenden grampositiven Kokkus (Streptococcus parvulus non liquefaciens), der anfangs in hellen, später in mehr schwärzlichen Kulturen wuchs, Gelatine nicht verflüssigte, kein Gas bildete, intensiven Fäulnisgeruch verbreitete. Geringe Tierpathogenität.

Der Milchsäurebazillus ist von Beyer im Auswurf einer an einem chronischen fibrirös diphtherischen Prozeß der Lungen leidenden Patientin gefunden worden. Er ist ein kleines, an den Enden meist lanzettförmig zugespitztes Stäbchen ohne Eigenbewegung, meist zu zweien, oft auch in Ketten wachsend. In Bouillon erzeugt er mäßige Trübung. Bei Zusatz von Milchzucker wird die Trübung unter Säuerung der Bouillon stärker. Auf Agar bildet er durchsichtige aus feinen Tröpfchen bestehende Beläge. Gelatine wird nicht verflüssigt, er wächst auf ihr in punktförmigen Kolonien. In zuckerhaltigen Nährböden wird kein Gas gebildet.

Der Milchsäurebazillus ist grampositiv.

Kreibohm isolierte aus einer bronchopneumonischen Lunge ein dem Milchsäurebazillus nahestehendes Bakterium.

Sonst ist nichts über sein Vorkommen berichtet; es ist auch nicht bekannt, ob ihm irgend welche Bedeutung zukommt.

24. Vibrionen, Spirillen.

Brix züchtete aus dem Sputum eines Pneumonikers einen Vibrio von fast genau der gleichen Länge und Dicke wie der Choleravibrio; er trug endständige Geißeln, zeigte lebhafte Eigenbewegung, gedieh gut auf allen Nährböden in feingekörnten, glattwandigen Scheibchen, verflüssigte Gelatine und bildete in Bouillon zuweilen eine Andeutung einer Kahmhaut; Milch wurde zur Gerinnung gebracht. Für Mäuse und Meerschweinchen war er nicht pathogen.

Unter Spirillen versteht man im allgemeinen korkzieherähnliche, bewegliche Gebilde mit flacheren oder steileren Windungen und kurzen hakenförmigen gebogenen Geißeln, welche nicht mehr als eine Biegung zeigen und wohl immer in größerer Zahl seitenständig vorhanden sind. Sie sind mehrfach bei Lungenprozessen gesehen worden, insbesondere bei Gangrän, zuerst wohl von Fischer. Kießling traf zwei nicht näher bezeichnete Spirillenarten bei der gleichen Erkrankung an, Guillemot züchtete anaerob ein dem Spirillum nigrum ähnliches, sehr bewegliches, grampositives Gebilde, das aber kein schwarzes Pigment trug. Bei Bronchiektasen stieß Lumniczer auf Spirillen, die wohl noch wiederholt gefunden, aber in der Regel nicht genauer identifiziert worden sind.

Auch sie scheinen ein regelmäßiger Bewohner der Mundhöhle bzw. kariöser Zähne zu sein, wenigstens fand Mühlens dort sehr häufig das sogenannte Spirillum sputigeneum, einen halbmondförmigen Vibrio mit ein bis zwei seitenständigen Geißeln. Ferner fand Stooß bei manchen Anginen vorwiegend Spirillen. Früher hatte schon Weibel aus Nasenschleim und Zungenbelag Spirillen gezüchtet. Ob ihnen eine pathologische Bedeutung zukommt, ist unbekannt.

25. Spirochaeten.

Spirochäten sind sowohl gelegentlich im Auswurf entdeckt worden, wie auch als normale Bewohner der Mundhöhle zu betrachten. Unter der außerordentlich großen Anzahl von Formen, die zum Teil sicher nur kleine Varietäten darstellen, seien nur einige erwähnt.

Man sucht sie am besten im frischen Präparat bei Dunkelfeldbeleuchtung, wobei sie sich lebhaft bewegen und dabei sich hell von der dunklen Umgebung abheben. Für Trockenpräparate empfiehlt sich die Tuschemethode, wobei etwas vom Auswurf oder Abstrich mit einem Tropfen Tusche auf dem Objektträger verrieben und dann gleichmäßig dünn ausgestrichen wird. Die Spirochäten nehmen die Tusche nicht an und heben sich dadurch als helle Gebilde von der dunklen Umgebung ab. Im übrigen kann man sehr gut die May-Grünwaldsche oder Pappenheimsche Färbung anwenden, nur muß man für gewöhnlich längere Zeit (bis einige Stunden) oder unter gelinder Erwärmung färben, als für die Darstellung der übrigen Teile des Sputums nötig ist.

1. Mundspirochäten. Im Zahnbelag finden sich drei verschiedene Arten von Spirochäten, die sich hauptsächlich durch ihre Größe unterscheiden, die Spirochaeta buccalis mit 3—10 flachen und unregelmäßigen Windungen in einer Gesamtlänge von 10 bis 20 μ, die zarte Spirochaeta dentium mit 4—20 Windungen von einer Gesamtlänge von 4—12 μ, endlich die Spirochaeta media, die eine Mittelstellung zwischen beiden einnimmt. Auch andere Namen sind ihnen noch beigelegt worden, so Sp. undulata, tenuis, denticula, recta, doch ist es wohl stets die gleiche Art (Gerber).

2. Spirochäten bei pathologischen Prozessen. Bei einer Reihe von Erkrankungen besonders der Tonsillen sind Spirochäten gefunden worden, die deshalb eine gewisse Sonderstellung einnehmen, sich morphologisch aber nicht oder nur wenig von den Mundspirochäten unterscheiden (bei Stomatitis ulcerosa von Bernheim, bei Anginen, Diphtherie etc.). Andere Formen lassen wieder eine Differenzierung zu.

Spirochaeta Vincenti. Plaut fand bei den nach ihm und Vincent benannten ulzerösen Anginen neben dem Bac. fusiformis oft in großen Mengen eine Spirochäte von 8—20 μ Länge und 3—4 meist flachen Windungen. Dieser Befund ist vielfach bestätigt worden. Über die Pathogenität ist man noch im unklaren; allein scheinen sie ohne Wirkung zu sein, zusammen mit dem Bac. fusiformis ist sie möglicherweise als Erreger der Erkrankung anzusehen. Näheres siehe unter Bacillus fusiformis. Als interessante Beobachtung sei hier noch angeführt, daß die Mundspirochäten nach Salvarsanbehandlung ebenso wie die Sp. pallida abnehmen (Gerber).

b) Auch bei Lungenprozessen sind eine Reihe von Spirochäten angetroffen worden, die zum Teil den im Munde vorkommenden Formen gleichen, zum Teil auch von ihnen abweichen. So fand Arnheim in mehreren Fällen von Lungengangrän, einmal auch bei Keuchhusten, eine Spirochäte, die er als Spirochaeta dentium ansprach und auch züchten konnte. Die Spirochaeta refringens sah er dagegen niemals. B. stellte von einer ähnlichen Form fest, daß sie in den befallenen Herden von allen Mikroorganismen am weitesten in das normale Lungengewebe eingedrungen war. Er ist daher nicht abgeneigt, ihnen eine pathologische Bedeutung für manche Fälle zuzuschreiben.

Ferner beobachtete Castellani in Ceylon chronische, zeitweise von Blutungen unterbrochene Bronchitiden, in deren Auswurf große Mengen von Spirochäten vorkamen, von denen er vier Formen unterschied: 1. sehr dicke, 15—30 μ lange Exemplare mit unregelmäßigen Windungen und spitzen Enden, 2. der Spirochaeta refringens ähnliche Formen mit spärlichen feinen Windungen, 3. sehr feine Formen, aber noch dicker wie die Spirochaeta pallida, 4. feine Formen mit regelmäßigen Windungen. Castellani führt die Entstehung dieser Bronchitiden auf die Spirochäten zurück.

Spengler gibt ferner an, aus Sputum bei syphilitisch-tuberkulöser Mischphthise, das sich durch ungewöhnlich zahlreiche zellige Elemente und schollig degerierte Kerne, die öfters „wie mit kleinen, perlgleichen Fettröpfchen — vielleicht vakuoläre Bildungen — erfüllt" schienen, auszeichnen soll, ein alkoholfestes und in vollkommen entwickeltem Zustande auch säurefestes ovoides Kurzstäbchen gezüchtet zu haben, dessen Überimpfung auf Kaninchen fortschreitende Ulzeration mit Reinkultur von Spirochäten hervorrief; in dem Sekret sollen auch vielfach Individuen vom Refringenstypus angetroffen werden. Bei den Rückzüchtungsversuchen wuchsen keine Spirochäten, sondern Reinkulturen von Körnern, die in die ovoiden Kurzstäbchen übergehen. Die Spirochaeta pallida soll nun der hüllenlose, protoplasmatische Zentralfaden dieses „Syphilisovoidbazillus" sein, die Spirochaeta refringens der Zentralfaden mit mehr oder weniger dicker Hülle. Im frischen Abstrich gibt Spengler an, oft massenhafte Spirochäten gefunden zu haben. An der Richtigkeit dieses eigentümlichen Befundes muß nach den neueren Untersuchungen über das Wachstum der Spirochäten wohl gezweifelt werden; vielleicht hat es sich um Mischkulturen gehandelt.

Thomson fand ebenfalls bei Fiebernden in 50 % zahlreiche Spirochäten. Die Ursache des Fiebers war nicht klargestellt (Tuberkulose?)

Daß wesentlich öfter Spirochäten im Auswurf vorhanden sind, als gewöhnlich angenommen wird, ist sehr wahrscheinlich; es würde sich vielleicht lohnen, näher auf ihr Vorkommen einzugehen. Auffallenderweise ist über die Spirochaeta pallida im Auswurf bei den doch nicht seltenen Ulzerationen in Mund und Kehlkopf nichts berichtet, soweit unser Wissen reicht.

26. Schimmelpilze.

In einer Reihe von Fällen hat man Schimmelpilze verschiedener Art im Auswurf gefunden. Die Sektionsbefunde haben bestätigt, daß es sich nicht um zufällig bei längerem Stehen an der Luft hinzugekommene Bestandteile handelte, sondern um Pilzwucherungen, die aus den Lungen stammten.

a) **Aspergillus fumigatus.** Am häufigsten von den Schimmelpilzarten wurde der Aspergillus fumigatus (Kolbenschimmel) angetroffen; er bildet ein bläuliches, später graugrünes Myzellager mit körniger Oberfläche, aus welchem die Hyphen, die Fruktifikationsorgane, aufsteigen, die mit einer Anschwellung (Endblase) endigen, aus der unverzweigte Fortsätze, die Sterigmen, sprossen, an deren äußersten Enden sich wieder die runden farblosen Konidien abschnüren. Mit der Zeit nehmen die Sterigmen eine bräunliche bis dunkelgraugrüne Farbe an. Gelegentlich bilden sich im Myzel Dauerformen (Perithezien). In ihm finden sich auch zuweilen keulenförmige, durch Sprossung entstandene Gebilde. Das Mycel kann einer Beobachtung **Fürbringers** zufolge auch mit Kalk inkrustiert sein.

Die Züchtung kann auf allen gebräuchlichen Nährböden geschehen, besonders eignet sich Brot oder eingedickte Pflaumenbrühe dazu. Die Schimmelpilze erscheinen ja schon häufig als unliebsame Verunreinigungen unserer Nährböden. Um sie zur Fruktifikation zu bringen, muß man besondere Methoden anwenden, auch die Züchtung auf dem Nährboden, auf welchem man sie gefunden hat, wird hierzu empfohlen.

Die Färbung erfolgt gewöhnlich mit Methylenblau.

Im Auswurf findet man ihn entweder in grauweißlichen derben, dem Auswurf beigemischten Körnchen oder auch in weichen flaumigen Massen, die sofort durch ihre schwärzliche Farbe auffallen (**Fürbringer** u. a., bei einem Diabeteskranken, **Herterich, Castellani**); auch glatte rundliche schwarzbraune, fötid riechende Klumpen von beträchtlicher Größe wurden gefunden (**Falkenheim**). Gelegentlich wird das Pilzgeflecht auch in dicken Platten, die die Größe eines Zehnpfennigstückes erreichen können, und zuweilen noch die Form des Grundlagers erkennen lassen, entleert; so erhielt z. B. **Schubert** einen deutlichen Abguß der einen Nasenhöhle. Diese Gebilde bestehen zum größten Teil aus dem Pilzgeflecht, dem noch Blut und Eiter beigemischt sein können. Bei der mikroskopischen Untersuchung fällt das Myzel am meisten auf, daneben kann man auch abgebrochene Fruchtstiele, schwarze Fruchtköpfchen, zuweilen auch Sporen, erkennen. In selteneren Fällen gelangen die Pilzfäden einzeln in den Auswurf. Eine sehr merkwürdige Angabe über das Vorkommen von Myzel und Fruchtträgern in einem Bronchialgerinnsel bei typischer Bronchitis fibrinosa macht **Popoff**. — Der Auswurf riecht zuweilen muffig.

b) Der **Aspergillus glaukus** unterscheidet sich von dem vorgenannten Pilz durch eine graue bis olivengrüne Färbung des Konidienrasens; die Konidien selbst sind von ellipsoider Form. **Osler** gibt an, ihn in bohnengroßen flaumigen Massen gefunden zu haben, die von einem Patienten mit diffusen Lungenerscheinungen in einem Hustenanfall entleert wurden. Es wird bezweifelt, daß es sich tatsächlich um Aspergillus glaukus gehandelt hat.

c) Der Pinselschimmel, **Penicillium glaukum**, zeichnet sich durch Gliederung seines Myzels aus, die für ihn charakteristisch ist; die Hyphen gehen an ihrer Spitze in Büschel auseinander, auf welchen die flaschenförmigen Sterigmen sitzen, die die Konidien in Ketten abschnüren. Die Konidien selbst bilden einen anfangs weißen Rasen, der später von der Mitte aus sich blaugrün verfärbt. Castellani hat dunkelgefärbte Körnchen dieses Pilzes im Auswurf tropischer Bronchomykosen gefunden.

d) Von dem gleichen Beobachter wurden in ähnlichen Fällen auch Endomyzesarten angetroffen.

e) Mukor corymbifer. Die Mukorarten (Blasenschimmel) sind durch das dem Ende der Hyphen aufsitzende Köpfchen zu erkennen; die Pilzhaut wölbt sich hier sackartig vor, in ihrem Innern werden Sporen gebildet; der sporenhaltige Teil schnürt sich von dem übrigen Teil durch eine Scheidewand ab, nach Zerstörung der Hülle treten die Sporen aus. Die Farbe des Myzels ist schneeweiß, die Sporangienträger sind doldenförmig verzweigt.

Im Sputum ist der Mukor corymbifer anscheinend bisher nicht gesehen worden, dagegen geben Fürbringer und Paltauf an, ihn bei Autopsien in auffallend harten, nur im Zentrum nekrotischen Lungenherden gefunden zu haben; es ist also wohl möglich, daß er gelegentlich im Sputum vorkommt, wiewohl er mehr im hämorrhagischen indurierten Lungengewebe zu sitzen scheint als in den Höhlungen selbst.

f) Hier seien noch der Rostpilz, die Puccinia graminis erwähnt, der von Virchow in der Nase eines an hämorrhagischer Pneumonie verstorbenen Mannes, bei welchem ausgebreitete Aktinomyzeswucherungen vorhanden waren, gefunden wurde.

g) Eine Tilletiaart (Tilletia caries Tul.), die zu den Brandpilzen gehört, wurde als Nebenbefund im Auswurf eines an Aspergillose erkrankten Getreidearbeiters von Falkenheim entdeckt. In diesem Auswurf befanden sich auch Pflanzenhaare. Es ist bisher nicht erwiesen, daß diesen Pilzen, die den Schmier- oder Steinbrand des Getreides erzeugen, eine menschenpathogene Wirkung zukommt.

Pathognomonische Bedeutung. Der Befund von Schimmelpilzen im frischen Sputum, besonders wenn es sich um größere Myzelgeflechte in derben Körnern oder membranartigen Gebilden handelt, ist für die Beurteilung des Krankheitsbildes von recht weittragender Bedeutung. Diese Pilze vermögen sowohl in den oberen Luftwegen wie im Lungenparenchym selbst Veränderungen zu erzeugen. Daß sie die Erreger eines eigentümlichen Prozesses, dessen Hauptmerkmal die Bildung sammetartiger, grauweißer Massen mit hervortretenden Knöllchen und Leisten in Nase, Mund und Rachen sowie Kehlkopf und Trachea, gelegentlich auch des Ösophagus sind, geht aus den mitgeteilten Krankengeschichten mit Sicherheit hervor. Schwieriger ist die Entscheidung, ob die in den Lungen vorgefundenen Veränderungen einer anderen Erkrankung, am häufigsten einer tuberkulösen, seltener aktinomykotischen oder sonstigen, zu Gewebszerstörung führenden Infektion, zuzuschreiben sind, oder ob es sich um spezifische Wirkungen des in gesundes Lungengewebe eingedrungenen Schimmelpilzes handelt. Aus einer Reihe von Sektionsberichten, angefangen von den Virchowschen, ist ersichtlich, daß der Pilz ganz bestimmte Veränderungen, scharf umschriebene braune, mit einem harten Wall umgebene Herde, die bei längerem Bestehen in eine nicht fötide Nekrose übergehen, auch im gesunden Lungengewebe zu erzeugen vermag, wie sie von keinem anderen Erreger hervorgerufen werden. Der Pilz selbst ist in der Wand dieser Herde, die bei Zerfall von einem typischen grauweißen schmierigen oft auch derben mörtelartigen mit der Wand fest verwachsenen Belag ausgekleidet werden, regelmäßig gefunden worden. Gelegentlich mögen auch durch Sekundärinfektionen mit dem Pilz vorgebildete Höhlen befallen werden, doch scheint dies verhältnismäßig selten zu sein. Fäulnis schließt ihn aus. Die anfängliche Meinung von einer Zweitinfektion auf präformiertem Boden (tuberkulöse Kavernen, Abszeß, Gangrän, Bronchiektasien) ist wohl dadurch begründet gewesen, daß man Pilzelemente nur verhältnismäßig spärlich und nur an einzelnen Stellen gefunden hatte. Nach den Beobachtungen von Saxer liegt dies vielleicht daran, daß in manchen Fällen die Pilzelemente in ähnlicher Weise wie das elastische Gewebe in den Lungenherden einer Auflösung unterliegen können, jedenfalls fand Saxer Aspergillusfäden nur in einer verhältnismäßig kleinen Zahl der ausgehusteten Lungenfetzen und nur in den größten Stücken. So ist es auch zu erklären, daß man gelegentlich in Fällen, in denen die Autopsie eine unzweifelhafte Pilzmykose aufdeckte, das Sputum frei von Pilzelementen angetroffen hat.

Wenn also eine Sekundärinfektion mit Schimmelpilzen wohl möglich ist, so vermögen diese doch unzweifelhaft auch primäre Veränderungen im Lungengewebe hervorzurufen; jedenfalls sind die vorgefundenen pathologischen Veränderungen als eine Krankheit eigener Art zu betrachten. Erwünscht wäre allerdings, besonders wegen des öfteren Zusammentreffens mit tuberkulösen Veränderungen, eine nochmalige Prüfung der Frage unter Heranziehung neuerer Untersuchungsmethoden, ganz besonders unter Berücksichtigung der Muchschen Granulafärbung.

Nach französischen Autoren soll die Aspergillose bei Taubenmästern und Haarkämmern, die mit aspergillushaltigem Material in Berührung kommen, sich als eine Erkrankung ganz analog der Tuberkulose entwickeln. Zum Teil hat es sich vielleicht um reine Aspergillusmykosen gehandelt, zum Teil jedenfalls auch um mit Tuberkulose vermischte Prozesse, denn bei manchen Patienten wurden im Laufe der Erkrankung Tuberkelbazillen im Auswurf nachgewiesen. Dieses Zusammentreffen ist auffallend, man darf daraus, soweit die heutigen Erfahrungen reichen, aber noch nicht auf ein generelles Zusammengehen von tuberkulösen mit mykotischen Prozessen schließen; es berechtigt also auch nicht die Anwesenheit von Pilzrasen im Auswurf zur Annahme einer Tuberkulose. Auch von einer Pseudotuberculosis aspergillina wird man hiernach nicht sprechen können (Eppinger).

Die diagnostische Bedeutung der Schimmelpilze ergibt sich aus dem eben Gesagten. Ihre Menge im Auswurf ist nicht immer maßgebend, kommen sie in größeren Verbänden vor, so läßt sich besonders für den oberen Teil der Atmungswege gelegentlich der Sitz der Erkrankung aus ihrer Form erkennen. Ausgeschlossen muß natürlich werden, daß eine Ansiedelung erst nach Entleerung des Sputums erfolgt ist.

Oidium albicans.

Morphologie. Das Oidium albicans (der Soorpilz), das gewöhnlich den Schimmelpilzen, von manchen Untersuchern wegen zuweilen erfolgender Sprossung auch den Sproßpilzen zugezählt wird, bildet ein dichtes weißes Myzelgeflecht, das sich dadurch auszeichnet, daß sich in ihm walzenförmige Körper mit Vakuolen und auf Methylenblau metachromatisch wirkende Substanzen bilden, ohne daß endogene Sporen entstehen; die Dicke des Myzelgeflechtes ist nicht gleichmäßig, sondern seine Fäden werden von Zeit zu Zeit von Einkerbungen unterbrochen. Häufig sieht man auch reihenweise aneinander gelagerte Zellen, die oft winkelig zueinander gestellt sind und Sprossungen aufweisen.

Züchtung und Färbung erfolgen mit den gewöhnlichen Methoden. Nach M. B. Schmidt leistet die Weigertsche Fibrinfärbung gute Dienste. Nach Gram färben sich die Konidien sehr gut, weniger das Myzel.

Vorkommen. Das Oidium hat man früher anscheinend häufiger als heutzutage in einem Auswurf gefunden, der entweder aller spezifischer Merkmale entbehrte, der zuweilen aber auch als „brandig und nach Hefe riechend“ ge-

schildert wurde. Das Oidium bildete zusammenhängende grauweißliche sammet-
artige Membranen, bei geringerer Entwicklung kleinere weißliche, mehr pfropfen-
ähnliche Lager oder sich nur wenig differenzierende Geflechte und einzelne
Fäden. Vielfach wird der Belag auch von geronnenen Massen gebildet.

In der Mehrzahl der Fälle, in welchen das Oidium dem Sputum beigemischt
ist, stammt es aus Mundhöhle, Rachen, gelegentlich auch Kehlkopf und Trachea.
Es kommt hierbei nur selten zu größeren zusammenhängenden Membranen.
Nach Bernstein kommt es überhaupt in 50% aller untersuchter Mundhöhlen
vor, so daß man sich bei der Sputumuntersuchung stets vergewissern muß,
ob es nicht erst in der Mundrachenhöhle diesem beigemischt ist. Bei verschiedenen Erkrankungen des Halses kann es reichlicher wuchern, so nach Stooß
bei Anginen.

Am häufigsten wurde sein Vorkommen bei putrider Bronchitis beobachtet;
Rosenstein und Freyhan trafen es dort in den grauweißen zu Boden
sinkenden hirse- und sagokorngroßen Pfröpfen eines typischen, grünlichgelben,
stinkenden Auswurfs. Auch Jaffé und Leyden erwähnen sein Vorkommen
bei dieser Erkrankung. Gelegentlich scheint es auch bei Tuberkulose reichlicher
zu gedeihen (Pansini, Legay und Legrain). Kerschensteiner fand es
verhältnismäßig selten. Erwähnenswert ist ferner noch, daß Castellani in
Ceylon bei kleinen Epidemien von Bronchitis das Oidium regelmäßig vorfand.

Pathognomonische Bedeutung. Das Auffinden des Oidiums im Sputum
muß natürlich sehr verschiedene Beurteilung erfahren. Um seine Bedeutung
einzuschätzen, muß die Möglichkeit einer Verunreinigung des schon entleerten
Auswurfs oder die Beimengung aus der Mundhöhle ausgeschaltet werden.
Die im oberen Teil des Respirationstraktus sich ansiedelnden Kulturen tragen
wohl stets saprophytischen Charakter, haben aber insofern eine große Bedeutung,
als sie uns einen schweren Allgemeinzustand des Patienten, bei Kindern ganz
besonders Ernährungsstörungen, anzeigen. Zuweilen ist eine Wirkung auch in
der Weise möglich, daß sie infolge übermäßiger Wucherung schon mechanisch
die Atmung behindern können.

Stammt das Oidium dagegen mit Sicherheit aus den Lungen selbst, so
spricht sein Auftreten mit größter Wahrscheinlichkeit für das Vorhandensein von
Zerfallshöhlen. Die Disposition zu einer Infektion ist zweifellos vorhanden, wie
besonders deutlich der Kranke von Rosenstein beweist, der von einem gegen-
überliegenden mit Soor behafteten Patienten infiziert wurde. In der Regel
wird man in solchen Fällen das Oidium nur als ziemlich harmlosen Saprophyten
bezeichnen können, es liegen aber auch Sektionsbefunde vor, nach denen eine
pathogene Wirkung des Oidium sehr wahrscheinlich ist. Boyce fand gelegentlich einer Sektion kleine Kavernen nichttuberkulöser Natur, deren Bildung
er auf Ansiedelung des Soorpilzes zurückzuführen geneigt ist, auch Slaviansky
traf ähnliches an. Die Untersuchung von M. B. Schmidt hat ferner ergeben,
daß zuweilen der Pilzbelag mit der Bronchialschleimhaut in sehr innige Beziehung
treten kann (besonders da, wo statt des Zylinderepithels Plattenepithel getreten
war), diese durchsetzt, bis in die Submukosa dringt und sogar die Gefäßwände
durchbohrt. Besonders das letztere soll recht charakteristisch sein. Auch
Alveolarlumina waren ganz von Pilzmassen ausgefüllt, so daß M. B. Schmidt
den Eindruck einer primären Infektion der Bronchien und Lungen gewann.
Ebenso ist Castellani der Ansicht, daß bei seinen Patienten eine primäre
Infektion vorlag; er spricht direkt von einer Oidiumbronchitis. Natürlich
ist die Entscheidung außerordentlich schwer, ob es sich tatsächlich um eine
primäre Infektion oder erst nachträgliche Überwucherung, die dann das ganze
anatomische Bild beherrscht, handelt. Die Angabe von Jannin, daß das
Blut eines Phthisikers, in dessen Auswurf ein „Mycoderma pulmonum Vuill.“

gefunden wurde, dieses agglutinierte, ist nur dahin zu verwenden, daß dieser Pilz die Bildung von Antikörpern veranlaßte, also mit dem Körper in innigere Beziehungen trat. Wieweit der Pilz in seiner Tätigkeit durch vorhandene Fäulnisbakterien unterstützt wird, läßt sich schwer beurteilen.

Die diagnostische Bedeutung richtet sich nach dem Gesagten.

27. Hefezellen.

Eigenschaften. Die Hefezellen stellen verschieden große, meist nicht ganz die Größe eines roten Blutkörperchens erreichende ovale, einzeln liegende oder zu kurzen Ketten oder Sproßverbänden zusammengeschlossene Gebilde mit deutlicher Membran und meist nur wenig sichtbarem Kern dar; Körnchen (die sich mit Methylenblau oft rot färben), Fettkügelchen, Vakuolen sind bei

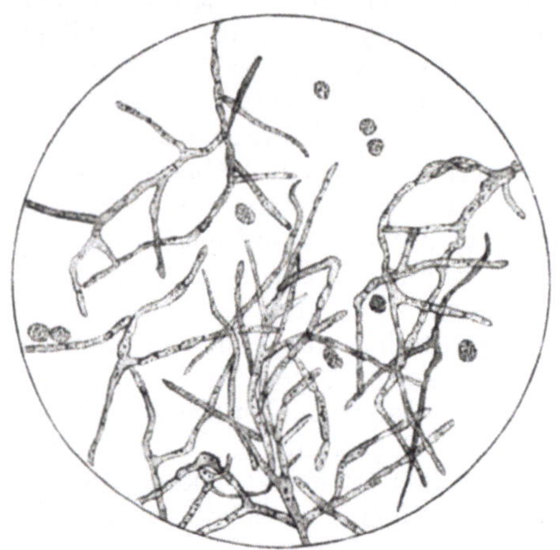

Abb. 65. Hefepilz (Tornla-Art) aus ausgehustetem Rachenbelag.

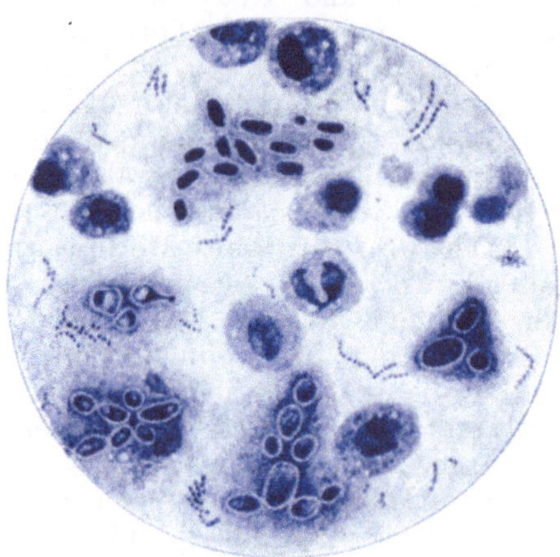

Abb. 66. Hefezellen, daneben Streptokokken bei putrider Bronchitis. Öl-Imm. $^1/_{12}$. Ok. 2.

stärkerer Vergrößerung häufig in ihnen sichtbar. Für gewöhnlich sind sie farblos oder fallen durch einen leicht grünlichen Schimmer auf, letzteres vielleicht hauptsächlich die aus dem Magen stammenden Zellen).

Die Kultivierung erfolgt auf den gewöhnlichen Nährböden, besonders gut auf Bierwürze und Kartoffelgelatine, wo sie weiße, bröckelige und zapfenartig hervorragende Kolonien von charakteristischem Geruch bilden, deren feinere Struktur nur am Rande erkennbar ist. Gelatine wird nicht verflüssigt.

Vorkommen. Hefezellen finden sich in jeder normalen Mundrachenhöhle, von wo aus sie sich im Sputum in vereinzelten Exemplaren beimengen können. Auch die Nase ist gelegentlich ihr Aufenthaltsort (Neumann). Im Auswurf werden sie häufig bei Abszeß, Gangrän, bronchiektatischen und tuberkulösen Kavernen gefunden, in denen sie sich angesiedelt haben. In zusammenhängendem Rasen sind sie im Auswurf aus den Lungen wohl noch kaum beobachtet worden, solche hat man nur im Rachen gesehen. Eppinger erwähnt die Bildung eines soorähnlichen Überzuges im Munde durch massenhafte Hefeansiedelung bei einem Typhuskranken und Troissier und Achaline konstatierten sie bei einem Patienten, der an „parasitärer Angina" litt. Bei genauerer Untersuchung würde man vielleicht noch häufiger auf solche Beläge von Hefezellen stoßen. Erwähnt sei auch noch eine Beobachtung von Stöcklin, der sie in reichlicher Menge bei Diphtherie antraf.

Für gewöhnlich kommt dem Saccharomyces albicans keine besondere Bedeutung zu, er ist als harmloser Höhlenbewohner zu betrachten. Da er jedoch nachgewiesenermaßen in manchen, wenn auch seltenen Fällen, durch Eindringen in die Blutbahn zu schwerer septischer Allgemeinerkrankung führen kann, so wäre es nicht unmöglich, daß eine derartige Invasion einmal auch von der Lunge aus stattfindet. Ob ihr reichliches Vorkommen in Höhlen für den Zerstörungsprozeß eine Bedeutung hat, ist nicht bekannt. Ihre Ansiedelung in Mund und Rachen als zusammenhängender Belag ist vielleicht nicht bedeutungslos, nach Stöcklin soll dadurch die Prognose der Diphtherie verschlechtert werden. Es fragt sich hier nur, ob nicht Ursache und Wirkung verwechselt worden ist.

Aillard berichtet, im Auswurf bei Bronchitis chronica und Tuberkulose einen Pilz gefunden zu haben, ungefähr zweimal so groß wie ein weißes Blutkörperchen, der bläuliche Massen aus deformierten, doppelkonturierten Sporen von hyaliner Beschaffenheit, gelegentlich auch ein Myzelgeflecht bildete. Eine nähere Identifizierung hat anscheinend nicht stattgefunden.

Algen.

Salisbury gibt an, im Auswurf bzw. Mundsekret von Wechselfieberkranken neben Pilzsporen, Diatomen, Dismidien konstant einzelne oder in Haufen zusammen gelagerte Algenzellen gefunden zu haben. Ähnliche Exemplare habe er in Wassertümpeln angetroffen. Des Abends sollen diese Gebilde einen eigentümlichen Reiz im Munde erzeugt haben, unter gleichzeitigem Beklemmungsgefühl und Schmerz auf der Brust; nach Verlassen der sumpfigen Niederungen seien diese Beschwerden sofort geschwunden.

Um was es sich hier wirklich gehandelt hat, ist unklar. Da es nicht eine einzelne sondern wiederholte Beobachtungen waren, ist es wohl möglich, daß hier nicht atmosphärische Einflüsse die Ursache der asthmatischen Beschwerden waren, sondern die Algenzellen. Auffallend ist nur, daß es so verhältnismäßig große Gebilde gewesen sein sollen, die in die Atmungswege gelangten, bei den uns bekannten Erscheinungen handelt es sich sonst stets um minimale Teilchen (z. B. Pollen).

28. Protozoen.

Gelegentlich wird das Vorkommen von einzelligen Lebewesen im Auswurf erwähnt, es ist dies aber immer ein verhältnismäßig seltenes Ereignis.

a) Amöben. 1. Entamoeba buccalis (gingivalis, dentalis), eine kleine, ziemlich lebhafte Amöbe, 6—32 μ im Durchmesser messend. Ihr Protoplasma ist auch bei Ruhe in ein mehr oder minder ausgebildetes, helles, stark lichtbrechendes Ektoplasma gesondert; letzteres enthält eine größere Zahl von Nahrungsvakuolen, eine kontraktile Vakuole fehlt dagegen. Der Kern ist klein, rundlich, bläschenförmig, besitzt eine deutliche Membran, sowie Binnenkörper mit Chromatinkörnern. Die Bewegungen der Amöbe sind mannigfach; Hartmann vergleicht sie plötzlich hervorbrechenden bruchsackartigen Vorwölbungen von verschiedener Größe, in welche das übrige Plasma nachströmt. Häufig kann man in ihnen auch Leukozyten sehen, deren unverdaute Reste (Kernsubstanzen) ganz plötzlich ausgestoßen werden.

Die Amöbe wird im Zahnbelag und kariösen Zähnen gefunden, wo sie verschieden häufig vorkommt; man hat sie ferner bei einem Karzinom des Mundbodens sowie bei Schleimhautulzerationen angetroffen. Nach Doflein gehört auch die im Auswurf aus Lungenkavernen von Artault gefundene Amoeba pulmonalis hierher, ebenso die von Behla bei Keuchhusten angetroffene;

Kißling berichtet von dem Vorkommen von Amöben bei Lungenbrand, ohne sie näher zu beschreiben. Nachdem das Überwandern verschiedener Parasiten aus dem Magendarmkanal in die Lungen bekannt ist, wäre es nicht ausgeschlossen, daß es sich gelegentlich auch um die Entamoeba coli handelte, die sich von der vorgenannten durch den Mangel einer Sonderung in Exo- und Entoplasma im Ruhezustand auszeichnet.

2. **Entamoeba tetragena (histolytica).** Diese zeichnet sich ebenso wie die Amoeba buccalis durch die Trennung in Ekto- und Entoplasma schon in der Ruhe aus. Das Ektoplasma ist stark lichtbrechend, zähflüssig und allein an der Pseudopodienbildung beteiligt. In dem feingekörnten Entoplasma sind oft Bakterien, Zelltrümmer, rote Blutkörperchen in solcher Menge vorhanden, daß der Kern ganz verdeckt wird. Dieser ist rundlich, von einer derben Membran umgeben, reich an Chromatin und fällt durch periphere Chromatinanhäufung auf. Das Karyosom ist als rundes von einem hellen Hof umgebenes Chromatinkorn erkennbar. Die charakteristische vierkernige Zyste ist im Auswurf bisher anscheinend noch nicht beobachtet worden.

Das Vorkommen der Dysenterieamöbe im Auswurf wird nur von Powell und Hartley erwähnt, die sie beim Durchbruch tropischer, durch die Dysenterieamöbe verursachetr Leberabszesse fast regelmäßig gefunden haben. Von den Leukozyten unterscheiden sich die Amöben durch ihre Größe, ihre Bewegungen und ihr starkes Lichtbrechungsvermögen schon bei schwacher Vergrößerung. Man untersucht am besten ganz frischen Auswurf; bei der Anfertigung des Präparates vermeide man jeden stärkeren Druck; ein geheizter Objekttisch ist angenehm, für frische Sputa aber nicht unbedingt nötig.

Zur Herstellung von Dauerpräparaten fixiert man die dünnen Deckglasausstriche, indem man die Deckgläser mit der Schichtseite nach unten in eine 60—70⁰ heiße Lösung von 1%igem Sublimat oder Jodalkohol fallen läßt, sie einige Minuten darin hält, dann in 60%igen Jodalkohol für eine halbe Stunde und endlich in 70⁰%igen Alkohol überführt. Nach erfolgter Beizung in $3^{1}/_{2}$%iger Eisenalaunlösung durch 10 Minuten und Abspülen in Wasser erfolgt die Färbung mit folgender Lösung: Hämatoxylin 5,0, Wasser 95,0, gesättigte Lithiumkarbonatlösung 6 Tropfen (Mischung alt werden lassen) $^{1}/_{2}$ bis 1 Stunde lang, dann Abspülen mit Wasser und endlich differenzieren mit $2^{1}/_{2}$%iger Eisenalaunlösung unter steter Kontrolle mit dem Mikroskop. Das Protoplasma soll hellblaugrau, das Kernchromatin dunkelschwarzblau erscheinen (Mursche Modifikation der Heidenhainschen Färbung).

b) **Malariaplasmoiden.** Nach Sticker sollen im blutigen Sputum, das bei verschiedenen Erkrankungen der Lunge, besonders bei Tuberkulose, nach einer anderen Mitteilung aber auch zur Zeit der Menstruation vikariierend infolge Kongestionen im Malariaanfall auftreten kann, Malariaplasmodien in den roten Blutkörperchen zu finden sein.

Bei der Seltenheit dieses Vorkommens kann hier auf eine Wiedergabe der Schilderung von Malariaparasiten wohl verzichtet werden. Es ist leicht verständlich, daß auf diese Weise gelegentlich auch andere Blutparasiten Trypanosomen, Rekurrensspirillen im Auswurf erscheinen können.

c) **Flagellaten.** Kannenberg beschrieb ursprünglich im Auswurf bei Lungengangrän ein Geißelinfusorium mit einer einzigen Geißel als Monas lens; es ist aber fraglich, ob wirklich nur eine Geißel vorhanden war, denn neueren Forschungen zufolge tragen auch die Monaden neben der Schwanzgeißel drei weitere Geißeln an der Mundöffnung. Doflein faßt alle ähnlichen Gebilde unter dem Namen Trichomonas zusammen, deren einzelne Formen etwas variieren können, prinzipiell aber nicht verschieden sind; andere Untersucher trennen wieder die Trichomonas hominis, um die es sich hier in den meisten Fällen handeln dürfte, von der Chilomastix Mesnil (s. Monocercomonas hominis). Die Trichomonas hominis ist ein 5—10 μ langes und 2—3 μ breites Protozoon von birnenförmiger Gestalt; das ausgezogene hintere Ende endigt in einen geißelförmigen Fortsatz, der als Fortsatz des Randfadens der undulierenden Membran anzusehen ist; drei weitere Geißeln entspringen von dem sogenannten Basalkorn an der Mundöffnung; von dem gleichen Punkt aus zieht ein Achsenstab durch die ganze Länge des Körpers. Nahe dem vorderen Ende, etwas seitlich vom Achsenstab, liegt der Kern mit deutlichem Karyosom und Kernmembran. Im Innern des Leibes trifft man häufig Nahrungsvakuolen mit Kokken und Verdauungsprodukten. Unter dem Mikroskop erkennt man die Trichomonas sofort an ihren ziemlich lebhaften schlängelnden Bewegungen. Die drei vorderen Geißeln befinden sich in lebhaftem Flimmern.

Für die vitale Färbung können nach Doflein verschiedene Farbstoffe verwendet werden, Methylenblau, Bismarckbraun, Brillantkresylblau, für den Vakuoleninhalt und die Kernsubstanz auch Neutralrot oder Hämatoxilin oder Neutralviolett in einer Verdünnung von 1: 10 000. Die Herstellung von Dauerpräparaten erfolgt wie bei den Amoeben.

Vorkommen. Trichomonas ist am häufigsten im Auswurf bei Lungengangrän gefunden wurden, so von Kannenberg, Litten u. a. Auch die von Grimm beschriebene Flagellate bei einem Lungenleberabszeß dürfte hierher gehören. Die Menge wechselt von einzelnen bis zu zahlreichen Exemplaren, es sind auch kleine, aus ihnen zusammengesetzte Pfröpfe gefunden worden. Gelegentlich kommt Trichomonas auch in kariösen Zähnen oder im Tonsillareiter vor. Alkalische-Reaktion des Nährbodens soll ihrer Entwicklung günstig sein.

Zysten sind anscheinend im Auswurf noch nicht angetroffen worden; sie werden leicht mit weißen Blutkörperchen verwechselt.

Über das Vorkommen von Lamblia intestinalis im Auswurf ist nichts bekannt.

Stockvis hat in einem Falle, den er für Leberabszeß ansprach und bei bei welchem anscheinend die Zerstörung auf das Lungengewebe übergegriffen hatte, lebende und abgestorbene Exemplare von Balantidium coli angetroffen, ich selbst sah das gleiche Protozoon einmal zufällig bei einer Bronchitis. Das Balantidium coli ist ein Wimperinfusorium von ovaler Gestalt, das 60—100 μ in der Länge und 50—70 μ in der Breite mißt. Der Körper fällt durch Längsstreifung des Ektoplasmas und die durchgehende feine Bewimperung auf, mittels deren äußerst lebhafte wälzende Bewegungen ausgeführt werden. Am vorderen Ende läßt sich eine bewimperte Mundöffnung unterscheiden, durch welche Nahrungsstoffe eingeführt werden, die man dann im Innern des Protoplasmas angehäuft sieht. Im Körper sieht man endlich noch einen großen, längsovalen, meist nierenförmigen Kern, daneben einen zweiten kleineren.

Die Bedeutung dieser Protozoen im Auswurf scheint eine geringe zu sein; sie siedeln sich in der Regel erst in präformierten Höhlen der Lungen an, gelegentlich gelangen sie auch vom Darm durch die Leber direkt in jene hinein. Ob eine Prädisposition bestimmter Erkrankungen für ihre Einwanderung besteht, läßt sich schwer sagen. Auffallend ist, daß Kannenberg sie häufiger in gangränösen Herden, dagegen nie in Abszeßhöhlen angetroffen hat. Ihr Vorkommen in der Mundhöhle ist ohne jegliche Bedeutung.

29. Höhere Parasiten.

a) Echinokokken. Vom Echinokokkus, der Jugendform der Taenia echinococcus, können verschiedene Bestandteile im Auswurf vorgefunden werden, der entweder dem plötzlich entleerten, ganz dünnen und wasserklaren Blaseninhalte entspricht, in anderen Fällen eitrig ist, oder durch Beimengung von Blut und Galle die verschiedenartigsten Farbtöne annimmt.

Entweder werden noch ganze Blasen von wechselnder, meist Kirsch- bis Walnußgröße, ausgehustet oder es zeigen sich einzelne Blasenfetzen die von größeren Zysten stammen. Je nachdem es sich um frischere oder ältere Membranen handelt, sind sie mehr glasig durchscheinend oder mehr gelbweiß, so daß sie mit fibrinösen Membranen verwechselt werden können. Auch verkalkte Blasen können gelegentlich vorkommen, wie Verfasser beobachtet hat.

Die Dicke der Blase beträgt ungefähr $^1/_2$—1 mm, je nach dem Alter. Die mikroskopische Untersuchung läßt auf dem Querschnitt deutliche Querstreifung der Chitinhaut erkennen; die einzelnen Linien folgen in unregelmäßigem Abstande und sind auch nicht immer ganz scharf strichförmig, sondern erscheinen zuweilen wie aus dicht aneinanderstehenden Pünktchen zusammengesetzt. Das dazwischenliegende Gewebe ist strukturlos, zeigt höchstens vereinzelte feine Pünktchen. Die Innenfläche der Membran ist von einer zarten parenchymatösen Schicht ausgekleidet.

Selten werden auch ganze Skolizes ausgeworfen, ungefähr 3 mm lange, mit 4 Saugnäpfen, Rostellum und 2 Hakenkränzen versehene, den Kopf des Tieres darstellende Brutknospen; zuweilen stehen sie noch mit der Mutterblase in Zusammenhang, in die sie gewöhnlich hineingewachsen waren, seltener sich an deren Außenseite entwickelt haben. Wesentlich häufiger findet man vom Hakenkranz losgelöste Häkchen, kleine, ungefähr zwei Millimeter große Gebilde, die zu Verwechslungen kaum Anlaß geben können. (S. Abb. S. 172.)

Wie der Echinokokkus sich in der Lunge ansiedelt, ist bekannt. Der ausgebildete Bandwurm lebt im Hundedarm, seine Eier gelangen aus diesem in den menschlichen Magendarmkanal, wo durch Verdauung der Eihülle der Embryo frei wird und die Darmwand durchbohrt. Vom Darm wandert er teils durch Eigenbewegung teils durch den Blutstrom in die verschiedensten Organe, er muß also stets zuerst — wie Fränkel betont — die Leber passieren und wird erst von dort aus durch das rechte Herz nach der Lunge verschleppt; durchbohrt er den untersten Teil des Darms, so gelangt er zunächst in die unteren Hämorrhoidalvenen und durch die Cava inferior in das rechte Herz. Schließlich wäre es auch noch möglich, daß er aus dem Darmkanal rückwärts in den Bronchialbaum einwandert und dort die Bronchien durchbohrt. Infolge des langsamen Wachstums bilden sich entweder eine große Blase oder durch Sprossung mehr oder minder zahlreicher Tochterblasen aus, an denen die Brutkapseln knospen.

Was die Bedeutung des Echinokokkus für die Pathologie der Lungen betrifft, so ist es zunächst nicht nötig, daß er unbedingt Reaktionserscheinungen von seiten der Lungen erzeugen muß, ganz besonders dann nicht, wenn die Blasen klein bleiben oder verkalken. In der Mehrzahl der Fälle wird jedoch durch Sekundärinfektion Abszedierung des umgebenden Lungengewebes hervorrufen, wodurch die Bestandteile dann an den Tag befördert werden.

Die Diagnose ist mit dem Nachweis von Bestandteilen im Auswurf klargestellt; es handelt sich nur um die Frage, ob der Parasit aus der Lunge selbst stammt oder erst durch Durchbruch aus der Leber in diese gekommen ist. Nachweis von Gallenfarbstoff, eventuell auch von Leberzellen erleichtert die Entscheidung. Prognostisch müssen Echinokokkenbestandteile im Sputum mit Vorsicht gewertet werden; der schlechte Ausgang vieler Fälle ist bekannt. Das Auftreten bereits verkalkter Membranen läßt die Prognose etwas günstiger gestalten. Mit Komplikationen, Hämoptoen, Abszedierung, Aspiration von Flüssigkeit in andere Lungenteile und deren Folgen ist stets zu rechnen.

b) Askariden. In seltenen Fällen mögen Askariden aus dem Darm bis zum Ösophagus aufwärts wandern und von dort in die Trachea gelangen, aus der sie infolge des entstehenden heftigen Hustenreizes wieder ausgehustet werden. Smyly traf wenigstens gelegentlich einer Autopsie ein Exemplar in der Trachea.

c) Distomen. Bei der tropischen Distomiasis werden gelegentlich ganze Tiere wie Eier in dem dicken, zäh-schleimigen, mit hell- oder dunkel- oder braunroten Punkten und Streifen durchsetzten, zuweilen hämoptoischen Auswurf entleert, in welchem besonders rotes und gelbes Blutpigment und Charcot-Leydensche Kristalle auffallen.

Die ausgewachsenen Exemplare von Distomum pulmonale stellen dicke plumpe, 8—10 mm lange und 4—6 mm breite Würmer von bräunlich roter Farbe dar; sie sind von spitz eiförmiger Gestalt, an den Enden etwas abgerundet, ihr Querschnitt ist kreisrund; sie sind mit zwei kleinen Saugnäpfen versehen, einem vorderen fast bauchständigen und einem hinteren größeren gegen die Körpermitte zu gelegenen, hinter welchem die für männliche und weibliche Organe gemeinsame Geschlechtsöffnung liegt. Ferner läßt sich an den Tieren eine Mundöffnung und der gabelig gespaltene, blind endigende Darm erkennen.

Die Eier sind kleine, 0,08—0,1 mm lange und 0,05 mm breite Gebilde von ovaler Form, unten etwas zugespitzt; ihre gelbrote Schale ist doppelt konturiert, verhältnismäßig dünn und an dem einen Ende häufig mit einem kaum ausgebuchteten Deckel versehen. Das Innere wird entweder von einer homogenen gelbroten Masse ausgefüllt, in der kleine punktförmige Gebilde sichtbar sind, oder es sieht wie von größeren und kleineren Leukozyten erfüllt aus, die an der Peripherie zu beiden Seiten des Deckels hier und da eine kleine knopfförmige Anschwellung zeigen.

Der Werdegang dieser Parasiten ist noch nicht ganz klargestellt: die Embryonen entwickeln sich im Wasser aus dem Ei, enzystieren sich dort und gelangen in den Magen, oder es gelangen die Eier in im Wasser lebenden Zwischenwirten zur Entwicklung, suchen vielleicht noch einen zweiten Zwischenwirt auf und gelangen von diesem aus enzystiert in den Menschen. Hier wandern sie, nachdem sie im Magen frei geworden sind, durch den Ösophagus in Trachea und Bronchien oder sie perforieren die Darmwand und gelangen zur Leber und von da in die Lungen. Während des Wachstums werden im Körpergewebe Zysten gebildet, die durch feine Öffnungen mit dem Lumen der Bronchien kommunizieren.

Vorkommen. Im Sputum erscheinen die Tiere als kleine runde Stücke, wie Leber aussehend und auch wie diese schmeckend (Taylor, Minachi). Die Eier lassen sich nach Nakahama häufig als gelbe Flecke oder bräunliche Punkte erkennen, falls der Auswurf nicht zu stark blutig tingiert ist, besonders gut, wenn man das Sputum zwischen zwei aufeinandergedrückten Objektträgern im durchfallenden Lichte betrachtet. Ihre Zahl kann sehr groß sein. Bälz schätzte sie in einem Falle auf täglich ungefähr 12000.

Embryonen des Distomum hepaticum fand Doering zufällig im Bronchialsekret eines obduzierten Beri-Beri-Kranken. Scheube erwähnt sein Auftreten (Fall von Gouvea) im Sputum. — Etwas anders geartete wie die oben beschriebenen Eier sind bei einem Patienten, der an parasitärer Hämoptysis litt, von Maxwell gefunden worden.

Die pathologische Bedeutung des Lungenegels besteht darin, daß er, falls er sich nicht völlig enzystiert, Abszesse erzeugen kann. Er ist aber auch frei in den Bronchien gefunden worden. Die Prognose ist nach Scheube im allgemeinen eine gute.

In diagnostischer Beziehung ist vor allem wichtig, festzustellen, ob es sich um einen Lungen- oder Leberegel handelt (letzterer ist länger und schmäler) und ob der Sitz primär in der Lunge ist oder ob die Parasiten aus der Leber nach der Lunge durchgebrochen sind.

Literaturverzeichnis.

Abel, Zur Bakteriologie der Stomatitis und Angina ulcerosa. Zentralbl. f. Bakteriol. 24, 1. 1898.
— Zur Kenntnis des Diphtheriebazillus. Deutsche med. Wochenschr. 1894. 692. Nr. 35.
— Friedländer-Bazillus in Kolle-Wassermanns Handb.
— Zur Ätiologie der Rhinitis fibrinosa. Zentralbl. f. Bakteriol. 12, 841. 1892.
— und Hallwachs, Die Kapselbazillen in Kolle-Wassermanns Handb. 6. 2. Aufl.
Abend, Über Haemoptysis parasitaria. Deutsch. Arch. f. klin. Med. 100, 501. 1910.
Acs-Nagy, Das Sputumeiweiß und sein praktischer Wert in der Diagnose bei Erkrankungen der Atmungsorgane. Wien. klin. Wochenschr. 1912. 1904.
Ackermann, Über Pharyngomycosis leptothricica. Deutsche med. Wochenschr. 1894. Nr. 17. Ver.-Beitr. S. 133.
Adam, Chole-pulmonary fistula. British med. Journ. 1890/I. 836.
Adserson, Et Tilfaelde af Kronisk Bronkialkroup. Hosp. Tidende. 3. R. 1, 49. 1883. Ref. Schmidts Jahrb. 204, 162. 1884.
Afanassiew, Die Ätiologie und klinische Bakteriologie des Keuchhustens. Petersb. med. Wochenschr. 1887. Nr. 39. Ref. Baumgartens Jahresber. 3, 264. 1887.
Ahlfeld, Gonorrhoische Entzündung der Mundschleimhaut. Ärtzl. Verein zu Marburg 9. Juli 1846. Berlin klin. Wochenschr. 1896. 941. Nr. 42.
Aillard, Note sur le pneumomycosis. Lyon méd. 1885. Nr. 2. Ref. Virchow-Hirschs Jahresber. 1885/II. 136.
Albrecht und Ghon, Über die Ätiologie und pathologische Anatomie der Meningitis cerebrospinalis epidemica. Wien. klin. Wochenschr. 1901. 984. Nr. 41.
d'Alessandro, Über die Eiweißreaktion in den Auswürfen. Il Tommasi 1911. Nr. 22. Ref. Malys Jahresber. 41, 609. 1911.
Alexander, Über säurefeste Bazillen im Ozänasekret. Berl. klin. Wochenschr. 1903. 508. Nr. 22.
Allen, Phagocytosis in Sputum. As a measure of resistance in Tuberculosis. Nat. Assoc. for the Study and Prevention of Tuberculosis. 3. a. M. Washington 1907. Zit. Losc, Beitr. z. Klin. d. Tuberk. 31, 1. 1914.
Amann, Die mikroskopische Sputumuntersuchung. Davos 1891.
— Der Nachweis der Tuberkelbazillen im Sputum. Zentralbl. f. Bakteriol. 17, 513. 1895.
— Der Einfluß der Kochschen Impfungen auf die Tuberkelbazillen im Sputum. Zentralbl. f. Bakteriol. 9, 1. 1891.
Amburger, Vorkommen und Bedeutung des Alveolarepithels im Sputum. Petersb. med. Wochenschr. 1876. Nr. 12. Ref. Schmidts Jahrb. 178, 143. 1878.
— Über Vorkommen und Bedeutung des Alveolarepithels im Sputum. Petersb. med. Wochenschr. 1876. Nr. 12.
Andral, Clinique médicale 3, 225.
— Observations. p. 251. Paris 1834. Zit. Traube, Deutsch. Arch. f. klin. Med. 6, 74. 1869.
Aoyama und Miyamoto, Über Streptothrix. Mitteil. d. med. Fakultät d. kais. japan. Univers. in Tokio. 4, 221. 1901. Ref. Zentralbl. f. Bakteriol. 1901.
Apancio, La albumino-reaccion en las esputos. Rev. méd. del Rosario 2, 180. 1912. Ref. Zentralbl. f. d. ges. innere Med. 4, 402. 1913.
Apelt, Über die durch den Bacillus pneumoniae Friedländer hervorgerufene Pneumonie. Münch. med. Wochenschr. 1908. 833. Nr. 16.
Arning und Lewandowsky, Über den Nachweis nach sich nicht färbbarer Leprabazillen durch Anwendung der prolongierten Gramfärbung nach Much. Deutsche med. Wochenschr. 1909. 1225. Nr. 28.
Arnheim, Über den gegenwärtigen Stand der Keuchhustenfrage. Berl. klin. Wochenschr. 1908. 1453. Nr. 31.
— Die Spirochäten bei Lungengangrän und ulzerierendem Karzinom. Zentralbl. f. Bakteriol. Org. 59,20. 1911.

Arnold, Untersuchungen über Staubinhalation und Staubmetastasen. Leipzig 1885.
— Über lentikuläre Lungennekrose und die Bildung von Lungensteinen. Münch. med. Wochenschr. 1897. 1317. Nr. 47.
Aronson und Philip, Über die Anfertigung von Sputumschnitten und die Darstellung der eosinophilen Zellen in denselben. Deutsche med. Wochenschr. 1892. 48. Nr. 3.
— Zur Biologie der Tuberkelbazillen. Berlin. klin. Wochenschr. 1898. 484. Nr. 22.
— Ibid. 1910. 1617. Nr. 35.
Arustamow, Zur Frage über die Entstehung der typhösen Pneumonie. Zentralbl. f. Bakteriol. 6, 75. 1889.
— Ibid. 7, 119. 1890.
Artault, Flore et faune des cavernes pulmonales. Arch. de paras. 1, 27. 1898. Zit. Doflein, Lehrb. d. Protozoenkunde 1911. S. 585.
Ascher, Weitere Ergebnisse über die Ausscheidung von Rhodan im Speichel Syphilitischer. Dermatol. Zentralbl. 1910. Nr. 6. Ref. Malys Jahresber. 40, 317. 1910.
Aschoff, Ein Fall von primärer Lungenaktinomykose. Berl. klin. Wochenschr. 1895. 738. Nr. 34.
Ascoli, Ergebnisse und Ausblicke der Thermopräzipitinreaktion. Virchows Arch. 213, 181. 1913.
Asher und Cutter, Beiträge zur Physiologie der Drüsen. Zeitschr. f. Biol. 40, 535. 1900.
Ashton, The employment of centrifugal force as an eid to the examination of Sputum. Med. news 6. Dezbr. 1894. Ref. Zentralbl. f. inner Med. 16, 496, 513.
Asparicio, Die Albuminoreaktion im Sputum. Rev. méd. del Rosario 2, 180, 192. Ref. Zentralbl. f. d. ges. innere Med. 4, 402. 1913.
Assmann, Über eine neue Kontrastfärbung zur Darstellung intrazellulärer Tuberkelbazillen im Auswurf. Münch. med. Wochenschr. 1909. 658. Nr. 13.
Auerbach, Zur Diagnose des Lungenechinokokkus. Deutsche Ärzteztg. 1901. 533. Nr. 23.
— Über den Befund von Influenzabazillen in Tonsillen und Larynx. Zeitschr. f. Hyg. 47, 259. 1904.
Aufrecht, Die chronische Bronchopneumonie und die Granulie. Magdeburg 1873.
— Pathologie und Therapie der Lungenschwindsucht. 2. Aufl. Wien u. Leipzig 1913.
— Die käsige Bronchopneumonie. Berl. klin. Wochenschr. 1870. Nr. 9.
Avellis, Über eine Art trachealer Hämoptoe. Münch. med. Wochenschr. 1901. 1351. Nr. 34.
Babes, Über einige pathologisch-histologische Methoden und die durch dieselben erzielten Resultate. Virchows Arch. 105. 511. 1886.
— Sur la pathogénie des gangrènes pulmonaires. Semaine méd. 1895. S. 518.
— Sklerombazillus. Kolle-Wassermanns Handb. d. pathog. Mikroorganismen.
— Bakteriologische Untersuchungen über septische Prozesse. Leipzig 1889.
— und Baldimann, Über die Ätiologie gewisser Formen von Bronchitis. Ann. de l'institut de Pathol. et Bacteriol. de Bukarest. 4. Jahrg. Ref. Eppinger, Lubarsch-Ostertag 3, II. Teil, 74. 1896.
Baduel und Gargano, Über eine Hautepidemie durch Fränkelschen Diplokokkus. Riv. crit. di clin. med. 1903. 71. Nr. 1. Ref. Baumgartens Jahresber. 19, 71. 1903.
Bälz, Über einige neue Parasiten des Menschen. Berl. klin. Wochenschr. 1883. 234. Nr. 16.
Balz et Vec, Lungensteine. Zit. Gilbert, Über Lungensteine. Dissert. Heidelberg 1897.
Bamberger, Speichel. Virchows Handb. d. spez. Pathol. u. Ther. 6, 524.
— Gallenfarbstoff im Speichel. Virchows Handb. d. spez. Pathol. u. Ther. 6, I. 524.
— Beiträge zur Lehre vom Auswurf. Würzburger med. Zeitschr. 2, 333, 1861.
Bancel, Bacille d'Eberth et poumon des typhiques. Journ. de physiol. et pathol. gén. 5. 875. 1903.
Banning, Zur Kenntnis der Oxalsäurebildung durch Bakterien. Zentralbl. f. Bakteriol. Orig. 8, 395. 1903.
Banti, De la pneumonie infectieuse. Arch. générale de méd. Juli 1880. Ref. Zentralbl. f innere Med. 1, 309. 1880.
— Sull etiologia delle pneumoniti acute. Lo sperimentale 44, 1890. Zit. Fawitzki, Deutsch. Arch. f. klin. Med. 50, 151. 1892.
— Über die Ätiologie der äußeren Pneumonie. Ref. Zentralbl. f. Pathol. 2, 106. 1890.
Barbano, Die lokale Eosinophilie. Virchows Arch. 217, 402. 1914.
Bard, Précis des examens de laboratoire. Paris 1908.
Barrington-Ward, Pneumokokken bei Lungenabszeß. Lancet 91, I. 1090, 1906.
Barthel, Über den Bakteriegehalt der Luftwege. Zentralbl. f. Bakteriol. 24. 401 1898. 26, 1898. Nr. 26.
Bauer, Ein bemerkenswerter Fall von Bronchiektasie. Beitr. z. Klin. d. Tuberkulose 18. 303. 1911.
Baumgarten, Lehrbuch der pathogenen Mykologie. Braunschweig 1890. Leipzig 1911.

Bäumler, Über eine besondere, durch Aspiration von Kaverneninhalt hervorgerufene Form akuter Bronchopneumonie bei Lungentuberkulose. Deutsch. med. Wochenschr. 1893, 1. Nr. 1.

Bayle, Rechers sur la phthise pulmonaire. Paris 1810.

Beale, Chemische Untersuchungen bei Pneumonie. Med. chir. Transactions 35, 325. 1852. Zit. Biermer.

Beck, Über die Influenza-Pneumonie. Charité-Annalen 17, 857. 1892.

— Der Influenzabazillus in Kolle-Wassermanns Handb. III

— Über die Bedeutung der Muchschen Granula für die Prognose der Lungentuberkulose. Beitr. z. Klin. d. Tuberkulose 39, 37. 1918.

Behla, Die Amöben, insbesondere vom parasitären und kulturellen Standpunkt. Berlin, A. Hirschwald, 1897. Zit. Doflein, Lehrb. d. Protozoenkunde 1911. S. 692.

Behrenroth, Beiträge zur Klinik des Lungenechinokokkus. Deutsch. Arch. f. klin. Med. 107, 480. 1912.

— Der Lungenechinokokkus. Ergebn. d. inn. Med. u. Kinderheilk. 10, 499. 1912. Ausführliche Literaturangaben.

Beitzke, Die Anreicherungsverfahren zum Nachweis der Tuberkelbazillen im Sputum. Hyg. Rundsch. 12, 1. 1902.

Belfanti, Sulle broncopolmoniti difteriche. Sperimentale 1895. Ref. Zentralbl. f. inn. Med. 1896. 531.

— Über dipththerische Bronchopneumonien. Lo sperimentale. Orig. 1895. Ref. Baumgartens Jahresber. 11, 265. 1895.

Beneke, Die Fettresorption bei natürlicher und künstlicher Fettembolie und verwandten Zuständen. Zieglers Beitr. 22. 347. 1897.

— F. W., Zur Frage über die Entstehung der Myelinformen. Arch. f. wissensch. Heilk. 2, 379. 1866.

Bennecke, Über Rußinhalationen bei Tieren. Beitr. z. Klin. d. Tuberk. 6, 139. 1906.

Berg, Die Alkaleszenz des Speichels. Zeitschr. f. physiol. Chem. 64, 67, 1910.

Bergel, Der Bau der Tuberkelbazillen und sein Abbau im Organismus. Zeitschr. f. Tuberk. 38, 94. 1917.

Bergell, Darstellung des Lezithins. Ber. d. deutsch. chem. Gesellsch. 33, 2584. 1900.

Berger, Vergleichende färberische Nachprüfungen der von Ziehl-Neelsen, Much und Gasis empfohlenen Färbemethoden für Tuberkelbazillen. Zentralbl. f. Bakteriol. Orig. 53, 174. 1910.

Bergmann, E. v., Ein Fall tödlicher Fettembolie. Berl. klin. Wochenschr. 1873. 385. Nr. 33.

Bernabes, Sull' esistenca di una Bronchite fetida primaria per microbismo patogeno oincofetido. Bull. Soc. Lancis degli osp. di Roma 1913. Ref. Zentralbl. f. Bakteriol. 17, 469. 1895.

Bernaberi, Stomatitis aftosa da pneumobacillo di Friedländer. Società lancis. degli osp. di Roma 1892. Ref. Baumgartens Jahresber. 8, 67. 1892.

Bernhard, Claude, Leçons de physiol. esp. 1856. Leçons sur les propriétés physiol. et les alterations pathol. de liquides de l'organisme 1859.

Bernhardt und Nitsche, Eine neue Methode des Tuberkelbazillennachweises. Deutsche med. Wochenschr. 1909. Nr. 10.

— Über die Verwendung von Antiformin und Ligroin für den Nachweis von Tuberkelbazillen im Sputum. Deutsche med. Wochenschr. 1909, 1428. Nr. 33.

Bernheim, Über einen bakterioloigschen Befund bei Stomatitis ulcerosa. Zentralbl. f. Bakteriol. 23, 177. 1898.

— Über meningokokkenähnliche Pneumonieerreger. Deutsche med. Wochenschr. 1900. 643. Nr. 40.

— Über die Mischinfektion bei Diphtherie. Zeitschr. f. Hyg. u. Infektionskrankh. 18, 529. 1894.

Bernoulli, Zur Kasuistik und zur Therapie der Bronchitis crouposa. Deutsch. Arch. 20, 263. 1877.

Berkart. On bronchial Asthma, its pathologic and treatement. II. Ed. London 1889.

Berka, Über das Verhältnis der zur Darstellung gelangenden Tuberkelbazillen bei Sputumfärbemethoden. Zentralbl. f. Bakteriol. Orig. 51. 456. 1909.

Bertolini, Physikalisch-chemische Untersuchungen des Auswurfs mit besonderer Berücksichtigung des pneumonischen Auswurfs. La clinica med. ital. 1913. Nr. 1. Ref. Zentralbl. f. innere Med. 34, 1236. 1913.

Berzelius, Fördassninger i. Diurkemica. Stockholm 1808. Zit. Lehmann, Zoochemie.

Besançon, Grippe, Fehlen des Pfeifferschen Bazillus. Soc. méd. hôp. Fevr. 1905. Ref. Deutsche med. Wochenschr. 1905. 488. Nr. 12.

Beschorner, Über chronische essentielle Bronchitis. Volkmanns klin. Vortr. N. F. Innere Med. 1894. Nr. 25.

v. Besser, Über die Bakterien der normalen Luftwege. Zieglers Beitr. 6, 331. 1889.

v. Betheg, Der Tuberkelbazillus und die chromogenen säurefesten Bakterien vom Standpunkte der Differentialdiagnose. Zentralbl. f. Bakteriol. 49, 463. 1912.
— Über eine neue Methode zur Darstellung der Tuberkelbazillensporen. Ibid. Orig. 49, 461. 1909.
Betschart, Über die Diagnose maligner Lungentumoren aus dem Sputum. Virchows Arch. 142, 86. 1895.
Bettelheim, Beitrag zur Lehre von der Pneumonia biliosa. Deutsch. Arch. 32, 591. 1883.
Bettmann, Die praktische Bedeutung der eosinophilen Zellen. Volkmanns Samml. klin. Vortr. 1900. Nr. 266.
Beyer, Über einen Fall von chronisch-fibrinöser Entzündung der Trachea, verursacht durch avirulente Diphtheriebazillen. Berl. klin. Wochenschr. 1912. 2090. Nr. 44.
Bickel und Grumnach, Über einen seltenen Fall von Steinhusten. Berl. klin. Wochenschr. 1908. 11. Nr. 41.
Bindert, Sichere Methode zum Nachweis vereinzelter Tuberkelbazillen im Sputum. Berl. klin. Wochenschr. 1886. Nr. 42.
— Zur Diagnose und Behandlung der Tuberkulose. Ibid. 1891. 31. Nr. 2.
— Die Behandlung der Tuberkulose nach R. Koch. Deutsch emed. Wochenschr. 1891. 337. Nr. 28.
Biermer, Die Lehre vom Auswurf. Würzburg 1855.
— Erkrankungen der Bronchien-Lungen in Virchows Spez. Pathol. u. Ther. 5, I, 714.
— Cholesterinkristalle im Auswurf. Verhandl. d. physik.-med. Gesellsch. zu Würzburg. 10. 25. 1860.
— Über cholesterinreichen Auswurf als Zeichen von Perforation eines alten Empyems in die Bronchien. Virchows Arch. 16, 545. 1859.
Biernacki, Über den Eiweißgehalt des Auswurfs in verschiedenen Krankheiten. Gaz. lekarska 45, 709. 1910. Ref. Malys Jahresber. 40, 828. 1910.
Binet, Étude sur la sueur et la salive dans leur rapport avec l'élimination. Thèse de Paris. 1884.
Birch-Hirschfeld, Über den Sitz und die Entwicklung der primären Lungentuberkulose. Deutsch. Arch. f. klin. Med. 64, 58. 1899.
Biondi, Die pathogenen Mikroorganismen des Speichels. Zeitschr. f. Hyg. u. Infektionskrankh. 2, 194. 1887.
Bittrolff und Momose, Zur Frage des granulären Tuberkulosevirus. Deutsche med. Wochenschr. 1912, 16. Nr. 1.
Bittorf, Über die Verteilung des proteolytischen Leukozytenfermentes in Harn, Blut und Auswurf im Verlaufe der kruppösen Pneumonie. Deutsch. Arch. f. klin. Med. 91, 212. 1907.
Bizzozero, Über die diagnostische Bedeutung der Lungenalveolarepithelien im Sputum. Zentralbl. f. innere Med. 2, 529. 1881.
Black, Staphylokokken und Streptokokken im Auswurf. Independent Pract. Aug. 1887. Zit. Miller.
— The pathology of the bronchopulmonal mucons membrane. 2. Edinbourgh 1855.
— Cholesterin im Auswurf. Monthly journal of med. science 16, 298. 1853. Ref. Schmidts Jahrb. 105, 305. 1860.
Boasson, Zur Ätiologie der Bronchopneumonie bei Diphtherie. Dissert. Freiburg 1895.
Böhm, Nachweis von Histidin, Arginin und Lysin im Autolysat pneumonischer Lungen. Deutsch. Arch. f. klin. Med. 98. 583. 1910.
Böhm, Über die verschiedenen Färbemethoden der Tuberkelbazillen und deren kritische Rezension. Zentralbl. f. Bakteriol Orig. 62, 497. 1912.
Böhme, Über Sputa in den kruppösen Pneumonien. Deutsche Klin. 1888, 197. Nr. 22.
Boer, Vergleichende Untersuchungen des Bakteriengehaltes im Auswurf, Blut und Kot bei tuberkulöser Lungenschwindsucht und tuberkulöser Darmerkrankung. Med. Klin. 1911. 1007. Nr. 26.
Bofinger, Zur Desinfektion tuberkulösen Auswurfs. Arb. a. d. kaiserl. Gesundheitsamt 20, 114. 1903.
Bohland, Intravenöse Anwendung des Trypaflavins bei Infektionskrankheiten. Deutsche med. Wochenschr. 1919. Nr. 29.
Boit, Über Färbung und Gegenfärbung der Tuberkelbazillen. Beitr. z. Klin. d. Tuberk. 36, 227. 1916.
— Über Färbung und Gegenfärbung der Tuberkelbazillen. Münch. med. Wochenschr. 1916, 852. Nr. 23.
Bollinger, Über primäre Aktinomykose des Gehirns beim Menschen. Münch. med. Wochenschr. 1887, 788. Nr. 41.
Boni, Untersuchungen über den Keimgehalt der normalen Lungen. Ein experimenteller Beitr. zur Ätiologie der Lungeninfektion. Deutsch. Arch. f. klin. Med. 69, 542, 1901.

Bonome, Beitrag zum Studium des Lungenbrandes. Arch. per le science med. 10, 1886.
    Ref. Virchow Hirschs Jahresber. 1886/II, 122.
Borel, Tuberculose plumonaire expérimentale. Ann. de l'institut Pasteur 7, 593. 1893.
Bordet und Gengon, Le Microbe de la Coqueluche. Ann. de l'institut Pasteur 20, 731.
    1906. 21, 720. 1907.
Bostock, Speichel. Gehlens Journal 4, 368. Zit. Fleckseder.
Boström, Untersuchungen über die Aktinomykose des Menschen. Zieglers Beitr. 9,
    1. 1891.
Boucheron, Über die Harnsäure im Speichel, sowie im Nasen-, Pharynx-, Bronchial-
    und Uterovaginalschleim. Compt. rend. soc. biol. 100, 1308. 1885. Ref. Malys Jahres-
    ber. 15, 256. 1885.
— Ausscheidung von Harnsäure durch den Speichel bei Urikämischen. Compt. rend.
    soc. biol. 48, 454. 1896.
Bourla, Giftigkeit der Pneumokokken bei manchen Formen der Lungenentzündung.
    Thèse de Paris 1901/02. Ref. Baumgartens Jahresber. 19, 64. 1903.
Boyce, Remarks upon a case of aspergillar pneumonomykosis. Proceedings of the Royal
    Society 53, 1893. Ref. Zentralbl. f. Bakteriol. 16, 751. 1894.
Bozzolo et Graziadei, Alveolarepithelien. Soc. per le science méd. 2, 357. 1878. Ref.
    Zentralbl. f. innere Med. 2, 530. 1881.
Brandenburg, Beiträge zur Lungensyphilis. Beitr. z. Klin. d. Tuberk. 10, 183. 1908.
Brauer, L., Ein neues Verfahren zur Anreicherung der Tuberkelbazillen im Sputum.
    Deutsche med. Wochenschr. 1918. Nr. 10.
— und Geckler, Ein Beitrag zur Differentialdiagnose zwischen extrem großen Kavernen
    und Pneumothorax. Beitr. z. Klin. d. Tuberk. 14, 395. 1909.
Braun, H., Über Speichelsteine. Dissert. Leipzig 1903.
Bressel, Ein Fall von Gonokokkenpneumonie. Münch. med. Wochenschr. 1903. 562.
    Nr. 13.
Brett, Chemie des Sputums. Verhandl. d. brit. Naturforsch. zu Dublin 1837. Zit.
    Biermer.
Brieger, Über die diagnostische und therapeutische Bedeutung der Tuberkelbazillen
    und anderen Bakterien im Auswurf. Berl. klin. Wochenschr. 1900. 272. Nr. 13.
— und Neufeld, Zur Diagnose beginnender Tuberkulose aus dem Sputum. Deutsche
    med. Wochenschr. 1900. 93. Nr. 6.
Brügelmann, Das Asthma, sein Wesen und seine Bedeutung. 1901. 4. Aufl.
Brunacci, Über die physiologischen Schwankungen des osmotischen Drucks des mensch-
    lichen Speichels. Arch. di Fisiol. 6, 153. 1909. Ref. Malys Jahresber. 39, 328. 1909.
Buchholz, Über menschenpathogene Streptothrix. Ein Beitrag zur Ätiologie des akuten
    Lungenzerfalls. Zeitschr. f. Hyg. u. Infektionskrankh. 24, 470. 1897.
Buchner, Untersuchungen über den Durchtritt von Infektionserregern durch die intakte
    Lungenoberfläche. Arch. f. Hyg. 8, 145. 1888.
— Über den experimentellen Nachweis der Aufnahme von Infektionserregern aus der
    Atemluft. Verhandl. d. 7. Kongr. f. innere Med. 1888.
Bueck, Über den Fettgehalt des Sputums. Dissert. Würzburg 1888.
Buday, Histologische Untersuchungen über die Entstehungsweise der Lungengangrän.
    Zieglers Beitr. 48, 70. 1910.
Buhl, Zwölf Briefe an einen Freund. München 1871.
— Lungenentzündung, Tuberkulose und Schwindsucht. 2. Aufl. München 1873.
Buhlmann, Beiträge zur Kenntnis der kranken Schleimhaut und ihrer Produkte. Bern
    1843. Ref. Schmidts Jahrb. 47, 245. 1845.
Bunge und Trautenroth, Smegma- und Tuberkelbazillen. Fortschr. d. Med. 14, 929.
    1896.
Burger, Der Keuchhustenpilz. Berl. klin. Wochenschr. 1883. 7. Nr. 1.
Burckhardt, Untersuchungen über eine menschenpathogene Sarcina tetragena. Zeitschr.
    f. Hyg. u. Infektionskrankh. 70, 417. 1912.
Burkhart, Charkot-Leydensche Kristalle aus der Aszitesflüssigkeit eines Leukämischen.
    Deutsche med. Wochenschr. 1899. Nr. 2. Beil. S. 9.
Burnam, An experimental investigation of the valour of hexamethylentetramin and
    allied compounds. Arch. of intern. med. 1912 and 1919. Ref. Zentralbl. f. innere
    Med. 34, 130. 1913.
Buschka, Soor. In Kolle-Wassermanns Handb. d. pathogenen Mikroorganismen 5, 164.
    1913.
Bussenius, Fibrinöse Pneumonie als Komplikation des Diabetes mellitus. Berl. klin.
    Wochenschr. 1896. 293. Nr. 14.
Buttermilch, Über den Erreger des Keuchhustens. Berl. klin. Wochenschr. 1899. 367.
    Nr. 17.

Caan, Vergleichende Untersuchungen über neuere Methoden der Tuberkelpilzfärbung. Zentralbl f. Bakteriol **49**, 637. 1909.

Calmette, Importance relative des bacilles tuberculeux d'origine humaine au bovine dans la contumination de l'homme. Tuberculosis **11**, 11. 1912.

Camy, de la, Fortschritte in der Diagnostik der Lungentuberkulose. Tuberculosis **5**, 24. 1906.

Campani und Urtoler, Die Albuminreaktion im Auswurf. Corr. Sanit. **31**, 83. 1910. Ref. Malys Jahresber. **40**, 828. 1910.

Canali, Bronchialgerinnsel bei Lungengangrän. Riv. clinica di Bologna 1883. Nr. 10. Ref. Virchow-Hirschs Jahresber. **18**, II. 180. 1883.

— Bronchial-Aktinomykose beim Menschen. Ref. Zentralbl. f. innere Med. 1883. S. 86.

Cantani, Sopra una forma speciale di bronco-pneumonite acuta contagiosa. Giorn. int. delle science med. 1888. Ref. Zentralbl. f. innere Med. 1888, 508.

— Streptokokkeninfektion. 7. Kongr. f. innere Med. 1888, 428.

Canstatt, Geschmack des bronchiektatischen Sputums. Deutsche Klin. 1850, 20. Nr. 2.

Carbone und Perrero, Tetanusbazillen im Auswurf. 1896. Zit. Sticker, Erkältungskrankheiten und Kälteschäden. Berlin 1915. S. 296.

— — Über die Ätiologie des rheumatischen Tetanus. Zentralbl. f. Bakteriol. **18**, 1896.

Carlson und Mitarbeiter, Die Verhältnisse der Blut- und Speicheldiastasen zur Diät. 2. Kongr. intern. d'hyg. alimentaire, Brüssel 1910. Ref. Malys Jahresber. **40**, 316. 1910.

Carpani, Ein Fall von Fremdkörpern in den Luftwegen (Knochen). Il Morgagni. Ref. Virchow-Hirschs Jahresber. 1888/II. S. 229.

Casali, Die Rivaltasche Reaktion bei der Prüfung des Auswurfes; ihr diagnostischer Wert. La riforma med. 1912, 817. Ref. Malys Jahresber. **42**, 663. 1912.

Castellani, Observations on the fungi found in tropical bronchomycosis. Lancet 1912, 6. Jan.

— Observations on „tropical bronchooidiosis. Brit. med. Journ. 1910, II, S. 868.

— Bronchical spirochaetosis. 77. Versamml. d. British Medical Assoc. in Belfast 1909. Ref. Zentralbl. f. Bakteriol. **45**, 396. 1909.

Chantemesse, Eine mykotische Pseudotuberkulose. 10. Intern. med. Kongreß Berlin 1890. Ref. Zentralbl. f. Bakteriol. **9**, 775. 1891.

— et Widal, Recherches sur le bacille typhique et l'étiologie de la fievre typhoide. Arch. de physiol. norm. et pathol. **9**, 217. 1887.

Charcot, Charcot-Leydensche Kristalle. Compt. rend. de la soc de biol. 1853, 45.

— et Vulpian, Gaz. hebd. de Méd. et de Chir. 1860, 756.

Charrin, La maladie pyocyanique. Paris 1889. Zit. Soltmann.

Cheadle, A case of pleural and pericardial effusion following enteric fever and attended with the expectoration of a fibrinous cast of the bronchus. Lancet, July 1895, II, 150.

Chelkowski, Ein Fall von zirkumskripter Lungengangrän. Gaz. lekarska 1885. Nr. 37. Ref. Virchow-Hirschs Jahresber. **20**, 156. 1885.

Chvostek, Ein dritter Fall eines primären und selbständigen Bronchialkruppes. Wien. med. Presse 1875, 1189. Nr. 50.

Cionini, Ein Fall von Angina mit Friedländerschen Pneumobazillen. Riforma med. 1903. Nr. 24. Ref. Baumgartens Jahresber. 1903, 536.

Claisse, Les infections bronchitiques. Thèse de Paris 1893.

— Bronchite membraneuse chronique. Compt. rend. de la soc. de biol. **30**, 378. 1896.

Clemens, Die diesjährige Influenzaepidemie in Freiburg i. Br. Münch. med. Wochenschr. 1900, 925. Nr. 27.

Coggier, Über den Wert der Eiweißreaktion im Auswurf. Gazz. Osp. **31**, 1910, 955. Ref. Malys Jahresber. **40**, 827. 1910.

Cohn, M., Über die Bedeutung der intrazellulären Lage der Tuberkelbazillen im Auswurf. Eine mikroskopisch-klinische Untersuchung. Beitr. z. Klin. d. Tuberk. **31**, 1. 1914. Beitrag zur Kenntnis der Charkotschen und Böttcherschen Kristalle. Deutsch.

— Arch. f. klin. Med. **54**, 515. 1895.

— Über Herzfehlerzellen. Dissert. Würzburg 1890.

Cohnheim, Zwei Fälle von Mykosis der Lungen. Virchows Arch. **33**, 157. 1865.

— und Lichtheim, Über Hydrämie und hydrämisches Ödem. Virchows Arch. **69**. 106. 1877.

Colin, Die Leptothrixmykose des Rachens. Thèse de Paris 1893. Ref. Suchaunck, Lubarsch-Ostertag **1**, III, 114. 1896.

Colvee, Sur un cas de Fistule biliobronchique avec exspectoration de calculs biliaires. Méd. mod. Paris 1889/90, 405.

Conradi und Troch, Ein Verfahren zum Nachweis von Diphtheriebazillen. 6. Tagung d. fr. Mikrobiologie 1912.

Coppen, Jones, Über einen neuen, bei Tuberkulose häufigen Fadenpilz. Zentralbl. f.
    Bakteriol. 13, 697. 1893.
— — Über die Morphologie und systematische Stellung des Tuberkelpilzes und über die
    Kolbenbildung bei Aktinomykose und Tuberkulose. Zentralbl. f. Bakteriol. 17,
    1. 1895.
Cornet, Lungentuberkulose. Nothnagels Handb. 14, II, 320.
— Über Mischinfektion bei Lungentuberkulose. Wien. med. Wochenschr. 1892. Nr. 19, 20.
Cornil et Bebes, Les bactéries et leur rôle dans l'anatomie et l'histologie pathol. des mala-
    dies infectieuses. Paris 1886. p. 392.
Coronini und Priesel, Ein Bazillus aus der Gruppe der hämorrh. Septikämie bei
    einem Fall von Influenzapleuritis. Med. Klinik 1920. Nr 5. S. 127.
Da Costa, Fremdkörper in den Luftwegen. Ref. Virchow-Hirschs Jahresber. 1888, II, 229.
Courmont, Sur une forme nouvelle de tuberculose strepto-bacillaire d'origine humaine.
    Arch. de méd. exp. 10, 42. 1898.
— und Potet, Die säurefesten Bazillen der Butter und Milch, verglichen mit dem Koch-
    schen Bazillus. Arch. de méd. exp. 15, 495. 1903. Zit. Vogt, Fortschr. d. deutschen
    Klin. III. Baumgartens Jahresber. 19, 495 1903.
Crocq, Lungenanthrakose. Schmidts Jahrb. 126, 98. 1865.
v. Cube,
    Zit. Schech, Ärztl. Intelligenzbl. 1881, 403. Nr. 43.
Curry, The bacillus capsulatus, with special reference to its connection with acute lobar
    pneumonia. Journ. of Boston Soc. 2, 137, 1898. Ref. Baumgartens Jahresber.
    14, 82. 1898.
Curschmann, Einige Bemerkungen über die im Bronchialsekret vorkommenden Spiralen.
    Deutsch. Arch. f. klin. Med. 36, 578. 1885.
— Über Bronchiolitis exsudativa und ihr Verhältnis zum Asthma nervosum. Deutsch.
    Arch. f. klin. Med. 32, 1. 1883.
— Pneumokokkeninfluenza. Münch. med. Wochenschr. 1909, 377. Nr. 8.
Cybulski, Über eine eigentümliche Komplikation der Lungenblutung. Münch. med.
    Wochenschr. 1902, 1613. Nr. 29.
Chelmonski, Zur Pathogenese des Asthma bronchiale. Deutsch. Arch. f. klin. Med. 105,
    522. 1912.
Czaplewski und Hensel, Bakteriologische Untersuchungen bei Keuchhusten. Deutsche
    med. Wochenschr. 1897, 586. Nr. 37.
— Die Untersuchung des Auswurfs auf Tuberkelbazillen. Jena 1891.
— Zum Nachweis der Tuberkelbazillen im Sputum. Zeitschr. f. Tuberk. u. Heilstätten-
    wesen 1900. Nr. 5. 387.
Czermak, Über Fädchenkeratitis. Wien. klin. Wochenschr. 1891, 378. Nr. 20.
Dahmen, Neues Verfahren zur Auffindung der Tuberkelbazillen im Sputum. Münch.
    med. Wochenschr. 1891, 667. Nr. 38.
Darollis, Du cancer pleuro-pulmonalis au point de vue clinique. Paris 1877. p. 21. Zit.
    Georgi, Berl. klin. Wochenschr. 1899. Nr. 21.
Daiber, Mikroskopie des Auswurfs. Wiesbaden 1905.
David, Akute primäre diphtherische Lungenentzündung. Münch. med. Wochenschr.
    1913, 2341 Nr. 42.
Degen, Zur Kasuistik der Bronchitis fibrinosa. Württemb. Korrespondenzbl. 48, 1878.
Déjérine, Lungensteine. Zit. Poulation, Pierres des poulmons. Thèse de Paris 1891.
Delore, Elimination de l'urée dans les crachats de la grippe. Progrès méd. 1901, II, 5.
    Nr. 27.
Dettling, Fièvre typhoide compliquée de pneumothorax. Gaz. des hôpit. 73, 472. 1900.
Dettweiler und Setzer, Zur Statistik der Zerstörungsprozesse im chronisch-entzündeten
    Lungengewebe. Deutsche med. Wochenschr. 1878. 121. Nr. 11.
Deussing, Zur Kenntnis der Mischinfektion bei Diphtherie. Zeitschr. f. Hyg. u. Infek-
    tionskrankh. 88, 346. 1919.
Deyke, Zur Biochemie der Tuberkelbazillen. Münch. med. Wochenschr. 1910. Nr. 12.
    S. 633.
Dickson, Eingeklemmter Anilinstift. Pathol. Society of London. April 1885. Zit.
    Mackenzie.
Dieudonné, Albuminoréaction des crachats tuberculeux. Rev. méd. de la Suisse romande
    1910.
— Zur Bakteriologie der Typhuspneumonien. Zentralbl. f Bakteriol. 30, 481. 1901.
— und Otto, Pest. In Kolle-Wassermanns Handb. 4, 155. 2. Aufl. Jena 1912.
Dieulafoy, Echinokokken. Ann. de méd. scientif. et pratique 1893. Nr. 50—52. 1894.
    Nr. 1. Zit. Auerbach.
Dickson, Pathol. Society of London. April 1885. Zit. Mackenzie, Sputum.
Dikanow, Henle-Wagners Allgemeine Pathologie. 7. Aufl. S. 453.

Dittrich, Über Lungenbrand infolge von Bronchial-Erweiterung. Erlangen 1850.

Doctor, Bedeutung der alveolaren Epithelzellen bei der Untersuchung des Sputums. Orvosck Lapja 1904. S. 727. Ref. Virchow-Hirschs Jahresber. 1904, II, 301.

Döring, Über Infektion mit Influenzabazillen und mit Bact. proteus. Münch. med. Wochenschr. 1900. 1530. Nr. 44.

Dold, Die bakterizide Wirkung des Blutes, Plasmas und Serums auf Pneumokokken und ihre Bedeutung für die Immunität. Arb. a. d. kais. Gesund.-Amte 36, 419. 1911.

Donné, Histoire physiol. et pathol. de la salive. Paris 1836.

Doutrelepont, Zit. Pappenheim, Berl. klin. Wochenschr. 1898, 809. Nr. 37.

Dressler, Zit. Hirth, Staubinhalationskrankheiten. Breslau 1871.

Delacour, Bronchiektasie chez les enfants. Thèse de Paris 1914. Ref. Eppinger, Lubarsch-Ostertag 3, II, 74. 1896.

v. Drigalski, Über Ergebnisse bei der Bekämpfung des Typhus nach Robert Koch. Zentralbl. f. Bakteriol. 35, 776. 1904.

— Beobachtungen bei Genickstarre. Deutsche med. Wochenschr. 1905, 982. Nr. 25.

Drivon, Espectoration albumineuse consécutive à la thoracoccutèse; analyse clinique. Lyon méd. 1874. Nr. 9. Ref. Virchow-Hirschs Jahrb. 9, II, 214. 1874.

Drozda, Zwei Fälle von innerem Milzbrand bei Menschen. Wien. klin. Wochenschr. 1894, 751. Nr. 40.

Drygas, Über Pneumonie im Puerperium. Dissert. Gießen 1901. Ref. Baumgartens Jahresber. 17, 205. 1901.

Dubler, Zwei Fälle von akuter infektiöser Phlegmone des Pharynx. Virchows Arch. 126, 438. 1891.

Duhannel, Bronchialstein. Gaz. des hôpit. 1847. Zit. Sander, Deutsch. Arch. f. klin. Med. 16, 371. 1875

Dunn und Gordon, Clinical and bact. aspects of an epidemic simulating influenza. Brit. Med. Journ. 1905, II, 421.

Dupony, Über die angebliche Existenz von Wasserstoffsuperoxyd im Speichel. Compt. rend. soc. biol. 56, 260. 1904.

Dürck, Studien über die Ätiologie und Histologie der Pneumonie im Kindesalter und der Pneumonie im allgemeinen. Deutsch. Arch. f. klin. Med. 58, 368. 1897.

Dujardin-Beaumetz, Note sur un cas d'hydropneumothorax avec espectoration albumineuse. L'union méd. 1873. N. 73. Ref. Virchow-Hirschs Jahresber. 8, II, 101. 1873.

Dusch und Pagenstecher, Fall von Pneumomykosis (Aspergillus pulmonum hominis). Virchows Arch. 11, 561. 1857.

Duval, De l'espectoration dans la phthisie pulmonaire par le Dr. Daremberg. Paris 1876. Zit. Sokolowski, Klinik der Brustkrankheiten.

Eber, Die Umwandlung vom Menschen stammender Tuberkelbazillen des Typus humanus in solche des Typus bovinus. Münch. med. Wochenschr. 1910, 115. Nr. 3.

Ebner, In Köllikers Handb. der Gewebelehre 3. 1901.

Ebstein, Zur Lehre vom Krebs der Bronchien und der Lungen. Deutsche med. Wochenschr. 1890, 921. Nr. 42.

Edel, Typhusbazillen im Sputum. Fortschr. d. Med. 19, 201. 1901.

Edgren, Fall von Bronchitis, Tracheitis und Laryngitis crouposa (diphtherica). Svenska Läkaresällskap. Handl. 1892, 169. Ref. Zentralbl. f. innere Med. 14, 662. 1893.

Eichhorst, Zur Diagnose durchbrechender Leberechinokokken. Zeitschr. f. klin. Med. 17 (Suppl.). 27. 1890.

Ehrich, Über das primäre Bronchial- und Lungenkarzinom. Diss. Marburg 1891.

Eisell, Ein Beitrag zu den biochemischen und chemischen Eigenschaften des tuberkulösen Sputums. Zeitschr. f. klin. Med. 75, 71. 1912.

Eisen und Hatzfeld, Ist die zytodiagnostische Untersuchung des Sputums als Mittel zur Frühdiagnose der Lungentuberkulose verwendbar? Beitr. z. Klin. d. Tuberkul. 11, 339. 1908.

Eisenhart, Ein Fall von Typhus abdominalis mit Lungengangrän, Parotitis und Necrosis mandibulae. Heilung. Münch. med. Wochenschr. 1886, 163. Nr. 10.

Eisenlohr, Ein Fall von akutem Bronchialkrupp bei Typhus. Berl. klin. Wochenschr. 1876. 447. Nr. 31.

Ellermann-Erlandsen, Nachweis von Tuberkelbazillen im Sputum. Zeitschr. f. Hyg. u. Infektionskrankh. 61, 219, 1908.

Ellis, The Pathological Anatomy of Bronchialasthma. Amer. journ. of med. Science 136, 407. 1908.

Elliot, Primary cancer of the lung British med. journ. 1875.

Elliot, Primary cancer of the lung. Brit. Med. Journ. 1874, 541.

Elmassian, Mitteilung über einen Bazillus der Luftwege. Compt. rend. soc. biol. 51, 486. 1899.

Engel, Über Fettorganisation im tuberkulosen Sputum. Zeitschr. f. Tuberk. u. Heil-stättenwesen 2, 120. 1901.
Engelsmann, Über die Leistungsfähigkeit und Grenzen der Anreicherungsmethoden für den Nachweis von Tuberkelbazillen. Deutsche med. Wochenschr. 1918, 11. Nr. 1.
Eppinger, Allgemeine Pathologie und pathologische Anatomie der Lungen und Bronchien. Lubarsch-Ostertag 3, II, 203. 1896.
— Hadernkrankheit. Jena 1894.
Escherich, Zur Kasuistik der Bronchitis fibrinosa. Deutsche med. Wochenschr. 1883, 108. Nr. 8.
— Über Sputumferment. Deutsch. Arch. f. klin. Med. 37, 196. 1885.
Everson, Over Echinococcus der longen. Nederl. Tijdschr. v. Geneesk. 1897. Zit. Behren-roth, Ergebn. d. inn. Med. u. Kinderheilk. 10, 499. 1913.
Ewald, Zur operativen Behandlung pleuritischer Exsudate. Charité-Annal. 1, 139. 1876.
Fabian, Echte Blutgerinnsel als Ausgüsse der Trachea und der Bronchien in einem Falle von allgemeiner hämorrhagischer Diathese bei chronischem Ikterus. Zugleich ein Beitrag zur Lehre von den Bronchialgerinnseln. Deutsch. Arch. f. klin. Med. 77, 194. 1903.
Faggs, Hilton, Fibrinöse Bronchitis. Transact. of the pathol. Soc. of London 16, 48. Zit. Lebert, Deutsch. Arch. f. klin. Med. 6, 74 1869.
Falk, Beiträge zur Chemie des Sputums. Med. Klin. 1909, 672. Nr. 18.
— Zur Chemie des Sputums. Ergebn. d. Physiol. 9, 406. 1910.
— und Tedesko, Neue Untersuchungen zur Sputumdiagnose. Wien. klin. Wochenschr. 1909. Nr. 27.
Falkenheim, Aspergillusmyzelgeflecht bei kruppöser Pneumonie. Berl. klin. Wochenschr. 1882, 754. Nr. 49.
Farroni, Analytische Versuche über den Nachweis der Eiweißkörper im Speichel. Boll. Soc. Eustachiana 10, 1912. Ref. Malys Jahresber. 42, 320. 1912.
Fasching, Über einen neuen Kapselbazillus. Sitzungsber. d. k. Akad. d. Wissensch. Wien, math.-naturw. Klasse 100, Abt. 3.
Faust, Umfangreiches Magengeschwür mit abgesackter Peritonitis und Perforation in die Lunge. Dissert. München 1891.
Fawitzky, Über Farbstoffproduktion durch den Pneumococcus (Fränkel). Deutsch. Arch. f. klin. Med 50, 151. 1891.
v. Fejer und v. Schulz, Untersuchung tuberkulöser Sputa mittels des Zinkfällungs-verfahrens. Wiener klin. Wochenschr. 1920. Nr. 2.
Feldbausch. Über das Vorkommen von eosinophilen Leukozyten in Tumoren. Virchows Arch. 161. 1. 1900.
Feldt, Zur Diagnose maligner Brusthöhlengeschwülste intra vitam. Deutsche med. Wochenschr. 1903, 497. Nr. 28.
Fenwick, On the detection of lung tissue in the expectorations of persons affected with phthisis. Lancet 1868, II. 5. Dez.
Féréol, Expectoration album. L'union méd. 1873.
Ferranirini, Die Albuminreaktion des Auswurfs bei einigen Formen von einfacher Bron-chitis. Pathologica 4, 224, 1912. Ref. Malys Jahresber. 42, 664. 1912.
Ferreira, Eiweißgehalt des Sputums. Presse méd. 19, IV. 1911.
Filehne, Über die Vorgänge bei dem Lungenbrande. Sitzungsber. d. physik.-med. Sozietät zu Erlangen 9, 169. 1877 10, 72 1878.
Fink, Beiträge zur Kenntnis eosinophile Zellen im Eiter und Sputum. Dissert. Bonn 1890.
Finckh, Über aktinomykotische fibrinöse Bronchitis. Ein neues Symptom der Lungen-aktinomykose. Beitr. z. klin. Chir. 41, 676. 1904.
Finkler, Die verschiedenen Formen der kruppösen Pneumonie. Verhandl. des Kongresses f. innere Med. 7, 420. 1888.
— Über Streptokokken-Pneumone. Ibid. 8. 141. 1899.
— Die Infektion der Lungen durch Streptokokken und Influenzabazillen. Bonn 1895.
— Die akuten Lungenentzündungen als Infektionskrankheiten. Wiesbaden 1891.
— Selter, Bachem, Der heutige Stand der Psittakosisfrage. Klin. Jahrb. 23, 539. 1910.
Fischer, Ein Beitrag zur Lehre von der putriden Bronchitis. Berl. klin. Wochenschr. 1864, 169. Nr. 17.
— R., Über Leuzin im Auswurf eines an Lungengangrän leidenden Kranken. Sitzungsber. d. physikal.-med. Sozietät zu Erlangen, 20. Jan. 1879. Ref. Malys Jahresber. 9, 361. 1879.
— Über das Vorkommen von Sarcin in Mund und Lungen. Deutsch. Arch. f. klin. Med. 36, 344. 1885.
— und Levy, Zwei Fälle von inkarzerierter gangränöser Hernie mit komplizierter Broncho-pneumonie. Deutsche Zeitschr. f. Chir. 32, 252. 1891.

Fischer, Diagnose der Lungenphthise in den ersten Stadien der Erkrankung. Viertel-
jahresschr. f. prakt. Heilk. 4, 81. 1876.
— Über chronische rezidivierende exsudative Anginen im Kindesalter. Jahrb. f. Kinder-
heilkunde 51, 321. 1900.
Fischl, Hygienische Rundschau 11, 68. 1901.
Fleck, Periodical haematemosis and menstruation. Brit. Med. Journ. 1911. Dec. 23.
Ref. Zentralbl. f. innere Med. 33, 378. 1912.
— Zur Histologie der akuten Entzündung. Die akute Entzündung der Lunge. Dissert.
Bonn 1886.
Fleckseder, Einige Beobachtungen am gemischten Speichel von Gesunden und von
Kranken. Zentralbl. f. innere Med. 26, 41. 1905.
— Der gemischte Speichel des Menschen, sein normales Verhalten und seine Veränderungen
in Krankheiten. Zeitschr. f. Heilk., Abt. f. innere Med. 27, 231. 1908.
Fleiner, Über die Resorption korpuskulärer Elemente durch Lungen und Pleura. Virchows
Arch. 112, 97. 1888.
Fleischer, Über das Vorkommen von Harnstoff im Sputum bei Nephritis interstitialis.
Sitzungsber. d. physik.-med. Sozietät zu Erlangen 10, 52. 1878. Ref. Malys Jahresber.
9, 361. 1879.
Flexner, Pseudotuberculosis hominis streptothricha. Journ. of experim. Med. 3, 435. 1898.
— und Anderson, Die Resultate der intratrachealen Impfung von Diphtheriebazillen
bei Kaninchen. John Hopkins Hosp. bull. April 1898. Ref. Baumgartens Jahresber.
14, 260. 1898.
Flint, Casts of bronchial tabes. New York med. Rec. 1874. Ref. Virchow-Hirschs Jahres-
ber. 1874, II, 210.
Flora, Dissert. Bukarest 1912. Ref. Zentralbl. f. innere Med. 1913.
Förster, Atlas der mikroskopisch-pathologischen Anatomie. Tafel 33. Fig. 6.
Foa und Bordone-Uffreduzzi, Über Bakterienbefunde bei Meningitis cerebrospinalis
und die Beziehungen derselben zur Pneumonie. Deutsche med. Wochenschr. 1886.
Nr. 15 u. 33. — Rif. medica 1887. Ref. Zentralbl. f. Bakteriol. 1887.
Fontes, Untersuchungen über die chemische Natur der den Tuberkelbazillen eigenen Fett-
und Wachsarten. Zentralbl. f. Bakteriol. Orig. 49, 317. 1909.
Foulerton, On streptothrix infections. Lancet 77, II, 779, 1899.
Fränkel, A., Sekundäre Infektion mit Tuberkelbazillen. Berl. klin. Wochenschr. 1898.
245. Nr. 11.
— Spezielle Pathologie und Therapie der Lungenkrankheiten. S. 200 u. 562. Berlin 1904.
— Zur pathologischen Anatomie des Bronchialasthmas. Zeitschr. f. klin. Med. 35, 559. 1889.
— Zur Pathologie des Bronchialasthma, über den asthmatischen Katarrh und über die
Entstehung der Curschmannschen Spiralen. Deutsche med. Wochenschr. 1900.
Nr. 17.
— Über Bronchiolitis fibrosa obliterans nebstBemerkungen. Deutsch. Arch. f. klin. Med.
73, 484. 1902.
— Die Mikrokokken der Pneumonie. Zeitschr. f. klin. Med. 11, 417. 1886.
— Bakteriologische Mitteilungen. Zeitschr. f. klin. Med. 10, 426. 1886.
— Über Lungengeschwülste. Berl. med. Gesellsch. 3. Febr. 1892. Deutsche med. Wochen-
schr. 1892, 121. Nr. 6.
— Über Komplikationen und besondere klinische Verlaufsweisen der Lungengeschwülste.
Med. Klin. 1913, 572. Nr. 15.
— Über einige Komplikationen und Ausgänge der Influenza. Berl. klin. Wochenschr.
1897, 309. Nr. 15.
— Klinische und anatomische Mitteilungen über indurative Lungenentzündung. Deutsche
med. Wochenschr. 1895. Nr. 10.
— und Troje, Über die pneumonische Form der akuten Lungentuberkulose. Zeitschr. f.
klin. Med. 24, 30, 1894.
— B., Angina lacunaris und diphtherica. Berl. klin. Wochenschr. 1886, 265. Nr. 17.
— Über die Färbung des Kochschen Bazillus und seine semiotische Bedeutung für die
Krankheiten der Respirationsorgane. Berl. klin. Wochenschr. 1884, 193. Nr. 13.
— E., Über die Menschenpathogenität des Bacillus pyocyaneus. Zeitschr. f. Hyg. u.
Infektionskrankh. 72, 486, 1912.
— C., Zur Unterscheidung des echten und des falschen Diphtheriebazillus. Hyg. Rundsch.
6, 977. 1896.
— Untersuchungen zur Entstehung des Keuchhustens. Münch. med. Wochenschr. 1683.
1908.
— E., Über die Menschenpathogenität des Bacillus pyocyaneus. Zeitschr. f. Hyg. u.
Infektionskrankh. 72, 486. 1912.
— Über menschenpathogene Streptokokken. Münch. med. Wochenschr. 1905, 1868.
Nr. 39.

Fräntzel, Ein Fall von akut verlaufener tuberkulöser (käsiger) Pneumonie mit rasch tödlichem Ausgang. Berl. klin. Wochenschr. 1867. 475. Nr. 46.

— Krankheiten der Pleura 1875. (Seröses Sputum.)

— Beobachtungen über das Vorkommen großer Lungenblutungen, ihre Ursachen und Verlauf. Charité-Annal. 2, 365. 1875.

— Ein eigentümlicher Fall von Bronchitis crouposa. Charité-Annal. 5, 295. 1878.

Frei, Über einige Anreicherungs- und Färbemethoden der Tuberkelbazillen im Sputum. Zentralbl. f. Bakteriol. 61, 411. 1912.

Frerichs, In Wagners Wörterbuch der Physiologie 3, Abt. 1, S. 761. Braunschweig 1846.

— Klinik der Leberkrankheiten.

Freudenthal, Spontanes Entweichen von zerebro-spinaler Flüssigkeit aus der Nase. Virchows Arch. 161, 328, 1900. Siehe hier auch Literatur.

Freyhan, Über Pneumomykosis. Berl. klin. Wochenschr. 1891, 1192. Nr. 51.

Frick, Bakteriologische Mitteilungen über das grüne Sputum und über die grünen Farbstoff produzierenden Bazillen. Virchows Arch. 116, 266. 1889.

Friedberger, Über die anaphylaktische Reaktion der Lunge. Münch. med. Wochenschr. 1912, 1766. Nr. 000.

Friedländer, Die Mikrokokken der Pneumonie. Fortschr. d. Med. 1, 471. 1883.

— Über die Schizomyzeten bei der akuten fibrinösen Pneumonie. Virchows Arch. 87, 1882.

— Untersuchungen über Lungenentzündung. Berlin 1873.

Friedreich, Beiträge zur Kenntnis der Sputa. 1. Knochen. 2. Hämatoidinkristalle. 3. Tyrosinkristalle. 4. Corpora amylacea. 5. Schwarze Sputa. Virchows Arch. 30, 377. 1864.

— Fall von Pneumomykosis aspergillina. Virchows Arch. 10, 510. 1856.

v. Frisch, Zur Ätiologie des Rhinoskleroms. Wien. med. Wochenschr. 1882, 969. Nr. 32.

Fritzsche, Über Bronchitis fibrinosa, verbunden mit Morbus Basedowii. Med. Gesellsch. Leipzig 13. Novbr. 1892. Ref. Schmidts Jahrb. 237, 219. 1893.

Fronin, Über den Einfluß des Speichels auf die Sekretion und Verdauung des Magens. Compt. rend. soc. biol. 62, 80, 1907. Ref. Malys Jahrb. 37, 365. 1907.

Fronz, Beitrag zur Lehre von der Bronchialdrüsentuberkulose. Jahrb. f. Kinderheilk. 44, 1. 1897.

Frosch, Die Verbreitung des Diphtheriebazillus im Körper des Menschen. Zeitschr. f. Hyg. u. Infektionskrankh. 13, 49. 1893.

Frühwald, Tödliche Blutung aus den Luftwegen 16 Tage nach ausgeführter Tracheotomie. Jahrb. f. Kinderheilk. 23, 414. 1885.

Fuchs, Beiträge zur Kenntnis der Entstehung des Vorkommens und der Bedeutung der eosinophilen Zellen mit besonderer Berücksichtigung des Sputums. Deutsch. Arch. f. klin. Med. 63, 427. 1899.

— Über eosinophile Zellen mit besonderer Berücksichtigung des Sputums. Zentralbl. f. innere Med. 20, 513. 1899.

— Wolfring, Die Muchschen Granula und die Carl Spenglerschen Splitter. Beitr. z. Klin. d. Tuberk. 10, 175. 1908.

Funk, Experimentelle Studien über die Frage der Mischinfektion bei Diphtherie. Zeitschr. f. Hyg. u. Infektionskrankh. 17, 464. 1894.

Funke, Beobachtungen bei Grippe. Ref. Münch. med. Wochenschr. 1919. Nr. 52. S. 505.

Fürbringer, Untersuchungen über die Herkunft und klinische Bedeutung der sog. Spermakristalle. Zeitschr. f. klin. Med. 3, 286. 1881.

— Zur Lehre vom Diabetes mellitus. Beobachtungen über einen mit hochgradiger Oxalurie und Oxaloptyse komplizierten Fall. Deutsch. Arch. f. klin. Med. 16, 499. 1875.

Futter, Hygiene der Berg- und Tunnelarbeiter. Weils Handb. d. Hygiene 2, 329.

Gabbet, The diagnostic value of the discovery of Kochs bacilli in Sputum. Brit. Med. Journ. 26. April 1884.

Gabritschewsky, Über die Untersuchung des Sputums in Schnitten und über das Vorkommen von Riesenzellen in demselben. Deutsche med. Wochenschr. 1891, 1198. Nr. 43.

— Klinisch-anatomische Notizen (Eosinophilie). Arch. f. exper. Path. u. Pharm. 28, 1890.

Gade, Knochen im Auswurf. Norsk. Mag. for Läg. 13, 207. 1882. Ref. Virchow-Hirschs Jahresber. 18, II., 165. 1883.

Gali, Die klinische und prophylaktische Bedeutung der Muchschen Formen des Tuberkelbazillus. Beitr. z. Klin. d. Tuberk. 39, 1918.

Gaffky, Ein Beitrag zum Verhalten der Tuberkelbazillen im Sputum. Mitt. a. d. Kais. Gesundh.-Amte 2, 126. 1884.

Galippe, Über Prüfung auf Harnsäure im Speichelstein bei der alveolären Pyorrhoe. Compt. rend. soc. biol. 48, 418, 881. 1896.

Gamalech, Sur l'étiologie de la pneumonie fibrineuse de l'homme. Ann. de l'institut Pasteur 1888. Nr. 4. Ref. Baumgartens Jahresber. 4, 445. 1888.

Gamgee, Anorganische Bestandteile. Edinb. med. Journ. 1865. Ref. Allg. med. Zentralztg. 34, 608. 1865.

Gantz und Hertz, Eiweißgehalt des Sputums. Presse méd. 18. Jan. 1911.

— Über die Eiweißreaktion im Sputum und ihre praktische Bedeutung. Berl. klin. Wochenschr. 1911, 285. Nr. 7.

Gazis, Über eine neue Reaktion der Tuberkelbazillen und eine darauf begründete differentialdiagnostische Färbungsmethode. Zentralbl. f. Bakteriol. 50, 111. 1909.

— Ein weiterer Beitrag zu meiner neuen Differentialfärbungsmethode der Tuberkelbazillen. Berl. klin. Wochenschr. 1909, 836. Nr. 18.

Gaucher et Sergen, Aspergillusmykose. Bull. de la soc. méd. des hôp. de Paris. 1894. Ref. Eppinger in Lubarsch-Ostertag 1, III. 1897.

Geeraerd, Die Albuminreaktion im Auswurfe der Tuberkulösen. Journ. méd. de Bruxelles. 15, 505. 1910.

Gelderblom, Über den Eiweißgehalt im Sputum Tuberkulöser. Deutsche med. Wochenschr. 1913, 1987. Nr. 41.

Genersich, Bakteriologische Untersuchungen über die sogenannte setpische Diphtherie. Jahrb. f. Kinderheilk. 38, 233. 1894.

Georgi, Ein Fall von primärem Lungenkarzinom ohne Metastasen. Berl. klin. Wochenschr. 1879, 413. Nr. 28.

Gérard, Analyse des Speichels in einem Fall von Speichelfluß bei einem Epileptiker. Compt. rend. soc. biol. 1897, 1017.

Gerber, Weitere Mitteilungen über die Spirochäten der Mundrachenhöhle und ihr Verhalten zu Ehrlich-Hata 606. Deutsche med. Wochenschr. 1910, 2383. Nr. 51.

Gerber und Podack, Über die Beziehungen der sog. primären Rhinitis fibrinosa und des sog. Pseudodiphtheriebazillus zum Krebs-Löfflerschen Diphtheriebazillus. Deutsch. Arch. f. klin. Med. 54, 262. 1889. Siehe dort auch ausführliche Literatur.

Gerhardt, C., Über syphilitische Erkrankungen der Lungenröhre. Deutsch. Arch. f. klin. Med. 2, 535. 1867.

— Die intermittierende nächtliche Hämoptoe der Phthisiker. Deutsche Zeitschr. f. prakt. Med. 1874. Nr. 43.

— Über Durchbruch eines Empyems in die Lunge. Verhandl. d. phys.-med. Gesellsch. Würzburg 1881. 27.

— Über den Nachweis der Speise- und Luftröhrenfistel. Charité-Ann. 1, 156. 1890.

— Über Verkleisterung der Luftröhrenäste. Zentralbl. f. innere Med. 17, 521. 1896.

— Über Blutspeien Tuberkulöser. Berl. klin. Wochenschr. 1899, 457. Nr. 21.

— D., Über das Auftreten von albuminöser Expektoration nach Pleurapunktionen. Korrespondenzbl. f. Schweiz. Ärzte 1908, 320. Nr. 10.

— Über eine eigenartige Form von Kehlkopferkrankung im Anschluß an Masern. Virch. Arch. 125, 198. 1891.

Gerlach, Über die Beziehungen der N. vagi zu den glatten Muskelfasern der Lunge. Pflügers Arch. 13, 491. 1876.

— Über die künstliche Darstellbarkeit Curschmannscher Spiralen. Deutsch. Arch. f. klin. Med. 50, 450. 1892.

Ghon, Pfeiffer und Sederl,, Der Micrococcus catarrhalis als Krankheitserreger. Zeitschr. f. klin. Med. 44, 263. 1902.

Gibb, Diseases of the throat. Zit. Mader, Wien. med. Blätter 1884. Nr. 4.

Gidionsen, Ein bemerkenswerter Fall von Tuberkulose der Trachea und gleichzeitiger Varixbildung daselbst mit letalem Ausgang. Münch. med. Wochenschr. 1901, 1651. Nr. 42.

Giese, Untersuchungen über den Bordetschen Bazillus und sein Vorkommen beim Keuchhusten. Hab.-Schrift Kopenhagen 1916.

Gigon, Eisen- und Alkaliimprägnation des Lungengewebes. Zieglers Beitr. 55, 46. 1913.

Gilbert, Über die Differentialdiagnose zwischen ausgehusteten nekrotischen Massen einer Steinhauerlunge einerseits, Bronchial- und Lungensteinen andererseits. Dissert. Heidelberg 1897.

— und Lippmann, Der normale Mikrobismus des Speichels. Compt. rend. soc. biol. 56, 374, 1904.

Gins, Bacillus fusiformis. In Kolle-Wassermann 5, 1003. 1912. 2. Aufl.

Ginsberg, Kasuistische Beiträge zur Kenntnis des Aktinomyzespilzes. Berlin 1890.

Glaser, Die Bedeutung des Typhusbazillus bei Erkrankungen des Respirationsapparates im Gefolge des Ileotyphus und sein Auftreten im Auswurf. Deutsche med. Wochenschr. 1902, 772. Nr. 43.

Gluzinski, Ein Beitrag zur Frage über Lungenblutungen. Deutsch. Arch. f. klin. Med. 54, 178. 1895.

Goebell, Über die Infektion der Lungen von den Luftwegen aus. Dissert. Marburg 1897.

Goerres, Über den Nachweis der Tuberkelbazillen im Sputum mittels der Antiformin-methode. Zeitschr. f. klin. Med. 70, 86. 1910.

Goett, Die Speichelkörperchen. Internat. Monatsschr. f. Anat. u. Physiol. 23, 1. 1906.

Goggia, Über den Wert der Albuminreaktion im Auswurf. Annal. Inst. Maragliano 5, 22. 1911. Ref. Malys Jahresber. 41, 609. 1911.

Golinelli, Über die Millonsche Reaktion für Auswürfe und eiterige Exsudate. Gazz. Osp. 31, 345. 1910. Ref. Malys Jahresber. 40, 859. 1910.

Gollasch, Zur Kenntnis des asthmatischen Sputums. Fortschr. d. Med. 7, 361. 1889.

Gottschlich, Über wochenlange Fortexistenz lebender virulenter Pestbazillen im Sputum geheilter Fälle von Pestpneumonie. Zeitschr. f. Hyg. u. Infektionskrankh. 32, 402. 1899.

Gottstein, Über Bronchitis fibrinosa bei einem Tuberkulösen. Deutsch. Arch. f. klin. Med. 88, 585, 1907.

v. Goumoens, Observations de croup chez l'adulte. Thèse de Paris 1828. Zit. Lebert, Deutsch. Arch. f. klin. Med. 6, 74. 1869.

Guttmann, Lehrbuch der klinischen Untersuchungsmethoden. 6. Aufl. Berlin 1886.

Gouvéa, La distomatose pulmonaire par la douve du foie. Thèse de Paris 1895.

Graham, Observations on bronchobiliary Fistula (Literatur). Brit. Med. Journ. 1897, I, 1397.

Grammatschikoff, Bedeutung der Lungen als Eingangspforten von Infektionskrankheiten. Arbeit. a. d. pathol.-anat. Institut Tübingen 1, 1892.

Grandy, Influenzabazillen. Journ. of the Amer. Med. Assoc. 56, 1911. Zit. Scheller in Kolle-Wassermann.

— Über sogenannten chronischen Bronchialkrupp. Zentralbl. f. allg. Pathol. 8, 513. 1897.

Grawitz und Steffen, Die Bedeutung des Speichels und Auswurfs für die Biologie einiger Bakterien. Berl. klin. Wochenschr. 1894. 419. Nr. 18.

Gribout, Bronchialsteine. Soc. méd. des hôpit. 11. Jan. 1865. Ref. Schmidts Jahrb. 138, 86. 1868.

Grifi, Über das Vorkommen von Azeton im Speichel. Boll. Soc. Eustachiana 10, 1. 1912. Ref. Malys Jahresber. 42, 300 1912.

Griffon, Fibringerinnsel. Bull. soc. anat. de Paris 1899.

Grimbert und Choynes, Der Bacillus coli im Munde des gesunden Menschen. Soc. de thérapeutique Paris 25. Octbr. 1895. Ref. Münch. med. Wochenschr. 1895, 1095. Nr. 46.

Grimm, Über einen Leberabszeß und einen Lungenabszeß mit Protozoen. Arch. f. klin. Chir. 48, 478. 1894.

Grober, Über den wechselnden Rhodangehalt des Speichels und seine Ursachen beim gesunden und kranken Menschen. Deutsch. Arch. f. klin. Med. 69, 243. 1900.

Groß, Zur Funktionsprüfung des Pankreas. Deutsche med. Wochenschr. 1909, 706. Nr. 16.

— Über die putride Bronchitis. Dissert. Breslau 1869.

Grouven, Über die eosinophilen Zellen der Schleimhaut des Respirationstraktus. Dissert. Bonn 1895.

Gruby, Consom amylacea. Observationes micr. ad morph. pathol. Vindobonae 1840.

Grün, The use of acetanilide in the treatment of acute and chronic bronchitis. Lancet 1189, I, 1424.

Grünwald, Studien über die Zellen im Auswurf und in entzündlichen Abscheidungen des Menschen. Virchows Arch. 158, 297. 1899.

Grund, Über Hämatoporphyrie mit Polyneuritis. Zentralbl. f. innere Med. 1919. 810. Nr. 44.

— Zit. F. Müller, Die Erkrankungen der Bronchien. S. 275.

Guarneri,

— Streptokokken bei Bronchopneumonie morbillosa. Zentralbl. f. Bakteriol. 3, 205. 1888.

— Zentralbl. f. klin. Med. 9, 60. 1888.

Guerra-Coppioli und Mansuino, Über einige neuere Methoden zur Untersuchung des Auswurfes hinsichtlich der Diagnose auf Lungentuberkulose. Riv. crit. clinica medica 1912, 336. Ref. Malys Jahresber. 42, 663. 1912.

Guibout, Bronchialsteine. Soc. méd. des hôpit. 11. Jan. 1865. Ref. Schmidts Jahrb. 138, 86. 1868.

Guinon, La pratique des mal des enfants 4. Paris 1891, 1. Zit. Vogt.

Guillemot, Recherches sur la gangrène pulmonaire. Thèse de Paris 1899.

Gulland, On the granular leucocytes. Journ. o Physiology 19, 384. 1896.

Gumprecht, Die Eiweißnatur der Charcotschen Kristalle. Verhandl. d. 20. Kongr. f. inn. Med. 1902, 210.

Gurand, L'albumino-réaction de l'espectoration chez les tuberculeux. 9, 372. Tuberculosis 1910.

Guttmann, Sperminphosphatkristalle. Deutsche med. Wochenschr. 1892, 102. Nr. 3.

— und Smidt, Über Vorkommen und Bedeutung der Lungenalveolarepithelien in den Sputis. Zeitschr. f. klin. Med. 3, 124. 1881.

Habel, Über Aktinomykose. Virchows Arch. 146, 1. 1896.

— Ein Fall von chronischer fibrinöser Bronchitis. Zentralbl. f. innere Med. 19, 9. 1898.

Haedke, Über endemische Pneumonie. Deutsche med. Wochenschr. 1898. Nr. 14. 220.

Härting und Hesse, Der Lungenkrebs, die Bergkrankheit in den Schneeberger Gruben. Vierteljahresschr. f. gerichtl. Med. u. öffentl. San.-Wesen 30, 296. 1879. 31, 102, 313. 1880.

Halbron, Tuberculose et l'infections associées. Paris 1906. Zit. Koegel.

Hall, Havilland, Bronchitis fibrinosa. Saint Bartholomews hosp. reports 13, 1877.

Hallier, Über eine pseudodiphtherische Membran. Virchows Arch. 36, 160. 1866.

Hamilton, Über Lungenmelanose. Schmidts Jahrb. 116, 51. 1862.

Hammerl, Ein Beitrag zur Homogenisierung des Sputums. Münch. med. Wochenschr. 1909, 1955. Nr. 38.

Hammerschlag, Bakteriologisch-chemische Untersuchungen über Tuberkelbazillen. Zentralbl. f. klin. Med. 12, 9. 1881.

Hammarsten, Lehrbuch der physiologischen Chemie. 7. Aufl. 1910. S. 592.

Hammerbacher, Quantitative Verhältnisse der organischen und anorganischen Bestandteile des gemischten Speichels. Zeitschr. f. physiol. Chem. 5, 302. 1881.

Hampeln, Über einen Fall von primärem Lungen-Pleurakarzinom. Petersb. med. Wochenschr. 1887, 135. Nr. 17.

— Petersburger med. Wochenschr. 1892, 172.

— Über den Auswurf beim Lungenkarzinom. Zeitschr. f. klin. Med. 32, 247. 1897.

— Zur Frage der serösen Expektoration. Deutsche med. Wochenschr. 1910, 69. Nr. 2.

— Über Lungenblutung bei perforierten Aortenaneurysmen. Deutsche med. Wochenschr. 1913, 831. Nr. 18.

— Zur Symptomatologie und Diagnose der primären malignen Lungentumoren. Mitt. aus d. Grenzgeb. der Med. u. Chir. 31, 672, 1919.

Hansemann, Mitteilungen über Diphtherie und das Diphtherieheilserum. Berl. klin. Wochenschr. 1894, 1127. Nr. 50.

Hanssen, Ein Beitrag zur Chemie der amyloiden Entartung. Biochem. Zeitschr. 13, 185. 1908.

Harnsen, Diagnostische und therapeutische Bemerkungen zu einem Fall von Aneurysma aortae. Deutsch. Arch. 72, 391. 1902.

Hartley, Eiweißhaltiger Auswurf als Folge einer Parazentese der Brust. St. Bartholom. Hosp. News 41, 77. 1906. Ref. Malys Jahresber. 37, 789. 1907.

Harting, Das Mikroskop. 1859. S. 458.

Harris, On the significance of blood-spitting. St. Barthol. hosp. reports 22. Ref. Virchow-Hirschs Jahresber. 22, 237. 1887.

Haserodt, Neue Methoden zum Nachweis von Tuberkelbazillen im Sputum. Hyg. Rundschau 19, 699. 1909.

Haßlauer, Die Bakterienflora der gesunden und kranken Nasenschleimhaut. Zentralbl. f. Bakteriol. Orig. 33, 47. 1903.

Hastings and Böhm, A study of cultures from sputum and blood in lobar pneumonia. The journ. of experim. med. 17, 239. 1913.

Hatano, Über kombinierte Färbungsmethoden für Tuberkelbazillen. Beitr. z. Klin. d. Tuberk. 16, 55. 1910. — Berl. klin. Wochenschr. 1909, 1694. Nr. 37.

— Versuche über die zuverlässigste Färbung der Tuberkelbazillen. Diss. Marburg 1910.

Hauser, Über die Entstehung des fibrinösen Exsudates bei der kruppösen Pneumonie. Zieglers Beitr. 15, 527. 1894.

Hausmann, Über typische und atypische Lungenphthise. Berl. klin. Wochenschr. 1911, 1. Nr. 1.

Hayn, Königsberger med. Zeitschr. 1844. Zit. Lebert, Deutsch. Arch. f. klin. Med. 6, 74. 1869.

Hebert, Über den Ozänabazillus. Compt. rend. soc. biol. 51, 794. 1899.

Hebewerth, Die mikroskopische Zählungsmethode der Bakterien von Alex. Klein und einige Anwendungen derselben. Arch. f. Hyg. 39, 321. 1901.

Heidenhain, Über sekretorische und trophische Drüsennerven. Pflügers Arch. 17, 1. 1878.

Hein, Über das Vorkommen eosinophiler Zellen im Sputum. Dissert. Erlangen 1894.

Heineke und Deutschmann, Das Verhalten der weißen Blutzellen während des Asthmaanfalles. Münch. med. Wochenschr. 1906. Nr. 17.

Heimer, Pneumomycosis sarcinica. Deutsch. Arch. f. klin. Med. **19**, 344. 1877. — Dissert. München 1877.

Heinrich, Mikroskopische und chemische Beiträge zur praktischen Medizin. Haesers Arch. **6**, 1844. Ref. Schmidts Jahrb. **44**, 150. 1844.

— Lungenstückchen bei Gangrän. Zeitschr. f. rat. Med. **4**, 71. 1846.

Heitler, Über den diagnostischen Wert der Epithelien in den Sputis. Wien. med. Wochenschr. 1877. Nr. 49.

Heller, Über initiale Hämoptoe und ihre Beziehung zur Tuberkulose. Zeitschr. f. klin. Med. **5**, 638. 1882.

Heller und Lepère, Bacillus pyocyaneus. Koll-Wassermann **5**, 1185. 1912. 2. Aufl.

Hempel-Jörgensen, Über die Eiweißreaktion im Sputum. Beitr. z. Klin. d. Tuberk. **26**, 391. 1913.

Henle, Zeitschr. f. rat. Med. **7**, 411. Zit. Virchow, Virchows Arch. **6**, 562. 1854.

Hermann, Procédé rapide de colorativa du bacille tuberculeux. Ann. de l'inst. Pasteur **3**, 161. 1889.

— Zur Symptomatologie und klinischen Diagnose des primären Lungenkrebses. Deutsch. Arch. f. klin. Med. **63**, 583. 1899.

Hertel, Trachealstenose, Usur der Trachea infolge Aortenaneurysma. Charité-Annal. **16**, 282. 1891.

Herterich, Ein Fall von Mykosis tracheae. Ärztl. Intelligenzbl. 1880, 465. Nr. 43.

Herzog, Exsudatuntersuchungen in zwei Fällen von echter Bronchitis fibrinosa. Zentralbl. f. allg. Pathol. **8**, 1008. 1897.

Herzfeld und Steiger, Über das Vorkommen von Gallenfarbstoffen im Sputum, Urin und Blutserum des Pneumonikers. Med. Klin. 1911, 1415.

Heinrich, Fettgehalt. Zeitschr. f. rat. Med. **4**, 71. 1846.

Heitler, Über den diagnostischen Wert der Epithelien in den Sputis. Wien. med. Wochenschr. 1877, 1185. Nr. 49. Ref. Schmidts Jahrb. **176**, 233. 1877.

Hemmeter, Die Wirkung der Totalexstirpation sämtlicher Speicheldrüsen auf die sekretorische Funktion des Magens beim Hunde. Biochem. Zeitschr. **11**, 238. 1908.

Hempel, Untersuchungen über den Nachweis von Tuberkelbazillen im Sputum. Dissert. Leipzig 1902.

Herford, Bakteriologische und epidemologische Beobachtungen bei einer Genickstarreepidemie in Altona. Klin. Jahrb. **19**, 265. 1908.

l'Héritier, Chimie pathologique. p. 290. Paris 1842. Zit. Lehmann, Zoochemie.

Hertel, Allgemeine Tuberkulose mit Rotzerkrankung. Charité-Annal. **16**, 267. 1891.

Herzfeld, Vergleichende Untersuchungen mit der Antiformin-Ligroin- und Ellermann-Erlandsonschen Methode zum Nachweis von Tuberkelbazillen im Sputum. Zeitschr. f. Hyg. u. Infektionskrankh. **66**, 336. 1910.

— u. Steiger, Über das Vorkommen von Gallenfarbstoffen im Sputum, Urin und Blutserum des Pneumonikers. Med. Klinik 1911. Nr. 36. S. 1415.

Hesse, Ein neues Verfahren zur Züchtung von Tuberkelbazillen. Zeitschr. f. Hyg. u. Infektionskrankh. **31**, 302. 1899.

— Zur Frage der beschleunigten Züchtung des Tuberkelbazillus. Zentralbl. f. Bakteriol. **28**, 255. 1900.

— Ein neuer elektiver Nährboden für Auswurf. Tuberkelbazillen. Ibid. **35**, 384. 1904.

Hildebrandt, Experimentelle Untersuchungen über das Eindringen pathogener Mikroorganismen von den Luftwegen und den Lungen aus. Zieglers Beitr. **2**, 411. 1888.

— Über eosinophile Zellen im Sputum. Münch. med. Wochenschr. 1904, 100. Nr. 3.

Hints, Über die Ätiologie der kruppösen Bronchitis. Wien. med. Wochenschr. 1898. Nr. 42. Ungar. med. Presse **3**, 48. 1898.

Hinz, Über profuse Hämoptoe im frühen Kindesalter bei der Lungentuberkulose. Dissert. Leipzig 1903.

Hieroclés, Befund von Tuberkelbazillen in einem vor 6 Jahren expektorierten Lungensteinchen eines Phthisikers. Hyg. Rundsch. **8**, 67. 1898.

Hirata, Über die diastatische Kraft des menschlichen Mundspeichels. Biochem. Zeitschr. **47**, 167. 1912.

Hirsch, R., Klinische Fragmente und Abhandlungen. Königsberg 1858. S. 165. Zit. Lebert, Deutsch. Arch. f. klin Med. **6**, 74. 1869.

— Über das Vorkommen von Stärkekörnern im Blut und im Urin. Zeitschr. f. experim. Pathol. u. Ther. 1906, 390.

Hirschler und Terray, Untersuchungen über die Ätiologie des Lungenbrandes. Wien. med. Presse 1890, 697. Nr. 18.

Hirschkowitz, Natur der Grundsubstanz der Exsudate bei Bronchitis fibrinosa und deren Beziehungen zur Lungentuberkulose. Beitr. z. Klin. d. Tuberk. **2**, 323. 1904.

Hirt, Staubinhalationskrankheiten. Breslau 1871.

Hitzig, Beiträge zur Ätiologie der putriden Bronchitis. Virchows Arch. **141**, 28. 1895.

Hitzig, Influenzabazillen bei Lungenabszeß. Münch. med. Wochenschr. 1895, 813. Nr. 25.
Hobbel, Nachweis von Tuberkelbazillen im Sputum. Nederl. Tijdschr. voor Geneesk. 1910, 11, 1746. Ref. Malys Jahresber. 40, 829. 1910.
Hochhaus, Zur Pathologie der Bronchitis fibrinosa. Deutsch. Arch. f. klin. Med. 74, 11. 1902.
Hochsein, Ein Beitrag zur Kasuistik der Pneumonomykosis-Aspergillina. Virchows Arch. 169, 1902.
— Über einige Befunde in den Lungen von Neugeborenen und die Beziehungen derselben zur Aspiration von Fruchtwasser. Festschr. f. Orthop. 1903. S. 421.
Hodenpyl, Lungen-Aktinomykose. New York med. reports 1890.
Hoefla, Chemie und Mikroskopie am Krankenbett. Erlangen 1848.
v. Hoesslin, H., Über den Zusammenhang von Asthma bronchiale und Lungenödem. Münch. med. Wochenschr. 1907, 2183. Nr. 44.
— Über den Kochsalzstoffwechsel bei Pneumonie. Deutsch. Arch. f. klin. Med. 93, 404. 1908.
Hofbauer, Tägliche Schwankungen der Eigenschaften des Speichels. Pflügers Arch. 65, 503. 1897.
Hoffmann, F. A., Über putride Bronchitis. Dissert. Berlin 1862.
— Über Empyem und über fremde Körper in den Luftwegen. Berl. klin. Wochenschr. 1869, 525. Nr. 49.
— Die Bedeutung der Herzfehlerzellen. Deutsch. Arch. f. klin. Med. 45, 252. 1889.
— Beitrag zur Sputumuntersuchung. Zentralbl. f. innere Med. 19, 497. 1898.
— Die Krankheiten der Bronchien. In Nothnagels spez. Pathol. u. Ther. 2. Aufl. 1912.
Hoffnung, Über Hämoptoe bei Kindern. Dissert. Berlin 1885.
v. Hofmann, Über Aneurysmen der Basilararterien und deren Ruptur als Ursache des plötzlichen Todes. Wien. klin. Wochenschr. 1894. 823. Nr. 44.
Hofmeister, Zur Lehre vom Pepton. Zeitschr. f. physiol. Chemie 5, 127. 1881.
Hohlfeld, Zur tuberkulösen Lungenphthise im Säuglingsalter. Münch. med. Wochenschr. 1902, 1955. Nr. 47. Monatsschr. f. Kinderheilk. 1903.
Holt, Mischinfektion mit Influenzabazillen. Arch. of intern. med. 1908. Zit. Vogt, Gaethgens und Brückner.
Honl, Spaltpilze bei Pneumonie. Lubarsch-Ostertag 1, I, 648. 1896.
Honsell, Über Differentialfärbung zwischen Tuberkelbazillen und Bazillen des Smegmas. Arbeit. a. d. pathol. Institut Tübingen 2, 317. 1896. Ref. Baumgartens Jahresber. 1896, 397.
Hortschansky, Bronchopneumonien bei Grippe-Erkrankungen. Dissert. Kiel 1893.
Howard, Die Bedeutung des Bac. mucosus capsulatus. Philadelphia med. Journ. 1, 1898. Ref. Baumgartens Jahresber. 14, 83. 1898.
Hoyen, Über den Nachweis des Mucins in Geweben mittelst der Färbemethode. Arch. f. mikr. Anat. 36, 310. 1890.
Hoxie and Lamor, Fungous tracheobronchitis (aspergillus?). Journ. of the Amer. Med. Assoc. 1912. Ref. Zentralbl. f. inner Med. 33, 310. 1912.
Huber, Nochmals die Charcotschen Kristalle. Arch. f. Heilk. 19, 510. 1878.
— Über das Lungensarkom. Zeitschr. f. klin. Med. 17, 341. 1890.
Hüfner, Untersuchungen über ungeformte Fermente und ihre Wirkungen. Journ. f. prakt. Chem. 113, 372. 1872.
Hüne, Die Tuberkelbazillen-Anreicherung mittels Antiformins. Deutsche med. Wochenschr. 1909, 1791. Nr. 41.
— Antiformin zur Anreicherung der Tuberkelbazillen in Auswurf, Stuhl, Urin. Hyg. Rundsch. 20, 1090, 1909.
Hundeshagen, Ein Bazillus aus der Grippe der hämorrhagischen Septikämie bei einem Fall von Influenza-Pleuritis. Med. Klin. 1919, 1008. Nr. 40.
Hutchinson, Chloridstoffwechsel bei Pneumonie und akuten Fiebern. Journ. of pathol. and bact. 5, 406. 1899. Ref. Maly 29, 726. 1899.
Huxham, Galle im Speichel. Zit. Frerichs, Klinik der Leberkrankheiten, S. 109.
Iljisch, Über Tag- und Nachtharnabsonderung, Haut und Lungenausscheidung bei Ödemen verschiedenen Ursprungs. Münch. med. Wochenschr. 1896, 1299. Nr. 52.
Ilkewitsch, Ein Verfahren zum Nachweis der Tuberkelbazillen im Sputum. Wratsch 1892. Ref. Baumgartens Jahresber. 8, 664. 1892.
Immerwahr, Fehlerquellen bei der Untersuchung auf Tuberkelbazillen. Deutsche med. Wochenschr. 1891. 484. Nr. 13.
Immisch, Die Speichelsteinkrankheit. Deutsche Klin. 1861, 432. Nr. 44. Hier ältere Literatur.
Iundell, Klinisch-bakeriologische Studien über die Bronchitiden. Ref. Baumgartens Jahresber. 19, 857. 1893.
Israels de Jong, Histochemisches und zytologisches Studium des Sputums. Thèse de Paris 1907.

Inouye, Über das Distomum Ringers. Zeitschr. f. klin. Med. **50**, 120. 1903.

Israel, Klinische Beiträge zur Kenntnis der Aktinomykose des Menschen. Berlin 1885.
— Ein Beitrag zur Pathogenese der Lungenaktinomykose. Arch. f. klin. Chir. **34**, 160. 1888.

Jacobitz, Der Diplococcus meningitidis cerebrospinalis als Erreger von Erkrankungen der Lunge und Bronchien. Zeitschr. f. Hyg. u. Infektionskrankh. **56**, 175. 1907.

Jacobsohn, Beiträge zur Chemie des Sputums und des Eiters. Dissert. Berlin 1889.
— Fettkörnchenzellen bei Lungentumoren. Festschr. f. Lazarus, S. 156.
— Der Nachweis des Kochschen Bazillus mit Antiformin-Ligroin. Compt. rend. soc. biol. **67**, 507. 1909. Ref. Baumgartens Jahresber. **25**, 327. 1909.

Jadassohn, Über Stomatitis aphthosa (fibrinosa, pyogenes und impetiginosa). Schles. Gesellsch. f. vaterl. Kunde 21. Juni 1895. Ref. Baumgartens Jahresber. **11**, 48. 1895.
— Lepra. In Kolle-Wassermann **5**, 791. 1912. 2. Aufl.

Jaffé, Lungengangrän, durch einen verschluckten Kirschkern erzeugt. Allg. med. Zentralztg. 4. April 1866.
— und Leyden, Über putride Sputa nebst einigen Bemerkungen über Lungenbrand und putride Bronchitis. Deutsch. Arch. f. klin. Med. **2**, 488. 1866.

Jakowski, Die epidemische kruppöse Pneumonie. Gaz. lekarska 1888. Ref. Baumgartens Jahresber. **5**, 90. 1889.

v. Jaksch, Diagnostik. 1901. 5. Aufl.
— Über das Vorkommen von Spiralen im Sputum von Pneumonikern. Zentralbl. f. klin. Med. **4**, 497. 1883.
— — Über pseudoinfluenzaartige Erkrankungen. Berl. klin. Wochenschr. 1899, 425.

Janssen, Ein Fall von Lungensarkom mit grasgrünem Auswurf. Dissert. Berlin 1879.

Jannin, Sensibilisation de l'organisme pars un champignon du poumon. Rev. de méd. 1913, 578. Nr. 7. Ref. Zentralbl. f. d. ges. innere Med. **7**, 559. 1913.

Japha, Über primären Lungenkrebs. Dissert. Berlin 1892.

Jawein, Zur klinischen Pathologie des Speichels. Wien. med. Presse 1892. Nr. 15.

Jehle, Über den Nachweis von Typhusbazillen im Sputum Typhuskranker. Wien. klin. Wochenschr. 1902, 232. Nr. 9.

Jessen, Über prolongierte Diphtherie. Zentralbl. f. innere Med. **18**, 449. 1897.

v. Jezierski, Zur Pathologie des Asthma bronchiale. Deutsch. Arch. f. klin. Med. **85**, 342. 1904.

Jochmann, Über neuere Nährböden zur Züchtung des Tuberkuloserregers, sowie über ein neues Anreicherungsverfahren bei der Untersuchung auf Tuberkelbazillen. Hyg. Rundsch. **10**, 909. 1900. **12**, 524. 1912.
— Über das fast konstante Vorkommen influenzaähnlicher Bazillen im Keuchhustensputum. Zeitschr. f. Hyg. u. Infektionskrankh. **44**, 1903.
— Beiträge zur Kenntnis der Influenza und Influenzabazillen. Deutsch. Arch. f. klin. Med. **84**, 470. 1906.
— und Krause, Zur Ätiologie des Keuchhustens. Zeitschr. f. Hyg. u. Infektionskrankh. **36**, 193. 1901.
— und Moltrecht, 20 Fälle von Bronchopneumonie bei Keuchhustenkindern, hervorgerufen durch ein influenzaähnliches Stäbchen: Bacillus pertussis Eppendorf. Zentralbl. f. Bakteriol. **Orig. 34**, 15. 1903.

Joergensen, Über den Wert verschiedener Homogenisierungs- und Sedimentierungsmethoden behufs des Nachweises von Tuberkelbazillen im Sputum. Zeitschr. f. Hyg. u. Infektionskrankh. **66**, 315. 1910.

Jötten u. Haarmann, Neuere Färbungsverfahren für Tuberkelbazillen. Münch. med. Wochenschr. 1920. Nr. 24. S. 692.

Jona, Anpassung des Speichels. Proceed. Physiol. Society. Journ. of Physiol. **40**, 1910. Ref. Malys Jahresber. **40**, 317. 1910.

Joseph, Über die Rhodanausscheidung im Speichel Syphilitischer. Arch. f. Dermat. u. Syph. **70**, 49. 1904.

Josefson, Nachweis von Geschwulstzellen in Exsudaten, Harn und Lymphdrüsen. Zeitschr. f. klin. Med. **82**, 321. 1916.

Jores, Über experimentelles, neurotisches Lungenödem. Deutsch. Arch. f. klin. Med. **87**, 389. 1906.

Jürgens, Die diagnostische Bedeutung der Rhodanreaktion des Mundspeichels. Monatsschr. f. Ohrenheilk. 1901. Ref. Malys Jahresber. **31**, 466. 1901.

v. Jürgensen, Zur Diagnose der akuten Miliartuberkulose. Berl. klin. Wochenschr. 1872, 53. Nr. 4.

v. Ins, Experimentelle Untersuchungen über Kieselstaubinhalation. Arch. f. exper. Path. u. Pharm. **5**, 169. 1876.
— Einige Bemerkungen über das Verhalten des inhalierten Staubes in den Lungen. Virchows Arch. **73**, 151. 1878.

Kaatzer, Das Sputum und die Technik seiner Untersuchung. Wiesbaden 1891.
Kamen, Beitrag zum klinisch-bakteriologischem Studium der Influenza. Wien. med.
  Wochenschr. 1896, 13. Nr. 1. Ref. Zentralbl. f. Bakteriol. 39, 339. 1896.
Kannenberg, Über Lungenabszesse. Charité-Annal. 4, 214. 1877.
— Über Tyrosin im Sputum. Charité-Annal. 5, 247. 1878.
— Über Infusorien im Sputum. Virchows Arch. 75, 471. 1879.
— Über die Infusorien in den Sputis bei Lungengangrän. Zeitschr. f. klin. Med. 1, 228.
  1880.
— Über das Sputum bei Lungenquetschung. Zeitschr. f. klin. Med. 3, 533. 1881.
Karlinski, Zur Frage über die Entstehung der typhösen Pneumonie. Fortschr. d. Med.
  7, 681. 1889.
Karwacki, Fréquence des streptothrichées dans les crachats tuberculeux. Bull. de la
  Soc. de Biol. 10. Févr. 1911. Ref. Zentralbl. f. Tuberk. 5, 365. 1911.
— Über das Vorkommen von Agglutinen im tuberkulösen Sputum. Compt. rend. soc.
  biol. 70, 272, 924. 1911. Ref. Malys Jahresber. 41, 1108. 1911.
Kasten, Zur Lehre der Hämoptoe im Säuglingsalter. Beitr. z. Klin. d. Tuberk. 5, 431.
  1906.
Kathe, Die bakteriologische Typhusdiagnose. Zentralbl. f. Bakteriol. 55, 402. 1910.
Kaufmann, Lehrbuch der speziellen pathologischen Anatomie. 3. Aufl.
Kausch, Die Infusion mit Invertzucker. Deutsche med. Wochenschr. 1917, 712. Nr. 23.
Kerschensteiner, Studien zur Bakteriologie der Lungen und Bronchialeiterungen.
  Deutsch. Arch. f. klin. Med. 75, 132. 1903. Siehe dort ausführliche Literatur.
v. Ketels, Beitrag zur Untersuchung auf Tuberkelbazillen. Arch. f. Hyg. 15, 109. 1892.
Kiefer, Zur Differentialdiagnose des Erregers der epidemischen Zerebrospinalmeningitis
  und der Gonorrhöe. Berl. klin. Wochenschr. 1896. 628. Nr. 28.
Kirchenstein, Einige Richtigstellungen zu der Arbeit Böhms über die verschiedenen
  Färbemethoden der Tuberkelbazillen. Zentralbl. f. Bakteriol. Orig. 65, 404. 1912.
— Über die Leistungsfähigkeit der Pikrinmethode Spenglers für die Färbung der Tuberkel-
  bazillen. Zeitschr. f. Tuberk. 19, 313. 1912.
Kirchner, Bakteriologische Untersuchungen über Influenza. Zeitschr. f. Hyg. u. In-
  fektionskrankh. 9, 528. 1890.
Kisch, Zur Kasuistik der chronischen fibrinösen Bronchitis. Wien. med. Presse 1888,
  1193. Nr. 33.
Kißling, Über Lungenbrand mit besonderer Berücksichtigung der Röntgenuntersuchung
  und operativen Behandlung. Mitt. a. d. Hamburger Staatskrankenanstalten 6,
  1. 1906.
Kitasato, Gewinnung von Reinkulturen der Tuberkelbazillen und anderer pathogener
  Bakterien aus Sputum. Zeitschr. f. Hyg. u. Infektionskrankh. 11, 441. 1892.
Klein, Ein Beitrag zur Ätiologie der kruppösen Pneumonie. Zentralbl. f. Bakteriol.
  5, 625. 1889.
— Zur Kenntnis der Ausscheidung von Fibrin und fibrinartigen Gerinnseln. Wien. klin.
  Wochenschr. 1896, 709. Nr. 31.
Kleiner und Meltzer, Über das Vorkommen von Dextrose im Exsudat bei Lungenödem.
  Proceed. soc. experim. Biol. and Med. 8, 99. 1911. Ref. Malys Jahresber. 41, 611.
  1911.
Klemperer, G. u. F., Versuche über Immunisierung und Heilung bei der Pneumokokken-
  infektion. Berl. klin. Wochenschr. 1891, 873. Nr. 35.
Klemperer, F., Über die Beziehungen der säurefesten Saprophyten (Pseudotuberkel-
  bazillen) zu den Tuberkelbazillen. Zeitschr. f. klin. Med. 48, 250, 1903.
Klieneberger, Über hämophile Bazillen. Deutsche med. Wochenschr. 1905, 575. Nr. 15.
— Über hämoglobinophile Bazillen bei Lungenkrankheiten. Deutsch. Arch. f. klin. Med.
  87, 111. 1905.
Klipstein, Experimentelle Beiträge zur Frage der Beziehungen zwischen Bakterien und
  Erkrankungen der Atmungsorgane. Zeitschr. f. klin. Med. 34, 190. 1898.
Knauff, Das Pigment der Respirationsorgane. Virchows Arch. 39, 442. 1867.
Knoll, Morphologische Beiträge zu den Beziehungen zwischen Organismus und Tuber-
  kuloseerreger. Deutsch. Arch. f. klin. Med. 109, 31. 1912.
— Morphologisches und Biologisches über mit Methylviolett-Fuchsin gefärbtes Tuber-
  kulosevirus. Beitr. z. Klin. d. Tuberk. 15, 211. 1909.
Körner, Mundbakterien in Lubarsch-Ostertag. 1. März 1896. 227.
Koch, R., Zur Kasuistik der Bronchitis fibrinosa. Petersb. med. Wochenschr. 1892,
  83. Nr. 9.
Kockel, Über die Kalkinkrustation des Lungengewebes. Deutsch. Arch. f. klin. Med.
  64, 332. 1899.
Kögel, Über die Frage der chronischen Mischinfektion bei Lungentuberkulose. Deutsche
  med. Wochenschr. 1911, 2078. Nr. 45. — Beitr. z. Klin. d. Tuberk. 23, 95. 1912.

Köhler, Über chemische Zusammensetzung und Bedeutung des sog. Myelin. Virchows
       Arch. 41, 265. 1867.
Kölliker, Zur Kenntnis des Baues der Lunge des Menschen. Verhandl. d. phys.-med.
       Gesellsch. zu Würzburg 16, 1. 1881.
Körber, Beitrag zur klinischen Bedeutung der Muchschen Granula. Deutsche med.
       Wochenschr. 1912, 1494. Nr. 32.
Koch, R., Zur Kasuistik der Bronchitis fibrinosa. Petersb. med. Wochenschr. 1892,
       81. Nr. 9.
Kohls, Über intrazelluläre Lagerung der Tuberkelbazillen im Sputum. Dissert. Leipzig.
       1908..
Kohn, Ein Fall von Pneumonomycosis aspergillina. Deutsche med. Wochenschr. 1893,
       1332. Nr. 45.
— Zur Entwicklung der Corpora amylacea in der Lunge. Deutsch. Arch. f. klin. Med.
       55, 453, 1895.
Kolle und Wassermann, Untersuchungen über Meningokokken. Klin. Jahrb. 15,
       507. 1906.
Koser, Zur Kasuistik der Speichelsteine der Glandula submaxillaris. Dissert. Rostock
       1907.
Koslow, Äther-azetonische Kombination der Antiforminmethode. Berl. klin. Wochenschr.
       1910, 1181. Nr. 25.
Kossel, A., Über Schleim und schleimbildende Stoffe. Deutsche med. Wochenschr.
       1891, 1297. Nr. 48.
— Tierische Tuberkulose und menschliche Lungenschwindsucht. Deutsche med. Wochen-
       schr. 1911. Nr. 43. 1972.
— Die Beziehungen zwischen menschlicher und tierischer Tuberkulose. Ibid. 1912, 740
       Nr. 16.
— H., Beiträge zur Lehre vom Auswurf. Zeitschr. f. klin. Med. 13, 149. 1874. 1888.
v. Koranyi, Zoonosen. In Nothnagels Handb. 5, 1. T.
Korach, Über seroalbuminöse Expektoration bei Punktion pleuritischer Exsudate. Berl.
       klin. Wochenschr. 1919, 412. Nr. 18.
Korczynski, Genuine seröse Pneumonie. Ref. Zentralbl. f. innere Med. 3, 599. 1882.
Kovacs, Über einen Fall von akutem Lungenödem nach Thorakozentose mit dem Be-
       funde Curschmannscher Spiralen im Sputum. Wien. klin. Wochenschr. 1891,
       41. Nr. 3.
v. Krannhals, Zur Kasuistik und Ätiologie der Hadernkrankheit. Zeitschr. f. Hyg.
       u. Infektionskrankh. 2, 297. 1887.
Kraus, Die Erkennung der Tuberkulose. Jahreskurse f. ärztl. Fortbildung 1904. Nr. 3.
— u. Hofer, Über Auflösung von Tuberkelbazillen im tuberkulösen Organismus. 6. Tagg.
       d. fr. Vereinigg. f. Mikrobiologie. 1912. S. 191.
Kräutel, Über die Beziehung der Streptokokkenvirulenz zum septischen Fieber Phthisiker.
       Württemb. med. Korrespondenzbl. 1897. Nr. 15.
Krawkow, Beiträge zur Chemie der Amyloidentartung. Arch. f. exper. Pathol. u. Pharm.
       40, 195. 1897.
Kredel, Lungenödem und Exitus nach Thorakozentose. Berl. klin. Wochenschr. 1882,
       673.
Kreibich, Ätiologie und pathologische Anatomie der Lobulärpneumonie, insbesondere
       der Aspirationspneumonie. Beitr. z. klin. Med. u. Chir. 1896. Schmidts Jahrb.
       250, 239. 1896.
Kreibohm, Bacillus sputigenes crassus. Dissert. Göttingen 1890.
Kreissel, Der praktische und diagnostische Wert der chemischen Untersuchung des
       Sputums. Wien. med. Wochenschr. 1912, 1345.
Kresling, Über die Fettsubstanz der Tuberkelbazillen. Zentralbl. f. Bakteriol. 70, 897. 1901.
Kreß, Über die Beziehung der Speichelsekretion zur Verdünnung des Mageninhalts. Arch.
       f. exper. Path. u. Pharm. 54, 122. 1905.
Kretschy, Zur Bronchitis crouposa acuta. Wien. med. Wochenschr. 1873, 315. Nr. 14.
Kretz, Influenzabeobachtungen im Jahre 1897. Wien. klin. Wochenschr. 1897. Nr. 40.
— Gedanken und Erfahrungen zur Ätiologie, Symptomatologie und Therapie des Asthmas.
       Würzburger Abhandl. 1914.
Krönig, Zur Kenntnis und Würdigung der E. Wagnerschen Herzfehlerzellen. Charité-
       Annal. 15, 227. 1890.
— Beiträge zur bakteriologischen und klinisch-mikroskopischen Technik. Verhandl. d.
       10. Kongr. f. innere Med. 1891. 407.
Kronberger, Eine neue einfache Strukturfärbung für die echten Säurefesten, speziell für
       die Tuberkuloseerreger. Beitr. z. Klin. d. Tuberk. 16, 157. 1910.
— Ein Fall von Lungenmilzbrand mit günstigem Ausgang. Beitr. z. Klin. d. Tuberk.
       38, 125. 1918.

Krumbholz, Blutungen bei Bronchialdrüsentuberkulose. Dissert. Jena 1889.
Kruse, Zur Ätiologie und Diagnose der Influenza. Deutsche med. Wochenschr. 1894.
513. Nr. 24.
— und Pansini, Untersuchungen über den Diplococcus pneumoniae und verwandte
Streptokokken. Zeitschr. f. Hyg. u. Infektionskrankh. 11, 279. 1892.
— — und Pasquale, Influenzastudien. Zentralbl. f. Bakteriol. 7, 757. 1890.
Krylow, Über die Bedeutung und das Vorkommen der Muchschen Granula. Zeitschr.
f. Hyg. u. Infektionskrankh. 20, 135. 1911.
Kühne, Die Untersuchung von Sputum auf Tuberkelbazillen. Zentralbl. f. Bakteriol.
8, 293. 1890.
— Über das Vorkommen zuckerbildender Substanzen in pathologischen Neubildungen.
Virchows Arch. 32, 536. 1865.
Kühnt, Bronchialdrüsentuberkulose. Dissert. Jena 1889.
Kurajeff, Über die koagulierende Wirkung des Papayobins auf Peptonlösungen. Zentralbl.
d. med. Wissensch. 1901, 145. Nr. 9. Zit. Simon.
Kußmaul, Die Aschenbestandteile der Lungen und Bronchialdrüsen. Zentralbl. f. d.
med. Wissensch. 4, 629. 1866.
Kühnau, Über Mischinfektion mit Proteus bei Diphtherie der Halsorgane. Zeitschr. f.
klin. Med. 31, 567. 1897.
Kürthi, Die Differentialfärbemethoden der Tuberkuloseerreger. Wien. klin. Wochenschr.
1907. Nr. 49.
Küster, Die Bakterien der normalen Mundhöhle. — Nasenflora. In Kolle-Wassermanns
Handb. 6. 2. Aufl. 1913.
Kutscher, Meningokokken. In Kolle-Wassermanns Handb. 4. 589. 1912.
— Der Nachweis der Diphtheriebazillen in den Lungen mehrerer an Diphtherie verstorbener
Kinder durch gefärbte Schnittpräparate. Zeitschr f. Hyg. u. Infektionskrankh.
18, 167. 1894.
Küttner, Studien über das Lungenepithel. Virchows Arch. 66, 16. 1876.
Laboulbaine, Note sur l'examen comparatif du liquide expectoré et du liquide extrait
de la cavité pleurale. Gaz. hebd. 1874. Nr. 71. Ref. Virchows-Hirschs Jahresber.
9, II, 214. 1874.
Lähr, Über den Untergang des Staphylococcus pyogenes aureus in den durch ihn hervor-
gerufenen Entzündungsprozessen der Lunge. Dissert. Bonn 1887.
Lamar und Meltzer, Experimental pneumonia by intrabronchial insufflation. Journ.
of experim. Med. 15, 133. 1912.
Landau, Über diphtherieähnliche Bazillen bei chronischer Bronchitis. Berl. klin. Wochen-
schr. 1917, 457. Nr. 19.
Lange, Mandelstein. Zit. A. Schmidt.
— Über eine eigentümliche Erkrankung der kleinen Bronchien und Bronchiolen. Deutsch.
Arch. f. klin. Med. 70, 342. 1901.
— und Nitsche, Eine neue Methode des Tuberkelbazillennachweises. Deutsche med.
Wochenschr. 1909, 435. Nr. 10. Zeitschr. f. Hyg. 67, 151. 1910.
Langenbuch, Leberchirurgie. Stuttgart 1895.
Langer und Krüger, Die Gramfestigkeit der Diphtheriebazillen und der Pseudo-
diphtheriebazillen als differentialdiagnostisches Merkmal. Deutsche med. Wochen-
schrift 1916. Nr. 24. S. 722.
Langerhans, Ein Fall von Phthisis syphilitica. Virchows Arch. 75, 184. 1879.
Langguth, Über die Siderosis pulmonum. Deutsch. Arch. f. klin. Med. 55, 255. 1895.
Langhans, Über Krebs und Kankroid der Lunge nebst einem Anhang über Corpora
amylacea in der Lunge. Virchows Arch. 38, 497. 1867.
Langier, Zit. Gorup Besanez, Lehrbuch der physiologischen Chemie.
Langstein, Die Bildung von Kohlehydraten aus Eiweiß. Asher-Spiro 1, 63. 1902.
Lanz, Über den Stickstoff- bzw. Eiweißgehalt der Sputa bei verschiedenen Lungenerkran-
kungen und den dadurch bedingten Stickstoffverlust für den Organismus. Deutsch.
Arch. f. klin. Med. 66, 619. 1898.
Laveran, Observations pour service à l'histoire des kystes hydatiques des poumons.
Ref. Virchow-Hirschs Jahresber. 20, II, 135. 1885.
Lawrence, Bronchial ceasts in connexion with Mitral-regurgitation. Lancet 1893, II,
247.
Laycock, Über fötide Bronchitis. Med. Times and Gaz. 16. Mai 1857. Zit. Schmidts
Jahrb. 96, 37. 1857.
— Über fötide Bronchitis und andere Lungenkrankheiten mit übelriechendem Atem.
Allg. med. Zentralztg. 1865, 638. Nr. 71.
Leber, Ein Fall von Hydrozephalus mit kontinuierlichem Abträufeln wässeriger Flüssig-
keit aus der Nase. Gräfes Arch. 29, 273. 1883.

Lebert, Über das Vorkommen fibrinöser Entzündungsprodukte in den Bronchien und
    Lungenalveolen. Deutsch. Arch. f. klin. Med. **6**, 74. 1869. Siehe dort auch ältere
    Literatur.
— Handb. d. prakt. Medizin. 4. Aufl. 1871. S. 196.
Lecaplain, Notes sur quelques cas d'albuminoréaction des expectorations. Presse méd.
    1911, 190. Nr. 20.
Legay und Legrain, Tuberculose pulmonaire et muguet. Arch. gén. de méd. 1893. Ref.
    Zentralbl. f. Bakteriol. **14**, 701. 1893.
Lehmann, Lehrbuch der physiologischen Chemie **2**. 1850.
Lemoine, Sur une forme particulière d'angine diphtheroide. Sémaine méd. 1898, 109.
Lenhartz, Über Herzfehlerzellen. Deutsche med. Wochenschr. 1889, 1039. Nr. 51.
— Über Lungengangrän. In die Lunge durchgebrochener Leberechinokokkus. Berl. klin.
    Wochenschr. 1899, 555. Nr. 25.
Leichtenstern, Die plötzlichen Todesfälle bei pleuritischen Exsudaten. Deutsch. Arch.
    f. klin. Med. **25**, 324, 325. 1880. Hier auch ältere Literatur.
— Über die Charcot-Robinschen Kristalle in den Fäzes nebst einigen Bemerkungen.
    Deutsche med. Wochenschr. 1892, 582. Nr. 25.
— Influenza. In Nothnagels Handb. **4**, 83. 1896.
Leiner, Über Influenza als Mischinfektion bei Diphtherie. Wien. klin. Wochenschr.
    1901, 1001. Nr. 41.
— Erkrankungen der Bronchien. Ebstein-Schwalbe, Handbuch der praktischen Medizin.
    1. Stuttgart 1899.
Lépine, Deux cas d'anéurysme de l'aorte. (Durchbruch in Trachea.) Rev. de méd. 1898.
    Nr. 1.
— Les bronchites pseudomembraneuses. Gaz. hebdom. 1897, 1225. Nr. 103.
— Bronchite pseudo-membraneuse chronique. Rev. de méd. **18**, 835. 1898.
Lermoyez, Hehne und Darbier, Ein Fall von chronischer Mandelentzündung durch
    Bact. coli commune. Bull. soc. méd. des hôpit. **6**. Zit. Suchannek in Lubarsch-
    Ostertag 1, III, 114.
Lesieur, Eiweißgehalt des Sputums. Soc. méd. des hôpit. de Lyon. 7. June 1911.
Letellier, Contribution à létude de la broncho-alveolite fibrineuse hémorrhagique. Thèse
    de Bordeaux 1888.
Letulle, Traité de médecine von Charcot, Bouchard, Brissand **4**, 413.
Letzerich, Der Bazillus der Influenza. Zeitschr. f. klin. Med. **20**, 274. 1890.
Leuthold, Ein neuer Fall, welcher das Eindringen von Kohlenteilchen in das Lungen-
    parenchym beweist. Berl. klin. Wochenschr. 1866, 21. Nr. 1, 3.
Lewy, B., Über die Beziehungen der sog. Spiralfäden und Asthmakristalle zum Asthma.
    Zeitschr. f. klin. Med. **9**, 522. 1885.
— Über das Vorkommen der Charkot-Leydenschen Kristalle in Nasentumoren. Berl.
    klin. Wochenschr. 1891, 816. Nr. 33.
— Feststchr. f. Lazarus. S. 12. Berlin 1899.
v. Leyden, Zur Kenntnis des Bronchialasthma. Virchows Arch. **54**, 324. 1872.
— Tyrosin im Sputum. Virchows Arch. **55**, 239. 1872. Ibid. **74**, 414. 1878.
— Über infektiöse Pneumonie. Zeitschr. f. klin. Med. **6**, 267. 1883.
— Über eosinophile Zellen im Sputum von Bronchialasthma. Deutsche med. Wochenschr.
    1891, 1085. Nr. 38.
— Durchbruch von Leberechinokokken in die Lunge. Verhandl. d. Vereins f. innere Med.
    S. 184. Berlin 1884/85.
— Über Bronchialasthma. Berl. militärärztl. Gesellsch. 21. Juli 1886.
— und Guttmann, Die Influenzapneumonie 1889/90. Wiesbaden 1892.
— und Jaffé, Über putride Sputa nebst einigen Bemerkungen über Lungenbrand und
    putride Bronchitis. Deutsch. Arch. f. klin. Med. **2**, 488. 1867.
Lichtheim, Zur diagnostischen Verwertung der Tuberkelbazillen. Fortschr. d. Med.
    1883, 4.
— Über pathogene Mucorineen und die durch sie erzeugten Mykosen des Kaninchens.
    Zeitschr. f. klin. Med. **7**, 140. 1884.
Lichtwitz und Bock, Der Kalkgehalt der Galle und seine Bedeutung für die Bildung
    der Gallensteine. Deutsche med. Wochenschr. 1915, 1215. Nr. 41.
Liebermeister, G., Über Bronchitis fibrinosa. Deutsch. Arch. f. klin. Med. **80**, 550. 1904.
    Dort ausführliche Literatur.
— Über die nach Ziehl nicht darstellbare Form des Tuberkelbazillus. Deutsche med.
    Wochenschr. 1909, 1224. Nr. 28.
Lieblein und Hilgenreiner, Magen-Lungenfisteln. Deutsche Chir. 1905.
Liebreich, Über die Entstehung der Myelinformen. Virchows Arch. **32**, 387. 1865.
Liebscher, Über Influenzabazillenbefunde bei Masern- und Scharlacherkrankungen.
    Prag. med. Wochenschr. 1903, 84. Nr. 8.

Lieven, Zur Ätiologie der Rhinitis fibrinosa. Münch. med. Wochenschr. 1891, 830. Nr. 48.
Lindemann, Zur Diagnose der Speichelsteine. Deutsche med. Wochenschr. 1895. Nr. 41.
v. Lingelsheim, Berichte über epidemische Genickstarre. Deutsche med. Wochenschr.
    1905, 1017. Nr. 26.
Lipari, Experimenteller Beitrag über die infektiöse Natur der fibrinösen Pneumonie.
    Il Morgagni 1889. Ref. Baumgartens Jahresber. 5, 59. 1889.
Lisbonne, Invertase des Speichels. Compt. rend. soc. biol. 68, 983, 1910. Ref. Malys
    Jahresber. 40, 317. 1910.
Litmanowicz und E. Müller, Über das Verhalten des Ptyalins unter normalen und krank-
    haften Bedingungen. Zentralbl. f. d. ges. Physiol. u. Pathol. d. Stoffw. 10, 81. 1909.
Litten, Über die durch Kontusion erzeugten Erkrankungen der Brustorgane, mit besonderer
    Berücksichtigung der Kontusionspneumonie. Zeitschr. f. klin. Med. 5, 26. 1882.
Lobstein, Lungensteine. Zit. Ponlalion, Thèse de Paris 1891.
Loeb, Durchbruch einer käsig entarteten Bronchialdrüse in den rechten Bronchus. Jahrb.
    f. Kinderheilk. 24, 353. 1886.
— Ein Fall von Magen-Lungenfistel. Münch. med. Wochenschr. 1906, 214. Nr. 5.
Loebisch und Rotikansky, Zur Chemie der bronchiektatischen Sputa. Zentralbl. f.
    innere Med. 11, 1. 1890.
Löffler, Die Ätiologie der Rotzkrankheit. Arb. a. d. Kaiserl. Gesundh.-Amte 1, 141. 1886.
— Ein neues Anreicherungsverfahren zum färberischen Nachweis spärlicher Tuberkel-
    bazillen. Deutsche med. Wochenschr. 1910, 1987. Nr. 43.
Loevenhart und Hooker, Bemerkung über die angebliche Anwesenheit eines Magen-
    hormons in den Speicheldrüsen. Proc. Soc. Exp. Biol. and Med. 5, 114. 1908. Ref.
    Malys Jahresber. 38, 360. 1908.
Löwer, Untersuchungen über das eigelbe Sputum. Berl. klin. Wochenschr. 1864, 335.
    Nr. 34.
Löwenstein, Ein Beitrag zur Histologie des tuberkulösen Auswurfs. Zeitschr. f. Tuberk.
    10, 47. 1907.
— Über die intrazelluläre Lagerung der Tuberkelbazillen im Sputum und ihre prognostische
    Bedeutung. Deutsche med. Wochenschr. 1907, 1778. Nr. 43.
— Über das Verhalten der Eiterzellen gegenüber den Tuberkelbazillen. Zeitschr. f. Hyg.
    u. Infektionskrankh. 55, 429. 1906.
Loewenthal, Über Haemoptoe intermittens bei Phthisikern. Zentralbl. f. klin. Med.
    1888, 705. Nr. 39.
Lorenz, Ergänzung der Antiforminmethode zur Anreicherung der Tuberkelbazillen. Berl.
    klin. Wochenschr. 1911, 118. Nr. 3.
Lotz, Gewebsverflüssigende Eigenschaften der Bakterien. Zit. Friedrich Müller,
    Verhandl. des 20. Kongresses f. innere Med. 1902. S. 196.
Lubenau, Experimentelle Staubinhalationserkrankungen der Lungen. Arch. f. Hyg. 63,
    791. 1907.
Lublinski, Über Verkleisterung der oberen Wege. Zentralbl. f. innere Med. 17, 716.
    1896.
Lubowski, Über einen atoxischen und avirulenten Diphtheriestamm und über die Agglu-
    tination der Diphtheriebazillen. Zeitschr. f. Hyg. u. Infektionskrankh. 35, 88. 1900.
Ludwig, Lehrbuch der Physiologie. 2, 338, 623. 2. Aufl.
Lumniczer, Beiträge zur Ätiologie und Symptomatologie der putriden Bronchitis. Wien.
    med. Presse 1888, 666. Nr. 19—24. 791.
Lüthi, Cholesterinkristalle. Müllers Arch. 1839.
Lütschen, Bakteriologische und klinische Untersuchungen der nichttuberkulösen Infek-
    tionen des Respirationsapparates, mit besonderer Berücksichtigung der Sputum-
    kulturen. Arch. of intern. med. Oct. 1915. Ref. Berl. klin. Wochenschr. 1916, 16.
    Nr. 1.
Lutz, Lungen- und Rückenmarkssyphilis. Ärztl. Intelligenzbl. 1881, 543. Nr. 50.
Luzatto, Über Pneumokokkengrippe im Kindesalter. Jahrb. f. Kinderheilk. 52, 1900.
    Erg.-Bd.
Macdonald, Three cases of hepatic disease (Echinokokken). Lancet 1890, II, 973.
Mader, Ein Fall von inetrmittierender Diplokokken-Pneumonie. Wien. klin. Wochenschr.
    1895, 397. Nr. 22.
— Wien. med. Blätt. 1884. Nr. 4.
— Zur Lehre und Kasuistik des Bronchialkrupps (Bronchitis fibrinosa) und über seine Be-
    ziehung zum Schleimhautpemphigus. Wien. med. Wochenschr. 1882. 303. Nr. 32.
Magen, Ein Fall von Broncholithiasis. Wien. klin. Wochenschr. 1898, 269. Nr. 11.
Magenau, Lungenödem und fibrinöse Bronchitis nach Thorakopentose. Münch. med.
    Wochenschr. 1902. 1697. Nr. 41.
Maggiorano, Zur Chemie der Sputa (Reaktion). Lo Sperimentale e l'ippokratico 1862.
    Ref. Schmidts Jahrb. 123, 278. 1864.

Magniaux, Recherches sur l'étiologie et pathogénie de la bronchite membraneuse primitive. Thèse de Paris 1895.

Magnus, R., Über die Undurchgängigkeit der Lunge für Ammoniak. Arch. f. exper. Path. u. Pharm. 48, 100. 1902.

— Alsleben, Über Ungerinnbarkeit des Blutes bei der Hämoptoe der Phthisiker. Zeitschr. f. klin. Med. 81.

— — Über die Beziehungen zwischen Temperaturerhöhung und Stoffwechselstörung im Fieber. Verhandl. des 26. Kongresses f. innere Med. 1909. S. 516.

Malenchini, Ricerche sopra ma epidemia di pneumoniti maligne (Psittacosi?). Sperimentale 1895. Ref. Zentralbl. f. innere Med. 1896, 530.

— Ricerchi sopra una epidemia di pneumoniti maligne (psittacosi?). Lo Sperimentale 2, 1895. Ref. Virchow-Hirschs Jahresber. 30, 174. 1895.

Maliwa, Ein seltener Sputumbefund bei einem in die Lunge durchgebrochenen Leberechinokokkus. Münch. med. Wochenschr. 1914, 2367. Nr. 50.

Mandry, Zur Kenntnis des Friedländerschen Bazillus und einer Abart desselben. Fortschr. d. Med. 8, 205. 1890.

Manfredi, Über einen neuen Mikrokokkus als pathogenes Agens bei infektiösen Tumoren. Fortschr. d. Med. 4, 712. 1886.

Manicatide, Sur la recherche du bacille typhique dans le pharynx des malades de la fièvre typhoide. Zentralbl. f. Bakteriol. 35, 776. 1904.

Mann, Die Influenzaepidemie im Frühjahre 1900 in der k. Heil- und Pflegeanstalt Schussenried. Württemb. Korrespondenzbl. 1901. Nr. 21.

Mannkopff, Holzkohlepigment im Auswurf bzw. Lungen. Berl. klin. Wochenschr. 1864, 78. Nr. 8.

Mandybur, Vorkommen und Bedeutung der oxyphilen und vasophilen Zellen im Sputum. Wien. med. Wochenschr. 1892. Nr. 7.

Marchand, Über einen noch nicht näher bekannten Kapselbazillus. Sitzungsber. d. Gesellsch. z. Förderung der ges. Naturwissensch. in Marburg 1893. Nr. 3.

— Beitrag zur Pathologie und pathologischen Anatomie des Bronchialasthma. Zieglers Beitr. 61, 251. 1915.

— Über eigentümliche Pigmentkristalle in den Lungen. Verh. d. deutsch. pathol. Gesellsch. 10, 223, 1906.

Marconnet, Echinokokken der Lunge. Progrès méd. 1891, 517.

Marfen, Traité de médecine 4, 296. v. Achard, Bouchard und Brissand.

Marmann, Beiträge zur Bedeutung der Muchschen Granula im Sputum Tuberkulöser. Arch. f. Hyg. 76, 245. 1912.

Martin, Eine einfache ziffernmäßige Bestimmung des Bazillengehaltes des Sputums. Med. Klin. 1915, 1424. Nr. 52.

Massei, Sul chronico catarrho tracheale emorragico 1898. Zit. Avellis, Münch. med. Wochenschr. 1901. 351. Nr. 34.

Matson, Der Vergleichungswert einiger neuerer Methoden der Sputumuntersuchung auf Tuberkelbazillen des Ziehlschen und Muchschen Typus. Beitr. z. Klin. d. Tuberk. 24, 193. 1912.

Matthes, Albumosen und Pepton aus tuberkulösen Drüsen. Verhandl. d. 20. Kongr. f. innere Med. 1902, 204.

May, Orcien zum Nachweis elastischer Fasern im Sputum. Deutsch. Arch. f. klin. Med. 68, 427. 1900.

— Ein Fall von Broncholithiasis. Wien. klin. Wochenschr. 1898, 268. Nr. 11.

— Arth., Über die Menge des Rhodans im menschlichen Speichel und Harn bei Gesunden und in einigen Krankheitszuständen. Deutsch. Arch. f. klin. Med. 79, 209. 1904.

— K., Zum Nachweis von Tuberkelbazillen im Sputum mittels Antiformin. Tuberkulosis 1909. Nr. 2.

— G., Fürst, Waldmann, Gruber, Über Genickstarre, besonders die Keimträgerfrage. Münch. med. Wochenschr. 1910, 1584. Nr. 30.

Mager, Über Schutzkörpermangel bei Grippe nach Beobachtungen über Grippe unter den deutschen Truppenteilen in Konstantinopel. Münch. med. Wochenschr. 1919, 461. Nr. 17.

Marmann, Beitrag zur Bedeutung der Muchschen Granula im Sputum Tuberkulöser. Arch. f. Hygiene 76, 245, 1912.

Mazzotti, Boll. delle science méd. di Bologna. Juni 1884. Ref. Zentralbl. f. klin. Med. 6, 264. 1884.

Merscheim, Ein Fall von Fremdkörper in den Luftwegen. Deutsche med. Wochenschr. 1878, 582. Nr. 47.

Meinel, Aschebestandteile der Lunge. Zit. Hirt, Staubinhalationskrankh. Breslau 1871.

Meißen, Über das Vorkommen der Leydenschen Asthmakristalle. Berl. klin. Wochenschr. 1882. 332. Nr. 22.

Meißner, Zit. Virchow. Über das ausgebreitete Vorkommen einer dem Nervenmark
analogen Substanz in den tierischen Geweben. Virchows Arch. **6**, 562. 1854.
Meltzer, Über die mechanischen Verhältnisse bei der Entstehung der Pneumonie. Med.
Monatsschr. 1889. Ref. Baumgartens Jahresber. **5**, 87. 1889.
Mendel, Laf. und Mitarbeiter, Über Anpassung des menschlichen Speichels an die
Diät. Med. Record **78**, 349. 1910. Ref. Malys Jahresber. **40**, 316. 1910.
Menzing, Anorganische Bestandteile. Dissert. Erlangen 1878.
Merkel, Tuberkelbazillen bei diabetischer Lungenphthise. Zentralbl. f. innere Med. **4**,
193. 1883.
— Deutsch. Arch. f. klin. Med. **6**, 616. 1869.
— Zur Kasuistik der Staubinhalationskrankheiten. Deutsch. Arch. f. klin. Med. **8**, 206.
1871.
Mertens, Über einen Fall von Pemphigus chronicus der äußeren Haut und der Schleim-
häute mit Hornzystenbildung. Münch. med. Wochenschr. 1901, 141. Nr. 4.
Mestrezat, Ursprung des säurefarifizierenden Vermögens des Speichels beim Menschen.
Bull. soc. clinique de France **3**, 711. 1908. Ref. Malys Jahresber. **38**, 359. 1908.
Mettenheimer, Über die Ablagerung des schwarzen Pigmentes in den Lungen. Arch.
f. Anat. u. Physiol. **3**, 300. 1866.
Metzner, Die Beziehungen zwischen Rhodanausscheidung im Speichel und der Syphilis-
infektion. Dissert. Leipzig 1903.
Meyer, Über stenosierende pseudomembranöse Entzündung der Luftwege bei epidemischer
Grippe. Deutsche med. Wochenschr. 1919. 38. Nr. 2.
Meyer, E., Fett- und Cholesteringehalt. Zit. F. Müller, Verhandl. des 20. Kongr. f.
innere Med. 1902, 193.
— Karl, Die klinische Bedeutung der Eosinophilie. Berlin 1905.
Meyersohn, Bronchitis fibrinosa nach Ammoniak-Einatmung. 65. Vers. deutscher Natur-
forsch. u. Ärzte 1893. Med. Abt. S. 272.
Miller, The human mouth as a focus of infections. Dental Cosmos **32**, 1891. Zit. Schabad.
Mircoli, Das Virus der granulären Form des Tuberkelbazillus. Pathologien 4, 315, 1912,
ref. Zentralbl. f. d. ges. innere Med. 4, 172, 1913.
Möller, Zur Verbreitungsweise der Tuberkelpilze. Zeitschr. f. Hyg. u. Infektionskrankh.
32, 205. 1899.
— Tre Tilfälde of Bronchicalkroups for Börn. Hospitaltidende 2, 285. 1884. Ref. Virchow-
Hirschs Jahresber. **19**, II, 150. 1884.
— Bronchialkrupp bei Kindern. Hospitaltidende **2**. 12. 1884. Ref. Schmidts Jahrb.
204, 162. 1884.
Mönckeberg, Über Bronchialasthma. Verhandl. d. Deutschen pathol. Gesellschaft 1913.
— Zur pathologischen Anatomie des Bronchialasthmas. Verhandl. d. Deutschen pathol.
Gesellsch. 13. Tagung 1909. S. 173.
Model, Über Bronchitis fibrinosa. Dissert. Freiburg 1890.
Monnier, Des infections bronchiques chez le veillard: Bronchopneumonies et pyohémies
à streptocoques et à bacilles pyocyaniques. Gaz. méd. de Nantes 1894. Zit. Solt-
mann, Deutsch. Arch. f. klin. Med. **73**, 650. 1902.
Monteverdi, Un caso di bronchite da tetrageno. Gaz. degli ospedali 1898. Nr. 129. Ref.
Zentralbl. f. innere Med. **20**, 1272. 1899.
Morland, Über die klinische Bedeutung der Opsonine. Dissert. Bern 1908.
Monti, Krupp und Diphtherie im Kindesalter.
— Sur l'étiologie de la pneumonie fibrineuse. Rif. méd. 1888. Ref. Baumgartens Jahres-
ber. 4, 44. 1888.
Moorbrugger, Über die Aktinomykose des Menschen. Diss. Kiel 1885. Beitr. z. klin. Chir.
1885.
Morland, Über die klinische Bedeutung der Opsonine. Dissert. Samaden 1908. Zit.
Turban-Bär, Beitr. z. Klin. d. Tuberk. **10**, 1. 1908.
Moscati, Glykogen in den Auswürfen, dessen diagnostische und prognostische Bedeutung.
Rif. Medica **23**, 703. 1908 Ref Malys Jahresber. **38**, 800. 1908.
Mosler, Über ansteckende Formen von Lungenentzündung. Deutsche med. Wochenschr.
1889. 245. Nr. 13.
Mosny, Sekundärinfektionen bei Diphtherie. Americ. Journ. of Med. 1889, 562, ref.
Baumgartens Jahresber. **7**, 80. 1891.
Mouro, Galle. Edinburgh med. Journ. 1805. Zit. Biermer, Lehre vom Auswurf,
S. 73.
Much, Über die granulare, nach Ziehl nicht färbbare Form des Tuberkulosevirus. Beitr.
z. Klin. d. Tuberk. **8**, 85. 1907.
— Über die nicht säurefesten Formen des Kochschen Tuberkelbazillus. Beitr. z. Klin.
d. Tuberk. **8**, 317. 1907.
— Granula und Splitter. Ibid. **11**, 67. 1908.

Much, Die nach Ziehl nicht darstellbaren Formen des Tuberkelbazillus. Berl. klin. Wochenschrift 1908. 691. Nr. 14.
— Der Tuberkelbazillus im Handbuch der Tuberkulose. Leipzig 1914.
Mühlens und Hartmann, Über Bacillus fusiformis und Spirochaeta dentium. Zeitschr.
    f. Hygiene 55, 92, 1906.
Mühlhäuser, Über das Biedertsche Verfahren zum Nachweis von Tuberkelbazillen.
    Deutsche med. Wochenschr. 1891, 282. Nr. 7.
Müller, F., Untersuchungen über die physiologische Bedeutung und Chemie des Schleims
    der Respirationsorgane. Sitzungsber. d. Gesellsch. zur Beförderung d. ges. Naturwissenschaften. Marburg 1896. Nr. 6.
— Der Keimgehalt der Luftwege bei gesunden Tieren. Münch. med. Wochenschr. 1897.
    1382. Nr. 49.
— Muzin. Verhandl. d. naturforschenden Gesellsch. in Basel 12, 252. 1901.
— Über die Bedeutung der Selbstverdauung bei einigen krankhaften Zuständen. Verhandl.
    d. 20. Kongr. f. innere Med. 1902, 448.
— Die Erkrankungen der Bronchien. Deutsche Klin. 1904.
— Hämoptoe als Frühsymptom der Lungentuberkulose. Beitr. z. Klin. d. Tuberk. 13,
    133. 1909.
— Beiträge zur Kenntnis des Mucins und einiger damit verbundener Eiweißstoffe. Zeitschr. f. Biol. 42, 1901. 468.
— Beschreibung eines höchst merkwürdigen Falles von wahren Fleischpolypen in den
    Bronchien usw. Dissert. Gießen 1818.
— H. F., Zur Lehre vom Asthma bronchiale. Zentralbl. f. allg. Pathol. u. pathol. Anat.
    4, Nr. 14.
— J., Schwefelwasserstoff bildenden Bazillus als Erreger von Pneumonia crouposa. Zentralblatt f. innere Med. 1896, 665.
— W., Experimentelle und klinische Studien über Pneumonie. Deutsch. Arch. f. klin.
    Med. 71, 513. 1901.
— Jochmann, Über das Verhalten des proteolytischen Leukozytenfermentes und seines
    Antifermentes in den normalen und krankhaften Ausscheidungen des menschlichen
    Körpers. Deutsch. Arch. f. klin. Med. 92, 204. 1888.
Muck, Über das Vorkommen von Rhodan im Nasen- und Konjunktivalsekret. Münch.
    med. Wochenschr. 1900, 1168. Nr. 34.
Munk, Über die diagnostische Bedeutung der im Urin und Sputum ausgeschiedenen,
    mikroskopisch sichtbaren Lipoide. Deutsche med. Wochenschr. 1910, 1598. Nr. 36.
— Fall von geheiltem Lungenabszeß. Deutsche Klin. 1860, 18. Nr. 2.
Muskatblut, Neue Versuche über Infektion von den Lungen aus. Zentralbl. f. Bakteriol.
    1, 321. 1887.
Muttall, Eine Methode zur Bestimmung der absoluten Anzahl der Tuberkelbazillen im
    tuberkulösen Sputum. Zeitschr. f. klin. Med. 21, 241. 1892.
Mya, Über die Pathologie der Diphtherieinfektion. 11. Internat. Kongr. zu Rom 1894.
    Zentralbl. f. Bakteriol. 15, 682. 1894.
Nachod, Zur Kasuistik der akuten fibrinösen Bronchitis im Kindesalter. Prag. med.
    Wochenschr. 1897, 25. Nr. 3.
Nasse, Über die Bestandteile des normalen Schleimes der Luftwege. Journ. f. prakt.
    Chem. 29, 59. 1843.
Naunyn, Über die Chemie der Transsudate und des Eiters. Dubois Arch. 1865, 166.
Nauwerck, Über Pneumomykosis und Pharyngomycosis sarcinica. Korrespondenzbl.
    f. Schweiz. Ärzte 1881, 225. Nr. 8.
Nebelthau, Zit. Laxer, S. 17. Pneumomycosis aspergillina. Jena 1900.
Neisser und Gins, Diphtheriebazillen. In Kolle-Wassermann 5, 931. 1912. 2. Aufl.
— und Cahnert, Über eine Gruppe klinisch und ätiologisch zusammengehöriger Fälle
    von chronischer Erkrankung der oberen Luftwege. Deutsche med. Wochenschr.
    1900, 521. Nr. 33.
— Die Echinokokken-Krankheit. Berlin 1887.
Netter, Du microbe de la pneumonie dans la sative. Compt. rend. de la Soc. de Biol.
    24. Dec. 1887. Ref. Baumgartens Jahresber. 4, 62. 1888.
— Utilité des recherches bact. pour le prognostic et le traitement des pleurésies purulentes.
    Bull. de la soc. méd. 1890. Ref. Baumgartens Jahresber. 6, 67. 1890.
— Le pneumocoque. Arch. de méd. exper. 1890, 677.
— Etude bacteriologique de la bronchopneumonie chez l'adulto et chez l'enfant. Arch.
    de méd. expér. et d'anat. pathol. 1892, 28. Nr. 1.
Neilson und Lewis, Über den Einfluß der Nahrung auf die amylolytische Wirksamkeit
    des Speichels. Journ. of Biol. Chem. 4, 501. 1908.
— — und Scheele, Über den Einfluß der Nahrung auf die Wirkung des Speichels.
    Ibid. 5, 331. 1908. Ref. Malys Jahrb. 38, 359. 1908.

Neilson und Ferry, Der Einfluß von Jodkalium auf die Wirksamkeit des Speichels. Amer. Journ. of Physiol. 22, 43, 1908. Ref. Malys Jahresber. 38, 151. 1908.

Neubauer, Über Myelinformen. Virchows Arch. 36, 203. 1866.

Neuberg, Über Entstehung des Amyloids. Verhandl. d. Deutschen pathol. Gesellsch. 1904.

Neuda, Bronchopneumonie mit Milztumor und Bradykardie und Miliaria. Med. Klin. 1918, 1107. Nr. 43.

Neufeld und Brieger, Zur Diagnose beginnender Tuberkulose aus dem Sputum. Deutsche med. Wochenschr. 1900, 93. Nr. 6.

— und Händel, Pneumokokken. In Kolle-Wassermann 4. 1912. 2. Aufl.

— und Ungermann, Weitere Heilversuche mit Antipneumokokkenserum bei experimenteller Pneumonie. Berl. klin. Wochenschr. 1912, 1000. Nr. 21.

Neumann, R. O., Streptokokkus bei Pneumonie nach Typhus. Berl. klin. Wochenschr. 1886, 420. Nr. 26.

— Virulente Diphtheriebazillen bei einfacher Rhinitis. Zentralbl. f. Bakteriol. 31, 33. 1902.

— Bakteriologische Untersuchungen gesunder und kranker Nasen, mit besonderer Berücksichtigung des Pseudodiphtheriebazillus. Zeitschr. f. Hyg. u. Infektionskrankh. 40, 33. 1902.

— Über den Verbleib der in den tierischen Organismus eingeführten Bariumsalze. Pflügers Arch. 36, 576. 1885.

— Bakteriologischer Beitrag zur Ätiologie der Pneumonien im Kindesalter. Jahrb. f. Kinderheilk. 30, 233. 1889.

— Untersuchungen über die Viskosität des Sputums und ihre Beziehung zum Husten, insbesondere zur Pertussis. Arch. f. Kinderheilk. 35, 1. 1903.

— und Matson, Über Lungentuberkuloseformen. Mit ausschließlichem Vorkommen Muchscher Granula. Beitr. z. Klin. d. Tuberk. 24, 79. 1912.

Neusser, Klinisch-hämatologische Mitteilungen (Eosinophilie). Wien. med. Presse 1892, 134. Nr. 4.

— Über ätiologisch-bakteriologische Diagnostik. Wien. klin. Wochenschr. 1901, 335. Nr. 14.

Nicola, Beitrag zur Diagnose des tuberkulösen Auswurfs mittels der Eiweißreaktion. Riv. d'Igiene e Sanità Pubbl. 22, 233. 1911. Ref. Malys Jahresber. 41, 609. 1911.

Nicolle et Hebert, Les angines a bacille de Friedlaender. Ann. de l'inst. Pasteur 11, 67. 1897.

Nikiforoff, Über einen dem Pneumoniekokkus sehr ähnlichen Mikroorganismus. Zeitschr. f. Hyg. u. Infektionskrankh. 8, 535. 1890.

Noica, Über eine Beobachtung von fötider Bronchitis mit Kolibazillen. Compt. rend. soc. biol. 51, 545. 1899.

— Contribution à l'étude de la fitichité dans les maladies de l'appareil respiratoire. Thèse de Paris 1899.

v. Noorden, Beiträge zur Pathologie des Asthma bronchiale. Zeitschr. f. klin. Med. 20, 98. 1892.

— u. Fischer, Über eine Harnsäurereaktion im Speichel. Berl. klin. Wochenschr. 1916. Nr. 39, S. 1076.

Nothnagel, Über grüne Sputa. Berl. klin. Wochenschr. 1864. 273. Nr. 27.

— Zur Resorption des Blutes aus dem Bronchialbaum. Virchows Arch. 71, 414. 1877.

Novi, Über die Scheidekraft der Unterkieferdrüsen. Dubois Arch. 1888. 403.

Obermayer und Popper, Über den Bilirubingehalt des menschlichen Sputums. Wien. klin. Wochenschr. 1908, 895. Nr. 25.

— — Über den Bilirubingehalt des pneumonischen Sputums. Wien. klin. Wochenschr. 1908, 1024. Nr. 28.

Obici, Über die pathogenen Eigenschaften des Aspergillus fumigatus. Zieglers Beitr. 23, 197. 1898.

Odaira, Beiträge zur Kenntnis der hämoglobinophilen Bazillen, mit besonderer Berücksichtigung des Bordetschen Bazillus. Zentralbl. f. Bakteriol. Orig. 61, 289. 1911.

Oddi, Über das Vorkommen von Chondroitinschwefelsäure in der Amyloidleber. Arch. f. exper. Path. u. Pharm. 33, 376. 1894.

Oddo und Gachet, Eiweißgehalt des Sputums. Marseille méd. 15. Jan. 1910.

Oefele, Die chemische Analyse des Sputums. Petersb. med. Wochenschr. 1905, 415.

— Vorschlag zu einem Analysengang einer chem. Sputumuntersuchung. Pharmazeutisches Zentralbl. 46. 770. 1905.

Okunew, Fermente. Dissert. Petersburg 1895. Zit. Simon, Deutsch. Arch. f. klin. Med. 70, 606. 1901.

Onodi, Ein Fall von Pharyngitis fibrinosa. Pester med. chirurg. Presse 1890. Nr. 11. Zit. Suchannek, Lubarsch-Ostertag 1. III., 105.

Oppenheim, Über das Auftreten von Quecksilber im Mundspeichel. Arch. f. Derm. u. Syph. 56, 339. 1903.

Oppolzer, Chylöse Sputa. Allg. Wien. med. Ztg. 1861.
Orth, Zur Kenntnis der braunen Induration der Lunge. Virchows Arch. 58, 126. 1873.
Ortner, Zur Entstehung des akuten Lungenödems nach Thorakozentese. Wien. klin.
    Wochenschr. 1899. Nr. 44.
— Vorlesungen über spezielle Therapie innerer Krankheiten. 2. Aufl.
Osler, Aspergillus from the lung. Transact. of the soc. of Philad. 12—13, 41. 1887. Ref.
    Baumgartens Jahresber. 3, 317. 1887.
Ott, Zur Bedeutung der eosinophilen Zellen im Phthisikersputum. Deutsch. Arch. f.
    klin. Med. 68, 169. 1900.
— Zur Ätiologie der fibrinösen Bronchitis. Münch. med. Wochenschr. 1900, 965. Nr. 28.
— Zur Kenntnis des Kalk- und Magnesiastoffwechsels beim Phthisiker. Deutsch. Arch.
    f. klin. Med. 70, 582, 1901.
Otto, Zit. Friedreich, Spezielle Pathologie und Therapie von Virchow 5, 1. 486. Er-
    langen 1858.
Ország, Über den Stickstoffgehalt des Sputums bei Lungengangrän. Zeitschr. f. klin.
    Med. 67, 204. 1909.
Pugliese, Das amylolytische Vermögen des gemischten Speichels bei verschiedenen patho-
    logischen Zuständen und namentlich bei Magenkrankheiten. Riv. crit. di clinica
    medica 1910, 341. Ref. Malys Jahresber. 40, 316. 1910.
Paltauf, Influenzapneumonien. Wien. klin. Wochenschr. 1899. 576. Nr. 21.
— Mycosis mucorina. Virchows Arch. 102, 543. 1885.
Panizza, Über Myelin, Pigment und Epithelien im Sputum. Deutsch. Arch. f. klin.
    Med. 28, 343. 1881.
Panor, Über den Gehalt des Auswurfes an Stickstoff. Dissert. Petersburg 1888. Ref.
    Malys Jahresber. 19, 426. 1889.
Pansini, Einige neue Fälle von Geflügeltuberkulose bei Menschen und Säugetieren.
    Deutsche med. Wochenschr. 1894, 694. Nr. 35.
Pancritius, Zit. Schech, Ärztl. Intelligenzbl. 28, 463. 1881.
— Bakteriologische Studien über den Auswurf. Virchows Arch. 122, 424. 1890.
Pappenheim, Befund von Smegmabazillen im menschlichen Auswurf. Berl. klin. Wochen-
    schr. 1898, 809. Nr. 37.
Pastor, Eine Methode zur Gewinnung von Reinkulturen der Tuberkelbazillen aus dem
    Sputum. Zentralbl. f. Bakteriol 11, 233. 1892.
Paulus, Über Homogenisierung und Sedimentierung des Sputums durch Verdauung.
    Korrsepondenzbl. f. Schweiz. Ärzte 1895. Nr. 8.
Papasotiriu, Über den Einfluß der Kohle auf den Tuberkelbazillus. Münch. med. Wochen-
    schr. 1901, 497. Nr. 13.
Paradi, Beiträge zur Kenntnis des spezifischen Gewichtes und der Aschenbestandteile
    des Auswurfes. Med. naturwissensch. Mitteil. Klausenburg 1899. Ref. Malys Jahresber.
    31, 864. 1901.
Partsch, Die Aktinoykose des Menschen. Volkmanns Vorträge. Chirurg. Reihe 1886.
    Nr. 95.
Pasquale, Die Streptokokken bei der tuberkulösen Infektion. Zentralbl. f. Bakteriol.
    16, 114. 1894.
Pasquin, Etude expérimentelle sur la pathogénése de la pneumonie chez le lapin. Arch.
    de méa. exper. 22, 804. 1910.
Pasteur, Note sur une maladie nouvelle provoque par la salivè. Bull. de l'acad. de méd. 1881.
Paul, Über die Bedingungen des Eindringens der Bakterien der Inspirationsluft in die
    Lungen. Zeitschr. f. Hyg. u. Infektionskrankh. 40, 468. 1902.
Paulian, Die Eiweißreaktion im Sputum. Untersuchungen bei Keuchhusten. Revista
    Stintzelor med. 1911. Ref. Zentralbl. f. innere Med. 53, 88, 1912.
Paunz, Mark, Über die Verwendung der direkten Laryngoskopie und Tracheo-Broncho-
    skopie bei Kindern. Jahrb. f. Kinderheilk. 76, 131. 1912.
Pawlow, Psychische Erregung der Speicheldrüsen. Asher-Spiro, Ergebn. d. Physiol.
    3, I, 177. 1904.
Peacock, Fibrinöse Bronchitis. Transact. of the pathol. Society 24, 20, 1873. Zit. Lebert,
    Deutsch. Arch. f. klin. Med. 6, 134. 1869.
Pel, Echinokokkus der Lungen unter dem klinischen Bilde der akuten Pleuro-Pneumonie.
    Berl. klin. Wochenschr. 1901, 874. Nr. 34.
— Zur Deutung der sogenannten Spiral- und Zentralfäden im Sputum. Zeitschr. f. klin.
    Med. 9, 29. 1885.
Perl und Lippmann, Experimenteller Beitrag zur Lehre von der Lungenblutung. Virchows
    Arch. 51, 532. 1885.
Peters, Untersuchungen des Auswurfs auf Tuberkelbazillen. Leipzig 1886.
— Zum Auswurf-Sedimentierungsverfahren mit Wasserstoffsuperoxyd nach Sachs-Müke,
    Münch. med. Wochenschr. 1907, 418. Nr. 9.

Petersen, Verstopfung der Trachea durch eine verkäste und gelöste Bronchialdrüse. Heilung nach Tracheotomie. Deutsche med. Wochenschr. 1885, 145. Nr. 10.
— Jahresber. d. dänischen Nationalvereins z. Bekämpfung der Tuberkulose 1906. Zit. Much, Handb. d. Tuberkulose.
Peterson, Pneumonoconiosis. Amer. med. News. 1. Aug. 1885. Ref. Virchow-Hirschs Jahresber. 1888, II, 164.
Petit, Pneumokokken bei traumatischer Pneumonie. Gaz. hebd. 1886. Nr. 7.
Petroff, Ein Beitrag zur Lehre von der Aktinomykose. Berl. klin. Wochenschr. 1888. 541. Nr. 27.
Petruschky, Tuberkulose und Septikämie. Deutsche med. Wochenschr. 1893, 317. Nr. 14.
— Demonstration von Präparaten und Kulturen von einem zweiten Falle von Streptothrichosis hominis. Verhandl. des 16. Kongr. f. innere Med. 1898. S. 557.
— Krankheitserreger und Krankheitsbild. Zeitschr. f. Hyg. u. Infektionskrankh. 36, 151. 1901.
— Diphtheriebazillen. Gesundheit 1912. Nr. 1.
Petters, Chemie des bronchoblennorrhoischen Sputums. Prag. med. Wochenschr. 1864. Nr. 4. Ref. Schmidts Jahrb. 123, 277. 1864.
Petterutti und Ferro, Veränderungen der Menge der Diastase im Speichel bei verschiedenen Krankheiten. Giorn. internat. delle science med. 14, 921. 1894. Ref. Malys Jahresber. 24, 329. 1894.
Peusner, Bakteriologische Untersuchung eines Falles von fibrinöser Laryngo-Tracheobronchitis diphtherischen Ursprungs. Wratsch 1893. Ref. Zentralbl. f. Bakteriol. 17, 260. 1895.
Peyer, Atlas der Mikroskopie am Krankenbett 1887.
Pfannenstiel, Über die Pseudomuzine der zystischen Ovariengeschwülste. Arch. f. Gynäk. 38, 467. 1890.
Pfeiffer, R., Influenzabazillen. In Flügge, Lehrbuch der Mikroorganismen. S. 344. 3. Aufl.
— Vorläufige Mitteilung über den Erreger der Influenza. Deutsche med. Wochenschr. 1892. Nr. 2 u. 28.
— R., Die Ätiologie der Influenza. Zeitschr. f. Hyg. u. Infektionskrankh. 14.
— Th. und Adler, Über die Bedeutung intrazellulärer Lagerung von Tuberkelbazillen im Sputum. Zeitschr. f. Tuberk. 12, 89. 1908.
— und Beck, Weitere Mitteilungen über den Erreger der Influenza. Deutsche med. Wochenschr. 1892, 465. Nr. 21. Ibid. 1893. Nr. 34. 1895.
Philip, On an improved method for the eletection of the tubercle bacillus in sputum. Edinbourgh med. Journ. 1886. Ref. Virchow-Hirschs Jahrb. 21, 111, 1886.
Philippi, Ein Fall von kruppöser Pneumonie und Sepsis, hervorgerufen durch den Pneumobazillus Friedländer. Münch. med. Wochenschr. 1902, 1884. Nr. 45.
Pichini, Beitrag zur Kenntnis der fibrinösen Bronchitis. Rivista ital. di clinica med. 1, 105. 1884. Ref. Schmidts Jahrb. 224, 16. 1889.
Pimiazer, Beitrag zur Kasuistik der Fremdkörper in den Luftwegen. Wien. med. Blätter
Pinault, Considerations cliniques sur la Thoracocenthèse. Thèse de Paris 1859. 1888. Nr. 1. Ref. Virchow-Hirschs Jahresber. 1888/II, 228.
Pinkus, Über die Untersuchungsmethoden des Sputums in den ersten Perioden der Tuberkulose. Petersb. med. Wochenschr. 1904, 351. Nr. 33.
Pizenti, Iworo a due casi di catarro tracheale emorragico. Zit. Avelliss, Münch. med. Wochenschr. 1901, 1351. Nr. 34.
Piznatti-Morano und Bonarini, Über die Toxizität des menschlichen Speichels. Journ. d'Hygiene 1909. Ref. Malys Jahresber. 31, 467. 1901.
Planta, Die exsudative Diathese und das hochalpine Gebirgsklima. Korrespondenzbl. f. Schweiz. Ärzte 1911, 448. Nr. 13.
Plaut, Studien zur bakteriellen Diagnostik der Diphtherie und Anginen. Deutsche med. Wochenschr. 1894, 920. Nr. 49.
Plesch und Lippmann, Experimentelle und klinische Untersuchungen über die Entstehung und Bedeutung der Exsudatlymphozyten. Deutsch. Arch. f. klin. Med. 118, 283. 1915.
— Über den Stoffwechsel bei Tuberkulose mit besonderer Berücksichtigung des Sputums. Zeitschr. f. exper. Path. u. Ther. 3, 446. 1906.
Podack, Zur Kenntnis der Aspergillusmykosen im menschlichen Respirationsapparat. Virchows Arch. 139, 260. Hier ältere Literatur 1895.
Pollaci, und Ceraulo Die Speichelreaktion bei der Diagnose des Mittelmeerfiebers. Gazz. Sicil. di Med. e Chirurg. 7, 1908. Ref. Malys Jahresber. 38, 977. 1908.
Pollak, Bronchiolithen. Verhandl. d. Gesellsch. d. Ärzte in Wien. 4. März 1896. Ref. Eppinger, Lubarsch-Ostertag 3, II., 74. 1896.
— Über den Farbstoff des pneumonischen Sputums. Wien. klin. Wochenschr. 1908, 989. Nr. 27.

Polugorodnik, Die Vorzüge der Pikrin- und der Antiforminmethode in der mikroskopischen Sputumuntersuchung. Beitr. z. Klin. d. Tuberk. 18, 169. 1911.
Popoff, Mycosis aspergillina bronchopneumonica. Warschau 1887. Baumgartens Jahresber. 3, 316. 1887.
— Über das Vorkommen der Curschmannschen Spiralfäden im Sputum. Warschau 1885. Ref. Berl. klin. Wochenschr. 1866, 634.
Porges, Eine neue Methode der Färbung von Tuberkelbazillen. K. k. Gesellsch. d. Ärzte Wien 23. Juni 1916. Ref. Münch. med. Wochenschr. 1916, 1164. Nr. 32.
Port, Über die Beziehung zwischen Hämoptoe und Fibringerinnsel im Auswurf. Beitr. z. Klin. d. Tuberk. 6, 319. 1906.
— Über diphtherieähnliche Bazillen im Auswurf. Berl. klin. Wochenschr. 1918, 262. Nr. 111.
Posner, Über Prostatakonkretionen. Zeitschr. f. klin. Med. 16, 144, 189.
Popoff, Über das Vorkommen der Curschmannschen Spiralfäden im Sputum. Berl. klin. Wochenschr. 1886, 634.
Pospischill, Streptokokkenkrupp der Trachea bei septischem Scharlach. Jahrb. f. Kinderheilk. 44, 231. 1897.
Posselt, Zur vergleichenden Pathologie der Bronchitis fibrinosa und des Asthma bronchiale. Prag. med. Wochenschr. 1899, 181. Nr. 14.
Pouchet, Über eine zuckerartige Substanz aus den Lungen und dem Sputum der Phthisiker. Compt. rend. soc. biol. 96, 1883. Ref. Malys Jahresber. 13, 402. 1882.
Poulailon, Pierres des poumons. Thèse de Paris 1891.
Powell, Tödliche Blutung aus tuberkulöser Lunge bei einem 7 jährigen Kind. British med. journ. 1874, I., 711.
— and Hartley, On diseases of the lungs and pleurae. 5. Ed. London 1911.
Pramberger, Fibringerinnsel. Zit. Lenhartz in Ebstein-Schwalbe, Die Erkrankungen der Trachea und der Bronchien.
Predtatschensky, Über die Struktur und die diagnostische Bedeutung der Curschmannschen Spiralen bei Asthma. Zeitschr. f. klin. Med. 59, 29. 1906.
Preobraschensky, Über Fremdkörper in den Atmungswegen. Wien. Klin. 19, 191. 1893.
Prevost, De l'expectoration albuminease consécutive à la thoracocenthèse. Gaz. méd. de Paris. 1875. Nr. 20. Ref. Virchow-Hirschs Jahresber. 1875, II. 190.
Prikryl, Die eosinophilen Zellen im Sputum bei Bronchitis. Ref. Zentralbl. f. innere Med. 34, 331. 1913.
Privey, Eiweißgehalt des Sputums. Thèse de Lyon. 1911.
Prochaska, Über Pneumokokkensepsis. Deutsche med. Wochenschr. 1902. 372. Nr. 211.
Pront, Philos. Mag. and Ann. 4, 122. Zit. Frerichs.
Prorok, Zur Chemie des Sputums. Verhandl. d. Kongr. f. innere Med. 29, 688. 1912.
— Zur Chemie des Sputums Tuberkulöser. Münch. med. Wochenschr. 1909, 2013. Nr. 40.
Prudden and Nothrup, Concurrent infection and the formation of cavitres in acute pulmonury Tuberculosis. New York med. journ. 7. July 1894. Ref. Virchow-Hirschs Jahresber. 30, 171. 1895.
— — Studies on the Etiologie of the pneumonia complicating diphtherica in children. The americ. journ. of the med. scienc. 1889. 566.
Puchelt, Über Bronchitis mit Bildung von Bronchialgerinnseln. Heidelberger med. Annal. 13, 479. 1848.
Pulay, Über Typhusbazillenbefunde im Sputum. Münch. med. Wochenschr. 1918. 1456. Nr. 52.
Queisser, Zur Ätiologie und pathologischen Anatomie der Kinder-Pneumonie. Jahrb. f. Kinderheilk. 30, 277. 1890.
Quensel, Untersuchungen über das Vorkommen von Bakterien in den Lungen und bronchialen Lymphdrüsen gesunder Tiere. Zeitschr. f. Hyg. u. Infektionskrankh. 40, 505. 1902.
Queyrat, Mikroorganismen bei der einfachen Tracheobronchitis. Compt. rend. soc. biol. 1893. 211. Ref. Baumgartens Jahresber. 9, 22. 1893.
Quirin, Beitrag zur Kenntnis der Lungenphthise im Säuglingsalter. Münch. med. Wochenschr. 1902, 223. Nr. 6.
Rabinowitsch, Befund von säurefesten tuberkelbazillenähnlichen Bakterien bei Lungengangrän. Deutsche med. Wochenschr. 1900. 257. Nr. 16.
— Die Geflügeltuberkulose und ihre Beziehungen zur Säugetiertuberkulose. Ibid. 1904. 1675. Nr. 46.
Ramdohr, Zwei ätiologisch bemerkenswerte Fälle von Lungengangrän. Deutsche med. Wochenschr. 1878, 78. Nr. 7.
Rau, Über das Auftreten von Typhusbazillen im Sputum und über einen typischen Fall von „Pneumotyphus" ohne Darmerscheinungen. Zeitschr. f. Heilk. 25, 384. 1904.

Rau, Vergleichende Untersuchungen über einige neuere Methoden des Nachweises von Tuberkelbazillen im Sputum. Hyg. Rundsch. 19, 1333. 1909.
Regard, Pneumokokken in Fibringerinnsel. Dissert. Genf 1887. Zit. Strauß.
Reiche, Über Bluthusten als Initialsymptom der Lungenschwindsucht. Zeitschr. f. Tuberk. u. Heilstättenwesen 3, 222. 1902.
Reinbach, Zur Ätiologie der Lungengangrän. Zentralbl. f. allg. Pathol. 5, 649. 1894.
Remak, Diagnostische und pathogenetische Untersuchungen 75, 135. Berlin 1845.
Remlinger, Méningite cérébro-spinale aseptique. Compt. rend. Soc. biol. 70, 358. 1911.
Renard, Contributions à l'étude des bronchopneumonies infectieuses d'origine intestinale chez l'enfant. Thèse de Paris 1892.
Renk, Die Mengen des Auswurfs bei verschiedenen Erkrankungen der Respirationsorgane. Zeitschr. f. Biol. 11, 102. 1875.
Renon, Etude sur l'aspergillose chez les aurimaux et chez l'homme. Paris 1897. Dort auch Literatur.
Renz, Hämatoidinkristalle im Auswurf. Württemb. Korrespondenzbl. 34, 23. 1864. Ref. Schmidts Jahrb. 123, 279. 1864.
Repazi, Beitrag zum Studium der Anaerobier bei Lungengangrän. Compt. rend. de la Soc. de biol. 68, 216. 1910. Ref. Baumgartens Jahresber. 26, 1135. 1910.
Réthi, Disseminierte Fibrininfiltration des Rachens infolge von Influenza. Wien. klin. Wochenschr. 1894, 903. Nr. 48.
Reyen, Zur Ätiologie und Pathogenese des Keuchhustens. Jahrb. f. Kinderheilk. 58, 605. 1903.
Reyn, Über das Vorkommen von Diphtheriebazillen in den Lungen. Münch. med. Wochenschr. 1912, 2383. Nr. 44.
Ribbert, Der Untergang pathogener Schimmelpilze im Körper. Bonn 1887.
— Über Fettembolie. Korrespondenzbl. f. Schweiz. Ärzte 1894, 457. Nr. 15.
— Zur Anatomie der Lungenentzündungen. Fortschr. d. Med. 12, 371. 1874.
Ricciardi, Influenzabazillen. Giorn. intern. de science med. 26, 1904. Zit. Scheller, In Kolle-Wassermann, Influenza. 2. Aufl. 1912.
Richardson, Recent bacteriological Studies in typhoid fever. Boston med. and surg. journal 138, 148. 1898. Ref. Schmidts Jahrb. 274, 25. 1902.
Riesell, Untersuchungen über den N-Umsatz in einem Falle von Pneumonie. Dissert. Leipzig 1869.
Riegel, Die Krankheiten der Bronchien in v. Ziemssens Handb. d. spez. Pathol. u. Ther. 4, 1875. Heft 1.
Riehl, Makroskopische Asthmaspiralen. Münch. med. Wochenschr. 1906, 2240. Nr. 46.
Rieke, Ein Fall von primärer Lungenaktinomykose mit tödlicher Blutung. Dissert. Kiel 1903.
Riekhoff, Asthma und Lungenödem. Dissert. München 1904.
Ries, J. u. M., Die spezifische Ausscheidung gewisser Arzneimittel durch die Luftwege. Korrespondenzbl. f. Schweiz. Ärzte 1919. Nr. 16. 543.
Ritchie, The bacteriology of the bronchitis. Journ. of pathol. and bacteriol. 1900. Ref. Zentralbl. f. innere Med. 22, 653. 1901.
Ritter, Die Ätiologie des Keuchhustens. Berl. klin. Wochenschr. 1892. 1276. Nr. 50.
Robin, Konkremente. Traité de chimie anatomique 1853. Zit. Gilbert.
Rodella, Krebs der Speiseröhre mit Lungenbrand und eigenartiger bakteriologischer Befund derselben. Med. Klin. 1919, 1115. Nr. 44.
Roepke, Der gegenwärtige Stand der Tuberkulosediagnostik. Deutsche med. Wochenschr. 1911, 1937. Nr. 42.
Röhmann, Biochemie. S. 643. Berlin 1910.
Roger, Über den Einfluß von Hühnereiern auf das saccharifizierende Vermögen des Speichels. Compt. rend. soc. biol. 64, 16. 1908.
— Über die Rolle der Phosphate bei der Saccharifizierung durch Speichel. Ibid. 65, 374. 1908.
— Wirksamkeit des erhitzten Speichels. Compt. rend. soc. biol. 62, 833, 1907. Ref. Malys Jahresber. 37, 365. 1907.
— und Simon, Über die gegenseitige Einwirkung von Speichel und Pankreassaft. Ibid. 62, 1070. 1907.
— et Bory, Les Oosporoses. Arch. de méd. exp. 21, 229. 1909. Ref. Zentralbl. f. Bakteriol. 45, 134. 1910.
— und Levy-Valensi, Die Albuminreaktion des Auswurfes. La presse médicale 1910, 289.
— — L'albumino-réaction dans la tuberculose pulmonaire. Presse méd. 1909, 541. Nr. 60. 1911, 409. Nr. 40. 1912. Nr. 32.
Rohdan, Die Bedeutung der Kieselsäure im menschlichen Organismus und ihre Beziehungen zum Lungengewebe. Verhandl. d. 20. Kongr. f. innere Med. 1902, 448.

Rollet, Über den Krupp der Bronchien. Wien. med. Wochenschr. 1866, 315. Nr. 20.

Römer, Ein Beitrag zur Frage der Wachstumsgeschwindigkeit des Tuberkelbazillus. Zentralbl. f. Bakteriol. Orig. **27**, 705. 1900.

Ronzani, Über das Verhalten des bakteriziden Vermögens der Lungen gegenüber einigen Ursachen, die dasselbe zu indifferenzieren vermögen. Arch. f. Hyg. **63**, 339. 1907.

Rosenbach, Über einige Farbenreaktionen des Mundspeichels. Zentralbl. f. innere Med. **12**, 145. 1891.

Rosenblatt, Vergleichende Untersuchungen über die verschiedenen Methoden zum Nachweis der Tuberkelbazillen im Sputum. Hyg. Rundsch. **14**, 670. 1904.

Rosenow, Blutkulturen bei lobärer Pneumonie. Med News **83**, 74. 1903. Ref. Baumgartens Jahresber. **19**, 62. 1903.

Rosenstein, Zur putriden Bronchitis. Berl. klin. Wochenschr. 1867, 5. Nr. 1.

Rosenthal, M., Untersuchungen und Beobachtungen über Einwirkung pulverförmiger Substanzen auf den menschlichen Organismus. Wien. Zeitschr. 1866, 197. Ref. Schmidts Jahrb. **132**, 160. 1866.

— J., Über Farbenraktionen des Mundspeichels. Berl. klin. Wochenschr. 1892, 353. Nr. 15.

— Recherches sur quelques cas de Bronchopneumonie aigué. Thèse de Paris 1900. Ref. Baumgartens Jahresber. **21**, 1135. 1910.

Roßbach, Über die Behandlung des Hustens und Schleimauswurfs. Berl. klin. Wochenschr. 1892, 281. Nr. 19.

Roth, Kompendium der Gewerbekrankheiten. Berlin 1904.

Rothe, Über die Verwendung verschiedener Zuckernährböden zur Differentialdiagnose der Gonokokken. Zentralbl. f. Bakteriol. Orig. **46**, 645. 1908.

Rothschild, Der Einfluß der Jodmedikation auf die Sputumphagozytose der Tuberkelbazillen. Deutsche med. Wochenschr. 1913, 404. Nr. 9.

Roulet, Recherches de l'albumine dans les expectorations des tuberculeux. Société de méd. de Lyon. 24. Mars 1910. Presse méd. 1910. Nr. 34.

Roux und Jersin, Beitrag zum Studium der Diphtherie. Ann. inst. Pasteur 1890. Ref. Baumgartens Jahresber. **6**, 332. 1890.

Ruge, Über die Zentralfäden in den Curschmannschen Spiralen. Virchows Arch. **136**, 336. 1894.

Ruhemann, Die endemische Influenza in epidemiologischer, klinischer und bakteriologischer Beziehung. Wien. klin. Wochenschr. 1904.

— Zur epidemiologischen Bedeutung der Influenzabazillen. Berl. klin. Wochenschr. 1907, 1173. Nr. 37.

Rullmann, Münch. med. Wochenschr. 1898. 919.

— Über eine aus Sputum isolierte pathogene Streptothrix. Ibid. 1902. S. 925.

— und Perutz, Über eine aus Sputum isolierte pathogene Streptothrix. II. Mitteil. Münch. med. Wochenschr. 1899, 407.

Ruppel, Zur Chemie der Tuberkelbazillen. Zeitschr. f. physiol. Chem. **26**, 218. 1898.

Ruppert, Experimentelle Untersuchungen über Kohlenstaubinhalation. Virchows Arch. **72**, 14. 1878.

Rusca, Über die Methoden zur Unterscheidung des tuberkulösen Eiters von dem der gewöhnlichen pyogenen Bakterien. Gazz. med. Ital. **62**, 481. 1911. Ref. Malys Jahresber. **41**, 611. 1911.

Russow, Über eine neue Kontrastfärbung zur Darstellung intrazellulärer Tuberkelbazillen im Auswurf. Münch. med. Wochenschr. 1909, 920. Nr. 18.

Rütimeyer, Zur diagnostischen Bedeutung der Tuberkelbazillen. Korrespondenzbl. f. Schweiz. Ärzte 1883, 389. Nr. 16.

— Ein Fall von primärer Lungenaktinomykose. Berl. klin. Wochenschr. 1889, 45. Nr. 3.

Sabourin, Les hémoptysies à moules bronchiques chez les tuberculeux. Revue de médecine 1910. S. 900. Ref. Zentralbl. f. innere Med. 1911. S. 884.

Sabrazes et Mathis, Cryoscopie des expectorations. Compt. rend. soc. biol. **53**, 644. 1901. Ref. Malys Jahresber. 1901, 837.

Sachs-Mücke, Ein Sedimentierungsverfahren des Auswurfs mit Wasserstoffsuperoxyd. Münch. med. Wochenschr. 1906, 1660. Nr. 34.

— — Kryoskopie der Expektorationen. Compt. rend. soc. biol. **53**, 644. 1901.

Sachs, Ein Beitrag zur Ätiologie der Pneumonie. Münch. med. Abhandl. 1. Reihe. 6. Heft. Zit. F. Müller, Münch. med. Wochenschr. 1897, 1384. Nr. 49.

Sänger, Über die Fibringerinnsel und Curschmannschen Spiralen im Sputum der Pneumoniker. Festschr. f. d. Eppendorfer Krankenhaus 1889. S. 160.

— Zur Ätiologie der Staubinhalationskrankheiten. Ref. Münch. med. Wochenschr. 1901, 409. Nr. 10. Zit. Virchows Arch. **164**, 367. 1901.

Salisbury, Über Wechselfieber. Amer. journ. of med. sc. N. F. **51**, 1866. Ref. Schmidts Jahrb. **131**, 183. 1866.

Salkowski, Untersuchungen über die Ausscheidung der Alkalisalze. Virchows Arch. 58, 209. 1871.
— Über die diagnostische Bedeutung der rostfarbenen Sputa. Gaz. lekarska 1883. Nr. 49. Ref. Virchow-Hirschs Jahresber. 1883, I, 253.
— Kennntis des pathologischen Speichels. Virchows Arch. 109, 358. 1887.
— Auswurf bei Gichtikern. Virchows Arch. 54, 344. 1902.
Salmoni, Differentialdiagnose zwischen tuberkulösen und andersartigen Auswürfen mittels des Millonschen Reagens. Gazz. Osp. 1909. Nr. 128. Ref. Malys Jahresber. 39, 817. 1909.
Salomon, Ein Fall von aufsteigendem Krupp. Deutsche Klin. 1864, 299. Nr. 31.
Sander, Über Fremdkörper in den Luftwegen. Deutsch. Arch. f. klin. Med. 16, 330. 1875. Hier ältere Literatur.
Sanders, Kohleteilchen im Sputum. Edinburgh med. journ. 9, 274. 1864. Ref. Schmidts Jahrb. 124, 150. 1864.
— Chemische Untersuchung der Kristalle. Virchows Arch. 54, 344. 1872.
Sarvonat, Kalkgehalt des Auswurfs Tuberkulöser. Proviane med. 31. Dec. 1910. Ref. Malys Jahresber. 42, 640, 1912.
Sata, Über die Bedeutung der Mischinfektion bei Lungenschwindsucht. 3. Suppl. zu Zieglers Beitr. 1899.
Sax, Zur Kasuistik der Bronchitis crouposa. Wien. med. Presse 1886. Nr. 1, 12. S. 8. Ref. Zentralbl. f. innere Med. 7, 614, 1886.
Saxer, Experimentelle Untersuchungen über Aspergillusmykosen. Verhandl. d. deutsch. pathol. Gesellsch. 1, 149. 1899.
— Pneumonomycosis aspergillina. Jena 1900.
Schabad, Mischinfektion bei Lungentuberkulose. Zeitschr. f. klin. Med. 33, 476. 1897.
— Die klinische Bakteriologie der Diphtherie. Jahrb. f. Kinderheilk. 54, 381. 1901.
Schädel, Eine einfache Tuberkelbazillenfärbung. Münch. med. Wochenschr. 1920. Nr. 14. S. 693.
Schaffner, Kalkkristalle. Zeitschr. f. rat. Med. 5, 411. 1846.
Schech, Über Lungensyphilis. Ärztl. Intelligenzbl. 1881, 463. Nr. 43.
Schedl und Petruschky, Kulturen und Präparate einer menschen-pathogenen Streptothrixart. Verhandl. d. 15. Kongr. f. innere Med. 1897. S. 550.
Scheller, Über die Verbreitung der Influenzabazillen. Zentralbl. f. Bakteriol. 50, 503. 1909.
— Kritische Studien zur Frage der hämoglobinophilen Bakterien. Deutsche med. Wochenschr. 1912, 1825. Nr. 39.
— Influenzabazillus. In Kolle-Wassermanns Handb. 5. 2. Aufl. 1913.
Schepegrell, Case of recurrent head achere lieved by the discharge of a fluid from cranial cavity. Journ. of the Amer. Medical Assoc. 30, 1898.
Scherer, Ein Fall von regelmäßig wiederkehrenden prämenstruellen Lungenblutungen. Beitr. z. Klin. d. Tuberk. 6, 287. 1906.
— Lungenstein. Zit. Gilbert, Dissert. Heidelberg 1897.
Schestopol, Über die Durchlässigkeit der Froschlunge für gelöste und körnige Farbstoffe. Virchows Arch. 95. 199. 1879.
Scheube, Die Krankheiten der warmen Länder. Jena 1903.
v. Scheven, Nachweis spärlicher Tuberkelbazillen im Sputum. Deutsche med. Wochenschr. 1909, 1617. Nr. 37.
Schirwindt, Beitrag zur Kenntnis des phthisischen Sputums und zur Frage nach der Kombination von Tuberkulose und Bronchiektasie. Dissert. Basel 1909.
Schittenhelm, Über Bronchitis fibrinosa mit besonderer Berücksichtigung der pathologischen Verhältnisse der Lunge. Deutsch. Arch. f. klin. Med. 67, 376. 1900.
Schlagenhaufer, Über Knochenbildung in den Lungen. Zentralbl. f. Pathol. 29, 470. 1918.
Schlecht und Schwenker, Über lokale Eosinophilie in den Bronchien. Arch. f. exper. Path. u. Pharm. 68, 163. 1912.
— — Über den Einfluß sympathiko- und autonomotroper Substanzen auf die eosinophilen Zellen. Zeitschr. f. klin. Med. 76, 77. 1912.
Schlegel, Aktinomykose. In Kolle-Wassermanns Handb. 5, 301. 1913. 2. Aufl.
Schlesinger, Zur Kenntnis der diastatischen Wirkung des menschlichen Speichels. Virchows Arch. 125, 146. 1891.
— Zur Kenntnis der Gallenblasen-Bronchusfisteln infolge von Cholelithiasis. Mitteil. a. d. Grenzgeb. d. Chir. u. inn. Med. 16, 240. 1906.
Schmey, Über die Frühdiagnose der Lungentuberkulose. Tuberculosis 10, 457. 1911.
Schmidt, A., Zur Kenntnis des Asthma bronchiale. Zentralbl. f. klin. Med. 1891, 472. Nr. 25.

Schmidt, A., Beitrag zur Kenntnis des Sputums, insbesondere des asthmatischen und zur Pathologie des Asthma bronchiale. Zeitschr. f. klin. Med. 20, 476. 1892.
— Über die Benutzung verschiedener Sputa als Nährböden und das Wachstum der Pneumokokken auf denselben. Zentralbl. f. klin. Med. 14, 625. 1893.
— Über Farbenreaktionen des Sputums. Berl. klin. Wochenschr. 1893, 225. Nr. 10. Berl. physiol. Gesellsch. 5. Mai 1893.
— Über Herkunft und chemische Natur der Myelinformen des Sputums. Berl. klin. Wochenschr. 1898, 73. Nr. 4.
— Chronische diphtherische Infektion der Lungen. Münch. med. Wochenschr. 1913, 20. Nr. 1.
— R., Über ein eigenartiges serodiagnostisches Phänomen (amorphe Agglutination) in Friedländers Rekonvaleszentenserum. Wien. klin. Wochenschr. 1903, 873. Nr. 30.
— Über einen Fall von Bronchitis fibrinosa chronica mit besonderer Rücksichtnahme auf das mikroskopische Sputumbild. Zentralbl. f. allg. Pathol. 10, 425. 1899.
— M. B., Über die Lokalisation des Soorpilzes in den Luftwegen und sein Eindringen in das Bindegewebe der Ösophagusschleimhaut. Zieglers Beitr. 8, 173. 1890.
— Über die Verwandtschaft der hämatogenen und autochthonen Pigmente und deren Stellung zum sogenannten Hämosiderin. Virchows Arch. 115, 397. 1889.
— und Aschoff, Pyelonephritis. Jena 1893.
Schmidt-Strasburger, Die Fäzes des Menschen. 3. Aufl. Berlin 1910. S. 1886.
Schmidtmann, Über eine ungewöhnliche Ursache eines Blutsturzes. Zentralbl. f. Pathol. 29, 201. 1918.
Schmolka, Ein Fall von Speichelstein im Ductus Whartonianus. — Zur Kasuistik der Fremdkörperverschluckung. Prag. med. Wochenschr. 1891, 606. Nr. 52.
Schneider, Bronchitis plastica. Jahrb. f. Kinderheilk. 75, 34. 1911.
— Vergleichende Untersuchungen mit den neueren Verfahren zum Nachweis von Tuberkelbazillen im Sputum. Zeitschr. f. Tuberk. 18, 320. 1912.
— E. C., Über Veränderungen des Gehaltes an Rhodankalium im menschlichen Speichel. Amer. Journ. of Physiol. 5, 274. 1901. Ref. Malys Jahresber. 31, 466. 1901.
Schnitzler, Über Lungensyphilis und ihr Verhältnis zur Lungenschwindsucht. Wien. med. Presse 1879. Nr. 11.
Schönbrod, Über den gegenwärtigen Stand der Beurteilung der eosinophilen Zellen im Blute und Sputum. Dissert. München 1895.
Schottelius, Experimentelle Untersuchungen über die Wirkung inhalierter Substanzen. Virchows Arch. 73, 524. 1878.
Schottmüller, Über Lungenmilzbrand. Münch. med. Wochenschr. 1898. 1231. Nr. 39.
— Die Artuntersuchung der für den Menschen pathogenen Streptokokken durch Blutagar. Münch. med. Wochenschr. 1903, 849. Nr. 21.
— Über die klinische Bedeutung der nicht nach Ziehl, sondern nach Gram färbbaren Wuchsform des Tuberkulosevirus. Münch. med. Wochenschr. 1908, 2564. Nr. 49.
Schridde, Über die Wanderungsfähigkeit der Plasmazellen. Verhandl. d. pathol. Gesellsch. 10. Tagung. Stuttgart 1906. S. 110.
Schröder, Über Lungensyphilis. Münch. med. Wochenschr. 1919, 1401. Nr. 49.
— Über das Vorkommen von Perlsuchtbazillen im Sputum der Phthisiker und ihre Bedeutung für die Therapie der chronischen Lungentuberkulose. Beitr. z. Klin. d. Tuberk. 11, 219. 1908.
— und Mennes, Über die Mischinfektion bei der chronischen Lungentuberkulose. Bonn 1898.
v. Schrötter und Weinberger, Zur Kenntnis der Kolibazillose der Respirationsorgane. Wien. klin. Wochenschr. 1908, 505. Nr. 14.
Schubert, Zur Kasuistik der Aspergillusmykosen. Deutsch. Arch. f. klin. Med. 36, 162. 1885. Hier ältere Literatur.
Schütz, Über Tonsillensteine. Caspers Wochenschr. 1838. Nr. 45.
— Eindringen von Pilzsporen in die Atmungswege und die dadurch bedingten Erkrankungen der Lungen. Mitteil. a. d. Kaiserl. Ges.-Amt 2, 208. 1884.
— Über akutes Lungenödem nach Thorakozentese. Prag. med. Wochenschr. 1884, 254. Nr. 26.
— Zur Frage der Mischinfektion bei Lungentuberkulose (Di- und Di-ähnliche Bazillen in tuberkulösen Lungen). Berl. klin. Wochenschr. 1898, 297. Nr. 14.
Schuld, Die Sputumuntersuchung auf Tuberkelbazillen. Nederl. Tijdschr. v. Geneesk. 1912, II., 1046. Ref. Malys Jahresber. 42, 695. 1912.
Schulte, Methodik und Technik der neueren Verfahren zum Nachweis von Tuberkelbazillen im Sputum mit besonderer Berücksichtigung des Uhlenbuthschen Antiforminverfahrens. Med. Klin. 1910, 172. Nr. 5.

Schultze, Über das Vorkommen reichlicher Mengen von Hämatoidinkristallen in den
  Sputis. Virchows Arch. 61, 130. 1874.
Schultze, W. H., Über das Vorkommen von Myelin im normalen und kranken Organismus.
  Lubarsch-Ostertag 13. 2. 1909. S. 253.
Schulz, Über die granuläre Form des Tuberkulosevirus im Auswurf. Deutsche med.
  Wochenschr. 1909, 1569. Nr. 36.
Schwarz, Über den Phosphorsäure-Stoffwechsel bei der Pneumonie. Wien. med. Blätter
  1895, 771. Nr. 49.
— Zur Pathologie der fibrinösen Bronchitis. Wien. med. Wochenschr. 1908. Nr. 21.
— E., Die Lehre von der allgemeinen und örtlichen Eosinophilie. Lubarsch-Ostertag 17,
  137. 1914. Hier die gesamte diesbezügl. Literatur.
Schwartzkopff, Ein Fall von Bronchitis fibrinosa chronica mit nachweisbarer Lokali-
  sation und überwiegend aus Schleim bestehenden Bronchialausgüssen. Münch. med.
  Wochenschr. 1904, 343. Nr. 8.
de Schweinitz et Dorset, The mineral constituends of the tubercle bacilli. Zentralbl.
  f. Bakteriol. 23, 993. 1898.
Sciallero e Marzagalli, Sul valore diagnostico della presensa di granuli acido resistenti
  nell' espettorato. Estratto da Bolletino della R. Academia Medica di Genova. Zit.
  Cohn, Beitr. z. Klin. d. Tuberk. 31. Jan. 1914. Ann. del inst. Maragliano 1904.
Scriba, Über seröse Expektoration nach Thorakozentese. Deutsch. Arch. f. klin. Med.
  36, 328. 1885.
Sée, Germain, Diagnostic du cancer pulmonaire. L'union méd. 1881. Nr. 11. Ref.
  Zentralbl. f. innere Med. 2, 28. 1882.
Seemann, Die Brauchbarkeit des Antiformins zum Nachweis von Tuberkelbazillen. Berl.
  klin. Wochenschr. 1909, 628. Nr. 14.
— Über die reduzierenden Substanzen, welche sich aus Hühnereiweiß abspalten lassen.
  Arch. f. Verdauungskrankh. 4, 275. 1898.
Seiffert, Über den Bordetschen Keuchhustenbazillus. Münch. med. Wochenschr.
  1909, 131. Nr. 3.
Seifert, Über Rhinitis fibrinosa. Verhandl. d. Kongresses f. innere Med. 8, 414. 1889.
Seitz, Die Alveolarpyorrhoe. Med. Klin. 1919, 1283. Nr. 50.
— Koli-Diphtherie. Korrespondenzbl. f. Schweiz. Ärzte. 1901, 209. Nr. 7.
Selter, Über Druckgeschwüre in Rachen und Bronchus, hervorgerufen durch Aneurysmen.
  Virchows Arch. 133, 51. 1893.
Seltmann, Die Anthrakosis der Lungen bei den Kohlenbergarbeitern. Deutsch. Arch.
  f. klin. Med. 2, 300. 1866.
Senator, Ein Fall von Lungenabszeß mit allgemeinem Hautemphysem. Virchows Arch.
  54, 278. 1872.
Sendler, Alveolarepithelien. Berl. med. Gesellsch. 9. Febr. 1881. Berl. klin. Wochen-
  schr. 1881. Nr. 25.
— Fall von Leber-Bronchialfistelbildung. Dissert. Jena 1910.
Seth, Evans, Über in Lungenkavernen vorkommende Mikroorganismen. Virchows Arch.
  115, 185. 1889.
van Setten, De saliva ciusque vi et utilitate. Gröningen 1847.
Sicard, Über den Ozänabazillus. Compt. rend. soc. biol. 51, 813. 1899.
— und Dopter, Zytologie der Parotisflüssigkeit im Verlaufe der infektiösen Parotitis.
  Compt. rend. Soc. biol. 58, 317. 1906. Ref. Malys Jahresber. 36, 789. 1906.
Sieber, Die Fettspaltung durch Lungengewebe. Zeitschr. f. physiol. Chemie 55, 176, 1908.
Siegert, Untersuchungen über die Corpora amylacea sive amyloidea. Virchows Arch.
  129, 513. 1892.
Silfvast, Die Wirkung der Streptokokken und ihrer Toxine auf die Lungen. Zieglers
  Beitr. 25, 120. 1899.
Simon, Handbuch der medizinischen Chemie 1842. 11. 311.
— Zucker im Auswurf. Med. Chem. 1, 365. 1892. Zit. Biermer.
— Untersuchungen über die Lösungsvorgänge bei der kruppösen Pneumonie. Deutsch.
  Arch. f. klin. Med. 70, 604. 1901.
— Die diastatische Wirksamkeit des gemischten Speichels beim normalen und kranken
  Menschen. Journ. de physiol. et pathol. gén. 9, 261. 1907. Ref. Malys Jahresber.
  37, 366. 1907.
Simmonds, Bakteriologische Befunde bei Influenza. Ärztl. Verein Hamburg 7. Jan. 1919.
  Ref. Deutsche med. Wochenschr. 1919. Nr. 14. 390.
Sinigar, The variability in virulence of the pneumococcus. Lancet 1903, I., 169.
Sittmann, Spirillenbefund im Liquor und Auswurf bei Encephalitis lethargica. Münch.
  med. Wochenschr. 1920. Nr. 16. S. 447.
Sklarek, Ein Fall von Bronchitis crouposa. Deutsche Klin. 1865, 310.

Slaviansky, Experimentelle Beiträge zur Pneumokoniosis-Lehre. Virchows Arch. **48**, 326. 1875.
— Über die pflanzlichen Parasiten der Lunge; ref. Virchow-Hirsch Jahresber. 1867/I. S. 307.
Slavyk, zit. Heubner, Über den Meningokokkus. Deutsche med. Wochenschr. 1897. Nr. 16. V.-Beil. S. 109.
Smith, A case of lobular pneumonia due to the Bacillus mucosus capsulatus. Journ. of the Boston Soc. of med. Sc. 1898, 174. Ref. Baumgartens Jahresber. 1898, 82.
— Lewis, Case of hepato-broncho-biliary fistula due to impactet gall stones. Brit. med. Journ. 1903, I, S. 313.
Smolizauski, Eiweißgehalt des Sputums. Thèse de Paris 1911.
Smyly, Spulwurm im Kehlkopf. Dublin Journ. **41**, 284. 1866. Ref. Schmidts Jahrb. **134**, 48. 1867.
Snel, Der Untergang von Milzbrandpapillen in der normalen Lunge. Zeitschr. f. Hyg. u. Inf.-Kr. **40**, 103. 1902.
Sneß, Über die differentialdiagnostischen Färbemethoden der Perlsuchtbazillen nach Spengler, Wien. klin. Wochenschr. 1907. Nr. 34.
Sokolowski und Greiff, Über das Vorkommen von elastischen Fasern im Auswurf der Lungenschwindsüchtigen. Deutsche med. Wochenschr. 1878, 66. Nr. 6.
Soltmann, Zur Lehre von der Pathogenität des Bacillus pyocyaneus. Deutsch. Arch. f. klin. Med. **73**, 650. 1902.
Sommerbrodt, Ein Fall von Rotzkrankheit beim Menschen. Virchows Arch. **21**, 463. 1864.
— Über Genese und Bedeutung der sogenannten Herzfehlerzellen. Berl. klin. Wochenschr. 1889, 1025. Nr. 47.
Sorgo, Zum Nachweis der Tuberkelbazillen im Sputum. Wien. klin. Wochenschr. 1903, 1447. Nr. 32.
— Über die Mischinfektion bei Lungentuberkulose. Zeitschr. f. klin. Med. **61**, 250. 1907.
Sotnidschewsky, Über die Zusammensetzung des Lungengewebes bei kruppöser Pneumonie. Zeitschr. f. physiol. Chem. **4**, 217. 1880.
Spaet, Über epidemische Lungenentzündungen. Münch. med. Wochenschr. 1903, 1670. Nr. 39.
Spengler, Über Lungentuberkulose und bei ihr vorkommende Mischinfektionen. Zeitschr. f. Hyg. 18, 343. 1894.
— Pankreatinverdauung des Sputums zum Sedimentieren der Tuberkelbazillen. Deutsche med. Wochenschr. 1895. 244. Nr. 15.
— Zur Diagnose geschlossener Lungentuberkulose, der Sekundärinfektion, tuberkulöser und syphilitischer Phthise. Davos 1900.
— Zur Diagnose und Prognose der Misch- und Begleitinfektion bei Lungentuberkulose. Zentralbl. f. Bakteriol. **30**, 765. 1901.
— Über das Kochsche TR und Tuberkelbazillensplitter. Wien. med. Wochenschr. 1902, 658. Nr. 14.
— Tuberkelbazillenzüchtung aus Bakteriengemischen und Formaldehydinfektion. Zeitschr. f. Hyg. u. Infektionskrankh. **42**, 91. 1903.
— Über Splittersputa Tuberkulöser. Ibid. **49**, 541. 1904.
— Zur Formaldehydabtötung und -züchtung der Tuberkel und anderer säurefester Bazillen. Ibid. **51**, 335. 1905.
— Artverschiedenheit menschlicher und tierischer Tuberkelbazillen. Zeitschr. f. exper. Pathol. u. Ther. **6**, 748. 1909.
— Arbeiten über gesammelte Tuberkulose und Syphilis. Davos 1911.
Spiegel, Differentialdiagnose von Lepra- und Tuberkelbazillen. Monatsh. f. prakt. Derm. **23**, 221. 1896.
Spinak, Über das Verhalten der Leukozyten im Blut und Sputum bei akuten Zuständen. Dissert. Leipzig 1908.
Spolverini, Über die Resistenz der Diplokokken im pneumonischen Sputum. Ann. d'Igiene. sperim. **1**, 1899. Ref. Münch. med. Wochenschr. 1899, 740. Nr. 22.
Spronck, Über die vermeintlichen schwachvirulenten Diphtheriebazillen. Deutsche med. Wochenschr. 1896, 571. Nr. 36.
Siegel, Das Asthma. Jena 1913.
Sobernheim, Milzbrand. In Kolle-Wassermanns Handb. 1912. 2. Aufl.
Sokolowski, Über die idiopathische fibrinöse Bronchitis. Deutsch. Arch. f. klin. Med. **56**, 470. 1876.
— Über die Infektiosität der Lungenschwindsucht. Gaz. lekarska. 1883. Nr. 49. Ref. Virchow-Hirschs Jahresber. 1883.
— Klinik der Brustkrankheiten. 1906.
Sommerbrodt, Hat das in die Luftwege ergossene Blut ätiologische Bedeutung für die Lungenschwindsucht. Virchows Arch. **55**, 165. 1872.

van Swieten, Commentaria in Boerhave aphorismus de cognoscendis et curendis hominum morbis 4, 31. 1764. Zit. Forbian.
Stade, Jahresbericht über die Ergebnisse der Untersuchungsfähigkeit des hygienisch-bakteriologischen Instituts der Stadt Dortmund auf dem Gebiete der ansteckenden Krankheiten für das Jahr 1907 (1. Jan. bis 31. Dezbr. 1907). Hyg. Rundsch. 18, 519. 1908.
Stadelmann, Untersuchungen über den Fermentgehalt der Sputa. Zeitschr. f. klin. Med. 16, 128. 1889.
— Beiträge zur Chemie des Sputums. Deutsch. Arch. f. klin. Med. 75, 585. 1903.
v. Starck, Zur Kasuistik der Bronchitis fibrinosa. Berl. klin. Wochenschr. 1886, 221. Nr. 14.
Starkow, Dissert. Petersburg. Zit. A. Schmidt.
Stäubli, Über Eosinophilie. Volkmanns Sammlung klin. Vortr. N. F. Innere Med. Nr. 169.
— Experimentelle Untersuchungen über die Ausscheidung der Typhusagglutinine. Zentralbl. f. Bakteriol. 33, 375. 1903.
Stemmler, Tetanus im Anschluß an eine Angina follicularis. Zit. Sticker, Die Erkältung. Berlin 1915. S. 296.
Stern, Traumatische Entstehung innerer Krankheiten. S. 197. 2. Aufl.
— u. Lederer, Changes in the salivary secretion affected by systemic disease. Journal of the Americ. Med. Assoc. 1904.
Sterling, Ein Beitrag zum Nachweise des Tuberkelbazillus im Sputum. Zentralbl. f. Bakteriol. 17, 874. 1895.
Sternberg, Der Mikrokokkus der Sputumseptikämie. Deutsche med. Wochenschr. 1887. Nr. 44.
Steudener, Zur Histologie des Krupp im Larynx und der Trachea. Virchows Arch. 54, 500. 1872.
Stich, Über den Spinnenhusten. Dissert. Berlin 1845. Zit. Biermer.
Sticker, G., Die Bedeutung des Mundspeichels in physiologischen und pathologischen Zuständen. Deutsche Medizinal-Ztg. 1889. Nr. 1—18. Sep.-Abdr. Berlin 1889.
— Ammoniak im Mageninhalt und im Speichel. Münch. med. Wochenschr. 1896, 1010. Nr. 42.
— Neue Beiträge zur Bedeutung der Mundverdauung (Schwefelwasserstoff). Münch. med. Wochenschr. 1896, 561.
— Mitteilungen über Lepra nach Erfahrungen in Indien und Ägypten. Münch. med. Wochenschr. 1897, 1065. Nr. 39.
— Untersuchungen über die Lepra. Arbeit. a. d. Kaiserl. Ges.-Amt 16. 1899. Anl. S. 1.
— Lungenödem. In Nothnagels Handb. 14, 2. 1900.
— und Leichtenstern, Influenza. Wien u. Leipzig 1912.
— Auswurf in Eulenburgs Realenzyklopädie. 13, 797. 1913. 4. Aufl.
Stockvis, Paramecium in Sputa.
Stöhr, Zur Physiologie der Tonsillen. Biol. Zentralbl. 2, 368. 1882.
— Über Mandeln und Balgdrüsen. Virchows Arch. 97, 211. 1884.
Stolnikow, Über das Ferment in den Sputis. Petersb. med. Wochenschr. 1878. Nr. 9. Ref. Virchow-Hirsch Jahresber. 1878. I. 95. 214.
Stooss, Zur Ätiologie und Pathologie der Anginen, der Stomatitis aphthosa und des Soors. Mitteil. a. d. klin. u. med. Instituten d. Schweiz. 3. Reihe 1895. Ref. Zentralbl. f. Bakteriol. 19, 237. 1896.
Strauß, Über das Vorkommen von Tuberkelbazillen in der Nasenhöhle Gesunder. Acad. de méd. 3. Juli 1894. Zit. Suchannek, Lubarsch-Ostertag 1, III., 58.
— H., Zur Pathologie der Bronchitis fibrinosa chronica. Berl. klin. Wochenschr. 1900, 407. Nr. 19.
Straus, Sur la présence des bacilles de Tuberculosis. Rev. de la tuberculose 2, 198. 1894.
Streets, Zur Kasuistik und Therapie der Bronchitis crouposa. Amer. journ. 157, 148. 1180. Ref. Schmidts Jahrb. 188, 254. 1880.
Strelitz, Zur Kenntnis der im Verlaufe der Diphtherie auftretenden Pneumonien. Arch. f. Kinderheilk. 13, 468. 1891.
Streng, Infusorien im Sputum bei Lungengangrän. Fortschr. d. Med. 10, 757. 1892.
Stricker, Handb. d. Lehre von den Geweben 1, 126. 1871.
Ströbel, Über die anaphylaktische Reduktion der Lunge. Münch. med. Wochenschr. 1912, 1538. Nr. 28.
Strohschein (Tuberkelbazillennachweis). Mitt. aus d. Bremerschen Heilanstalten (Görbersdorf) 1889. S. 289.
Strong, Über die Kapselbazillen. Zentralbl. f. Bakteriol. 25, 49. 1899.
v. Strümpell, Über das Fieber bei der Lungentuberkulose und seine prognostische Bedeutung. Münch. med. Wochenschr. 1892, 905. Nr. 50.

Treupel und Kayser-Peterson, Einige Erfahrungen über Grippe-Pneumonien. Münch.
    med. Wochenschr. 1920. Nr. 24. S. 687.
Treviranus, Rhodan. Biol. 4, 339. 1814. Zit. Frerichs.
Troisier et Achaline, Eine parasitäre Angina, verursacht durch Hefe. Paris 1893. Zit.
    Suchannek, Lubarsch-Ostertag 1, III., 114.
Trono, Die Wirkung des tuberkulösen Auswurfs auf die proteolytischen Enzyme. Giorn.
    intern. scienze Med. 1911. Nr. 7. Ref. Malys Jahresber. 41, 627. 1911.
Tschistowitsch, Tuberkulöse, nach außen durchgebrochene Kaverne. Berl. klin. Wochen-
    schr. 1892, 476. Nr. 20.
Tschistovitch, Les phénomènes de phagocytose dans les poumons. Annal. de l'institut
    Pasteur 3, 337. 1889.
Trona, Die Eiweißreaktion im tuberkulösen Auswurf. Gazz. Osp. 31, 849. 1910. Ref.
    Malys Jahresber. 40, 828. 1910.
Troup, Sputum, its Microscopic and Diagnostic and Prognostic Significations. Edin-
    burgh 1886.
Tuckwell, Arborescent cast of the bronchi expect rated by a boy, the subject of chronic
    bronchitis. Transactions of the pathol. soc. 21, 64. 1870.
Tuczek, Speichelmerge. Dissert. München 1879.
Turban, Über beginnende Lungentuberkulose. S. 15. Wiesbaden 1899.
— und Bär, Opsonischer Index und Tuberkulose. Beitr. z. Klin. d. Tuberk. 10, 1. 1908.
Ucke, Zit. Kobert, Görbersdorfer Veröffentlichungen 2. 1898.
Uhlenhuth, Berl. klin. Wochenschr. 1908, 1346. Nr. 29.
— Neuere Methoden der Sputumuntersuchung. Bericht über die 6. Verhandl. d. Tuber-
    kulose-Ärzte, Berlin 1909. S. 40. Med. Klin. 1909. Nr. 35.
— und Karsten, Eine neue Methode zum kulturellen und mikroskopischen Nachweis
    von Tuberkelbazillen im Sputum und anderem tuberkulösen Material. Zeitschr. f.
    exper. Path. u. Ther. 6, 759. 1909.
— und Steffenhagen, Zur Anreicherung der Leprabazillen. Lepra 9, 94. 1910. Siehe
    dort auch Literatur. Berl. klin. Wochenschr. 1910. Nr. 10.
— und Xylander, Antiformin, ein bakterienauflösendes Desinfektionsmittel. Arbeit. a. d.
    Kaiserl. Ges.-Amt 32, 158. 1909.
Ulrichs, Färbung der Tuberkelbazillen mit Karbolfuchsin-Chromsäure. Deutsche med.
    Wochenschr. 1919, 468. Nr. 17.
Ungar, Zur Kenntnis des Bronchialasthma. Zentralbl. f. klin. Med. 1, 49. 1880.
— Über die Bedeutung der Leydenschen Kristalle für die Lehre vom Asthma bronchiale.
    Verhandl. d. Kongr. f. innere Med. 1, 162. 1882.
— Kristalle von oxalsaurem Kalk neben den Leydenschen Kristallen im Sputum eines
    an Bronchialasthma Leidenden. Deutsch. Arch. f. klin. Med. 21, 435. 1878.
Vagedes, Über die Pest in Oporto. Klin. Jahrb. 7, 537. 1900.
Vandini und Parisi, Die Eiweißreaktion im Auswurf. Il Morgagni 1912. S. 15. Ref.
    Malys Jahresber. 42, 629. 1912.
Veraguth, Über Veränderungen des Lungenepithels bei künstlich hervorgerufenen pneu-
    monischen Prozessen. Virchows Arch. 82, 238. 1880.
Vercesi, Das Vorhandensein von Eiweiß im Auswurf und dessen diagnostischer Wert.
    Gasz. Med. Ital. 1911, 271. Ref. Malys Jahresber. 41, 610. 1911.
Verzár, Aufsaugung und Ausscheidung von Stärkekörnern. Biochem. Zeitschr. 34, 86.
    1911.
Vierordt, Zur Kenntnis des Vorkommens von Spiralenbildung im Bronchialsekret. Berl.
    klin. Wochenschr. 1883, 437. Nr. 29.
— Diagnostik der inneren Krankheiten. 5. Aufl. Leipzig 1897.
Villain, Über das Vorkommen und den Nachweis des Rhodans im Menschen und Tier-
    körper und seine toxikologische und pharmakologische Bedeutung. Dissert. Frei-
    burg 1903.
Ville und Mestrezat, Die Nitrite des Speichels und ihr Ursprung. Bull. soc. clinique de
    France 3, 212. 1908. Ref. Malys Jahresber. 1908, 359.
Vincensi, Zur Ätiologie der Tussis convulsiva. Deutsche med. Wochenschr. 1898, 635.
    Nr. 40.
Vincent, Sur une forme particulière d'angine diphtheroide. Sémaine méd. 18, 109. 1898.
Vincenzo, Delle Spirali di Curschmann nell' espettorato degli Astmatici et de Pneu-
    monici. Annali univers. di médicine 267. 1884.
Viquerat, Der Micrococcus tetragenes als Eitererreger beim Menschen. Zeitschr. f. Hyg.
    18, 415. 1894.
Vierling, Über das Verhalten der Tuberkelbazillen und des Sputums nach Injektionen
    mit Kochscher Lymphe. Wien. klin. Wochenschr. 1891, 164. Nr. 9.

v. **Strümpell**, Spezielle Pathologie und Therapie 2, 244. 1899. 12. Aufl.
— Zur Pathologie und Behandlung des Asthma bronchiale. Med. Klin. 1906. 6. Nr. 1.
Stühlern, Beitrag zur Bakteriologie der lobären Typhuspneumonien. Zentralbl. f. Bakteriol.
    Orig. 27, 353. 1900.
Talamon, Note sur le coccus lanceolé de la pneumonie lobaire fibrineuse. Progrès méd.
    1883. Nr. 51.
Tangl und Weiser, Über den Glyzeringehalt des Blutes nach Untersuchungen mit dem
    Zeiselschen Jodidverfahren. Pflügers Arch. 175, 152. 1906.
Taratynow, Zur Frage über die Beziehungen zwischen lokaler Eosinophilie und Charkot-
    schen Kristallen. Frankf. Zeitschr. f. Pathol. 15, 284. 1914.
Tatewossianz, Tuberkelbazillus, boviner Typus. Dissert. Tübingen 1906. Zit. Schrö-
    der, Beitr. z. Klin. d. Tuberk. 11, 219. 1908.
Taylor, Distomata hominis. Arina. Customs reports 27, 44, 1884. Zit. Scheube.
Teichmüller, Das Verhalten und die Bedeutung der eosinophilen Zellen im Sputum.
    Zentralbl. f. innere Med. 19, 305. 1898. Deutsch. Arch. f. klin. Med. 60, 572. 1898.
— Die eosinophile Bronchitis. Ibid. 63, 444. 1899.
Telemann, Tuberkelbazillennachweis. Deutsche med. Wochenschr. 1910, 891. Nr. 19.
Terillon, De l'expectoration albumineuse après la thoracocentese. Paris 1873. Ref.
    Schmidts Jahrb. 171, 156. 1876.
v. **Terray**, Über die Veränderung des Chlorstoffwechsels bei akuten febrilen Erkrankungen.
    Zeitschr. f. klin. Med. 26, 346. 1894.
Terry, Sore throat in influenca the longue as as aid to diagnosis. The Lancet 1895., II, 906.
Thalmann, Streptokokkenerkrankungen in der Armee. Zentralbl. f. Bakteriol. 56, 248.
    1910.
Thenen, Broncho-alveolitis fibrinosa haemorrhagica. Wien. med. Presse 1901, 1769.
    Nr. 39.
Thierfelder, Bronchitis crouposa. Arch. f. physiol. Heilk. 13. 1854.
Thiessen, Beobachtungen über Bronchiektasie. Dissert. Würzburg 1879.
Thilenius, Über den Nachweis von Mikroparasiten in Sekreten und Exkreten mittels
    der Antiforminmethode. Berl. klin. Wochenschr. 1909, 1169. Nr. 25.
Töma, Über das Eindringen feiner Kohlenteilchen in das Innere des Respirationsapparates.
    Deutsche Klin. 1860. Nr. 48.
de **Toma**, Sulla virulenza delle sputo tuberculare. Arch. per le science méd. 1888. Ref.
    Virchow-Hirschs Jahresber. 23, 244. 1888.
Tomforde, Eine Endemie von kruppöser Pneumonie. Deutsche med. Wochenschr. 1902,
    577. Nr. 32.
Thomson and Hewlett, The fate of microorganismus in inspired air. Brit. Med. Journ.
    1896, I, S. 137.
Thorel, Die Specksteinlunge. Zieglers Beitr. 20, 85., 1896.
Tiedemann und Gmelin, Verdauung nach Versuchen (Rhodan) 1, 9. 1831.
Traube, Bemerkungen über Lungenbrand. Deutsche Klin. 1853, 409. Nr. 37.
— Über das Eindringen feiner Kohlenteilchen in das Innere des Respirationsapparates.
    Deutsche Klin. 1860, 475. Nr. 49.
— Über putride Bronchitis. Ibid. 1861, 491, 507. Nr. 50. 1862, 13. Nr. 2. 41. Nr. 5.
— Über grüne Sputa. Berl. klin. Wochenschr. 1864. Nr. 27. Gesammelte Beitr. 2, 699. 1871.
— Ein Fall von Gangraena pulmonum mit Bemerkungen. Deutsche Klin. 1859. Nr. 46.
    Gesammelte Beitr. 2, 451. 1871.
— Zwei Fälle von geheiltem Lungenabszeß. Deutsche Klin. 1860. Nr. 2. Gesammelte
    Beitr. 2, 466. 1871.
— Über einen natürlichen Heilungsvorgang bei eitrigem pleuritischem Exsudat. Berl.
    klin. Wochenschr. 1872. Nr. 7. Gesammelte Beitr. 3, 44. 1878.
Virchow, Sarzine in den Lungen. Frorieps N. Notizen. 1846. Nr. 825.
— Die pathologischen Pigmente. Virchows Arch. 1, 379. 1847.
— Über das ausgebreitete Vorkommen einer dem Nervenschock analogen Substanz in
    den tierischen Geweben. Virchows Arch. 6, 562. 1854.
— Beiträge zur Lehre von den beim Menschen vorkommenden pflanzlichen Parasiten.
    Virchows Arch. 9, 557. 1856.
— Ein neuer Fall von Pneumomycosis sarcinica. Ibid. 10, 401. 1856.
— Über das Lungenschwarz. Virchows Arch. 35, 186. 1866.
— Berl. klin. Wochenschr. 1883. Nr. 29.
Vissering, Ein Fall von Thorax-Gallenfistel mit Entleerung eines Gallensteines per vias
    naturales und nicht tödlichem Ausgange. Münch. med. Wochenschr. 1896, 567.
    Nr. 24.
Vogt, Mischinfektion bei Pneumonien. Jahrb. d. Hamburger Staatskrankenanstalten 1908.
— Zur Bakteriologie der Respirationserkrankungen im Kindesalter. Jahrb. f. Kinderheilk.
    73, 142, 1911.

Vogt, Gaethgens und Brückner, Zur Bakteriologie der Respirationserkrankungen im Kindesalter. Jahrb. f. Kinderheilk. **76**, 417. 1912.

Wagner, Über ein eigentümliches Sputum bei Hysterischen. Deutsch. Arch. f. klin. Med. **38**, 193. 1886.

Waldenburg, Ein Fall von chronischem Krupp der Bronchien, Heilung. Berl. klin. Wochenschr. 1869, 208. Nr. 20.

Wakulenko, Über den Rhodangehalt im Speichel von Kindern. Arbeit. a. d. med.-chem. Lab. d. Univ. Tomsk **1**, 259. 1910. Ref. Malys Jahresber. **40**, 317. 1910.

Wälchli, Über Fäulnis von Elastin und Mucin. Journ. f. prakt. Chem. N. F. **17**, 71. 1879. Ref. Malys Jahresber. **8**, 379. 1879.

Wandel, Über Pneumokokkenlokalisationen. Deutsch. Arch. f. klin. Med. **78**, 1. 1903. Literatur, bes. auch über Pneumokokken, Anginen.

Waldvogel, Zwischenfälle bei der Thorakozentese, speziell über das Wesen der albuminösen Expektoration. Deutsch. Arch. f. klin. Med. **89**, 322. 1906.

Wanner, Beiträge zur Chemie des Sputums. Deutsch. Arch. f. klin. Med. **75**, 347. 1903.

Warburg, Über Bakteriurie. Münch. med. Wochenschr. 1899, 955. Nr. 29.

Wassermann, Über differentielle Diagnostik entzündlicher Lungenaffektionen. Deutsche med. Wochenschr. 1893, 1201. Nr. 47.

Waßmuth, Zur Frage der serösen Expektoration nach Pleurapunktion. Therapie d. Gegenw. 1909, 376. Nr. 8.

Webel, Über den Nachweis der Tuberkelbazillen im Sputum. Arch. f. Hyg. **47**, 57. 1903.

Weber, Über die tuberbazillenähnlichen Stäbchen und die Bazillen des Smegmas. Arbeit. a. d. Kaiserl. Ges.-Amt **19**, 251. 1903.

Wederhake, Über das Vorkommen echter Amylumkörper in den menschlichen Sekreten und Exkreten. Zentralbl. f. allg. Pathol. und pathol. Anatomie **16**, 517. 1905.

Wegmann, Der Staub in den Gewerben, mit besonderer Berücksichtigung seiner Formen und der mechanischen Wirkung auf die Arbeiter. (Abbildungen der verschiedenen Staubarten.) Arch. f. Hyg. **21**, 359. 1894.

Wehrli und Knoll, Über die nach Much färbbare granuläre Form des Tuberkulosevirus. Beitr. z. Klin. d. Tuberk. **14**, 135. 1909.

Weibel, Untersuchungen über Vibrionen. Zentralbl. f. Bakteriol. **2**, 465. 1887.
— Ibid. **4**, 225. 1888.

Weichselbaum, Über die Ätiologie der akuten Lungen- und Rippenfellentzündungen. Wien. med. Jahrb. **8**, 483, 1886. Wien. med. Wochenschr. 1886. Nr. 39—41.

Weidenreich, Über Speichelkörperchen. Folia haematologica **5**, 1. 1908.

Weidlich, Über akute nekrotisierende Trachealaryngitis mit abszedierender Lobulär-pneumonie. Dissert. Leipzig 1912.

Weihrauch, Beitrag zur Färbung der Tuberkelbazillen und Granula im Sputum. Zeitschr. f. Tuberk. **14**. 1909.

Wein, Über die fetten Säuren der Butter. Sitzungsber. d. physik.-med. Sozietät. Erlangen **9**, 90. 1877.

Weinberg, De l'angine à pneumocoques. Thèse de Paris 1895.

Weinberger, Beitrag zur Klinik der malignen Lungengeschwülste. Zeitschr. f. Heilk., med. Abt. **22**, 78. 1901.

v. Weismayr, Zum Verlaufe der kruppösen Pneumonie. Zeitschr. f. klin. Med. **32**. Suppl., 291. 1897.
— Zur Frage der Mischinfektion bei der Lungentuberkulose. Zeitschr. f. Heilk. (innere Med.) **22**, 105. 1901.
— Die Pleomorphie des Tuberkelbazillus. Zeitschr. f. klin. Med. **62**, 411. 1907.

Weiß, J., Das Vorkommen und die Bedeutung der eosinophilen Zellen. Wien. med. Presse 1891, 1617. Nr. 41—44.
— Zur Morphologie des Tuberkulosevirus unter besonderer Berücksichtigung einer Doppel-färbung. Berl. klin. Wochenschr. 1909, 1797. Nr. 40.

Weiß, M., Über die Verwendung des Kaliumpermanganats bei der Harn- und Sputum-untersuchung. Deutsche med. Wochenschr. 1920. Nr. 16. S. 429.

Wendriner, Zur mikroskopischen Untersuchung des Harns auf organisierte Sediment-bestandteile. Allg. med. Zentralztg. 1889, 161. Nr. 8.

Werther, Einige Beobachtungen über die Absonderung der Salze im Speichel. Pflügers Arch. **38**, 297. 1886.

West, Blood-casts in phthisis. Barth. hosp. rep. **30**, 1895. Ref. Virchow-Hirschs Jahresber. **30**, II., 172. 1895.

Weyl, Zur Kenntnis der Staphylokokkenpneumonien. Dissert. Leipzig 1898. Ref. Baumgartens Jahresber. **15**, 42. 1899.

Wiedemann, De la Bronchite fibrineuse et de ses rapports avec la pneumonie. Dissert. Straßburg 1854. Zit. Lebert, Deutsch. Arch. f. klin. Med. **6**, 74. 1869.

Widerhofer, In C. Gerhardt, Handbuch der Kinderkrankheiten. Bd. **3**, II.

Ville und Mestrezat, Die Nitrite des Speichels und ihr Ursprung. Bull. soc. clinique de France 3, 212. 1908. Ref. Malys Jahresber. 38, 359. 1908.

Williams, Lectures on Bronchiektasis. British med. journ. 1881, I., 837.

— Eiweißreaktion im Auswurf. New York med. journ. 96, 373. 1912.

Wilson, A case of bleeding of the trachea simulating pulmonary haemorrhage. Brit. med. journ. 24. May 1884. S. 992.

Winterberg, Zur Methodik der Bakterienzählung. Zeitschr. f. Hyg. u. Infektionskrankh. 29, 75. 1898.

Wintrich, Krankheiten der Respirationsorgane (seröses Sputum). 1854.

Wirths, Über die Muchsche granuläre Form des Tuberkulosevirus. Münch. med. Wochenschr. 1908. Nr. 32.

— Die Muchschen Granula und die Carl Spenglerschen Splitter. Beitr. z. Klin. d. Tuberk. 11, 73. 1908.

— Opsoninuntersuchungen, betreffend die Bedeutung der Mischinfektion bei der chronischen Lungentuberkulose. Beitr. z. Klin. d. Tuberk. 12, 159. 1909.

Winternitz und Hirschfelder, Studies upon experimental pneumonia in ratbids. Journ. of. exper. Med. 17, 657. 1913.

Wissel, Über den Speichel bei Diabetes mellitus. Dissert. Leiden 1897. Ref. Malys Jahresber. 1897, 386.

Wladimiroff, Rotz. In Kolle-Wassermanns Handb. 5, 1063. 1913. 2. Aufl.

Wohlwill, Über Influenzabazillenbefunde im Bronchialbaum. Münch. med. Wochenschr. 1908, 328. Nr. 7.

Wolf, Der Nachweis der Pneumoniebakterien im Sputum. Wien. med. Blätt. 1887. Nr. 10. Ref. Baumgartens Jahresber. 3, 13. 1887.

— Der primäre Lungenkrebs. Fortschr. d. Med. 13, 725. 1895.

Wolfes, In die Lungen durchbrochener Leberabszeß. Deutsche Klin. 1864, 11. Nr. 1.

Wolff-Eisner, Die zytodiagnostische Untersuchung des Sputums als Mittel zur Frühdiagnose der Lungentuberkulose. Ver. f. innere Med. 4. Novbr. 1907. Deutsche med. Wochenschr. 1907, 2018. Nr. 48.

Wollstein and Meltzer, The reaction of the lungs to the intrabronchial insufflation of Rilled virulent pneumococci. Journ. of experim. Med. 17, 424. 1913.

Woodward und Clarke, Über einen Fall von Infektion durch den Bac. prodigiosus. Guys hosp. gaz. 26, 369. 1912. Ref. Zentralbl. f. d. ges. innere Med. 3, 611. 1912.

Wourmann, La recherche d'albumine dans les expectorations. La valeur clinique. Thèse de Paris 1909.

Wright, Medic. Times 11, 200. 1845. Zit Beale.

— On the Physiologie and Pathology of Salive. London 1842.

— Ecksteins Bibliothek des Auslands. Wien 1844.

— und Mallory, Über einen pathogenen Kapselbazillus bei Bronchopneumonie. Zeitschr. f. Hyg. u. Infektionskrankh. 20, 220. 1895.

Wynn, General Gonococcal-Infection. Lancet 1905, I., 352.

Yamamoto, Eine Silberimprägnationsmethode zur Unterscheidung von Lepra und Tuberkelbazillen. Zentralbl. f. Bakteriol. Orig. 47, 570. 1908.

Zahn, Über Corpora amyloidea der Lungen. Virchows Arch. 72, 17. 1878.

— Über einen Fall von ulzeröser Entzündung der Trachea und des linken Bronchus infolge eines Aneurysmas des Aortenbogens mit Durchbruch in die Trachea. Virchows Arch. 123, 220. 1891.

— Ein neues einfaches Anreicherungsverfahren für Tuberkelbazillen. Münch. med. Wochenschr. 1910, 840. Nr. 16.

Zak, Über neue Anwendungsgebiete des Hexamethylentetramins auf Grund seiner Ausscheidung. Wien. klin. Wochenschr. 1912, 151. Nr. 4.

Zängerla, Zur Kenntnis des Pseudomuzins aus den Eierstockszysten. Münch. med. Wochenschr. 1900, 414. Nr. 13.

Zanda, Pathologisch-anatomische Beobachtungen über Bindegewebsbildung durch den Pneumokokkus. Rif. med. 1881. Ref. Baumgartens Jahresber. 4, 61. 1888.

Zander, Ausgedehnte Endemie von Lungenentzündungen durch Infektion mit Friedländerschen Pneumobazillen. Deutsche med. Wochenschr. 1919, 1180. Nr. 43.

v. Zebrowski, Zur Frage der sekretorischen Funktion der Parotis beim Menschen. Pflügers Arch. 110, 105. 1905.

Zenker, Vorkommen von Sarzine in den Lungen. Zeitschr. f. rat. Med. 3, 117. 1853.

— Über Staubinhalationskrankheiten der Lungen (Eisen). Deutsch. Arch. f. klin. Med. 2, 116. 1867. Hier ältere Literatur.

— Über die Charcotschen Kristalle in Blut und Geweben Leukämischer und in den Sputis. Ibid. 18, 125. 1876.

— Curschmannsche Spiralen im Sputum bei Bronchialasthma. Ibid 32, 180. 1883.

Zenoni, Über Farbenreaktionen des Sputums. Zentralbl. f. innere Med. 15, 257. 1894.

Zervos, Sechs Fälle von Leberechinokokken mit Durchbruch in die Lunge. Münch. med. Wochenschr. 1901, 147. Nr. 4.

Zickgraf, Über den Gehalt des Speichels an Rhodankalium bei Tuberkulösen. Beitr. z. Klin. d. Tuberk. 8, 249. 1907.

— Über die therapeutische Verwertung des kieselsauren Natriums und über die Beteiligung der Kieselsäure an der Bildung von Lungensteinen. Beitr. z. Klin. d. Tuberk. 5, 399. 1906.

— Über die Rhodanreaktion des Parotisspeichels bei Ohrenerkrankungen. Zeitschr. f. Ohrenheilk. 61, 280. 1910. Ref. Malys Jahresber. 40, 317. 1910.

Zimmermann, Zur pathologischen Physiologie der epidemischen Cholera. Deutsche Klin. 1858, 326. Nr. 10.

Ziehl, Zur Färbung der Tuberkelbazillen. Deutsche med. Wochenschr. 1882, 451. Nr. 33.

Zoja, Über Lezithin in den Alveolarzellen der Lungen und über die diagnostische Bedeutung der Myelintropfen im Sputum. Gaz. med. di Torino 1894. Ref. Malys Jahresber. 24, 694. 1894.

Zuntz, Über den quantitativen Verlauf der peptischen Eiweißspaltung. Zeitschr. f. physiol. Chem. 28, 133. 1899.

Sachregister.

Tuberkulose, ihre verschiedenen Erscheinungsformen und Stadien und ihre Bekämpfung. Von Dr. **G. Liebermeister,** leitender Arzt der inneren Abteilung des städtischen Krankenhauses Düren. Mit 16 zum Teil farbigen Textabbildungen. 1921. Preis M. 96.—

Das Tuberkulose-Problem. Von Dr. med. et phil. **Hermann v. Hayek** in Innsbruck. Mit 46 Abbildungen im Text. 1920.
Preis M. 26.—; gebunden M. 30.—*

Immunbiologie — Dispositions- und Konstitutionsforschung — Tuberkulose. Von Dr. med. et phil. **Hermann v. Hayek** in Innsbruck. 1921.
Preis M. 9.60

Praktisches Lehrbuch der Tuberkulose. Von Professor Dr. **G. Deycke,** Hauptarzt der inneren Abteilung und Direktor des Allgemeinen Krankenhauses in Lübeck. (Fachbücher für Ärzte. Band V.) Mit 2 Textabbildungen. 1920.
Gebunden Preis M. 22.—*

Infektionskrankheiten. Von Professor **Georg Jürgens** in Berlin. (Band VI der Fachbücher für Ärzte.) Mit 112 Kurven. 1920.
Gebunden Preis M. 26.—*

Die Malaria. Eine Einführung in ihre Klinik, Parasitologie und Bekämpfung. Von Professor Dr. **Bernhard Nocht,** Obermedizinalrat, Direktor des Instituts für Schiffs- und Tropenkrankheiten, Generalarzt der Seew. II Hamburg, und Professor Dr. **Martin Mayer,** Abteilungsvorsteher desselben Instituts, ord. Arzt am Res.-Laz. V, Abt. Tropeninstitut, Hamburg. Mit 25 Textabbildungen und 3 lithographierten Tafeln. 1918. Preis M. 11.—*

Repetitorium der Hygiene und Bakteriologie in Frage und Antwort. Von Professor Dr. **W. Schürmann,** Privatdozent an der Universität Gießen. Dritte, vermehrte und verbesserte Auflage. 1920. Preis M. 12.—*

Leitfaden der Mikroparasitologie und Serologie. Mit besonderer Berücksichtigung der in den bakteriologischen Kursen gelehrten Untersuchungsmethoden. Ein Hilfsbuch für Studierende, praktische und beamtete Ärzte. Von Professor Dr. **E. Gotschlich,** Direktor des Hygienischen Instituts der Universität Gießen, und Professor Dr. **W. Schürmann,** Privatdozent der Hygiene und Abteilungsvorstand am Hygienischen Institut der Universität Halle a. S. Mit 213 meist farbigen Abbildungen. 1920. Preis M. 25.—; geb. M. 28.60*

*** Hierzu Teuerungszuschläge.**